OPERATIVE MEDIZIN

von

Dr. J. Lisfranc,

Oberwundarzte des Pitié-Hospitales, Mitgliede der königl. Academie der Medizin, Professor der Chirurgie und operativen Medizin, Offizier der Ehrenlegion u. s. w. u. s. w.

In Verbindung mit dem Autor

deutsch bearbeitet

von

Dr. Siegmund Frankenberg,

practischem Arzte Wundarzte und Geburtshelfer.

Mit einem eigends für diese deutsche Ausgabe von dem Originalautor versehenen Vorworte.

Erster Band.

Springer Fachmedien Wiesbaden GmbH 1846

ISBN 978-3-663-15286-6   ISBN 978-3-663-15854-7 (eBook)
DOI 10.1007/978-3-663-15854-7
Softcover reprint of the hardcover 1st edition 1846

Vorrede.

Die operative Medizin beruht wesentlich auf der descriptiven Anatomie, der chirurgischen Anatomie, der Organogenie, der allgemeinen Anatomie, der pathologischen Anatomie, der Pathologie und der Physiologie; ich habe mich bereits über diese grosse und wichtige Wahrheit in meinem Werke über (chirurgische) Clinik näher ausgesprochen und zu Anfange dieses Werkes ist es noch specieller geschehen; es würde daher eine Wiederholung der Argumente, die dafür den Stützpunkt abgeben, hier unnütz sein. Ferner habe ich dargethan, dass der Chirurg keinesweges den andern physischen und mathematischen Wissenschaften fremd ist; er vereinigt mit diesen zahlreichen und mannichfachen Kenntnissen den schätzbaren Vortheil des Mannes der That, dessen weichfühlende Seele hart bleibt inmitten von Gefahren und unermesslichen Schwierigkeiten, besonders bei aussergewöhnlichen Operationen; sein schnell eindringender und thätiger Geist entreisst während der langen und rühmlichen Laufbahn dem Tode eine grosse Anzahl Opfer.

Ich deute diese Thatsachen im Interesse der Wissenschaft, der ich mich widme, näher an, weil es Leute giebt, die es noch wagen den wissenchaftlichen Werth der Chirurgie anzugreifen; es schätzt gewiss keiner ihre Arbeiten mehr als ich, aber die von J. L. Petit und so vielen Andern rufen keinen Neid für sie hervor; auch reicht ein Einblick in die Annalen der Kunst hin, um zu der Ueberzeugung zu gelangen, dass die Chirurgen eben so wichtige anatomische und physiologische Untersuchungen unternommen haben. Die schöne Unterscheidung der Zeichen der Commotion von der Compression des Gehirnes kann vielleicht in Parallele gestellt werden mit der Idee, dass der Kopf ein Wirbel sei; das Enterotom Dupuytren's, die Studien über die Wirkungen dieses Instrumentes, die kostbaren Untersuchungen Scarpa's über die Heilung des widernatürlichen Afters wiegen die Entdeckung von Haaren auf der Darmschleimhaut auf, selbst wenn man die freien Enden derselben in die Höhe richten könnte; begründet auf die Anatomie der Tegumente, auf ihre Physiologie und pathologische Anatomie ist der Einschnitt des gutartigen Anthrax nützlicher und sinnreicher als die pompösen und neuen Beschreibungen, die man in der letztern Zeit über die Haut geliefert hat; Niemand wird daran zweifeln, dass ich sehr leicht hier noch gar viele treffende Beispiele anführen könnte aber ich bescheide mich dessen; ich habe vielleicht schon zu viel Anregendes angedeutet; ich werde mich wohl hüten, die schönste anatomisch-chirurgische Thatsache mit der vielgepriesenen Idee, dass das Auge ein Haar sei, zu vergleichen.

Wir haben in diesem Bande und auch anderwärts dargethan, wie unumgänglich nothwendig die Einheit der Heilkunst ist; wir haben es uns ganz besonders angelegen sein lassen, die Aufmerksamkeit des Operateurs auf die medizinische Praxis zu lenken, denn wir glauben nicht zu viel zu sagen, wenn wir es aussprechen, dass keiner ein guter Chirurg sein wird, der nicht Mediziner zugleich ist; ich habe in meiner Clinik bewiesen, dass die meisten meiner Erfolge der glücklichen Verbindung der Medizin mit der Chirurgie zugeschrieben werden mussten; die Register des Hospitals der Pitié bestätigen, dass ich in dieser Anstalt im Jahre 1844 hundert Kranke operirt habe, wovon blos drei gestorben sind. Es sei mir daher vergönnt, hier ein verdientes Lob dem bescheidenen und gelehrten Sabatier zu zollen, der zuerst mit dem Titel: Operative Medizin, sein herrliches Werk über chirurgische Operationen geschmückt hat. Dieser berühmte Professor hat nicht nur viel für die Zeit, in der er lebte, geleistet, sondern er hat auch der erhaltenden Chirurgie einen Weg eröffnet. Man bemüht sich in der That heutzutage ganz besonders die blutigen Operationen zu vermeiden, die gar zu häufig einen schlimmen Ausgang haben, gar zu häufig auch grosse Verstümmelungen herbeiführen; die neuern Arbeiten über die Thränenfistel und Thränengeschwulst, über grössere Schusswunden, complicirte Fracturen, über die Krankheiten der Gebärmutter, den Tumor albus, Fisteln der Extremitäten, weisse Anschwellungen im Allgemeinen und insbesondere über den Skirrhus der Brüste u. s. w. liefern hierfür unwiderlegbare Beweise; sie unterstützen die trostreiche Idee, dass wenn schon die Chirurgie beim Operiren glänzend erscheint, dies noch in einem weit höhern Grade der Fall ist, wenn sie ohne Blutverlust und ohne Verstümmelung die Heilung der Kranken zu Stande bringt.

Um die Operativmethoden und Verfahren mit Genauigkeit zu beschreiben, haben wir die fast immer mathematische Bestimmtheit des Liniensystems zu Hülfe genommen und allgemein in Anwendung gebracht; indem wir ferner den durch das Instrument mit der Achse des Gliedes, auf dem es thätig ist, gebildeten Winkel angaben, deuteten wir auch geometrisch die Richtung an, die es annehmen oder verfolgen soll. Mit Hülfe dieser beiden grossen Gesetze der operativen Medizin allein, für deren Cultivirung ich vorzugsweise thätig war, ist diese schöne Wissenschaft, wir fürchten uns nicht es zu gestehen, in Bezug auf das Manuelle fast vulgär geworden. Man erinnere sich der Worte Cruveilhier's in der Academie der Medizin bei der Discussion über die fibrösen Geschwülste der Brustdrüse; indessen man ist der Meinung, der Operateur werde wie der Poet geboren, — seltsamer und trauriger Irrthum! wir haben ihn glücklich vernichtet; daher haben wir seit lange eine ausgedehnte Justiz geübt gegen jene vagen und trivialen Ausdrücke: schief von oben nach unten, von aussen nach innen, von hinten nach vorn und von links nach rechts, theure Ausdrücke, deren Verlust man gar sehr beklagt und welche noch von einigen Chirurgen gepriesen werden; einer derselben, der die Geometrie eben so wenig als die alten Sprachen kennt, hat in einer neulich veröffentlichten Vorrede zu schreiben gewagt, dass das System der

Winkel, welches man auf die Operativverfahren angewendet hätte, ihm völlig unausführbar oder vollkommen unnütz erscheine; diese Ideen sind mit
einigen dem Autor eignen Witzfunken gewürzt, die man
unter Tausenden erkennen wird; wir werden im nächsten
Bande bei andern von diesem Chirurgen geäusserten
Kritiken dieser Art antworten; um ein einziges Beispiel
anzuführen, wollen wir hier blos darauf hinweisen, dass
wenn man den Zirkelschnitt bei der Amputation der Glieder in ihrer Continuität verrichtet und man zum zweiten
Male die am Knochen angehefteten Muskelfasern durchschneidet, man durch die Schiefheiten (Obliqueries),
die der gesunde Menschenverstand und eine unbefangene
Bildung verwerfen, die Richtung anzeigen muss, welche
das Messer in Bezug auf das Glied zu nehmen hat,
während wenn man den Winkel angiebt, den das Instrument mit der Achse des betreffenden Gliedes bildet
und die Seite oder den Sitz des Sinus dieses Winkels,
man ein ganz bestimmtes Prinzip aufgestellt haben wird,
das nichts Schwankendes und Unbestimmtes zurücklässt
und das der gelehrten Welt zeigen wird, dass die operative Medizin von Männern beschrieben worden, deren
Geist cultivirt ist; wir wiederholen es, es muss dies im
Interesse der Wissenschaft geschehen, die sich als die
der Humanität darstellt. Durch diese von uns vertheidigte Lehre und durch noch manche andere ist es gerade bewirkt worden, dass aus allen civilisirten Welt-
gegenden nach Paris junge Chirurgen gezogen wurden,
die sich jetzt in den betreffenden Anstalten der leidenden
Menschheit widmen; sie alle fast gehören unserer Schule
an; auch entstammen unserm Kreise die meisten andern

Operateure, welche ihre Kunst anderwärts ausüben. Wenn die eben angedeuteten Wahrheiten den Medizinern nicht bekannt wären, wenn wir nicht fürchteten, dass die scientifische Stellung mancher Männer fähig wäre, einige Schüler mit Strenge zu hindern, den ihnen von uns vorgezeigten Weg zu verfolgen, so hätten wir es uns nicht erlaubt, durch die Thatsachen ihre Wichtigkeit zu beweisen.

Soll ich mich hier mit den in der operativen Medizin befolgten Classificationen beschäftigen? sie sind alle lückenhaft; ich enthalte mich jedweder Erörterung über ihre Vorzüge oder Mängel. Ich habe in diesem Werke diejenige Eintheilung befolgt, die mir die am wenigsten mangelhafte erschien und nach der ich schon seit fünfzehn Jahren im Amphitheater der anatomischen Schule der Spitäler lehre; ich habe die Operationen bald nach ihrer Aehnlichkeit, bald nach den Localitäten, oder auch je nach ihrer Einwirkungsweise oder nach dem Zwecke, den der Chirurg dadurch erreichen will, gruppirt. Nach einer grossen Anzahl von Versuchen schien mir diese gemischte Methode besonders den vielen einsichtsvollen Schülern zu conveniren, deren operativen Unterricht am Cadaver ich mit Hülfe meiner gewandten Prosectoren geleitet habe.

Bei Bearbeitung meines Werkes, welches ich für wesentlich practisch halte und dessen Ideen sich fast immer auf alle die andern physischen und mathematischen Wissenschaften basiren, welche sich an meinen Gegenstand knüpfen, habe ich versucht jenen trefflichen Weg zu verfolgen, den sie uns vorgezeichnet haben, und den Wunsch Laplace's mit verwirklichen zu helfen, als man das Institut von Frankreich begründete *); ich habe aus alten und neuen Quellen geschöpft, enthielt mich jedoch mit einem grossartigen Studium zu prunken, wie man dies mit Hülfe des Plouquet'schen Werkes und noch einiger Anderer leicht zu erlangen vermag, einem Studium, das den Leser sehr häufig ermüdet, ihn gar oft auch von seinem Hauptzwecke abzieht und das seinen Platz in den Büchern zu finden hat, welche die Geschichte der Medizin und Chirurgie speciell abhandeln.

Als ich über die Fracturen im Allgemeinen gehörig nachgedacht hatte, ging ich zum Studium der Fracturen im Besondern über und gewann gar bald die Ueberzeugung, dass dieses Studium mit soliden anatomischen und physiologischen Kenntnissen sehr einfach, sehr leicht würde und nicht viel Zeit in Anspruch nähme; dasselbe machte mir es, fast seit Beginn meiner medizinisch-chirurgischen Laufbahn, klar, wie sehr die vollständigen und zweckentsprechend gruppirten allgemeinen Thatsachen nützlich sind und die Arbeiten vereinfachen und erleichtern, auch habe ich mich in meinen Cursen über äussere Pathologie der operativen Medizin und Clinik ganz besonders zu nähern gesucht; ich wollte damit einige schöne und sehr seltene Muster nachahmen, die

---

*) Bei Gründung dieses Institutes bestanden mehrere Mitglieder der Commission mit Unrecht darauf, dass eine Section für Medizin und Chirurgie dieser Körperschaft nicht einverleibt werde, weil die Medizin keine Wissenschaft ausmache; der Marquis de Laplace entgegnete, da die Mediziner mit den die exacten Wissenschaften anbauenden Menschen in Berührung kämen, so würden diese Mediziner dem philosophischen Gange dieser Wissenschaften folgen und auf diese Weise könnte die Heilkunst grosse Fortschritte machen. Wir brauchen kaum zu sagen, dass dieser Vorschlag angenommen wurde.

mir die Annalen der Kunst darboten. Ich habe allgemeine Gesetze aufgestellt für die Unterbindung der Arterien, die Desarticulationen, die Amputationen der Glieder in der Continuität, die Exstirpation, Amputation der Geschwülste, für die chirurgische Untersuchung u. s. w. Während der vielen Jahre, in welchen ich die Operationen am Cadaver übte, habe ich mich überzeugt, wie wichtig diese Darstellungsweise der Wissenschaft sei. Mitunter vernachlässigte ich sie kurze Zeit; die Schüler, mit welchen ich diesen kurzen Versuch anstellte, nahmen, bei sonst gleichen Verhältnissen, in der Wissenschaft einen merkwürdig niedrigen Standpunkt ein.

Ich bin der Meinung, dass wenn man in einem Werke über Pathologie auf einigen Blättern alle z. B. den Phlegmasien der serösen Häute zukommenden Ursachen und Symptome zusammenstellte und denselben Weg für die Therapie einschlüge, nur noch sehr wenig zu sagen übrig bleiben würde bei der speciellen Erörterung und Therapie dieser Phlegmasien; man würde auf diese Weise eine Masse mindestens unnützer und langweiliger Wiederholungen vermeiden und demnach die Anzahl der Bände verringern. Diese Arbeit, mit der wir uns fast alle, besonders für die Concurse, im dritten Studienjahre beschäftigt haben, würde dem angehenden Studenten sehr zu Nutzen kommen, den sie, da er noch nicht stark genug ist, selbst darüber nachzudenken oder sie zu begreifen oder wohl gar zu ordnen, zu lange oder nutzlos in Anspruch nimmt. Würden die pathologischen Werke nach dem Plane, den wir eben angegeben haben, verabfasst, so würden sie nach unserm Dafürhalten weit nützlicher sein.

Wenn die dem Leser so eben von mir mitgetheilten Gedanken von den jungen Doctoren, die hiezu Zeit und Muse haben, noch nicht in die Praxis eingeführt worden sind, so wird vielleicht doch einmal die Zeit kommen, dass dies unter unsern Augen, von den ausgezeichneten Schülern aus unserer Umgebung geschieht.

Ich habe oft auf Irrthümer aufmerksam gemacht; ich that dies mit der grössten Unpartheilichkeit; es wird Niemand verkennen, dass es sich in den medizinisch-chirurgischen Wissenschaften um das Leben der Menschen handelt: Nam agitur de pelle humana, sagt Baglivi.

Sollte ich manche Arbeiten unbeachtet gelassen oder vielleicht die Erörterungen einiger Collegen nicht gehörig begriffen haben, so spreche ich im Voraus darüber mein tiefes Bedauern aus und bitte inständig mir die begangenen Irrthümer angeben zu wollen, ich werde sie sofort zu berichtigen suchen. Es würde mir sehr leid thun, mich unter die Zahl der Männer gerechnet zu wissen, welche die neuern Schriften travestiren.

Dass ich in diesem Werke polemisch geworden, geschah desshalb, weil man meine Arbeiten oft unwürdig entstellt und man häufig auch diese Entstellungen benützt hat, um mich blosszustellen oder gar lächerlich zu machen. Ich werde besonders im nächsten Bande vielfache Beweise eines solchen Verfahrens angeben; ich wollte damit nur die Interessen der Wissenschaft vertheidigen, die Ehre, das Gefühl meiner eigenen Würde erheischten es gebieterisch und ich appellire an alle rechtlich fühlenden Menschen.

Schliesslich sei es mir noch erlaubt Herrn Charrière, einem unserer ausgezeichnetsten Instrumentenmacher, meinen herzlichsten Dank abzustatten für die Zuvorkommenheit, mit der er mir sämmtliche Instrumente seines reichen Atelier zur Benützung gestellt hat.

Inhaltsverzeichniss des ersten Bandes.

(Ein sehr genaues alphabetisches Register folgt am Schlusse des ganzen
Werkes.)

Lisfranc, practische Chirurgie.   *

Operative Medizin.

Definition der operativen Medizin.

Allgemeine Betrachtungen.

Man hat eine lange Zeit die operative Medizin als die Kunst die Operationen zu verrichten bezeichnet; der jetzige *Standpunkt* der medizinisch-chirurgischen Wissenschaften muss für immer diese schlechte Definition zurückweisen; diese lässt wirklich so zu sagen nur Ideen der Mechanik zu, die zwar an und für sich höchst nützlich sein mögen, die aber einen sehr schlechten *Chirurgen* bilden würden, sofern dieser sie allein sich zu eigen gemacht hätte.

Die operative Medizin ist diejenige Wissenschaft, welche von den Krankheiten handelt, wo man operiren soll, von denen, die ein Operiren verbieten oder dasselbe auf kürzere oder längere Zeit zu verschieben rathen. Es gründet sich diese Wissenschaft auf die descriptive und chirurgische Anatomie, auf die Organogenie, Physiologie und pathologische Anatomie; sie beschäftigt sich auch sehr speciell mit der Bekämpfung der örtlichen und allgemeinen Complicationen, deren Beute so oft die Operirten werden; endlich vernachlässigt sie keineswegs die eine Heilung erstrebenden zweckentsprechenden Mittel; auf diese Weise tritt sie wesentlich in den Bereich der Medizin ein; denn wehe dem Chirurgen, der nicht mit gründlichen medizinischen Kenntnissen versehen ist; ohne diese wichtige und unerlässliche Bedingung wird der Operateur oft die wenigen Tage des Triumphes in einen Tag der Trauer sich verwandeln sehen.

1 *

Descriptive Anatomie.

Ohne exacte anatomische Kenntnisse wandelt der Chirurg einen dunkeln Pfad, auf dem sein Geist sich verirren kann; Boerhave sagte seinen Schülern, dass es ohne Anatomie keine gute medizinische Bildung gäbe: Qui haec scire recusant nunquam perfecte medici et chirurgi erunt (Boerhave de Anat. osteol.). Der Student muss selbst die Theile präpariren, die er studiren will, damit er ihre Beziehungen und Verbindungen, so wie die Dicke und Anzahl der organischen Schichten vollständig kennen und würdigen lerne; mit dem Scalpell in der Hand wird er auch den Unterschied einzusehen vermögen, den die Individuen im magern oder im fetten Zustande nachweisen. Diese eben ausgesprochene Wahrheit ist, obgleich sie sehr bekannt ist, stark vernachlässigt worden. Meine Prosectoren wissen eben so gut als ich, dass es in meinen Cursus der operativen Medizin ein Leichtes war, diejenigen Studirenden ausfindig zu machen, die bloss anatomische Präparate gesehen, und diejenigen, die ihre Studien am Cadaver selbst gemacht und fleissig präparirt hatten. Ueberdiess kommt der Chirurg oft in die Lage, kranke Gewebe zu entfernen, welche an zum Leben nothwendigen Organen befestigt sind. Schwerlich wird er diess ohne Gefahr thun können, hat er nicht vorläufig seine Hand geübt; die anatomischen Abbildungen, die Phantome, auf denen die einzelnen Gebilde des menschlichen Körpers sehr geistreich und sogar bis in das kleinste Detail dargestellt sind, leisten unbestritten als belehrende Nachhülfe grosse Dienste und sind auch höchst nützlich für einen Schüler, der schon viel präparirt hat und der sich die bereits vielmals in natura gesehenen Gegenstände wieder einmal ins Gedächtniss klar zurückrufen will; eben so ist es bei einem von einer grossen Stadt entfernt lebenden Practiker, der wenig Gelegenheit hat Sectionen zu machen und dem einige anatomische Parthien aus dem Gedächtnisse entschwunden oder dunkel geworden sind. Ferner sind jene Abbildungen und Phantome den Philosophen und Moralisten nothwendig, die mit vollem Fug und Recht die menschliche Organisation studiren müssen. Die künstliche Anatomie, mit der wir uns beschäftigen, ist für den angehenden Studenten von grosser Wichtigkeit, denn sie verschafft ihm leicht eine ziemlich klare Vorstellung von den Organen, die er später am Cadaver deutlicher vorfinden und gründlicher kennen lernen wird. Es sei mir hier gestattet des Dr. Auzoux rühmlichst zu erwähnen, welcher die Wissenschaft mit sehr schönen Abbildungen, die selbst die Bewunderung der ausgezeichnetsten Anatomen erweckt haben, beschenkt hat.

Winslow, Desault, Boyer, Bichat und viele Andere schienen die descriptive Anatomie bis zum höchsten Grade der Vollkommenheit gebracht zu haben; indessen ist ihr Gebiet noch durch das Studium der Aponevrosen vergrössert worden; man hat gefunden, dass der Mastdarm, anstatt gerade (rectum) zu sein, drei Krümmungen darbietet, ein Anatom nennt ihn jetzt daher auch Curvum; man glaubte die Arteria pudenda interna gehe längs des Vulvarrandes des Schambeinastes bis zur Symphysis pubis hin, allein es ist constatirt worden, dass sie ihre Richtung nach der vordern Fläche dieses Astes nehme, nachdem sie etwa drei Zoll sich am Körper des genannten Knochens hingeschlängelt hat; man hat ferner neue Zwischenknochenbänder beschrieben, die in das Tarso-Metatarsalgelenk eintreten u. s. w. u. s. w. *Diese höchst wichtigen anatomischen Thatsachen beweisen die grosse von* Baglivi *ausgesprochene Wahrheit, dass* man Alles wieder sehen und wieder betasten muss, wenn man schreibt, denn die scientifischen Angaben, welche die wahrsten oder am meisten bekannten zu sein scheinen, können falsch oder auch unvollständig studirt werden.

Serres, Mitglied des Institutes, hat, indem er nach dem schönen Systeme der Analogien von Geoffroy-Saint-Hilaire verfuhr, ganz besonders das Studium der Anatomie dadurch erleichtert, dass er in seinen Vorlesungen auf die Analogie hinwies, welche zwischen den obern und untern Extremitäten u. s. w. besteht.

Unbedingt darf in der descriptiven Anatomie nichts unbeachtet bleiben oder hintangesetzt werden; denn was jetzt unnütz erscheint, kann sich später als sehr vortheilhaft herausstellen; es ist bekannt, dass, um nur ein Beispiel anzuführen, ohne gründliche und alle Einzelnheiten genau umfassende anatomische

Kenntnisse man niemals leicht und schnell die Mittelfussknochen wird desarticuliren können.

Gründliche, solide anatomische Kenntnisse sind schwierig und erst nach langer Zeit zu erlangen; mein erster Lehrer Viricel sagte uns oft: Man treibt die Anatomie zehnmal, um sie das elfte Mal zu behalten; sie muss von Zeit zu Zeit wiederholt werden, damit die Einzelnheiten nicht verloren gehen. Doch ich will abbrechen, um nicht weitläufig zu werden.

Chirurgische Anatomie.

Die chirurgische Anatomie ist in Frankreich geboren und ist die fruchtbare Quelle, aus der die operative Medizin zu allen Zeiten schöpfen wird. Wir können ihren Anbau nicht genug empfehlen. In ihr liegen noch sehr viele Entdeckungen verborgen; aber leider giebt es nur wenig Chirurgen, die sie zu behandeln verstehen. Der Eine sagt in seinem Buche, dass die Nase mitten im Gesichte, dass sie etwas nach links gerichtet, ihre Basis unten und ihre Spitze oben sei; der Andere giebt bei der Beschreibung der Leistenfalte sogar die Bulbi der Haare, die Crypta sebacea, die kleinsten Nervennetze u. s. w. an; das ist aber keine chirurgische Anatomie, sondern eine anatomische Nebeneinanderstellung. Die chirurgische Anatomie lässt die Einzelnheiten der Gegenstände ganz bei Seite, sie betrachtet auf ihrem philosophischen Wege die Gesammtheit, die Dispositionen, die unmittelbaren oder entferntern Beziehungen, die Richtung der wichtigen Organe u. s. w., sei es nun, dass das Bistouri in eines oder mehrere eingreifen oder, sie unberührt lassend, zwischen sie hindurchgehen soll, oder dass es an ihnen entlang geht, um den beabsichtigten Zweck oder den bestimmten Ort zu erreichen, die Organe also zum Führer dienen, wie z. B. in gewisser Weise es bei einer Arterie manchmal der Fall ist. Wollt ihr den Arm desarticuliren und damit beginnen, dass ihr durch das Scapulo-Humeralgelenk hindurchdringt? Wollt ihr das Messer aus dieser Articulation herausziehen, indem ihr einen entsprechenden Lappen bildet? so beachtet den Zwischenraum, welcher zwischen der Acromio-Clavicularwölbung und dem Processus coracoideus, zwischen dem Kopfe des Humerus und dieser Wölbung, zwischen dem obern Ende des Oberarmknochens und der Wurzel des Acromion besteht, stellt einen Vergleich an zwischen dem Umfange des Kopfes des Oberarmknochens und den kleinen Dimensionen der Gelenkhöhle; erinnert euch der Länge des Condylus scapulae, der jene trägt, und wie weit sich die Senkung des Oberarmes erstreckt, wenn ihr die Gelenkkapsel und die die Acromio-Clavicularwölbung bedeckenden Muskeln abgelöst habt; vergesset nicht, dass die eben erwähnte Senkung um so bedeutender wird, je grösser die Ausdehnung ist, in der ihr die Kapsel und die umgebenden Muskeln u.s.w. durchschnitten habt, übrigens seht in diesem Werke die chirurgische Anatomie des Schulter-Oberarmgelenkes bei dem Erwachsenen nach. Wollt ihr den oberen Theil der Arteria brachialis oder auch die axillaris in der Achselgrube bloslegen, so ziehet eine Linie vom vordern Rande dieser Grube schräg bis zum hintern Rande und theilt diese Linie in drei Theile; euer Einschnitt gehe über die Vereinigung ihres vordern mit dem mittlern Drittel, hier ist die Stelle, wo das Gefäss zu suchen ist; ziehet die vordere Wundlippe sanft nach vorn, bringt den Finger darunter und lasst ihn gelinde von vorn nach hinten gleiten, ihr findet dann zuerst den Nervus musculo-cutaneus, dann einen grossen Nervenknoten, den Medianus; hebt ihr diesen nun in die Höhe, so seht ihr die Arteria. Wenn man am mittlern Theile des Vorderarmes die Arteria brachialis unterbinden will, so sucht man die innere Seite des Cubitus auf und macht einen Einschnitt parallel mit der Achse des Gliedes und etwa drei Zoll von der Stelle des eben genannten Knochens; dieser Einschnitt berührt bloss die Haut und die Aponevrose des Vorderarmes; man zieht die innere Wundlippe nach jener Stelle des Knochens hin und nöthigenfalls die äussere Lippe nach aussen; das erste Muskelinterstitium, auf das man stösst, indem man vom innern Rande des Cubitus ausgeht, ist auch dasjenige, in das man eindringt; man erhebt den Flexor carpi ulnaris und man sieht die Schlagader; man müsste denn an einer Person operiren, deren Muskeln sehr entwickelt sind. Ein Weiteres hierüber wird man bei der chirurgischen Anatomie der Arterien, bei der der partiellen Amputation des Fusses und bei den allgemeinen Regeln für die Desarticulationen vorfinden.

Organogenie.

Die Organogenie oder Anatomie der Organisation darf nicht vernachlässigt werden: die Entdeckungen von Bichat, Geoffroy-Saint-Hilaire, Serres, Rolando, Meckel und Oken haben ihr einen bedeutenden Impuls gegeben; die Arbeiten dieser Anatomen lieferten eine Grundlage für praktische Bestrebungen, welche sich der Menschheit bereits sehr wohlthätig erwiesen haben. Bei den Kindern ist das Becken sehr eng und enthält nicht alle die Organe, die später davon eingeschlossen werden; nur in dem Maasse als es zunimmt, nehmen auch diese Organe in der Beckenhöhle vollständig ihren Aufenthalt; überdies hebt beim Fötus (nach Chaussier) die Anhäufung des Meconium im Dickdarme die Blase in die Höhe, die dann lange Zeit noch Spuren von dieser Disposition nachweist. Die meisten Autoren, welche vom Steinschnitte bei Kindern gesprochen haben, sind über diesen Punkt einig; es resultirt aus diesen anatomischen Ergebnissen, dass die grösste Erhebung der Harnblase die hintere Parthie der Urethra bei jungen Individuen in eine beträchtlichere Krümmung bringe, wie wir dies neuerdings beobachtet haben. (Retrecissement de l'urètre par J. Lisfranc et traduite du latin avec notes par J. B. Vesignié et par J. B. Ricard.)

Wir entnehmen Serres einige Ideen über die Organisation der Prostata; man wird sich später überzeugen, wie höchst nützlich sie für die Praxis sind.

„In der frühesten Zeit trifft man beim menschlichen Embryo keine Prostata an; man bemerkt sie erst am Ende des zweiten Monates und zwar in diesem Zeitraume aus vier Lappen bestehend. Diese vielfache Theilung der Prostata entspricht der vielfachen Theilung der Nieren beim Embryo. Später gegen den vierten oder fünften Monat vereinigen sich die zwei innern Lappen zu einem einzigen, und noch später, das heisst vom sechsten bis achten Monate, gehen alle diese Lappen eine Verbindung ein und bilden, wie die Niere, ein einziges Organ, das den Ursprung der Harnröhre umfasst. Nichts desto weniger kann man bei einer sorgfältigen Zergliederung, eben so wie bei dem harnabsondernden Organe, die Spuren der primitiven Organisation der Prostata wieder auffinden.

„So lange die beiden kleinen mittlern Lappen getrennt sind, ist der Vorsprung des Veru montanum (Caput gallinaginis) nicht zu bemerken, erst wenn deren Vereinigung stattgefunden hat, wird er sichtbar; aber er erlangt seinen bezüglichen Umfang erst gegen die Zeit der Pubertät, weil sich dann die Ductus ejaculatorii entwickeln, deren Urethralmündung bei Kindern enger ist. Es existirt demnach in dieser Zeit gleichsam weder ein Sinus noch ein Promontorium, und der Katheterismus geht in dieser Beziehung minder schwierig von statten.

„In der Zeit, wo sich die beiden Lappen zu vereinigen streben, besteht zwischen ihnen eine Lücke, welche die Harnröhre aufnimmt; man findet dann bei dem Embryo, nahe dem Orte, den das Veru montanum einnehmen soll, eine Höhlung, die nach und nach enger wird und ganz verschwindet, wenn die Bildung der Prostata beendet ist. Vereinigen sich die mittlern Lappen dieses anscheinend drüsigen Körpers nicht vollständig, so besteht diese Höhlung oder der Sinus prostaticus auch noch nach der Geburt; ich habe ihn bei Erwachsenen und bei Greisen angetroffen; auch habe ich schon bemerkt, dass ich ein Präparat als Beleg für seine Existenz besitze. Es wäre wohl überflüssig, darauf hinzuweisen, wie wichtig die Kenntniss dieses Sinus für das Katheterisiren ist, ich füge blos noch hinzu, dass, indem ich den Zeigefinger in den After eines Cadavers einbrachte, dessen Prostata gesund, der aber schwer zu katheterisiren war, ich vollkommen eine Theilung der Prostata durch die Wandungen des Darmes hindurch fühlte; ich erhob dann den Schnabel des Katheters und gelangte sehr leicht in die Harnblase. Ich habe den Cadaver secirt und den erwähnten Sinus vorgefunden.“

Nach Serres (man sehe seine Gesetze der Osteogenie) beginnt die Verknöcherung des Fusses stets an dem mittlern Theile der Metatarsalknochen und schreitet dann zum mittlern Theile der Phalangen vor, indem sie zuerst in den ersten, dann in den zweiten und endlich in den dritten auftritt; diese zwei Portionen des Gliedes zeigen weit früher als der Tarsus Verknöcherungspunkte.

Eine höchst merkwürdige Thatsache ist die, dass, so klein auch die Mittelfussknochen und die drei Reihen der Phalangen sein mögen, ihre Bildungsweise ganz dieselbe ist, wie die des Humerus, Femur und aller andern langen Knochen; ihre beiden Enden entwickeln sich getrennt von ihrem Körper und viel später als dieser; es folgt daraus, dass die Gelenkenden der Mittelfussknochen und Phalangen längere Zeit von einander durch einen knorpeligen Zwischenraum isolirt sind, dessen Umfang in einem umgekehrten Verhältnisse zum Alter steht, bis etwa zum fünfzehnten Jahre, um welche Zeit die Ossification jenes Fusstheiles völlig zu Stande gekommen ist.

Auf diesen allgemeinen Umstand der Organisation haben wir ein besonderes Amputationsverfahren für den Zeitraum, in dem die Knochenenden der Ossification unterliegen, also bis zur Pubertät, begründet.

Wenn man die betreffenden Knochenparthien vor Augen hat, so lässt sich in der That leicht schliessen, dass bei jungen Individuen, wo das Messer die Knorpel durchschneiden kann, unsere Operation wenigstens zwei oder drei Linien näher dem Tarso-Metatarsalgelenke verrichtet wird und dass wir sowohl beim obern als beim untern Lappen zwei bis drei Linien gewinnen, was den Vortheil verdoppelt. Auch wird es Niemandem unbekannt sein, wie häufig in dem hier in Rede stehenden Lebensalter Caries an den vordern Enden der Metatarsalknochen vorzukommen pflegt. Gehen wir nun zur Amputation der Finger über.

Die Verknöcherung befolgt an der Hand einen ganz ähnlichen Weg, wie am Fusse, nur mit dem einzigen Unterschiede, dass die Enden der Phalangen und Metacarpalknochen viel länger im Knorpelzustande verharren und somit später verknöchern; sie bieten daher für das Verfahren, welches wir bei ihnen anwenden wollen, weit günstigere Bedingungen. (Vergl. Denkschrift über neue Methoden für die Amputation des Metatarsus und Metacarpus sammt den Phalangen, vorgelesen in

der Academie des Sciences von J. Lisfranc, Revue médicale, 1823.)

Allgemeine Anatomie.

Der Chirurg muss die auch ohnehin in vielen anderen Be-
ziehungen so nothwendige allgemeine Anatomie studiren. Die
Kenntniss der Contractilität des Hautgewebes lehrt ihm, bei der
Amputation der Gliedmaassen und bei der Exstirpation von Geschwülsten eine entsprechende Quantität davon zu erhalten. Das
Studium der Retraction der Muskelfasern, sich gründend auf ihre
Länge, giebt die Vorschrift an die Hand, die oberflächlichen
und tiefergelegenen Muskeln in verschiedener Höhe zu durchschneiden. Die geringe Elastizität der Aponevrosen macht den
Practiker darauf aufmerksam, dass er bei subaponevrotischen
Entzündungen, welche den gewöhnlichen therapeutischen Mitteln Widerstand leisten, zu Einschnitten seine Zuflucht nehmen
muss. Der von den Kranken sehr heftig empfundene Schmerz
bei der Torsion der Bänder erheischt gebieterisch, sie so wenig
als möglich in Gebrauch zu ziehen, wenn man z. B. Desarticulationen verrichtet. Der zwischen dem Zell-, Blätter- und Fettgewebe aufgestellte Unterschied deutet klar an, dass man die in
dem erstgenannten dieser Gewebe befindlichen Abscesse früher
und gewöhnlich auch in grösserer Ausdehnung öffnen muss u. s. w.

Pathologische Anatomie.

Die pathologische Anatomie lag lange Zeit gar sehr im
Argen; der Baron Portal hat sie der Vergangenheit entzogen,
in der sie seit dem unsterblichen Werke von Morgagni gleichsam versenkt war; Laennec, Bayle, Dupuytren verliehen
ihr einen neuen Aufschwung. Sie lehrt die Kenntniss der Atrophien, der Hypertrophien, der Verwandlung der Organe und
Eingeweide u. s. w. Besonders mache sie der angehende Operateur zu einem Hauptgegenstande seines Studiums. Schon vor
längerer Zeit kamen wir auf den Gedanken, dass nach den zahlreichen Thatsachen, welche wir in der Dicke der Wandungen

des Magens, der Brust und des Unterleibes beobachtet hatten,
der Krebs nicht immer eine Tiefe habe, die im Verhältniss stehe
mit seinem Alter, seinen Adhärenzen und seinem Umfange, wir
glaubten in seine Substanz einzudringen, indem wir Lage für
Lage durchschnitten, als wie wenn wir einen Bruchsack bloslegen wollten; so gelang es uns, selbst am Lebenden, darzuthun,
dass die sehr umfänglichen und sehr alten Carcinome des männ-
lichen Gliedes lange Zeit stillstehen, ehe sie in die Corpora
cavernosa eindringen; wir durchschnitten sie und erhielten auf
diese Weise jene Organe bei Personen, bei welchen die Vorschriften der Kunst früher eine Abtragung derselben empfahlen.
Wir haben dies neue Verfahren auch bei Krebsen der Zunge,
der Scheide, des Mastdarmes u. s. w. in Anwendung gebracht
und dieselben Resultate erzielt. (Vergl. in der Clinique chirurgicale de l'hôpital de Pitié das Kapitel: Ueber die für tief gehaltenen aber oberflächlichen Krebse u. s. w.)

Ich habe durch die pathologische Anatomie bewiesen, dass
eine sogenannte carcinomatöse Geschwulst nicht immer in ihrer
ganzen Ausdehnung krebsig sei; oft bietet sie folgende Verhältnisse dar: Im Mittelpunkte der Geschwulst findet man das Gewebe des Krebses, um diesen skirrhöse Schichten von verschiedenen Dimensionen, mehr nach aussen trifft man eine nicht zum
Skirrhus gehörende Verhärtung und endlich noch entfernter eine
chronische Entzündung. Diese neuen Thatsachen haben mich
auf die Idee gebracht, insofern keine Gefahr durch die Verzögerung bedingt wird, diese Geschwülste zuerst durch Antiphlogistica und dann, je nach den Indicationen, durch schmelzende
Mittel zu bekämpfen; ich habe dadurch Geschwülste, die für die
Operation einen zu grossen Umfang hatten, erst auf ein weit geringeres Volumen reduzirt und sie dann mit Leichtigkeit hinweggenommen. Eben so habe ich sie häufig entfernt, indem ich
durch die eben angezeigten Mittel Gefässe, welche ihre Abtragung nicht gestatteten, verengerte. Es würde ein Leichtes sein,
ganze Bände über die blos auf die operative Medizin angewandte
pathologische Anatomie anzufüllen. Alle Aerzte haben diesem
Zweige der Wissenschaft gebührende Anerkennung gezollt.

Physiologie.

Der Operateur muss mit der Physiologie sehr vertraut sein: die durch die Venen erzeugte Absorption lehrt ihm, wenn ein Erguss von Flüssigkeiten im Organismus stattgefunden hat und Blutentleerungen angewendet werden können, der Phlebotomie den Vorzug zu geben; ist ein Knochen gebrochen, so zeigen ihm die klaren Vorstellungen über die Wirkung der Muskeln die Lage an, die das Glied anzunehmen hat. Die experimentale Physiologie, welche der Wissenschaft so grosse Dienste geleistet, hat die Gefahren des Lufteintrittes in die Venen und die Mittel dem zu begegnen besser kennen gelehrt; sie hat uns ferner den Unterschied gezeigt zwischen den motorischen und sensitiven Nerven und uns unterrichtet, die Aeste des fünften Nervenpaares zu durchschneiden, um die unerträglichen Schmerzen der Nevralgia facialis zu verscheuchen. Durch die Physiologie haben wir Aufklärung erhalten über das Erbrechen nach der Staaroperation, über die bisweilen in Folge der Unterbindung der Carotis eintretende Dysphagie, über den Hüftschmerz, den der Kranke manchmal empfindet, wenn dieselbe Operation an der Iliaca externa verrichtet worden. (Clinique chirurgicale par J. Lisfranc.)

Einübung der Operationen am Cadaver und an lebenden Thieren.

Es ist wohl kaum nöthig, dem angehenden Wundarzte den Rath zu ertheilen, die Operationen recht fleissig am Cadaver einzuüben; es lässt sich denken, dass er es kaum wagen wird, das Bistouri in die Gewebe des lebenden Menschen einzusenken, wenn er nicht zuvor seine Hand an leblosen Gebilden geübt hat. Aber wir halten es für höchst wichtig, den Studirenden hier einige Rathschläge mitzutheilen; es sind die Früchte einer langjährigen Erfahrung, gewonnen durch das uns sehr ehrende Zutrauen. Wir müssen es unumwunden bekennen, man hat im Allgemeinen die üble Gewohnheit, die Operationscurse erst in den letzten Monaten seiner Studien zu besuchen; dann, gedrängt von der Sorge, im nahenden Examen zu bestehen, eine These (Dissertation zu verabfassen, ist es dem Candidaten unmöglich, sich der operativen Medizin mit der gehörigen Zeit und Aufmerksamkeit zu widmen; aber das ist noch nicht Alles; der grösste Theil der Operationen, welchen er in den Hospitälern beigewohnt hat, ist für ihn hinsichtlich des Manuellen völlig verloren; er hat zwar die Resultate gesehen, hat aber die logische Ausführung, durch welche man dazu gelangte, nicht erkannt, es sind ihm die weitern Nüancen entgangen; er gleicht einem Menschen, welcher ein Gemälde mit Aufmerksamkeit betrachtet, dessen Ganzes seinen Augen schmeichelt, seinen Geist erfreut, dessen Einzelnheiten aber er nicht zu würdigen vermag und noch weniger die Arbeit, die ihm vollkommen fremd ist. Auch wird, seitdem die operative Medizin speciell auf Anatomie basirt worden und die chirurgische Anatomie vor der Operation jedes Mal demonstrirt wird, das Studium der operativen Medizin zum Studium der Anatomie, die man um so besser kennen lernt, je mehr man sich mit ihrer Anwendung vertraut gemacht hat.

Den Operationen sind leitende Prinzipien zu Grunde gelegt worden, deren Kenntniss unumgänglich nöthig ist, ehe man jene verrichten kann, will man nicht in die Nothwendigkeit kommen, sein Gedächtniss und seine Hand zu gleicher Zeit zu üben. Dieses doppelte Studium ist stets schwer zu bewerkstelligen. Es ist dieser Ausspruch so wahr, dass diejenigen, welche sich im Cursus mit den erstern (den Prinzipien) noch beschäftigen müssen, die Operationsverfahren weit weniger gut ausführen, als die, welche es blos mit den letztern (den Operationen selbst) zu thun haben. Es lässt sich leicht denken, dass der Student, nachdem er die genaue Beschreibung einer Methode aufmerksam angehört und deren Ausführung angesehen hat, weit mehr die Einübung, die seine Comilitionen vornehmen, berücksichtigen und dass er wahrscheinlich aus ihren Fehlern und ihren Successen einen grössern Vortheil erlangen wird, als aus der vom Professor angestellten Demonstration. Wir haben in unsern Cursen gezeigt, dass die Unbeholfenheit hauptsächlich in einem Mangel an Kenntniss der Regeln der operativen Medizin ihren Grund hat.

Wenn der angehende Chirurg die Operationen am Cadaver nach den feststehenden Prinzipien gehörig eingeübt hat, so wird er sie gewiss auch am Lebenden mit Ruhe und Kaltblütigkeit ausführen können; der Gedanke, dem Tode eine Beute zu entreissen, wird ihn leiten; die Leichtigkeit, mit der er durch ein Gelenk hindurchgedrungen und eine Arterie in ihrem Verlaufe blosgelegt hat, macht ihn dreist, lässt ihn taub für die Klage des Kranken oder vielmehr giebt ihm die rechten Worte des Trostes an die Hand; er sieht in dem Zucken der Muskeln nur die Energie der Vitalität; hat er für eine entsprechende Compression der Gefässe gesorgt, so entweicht nur wenig Blut und oft sogar operirt der Chirurg gleichsam in leblosen Geweben; übrigens muss er überzeugt sein, dass die Hämorrhagien, wenn sie tödtlich werden, weit beträchtlicher sind, als er es gewöhnlich denkt, und endlich würde er von der Natur sehr übel ausgestattet sein, wenn er im Angenblicke, wo das Blut in Strömen fliesst, den Eindruck, den dieser Zufall auf ihn macht, nicht in der Weise beherrschen könnte, dass er sofort den Finger auf das Gefäss applicirt. Indessen rathen wir den jungen Wundärzten, ihre Kaltblütigkeit dadurch zu befestigen, dass sie jede nur irgend sich darbietende Gelegenheit ergreifen, bei grossen Operationen als Assistenten zu fungiren, und abgesehen davon, dass sie an lebenden Thieren Uebungen vornehmen, sollen sie auch stets am Cadaver die Beseitigung der Uebel, welche da vorkommen und operirt werden können, zu bewirken suchen. Auch den Practikern rathen wir; bevor sie am Lebenden seltene, ungewöhnliche und schwierige Operationen ausführen, diese an Leichen erst zu versuchen und zu üben, sie werden dann begreiflicher Weise eine weit grössere Gewandtheit und Sicherheit erlangen. Die Wiederholung einer Operationsweise ist besonders nützlich, wenn es sich um die Wiederherstellung eines grossen Substanzverlustes im Gesichte handelt; man trifft da in der That nicht leicht Fälle, welche sich vollkommen gleichen. Man begreift, wenn ein am Cadaver angestellter Versuch nicht gelingt, wie wir dies oft beobachtet haben, das eine oder andere Verfahren bis zum Erfolge unternommen werden und man dann pede libero weiter gehen kann; ich habe aber wohl nicht nöthig darauf aufmerksam zu machen, dass es am lebenden Individuum nicht immer gestattet ist, nachdem das erste Verfahren gescheitert, zu einem zweiten, wenigstens auf der Stelle, seine Zuflucht zu nehmen. Dadurch, dass man sorgfältig die leblosen Gebilde secirt, an denen man Versuche macht, gelangt man zur Kenntniss der anatomischen Dispositionen, die bisher etwa unbeachtet geblieben sind. Ich sollte die Hälfte der Unterkinnlade durch die Desarticulation auf der einen Seite hinwegnehmen; das Volumen des Uebels war sehr bedeutend, der Sterno-cleido-mastoideus stark in die Höhe gehoben, die Geschwülste erstreckten sich bis zum Pharynx, man fürchtete sogar, dass der Muskel-Hautsack mit daran Theil nahm; der Zustand der Kranken war so bedenklich, dass ich es für nöthig hielt, mich mit einigen Collegen darüber zu besprechen; ich wandte mich an den zu diesem Endzwecke angeordneten Hospitalconseil, und nach einer langen und gelehrten Discussion kam man zu dem Beschlusse, dass die Operation versucht werden könnte; Niemand aber verbarg sich die dabei entgegentretenden grossen Schwierigkeiten und Gefahren; ich stellte einige operative und anatomische Untersuchungen an und bei dieser Gelegenheit erkannte ich, dass die Carotis externa, anstatt längs des hintern Randes der Maxilla zu verlaufen, blos an diesen Rand fast im Niveau des Ohrläppchens hinging und so zwischen ihr und dem Knochen unter der eben bezeichneten Stelle einen ohngefähr einen halben Zoll grossen Zwischenraum liess; ich brauche wohl kaum zu sagen, dass dieser Zwischenraum, je mehr man sich der obern Parthie näherte, kleiner ward. Alle Wundärzte, welche die Desarticulation der Unterkinnlade vollzogen haben, werden den Werth dieser neuen anatomischen Thatsache zu würdigen wissen, denn sie erleichtert den Durchgang der Instrumente und flösst dem Practiker in Bezug auf die Verletzung des Gefässes unbedingt eine grosse Sicherheit ein.

Möglichste Vermeidung der Operationen.

Die Chirurgie beschäftigt sich heutzutage, als erhaltende Wissenschaft, ganz besonders mit der Vermeidung der blutigen

Operationen, die, abgesehen davon, dass sie gar häufig einen schlimmen Ausgang nehmen, oft grosse Verstümmelungen zur Folge haben. Die neuern Arbeiten über die Thränenfistel und Thränengeschwulst, über die Krankheiten der Gebärmutter, über complicirte Fracturen, bedeutende Schusswunden, Anschwellungen in den Gelenken (weisse Geschwülste), über die Fisteln an den Extremitäten u. s. w. liefern hierfür unbestreitbare Belege, sie unterstützen die trostreiche Idee, dass wenn schon die Chirurgie beim Operiren glänzend erscheint, dies noch in einem weit höhern Grade der Fall ist, wenn sie ohne Blutverlust und ohne Verstümmelung die Heilung der Kranken zu Stande bringt. (S. Vorrede.)

Je nach den vorliegenden Umständen oder, mit andern Worten, je nach den Mitteln, die zu Gebote stehen oder auch fehlen können, giebt es Operationen, die man unterlassen kann, und solche, die man unternehmen muss; auf dem Schlachtfelde zum Beispiel, wo der Militärchirurg sehr oft nicht einmal die nöthigsten Verbandstücke besitzt und wo die Kranken gewöhnlich gezwungen sind, theils zu Fuss, theils auf schlechten Wagen und auf unsichern Feldwegen grosse Strecken zurückzulegen, werden *mitunter* Amputationen unumgänglich nothwendig, die man bestimmt unter andern Verhältnissen niemals verrichtet hätte; denn die Erfahrung lehrt, dass wenn jene Blessirten in einem solchen bedenklichen Zustande bis zu ihrem Bestimmungsorte gelassen würden, man durchaus keine anderweitigen Heilversuche, oder wenn auch, so doch ohne Erfolg, anstellen könnte. Auf diese Weise ist denn das Verfahren der Militärärzte, zu denen auch wir einst die Ehre hatten zu gehören, vollkommen begründet und gerechtfertigt. Percy und Larrey unter Andern haben ihre Kunst muthvoll stets auf dem Schlachtfelde geübt und gleich den Kämpfenden Blut vergossen zur Vertheidigung des Vaterlandes; es sollte demnach die Civilchirurgie, eine eifersüchtige und unerfahrne Rivalin der Militärchirurgie, aufhören diese herabzusetzen; aber wenn man, wie in Paris, alle zur Behandlung der Schusswunden nothwendigen Mittel bis zum Ueberflusse besitzt und wenn man ausserdem rationelle Heilmethoden in Gebrauch zieht, so kann man den Beweis liefern, wie wir es bei einer grossen Anzahl im Pitié - und besonders im provisorischen Hospital von Grenier d'Abondance beobachteter Kranken gethan, dass die Gliedmaassen erhalten werden können, trotzdem sich in ihrer Continuität vielfache Verstümmelungen vorfinden und wenn auch sogar das Schulter-Arm-, das Ellbogen-, Handwurzel-, Mittelhand-, Hüft- und Fussgelenk durch Kugeln geöffnet und mit mehr oder minder bedeutenden Verletzungen der Gelenkflächen complicirt wäre.

Darf man Operationen versuchen, wenn man nicht gewiss ist, sie vollenden zu können?

Man hat behaupten wollen, eine Operation müsse nicht, ohne die Gewissheit zu haben sie vollenden zu können, unternommen werden; allerdings muss dies auch die allgemeine Regel sein; aber ich frage die klinischen Chirurgen, ob es nicht eine grosse Anzahl von Fällen giebt, in denen die hartgeprüften Patienten schnell weiter schreitende Leiden nachweisen, deren umfassende und gründliche Erkenntniss, ohne dass zuvor das schneidende Instrument angewendet worden, unmöglich ist? Man lese in meiner Clinique chirurgicale de l'hopital de la Pitié in dem zweiten „von den für tief gehaltenen aber oberflächlichen Krebsen" betitelten Kapitel; die betreffenden Personen sind einem sichern Tode überantwortet, käme ihnen nicht die operative Medizin zu Hülfe; und welchem Tode! Die Erfahrung hat mir mithin gelehrt, dass in den eben erörterten schwierigen Umständen ein Operationsversuch von Erfolg gekrönt werden und den Kranken retten kann, der, ich wiederhole es, ohne diesen Versuch aller Hoffnung auf Heilung beraubt wäre. Wir rathen demnach zu einem derartigen Versuche.

Weiss man ferner nicht ganz genau, bis wie weit sich die Krankheit erstreckt, so macht man die entsprechenden Einschnitte als wenn sie keine grosse Ausdehnung hätte; nimmt man dagegen beim Operiren wahr, dass das Uebel sich weithin erstreckt, so müssen die Einschnitte verlängert werden und die Operation ist noch zweckgemäss. Die letztern Regeln müssen bei der Amputation eines Fingers oder einer Zehe, oder auch bei der Resection der Mittelhandknochen u. s. w. befolgt werden, was auch **Pott** davon gesagt haben mag, denn die Beobachtung lehrt, und ich habe es an dahin einschlagenden pathologisch-anatomischen Präparaten gezeigt, dass bei Gelenkcaries von den beiden correspondirenden Articulationsflächen blos die eine cariös sein konnte.

Anschwellung der lymphatischen Ganglien um den Krebs.

Bilden die in der Umgegend des Krebsleidens belegenen angeschwollenen lymphatischen Ganglien eine Contraindication der Operation? Im Allgemeinen ist man dieser Meinung; **Desault, Sömmering** und **Assalini** haben sie nach Entfernung des Uebels spontan verschwinden sehen. Als ich von der medizinischen Facultät beauftragt wurde, **Bougon's** Stelle im Saint-Côme-Hospitale zu versehen und daselbst sechs Monate die Clinik leitete, lag eine Frau in der Anstalt, der man einen Brustkrebs entfernt hatte, ohne die angeschwollenen lymphatischen Ganglien in der Achselgrube zu exstirpiren; sie waren nicht sehr voluminös; drei davon fingen an sich zu agglomeriren; ich hielt ihre Zertheilung nicht für unmöglich, da mir diese schon bei mehrern Kranken im Pitié-Spitale gelungen war; es traten alle Symptome einer Subinflammation auf, ich liess Blutegel erst um die Anschwellung, später auf diese selbst ansetzen, es entspann sich eine heftige Phlegmasie, sehr bald zeigte sich Fluctuation; man dachte an einen Cancer occultus, aber die angehäufte Flüssigkeit bahnte sich durch die Tegumente einen Ausweg, man bemerkte sie in grosser Menge auf den weiterhin verordneten erweichenden Umschlägen; war sie Krebsjauche? Sie zeigte sich als weisser, schmieriger, homogener, gehörig dicker Eiter, mit andern Worten, als ganz guter Eiter der Alten; es blieb nichts davon in dem Heerde zurück, der in seinem ganzen Umfang entblöst vorlag, die Haut hatte einen bedeutenden Substanzverlust erlitten, man bemerkte kein Symptom von Carcinom, die Eitertasche vernarbte und die in ihrem Umkreise verbliebene Anschwellung verschwand schnell in Folge der gebrauchten zuerst antiphlogistischen, dann schmelzenden Mittel.

Die von **Desault**, **Sömmering** und **Assalini** mitgetheilten Thatsachen und die noch zahlreichern, welche wir zu beobachten Gelegenheit hatten, indem wir die zur Bekämpfung der in Rede stehenden Anschwellungen geeigneten Mittel in Gebrauch zogen, dürften für die blinde Empirie ein Beweis sein, dass man in allen Fällen dieser Art operiren müsse; aber wenn man mit vollem Rechte behauptet, die ganze Medizin bestehe in Beobachtung, so glauben wir, die rationelle Therapie beruhe auf den Indicationen. Wenn demnach die angeschwollenen lymphatischen Ganglien im Umkreise des Krebsübels nicht hinweggenommen werden können, wenn sie zahlreich, voluminös, sehr hart, adhärent sind und Erhabenheiten und Vertiefungen darbieten, so entsage ich jedem Gedanken an eine Operation; sind sie dagegen in geringerer Anzahl vorhanden, minder umfänglich, nicht adhärent, ist ihre Härte nicht sehr bedeutend, zeigt ihre Oberfläche keine Unebenheiten, so glauben wir, dass eine Ablation des Carcinom versucht werden müsse, es gebietet dies die rationelle chirurgische Philosophie. Denn in der That, wird der Kranke den Naturbestrebungen überlassen, so stirbt er unbedingt, kommt ihm jedoch die operative Medizin zu Hülfe, so eröffnet sie ihm Aussichten auf Heilung, die um so weniger zweifelhaft sind, als in Folge der glücklichen Verbindung der Chirurgie mit der Medizin die zur Bekämpfung der chronischen Anschwellungen angewendeten Heilmethoden in der letztern Zeit grosse und unbestreitbare Erfolge errungen haben und die Behauptung nicht ganz billigen, dass das Messer stets vorzuziehen wäre.

Wir wollen indessen noch einige Argumente zur Begründung unserer eben vertheidigten Ansicht folgen lassen.

1. Durch die pathologische Anatomie habe ich bewiesen, dass alle um das Carcinom gelegene und angeschwollene lymphatische Ganglien weder immer krebsig noch selbst skirrhös sind; wir haben mehrere Male im Pitié-Spitale carcinomatöse Brüste beseitigt, von denen, oft in Form eines Rosenkranzes, isolirte Anschwellungen herkamen und sich bis in die Achselgrube erstreckten; die der Geschwulst am nächsten gelegenen boten durchweg den anatomischen Character des Krebses dar,

die etwas entferntern waren skirrhös und die in der Achselgrube sehr klein und hatten sich erst vor kurzer Zeit entwickelt; sie zeigten eine Subinflammation mit einer einfachen
Zunahme des Volumen der Gewebe, welche nicht die geringste
maligne Entartung darboten. Ich habe diese pathologisch-anatomischen Präparate in der königlichen Academie der Medizin
vorgezeigt.

2. Wenn man einen Krebs operirt hat, so vernarbt die
Wunde; nach einer längern oder kürzern Zeit bemerkt man
unterhalb der Narbe oder um sie herum Geschwülste, die man für
carcinomatös hält; ich habe sie, je nach den Indicationen, mit
antiphlogistischen und schmelzenden Mitteln behandelt und sie
bisweilen darnach vollständig verschwinden sehen; es hätte sich
aber ein anderes Verhältniss herausgestellt, wenn die Krebs-
affection in jenen Geschwülsten zurückgeblieben gewesen wäre,
dann hätten sie nur Caustica oder eine Operation zu zerstören
vermocht.

Operirt man Geschwülste, welche auf grossen Gefässen oder
bedeutenden Nerven liegen, so findet man zuweilen so viele indurirte Stellen vor, dass das Uebel unmöglich in seiner Totalität
entfernt werden kann, ohne jene Organe zu verletzen. Die Erfahrung hat mir ziemlich häufig gezeigt, dass diese von der in
der Wunde sich entwickelten Entzündung ergriffenen und vom
Bistouri verschonten Indurationen, welche man übrigens mit den
geeigneten Mitteln bekämpfen mag, sich vollständig zertheilen
können. Es giebt Fälle, wo man die Unterbindung verrichtet,
und obschon man die Ligatur nicht jenseit so wichtiger Gewebe
anlegen und zusammenziehen kann, so hat man die Geschwülste
doch unter manchen Umständen über und unter der Ligatur, in
Folge des eintretenden Brandes, gänzlich verschwinden sehen;
sie gleichen in dieser Beziehung manchen Polypen, Pflanzen,
die absterben, wenn man sie in einiger Entfernung vom Boden
abschneidet.

Unbedingte Nothwendigkeit medizinischer Kenntnisse.

Wir haben bereits als Prinzip aufgestellt, es könne keiner
auf den Namen eines tüchtigen Chirurgen Anspruch erheben,

der nicht gründliche medizinische Kenntnisse besitzt. Im Gebiete der Chirurgie giebt es in der That keine Krankheit, die nicht mit irgend einer Affection aus dem Ressort der sogenannten eigentlichen Medizin complicirt sein könnte; so hängt oft eine selbst leichte Wunde, eine örtliche Entzündung, ein Erysipel mit biliösen oder mukösen Zuständen zusammen; was sollte man nun von einem Wundarzte denken, der diese Zustände nicht zu erkennen und zu behandeln verstände? Die chirurgischen Krankheiten, welche die Hülfe der operativen Medizin erheischen, sind häufig von Anschwellungen, Tuberkeln oder chronischen Phlegmasien begleitet, welche in zum Leben wichtigen Organen ihren Sitz haben; der Operateur muss zur Feststellung ihrer Diagnose alle Mittel der Untersuchung anwenden; wie würde er dies aber im Stande sein, wenn er nicht auch Arzt wäre? Eben seitdem die glückliche Verbindung der Medizin und Chirurgie zur Anerkennung gekommen ist, hat man die Ausführung gewisser Operationen besser zu differenziren oder zu verwerfen gelernt und aufgehört, die Interessen der Kunst und der Humanität zu compromittiren. Die Erfahrung hat leider bewiesen, dass die chronische Anschwellung eines Eingeweides fast immer in Folge eines traumatischen Fiebers gesteigert und gewöhnlich tödtlich wird; man muss daher, falls keine Gefahr im Verzuge liegt, mit der Operation so lange warten, bis jene Anschwellung sich zertheilt hat. Man lasse demnach den Gedanken fallen, zu glauben, eine acute Entzündung der Lunge oder Pleura, welche sich nach einer Amputation entwickelt, sei immer zufällig oder durch irgend eine von dem Kranken begangene Unvorsichtigkeit entstanden; hätte man das Stethoskop gebraucht oder die Autopsie gehörig vorgenommen, so würde man sehr oft die Gewissheit erhalten haben, dass vor der Operation in der Lunge oder Pleura ein Krankheitszustand schon existirte, welcher nur durch die Operation verschlimmert und lethal wurde. Diesen wichtigen Thatsachen füge ich noch hinzu, dass ich häufig bei Status gastricus mit sehr entwickeltem Pulse u. s. w. allgemeine Blutentziehungen anwenden lasse; ferner habe ich viele Fälle beobachtet, in denen sich an den vom Messer getrennten Parthien ein, durchaus nicht epidemisches, Erysipel oder auch wohl eine

Entzündung zu entwickeln anfing; da nun der üble Zustand des Magens auf eine so eigenthümliche Weise zur Entwicklung von Entzündungen beiträgt, welche sogar an kleinen Wunden und in deren Umgegend in die Erscheinung treten, wie muss dies nun erst bei Continuitätslösungen grösserer Art der Fall sein? Ich glaube die Alten haben mit Unrecht theils unbekannten Ursachen, theils der schlechten Beschaffenheit der Instrumente die vielen schlimmen Phlegmasien zugeschrieben, die sich mit ihren Operationen complicirten, und ich bin der Ansicht, der Chirurg soll sich, wenn irgend möglich, der Operation so lang enthalten, bis er sich von dem gesunden Zustande des Darmkanales vollständig überzeugt hat; ein Ausserachtlassen dieser Vorschrift dürfte unmassgeblich traurige Folgen nach sich ziehen.

Wenn aber in den Lungen Tuberkeln vorhanden sind und der Kranke z. B. an einer weissen Geschwulst leidet, die eine Absetzung des Gliedes erforderlich macht, so enthalte man sich derselben und operire mithin nicht; denn das traumatische Fieber wird das Lungenübel nur noch steigern und der Kranke sehr bald unterliegen, nachdem er noch die Schmerzensqualen einer Operation ausgehalten, die man bei ihm ohne irgend eine Aussicht auf Erfolg verrichtet hat. In dem ersten Bande der Clinique chirurgicale habe ich die sehr innigen Beziehungen näher angedeutet, welche besonders zwischen den grossen Gelenken und den Brust- und Unterleibsorganen bestehen (man vergl. das Kapitel über die weissen Geschwülste in den Gelenken). Durch eine grosse Anzahl von Thatsachen habe ich bewiesen, dass wenn man die Gelenkkrankheit ruhig bestehen lässt, sie wie ein von der Natur angelegtes Exutorium wirkt und unter dessen Einfluss die Lungenkrankheit bisweilen momentan sich verbessert oder auch wohl öfter ihren bisherigen Verlauf ändert. Bestehen nur wenig und sehr umschriebene Tuberkeln, droht der heftige und allen Mitteln trotzende Gelenkschmerz den Kranken aufzureiben, so müsste man freilich denn doch zur Operation schreiten.

Man erinnere sich, dass es zweifelhafte Zustände der Brusthöhle giebt, und dass wenn der Kranke nicht operirt wird, er unbedingt dem Tode verfällt. Der uns entgegentretende Zweifel erfordert den Versuch der Operation; häufig gelingt er, häufig scheitert er auch. Wir könnten zur Begründung dieser Ansicht gar viele Thatsachen mittheilen, indessen wollen wir uns nur auf die folgenden drei Fälle beschränken.

Ein erwachsener Kranke im St. Louis-Saale des Pitié-Spitales hatte am rechten Kniegelenke eine weisse Geschwulst, die so weit vorgeschritten war, dass sie für das Leben fürchten liess. Wir auskultirten die Brust, dessen linke obere und hintere Parthie uns Besorgnisse einflösste, die auch von mehrern ausgezeichneten Aerzten, welche den Kranken untersuchten, getheilt wurden; es liess sich im Thorax kein Zufall ermitteln; der Patient genass; wir haben ihn während mehrerer Jahre öfter gesehen; seine Gesundheit hat sich völlig erhalten.

Ein zwölfjähriges Kind litt an einem Tumor albus des rechten Kniegelenkes; ich auskultirte die Brust, da ich das Bestehen von Lungentuberkeln fürchtete. Dies Kind war im Hospitale sehr geschwächt worden, ich veranlasste daher die Eltern, es auf einige Zeit wieder zu sich zu nehmen und es mit dem Stethoskope von Aerzten, welche mit diesem Instrumente gut umzugehen wüssten, fleissig untersuchen zu lassen; man nahm meinen Rath an und benachrichtigte mich spaterhin, dass der allgemeine Zustand des Kindes etwas besser geworden wäre und sich zwei geschickte Practiker von der vollkommen gesunden Beschaffenheit der Brust- und Unterleibsorgane überzeugt hätten und somit der Absetzung des Gliedes nichts im Wege stände. Ich verrichtete dieselbe; das traumatische Fieber war normal; bis zum zwanzigsten Tage ging Alles ganz gut; die Wunde schritt ziemlich rasch der Vernarbung entgegen, plötzlich aber entwickelten sich Brustschmerzen und bald darauf trat eine Hämoptysis ein; wir legten das Ohr auf die Brustwandungen, alle unsere Zweifel waren leider gehoben: es waren bestimmte Zeichen von Tuberkeln in beiden Lungen vorhanden, die einen sehr schnellen Verlauf nahmen, denn am fünfzigsten Tage starb der Kranke. Die Autopsie ergab Tausende von Tuberkeln, ja sogar schon einige Cavernen.

Ein fünf und zwanzigjähriger Mensch hatte am rechten Tibio-Tarsalgelenke eine weisse Geschwulst, die so weit vorgeschritten war, dass von den gewöhnlichen therapeutischen Mitteln keine Heilung zu erwarten stand. Wir untersuchten sorgfältig den Zustand der Brustorgane; die obere Partie der linken Lunge erschien uns zweifelhaft; von mehrern sehr ausgezeichneten Aerzten, die den Kranken ebenfalls examinirten, theilten einige unsere Zweifel, einige aber meinten, es seien Tuberkeln vorhanden. Wir standen von der Amputation des Beines ab; die Gelenkkrankheit verschlimmerte sich immer mehr, die Eiterung ward um Vieles stärker, es trat colliquative Diarrhöe ein und der Kranke erlag. Die Autopsie zeigte einen normalen Zustand der Lungen. Wir wiederholen hier, was wir schon so oft in den klinischen Vorlesungen gesagt haben, dass die Mortalität in Folge von Operationen bei weitem geringer sein würde, wenn alle Wundarzte die Organe der Brust- und Unterleibshöhle, in denen nur zu oft meist tödtlich ausgehende Affectionen bestehen, genau untersuchten.

Aber angenommen, es ist ein Glied zerschmettert, es ist unmöglich, dasselbe zu erhalten, der Kranke kann sogar schnell zu Grunde gehen und es bestehen dabei Lungentuberkeln, die sehr zahlreich und noch sehr unentwickelt sind, das Allgemeinbefinden ist aber ganz leidlich: — soll man nun in einem solchen Falle zur Amputation schreiten, um den Kranken noch einige Zeit am Leben zu erhalten? Wenn sich hier der Wundarzt mit dem Messer bewaffnet, so opfert er sich ganz; denn es ist fast gewiss, dass er Unglück anrichten wird. Ich habe in Fällen dieser Art nur einmal einen glücklichen Erfolg gehabt; mein Kranker lebte nur noch zwei Jahre; wohl aber habe ich erfahren, dass einige meiner Collegen bisweilen mehr Glück gehabt haben als ich; sicherlich muss indessen von der Amputation abgestanden werden, wenn die Wunde des Gliedes und der Splitterbruch die geringste Hoffnung auf Heilung vermuthen lassen, wenn das traumatische Fieber verscheucht werden kann und die Verletzung ein Exutorium bilden wird, in Folge dessen das Lungenleiden sich vielleicht verbessern oder wohl gar eine Zeitlang ganz zum Stillstande gebracht werden mag.

Wenn die zu Gunsten der Vereinigung der Medizin mit der Chirurgie eben gelieferten Beweise nicht genügen, so möchten

wir doch diejenigen, welche eine Trennung dieser beiden
Zweige der Wissenschaft loben, fragen, wie sie denn die Grenzen zwischen beiden ziehen wollen? wir sind überzeugt, dass
sie das nicht können. Dank daher einem unserer ehrenwerthen
Meister (Richerand), der so glänzend die Einheit der Heilkunst zu vertheidigen wusste! Ich habe zur rechten Zeit die der
Feder dieses eleganten Schriftstellers entflossene Wahrheit begriffen; ich habe auch während der vielen Jahre, die ich auf dem
damals nur aus einem kleinen Personale zusammengesetzten Centralbüreau verlebte, keine einzige Gelegenheit vorbeigehen lassen, die disponiblen Stellen in den Hospitälern mit Medizinern
zu ergänzen, und wenn es mir gestattet würde, dem Generalconseil der Hospitien einen Vorschlag zu machen, so würde ich
ihm ganz besonders an das Herz legen, den angehenden Chirurgen bisweilen medizinische Abtheilungen anzuvertrauen; nach
meiner Ansicht würden der Wissenschaft und der Menschheit nur
daraus grosse Wohlthaten erwachsen.

Säfteverderbniss.

Man täuscht sich, glaube ich, wenn man die zu exclusive
Meinung aufstellt, man müsse nie eine Operation verrichten, bevor nicht die im Körper existirenden Dyscrasien und virulenten
Stoffe zerstört oder fast gänzlich bei Seite geschafft sind; nach
meiner Ansicht soll man in Fällen von Scorbut nicht operiren,
wofern nicht die Zerschmetterung eines Gliedes vorliegt, in
Folge deren Lethalität eintreten kann, wenn die Absetzung nicht
vorgenommen würde, und doch müsste man dem Gebrauche des
schneidenden Instrumentes entsagen, wenn das Individuum zu
schwach wäre.

Täglich werden degenerirte lymphatische Ganglien bei Kranken entfernt, deren Constitution sich als eine höchst scrophulöse
darstellt.

Die sehr bedenklichen Zufälle, welche eine im hohen Grade
entwickelte Gelenkkrankheit hervorruft oder hervorzurufen
droht, erfordert ebenfalls ein operatives Einschreiten, obschon
auch andere Gelenke krankhaft ergriffen sind; wenn indessen

diese Krankheitserscheinungen zahlreich, an mehreren Gliedern und in bedeutendem Maasse vorhanden sind, so amputirt man nicht. Ich habe wohl nicht nöthig zu sagen, dass man in allen Fällen, wo die in den Cavitäten des Körpers eingeschlossenen Organe nicht gesund sind, von der Amputation absteht.

Wenn bei einem herpetischen Uebel durchaus keine Heilung zu erlangen ist und dieses eine Continuitätslösung bedingt, welche die allgemeine Gesundheit zu sehr herabbringt oder die Gewebe mit gefährlichen Entartungen bedroht, so glaube ich, dass der Chirurg in den Fällen, wo die örtliche Krankheit beseitigt werden kann, einschreiten muss.

Wenn das Geschwüre und Geschwülste bedingende syphilitische Gift, das oft schwer und manchmal unmöglich von einem skirrhösen oder Krebsübel zu unterscheiden ist, nicht schnell den geeigneten Mitteln weicht, wenn die örtliche Affection höchst wichtige Organe zu ergreifen droht, so rathe ich, die Operation zu Hülfe zu nehmen; die antisyphilitische Behandlung kann nach Aufhören des traumatischen Fiebers wieder eintreten.

Latente Entzündungen und Anschwellungen.

Vergessen wir nicht zu bemerken, dass in der Medizin eben so wie in der Chirurgie Unglücksfälle eintreten, die weder durch die menschliche Klugheit noch durch das gründlichste Wissen vermieden werden können; aber lassen wir uns davon nicht entmuthigen. Solche Unglücksfälle kommen denn doch nicht gar so oft vor. Ich spreche hier von den latenten Entzündungen und Anschwellungen, die kein Symptom andeutet, die noch keinen Einfluss auf den Allgemeinzustand äussern und die, angefacht durch ein nach einer Operation entstandenes traumatisches Fieber, ganz plötzlich in bedenklicher Weise und oft mit lethalem Ausgange eintreten. Bei der Section findet man dann unwiderlegbare Spuren einer alten chronischen Krankheit, zu der gewöhnlich eine acute Phlegmasie hinzugetreten ist. Wie man sieht, ist es demnach unmöglich, durchgehends über die gesunde Beschaffenheit der in den drei grossen Cavitäten befindlichen Organe vollständige Gewissheit zu erlangen, und man muss daher den Angehörigen der Patienten, die gewöhnlich den Arzt über die Folgen der Operationen befragen, nicht zu viel versprechen.

Ein junger Maurer, anscheinend mit einer recht kräftigen Constitution begabt und der bis zu dem Momente, wo er unsere Hülfe in Anspruch nahm, sich stets wohlbefunden haben wollte, hatte das Unglück, dass ihm etwa die Hälfte der untern Parthie des Beines zerschmettert wurde; es musste drei oder vier Querfinger unter dem Tibio-Femoralgelenke, an der von den Chirurgen so genannten Stelle der Wahl, die Amputation des Gliedes unternommen werden.

Nachdem wir nochmals den Kranken befragt und dieser uns die genügendsten Antworten ertheilt hatte, untersuchten wir mit der gewissenhaftesten Sorgfalt die Organe in den drei Körperhöhlen; sie erschienen sammt und sonders gesund; wir überzeugten uns, dass ausser an der untern Extremität weder eine Contusion noch eine Continuitätslösung bestand, und so schritten wir denn zur Amputation. Es vergingen sechs Tage, und wir hatten die grösseste Hoffnung auf Heilung, da die traumatischen Zufälle in der That sehr milde waren, als plötzlich sich in der epigastrischen und rechten hypochondrischen Gegend bedeutende Schmerzen einstellten, wozu sich ein fast continuirliches heftiges Erbrechen gesellte; die Palpation und Persussion des Unterleibes liessen eine schon sehr vorgeschrittene Anschwellung des rechten Leberlappens erkennen; die genannten Symptome trotzten den sämmtlichen Mitteln, die in grosser Anzahl dagegen angewandt wurden, und der Kranke starb in der zweiten Woche. Die Section ergab Anschwellung der Leber und zwei Tuberkeln, wovon jedes so gross wie ein Taubenei war, in dem grossen Lappen dieses Organes. Ich glaube, Niemand wird wohl bestreiten, dass diese Tuberkeln schon vor dem Zufalle existirten, der die Operation nöthig machte; nach unserm Dafürhalten befanden sich diese offenbar in einem latenten Zustande, das traumatische Fieber steigerte sie, brachte sie zur äussern Erscheinung und sie gaben ganz gewiss die Ursache der Lethalität ab. Noch einen ähnlichen Fall.

Eine Frau im Pitié-Spitale litt an einem Gebärmutterkrebs,

der so weit vorgeschritten war, dass er die Resection des Collum uteri erforderlich machte. Die drei Eingeweidehöhlen wurden aufs Sorgfältigste untersucht und nirgends ergab sich eine Gegenanzeige zur Operation. Wir verrichteten sie. Am andern Tage entwickelte sich eine superacute Peritonitis, die allen Mitteln der Kunst Widerstand leistete. Die Kranke starb am sechsten Tage und bei der Section zeigte das Bauchfell alle Merkmale einer acuten Phlegmasie, verkettet mit einer chronischen Entzündung.

Das Alter.

Bei ganz jungen Kindern ist jede Operation zu unterlassen, es müsste sich denn um eine Krankheit handeln, die kein Temporisiren gestattet; solche Kinder sind sowohl während als nach der Operation sehr unfolgsam; auch haben bei ihnen Blutverluste einen weit beunruhigendern Charakter. J. L. Petit erzählt von einem sehr jungen Kinde, das wegen einer Hasenscharte operirt und dann gestorben war, wie sehr man überrascht war, als man bei der Section in dem Magen eine grosse Menge Blut vorfand, welches das Kind, von Keinem bemerkt, während man glaubte, es schliefe, verschluckt hatte. Alle Practiker wissen, dass man bei einem jungen Individuum, bei dem man die Staaroperation unternimmt, nicht auf Folgsamkeit rechnen kann, denn selbst wenn das Operativverfahren noch so gut ausgeführt wird, so werden dennoch die Thränen und vielen Bewegungen höchst wahrscheinlich missliche Folgen nach sich ziehen.

Es giebt Greise, deren glückliche Organisation bei Operationen eine eben so günstige Vorhersage stellen lässt, als bei jungen Leuten; so habe ich in Gien bei Montargis eine Kranke von sechs und neunzig Jahren am Staare auf beiden Augen mit gutem Erfolge operirt. Bei Amputationen an den Extremitäten darf der Chirurg bei hochbejahrten Individuen darauf rechnen, Verknöcherungen in manchen Arterien anzutreffen, die gewöhnlich die Stillung der Hämorrhagie sehr erschweren; bei solchen Personen ist im Allgemeinen die Vitalität minder energisch und die Vernarbung der Wunden geschieht daher immer viel langsamer. Ich habe mich davon in dem Hospitale der alten Frauen, als ich daselbst die Stelle meines Collegen Manec vertrat, überzeugt, aber auch beobachtet, dass die traumatische Reaction aus den eben angedeuteten Gründen in den meisten Fällen ebenfalls weit geringer war; mithin braucht man die Entzündungen nicht so sehr zu fürchten. Ich selbst habe davon in diesem Jahre im Pitié-Spitale einen Beweis geliefert, bei einer zwei und siebenzigjährigen Frau, die einen acht Pfund schweren Brusttumor hatte; die durch die Operation entstandene Wunde war von sehr grossem Umfange, das traumatische Fieber dagegen sehr schwach, das Erysipel sehr beschränkt und mässig; die Erscheinungen schwanden in einigen Tagen nach Anwendung von einfacher Salbe, einer geeigneten Diät und erweichenden, schleimigen und säuerlichen Tisanen.

Wenn die Kranken ein hohes Alter, nur noch wenige Jahre zu leben, geringe oder fast gar keine Schmerzen haben und das Uebel, welches eine bedeutende Operation erheischen würde, stillsteht oder kaum fortschreitet und endlich der Allgemeinzustand ziemlich befriedigend ist, so unterlasse man zu operiren; existiren aber die entgegengesetzten Umstände, so nehme man das schneidende Instrument zu Hülfe, ausgenommen wenn die Kranken zu schwach sind oder man irgend eine Affection der Viscera erkannt hat. So habe ich mit vollständigem Erfolge bei einer fünf und neunzigjährigen Frau einen Brustkrebs entfernt und ich könnte noch gar viele mehr oder minder ähnliche Fälle dieser Art mittheilen.

Leider giebt es, namentlich in grossen Städten, viele erwachsene Personen, die durch eine schlechte Constitution, Diätsünden und Ausschweifungen aller Art den Verfall eines frühreifen Alters nachweisen oder mit andern Worten junge Greise darstellen; bei diesen wird es ganz so wie bei den durch ein hohes Alter insonders geschwächten Kranken, selbst wenn die Organe gesund zu sein scheinen, hinreichen, sobald die Functionen nur in etwas langsam und unklar von Statten gehen und der Schwächezustand in bedeutendem Maasse sich gesteigert hat, gefährliche Operationen zu unterlassen, dafern nicht das Leben in einem traumatischen Falle unmittelbar bedroht sein möchte oder ein chronisches Leiden reissende Fortschritte macht, die das Individuum dringenden und grossen Gefahren aussetzen.

Die Pubertätszeit erzeugt oft in unserm Organismus eine höchst heilsame Umwälzung und bisweilen scheint ein neues Leben für uns aufzugehen. Ist nun diese Zeit nicht mehr sehr fern, so braucht man mit dem Operiren nicht allzu eilig zu sein, man suche damit zu warten, bis das Individuum mannbar geworden ist.

Verzögerung des operativen Einschreitens.

Beim Herannahen der Menstruation sind die Operationen, wenn es der pathologische Zustand erlaubt, aufzuschieben, weil sie den Eintritt der Regeln verhindern können, die Constitution der Frauen in dieser Epoche sehr geschwächt ist und weil endlich eine Hämorrhagie durch Exhalation auf der Fläche der Continuitätslösung auftreten könnte, wie dies bisweilen deutlich beobachtet wird. In den ersten vier oder fünf Tagen nach Cessation der Regeln übt die noch angestrengte Gebärmutter ihren Einfluss auf den ganzen Körper aus und auch dann muss man, *wenn möglich, keine Operation unternehmen.*

Bekanntlich treten beim Verschwinden der Menstruen häufig im Organismus Störungen auf, die es nöthig machen, aufschiebbare Operationen noch eine Zeitlang anstehen zu lassen.

Wenn eine Krankheit der gewöhnlichen Therapie Widerstand leistet und das Leben des Kranken gefährdet, soll man dann, wie es noch einige Chirurgen rathen, mit der Amputation eines Gliedes möglichst lange zögern, bis das Individuum mehr geschwächt ist und die Aussichten auf Erfolg zahlreicher werden? Diese Vorschrift hat viele Opfer gekostet; denn während man auf diese Weise temporisirt, tritt, namentlich im Darmkanale, eine missliche Reaction ein; es zeigt sich Diarrhöe, hält an, Darmgeschwüre bilden sich und sehr bald ist Alles verloren. Wenn die Person zu stark wäre, so könnte man leicht zu Blutentziehungen seine Zuflucht nehmen; ehedem sah ich oft das von mir bekämpfte Prinzip in Ausführung bringen; ich habe die Erfolge, die man damals erlangte, mit denen verglichen, welche

ich seit lange erhalte, und die Erfahrung hat sich zu meinen
Gunsten ausgesprochen.

Temperatur und Oertlichkeiten.

Es ist bewiesen, dass die Operationen weit besser unter
einem heitern Himmel und an Orten gelingen, wo die Temperatur wenig Unregelmässigkeiten darbietet. Man warte daher,
wenn es geschehen kann, bis diese gleichmässig geworden;
man wähle die trockene und kalte oder besser noch die heisse
und trockene. Mit Ausnahme des Tetanus heilen die Wunden
leichter im Süden als im Norden Europas. Die mittägigen Gegenden Frankreichs sind der unmittelbaren Vereinigung (per
primam intentionem) frischer Continuitätslösungen sehr günstig;
den Beweis dafür hat Serres in Montpellier in seinem köst-
lichen Buche über diesen hochwichtigen therapeutischen Gegenstand geliefert; dagegen zeigt sich Paris für diese Heilweise der
Wunden fast nie sonderlich hold; Dubois, Dupuytren haben
in dieser Beziehung vielfache Versuche angestellt und fast stets
sind sie unglücklich damit gewesen. Verleitet von dem Rathe
einiger unserer ehrenwerthen Collegen, welche die Chirurgie
im mittägigen Frankreich mit Auszeichnung ausüben, haben wir
ziemlich lange erneuerte Versuche dieser Art vorgenommen,
wir gebrauchten die von unseren Berufsgenossen angewandten
Methoden, Operationsverfahren und Verbände, und die Erfahrung hat sich im Allgemeinen förmlich gegen die unmittelbare
Vereinigung ausgesprochen.

Wenn ein Kranker an einem ungesunden Orte wohnt, so
muss er diesen verlassen und sich an einem gesündern der Operation unterwerfen, aber wenn er auch dies gethan und nun in
einem für sein Allgemeinbefinden günstigeren Lande lebt, so
muss er doch erst noch einige Zeit darin verweilen, falls es sein
pathologischer Zustand gestattet, ehe er sich dem Messer unter-
wirft; er muss in der That sich erst acclimatisiren; denn der
Wechsel des Climas, sei es welches es wolle, kann die unsern
Organismus beherrschende Vitalität in eine momentane fehlerhafte Richtung versetzen.

Die Kranken, die nach den Spitälern kommen, besonders Landleute, lasse man wohl vierzehn Tage warten, ehe man das Bistouri zur Hand nimmt, wenn dies den Umständen nach angeht, denn fast immer werden solche Personen in den ersten Wochen nach der Aufnahme in die Anstalt von einigen Functionsstörungen des Darmkanales heimgesucht, und ich habe wohl nicht nöthig hinzuzufügen, wie sehr solche Störungen das Leben in Gefahr bringen können, wenn sie nach einer grossen Operation eintreten; man muss daher warten, bis sie beseitigt sind oder auch wohl, bis man die Gewissheit erlangt hat, dass sie gar nicht bestehen. Ich befolge seit langer Zeit die eben erwähnte Vorschrift und bin fest überzeugt, dass ich dadurch eine weit geringere Anzahl meiner Operirten verliere. Auch wenn diese, sich nach schneller Heilung sehnend, ungestüm darauf dringen, dass ich sie so schleunig als möglich operiren soll, so gehe ich doch darauf nicht ein, weil mich nichts in der Welt bewegen könnte, die Prinzipien der Kunst zu übertreten. Mitunter treffe ich Individuen an, die das Spital zu verlassen drohen; hören diese meinen wiederholten Rath nicht, so gehen sie wo anders hin, um chirurgische Hülfe zu suchen. Ein ganz ausgezeichneter Chirurg, Flaubert in Rouen, war einmal in meiner Klinik im Pitié-Spitale gegenwärtig, als ich die eben angeführten Vorschriften vortrug; er hörte sie mit grosser Befriedigung an und theilte uns die Resultate seiner langjährigen, reichen Erfahrung über diesen wichtigen Punkt der chirurgischen Therapie mit. Derselbe sagte, in seinem Hospitale bestände eine Abtheilung für zahlende Kranke, in welche sich oft Arbeiter aufnehmen liessen, deren pecuniäre Kräfte nicht sehr ausreichend wären und die daher sehr darauf drängen, recht bald operirt zu werden, aus Furcht, dass ihnen bei einem längern Verbleiben in der Anstalt zu grosse Kosten erwachsen möchten; die Zahl der glücklichen Erfolge wäre desshalb auch in dieser Abtheilung eine weit kleinere, als in den andern, wo Kranke lägen, mit denen man in operativer Beziehung entsprechend temporisiren könne, welches Verfahren man seit langer Zeit auch in allen Fällen befolge.

Es ist wohl kaum zu bemerken nöthig, dass man, während Endemien und Epidemien herrschen, diejenigen Operationen auszuführen unterlassen muss, welche auch zu einer andern Zeit gemacht werden können. Dieser Grundsatz ist allgemein angenommen worden; so z. B. wenn man bei einem Kranken den Steinschnitt unter atmosphärischen Einflüssen verrichten wollte, die zu Entzündungen der Schleimhäute disponiren, so würde er wahrscheinlich unterliegen.

Die Alten hatten die Gewohnheit, gewisse Operationen bis zu einer günstigen Jahreszeit zu verschieben, insofern diese bis dahin nämlich nicht brauchten verrichtet zu werden, und die Geschichte zeigt uns, dass sie sehr glänzende Erfolge erzielt haben; vielleicht ist es nützlich, an diese Erfolge in· den Umständen zu erinnern, in welchen wir leben.

Befähigung des Chirurgen.

Professor Percy sagt: „Der Chirurg muss Genie, Geschicklichkeit, Geistesgegenwart, Characterfestigkeit, eine unüberwindliche Kaltblütigkeit, grosse Geduld und jene Sanftmuth im Benehmen und in seinen Aeusserungen besitzen, welche anzieht, folgsam macht, tröstet, ermuthigt und Vertrauen erweckt". *)

Es dürfte wohl unnütz sein, anzuempfehlen, dass den Eleven, welche sich der practischen Chirurgie widmen wollen, eine sorgfältige literarische Erziehung zu geben sei; ist diese doch stets unerlässlich, wenn man eine freie Kunst ausüben will. Ich stehe nicht an, hier es auszusprechen, dass unsere Kunst weit glänzendere Fortschritte gemacht hätte, wäre sie nicht von einer grossen Anzahl Männer cultivirt worden, denen lange Zeit jede wahre Bildung abging. Die Mathematik hätte nicht vernachlässigt werden sollen; sie befestigt mehr als alle anderen Wissenschaften das Urtheil; angewandt auf die Kunst zu operiren bringt sie ganz besonders Klarheit in die Beschreibung der Operations-Methoden und Verfahren und giebt die Mittel an die Hand, diese zu verbessern und mit strenger Genauigkeit zu beschreiben. Ich hoffe, dass man den Beweis hierfür in diesem Werke finden wird.

*) De la Médecine opératoire par Sabatier, nouv. edit. par Sanson et Begin.

Der junge Mann, welcher sich für die Chirurgie bestimmt, darf ferner den Grundlehren der Mechanik nicht fremd sein, da er oft Instrumente gebrauchen muss, deren Anfertigung, mit der er doch vertraut sein soll, durch diese zu Stande kommt, und gar bald einsehen wird, wie er nur mit ihrer Hülfe vielleicht neue Instrumente von wirklichem Werthe angeben kann.

Wollt ihr Gewandtheit, Behendigkeit erlangen, so gewöhnt euch frühzeitig an Körperbewegungen; gewöhnt eure Hände, so bald als möglich, dass sie schnell und geschickt den Eindrücken des Gehirnes Folge leisten; ohne diese Bedingung würdet ihr, wenn ihr nicht sonst von der Natur sehr glücklich ausgestattet seid, — was man im gewöhnlichen Leben ungeschickt nennt, bleiben. Ferner rathe ich allen denen, welche sich der operativen Praxis widmen, die mechanischen Künste ein wenig einzuüben, also etwas die Tischlerei, das Drechseln u. s. w. zu betreiben; besonders werde die Fechtkunst nicht vernachlässigt. Man werfe uns nicht ein, dass man bei Befolgung dieser Vorschriften der Sicherheit der Hand schadet; es ist das ein alter Irrthum, den die tägliche Erfahrung sattsam widerlegt; die Hand eines Drechslers, eines Tischlers, eines Instrumentenmachers ist äusserst sicher, und was das Hartwerden und Verdicken der Epidermis betrifft, das etwa bei Ausübung der mechanischen Künste zu fürchten wäre und welches beim Untersuchen allerdings nachtheilig sein könnte, da eine zarte und feine Haut dem Chirurgen sehr zu statten kommt, so ist eine solche Besorgniss durchaus grundlos, denn der bezeichnete Uebelstand wird einmal dadurch sehr leicht vermieden, dass man eine solche Arbeit nicht unausgesetzt betreibt, und zum andern durch den Gebrauch von Handschuhen. Ich muss daher auf der Ausübung dieser Künste ganz besonders bestehen, weil dies, wie mir scheint, den Autoren, die vor mir geschrieben, entgangen ist, weil ich seit mehr denn fünfzehn Jahren die Operationen am Cadaver Tausenden von angehenden Chirurgen aus dem In- und Auslande eingeübt habe, und wovon alle diejenigen, welche sich so zu sagen durch Eleganz, Fügsamkeit, Behendigkeit, Precision und Gewandtheit in den Händen besonders auszeichneten, diese Künste vorher getrieben hatten; meine Prosectoren sind eben so wie ich davon völlig überzeugt, und ich glaube, dass hier, gegenüber den durch die Erfahrung sanctionirten Thatsachen, alle weiteren Einwände schweigen oder verschwinden müssen.

Wenn es sich namentlich um eine schwierige Operation handelt und noch mehr, wenn diese zu den seltener vorkommenden gehört, worüber es noch keine ausführliche Anweisung hinsichtlich der vielen Regeln giebt, welche bei deren Praxis befolgt werden müssen, und sind diese nach Maassgabe, wie sich neue Schwierigkeiten ergeben, erst zu schaffen, so muss der Chirurg nicht nur nach Percy's Angabe mit Kaltblütigkeit und Gefühlsverläugnung begabt sein, sondern auch eine Begeisterung, die nicht hinreissend, nicht ungestüm wird, besitzen wie Türenne, wenn mir dieser Vergleich gestattet wird; denn so gut wie man beim Gewinnen von Schlachten Ruhm einerntet, macht man sich auch wohl um das Vaterland und die Menschheit verdient, wenn man in einer langjährigen chirurgischen Praxis gar viele Familienväter dem unerbittlichen Arme des Todes entreisst.

Die Organisation eines tüchtigen Chirurgen muss so vollständig als möglich sein; eine der wesentlichsten Bedingungen hierzu ist die, dass er eigentlich zwei Individualitäten darbieten, zwei ganz verschiedene Charactere in sich vereinigen muss. Man erlaubt mir wohl diesen Ausdruck; der Sinn desselben könnte freilich manchen Geistern, die dem Stillstande oder Rückschritte huldigen, befremdlich, sonderbar erscheinen, ich will mich daher näher erklären. Während des operativen Manövers gebietet oft die Wohlfahrt des Kranken eine bedächtige, langsame Untersuchung und Ausführung; dazu ist also ein Mensch nöthig, der gründlich denkt und langsam handelt; dagegen ist aber auch bei derselben Operation eine rasche manuelle Ausführung und ein blitzschnelles Urtheil unerlässlich, weil sich plötzlich sehr gefährliche Zufälle zeigen können, weil für die Wahl der Mittel zu ihrer Beseitigung auf der Stelle entschieden werden und weil endlich die Application dieser Mittel mit grössester Eile geschehen muss.

Die unter den Namen Zoll, halber Zoll, Linie, halbe Linie u. s. w. bezeichneten Maasse werden in der operativen Medizin sehr häufig angewendet. Würde nun der Chirurg vor der

Operation einen Maassstab in die Hand nehmen und damit die vorliegenden Distanzverhältnisse ausmessen wollen, z. B. zwischen einem Knochenvorsprunge und einem Gelenke, und würde er dann die Ausdehnung dieser Distanzen mit Dinte oder irgend einem andern Mittel bezeichnen wollen, so würde er erstlich seinen Ruf çompromittiren und zweitens könnte auch das ausfliessende Blut die gezogenen Grenzlinien verwischen oder maskiren. Daher ist es dringend nothwendig, dass man seine Augen längere Zeit an einem Maassstabe einübt und sich genau und streng die Länge eines Zolles, halben Zolles, einer Linie, halben Linie u. s. w. ins Gedächtniss einprägt; dann wird ein einziger Blick hinreichen, diese Verhältnisse ohne Maass bei der operativen Thätigkeit feststellen zu können. Ohne diese ausserordentlich wichtige Bedingung wird der Chirurg bei gar vielen Operationen ungenau, unsicher und veränderlich verfahren. Ich sowohl wie meine Prosectoren, die wir doch so manchen Studirenden instruirt haben, geben sehr viel auf diesen Umstand, und in der That haben diejenigen Eleven, welche die eben angegebenen Vorschriften befolgten, eine unbestreitbare, von andern geistigen Anlagen in diesem Bezuge nicht abhängige Superiorität erlangt.

Unnöthig ist wohl noch zu bemerken, dass alle Organe des Operateurs eine grosse Integrität besitzen müssen; es ist diese Bemerkung so einfach, dass eine weitere Erörterung derselben unterbleiben kann.

Ausserdem aber hat der Chirurg noch gar viele Eigenschaften nöthig, deren nähere Angabe wir ebenfalls nicht weiter berühren wollen, da wir dies der Hauptsache nach oben gethan zu haben vermeinen.

Was versteht man unter Operationsmethode und Operationsverfahren?

Die Worte Operationsmethode und Operationsverfahren werden in der Chirurgie fast ohne sonderlichen Unterschied gebraucht; indessen bedient man sich gewöhnlich des erstern Ausdruckes zur Bezeichnung des ursprünglichen und hauptsächlichen operativen Modus, gemäss welches eine Operation ausgeführt wird, während man unter Verfahren die Modificationen versteht, die man mit dieser Operation vornimmt. So spricht man beim Steinschnitt von einer Methode über oder unter dem Schambogen (Bauchblasen- und Dammblasenschnitt); man wendet dagegen den Ausdruck Verfahren an, wenn man beim Operiren unter dem Schambogen sich des Lithotome caché von Frère Côme oder auch des Gorgeret von Okens u. s. w. bedient.

Der Begriff einfache oder complicirte Operation bedarf wohl keiner weitern Erklärung.

Die Wahl der operativen Methoden und Verfahren beruht im Allgemeinen auf dem pathologischen Zustande der Gewebe; so z. B., wenn man die Amputation im Arm-Schultergelenke verrichten will, ist man genöthigt, falls die Muskeln an der vordern und hintern Gegend des Armgelenkes zu krank sind, die Lappen auf Kosten der an der obern und untern Fläche des Operationsheerdes gelegenen Weichgebilde zu vervollständigen.

Was vor den Operationen geschehen muss.

Muth des Kranken.

Wenn der Chirurg die unerlässliche Nothwendigkeit einer Operation erkannt hat, so muss er sie dem Kranken mit möglichster Schonung entweder selbst vorschlagen oder durch Andere vorschlagen lassen. Vor Allem muss er zu diesem Behufe dessen Character studiren, damit er ihn um so leichter überzeuge. Es würde unmöglich sein, hier alle die Argumente aufzuzählen, deren sich der Operateur dabei zu bedienen hat, denn sonst müsste man alle Lebens- und gesellschaftlichen Verhältnisse durchgehen.

Es giebt Kranke, deren moralischer Character es nöthig macht, sie sofort, nachdem man ihnen zur Beseitigung ihres Leidens die Anwendung des Messers vorgeschlagen, zu operiren; und wiederum giebt es andere, bei denen man noch einige Zeit warten muss, ehe man zum schneidenden Instrumente seine Zuflucht nimmt, damit sie sich mehr oder weniger mit dem Gedanken an eine Operation vertraut machen.

Manche Personen verwerfen mit Schrecken und hartnäckig die ihnen von dem Wundarzte proponirte Anwendung des Bistouris; bei solchen muss man, falls die Umstände nicht so dringend sind, langsamer verfahren und eine gewisse Zeit vergehen lassen, ehe man den Vorschlag aufs Neue macht.

Ich habe mit wenig Muth begabte Männer gesehen, die zwar sehnlichst von ihren Leiden befreit zu sein wünschten, aber bald zur Operation geneigt waren, bald nicht. Wenn nun der Operateur bei diesen nach einer längern Zeit keinen bestimmten Entschluss erzielen konnte, so muss er sie einige Tage anscheinend ganz unbeachtet lassen und warten, bis er aufs Neue gerufen wird; haben sich diese Menschen dann entschlossen, so ist es entweder nothwendig, den günstigen Augenblick auf der Stelle zu benutzen, oder es kann wohl auch von Vortheil sein — und hier muss man seine Leute kennen — noch zu temporisiren, damit der Muth noch mehr wachse und die Innervation so wenig als möglich gesteigert sei. In meiner ziemlich langen chirurgischen Laufbahn habe ich in den Hospitälern und in der Stadt nur drei Personen angetroffen, die trotz aller unserer und ihrer Familien Anstrengungen zu der betreffenden Operation nicht zu bewegen waren; sie wurden unter den heftigsten Schmerzen eine Beute des Todes.

Man muss der grossen Geistesstärke mancher Individuen misstrauen und bedenken, dass unter Umständen einige von diesen auf den Vorschlag zur Operation mit anscheinend vollkommner Ruhe eingehen und bei der Ausführung derselben keine Zeichen heftigen Leidens äussern, aber nachher in eine verzweifelnde Muthlosigkeit verfallen; auch vergesse man nicht, dass bisweilen der unterdrückte, verhaltene Schmerz eben so wie die Hämorrhagien das Leben zu erschöpfen vermag. Erfahrungsgemäss wirkt ein moralisches Leiden ganz besonders misslich auf den Erfolg der Operation ein.

Krämpfe, Convulsionen.

Wird ein Kranker in dem Augenblicke, wo zur Operation geschritten werden soll, aus Schrecken von Krämpfen oder Convulsionen befallen, so erfordert die Klugheit, den blutigen Eingriff auf einen andern Tag zu verschieben. Ich war in einem Falle Augenzeuge, wo Boyer diese Vorschrift in Anwendung brachte.

Moralischer Zustand der Individuen.

Wenn die Operationen bis zu einer gelegenen Zeit vertagt werden können und des Kranken Lebensumstände niederschlagend sind, so ist es sehr nützlich zu warten, bis sich der psychische Zustand wieder gehoben hat.

Bäder.

Vor Ausübung der Operationen sind bekanntlich die einfachen, ganzen und warmen Bäder im Allgemeinen recht nützlich, da sie, wie man weiss, die Functionen der Haut erleichtern. Leute von Erfahrung haben gezeigt, dass wenn die Ausdünstung der Haut reichlich von Statten geht, gewöhnlich die Krankheiten des Darmkanales nicht so häufig eintreten. Diese allgemeinen Bäder besitzen auch noch den Vortheil, die Innervation bei den meisten Individuen bedeutend herabzustimmen. Aber ein Zustand grosser Schwäche, die Schwierigkeiten, den Kranken in die Wanne zu bringen und ihn darin zu erhalten, sowie der Sitz und die Beschaffenheit des Leidens contraindiciren häufig den Gebrauch des hier in Rede stehenden Mittels.

Purgantien.

Manche Practiker verordnen nach unserer Ansicht mit Unrecht in allen Fällen Purgantien, die, wie es uns bedünken will, den Verdauungskanal oft krankhaft aufregen, wozu dieser ohnehin eine starke Neigung besitzt. Bisweilen sind allerdings Fäcalmassen im Darme angehäuft und werden häufig die Ursache einer Irritation, auch besteht mitunter Säure in den ersten Wegen; dann muss unbedingt ein Laxans verordnet werden. Uebrigens wird man sich erinnern, dass es Individuen giebt, deren Darmkanal so empfindlich ist, dass die Purgantien bei ihnen nur schaden können. Ebenso sind bekanntlich bei nervösen Personen Abführmittel fast immer mit Nachtheil verbunden. Bevor man derlei Medicamente anwendet, ziehe man die Vergangenheit des Kranken in Betracht, das Land, das er bewohnt, und die medizinische Beschaffenheit der Atmosphäre. Der Schwächezustand der Person kann den Gebrauch der Laxantien verbieten. Bei der Operation eines eingeklemmten entzündeten Bruches u. s. w. versteht es sich von selbst, dass die in Rede stehenden Mittel nicht in Anwendung kommen können.

Diät.

Wenn eine Operation in Folge einer bedeutenden Knochenzerschmetterung, eines Hirnschalenbruches, Blutergusses in eine der grossen Körperhöhlen erforderlich wird, so muss offenbar die Diät den bestehenden Krankheitsverhältnissen gemäss sein; will man eine Staaroperation, den Steinschnitt verrichten, so hüte man sich wohl, den zu Operirenden einer absoluten Diät zu unterwerfen, sie könnte Krankheiten des Darmkanales hervorrufen; man verordne blos emollirende Getränke und berücksichtige daneben die sonstige Lebensweise und den Zustand des Magens; die Nahrung bestehe vorzugsweise aus Vegetabilien; die (weissen) Fleischspeisen, die man gewöhnlich gestattet, müssen einige Tage in geringerer Menge verabreicht werden, als es der Appetit verlangt. Das analeptische Regimen sagt Personen zu, die durch eine starke und langwierige Eiterung geschwächt sind; aber die Nahrungsmittel müssen von einer solchen Beschaffenheit und so verordnet werden, dass sie zu verdauen sind, keine Phlegmasien oder eine Innervation des Darmkanales in die Erscheinung treten lassen.

Blutentziehungen.

Insofern eine Operation nur die geringste Blutung zur Folge haben kann oder muss, muss jedwede vorherige Blutentziehung stets unterbleiben; ist aber die durch die Operation gesetzte Wunde der Art, dass sie fast keinen Blutverlust vermuthen lässt und das Subject etwa mit Plethora behaftet, so werden je nach den Indicationen ein bis zwei allgemeine Blutentziehungen den consecutiven Blutcongestionen vorbeugen. Auch wird man bei robusten Kranken, deren Blutgefässsystem sehr entwickelt ist und die nichts desto weniger ein nervöses Temperament nachweisen, mit Vortheil die Innervation herabstimmen, wenn man hiermit Anodyna verbindet. Richerand erzählt einen Fall, wo er einen Aderlass vorzunehmen vergass und der Operirte dadurch zu Grunde ging. Diese Offenheit und Redlichkeit ist gewiss sehr anerkennenswerth und die stete Nachahmung derselben kann der Wissenschaft und Menschheit nur nützlich sein; denn Morgagni sagt schon, in der Medizin wie in der Chirurgie belehren die unglücklich abgelaufenen Fälle oft mehr als die gelungenen. Indessen versteht es sich wohl von selbst, dass man schwachen Individuen kein Blut entziehen und überhaupt in dieser Beziehung immer den Einzelfall selbst zum **Maassstabe** nehmen und hierin nach dem Clima, den etwa bestehenden epidemischen oder endemischen Verhältnissen und endlich nach der Idiosynkrasie einen Unterschied machen wird. Es giebt Personen, welche keine Blutentziehungen vertragen und wären diese noch so gering; um diesen Zustand zu ermitteln, muss der Chirurg die Anamnese berücksichtigen. Im Allgemeinen wird den Kranken unmittelbar **vor** der Operation kein Blut entzogen.

Tonica.

Bei schwachen Individuen ist die Anwendung tonischer Mittel oft unbedingt nothwendig, aber es müssen diese unzweifelhaft der Art sein, dass sie vertragen werden, daher man den Zustand des Darmkanales sehr zu beachten und sich genau zu vergewissern hat, ob diese Mittel nicht die Krankheit steigern, gegen die man eben die Operation unternehmen will; auch muss man ferner noch dabei bedenken, ob sie nicht febrile Bewegungen hervorrufen und die Zunge trocken machen, denn sonst müsste man auf der Stelle davon abstehen.

Endlich sind die Roborantia bei sehr geschwächten, bei fast anämischen Individuen anzuwenden; man verordnet sie insonders, wenn eine Schusswunde, eine Verbrennung, nach dem Rathe vieler Chirurgen, eine augenblickliche Amputation erfordern, obgleich Symptome von Stupor bestehen und dieser Stupor selbst auch noch so sehr ausgesprochen ist.

Darmwürmer.

Vermuthet man das Vorhandensein von Würmern im Darmkanale, so muss man Anthelmintica anwenden. Die Nichtbeachtung dieses Umstandes hat oft nachtheilige Folgen. Die eine längere Zeit fortgesetzte Anwendung von Halbklystieren aus einer Abkochung von Artemisia und ein Aufguss von Fucus Helminthochortos zerstören fast immer die Askariden. Bei manchen Individuen verträgt der Darmkanal die in den Magen gebrachten activen Wurmmittel nicht, auch giebt es Kranke, die zu unverständig sind, als dass diese ohne Nachtheil verordnet werden könnten; dann werden ganze Bäder mit einer starken Abkochung von Tanacetum die Indication vollkommen erfüllen. Häufig habe ich folgendes Topicum sehr wirksame Dienste leisten sehen:

Rec. Ol. olivar. ℥jv.

Camphor. ℨjv.

M. S. Damit befeuchtete Compressen wiederholt auf den Unterleib zu legen.

In manchen Ländern kommen die Intestinalwürmer, namentlich bei Kindern, ungemein häufig vor und dort muss der Chirurg eine ganz besondere Aufmerksamkeit auf den in Rede stehenden pathologischen und therapeutischen Gegenstand verwenden. In der That, wenn bei den Operirten Würmer vorhanden sind, wenn man, mit andern Worten, nicht daran gedacht hat, diese zu beseitigen, so treten häufig, sogar schon in den ersten Tagen nach der Operation, schlimme Zufälle ein. Während meines Internats (Spitalfamulatur) habe ich hei einem Kinde, bei dem der Seitensteinschnitt gemacht wurde, einige Stunden nach der Operation heftige Koliken sich entwickeln sehen, die allen Heilmitteln Trotz boten; gegen Abend traten Convulsionen und Delirien ein, die nichts zum Weichen bringen konnte, und am andern Abend war der Operirte todt. Die Section ergab ein Bündel Ascarides lumbricoides im Coecum und untern Ende des Colon ascendens, das den Umfang einer etwas verlängerten Faust hatte; die mit ihm in Berührung stehende Darmparthie war leicht entzündet und unter ihm bestand eine beträchtliche Ansammlung von Koth; alle übrigen Organe und Eingeweide waren vollkommen gesund; die Operation war sehr gut ausgeführt worden, es hatte keine Harninfiltration stattgefunden und eine Entzündung der Wunde war kaum vorhanden; die Lethalität musste mithin ganz bestimmt dem Vorhandensein von Würmern beigemessen werden. Es giebt Ortschaften, in welchen die Würmer so oft vorzukommen und so vielfache Krankheitserscheinungen hervorzurufen pflegen, dass die Aerzte fast in jeder Krankheit Anfangs Anthelmintica verabreichen, falls nicht eine Hauptgegenanzeige vorliegt; man hat beobachtet, dass dann in sehr vielen Fällen die schrecklichen Zufälle, die anscheinend einer sehr gefährlichen Krankheit angehören, verschwinden, sobald die Darmwürmer vertrieben sind, und man ist sehr erstaunt, wenn man eine solche Heilweise noch nicht gekannt hat, die Kinder unmittelbar nachher genesen zu sehen.

Während wir in Metz bloquirt waren, bot eine junge Person aus einer der ersten Familien der Stadt alle Zeichen eines beginnenden typhösen Fiebers dar, welches damals mit grosser Intensität herrschte und durch Anhäufung der Reste der grossen Armee nach der Schlacht bei Leipzig sich entwickelt hatte. Gemäss den Prinzipien, welche ich von meinem Vater, der mehr denn dreissig Jahre im Departement der Loire ein ausgezeichneter Arzt war, erhalten hatte, und da ich auch ausserdem erfahren, dass die Kranke Würmer entleert habe, verordnete ich sofort Vermifuga, und zwar zum Einnehmen ein Decoctum Artemisiae und ein Infusum von Fucus Helminthochortos; noch denselben Tag ging ein Bündel Würmer ab und den andern Morgen war die Patientin ziemlich hergestellt. Dieser Fall setzte mehrere Aerzte in Verwunderung, die diese Praxis noch nicht kannten und die ich wohl mit Grund als vortheilhaft dringend empfehlen kann.

Die Anwendung von Exutorien.

Wird bei der Vollziehung einer Operation eine habituell und dem Allgemeinzustande nützlich gewordene Eiterung oder auch Entzundung unterdrückt, so muss zur Verhütung einer Metastase ein Fontanell gesetzt werden; lässt man diese wichtige Vorsichtsmaassregel unberücksichtigt, so kann man sehr gefährliche Zufälle hervorrufen. Fast immer sind z. B. die Frauen, welche man wegen eines Gebärmutterpolypen operirt, mehr oder minder langwierigen Blutverlusten unterworfen gewesen, es hat sich hier die Natur an ein starkes Exutorium gewöhnt; die Operation unterdrückt dies nun immer auf eine ganz plötzliche Weise; man würde demnach die Kranke grossen Gefahren aussetzen, wenn man nicht, nachdem sie ihre Kräfte wieder erlangt hat, einen Aderlass am Arme vornähme und solche hygieinische Maassregeln treffen wollte, welche den Sturm beschwören und sie vor Blutandrang nach den Eingeweiden, zu denen sie so sehr disponirt, bewahren. Beachtet man diese Maassnahme und verbindet man, was jetzt noch zu wenig geschieht, die Medizin mit der Chirurgie, so wird man sehr erfolgreich und glücklich sein.

Antispasmodica.

Der Gebrauch milder, krampfwidriger Mittel vor den Operationen ist im Allgemeinen den nicht zu sehr geschwächten nervösen Personen sehr heilsam. Bei manchen Kranken verursachen selbst sehr kleine Dosen dieser Medicamente Aufregung und daher muss der Wundarzt zu ermitteln suchen, ob der Kranke auch unter andern Umständen eine solche Wirkung verspürt hat; hat man aber die Idionsynkrasie des Individuums noch nicht kennen zu lernen vermocht und hat eine beruhigende Potion etwas exitirt, so verschiebe man die Operation. Aber man hat auch zur Verhinderung oder Verminderung der Schmerzen während der Operationen vorher Mittel angewendet, welche durchgehends höchst lächerlich sind und die hier anzuführen unnütz sein würde. Wenn die Narcotica in der hier in Rede stehenden Beziehung wirklichen Nutzen stiften sollten, so müssten sie in solcher Gabe verabreicht werden, dass sie einen Narcotismus hervorrufen. Dieser Zustand in Verbindung mit Blutverlusten würde aber nicht ohne Gefahr sein und könnte einen schlimmen Ausgang bedingen. Man hat den Magnetismus gerühmt und vor einigen Jahren in Paris von einer magnetisirten Dame viel Redens gemacht, bei welcher man angeblich ohne den geringsten Schmerz eine Brust entfernt hatte; man wird sich erinnern, dass die politischen Journale diesen vermeintlich eclatanten Fall, der, beiläufig gesagt, nicht bewahrheitet zu werden vermochte, ausposaunt haben; nichts desto weniger haben wir es versucht, mehrere Kranke magnetisiren zu lassen, bei denen dies unter andern Umständen mit Erfolg geschehen war, aber der Magnetismus hatte keine Wirkung; diese schien mir durch die Vorurtheile, welche der Gedanke an das Messer veranlasste, gehemmt zu werden.

Oertliche Vorbereitungen.

Die Parthien, auf denen operirt werden soll, müssen vorher gereinigt und nöthigenfalls abrasirt werden; die anderweiten

Vorbereitungen gehören zu den Ausnahmen und werden bei der Angabe der einzelnen Operationen näher bezeichnet werden.

Gehülfen.

Nur in wenigen Fällen wird der Chirurg keine Gehülfen nöthig haben; er wähle sich intelligente, starke und instruirte aus. Wichtig ist es, dass sie die operative Medizin und wo möglich den Modus faciendi des Operateurs kennen, weil er dann meistentheils während des operativen Actes ihnen ihre Functionen nicht anzuzeigen braucht; eine Geberde, ein Blick reichen dann hin, dass sie auch das ausführen, was ihnen vorher nicht angedeutet worden ist. Verlässt die Operation die gewöhnlichen Regeln, so macht der Chirurg zuvor die Personen, die ihm assistiren werden, aus den eben angeführten Gründen mit seinem Plane bekannt; es wird einem jeden Gehülfen sein Platz angezeigt, den sie pünktlichst einzunehmen haben, und sie dürfen sich nur mit dem beschäftigen, was ihnen obliegt, und auch dies nur nach der ihnen ertheilten Instruction. Leider kann man nicht immer Chirurgen-Gehülfen haben und muss dann zuvor die Leute gehörig instruiren, deren man sich eben aus Noth bedient. Der Practiker spreche zwar mit seinen Untergebenen in einem entschiedenen, festen Tone, vergesse aber eine gewisse Mässigung nicht; denn weicht er hiervon ab, so macht er sie verblüfft, macht sogar häufig ihre Dienste unwirksam und kann folglich dadurch dem Kranken wesentlich schaden. Die Zahl der Gehülfen richtet sich nach der Art und Weise der Operation, die verrichtet werden soll.

Instrumente und Apparate.

Man wird begreifen, wie lang eine Operation dauern und welchen schlimmen Folgen man sich aussetzen würde, wenn bei der Operation oder bei dem Verbinden die erforderlichen Gegenstände fehlten. Es überzeuge sich daher der Operateur zuvor von dem guten Zustande der Instrumente und dass diese sowohl wie die Verbandstücke in der gehörigen Ordnung und in der Reihenfolge, wie sie gebraucht werden, arrangirt sind. Alle diese Gegenstände müssen in einer weit grössern Anzahl vorhan-

den sein, als es die Umstände zu erheischen scheinen. Bekanntlich war ein Fabricius, als er das Blatt der Säge bei einer
Amputation zerbrochen hatte, gezwungen, an mehreren Orten
nach einer andern herumzuschicken. Wenn wir von den Operationen im Besondern handeln, werden wir die dazu erforderlichen Instrumente und sonstigen Geräthschaften detaillirt angeben.

Licht.

Das natürliche Licht ist stets dem künstlichen vorzuziehen.
Der Chirurg muss seine Anstalten so treffen, dass er den Opera-
tionsheerd nicht maskirt. Des künstlichen Lichtes wird er sich
nur in den Fällen bedienen, wo er durch die Umstände dazu gezwungen ist. Jedermann weiss, dass die künstliche Erleuchtung,
mag sie auch noch so strahlend sein, z. B. die Farben eines Ge-
mäldes oft schlecht beurtheilen lässt, um wie viel mehr lässt sie
nun erst eine Täuschung hinsichtlich der Schattirungen der Gewebe zu, die sich nicht im Normalzustande befinden. Man gebrauche kurze auf Handleuchter gesteckte Kerzen und zwar in
grösserer Anzahl, denn ein Blutstrahl kann sogar mehrere davon
auslöschen; die Gehülfen, die sie halten, müssen dies in zweck-
entsprechender Weise nach der ihnen ertheilten Anweisung thun.
Bisweilen bedient man sich der Reflectoren, theils um die Unannehmlichkeiten zu vermeiden, welche das Licht dem Operateur
verursacht, theils auch um dies in einem verstärktern Maasse in
eine tiefe Höhle fallen zu lassen.

Positionen des Kranken, Chirurgen und der Gehülfen.

Die von dem Kranken, dem Chirurgen und den Gehülfen einzunehmende Position während des operativen Eingriffes ist je nach
den Fällen unendlich verschieden; um Wiederholungen zu vermeiden, werden wir auch diesen Gegenstand bei Betrachtung
der einzelnen Operationen näher erörtern, indessen wollen wir
hier gleich bemerken, dass sehr viele Chirurgen es gewöhnlich
vorziehen, die Individuen beim Operiren sitzen zu lassen, es
aber ungemein besser ist, sie horizontal zu lagern, wenn man
nicht etwa bedeutende Operationen im Gesichte vollführt, bei

denen zu befürchten steht, dass das nach dem hintern Theile des Rachens fliessende Blut verschluckt werde, starken Husten errege und in manchen Fällen Erstickung veranlasse, die ohnehin schon durch eine heftige Blutung und durch die Zunge begünstigt wird, wenn diese, theilweise ihrer Adhärenzen beraubt, sich nach hinten zurückzieht; ausgenommen ist aber hiervon die Staaroperation; sonst kann nach unserm Dafürhalten bei jenen blutigen Eingriffen der Patient viel zweckgemässer auf eine geneigte Ebene gelagert werden, die mit dem Horizont etwa einen Winkel von 45 Graden bildet. Die fast horizontale Lage leistet gute Dienste zur Verhütung und Bekämpfung der Syncope. Misstraut man der Fügsamkeit des Kranken, so werden die Gehülfen, welche ihn zu halten bestimmt sind, dies um so leichter bewerkstelligen, wenn sie die von uns vorgeschriebene Stellung innehalten. Heutzutage bindet und knebelt man den Kranken, selbst bei dem Steinschnitte im Damme, nicht mehr, die Gehülfen halten und fixiren ihn so, wie wir es später angeben werden. Viele Personen sind so ungelehrig oder machen gewissermaassen so automatische Bewegungen, dass sie mit ihren Händen die des Operateurs erfassen würden, würden sie nicht in geeigneter Weise von den Gehülfen gehalten. Ein junger sonst muthvoller Holländer konnte durchaus nicht dazu gebracht werden, sich einer langen und schmerzhaften Operation zu unterwerfen; fünf bis sechs Mal zum Mindesten hatten wir es versucht, sie auszuführen, und jedesmal, sobald wir uns mit dem Bistouri dem kranken Gewebe nahten, entwischte uns der junge Seemann. Der gewöhnliche und der militärische Muth sind sich himmelweit verschieden; wir haben beobachtet, dass derselbe Mann nicht immer damit begabt war.

Unser Kranker, der das Missliche seines Zustandes recht gut begriff, sein Uebel schnell weiter schreiten und einem schlimmen Ausgange zueilen sah, schrieb uns, er verlange, dass ihn mehrere Gehülfen halten möchten, um seine Verzagtheit zu bewältigen, dann würde er sich unbedingt der Operation unterwerfen, gleichviel welche Folgen sie auch haben würde. Diesem Verlangen ward sofort Genüge geleistet; das Operationsverfahren dauerte fünfzehn Minuten, während welchem der Kranke ein durchdringendes Geschrei ausstiess und sich unablässig anstrengte, sich von den ihn haltenden Gehülfen gewaltsam loszumachen; nach Beseitigung des Uebels und Einstellung der angegebenen Zwangsmaassregeln trat sofort vollkommene Ruhe ein, der Operirte dankte den Gehülfen herzlichst für ihre Dienste, es erfolgten keinerlei Nebenzufälle und die Genesung fand in der gewöhnlichen Weise statt. Wir hatten nämlich einen für tief gehaltenen oberflächlichen Krebs am vordern Drittel des Penis entfernt.

Das Bett.

Das Bett, auf dem man operirt, sei hart, schmal, ohne Kopfbrett noch Pfosten und habe wo möglich die Höhe der Taille des Operateurs.

Compression.

Sobald der Chirurg bei einer Operation einen zu starken Blutfluss befürchtet, muss er stets vorher die Compression in Gebrauch ziehen.

Wir wollen die Stellen angeben, wo sie anzubringen ist: Die Arteria maxillaris externa kann comprimirt werden auf dem untern Rande des Unterkinnladenknochens vor dem Masseter, die Carotis in ihrem ganzen Verlaufe über dem Schlüsselbeine, die Axillaris im Allgemeinen leichter über als unmittelbar unter diesem Knochen, namentlich wenn man die Vorsicht gebraucht, die Schulterhöhe senken zu lassen; man hemmt den Blutfluss daselbst sicherer in der Achselhöhle an dem Kopfe des Humerus. Gestatten es die pathologischen Verhältnisse, so zieht man die Compression am untern Theile der Arteria brachialis vor; hier muss aber der Druckapparat den Nervus radialis schonen, der weit höher den Humerus umschlängelt, und den Cubitalis (ulnaris), der unten an der innern und fast hintern Fläche des Armes liegt. Sind die Kranken fett oder sehr muskulös, so comprimire man nur den untern Theil der Arteria radialis und ulnaris, bei magern und minder fleischigen Individuen dagegen kann dies in der gauzen Ausdehnung dieser Gefässe geschehen; ebenso vermag man den Blutstrom aus der Aorta abdominalis und den Arteriae iliacae durch den Druck zu hemmen, wenn die Bauchwandungen und die dahinter gelegenen Eingeweide nicht mit zu vielem Fette versehen sind. Uebt man die Compression auf die Arteria cruralis unmittelbar unterhalb des Fallopischen Bandes aus? Man hüte sich wohl, diese perpendiculär mit der Achse des Gliedes anzubringen, denn der horizontale Ast des Schambeines neigt sich dem Schenkel zu und es würden somit die auf diese Inclination applicirten Druckmittel sehr leicht nach unten abgleiten, sie würden dann nur auf den untern den Adductoren entsprechenden Theil der Schlagader wirken, wo diess Gefäss keinen hinreichenden Stützpunkt finden würde; um also in dieser Beziehung sicher zu gehen, muss die Compression von unten nach oben und von vorn nach hinten wirken, so dass sie mit der Achse des ausgestreckten Gliedes einen Winkel am untern Sinus von 40 bis 45 Graden bildet; oft ist auch der Ring des·dritten Adductor die Stelle, welche der Operateur zur Sistirung der Blutung aus der Schenkelarterie auswählt. Ferner kann man mit Erfolg comprimiren die Tibialis postica am untern Theile des Beines und besonders hinter dem Malleolus internus, die untere Parthie der Tibialis antica am untern Theile des Schienbeines, die Pediaea (dorsalis pedis), die man zwischen der ersten Sehne des Extensor communis digitorum pedis und der des Extensor proprius hallucis vorfindet, die Arterien des Tarsus, des Metatarsus, die Arcus volares, die Schlagadern des Carpus und Metacarpus, die Collateraläste an den Fingern, die Arterien unter den Tegumenten des Schädels, die der Augenlider, der Lippen, der Nase, die Transversa faciei, die Infraorbitalis, die Temporalis nahe an ihrem Ursprunge u. s. w. u. s. w. Endlich lässt sich noch die Arteria poplitaea in der Kniekehle kräftig comprimiren.

Es ist wohl nicht nöthig zu bemerken, dass die Compression, wenn sie durch die Dicke der Muskeln oder anderer ziemlich dicker Gebilde einwirken muss, stets minder kräftig und weit weniger sicher sein wird; eben dasselbe hat Statt, wenn sich unmittelbar hinter dem Gefässe kein fester Stützpunkt vorfindet.

Um die Compression auszuüben, suche der Wundarzt selbst die Lage der Arterie auf, ebenso muss er auch selbst den Ort genau bestimmen, wo comprimirt werden soll und ob hierzu mechanische Mittel oder die Finger eines oder mehrerer Assistenten und wie diese verwendet werden sollen. Bevor er den Operationsact beginnt, hat er sich stets zu vergewissern, dass die von ihm gewählte Compressionsweise auch die Indication erfülle; zu diesem Behufe wird es hinreichen, wenn er ermittelt hat, dass die unterhalb des Druckes gelegenen Schlagadern nicht mehr pulsiren.

Compressionsmittel. Knebel.

Die hauptsächlichsten Mittel zur Compression sind folgende: Der Knebel, eine cylindrische Pelotte oder auch eine dicke zusammengerollte Binde, wird auf den mittlern Theil einer starken Compresse quer aufgenäht, die vier bis fünf Querfinger breit und weit länger als die einzuwickelnde Circumferenz ist. Der grosse Durchmesser der Pelotte wird auf die Arterie, parallel mit ihrer Achse, gelegt, die Köpfe der Compresse gehen um das Glied und kreuzen sich an der dem Gefässe entgegengesetzten Seite, dann wird diese Compresse zweimal mit einer nicht stark angezogenen flachen Schnur umgeben und deren beide Enden über der Kreuzungsstelle der Compressenköpfe zusammengebunden; unmittelbar unter den hierdurch entstandenen Knoten legt man eine Horn- oder Papp-Platte, damit die Tegumente geschont werden, wenn nun die Umdrehung der Schnur mittelst eines Knebels geschieht, der fünf Zoll lang und ziemlich dick sein muss, um gehörigen Widerstand leisten zu können. Man schiebt denselben unter den Knoten und bewegt ihn rotirend, knebelartig, und auf diese Weise wird die Schnur zusammengezogen und eine entsprechende Compression zu Stande gebracht. Der Knebel comprimirt vorzugsweise die Schlagader, auf die er applicirt worden, gleichzeitig übt er aber auch einen circulären Druck auf den übrigen Umfang des Gliedes aus und behindert oder suspendirt den Kreislauf der Collateralarterien und endlich stimmt er die Sensibilität herab.

Dieses leicht nach den Umständen zu modificirende Compressionsmittel kann man sich am allerschnellsten verschaffen; liegt aber die zu comprimirende Schlagader tief, so reizt die starke Compression, welche erforderlich ist, die Weichgebilde in einem hohen Grade und kann Ecchymosen und Entzündungen hervorrufen; es können sich die Muskeln nicht retrahiren, wenn man gezwungen ist, die Schnitte nahe an der Einwirkungsstelle des Knebels zu führen, auch hat dieser noch den Nachtheil, dass er eine zu ausgedehnte Fläche in Anspruch nimmt und nicht angewendet werden kann, wenn man am Ursprunge der Gliedmaassen operirt.

Fassen wir das eben Gesagte zusammen, so ergiebt sich, dass der Knebel nur gebraucht werden kann 1) in den Fällen, wo die pathologischen Umstände den möglichst geringsten Blutverlust erfordern; 2) wenn man eine zu bedeutende Steigerung der Sensibilität des Kranken fürchtet, und 3) wenn man bei der Absetzung eines Gliedes dies Compressionsmittel oberhalb desjenigen Gelenkes anbringen kann, welches der Stelle, wo operirt werden soll, am nächsten liegt.

Das Tourniquet von J. L. Petit.

Bei Anwendung dieses Instrumentes bringt man das Ende der Platte ohne Schnalle unter das Glied, die unverlängerte Pelotte auf das Gefäss und die andere auf die diametral entgegengesetzte Seite. Dann schiebt man die Platte in die Schnalle, zieht mässig und lässt die Druckschraube nun so lange wirken, bis man sich überzeugt hat, dass die unterhalb desselben gelegenen Arterien nicht mehr pulsiren. Aber es ist durchaus nothwendig, dass ein Gehülfe die äussere Pelotte halte, damit sie sich nicht bewege und der Druck nachlässt, was, wenn das Instrument sich selbst überlassen bleibt, leicht geschehen kann; auch hat dieser Gehülfe noch das Amt, die Schraube fester oder lockerer zu machen, je nachdem dies der Operateur für nöthig erachtet. Das Tourniquet bleibt liegen, bis die Unterbindung der Gefässe vollständig beendigt worden ist.

Es nimmt dies Instrument einen weit kleinern Raum als der Knebel ein, behindert weniger als dieser den Collateral-Kreislauf und beeinträchtigt in einem weit geringern Grade die Retraction der Muskeln. Allein der es haltende Gehülfe lässt es bisweilen verrücken, auch werden wir noch weiter unten angeben, wie es in seiner Nutzleistung durchaus nicht mit der durch die Hände bewirkten Compression gleichzustellen ist. Manche Practiker ziehen den Gebrauch des Tourniquets von P er c y oder das der Engländer vor.

Compressor.

Im Jahre 1807 habe ich im Hôtel - Dieu zu L y o n von V i r i- c e l den Compressor anwenden sehen, dessen Erfindung man D u p u y t r e n zuschreibt. Er wird nach denselben Regeln wie das P e ti t'sche Tourniquet angelegt. Da der Compressor breiter ist und seine Branchen nur eine geringe Biegsamkeit haben, so geben ihm einige Wundärzte den Vorzug vor den Tourniquets.

Petschaft, Schlüssel mit Leinwand umwickelt.

Wenn man auf dem obern Theile der Arteria cruralis, in der Achselhöhle, ober- oder unterhalb des Schlüsselbeines die Compression anwenden will, so darf man sich dazu nicht des Knebels, Tourniquets oder Compressors bedienen, denn in diesen Fällen würde der Practiker nicht mit Sicherheit auf diese Instrumente rechnen können; vielmehr gebrauche er dann ein mit Leinwand umwickeltes Petschaft oder auch wohl einen Schlüssel, dessen Ring in derselben Weise eingeschlagen ist. Der mit der Compression beauftragte Gehülfe legt eines dieser Instrumente pelottenartig auf und drückt es mit beiden Händen an. Diese Art von Druckvorrichtung hat aber den grossen Uebelstand, sich leicht zu verrücken, besonders wenn der Kranke unruhig, nicht fügsam ist; auch habe ich häufig bemerkt, dass sie Ecchymosen und manchmal sogar Entzündung der an der Druckstelle befindlichen lymphatischen Ganglien verursacht. Es ist in der That äusserst schwierig, wenn nicht unmöglich, den Kräftegrad zu berechnen, welchen man gerade anwendet; gewöhnlich ist dieser zu bedeutend.

Compression mit den blossen Händen.

Wir wollen hier den Nachweis liefern, dass dieses Mittel, den Kreislauf in den Gefässen aufzuheben, vor allen andern den Vorzug verdient. Es werden zu diesem Behufe die blossen Finger ohne irgend ein Instrument auf die Arterie applicirt; liegt diese oberflächlich, so reicht eine Hand hin, liegt sie aber tiefer, so müssen beide Hände genommen werden. Die blossen sich gegenseitig opponirenden Finger sind oft das einzige Hülfsmittel bei Blutungen aus den Schlagadern an den Schamlippen, den Ohrknorpeln, des Ohres, der Nase u. s. w. u. s. w.

Wenn man eine Geschwulst exstirpirt, deren Kyste sehr dünn ist und mit der ebenfalls sehr dünn gewordenen Haut innig adhärirt, oder durchschneidet man eine grosse Menge kleiner Gefässe, so mögen die Gehülfen das Blut mit dem Schwamme noch so sorgfältig und sauber abwischen, das Blut wird dennoch das Manöver verdecken, wenn man nicht um den Einschnitt eine Compression mit den Fingern anwendet.

Die in Rede stehende Methode ist nur allein anwendbar, wenn man die Arteria aorta oder eine der Arteriae iliacae comprimiren will; auch scheint deren Gebrauch unerlässlich nothwendig bei der Carotis primitiva, so wie am Ursprunge der innern oder äussern Caroliden u. s. w. Sie ist sicherer als die andern, weil der Gehülfe das Gefäss fühlt, während er den Kreislauf hemmt, und verschieben sich etwa die Finger, so wird dies schon im nächsten Augenblicke bemerkt und verbessert, ein ungeheurer Vortheil, den kein anderes Compressionsmittel besitzt; verlangt die Unterbindung der Arterien eine Verminderung oder Einstellung dieser Compressionsmethode, so kann sie nach den Umständen mit der grössesten Schnelligkeit wieder hergestellt werden. Anders, ganz anders verhält sich dies aber bei dem Knebel, dem Tourniquet u. s. w. Die Finger üben endlich in einem weit geringern Umfange den Druck aus und quetschen die Gewebe nicht wie jene.

Man wird mir vielleicht einwenden, ich gäbe einem Mittel den Vorzug, das eine grosse Gewandtheit und viele Uebung erfordert, oder mit andern Worten, man werde wenig Personen finden, die mit den Händen eine hinreichend lange Zeit zu comprimiren vermöchten; dieser Einwand ist aber rein theoretischer Natur. Warum gebricht es in der That an dieser Art von Compression? Desshalb, weil man anstatt wie fünf wie hundert comprimirt; unbestritten reicht ein schwacher Druck hin, den Kreislauf in einer sehr umfänglichen Schlagader zu hemmen; es ist daher unmöglich, dass der Gehülfe müde wird. Die Frage beschränkt sich jetzt blos darauf, den zur Hemmung des Kreislaufes in einem Gefässe nöthigen Kräftegrad zu kennen. Wie verschafft man sich diese Kenntniss? Wenn man die Arteria brachialis comprimirt, so legt man den Daumen auf die äussere Seite des Gliedes und die drei mittelsten Finger auf den Verlauf des Gefässes, man drückt ganz schwach, zuerst fühlt man die Schläge der Arteria radialis, man fühlt sie abermals, man findet immer die nämlichen; man übt nun auf die Brachialis einen stärkern Druck aus, jetzt haben sich schon die Schläge der Radialis etwas gemindert; die Compression der Brachialis wird nun noch mehr verstärkt, die Pulsation der Speichenarterie ist fast ganz anfgehoben; endlich erhöht man den Druck auf die Brachialis noch um ein Geringes und die Radialis schlägt nun gar nicht mehr. So bin ich überzeugt, lernt der Student in einer halben Stunde den schwachen Grad der Compression kennen, welcher fähig ist, den Kreislauf in einer Arterie zu suspendiren, und versteht es nun, mit den Fingern zweckmässig zu comprimiren. Indem ich die in Rede stehende wichtige Frage verlasse und glaube diese gelöst zu haben, erkläre ich zugleich, dass ich mich nie entschliessen würde eine grosse Operation zu unternehmen, falls ich nicht die Gewissheit hätte, die eben von mir dringend empfohlne Compressionsweise selbst gut ausführen zu können; es muss dies in der That von Seiten des operirenden Chirurgen wenigstens einige Augenblicke nothwendig geschehen, wenn ein Gehülfe schlecht comprimirt oder sich das Tourniquet oder auch der Knebel u. s. w. während des operativen Eingriffes verschiebt.

Noch wollen wir bemerken, dass in manchen Fällen die Compression nicht in Anwendung kommen kann, wie z. B. wenn man die Carotis primitiva ziemlich nahe an dem Schlüsselbeine unterbindet.

Verrichtet man die Amputation im Scapulo-Humeral- oder im Coxo-Femoralgelenke, so ist die Compression der Brachialis und Cruralis nur erst nach völliger Bildung des letzten Lappens zu bewerkstelligen.

Wenn man grosse Gefässe durchschneiden muss, bei denen

eine vorherige Compression unmöglich ist, so muss man von der Operation abstehen, wofern man nicht die Gewissheit hat, die Blutung hemmen zu können durch die unmittelbar mit den Fingern auf die verletzten Stellen der Arterien bewirkte Compression.

Hätte man die Compression mittelst der Finger früher mehr berücksichtigt, so würde ihre Anwendung weit schneller in Aufnahme gekommen sein. Wir sind über die Flüchtigkeit erstaunt, mit der sie in einem gewissen neuen Werke behandelt worden ist; vor dreissig Jahren hat sie uns Dupuytren gelehrt; wir haben sie dann in unserm Cursus über operative Medizin vorgetragen und sie 1834 in unserer Concursthese sehr genau beschrieben, die den Titel führt: Von den verschiedenen Methoden und Verfahren, in der Behandlung der Anevrysmen die Arterien zu obliteriren, von ihren respectiven Vortheilen und Nachtheilen. Von J. Lisfranc.

Was während der Operation geschehen muss.

Mittel den Schmerz zu mindern.

In den Fällen, wo Incisionen zu machen sind, müssen diese an dem Ursprunge der Nerven anheben, anstatt daselbst zu endigen. Man wird leicht einsehen, dass ein Nervenstrang, der noch mit dem Centrum commune zusammenhängt, so lange den nämlichen Schmerz äussern wird, als das Instrument auf ihn einwirkt; ist dagegen dieser Zusammenhang durch einen vollständigen Schnitt anfgehoben worden, so werden die nachfolgenden Einschnitte minder schmerzhaft sein. Diese Vorschrift, welche von mir ausgeht, ist vor längerer Zeit von einem meiner Prosectoren veröffentlicht worden[*]).

Mit Recht stellt man zur Minderung des Schmerzes die Schnelligkeit im manuellen Verfahren voran, aber diese muss unterbleiben, wenn sie die Sicherheit des Operirten gefährdet; in der Herniotomie z. B. ist ein langsames Eingreifen von sehr grosser Wichtigkeit.

Die Heftigkeit des Schmerzes steht in Bezug zu dem Grade von Aufmerksamkeit, den man ihm widmet, daher ist es bisweilen wenigstens nothwendig, den Geist der Kranken stark mit Gegenständen zu erfüllen, die ihre Neugierde erregen, ihre Eigenliebe und Neigungen interessiren oder verletzen.

Hat man aus gewichtigen Gründen eine nervöse Aufregung sehr zu befürchten und amputirt man ein Glied, so könnte man,

---

[*]) Essai sur le cancer du sein, thèse etc. 1822. Par C. A. Dumas.

wenn man die Absetzung nicht zu nahe am Rumpfe vornimmt,
dasselbe mit einem festen und breiten Bande kreisförmig einschnüren; auch müsste man, wenn es die pathologischen Umstände gestatten, das eben erwähnte Compressionsmittel oberhalb der nächstgelegenen Articulation und über der Operationsstelle appliciren; man verhindert dadurch die Retraction der
durchschnittenen Muskeln nicht.

Wir haben in dem vorhergehenden Kapitel bezüglich des
uns hier beschäftigenden Gegenstandes von den Wirkungen des
Magnetismus schon gesprochen, es würde daher unnütz sein,
darauf wieder zurückzukommen.

Zeitweiliges Innehalten bei schmerzhaften und lang-
wierigen Operationen, damit die Innervation nicht zu
sehr gesteigert werde.

Wenn man eine sehr schmerzhafte Operation unternimmt,
z. B. die Exstirpation einer Geschwulst von grossem Umfange,
die auf wichtigen und schwer zu schonenden Organen sitzt und
überdies starke Adhärenzen mit den umgebenden Gebilden eingegangen hat, so dauert meisthin das operative Manöver dreissig
bis vierzig Minuten; es ist dann nöthig, dasselbe von Zeit zu
Zeit zu unterbrechen, damit die Innervation nicht zu sehr gesteigert werde, denn da ohne diese wichtige Bedingung die
Schmerzen zu continuirlich sind, so dürfte nach der Operation
ein Zustand von Stupor eintreten, der in vielen Fällen das Leben
des Kranken sehr gefährden und einen schlimmen Ausgang bewirken könnte. Wir wiederholen es daher, ebenso wie die Hämorrhagie vermag auch der Schmerz das Leben zu erschöpfen.
Muss man, wie dies nicht selten auf dem Schlachtfelde vorkommt,
an Einer Person die Amputation zweier Gliedmaassen verrichten,
so lässt man aus den eben angegebenen Gründen zwischen jeder
einige Zeit verstreichen.

Trotz der strengsten Beobachtung der eben erörterten Regeln wird die längere Zeit erregte und gesteigerte Innervation
bisweilen dennoch tödtlich. Ein erwachsener Kranker von einer
vortrefflichen Constitution und einem höchst moralischen Cha-

rakter litt an einem Lipom, das sich vom Hinterhaupte bis zum ersten Lendenwirbel erstreckte und dessen Querdurchmesser fast vier Zoll breit war; seit einiger Zeit hatte diese den Kranken sehr belästigende Geschwulst reissende Fortschritte gemacht; ich operirte ihn im Pitié-Spitale; die Operation dauerte eine halbe Stunde; man musste die Verlängerungen des Uebels, welche, indem sie sich zwischen die Processus spinosi gesenkt hatten, bis zu den Ligamenta flava (intercruralia) vorgedrungen waren, exstirpiren; der Kranke ertrug den operativen Eingriff mit grosser Geistesstärke, obschon er seinen Schmerz nicht zu sehr unterdrückte.

Befreit von dem Uebel, das ihn bereits so lange gequält hatte, gab er uns seine Dankbarkeit zu erkennen; aber kaum war er in das Bett gebracht worden, als er einschlief; ich besuchte ihn nach einigen Stunden wieder und er schlief noch; mit vieler Mühe gelang es mir ihn aufzuwecken; da bat er mich, ihn doch schlafen zu lassen; seine Antworten waren zögernd, sein Blick matt, das Gesicht farblos, der Puls langsam, schwach und seine Respiration etwas behindert.

Ich verordnete innerlich Tonica und Cardiaca, liess Vesicatore und Sinapismen auflegen, aber Alles vergebens; nach Maassgabe, wie sich der Zustand verschlimmerte, wurden Stimulantien in die Nase gebracht. Am andern Morgen trat der Tod ein. Bei der mit der grössesten Sorgfalt unternommenen Section fanden wir sämmtliche Eingeweide und Organe wenigstens dem Anscheine nach vollkommen gesund; wir schrieben den Tod der zu sehr gesteigerten Innervation zu. Die Wunde hatte ihre Einfachheit behalten.

Ein Mann von ohngefähr vierzig Jahren litt an einem sehr bösartigen Krebse der Unterkinnlade. Sein moralischer Zustand war nicht sonderlich. Zweimal war derselbe in dem Augenblicke aus dem Amphitheater entlaufen, als er eben zur Operation auf das dazu bestimmte Bett gelegt werden sollte; endlich kam er nach einigen Tagen zum dritten Male wieder. Die Operation dauerte lange, war mühselig und wurde nichts desto weniger mit Resignation ertragen. Etwa eine halbe Woche später starb der Kranke, nachdem fast die nämlichen Symptome, wie im vorigen

Falle, aufgetreten waren. Die Autopsie ergab weder eine organische noch viscerale Störung; die Wunde war normal; die Ueberreizung der Sensibilität hatte auch hier den Tod veranlasst.

Durchschneidet man, falls es die pathologischen Umstände gestatten, die Gewebe auf einmal in einer grössern Strecke, so erzeugt man unbedingt weit weniger Schmerzen, als wenn das Messer die Parthien in kleinen Zügen trennt; man wird diesen Zweck noch mehr erreichen, wenn man eine Berührung der tegumentösen Winkel der Continuitätslösung zu vermeiden sucht.

Der Schmerz wird geringer sein, wenn man beim Durchschneiden der Haut das Messer perpendiculär mit der Achse der Stelle hält, auf der operirt werden soll; ebenso werden die Tegumente, deren absonderliche Sensibilität bekannt ist, in einer minder grossen Ausdehnung getrennt werden, wenn die Klingenfläche des Bistouris nach rechts oder links geneigt war, im letztern Falle sind sie abgeschält worden, wenn ich mich so ausdrücken darf; ihre muskösen Körper werden weiterhin blosgelegt sein; ihr Contact mit der Luft wird daselbst, wie die Kranken sagen, ein brennendes Gefühl hervorrufen, das längere Zeit anhält. Leute, die sich mit mechanischen Künsten abgeben und bisweilen die Haut mit hobelartig einwirkenden Instrumenten verletzt haben, wissen wie sehr solche Wunden schmerzen, obgleich sie ganz einfach sind.

Stets muss man, wenn es die pathologischen Umstände gestatten, mit den Fingern den Lappen ergreifen, den man zu trennen hat; man wird leicht einsehen, dass man dadurch weniger Schmerzen verursacht, als wenn man Pincetten gebraucht, die viel härter sind und einen Druck ausüben, der in einem weit geringern Grade zu bemessen und zu umgehen ist.

Das Einbringen von Haken in gewisse sehr sensible und höchst schmerzhafte Geschwülste, der Druck, den die beiden Branchen der Müseux'schen Hakenpincette ausüben, wenn sie einander genähert werden, erzeugen grosse Schmerzen; man muss sich daher, wenn möglich, des Gebrauchs dieser Instrumente enthalten.

Wie wir schon gesagt haben und wie Jedermann weiss, bringt das Umdrehen der Bänder die Kranken zum lauten Aufschreien; unternimmt man demnach eine Desarticulation, so schneide man die Bänder ohne sie zu drehen ab, indem man den Theilen, an die sie befestigt sind, keine rotirenden Bewegungen um ihre Achse mittheilt.

Bei sonst gleichen Verhältnissen ist das Ausschälen (Enucleation) weit schmerzlicher als das Einschneiden, weil es die Nerven zerrt, dreht und oft sogar zerreisst; hat man daher nicht irgend eine wichtige organische Störung sowie keine zu starke Blutung zu fürchten, die ein möglichst schnelles Zustandekommen der Operation erheischt, so nehme man keine Ausschälung vor; übrigens werde ich noch weiter unten anführen, dass diese Operationsweise den Lufteintritt in die Venen sehr begünstige.

Man war der Meinung, das Bistouri errege mehr Schmerz, wenn seine Klinge die gewöhnliche Temperatur habe und dass man es folglich ein wenig erwärmen müsse; allein hier scheint mir der Unterschied fast unmerklich; und ist es ausserdem nicht bekannt, wie schnell das Instrument die geringe Erhöhung der Temperatur wieder verliert?

Ferner hat man behauptet, die Scheere wirke schmerzhafter ein als das Bistouri, welcher Ansicht aber Bell nicht beitreten kann, und wir müssen ihm, auf Erfahrung gestützt, darin vollkommen Recht geben, indem auch wir, wie er, die Kranken frugen, welchen wir an der einen Seite mit der Scheere, an der andern mit dem Bistouri die Hasenscharte operirt hatten.

Der sich äussernde Schmerz ist minder bedenklich als der unterdrückte, verhehlte; und wenn daher bei Ausführung der Operationen die Individuen ihn nicht ausbrechen lassen wollen, so muss man sie auffordern, dies nicht zu thun, weil daraus schlimme Folgen entstehen können, wie mir es die Erfahrung gezeigt hat: aber andererseits ist es auch gewiss, dass wenn der Operirte sich zu sehr dem Schmerze hingiebt und sich gar nicht bemüht ihn zu bewältigen, er diesen dadurch nur steigert und ebenfalls nachtheilige Folgen hervorruft. Es ist die Pflicht des Chirurgen, die moralische Seite des Kranken zu bearbeiten, indem er ihn bei der Operation durch Worte und Benehmen ermuthigt; er muss zur rechten Zeit die für Manchen sehr schwierige Kunst besitzen, zu sprechen, während er mit den Händen thätig ist, und er wird nach unserer Ansicht leicht dazu gelangen, wenn er sich bemüht sich darin zu üben.

Das Vertrauen giebt Muth und der Muth liefert kräftige Mittel, den Schmerz zu beherrschen; der Wundarzt muss sich daher ganz besonders bestreben dieses Vertrauen einzuflössen; welchen ausgebreiteten Ruf er auch geniessen mag, so darf er nie vergessen, dass das Zutrauen des Kranken um so grösser werden wird, je öfter er diesen einige Tage hindurch besucht und ihm auf diese Weise viele Theilnahme bezeugt.

Wenn an der Operationsstelle eine acute oder chronische Phlegmasie statt hat, so muss diese möglichst vor Ausführung der Operation beseitigt werden, denn dann werden die Schmerzen unbedingt geringer sein und man wird sich auch weit weniger den heftigen Zufällen der Entzündung aussetzen. Ich habe diesen Grundsatz oft bei Kranken befolgt, die an Fisteln oder Geschwülsten der Thränenwerkzeuge, an Necrosen u. s. w. litten.

Weiter oben haben wir bemerkt, dass eine rasche Vollführung der Operation den Schmerz mindere; diese Regel erleidet aber einige Ausnahmen. So giebt es Fälle, wo in der That ein langsameres bedächtigeres Einschreiten die Leiden verringert; das langsame Einbringen des Speculum in die Vagina, der Katheterismus u. s. w. liefern hierfür unbestreitbare Beweise.

Convulsionen. Ohnmacht.

Stellen sich während einer Operation Convulsionen ein, so muss diese den Umständen nach suspendirt werden und es sind Narcotica zu verordnen; dabei bemüht man sich nach Kräften den erschütterten Muth des Kranken aufs Neue zu heben; vermag man diesen wichtigen Zweck nicht zu erreichen und ist die Operation der Art, dass sie aufgeschoben werden kann, so geschehe dies bis zu einer andern Zeit, denn die abnormen Bewegungen des Kranken, die Bemühungen diese zu bewältigen, die Spasmen, die sich einstellen, dürften die schlimmsten Folgen bedingen. Sollte eine Ohnmacht in die Erscheinung treten, so wird man ebenfalls das operative Verfahren einstweilen einstellen.

Unterbindung oder Torsion der Arterien.

Bei Absetzung von Gliedern, wo die Compression in entsprechender Weise bewirkt worden, werden die Arterien erst nach beendigter Operation entweder unterbunden oder torquirt. Ausgenommen hiervon ist die Amputation im Hüft-Schenkelgelenke.

Wenn man einen Bruch operirt, so unterbindet oder torquirt man wohl auch die Arterien, sowie sie durchschnitten worden sind, denn ohne diese Vorsichtsmaassregel und wenn die Wunde auch noch so sorgfältig mit dem Schwamme abgewischt wird, würde das Blut eine Erkennung des Bruchsackes verhindern. Ein gleiches Verfahren ist zu beobachten oder noch besser, es sind die Enden der Arterien, gleich nachdem diese geöffnet worden, mit den Fingern zu comprimiren, wenn man bei der Exstirpation einer Geschwulst viele Gefässe verletzt, der Kranke schwach ist und eine genaue Compression auf den Hauptstamm der blutenden Gefässzweige nicht bewirkt zu werden vermag; freilich lässt es sich nicht verhehlen, dass der auf die Wunden der Arterien ausgeübte Druck leicht ein Zurückziehen derselben in die Gewebe begünstigt und häufig die Bildung eines nicht sehr festen Trombus veranlasst; ferner weiss man, dass später, wenn der Krampf cessirt und der Kreislauf wieder seine frühere Energie erlangt hat, die Arterien, die man bis dahin nicht bemerkt hatte, weil sie nach der Operation nicht bluteten, oft eine sehr starke Hämorrhagie in die Erscheinung treten lassen; allein dieser Nachtheil kann nicht mit den vielen verglichen werden, welche nach einer Operation erfolgen, in der man in jedem Augenblicke gezwungen ist, mit dem Bistouri inne zu halten, um die Unterbindung oder Torsion der Gefässe vorzunehmen. Sollten indessen zu viele Finger auf die Schlagadern zu appliciren sein und diese ausserdem auch den Operateur behindern, — denn es kann dies durch zwei oder selbst nur durch einen geschehen, — so müssen die Gefässe, sowie sie geöffnet werden, unterbunden oder torquirt werden. Ist es unmöglich bei dem Operirten tüchtige Assistenten zurückzulassen, so muss der Chirurg aus Besorgniss vor einer secundären Blutung jedenfalls die letztere Vorschrift in Anwendung bringen.

Kann aber die Operation ziemlich schnell verrichtet werden, ist das Individuum stark, werden nicht zu viele und nicht zu grosse Gefässe verletzt und behindert die Blutung die operativen Eingriffe nicht sonderlich, so braucht die Hämorrhagie nur erst nach der vollständigen Hinwegnahme des Leidens berücksichtigt zu werden.

Ablenkung des Kranken von den Operationsacten.

Um den Kranken nicht zu sehr zu erschrecken und ihn zu verhindern, dass er die Instrumente, die Wunde, das ausfliessende Blut und die Zuckungen der Muskeln sehe, bedecke man die Augen mit einer mehrmals zusammengelegten Compresse und lasse sie von einem Gehülfen halten.

Compression grosser Venen.

Wenn sich auf einer zu exstirpirenden Geschwulst grosse Venen verästeln, so muss man sie, sowie man sie öffnet, durch einen Gehülfen comprimiren lassen, damit einem bedeutenden Blutverluste vorgebeugt wird, der um so gefährlicher sein würde, je breiter die Flächen sind, auf denen das Bistouri einzugreifen hat. Bekanntlich braucht die Compression in den meisten Fällen nur einige Augenblicke applicirt zu werden, und die Blutung steht; auch gewährt sie noch den Vortheil, dass sie den Lufteintritt in die Venen verhindert, ein Umstand, der sehr wichtig ist und von dem wir weiter unten ausführlicher sprechen werden.

Zwei halbmondförmige Einschnitte dürfen nicht unmittelbar nach einander bewirkt werden.

Zur Verminderung der Blutmenge, welche während der Exstirpation einer grossen Geschwulst ausfliesst, ist es rathsam, wenn die Person nicht stark ist, die beiden halbmondförmigen Einschnitte, die mit ihren Enden aneinander stossen, nicht unmittelbar nach einander zu bewirken. Verfährt man anders, so fliesst das Blut während der ganzen Zeit der Bloslegung durch die beiden Einschnitte aus; man muss daher zuerst blos eine Incision bewirken, dann von da an die gesunden Gewebe bis zur

Basis der kranken Gebilde ablösen und nun die Arterien gleich nach ihrer Durchschneidung unterbinden oder torquiren; ist dies geschehen, so macht man auf der entgegengesetzten Seite den zweiten Einschnitt und verfährt dann wieder wie bei dem ersten. Man sieht demnach, und ich wiederhole es, dass das Blut während der ganzen Zeit, in der man die äussere Fläche der Geschwulst bloslegt, nur aus einer dieser beiden Hälften abwechselnd ausfliesst.

Lufteintritt in die Venen.

Die Physiologen des siebenzehnten Jahrhunderts, sowie Bichat, haben durch Versuche an lebenden Thieren gezeigt, dass der Eintritt von Luft in die Venen ihren Tod herbeiführe. Der letztgenannte Autor glaubte, der Tod dieser Thiere hänge von der Vernichtung der Gehirnfunctionen ab, die durch die Gegenwart des atmosphärischen Gases in den Venen verursacht werde. Im Jahre 1746 hat Langrish und 1809 Nysten die Ansicht ausgesprochen, dass die in einer gewissen Quantität eingespritzte Luft durch Hemmung der Herzbewegungen tödte.

Nach den Versuchen von Barry und Poiseuille kann die durch die penetrirenden Wunden der Venen spontan eintretende Luft ebenfalls den Tod verursachen; aber nach eben diesen Versuchen hat es den Anschein, als ob dieser Zufall nur bei den Venen möglich sei, in welchen das den Bewegungen des Herzens und der Respiration ausgesetzte Blut noch bei Lebzeiten zurückfliesst und daselbst ähnliche Pulsationen wie in den Arterien hervorruft. Diese Venen sind voluminös und bieten eben, in nur geringer Entfernung von dem obern Theile der Brust, das in Rede stehende Phänomen dar; über dieser Entfernung, welche wir bald näher angeben werden, glaubt man, treibe der atmosphärische Druck die innere Fläche dieser Gefässe zusammen, und zwar zwischen der verletzten Stelle und dem Thorax, und so entsteht die Unmöglichkeit, dass die Luft nach dem Herzen hinströmen kann.

Aber warum fliesst das Blut in den grossen Venen bis zu einer gewissen Entfernung von der Spitze der Brust zurück? Bérard sen. hat gezeigt, dass die innern Drosselvenen, die

Vena subclavia und Venae axillares an den entsprechenden Knochen oder Muskeln mittelst Arten von Lamellen und Brücken adhäriren, die fest genug sind, um diese Gefässe, wenn sie durchschnitten werden, klaffend zu erhalten; wenn die Vena jugularis interna an einem Punkte geöffnet wird, der etwas unter dem Larynx liegt, so plattet sie sich durch den atmosphärischen Druck nicht ab; ein Gleiches findet auch bei der Vena subclavia in ihrer ganzen Ausdehnung und bei der Axillaris an ihrer untern Hälfte statt.

Wir führen nun noch die Versuche an, die von Amussat und Barthelémy in Gegenwart einer Commission aus Mitgliedern der Academie der Medizin an Thieren gemacht worden sind und ebenfalls den Beweis geliefert haben, dass die Luft durch penetrirende Venenwunden spontan in das Herz dringt; aber die Oeffnung der Gefässe muss wenigstens einen Durchmesser von zwei Linien haben, nahe an dem obern Theile der Brust sich befinden und drei Kubikzoll vier Linien bis dreizehn Kubikzoll vier Linien Luft in das Venensystem dringen. Nach denselben Versuchen haben die Verletzungen der Jugularvenen im Niveau der untern Parthie des Larynx, sowie an der untern Hälfte der Axillaris und an den noch weiter unten gelegenen Venen keinen Lufteintritt in das Herz veranlasst.

Die Pferde und Hunde, an denen man diese Experimente vorgenommen hat, starben fast alle nach fünf, vierzig oder fünfzig Minuten, wenn die Menge der Luft ziemlich beträchtlich war; die von der Academie beauftragten Mitglieder haben sich überzeugt, dass der Lufteintritt in das Venensystem ein bald stärkeres, bald schwächeres dumpfes Geräusch verursacht; bei dem Pferde erzeugte er auch noch eine Art Gurgeln; ein Pfeifen wurde nicht vernommen.

Die dem Tode vorausgegangenen und ausserdem sehr schnell eingetretenen Symptome bestanden in einer starken Aufregung, in Convulsionen und in Epilepsie ähnlichen Zufällen.

Die Section zeigte eine Ausdehnung der Wandungen des rechten Vorhofes und Ventrikels des Herzens und in diesem Organe rothes, viel Luft enthaltendes, oder mit andern Worten ungemein schäumendes Blut; zuweilen hat man die nämlichen Erscheinungen auch in der linken Herzhälfte angetroffen; auch hat man die atmosphärische Luft bis in die Gefässe des Gehirnes dringen sehen. Sind nun aber die Versuche, deren Resultate wir so eben mittheilten, genügend zur gänzlichen Feststellung der Ansichten über den in Rede stehenden Gegenstand? Man wird sich sehr bald überzeugen, wie nützlich es sein dürfte, sie aufs Neue und in weit ausgedehnterer Weise zu wiederholen.

Die plötzlich während der Operationen eintretenden Todesfälle können zugeschrieben werden der Blutung, dem Erlöschen der Lebenskräfte in Folge übermässigen Schmerzes, dem Schrecken, der Ohnmacht und auch der Gegenwart einer ziemlich grossen Quantität Luft im Herzen; wenn die durch diese verschiedenen Ursachen bedingten Krankheitssymptome nicht immer die nämlichen sind, so giebt es hinwiederum doch Fälle, die sich so ähnlich sind, dass es wenigstens sehr schwierig ist, sie von einander zu unterscheiden; kann dann der Leichenbefund allein Kenntniss von der An- oder Abwesenheit von Luft im Herzen verschaffen?

Man hat ziemlich viele Fälle mitgetheilt, wo angeblich der Lufteintritt in das Venensystem des Menschen den Tod herbeigeführt haben soll, aber sie werden fast alle verworfen oder man hält sie vielmehr für nicht gewiss genug; den einen macht man den Vorwurf, dass bei ihnen alle Einzelnheiten fehlten, den andern, dass der Sectionsbefund nicht mitgetheilt sei, diese enthielten die wesentlichen Merkmale der Krankheit nicht, jene ständen in auffallendem Widerspruche mit den an den lebenden Thieren vorgenommenen Versuchen.

Allerdings lässt sich gegen die meisten dieser Fälle gar Vieles einwenden; ich selbst glaube, dass manche nicht zulässig und manche sehr zu bezweifeln sind, manche aber auch unbestreitbare Gewissheit besitzen, und ziehe daraus den Schluss, dass der durch den Lufteintritt in das Venensystem des Menschen bedingte Tod zwar erwiesen ist, jedoch nur höchst selten statt findet.

Was den Unterschied der Resultate betrifft, die man beim Menschen und bei den Thieren erlangt hat, so lassen sich diese durch die Verschiedenheit in ihrer Organisation erklären; weiss man übrigens nicht; dass das Pferd weit leichter als der Hund stirbt, dass der Lufteintritt je nach der Position des Kranken mehr oder minder zu fürchten ist und dass die Ausschälung der Geschwülste, bei der man Tractionen macht, in der hier in Rede stehenden Beziehung grosse Nachtheile haben kann? Ich habe im Pitié-Spitale oft auf ein ziemlich grosses Emphysem an der vordern Seite des Pectoralis major aufmerksam gemacht, wenn ich eine Brust abgenommen und ausgeschält hatte; die innerhalb der kranken Masse gelegenen Venen blieben bisweilen nach ihrer Durchschneidung, wie in der Leber, klaffend; in meiner Clinique chirurgicale etc. habe ich bei Gelegenheit des einfachen sogenannten atonischen Geschwüres gesagt, dass in manchen Fällen die Venenwandungen indurirt wären, desshalb nicht zusammenfallen (verstreichen) könnten, und wenn man das darin enthaltene Blut mittelst einer in sie bewirkten Oeffnung entleere, so platteten sie sich nicht ab, sondern stellten dann gewissermaassen träge Röhren dar, indem sie auf die Blutsäule nicht reagirten. Diese neue pathologisch-anatomische Thatsache dient, wie ich glaube, zur Erklärung des Lufteintrittes in die Venen des Armes und vielleicht selbst des Fusses. Ich habe einige Individuen beobachtet, bei denen die Pulsationen der Venen, resultirend aus dem durch die Herzbewegungen bedingten Fortstoss des Blutes, bis zwei oder drei Zoll oberhalb des Schlüsselbeines zu sehen und zu fühlen waren, namentlich wenn diese Individuen heftig erregt waren; dieselben litten übrigens durchaus nicht an irgend einer Herzkrankheit; die Aorta, sowie alle in der Brusthöhle befindlichen Organe schienen ganz gesund zu sein. In der Chlorose verspürt man bisweilen den Puls bis fast zur Unterkinnlade hin; übrigens existirt die durch das Herz dem Blute mitgetheilte Impulsion noch über den Punkt hinaus, wo sie gefühlt oder sonst noch bemerkt wird, und vermindert sich in dem Grade, als man sich von diesem Punkte entfernt; sie erstreckt sich demnach weiter, wie man gewöhnlich annimmt. Treibt nicht der Husten, besonders ein heftiger, der Keuchhusten, das in den Venen enthaltene Blut in ungemein grossen Distanzen fort? Man betrachte den Vorgang in den Jugularvenen, in dem Gehirn, wenn es blosgelegt worden u. s. w.; wirken nicht auf dieselbe Weise die An-

strengungen ein, die man beim Aufheben einer Last, beim Stuhlgange u. s. w. macht? Verhält es sich ferner nicht eben so beim
Schreien des Operirten oder auch beim unterdrückten Schmerz,
bei den übermässigen Bewegungen der Brust? Können nicht
alle diese Phänomene, welche unerwähnt geblieben sind, dazu
dienen, die zu absoluten Zweifel zu vermindern oder vielleicht
gänzlich zu beseitigen, die man über die Möglichkeit des in Rede
stehenden Zufalles geäussert hat, wenn man besonders in einer
gewissen Entfernung vom Centrum des Kreislaufes operirt?

Man hat eine grosse Menge von Mitteln angerathen oder
gebraucht, um den Eintritt der Luft in das Centrum des Kreislaufes in Folge einer Venenöffnung zu verhüten und zu bekämpfen; wir wollen die hauptsächlichsten hier angeben.

Man hat die Compression des Thorax während der chirurgischen Operationen gerühmt; wäre diese aber so stark, dass sie
die Bewegungen der Rippen verhinderte, so würde sie wahrscheinlich der Kranke nicht ertragen; übrigens würde nichts
desto weniger die diaphragmatische Respiration von statten
gehen, sie dürfte sogar ausgedehnter als im normalen Zustande
statt haben; es lässt sich daher nicht mit Gewissheit annehmen,
dass die Erweiterung des Herzens keine Luft anziehen könnte.

Nach Poiseuille, von der Ansicht ausgehend, dass nur
die Inspiration die Luft in die Venen führe, soll der Operirte
nicht stark athmen; aber während der Operation machen die den
Kranken befallenden Spasmen den Athem fast immer kurz.

Man hat die Compression mit den Fingern, zwischen der
Wunde und dem Herzen angerathen; es lässt sich jedoch dies
Mittel, wegen der Nähe der Brust, oft nicht anwenden.

Dass man, zur Vermeidung des Lufteintrittes in die Venen,
eine Verletzung dieser vermeiden soll, brauchen wir wohl nicht,
wie ein neuerer Schriftsteller gethan, anzuführen.

Wenn man in der Nähe grosser Venen und besonders an der
untern Parthie des Halses operirt, so lege man nicht den Stiel
der Geschwulst blos, ohne die unmittelbar darunter liegenden
Gewebe mit den Fingern ergriffen oder sie mit einer Ligatur umgeben zu haben; man muss alles Drehen und Zerren der Theile
vermeiden, auf die man einwirkt, ebenso hüte man sich, wenn

man im Verlaufe der Jugularvenen operirt, diese Regeln ausser Acht zu lassen.

Ist Luft in das Herz eingedrungen, so ist die Lagerung des Kranken auf die rechte Seite ein sehr schwaches Hülfsmittel; ich führe es hier auch nur als ein historisches Factum an.

Ich halte die auf den Thorax applicirten Compressionen nicht für unnütz und glaube, dass sie namentlich bei den Individuen, deren Rippenknorpel noch nicht verknöchert sind, einen gewissen Werth haben können, wenn die eingeathmete Luftmenge nicht beträchtlich gewesen ist.

Das Auflegen des Fingers auf die Gefässwunde hat den Vortheil, dass es den Eintritt einer neuen Luftsäule verhindert, aber es hemmt zugleich das Heraustreten der in dem Herzen befindlichen Luft, die das genannte Organ herauszutreiben sucht; es nützt dies Mittel also nur dann, wenn das Herz nicht so viel Luft enthält, um den Tod dadurch herbeizuführen.

Nach den Versuchen, die ich zuerst habe anstellen sehen und die ich dann an lebenden Thieren wiederholt habe, bin ich fest überzeugt, dass wenn man eine Spritze, an welche eine lange Röhre aus elastischem Gummi angebracht ist, so schnell als möglich in das Herz bringt, nachdem sich die durch den Lufteintritt in das Venensystem bedingten Zufälle manifestirt haben, die Anziehung dieser Luft, welche sich in dem Centrum des Kreislaufes aufhält, bewirkt werden kann und das Thier gerettet wird. Dies Verfahren ist leicht, wenn es sich um die Vena jugularis interna handelt.

Die Autoren, selbst die der neuesten Zeit, haben nicht zu ermitteln versucht, ob es auch bei den benachbarten Venenstämmen anwendbar ist.

Ich habe einem meiner Practikanten, Damoiseau, den Auftrag ertheilt, über diesen wichtigen therapeutischen Gegenstand Untersuchungen anzustellen; derselbe hat zuerst die Venae axillares, subclaviae, den Truncus brachio-cephalicus (V. anonyma), die Vena cava descendens und den rechten Vorhof des Herzens blosgelegt.

Er öffnete dann die linke Vena axillaris im Niveau des vordern Randes der Achselhöhle und führte in diese Oeffnung eine

Sonde aus Gummi elasticum ein, die einen Fuss lang war, einen Durchmesser von ein und zwei drittel Linien hatte und deren Lumen drei viertel Linien betrug.

Damoiseau versuchte nun dies Instrument in das Herz vordringen zu lassen; es ward an der Stelle aufgehalten, wo der Truncus brachio-cephalicus sich in die Vena cava descendens öffnet, und als alle seine Bemühungen, selbst an andern Subjecten, unmöglich waren, so kam er auf den Gedanken, das Ende der Sonde mit dem Finger zu leiten, indem er an der Stelle, wo es nicht weiter konnte, auf die Venenwandungen drückte, und auf diese Weise gelang es ihm leicht, dasselbe in den rechten Vorhof des Herzens zu führen.

Aber es kam darauf an, zu erfahren, ob dieser Versuch auch bei einem Individuum glücken werde, dessen Gefässe nicht blosgelegt worden sind und wenn man den Zeige- und Mittelfinger auf die Haut, welche die Fossa suprasternalis bedeckt, stark auflegen würde; und richtig, die Erwartungen des Experimentators wurden nicht getäuscht; auch erzielte er auf der rechten Seite denselben Erfolg wie auf der linken.

Es war unmöglich eine Sonde von stärkerm Kaliber, als das oben angegebene, einzubringen.

Die Länge der Röhre, welche man hiezu verwendet hatte, genügte wohl für die rechte Seite, nicht aber für die linke, denn wenn man hier experimentirte, so kam das so tief als möglich eingeschobene und den leitenden Finger nie verlassende Instrument nur mit Mühe an die Mündung der Vene im rechten Atrium.

Für die linke Seite musste die Sonde ohngefähr zwei Zoll länger sein als für die rechte.

Damoiseau öffnete die Vena subclavia oberhalb des Schlüsselbeines und brachte die nämliche Sonde in ihr Lumen; aber er vermochte weder rechts noch links das Instrument bis in das Herz einzuschieben, sobald er das von uns erwähnte Manöver in der Fossa suprasternalis nicht anwendete. Bei Kindern darf die Sonde nicht so dick sein.

Hat man sich nicht mit Instrumenten zur Anziehung der im Herzen befindlichen Luft versehen, so lege man den Finger auf die Venenwunde, bringe den Kranken in horizontale Lage, stimu-

lire ihn mit Salmiakgeist, mit Alkohol-, Essigdämpfen u. s. w.
Neuerlich hat Mercier die Compression der Aorta abdominalis
angerathen; es ist jedoch unmöglich, dieselbe genau auszuführen, wenn die Bauchwandungen und Eingeweide mit vielem Fette
versehen sind. Dieser Autor glaubt, dass der Rückfluss des Blutes in das Gehirn die Thiere, die fast todt sind, aufs Neue belebe.
Die von ihm angestellten Versuche sind jedenfalls zu wiederholen und es muss ermittelt werden, ob sie sich auch beim Menschen anwenden lassen. Ich habe sie nie unternommen und kann
demnach auch kein Urtheil darüber fällen; der genannte Arzt,
welcher sie veröffentlicht hat, flösst mir übrigens das grösste
Zutrauen ein.

[Der deutsche Bearbeiter dieses Werkes kann es nicht unterlassen über diesen hier erörterten hochwichtigen Gegenstand
noch die Ansichten von Wattmann's aus dessen darüber veröffentlichter Schrift*) in Kürze folgen zu lassen.

Die Möglichkeit des Lufteintrittes in die Venen
ist nie geleugnet worden, und da die Vorkammern nnd Ohren
des Herzens während der Erweiterung ein eigenthümliches Einsaugungsvermögen besitzen, so muss nach physicalischen Gesetzen bei verletzter Integrität einer nicht mit Blut vollgefüllten
Vene auch nothwendig Luft in dieselbe eindringen, wenn ihre
Seitenwände verhindert werden, zusammenzufallen und genau an
einander zu schliessen, wie dies z. B. bei den grösseren Venen
des Halses und der Brust während einer Inspiration oder bei
Spannung, Zerrung oder Verdickung der verletzten Vene der
Fall ist, indem sie durch den Seitendruck der atmosphärischen
Luft, der das Zusammenfallen der Venenwände veranlassen
könnte, aufgehoben wird.

Die Zeichen des Lufteintrittes in die Venen
sind in mehrfacher Beziehung verschieden. Der Ausfluss
des Blutes ist verhältnissmässig gering und steht in keinem
Verhältnisse zu den eintretenden allgemeinen Erscheinungen,
er verzögert oder erschwert den Lufteintritt. Wo der Tod

---

*) Sicheres Heilverfahren bei dem schnell gefährlichen Lufteintritt
in die Venen und dessen gerichtsärztliche Wichtigkeit. Wien 1843.

schnell eintrat, wurde gar keine Blutung bemerkt. Dies ist nämlich der Fall bei aufrechter Stellung des Kranken und bei grösserer Höhe der Operationsstelle über dem horizontalen Niveau des Herzens, vorausgesetzt, dass die Vene nur eine seitliche Oeffnung hat. Das Geräusch, welches während und nach dem Lufteintritte vernommen wird, ist ein doppeltes. Das erste ist zischend oder glucksend, es rührt von der Durchströmung der Luft durch die Venenöffnung her, wird durch Spannung und Grösse der Spalte, sowie durch die Schnelligkeit des Lufteinströmens zahlreich modificirt, bei grosser Oeffnung jedoch gar nicht bemerkt. Das zweite Geräusch ist ein dumpfes, mit den Bewegungen des Herzens zu- und abnehmendes, welches durch die Gefässwunde im tiefern Theile des Gefässes und in der Brust wahrgenommen wird, wenn die Wunde sich nahe der obern Hohlader befindet.

Die allgemeinen Zufälle, welche immer sehr schnell eintreten, sind: Erblassen, Zittern, tiefe Ohnmacht, der zuweilen ein Angstgeschrei vorausgeht, seltener Convulsionen. Bei geringer Menge und geringer Schnelligkeit der eindringenden Luft tritt langsame Erholung, im Gegentheile baldiger Tod ein.

Die Sectionsresultate sind: Luft in der rechten Vorkammer und im rechten Ohre des Herzens, in den grösseren Gefässen, in den Venen des Gehirnes, bisweilen auch in denen des Gekröses u. s. w.

Je schneller die Luft eintritt und je dicker die einströmende Luftsäule ist, desto gefährlicher und schneller ist ihre Wirkung; nur die schnelle Unterbrechung des Luftstromes, entweder durch Druck mit dem Finger oder durch das Zusammenfallen der Venenwandungen veranlasst, kann den bald eintretenden Tod abwenden und eine allmälige Erholung möglich machen.

Mit Berücksichtigung der materiellen, chemischen und functionellen Seite des Lebensprocesses wird der Eintritt des Todes auf folgende Weise erklärt:

1) Durch fortschreitende Abnahme der Herzthätigkeit, wegen regelwidriger Ueberfüllung des Gefässsystemes mit Blut und Luft zugleich.

2) Durch unzureichende Oxydation und Entkohlung des

Blutes und Unterbrechung des electro-magnetischen Leiters, welchen die arterielle Blutsäule darstellt.

3) Durch Unterbrechung der anregenden, den Lebensprocess erhaltenden und ernährenden Wirkung des Blutes in den zum Lebensunterhalte nothwendigen edlen Organen.

Die Behandlung zerfällt a) in die augenblickliche Verschliessung der Venenwunde durch schnelles Andrücken der Zeigefingerspitze an jene Stelle, wo man den letzten Schnitt führte und wo das Geräusch entstand. Eine etwa schon eingetretene Ohnmacht werde durch kräftiges Anspritzen mit kaltem Wasser in das Gesicht, mit Essiggeruch u. dergl. beseitigt; b) in die andauernde Verschliessung der Venenwunde. Indem nun die Zeigefingerspitze nach dem Verlaufe der Vene gegen das Herz hingerückt wird, um die Venenwunde frei und zugänglich zu machen, überzeuge man sich von der Art und Weise der Verletzung. Die andauernde Verschliessung erreicht man dann entweder 1) durch schnelle Vereinigung der Wundflächen, wenn hierdurch die Vene vollkommen bedeckt und die wunden Weichtheile gegen dieselbe anhaltend und genau angedrückt werden können, oder, ist dies nicht ausführbar, so wähle man 2) die gewöhnliche Unterbindung um den ganzen Durchmesser oder die Torsion der Vene, wenn nämlich die Vene nur von untergeordnetem Range ist. Hierbei sind, um Lufteintritt und Blutung zu verhindern, wenigstens zwei Ligaturen, eine oberhalb und eine unterhalb der Venenwunde nothwendig; oder aber 3) die seitliche Unterbindung der Vene, wenn die Vene ein Hauptstamm ist, vorausgesetzt, dass die Wunde nur an der einen Seite derselben ein Loch bildet.

Diese von v. Wattmann zuerst vorgenommene Operation, welche unter den angeführten Bedingungen ihrer Anwendbarkeit von unschätzbarem Werthe und eine wahre Bereicherung der operativen Medizin ist, besteht im Wesentlichen darin, dass nicht das ganze Gefäss, sondern nur die Ränder der seitlichen Venenöffnung mit einer Kern'schen Sperrpinzette (mit breiten an ihren Enden abgerundeten Blättern) oder mit zwei gewöhnlichen schief gegen einander gelegten Sperrpinzetten angefasst und an einander gedrückt werden, worauf man eine Fadenschlinge über die Pinzette bringt und um die verletzte seitliche Wand der Vene eine Ligatur anlegt. Dadurch wird das Lumen der Vene zwar verengert aber nicht aufgehoben und bleibt somit für den Blutstrom noch durchgängig, ein Umstand, der bei den grossen Venenstämmen von grössester Wichtigkeit ist. Während der Unterbindung muss oberhalb und unterhalb der Venenwunde eine entsprechende Compression angebracht werden. Die Kern'sche Sperrpinzette, welche übrigens auch an den gefassten und gut vereinigten Rändern der Venenöffnung bis zum Eintritte der Eiterung liegen bleiben könnte, ersetzt von Wattmann mit einer aus Palmenholz gefertigten, an den Enden der beiden Blätter gezähnten, compendiösen Sperrpinzette nach eigner Angabe.

Zur Verhütung von Verwundungen einer Vene in gefährlichen Gegenden giebt v. Wattmann bei Exstirpationen degenerirter Massen oder Drüsen einen Operationstypus an, wobei es hauptsächlich darauf ankommt, jede Zerrung und Wegziehung der Masse zu vermeiden (weil die Venen leicht dem Zuge folgen und angeschnitten werden können), ferner das Fettgewebe an der von den Gefässen entferntesten Wölbung der Masse, oder in einer mit dem Gefässverlaufe parallelen Richtung zu spalten und auch die zartesten, feinsten und innersten die Geschwulst bedeckenden Schichten desselben zu durchschneiden, worauf sich die Masse leicht aus ihrer sogenannten Kapsel herausdrücken lässt. Bei beschränkten Teleangiektasien der Gefässe am Halse sollen die gegen ein grösseres Gefäss hinlaufenden Bündel erweiterter Gefässe mit der Sperrpinzette gefasst und unterbunden werden.]

Was nach den Operationen geschehen muss.

Blutungen.

Die blutstillenden Mittel zerfallen 1) in solche, welche das exhalirte oder aus sehr kleinen Arterien ausfliessende Blut hemmen, und 2) in solche, welche den aus mehr oder minder grossen Gefässen herrührenden Blutfluss beschwichtigen.

Mittel zur Hemmung der durch Exhalation oder aus sehr kleinen Arterien stattfindenden Blutungen.

Adstringentien.

Die auf den Sitz der Hämorrhagie applicirten Adstringentien beabsichtigen die Retraction der Gefässe, sie wirken, indem sie deren exhalirende Mündungen zusammenziehen, diesen mehr Tonus, eine grössere Energie verleihen und die Bildung von Blutpfröpfen begünstigen; zuweilen verursachen sie eine wirkliche Phlegmasie, die das Volumen der Gewebe vergrössert, die Gefässwandungen comprimirt und eine Obliteration erzeugen kann. Eine solche Entzündung ist secundärer Art, denn sie zeigt sich gewöhnlich nur erst nach etwa einer halben oder nach drei Viertel Stunden. Man muss diesen Zeitraum erst hingehen lassen, ehe man zu anderen energischern Mitteln seine Zuflucht nimmt, falls man nicht zu besorgen hat, dass die Fortsetzung der Blutung das Leben des Kranken gefährde. Ich habe diese Wirkung der Adstringentien gar häufig während meines Internats im St. Louis-Spitale beobachtet, wo sich viele Scorbutische befanden, die oft von hartnäckigen Nasenblutungen befallen wurden;

ich sah, dass nach der Einspritzung der hier erörterten Medicamente in die Nasenhöhlen die Blutung noch fortwährte und dann fast zu derselben Zeit cessirte, in der die Stimme näselnd wurde und sich folglich eine Phlegmasie der Schleimhaut entwickelt hatte; daneben bestanden aber auch die andern Symptome der genannten Entzündung. Dieselben Erscheinungen habe ich auch noch bei Wunden beobachtet.

Die gewöhnlichsten Adstringentien sind kaltes Wasser, Wasser mit Eis, reines Eis, Oxykrat, Goulard'sches Wundwasser u. s. w. Man wendet sie in Form von Waschungen, Ueberschlägen und Einspritzungen an. Die beiden erstgenannten dieser Mittel können in eine Blase gethan werden, die aber nur zur Hälfte damit angefüllt werden muss, damit sie die Form der Parthien, auf die sie applicirt wird, entsprechend anzunehmen vermag. Um letztern Zweck besser zu erreichen, muss man aus der Blase die Luft fast ganz austreiben; man ergreift daher mit der vollen Hand den über dem Eise befindlichen Theil, drückt und dreht diesen bis zu der Oeffnung, die zum Einbringen der Eismasse gedient hat, zusammen und umwindet ihn dann einen drittel Zoll unter derselben mit einer Schnur, die man fest anzieht und verknüpft. Wir bemerken noch, dass die kühlenden Mittel zum öftern entfernt vom Sitze der Blutung applicirt werden und dann sympathisch wirken. Sie werden in dieser Weise angewendet bei penetrirenden Brust- oder Bauchwunden, sowie auch bei einer durch den Steinschnitt bedingten Continuitätslösung. Sind sie in flüssiger Gestalt, so müssen sie fünf bis sechs Stunden in gleichmässiger Temperatur erhalten werden, indem man die dicken Compressen, die mit diesen Medicamenten befeuchtet sind, oft erneuert; ohne diese Bedingung entsprechen sie meisthin dem beabsichtigten Zwecke nicht, sondern dürften vielmehr eine höchst schädliche Reaction hervorrufen. Bedient man sich des Eises, so nehme man es von Zeit zu Zeit hinweg, damit die Vitalität nicht zu sehr herabgestimmt oder wohl gar ganz aufgehoben werde. Ich habe in einer Concursabhandlung (These) ein unglückliches Factum dieser Art mitgetheilt, wo bei einer ziemlich gut constitutionirten Frau die Kälte auf eine nicht entblösste Fläche applicirt worden war. Lassen wir einige

Chirurgen in dem Wahne zu glauben, dies Mittel sei im Stande, die aus grossen Gefässen entstandene Blutung zu hemmen.

Beiläufig wollen wir indessen bemerken, dass es ebenso wie es bei einer frischen Verrenkung sich eines wohlverdienten Ansehens erfreut, es auch die in Folge bedeutender Wunden entstehenden entzündlichen Zufälle verhüten oder mässigen dürfte; in England namentlich bedient man sich desselben mit sehr grossem Nutzen. In der neuern Zeit sind besonders die Irrigationen mit kaltem Wasser in dieser Beziehung gerühmt worden; viele Chirurgen wenden sie rein empirisch da an, wo sie bisweilen sehr schlimme Zufälle hervorrufen. Sind die Phlemasien intensiv, so steigern sie dieselben oft und veranlassen auch mitunter Gangrän durch Erlöschen des Lebensprocesses, wenn derselbe bereits durch den Excess der Entzündung unbemerkt geschwächt worden ist. Pinel Grandchamp und ich haben Fälle dieser Art beobachtet und wir können es daher nicht oft genug wiederholen, dass die Therapie fast immer auf Indicationen beruhe.

Bei Personen mit einer reizbaren Brust darf man kühlende Mittel nicht in Gebrauch ziehen. Man erinnere sich, dass die Anwendung der Kälte durch Unterdrückung der Hautthätigkeit und Zurücktreibung des Blutes nach dem Innern Bauchfellentzündungen hervorrufen kann, an denen die davon gleichsam blitzschnell befallenen Kranken manchmal schon binnen vier und zwanzig oder acht und vierzig Stunden zu Grunde gehen. In Hinblick auf diese misslichen Resultate muss man die Anwendung dieser Medicamente auf grossen Flächen vermeiden. Der eine Zeit lang noch nach Aufhörung des Uebels fortgesetzte Gebrauch der Adstringentien verhindert oft Recidive.

Wir mussten bei den in Rede stehenden Mitteln länger verweilen, weil die reichlichen Blutflüsse, welche aus den kleinen Gefässen oder auch, wie man meint, durch Exhalation stattfinden, nicht gar so selten, als man denkt, nach grossen Operationen auftreten; man kann sie bei allen Constitutionen antreffen, der Scorbut, ein sehr ausgesprochener varicöser Zustand erzeugen sie. In einigen andern Fällen findet man Kranke, bei denen die Hämorrhagie, von der wir hier reden, constitutionell ist.

Boyer erzählte in seinen Vorlesungen über äussere Pathologie, welche er im Charité-Hospitale hielt, einen solchen Fall, und auch ich habe sowohl in der Praxis von Dupuytren als in der meinigen derlei Fälle beobachtet. Bisweilen scheinen diese Hämorrhagien erblich zu sein. Ein Mann hemmte selbst bei der leichtesten Verwundung, die er sich zuzog, das Blut immer nur mit der grössesten Schwierigkeit und ausserdem wurde er sehr häufig von starken Blutexhalationen abwechselnd aus der Schleimhaut der Nase, des Pharynx, der Lungen oder des Darmkanales heimgesucht, in deren Folge er auch endlich zu Grunde ging. Er hatte uns versichert, und wir hatten darüber zweifellose Erkundigungen eingezogen, dass zehn seiner Geschwister an denselben Zufällen gestorben waren. Wir könnten noch mehr Fälle dieser Art anführen. [Dass hier von den sogenannten Blutern die Rede ist, brauchen wir unsern Landsleuten wohl nicht erst zu sagen. D. d. Bearb.]

Das Wasser von Brochieri, mit dem man so vielen Missbrauch getrieben hat und das man noch jetzt und vielleicht noch länger vielfach benutzen wird, ist allerdings nicht ohne allen Werth; ich muss in Wahrheit gestehen, dass ich es bei Hämorrhagien durch Exhalation oder aus kleinen Gefässen sehr vortheilhaft habe einwirken sehen; es wird besonders örtlich angewendet, doch giebt man es auch innerlich. Das Wasser von Tisserand, Pharmaceuten in Paris, scheint mir dieselben Eigenschaften zu besitzen.

Styptica.

Die Styptica werden jetzt nur noch im flüssigen Zustande angewendet und unterscheiden sich von den Adstringentien blos durch ihre weit stärkere Einwirkung; sie können die Flächen, mit denen sie in Berührung kommen, schwach cauterisiren. Die hauptsächlichsten sind: Das Rabel'sche Wasser, der Alkohol, die Auflösung von Ferrum sulphuricum, Zincum sulphuricum u. s. w. Ich habe oft gesehen, wie drei Drachmen des letztgenannten Salzes in drei Unzen Rosenwasser aufgelöst das einzige Medicament war, mittelst dessen man Blutungen bei weit ausgedehnten Gesichtskrebsen stillte. Dies Heilmittel wurde auf das Geschwür injicirt. Die Styptica können leicht heftige Entzündungen veranlassen; hat man daher solche zu befürchten, so gebrauche man stets zu Anfange die am wenigsten heftig wirkenden Adstringentien und gehe allmälig zu kräftigern Flüssigkeiten über, falls dies dringend indicirt erscheint. Diese Mittel sind besonders dann unumgänglich nothwendig, wenn die Compression wegen der durch sie verursachten heftigen Schmerzen nicht ertragen werden kann.

Absorbirende Mittel.

Diese wirken nur durch Compression der Gewebe ein, indessen giebt es doch einige darunter, welche in schwachem Grade adstringirende Eigenschaften besitzen. Sie kleben auf der Wundfläche an, absorbiren das Blut und bilden mit diesem eine Art Kruste, welche die exhalirenden Gefässenden verstopft. Die Absorbentien, welche am meisten in Gebrauch kommen, sind: Charpie, feiner Badeschwamm, Lycoperdon, Baumschwamm (Feuerschwamm), Colophonium, Spinngewebe, Gummi arabicum u. s. w.

Die Charpie erweist sich meistens ungenügend, der feine Badeschwamm, in den zuweilen Fleischtheilchen dringen, hat den Nachtheil, dass er mit der Wunde sich zu innig verklebt; das Colophonium, womit man Charpiebäuschchen bestreut, bildet mit diesem eine Art harten Kittes, welcher die Gewebe quetscht; aber trotz dieses Nachtheiles kann dies Medicament bei einer eben exstirpirten Geschwulst, wo das Blut in grosser Menge ausfliesst, gebraucht werden; das vom gemeinen Manne so gerühmte Spinngewebe erschwert die Reinigung der Wunde auf lange Zeit; ich gebrauche es daher höchstens nur bei sehr unbedeutenden Verletzungen. Der von M o r a n d so sehr belobte Baumschwamm hat grösstentheils seinen Ruf verloren; A. D u b o i s wandte ihn viel auf Wundflächen nach der Amputation der Brust an. Abgesehen von den übrigen ziemlich geringen Vortheilen, die er gewährt, hat er noch den, dass er kurze Zeit, nachdem er aufgelegt worden, die Verbandstücke leicht entfernen lässt. In Verbindung mit Charpie und Colophonium gebraucht man ihn gewöhnlich zur Hemmung von Blutungen, welche hervorgerufen werden bei der Exstirpation des Auges und bei Continuitätslösungen des Gebärmutterhalses. Die Resection des Mittelstückes vom Unterkinnladenknochen kann sehr beunruhigende Blutungen hervorrufen, welche von sehr zahlreichen und sehr kleinen, an der Zungenbasis durchschnittenen Gefässen, am hintern Wundwinkel, herrühren; hier ist mir die Application einiger Stücke Feuerschwammes oft sehr nützlich gewesen, namentlich wenn ich den Knochen an der einen Seite desarticulirt hatte. Man legt denselben oft auch auf Blutegelbisse auf.

Cauterium potentiale.

Die Aetzmittel im eigentlichen Sinne erzeugen in der hier in Rede stehenden Beziehung meistens nur Nachtheile. Führt man ein kegelförmig zugespitztes Stück Alaun in eine grosse Arterie, so wird dieses, wie es zahlreiche Versuche an lebenden Thieren beweisen, sich da leicht festmachen und im Allgemeinen die Hämorrhagie hemmen; aber der durch die Aetzung bedingte Schorf beseitigt jeden Gedanken an eine unmittelbare Vereinigung der Wunde und fällt er ab, so hat man abermals einen starken Blutverlust zu erwarten. Auch ist das Einbringen des fremden Körpers namentlich bei kleinern Gefässen nicht leicht.

Wenn aber die gewöhnlichen Mittel bei einer Blutung, welche aus kleinen Arterien in einer engen oder trichterförmigen Wunde herkommt, fehlgeschlagen haben, so schneide man sich ein Stück Höllenstein in Form eines Stiftes zurecht und bringe das Ende desselben in die Continuitätslösung und lasse es daselbst einige Augenblicke verweilen, wobei man mit den Fingern oder auch mit dem Luzardischen Instrumente rings um die Wunde einen kreisförmigen Druck ausübt, um den Blutfluss zu behindern, denn dieser befeuchtet das Causticum und schwächt dadurch dessen Einwirkung auf die Gewebe.

Nicht selten erzeugen die Blutegelbisse eine sehr starke Blutung, die den gewöhnlichen Mitteln widersteht und wogegen kein hinreichender Druckverband angewendet werden kann, wie man dies z. B. am Halse beobachtet; soll man dann nach den eben aufgestellten Principien cauterisiren? Man sei darin ja sehr vorsichtig; die Wunde kann, namentlich bei Kindern mit sehr dünner Haut, sich bis zu grösseren Venenzweigen und selbst bis zum Stamme der Vena jugularis externa erstrecken; die Anwendung des Aetzmittels könnte sonach eine Phlebitis hervorrufen, die um so gefährlicher sein würde, je weniger sie erkannt wird und je näher sie der Brust zu stattfindet. Ich habe in dieser Weise durch die Cauterisation bei zwei Kindern den Tod herbeiführen sehen, die Section zeigte die in Rede stehende Entzündung, die von den kleinen Bisswunden sich bis zum Herzen erstreckte, wo wir Eiter vorfanden. Die Compression mit den Fingern ersetzt auf eine vortheilhafte Weise das Mittel, dessen Gefährlichkeit wir eben bezeichnet haben.

Cauterium actuale.

Man gebraucht das Cauterium actuale gegen die Blutflüsse, wenn die Adstringentien, die Styptica, die Compression oder die Ligatur die Iudication nicht zu erfüllen vermögen; handelt es sich um Arterien von einem grössern Umfange, so hemmt das Glüheisen die Hämorrhagien nur durch Schorfbildung; man weiss aber, dass der Schorf gewöhnlich eher abfällt, als sich die voluminösen Gefässe geschlossen haben, daher wird das Cauterium actuale nicht angewendet werden können, um eine starke Blutung aus solchen Arterien definitiv zu hemmen; wollte man also dies Mittel anwenden und fürchtete man eine abermalige Blutung, so übe man auf die mortificirten Gebilde die Compression aus.

Der Chirurg bediene sich eines bis zum Weissglühen erhitzten Eisens; oft wird er, um die beabsichtigte Wirkung zu erreichen, gezwungen sein, es zwei- bis dreimal hinter einander auf die blutende Fläche zu appliciren. Wenn sich das Blut vor dem Gefässe angehäuft hat, so wird das Eisen, soll es erst durch diese Flüssigkeit hindurch zu den Gefässwandungen gelangen, nicht heiss genug bleiben, um diese hinreichend tief und stark zu cauterisiren; man muss daher zuvor die zu brennende Fläche davon rein zu erhalten suchen, theils indem man die Finger unter und hinter sie auflegt, theils indem man um sie herum zu demselben Zwecke Tractionen ausübt. Als Dupuytren zum ersten

Male die Resection des Körpers des Unterkinnladenknochens bei Lepier, dessen Krankengeschichte ich in meiner Inaugural-abhandlung mitgetheilt habe, verrichtete, zog sich die Zunge stark nach hinten zurück und an dem vordern Theile ihrer Basis fand eine starke Blutung statt. Die Erfahrung hatte in diesem Betreff noch nichts gelehrt, der Kranke war nahe daran durch Erstickung und Blutung zu sterben; da führte der grosse Chirurg schnell den Zeige- und Mittelfinger in den Pharynx, krümmte diese etwas und zog damit die vor ihnen befindlichen Gewebe nach vorn; in demselben Momente konnte der Kranke wieder gehörig Luft schöpfen, und der konische Grund der Wunde war in eine ebene Fläche verwandelt, auf welche ein breites Eisen nun mit Erfolg einwirkte.

Sieht übrigens der Operateur, nachdem er die Flüssigkeiten bei Seite geschafft hat, dass die Hämorrhagie noch fortdauert und dass sich namentlich das Blut anhäuft, so versuche er den Blutstrom durch die theils ausser der Wunde, theils auf die entblösste Fäche selbst angebrachte Compression zu hemmen. Man kann auch grössere Glüheisen in Gebrauch ziehen. Ich habe wohl nicht zu bemerken nöthig, dass die Form derselben nach den Umständen sehr verschieden ist. Will man auf sehr enge Wunden einwirken, so wird ein zu schmales Eisen nicht lange genug den gehörigen Hitzegrad behalten. Mein gelehrter College und Freund Campesme hat ein sehr nützliches Instrument angegeben, welches wir in dem Artikel: Cauterisation, noch näher erwähnen werden.

Die Cauterisation mit dem Glüheisen ist schmerzhaft und in ihrer Wirkung schwer zu bemessen, auch macht das Instrument auf den Kranken einen erschreckenden Eindruck; man sollte sich daher dessen Anwendung so viel als möglich enthalten.

Brasdor cauterisirte mit dem Glüheisen die tief verletzte und stark blutende Arteria ranina, die Wunde war sehr eng. Die Blutung aus der Arteria dorsalis penis erfordert oft, sagt er, die Anwendung des Glüheisens; man gebraucht es auch bisweilen bei der Exstirpation von Geschwülsten, welche mit einer grossen Menge kleiner Gefässe versehen sind, deren Durchschneidung eine starke Blutung setzt. Bei Scorbutischen, bei Blutern kann das Glüheisen dringend nothwendig werden, ebenso wenn man keinen hinlänglich starken Druck ausüben darf oder dieser zu viel Schmerzen erregt oder endlich nicht genügt. Eine Hauptregel ist noch zu beachten, nämlich darauf zu sehen, dass der Schorf nicht zu früh abfalle; man vermeide daher, wenn keine dringende Gegenanzeige besteht, die in solcher Weise wirkenden Mittel und wende vielmehr jene an, welche das Abfallen verzögern.

Directe Compression.

Sie geschieht auf die Continuitätslösung selbst und zwar in folgender Weise: Der Chirurg drückt zwischen den Fingern ein mehr oder minder dickes Charpiebourdonnet, je nach dem Falle, fest zusammen, legt es auf die Wunde und noch einige darüber und auf diese insgesammt mehrere (graduirte) Compressen; auf diese Weise bildet er einen Kegel, dessen Spitze auf der Arterie ruht, und übt auf den ganzen Apparat durch Zirkeltouren mit einer Binde einen starken Druck aus. Aber die Binde lockert sich auf, die weichen Theile geben nach und die Indication wird oft nicht erfüllt. Die Binde kann nach J. L. Petit durch entsprechende Maschinen ersetzt werden. Es ist allbekannt, dass die Alten, wir nennen von ihnen nur Dionis, Fälle von falschen Anevrysmen erzählen, die nach dieser Compression entstanden sind; Boyer theilt uns in seinen vortrefflichen Vorlesungen einen Fall mit, wo dies Mittel zur Hemmung einer Blutung aus der Arteria pediaea gebraucht wurde und Gangrän eintrat.

Die directe Compression muss demnach im Allgemeinen verworfen und mithin nur in sehr wenigen Fällen angewendet werden, etwa in folgenden: Wenn ein stechendes Instrument durch eine enge Oeffnung in die Bauchhöhle gedrungen ist und durch Verletzung einer grössern Arterie eine Hämorrhagie veranlasst hat, so bringt man in die Continuitätslösung ein Stück Bougie aus Gummi elasticum; Bellocq sah durch die Anwendung des Wachses eine sehr langwierige Eiterung entstehen. Man bringt in den Knochenkanal, in welchem die Arteria meningea media der harten Hirnhaut verläuft, einen Zapfen von Birkenholz, wenn dieser Kanal durch den Trepan geöffnet ist und aus dem Gefässe zu viel Blut ausfliesst; erforderlichen Falles verstopft man auf dieselbe Weise die Foramina nutrientia der Knochen. Ich habe die Resection des Körpers der Unterkinnlade sehr oft verrichtet und war höchst selten gezwungen, mich mit der Blutung, die an dem Orte der Knochentrennung durch die Arteria alveolaris inferior stattfand, zu beschäftigen. Der nöthige Verband bei der Blutung in Folge des Steinschnittes, das Tamponiren des Mastdarmes nach der Exstirpation der Hämorrhoiden, oder der Nasenhöhlen, wobei es nothwendig wird diese Höhlen mit Charpie auszufüllen und vorn und hinten mit Bourdonnets zu verschliessen, gehören zum Bereiche der directen Compression. Ich glaube übrigens, dass die Chirurgen oft den Blutverlust zu sehr fürchten und auch zu sehr eilen, ihn zu hemmen. Hat das Individuum früher noch an keiner Blutung gelitten, ist es stark, robust, der Blutabgang nicht sehr bedeutend, hat sich die Gesichtsfarbe nicht sonderlich gemindert, ist der Puls kaum schwächer und nicht zu beschleunigt geworden, so muss man mit der Blutstillung noch warten; denn in den eben erwähnten Fällen kann sie eine sehr heilsame örtliche und allgemeine Depletion hervorrufen und braucht man somit die Entzündungen weit weniger zu fürchten. Ich bin überzeugt, dass wenn man diesen Rath befolgt, man viel seltener solche Entzündungen beobachten wird.

Sind aber die Arterien verknöchert und ist man gezwungen, das Glied abzunehmen, so sollen die Application des Tourniquets nach den weiter oben angegebenen Regeln, das Einbringen kleiner Pfröpfe in die Gefässmündungen, die vorzugsweise Anwendung des Lappenschnittes, das Bedecken der Wunde mit Baumschwamm, mit graduirten Compressen, mit Charpie, die mit Colophonium bestreut worden, und das Umwinden aller dieser Verbandstücke mit fest angezogenen Gängen einer Zirkelbinde die Mittel sein, mit denen man in mehreren Fällen den gewünschten Erfolg erzielte. Nach der Mittheilung Manec's führte Dupuytren ein Stück Bougie oder auch einen andern nicht sehr consistenten Körper ein und applicirte über das Ganze eine gewöhnliche Ligatur. Die Autorität dieses illustren Wundarztes verdient eine grosse Beachtung.

Zur Verstopfung der Arterien hat man noch sehr viele

andere Mittel vorgeschlagen. Das Wachs lässt sich besser in das Gefäss einschieben als ein Kegel von Alaun oder Ferrum sulphuricum und hat auch keine chemische Wirkung; es muss aber tiefer als ein solcher Kegel eingebracht werden; ist dies geschehen, so drängt es der Operateur vom Centrum zur Peripherie, indem er die Arterienwandungen mit den Fingern oder einer Pinzette erfasst und es an der entgegengesetzten Seite festhält; auf diese Weise bewirkt er an dem dem Herzen nächstliegenden Ende eine Ausbauchung, die das Blut schwerlich verrückt. Der fremde Körper muss wenigstens einen Zoll tief eingebracht werden. Soll man der Darmsaite, der Gems- oder Hirschhaut den Vorzug geben? Angeblich sollen diese nicht die unmittelbare Vereinigung (per prim. intent.) verhindern. Miquel (in Amboise) hat an Hunden folgendermaassen Versuche angestellt: Er führte in eine grosse Arterie bei diesen Thieren eine Darmsaite ein und sah in dreizehn Fällen constant sich sehr bald einen Krankheitszustand entwickeln, welcher das Gefäss verhinderte, Blut aufzunehmen, obwohl eine mechanische Verschliessung desselben nicht stattfand. Manec versichert dagegen, dass er stets den um den fremden Körper sich gebildeten innern Blutpropf nach einiger Zeit in Fäulniss habe übergehen sehen, so dass die Blutung ungemein bedeutend werde, wenn sich nicht zwischen dem fremden Körper und dem ersten Collateralgefässe ein festes und gehörig langes Blutcoagulum gebildet habe. Man weiss, welcher grosse Unterschied zwischen den Arterien der Hunderace und denen der Menschen besteht und folglich sind die eben erwähnten Mittel nicht sicher genug, um sie zu adoptiren. Kann man sich ihrer bei verknöcherten Arterien bedienen? In äussersten Fällen mag man wohl in dieser Beziehung einen Versuch damit wagen.

Die directe Compression kann auch noch in Anwendung kommen, wenn beim Aderlass am Arme die Arteria brachialis geöffnet worden ist.

Die seitliche Compression.

Dieselbe geschieht entfernt von der Continuitätslösung und wird nur selten in Anwendung gebracht. Sie erfordert, dass die

Arterie oberflächlich und hinter ihr ein fester Stützpunkt befindlich sei. Der Chirurg bedient sich dieser Compression meistens bei den an der Aussenseite des Kopfes liegenden Schlagadern, wie bei der Temporalis, Occipitalis u. s. w.; hier bietet sie fast niemals Nachtheile dar; er kann sie auch an dem untern Theile der Radialis, Cubitalis und Tibialis antica anwenden, wiewohl sie da nur selten zweckentsprechend wirkt. Sie darf allerdings nicht langsam und stufenweise einwirken, wenn es sich um eine Blutung handelt; wird sie demnach auf eine Arterie von grösserm Caliber applicirt und zwar in einem stärkern Grade, so erzeugt sie bei längerer Einwirkung leicht Brand; oft verursacht sie auch grosse Schmerzen, Taubheit (Erstarrung), Krämpfe, Sehnenhüpfen, Stase der Lymphe und des venösen Blutes; wegen dieser schlimmen Folgen zieht man auch die Unterbindung über dem Stumpfe bei einem grossen Gefässe vor, dessen Ende einige Tage nach der Amputation eines Gliedes der obern oder untern Extremität sich entzündet hat und blutet. Wir bemerken indessen, dass während meines Internats unter Rufin bei einem Kranken im St. Louis-Hospitale, dem der Schenkel fast unmittelbar unter dem kleinen Trochanter amputirt ward, sechs Tage nach der Operation die Ligatur die Arteria cruralis durchschnitt und eine bedeutende Blutung eintrat; man applicirte auf den horizontalen Ast des Schambeines das Petitsche Tourniquet und liess es daselbst vierzehn Tage; es veranlasste keinerlei Zufälle und der Operirte wurde geheilt. Muss ein so schönes Factum die Practiker nicht anregen, aufs Neue die Anwendung eines Heilmittels zu versuchen, das einen so guten Erfolg bewirkt hat?

Kommt die Blutung aus grossen Gefässen, so muss die in Rede stehende Compressionsweise ohngefähr zwanzig Tage fortgesetzt werden; übrigens sind bei deren Gebrauch noch sehr viele andere Regeln zu beobachten, welche nach unserm Dafürhalten zweckmässiger in dem Capitel von den Anevrysmen abgehandelt werden, wovon später.

Methode von Koch.

Wir wollen die Methode von Koch in München zur Hemmung von Blutungen nach Amputationen blos erwähnen, um sie creditlos zu machen. Dieser Chirurg versichert, dass er seit zwanzig Jahren bei seinen Operationen niemals eine Ligatur gebraucht habe; er comprimirt die Hauptarterie des Gliedes blos mit graduirten Compressen und Touren einer Zirkelbinde; der Apparat erstreckt sich vom Rumpfe bis fast zum untern Theile des Stumpfes, dessen Wunde er per primam intentionem vereinigt. Koch der Sohn versuchte das Verfahren seines Vaters in Berlin im Beisein von v. Gräfe, der sich von den Gefahren desselben überzeugte. Uebrigens giebt es, wie bekannt ist, in den Annalen der Kunst Fälle, welche darthun, dass voluminöse Arterien, wie die Tibiales, die Cruralis, Cubitalis, Radialis, Brachialis, Axillaris und selbst die Subclavia u. s. w., in einer grossen Strecke verletzt oder völlig durchschnitten werden können, ohne dass eine Blutung erfolgt; jeder weiss ferner, dass bei manchen Schusswunden, bei Amputationen, die in Folge von Sphacelus nothwendig wurden, bei Rupturen, bedingt durch Abreissen der Glieder, das in Rede stehende höchst merkwürdige Phänomen häufig beobachtet wurde. Mir sind auf dem Schlachtfelde einige Fälle vorgekommen, wo der Schenkel einen Splitterbruch nachwiess, ohne dass sich in der Haut irgend eine Continuitätslösung bemerklich machte; die Kranken wurden der Amputation unterworfen, während sie noch von örtlichem Stupor befallen waren, und es entstand keine Hämorrhagie; etwas später, als die Gewebe ihre Sensibilität wieder erhalten hatten, floss das Blut plötzlich sehr stark durch die getrennten grossen Gefässe aus, aber in manchen andern Fällen genasen die Individuen, ohne dass sich dieser schreckliche Zufall einstellte.

Bei den Kranken, wo Gangrän die Amputation nothwendig machte und keine Hämorrhagie in die Erscheinung trat, habe ich übrigens Folgendes beobachtet: Die vom Körper abgenommene Portion des Gliedes zeigte in den über den mortificirten Stellen gelegenen Arterien einen Blutklumpen, der sie ausfüllte, zuweilen stak derselbe auch noch in den Enden dieser Gefässe am Stumpfe. Bei einigen Individuen, welche in Folge von Gangrän amputirt worden waren, ohne dass eine Blutung sich eingestellt hatte, und die in den ersten vier und zwanzig Stunden nach der Operation gestorben waren, habe ich die Section gemacht und dasselbe Blutcoagulum in den Arterien vorgefunden, aber anstatt es sich, wie gewöhnlich, nur bis zu den ersten Collateralästen erstreckte, ging es viel höher hinauf. Kann dieser Vorgang auch bei manchen örtlichen Asphyxien in solcher Weise stattfinden?

Ich will hier beiläufig eine Thatsache erwähnen, die mich in eine besondere Verlegenheit bei einem Kranken in Longjumeau brachte, dem ich an der ausgewählten Stelle den Unterschenkel amputirte. Ein stark beladener Wagen hatte nämlich den untern Theil des Gliedes zerschmettert, es waren Brandschorfe und später Sphacelus eingetreten. Das Individuum widersetzte sich lange Zeit dem Vorschlage, sich amputiren zu lassen; übrigens hatten sich auch in den mortificirten Gebilden bis in die Dicke des untern Drittels des Schenkels septische Gase entwickelt.

Die durch meine Operation entstandene Wundfläche war minder feucht als gewöhnlich, die entblösten Muskelportionen boten eine weit dunklere Farbe dar als im Normalzustande, die Wärme derselben war vermindert, sie fühlten sich fast kalt an, man bemerkte an ihnen keine Contractilität; ich suchte nach den Arterien, um sie zu unterbinden, fand aber keine, selbst nachdem ich die Muskelbündel, zwischen denen sie sonst verlaufen, leicht aus einander gebracht hatte; ich liess nun den mit der Compression mittelst der Finger beauftragten Gehülfen selbige einstellen; wir bemerkten Anfangs nichts Besonderes weder an der Oberfläche noch innerhalb des Stumpfes, aber kaum waren ohngefähr fünfzehn bis zwanzig Secunden verflossen, als sich auf den Stellen der Wunde, wo sich die Arterien befinden, mit dem Pulse isochronische Pulsationen wahrnehmen liessen, die sich schnell steigerten, und einen Augenblick nachher sahen wir eine grosse Menge Blut flach hervorsickern, das Anfangs schwarz war und so wie es roth wurde, in einem Strahle herausströmte. Die Hämorrhagie cessirte, aber es wollte uns nicht gelingen, die Gefässe aufzufinden; wir suchten sie dreimal vergebens auf, beim vierten Male trennte ich mit dem auf dem Zeigefinger geleiteten Bistouri die Muskeln ohngefähr in einer Tiefe von einem Zoll. Dadurch legte ich die Arterienenden so weit blos, dass ich sie erfassen und unterbinden konnte. Der Kranke ward geheilt; es zeigte sich keine Hämorrhagie wieder. Indem die Sepsis des Brandes hier das Muskelsystem mehr als das Gefässsystem geschwächt hatte, konnte die Contractilität des letztern sich entfalten, während die des erstern unmöglich geworden war; so erklärt sich vollkommen die sehr beträchtliche Höhe, in der ich die Arterien vorfand.

Innerlich verabreichte Hämostatica.

Ein Factum allein beweist, in welchem geringen Grade die Chirurgen Mediziner, und wie viele von ihnen es ganz und gar nicht sind, indem sie nämlich bei traumatischen Blutungen, die durch Exhalation oder aus vielen kleinen verletzten Gefässen stattfinden, blos den Gebrauch örtlicher hämostatischer Mittel anrathen. Hemmen nicht oft innerlich gereichte Medicamente die Hämoptysis, die Hämaturie und die auf der Fläche des Darmkanales entstandenen Blutungen? Warum sollen sie unwirksam sein, wenn das Blut aus einer Wunde aussickert oder aus einer Menge kleiner geöffneter Arterien fliesst? Diese Fragen dürften wohl nur bejahend ausfallen; doch wollen wir die Erfahrung zu Rathe ziehen; sie hat mir sehr oft gezeigt, dass man mit den in Rede stehenden Mitteln vollständig seinen Zweck erreichen kann. Ich habe in der That von folgendem Mittel mit völligem Erfolge Gebrauch gemacht:

Rec. Alumin. ℥j.

Glutin. frument. q. s.

ut f. pill. No. XX.

D. S. Morgens, Mittags und Abends zwei Pillen.
Täglich wird um eine Pille gestiegen bis zu einer Dosis von zwölf Stück.

Das Rabel'sche Wasser, die Abkochung von Radix et Herba consolidae majoris, von Ratanhia u. s. w., innerlich gereicht, leisten sehr gute Dienste.

Hat die Hämorrhagie in den unterhalb des Zwerchfelles liegenden Gegenden ihren Sitz, so habe ich oft von Senfbädern der Vorderarme und Hände, sowie von auf die obern Extremitäten applicirten Sinapismen recht glückliche Resultate beobachtet.

Ferner habe ich traumatische Blutungen dadurch gehemmt, dass ich am Arme einen Aderlass von drei Unzen vornahm.

Gensoul lässt die Kranken nicht trinken; dadurch enthält das Blut weniger Serum und exsudirt minder leicht, so dass dann manchmal die Hämorrhagie steht.

Einem auf dem St. Antons-Saale im Pitié-Hospitale placirten Manne wurde in der rechten Hüftgegend eine Krebsgeschwulst von der Grösse eines Hühnereies hinweggenommen; am zweiten Tage nach der Operation stellte sich eine flache Blutung ein, die mittelst Baumschwamm, graduirten Compressen und einer fest angezogenen Bandage zum Schweigen gebracht ward, aber dieser Druckverband erzeugte nachgerade heftige Schmerzen und der Kranke riss ihn ab, obschon er sich vor einer Blutung sehr fürchtete; diese erschien auch wirklich wieder und wurde nun durch örtliche Adstringentien gehemmt; sie kehrte indess noch mehrmals zurück, obgleich die genannten Mittel fortgebraucht wurden. Ich gab nunmehr die Alaunpillen und das Decoctum radicis consolidae majoris und erreichte damit meinen Zweck. Die örtlichen Adstringentien wurden dabei entfernt.

Ein auf dem Saale St. Louis liegender Mann litt an einer grossen mit Substanzverlust verbundenen Schenkelwunde, die durch einen Hieb mit dem Beile verursacht worden war, und es trat aus den vielen verletzten kleinen Gefässen eine starke Blutung ein; die Compression wurde nicht vertragen und jedesmal, wenn sie hinweggenommen ward, zeigte sich die Blutung von Neuem; die örtliche Anwendung von Adstringentien hatte nur einen unvollständigen Erfolg und auch dieser war nicht einmal von Dauer. Wir verordneten nun ein Decoct von Consolida major; der Kranke war stark, der Puls blieb ziemlich gut, das Gesicht entfärbte sich nicht; ich machte am Arme eine ableitende Venisection von drei Unzen, gab nach der oben angegebenen Formel Pillen von Alaun und liess die äussern Hämostatica bei Seite; kurze Zeit darauf verschwand, wie in dem vorigen Falle, die Blutung für immer.

Wenn namentlich die in Rede stehenden Hämorrhagien zu wiederholten Malen aufhören und wiederkehren, so sind die erwähnten Mittel von besonderm Werthe, noch dazu, wenn sie mit örtlichen Adstringentien gleichzeitig in Anwendung kommen, dann wird der beabsichtigte Zweck um so leichter erreicht werden; überhaupt müssen die genannten localen und allgemeinen Medicationen gemeinschaftlich angewendet werden, denn wenn wir zuweilen nur von den sogenannten rein medizinischen Mitteln Gebrauch machten, so geschah dies lediglich, um die Wirksamkeit blos dieser Mittel zu zeigen. Uebrigens brauchen wir wohl nicht zu bemerken, dass die Blutungen uns nicht im geringsten beunruhigten, so lange die Kranken von uns behandelt wurden, später konnten sie eher gefährlicher werden.

Die unmittelbare Unterbindung.

Die unmittelbare Ligatur ist diejenige, bei welcher der Faden nur die Arterie umfasst. Ihre Ausführung kann mit Schwierigkeiten verbunden sein, wie ich weiter oben bei einem Kranken, den ich in Longjumeau operirte, gezeigt habe. Bisweilen verhindert eine Aponevrose das Gefäss zu erfassen; gewöhnlich reicht dann eine leichte Durchschneidung der Brücke hin, um das Gefäss hervortretender zu machen.

Ich assistirte bei der Exstirpation einer in der rechten Brustdrüse sitzenden Geschwulst, der in Gros-Caillou rühmlichst practizirende Dr. Martin führte das Bistouri; derselbe musste den obern Theil dieser Drüse bloslegen, auf dem zwei ziemlich starke Arterien verliefen. Die Unterbindung derselben war mehrmals vergeblich unternommen worden, weil sie mit Drüsengewebe umgeben waren, wovon der Faden beim Erfassen mit dem Ende der Pinzette abglitt. Nun belegte man die Wunde sorgfältig mit Schwamm, legte jene Arterien etwas blos und brachte hierauf die Unterbindung sehr leicht zu Stande.

Zum Erfassen des Gefässes dient eine, wie eine Schreibfeder gehaltene, Sectionspinzette; die Finger können auch auf dem Instrumente so fixirt werden, wie in der dritten Position des Bistouris (man sehe diesen Artikel). Die Enden der Pinzette müssen schmal sein, damit die Weichtheile in der Umgebung der Stelle, worauf man sie applicirt, so viel als möglich geschont werden. Man hat den Rath gegeben, die eine Branche des Instrumentes in das Lumen der Arterie zu bringen, wenn diese gross ist, und das andere aussen zu placiren und nun an dem Gefässe gelinde zu ziehen, damit es mehr über dem Niveau der andern Gewebe hervortrete; aber die auf diese Weise angebrachte Pinzette wirkt mehr auf den Theil der Arterie, den sie umfasst, und zieht ihn ungleich weiter hervor, so dass es kommen kann, dass die Ligatur nicht den ganzen Umfang des Gefässrohres einschliesst, was sie doch soll, oder auch mehr oder minder schief angelegt wird, wodurch dann dem Andrange des Blutes kein gehöriger Widerstand geleistet wird; dieser Fehler, der vorzugsweise Hämorrhagien aussetzt, findet nicht statt, wenn alle Punkte der Ligatur in gleicher Entfernung vom Herzen auf die Arterie applicirt sind. Wir vermeiden diese Nachtheile, wenn beide Branchen des Instrumentes ausserhalb der Arterie bleiben und deren Ende im Quer- oder im vordern-hintern Durchmesser umfassen; dies hat auch noch den Vortheil, dass man weit weniger eine Ruptur des Gefässes zu befürchten hat.

Man isolirt die Arterie von dem umgebenden Zellgewebe und der sie begleitenden Vene; letztere zu unterbinden, ist unnöthig, da sie gewöhnlich keine Blutung veranlasst, und tritt auch eine solche ein, so reicht das Auflegen der Finger auf einige Augenblicke oder von Charpiebourdonnets oder Schwamm hin, diese zu stillen; eine Unterbindung beider Gefässe könnte, da sie eine gewisse Quantität Zellgewebe mit einschliesst, den Nachtheil haben, auf Parthien einzuwirken, die zu dick sind, um eine Zerreissung der mittlern und innern Arterienhaut im ganzen Umfange herbeizuführen, und somit würden die Kranken sehr schlimmen Blutungen noch ferner ausgesetzt bleiben. Wir werden uns später noch über diesen Gegenstand näher aussprechen. Ein Professor der medizinischen Facultät in Paris, Velpeau, schreibt: „dass der die Arterie allein oder diese und die Vene zusammen umfassende Faden für die Operation fast dieselben Chancen des Erfolges oder Nichterfolges darbiete"*). Darin liegt aber ein schwerer Irrthum, denn Jedermann weiss, wie höchst gefährlich die Unterbindung der Venen ist, um Varices

---

*) Nouveaux élements de Médecine opératoire par Velpeau. 1839. Vol. I. p. 55.

oder Geschwüre zu heilen; die Practiker unterlassen sie; bekanntlich ist sie eine der mächtigsten und häufigsten Ursachen der Phlebitis, die so schwierig zu diagnosticiren ist, wenn sie in dem tiefern Venensystem ihren Sitz aufgeschlagen hat, und die dann auch fast immer tödtlich verläuft.

Ich habe bei einem Individuum, wo ich die Zirkelamputation des Schenkels verrichtete, den andern Tag eine Blutung und dadurch den Tod eintreten sehen; wir fanden, dass die locker gewordene und daher abgeglittene Ligatur überhaupt das Gefäss nicht in seinem ganzen Umfange vollständig umfasst hatte.

Unnöthig ist es wohl, auf die grossen Nachtheile aufmerksam zu machen, die aus einer gleichzeitigen Unterbindung der Arterie und des Nervens entspringen, da diese wohl leicht von selbst zu bemessen sind.

Bromfield und fast alle englische Chirurgen bedienen sich zum Fassen der Arterien in den Wunden eines den Namen Tenaculum (Haken) führenden Instrumentes, das, eben so bekannt als die Sectionspinzette, unnöthig näher zu beschreiben ist; man gebraucht es in Frankreich nur bei den grössern Gefässen, weil es Zerreissungen bedingt und das untere durchschnittene Ende nicht in gleicher Höhe nach aussen zieht; indessen darf nicht verhehlt werden, dass man mittelst dieses Werkzeuges die Ligaturen leichter anlegen kann, besonders wenn die Arterie in einer Vertiefung liegt, und dass es bei kleinen Arterien stets viele Vortheile gewährt; die brittischen Wundärzte haben damit solche Modificationen vorgenommen, dass es in vielfacher Hinsicht mit unseren Hakenpinzetten Aehnlichkeit hat.

Man ist über die Wahl der anzuwendenden Ligaturfäden nicht ganz einig; welchen Umfang soll man ihnen geben?

A. Paré und seine Nachfolger fürchteten besonders die Durchschneidung der Schlagader; sie zogen die breite Ligatur aus Bindfaden vor, sagt Guillemeau; zufolge seiner schönen Versuche an Thieren (wovon noch weiter unten) schliesst Jones, dass die Adhäsion der arteriellen Wandungen um so leichter ist, je gleichmässiger und vollständiger die innere und mittlere Haut durchschnitten worden; er rühmt die feinen Ligaturen aus Seidenfäden und meint, diese führten die eben erwähnte Wirkung weit eher herbei.

In Frankreich ist man allgemein von den zu feinen Ligaturen abgekommen; zufolge einer ziemlich grossen Anzahl von Thatsachen, die ich beobachtet, glaube ich, dass sie beim Menschen zu bald die äussere Membran grosser Arterien durchschneiden können; ich modificire, wie die meisten französischen Chirurgen, den Umfang dieser Ligaturen je nach der Grösse der Gefässe und bediene mich platter Fäden; sie werden fast in ihrer ganzen Ausdehnung rund, wenn man sie auf der Schlagader verknüpft, und ich habe damit stets meinen Zweck erreicht. Vor längerer Zeit habe ich in meinem Cursus über operative Medizin am Cadaver gezeigt, dass diese Gattung von Ligatur die innere und mittlere Haut sehr gut durchschneidet und die äussere unversehrt lässt; sie setzt daher weit weniger Blutungen aus.

Aus welcher Substanz sollen die Ligaturen bestehen? In der Absicht, die Vereinigung per primam intentionem zu begünstigen, hat man darauf gesonnen, Fäden zu gebrauchen, die absorbirt werden können.

Physick wandte 1814 die Hirschhaut an; Lawrence gebrauchte den Seidenfaden, Wardrop den Darm des Seidenwurmes, Cooper den Katzendarm.

Die an Hunden angestellten Versuche haben dargethan, dass diese Ligaturen um so vollständiger verschwinden, je längere Zeit sie nach ihrer Application untersucht werden, und ferner, dass diese Fäden die Obliteration des Gefässes ohne Spuren von Eiter und mit einer merklichen Verdickung der Gefässwandungen bewirken.

Versuche am lebenden Menschen sshienen die Hoffnung zu bestätigen, welche man auf diese Art von Ligatur begründete.

Jameson hat diese Fäden häufig nach der Amputation der Gliedmassen und der Brüste angewendet und nur mit einigen Ausnahmen die Vereinigung der Wunden per primam intentionem nach vierzehn bis fünfzehn Tagen erlangt; in den am wenigsten günstigen Fällen verursachten sie keinerlei Zufall und in den glücklichern Fällen fand dieser Wundarzt nicht die geringste Spur von ihnen vor; ebenso hat er niemals ein Abgleiten derselben beobachtet. Endlich haben sie auch noch unter seinen Händen die nämlichen Vortheile bei der Unterbindung der Gefässe in der Continuität der Gliedmassen gewährt, wie dies aus den in seiner Abhandlung mitgetheilten Fällen hervorzugehen scheint.

Andere Beobachter haben ebenfalls Fälle mit mehr oder minder glücklichem Erfolge bekannt gemacht. So erzählt Carwadine einen solchen. Lawrence operirte am 29. März 1817; die Wunde lieferte ein wenig Eiter bis Ende Mai, um welche Zeit die Ligatur abfiel. Waston legte die Ligatur am 2. März an, die Heilung der Continuitätslösung hatte am 10. April statt und den 3. Mai zeigte sich die Ligatur ohne sonstigen Zufall in der Vernarbung. In einem von Hodgson erwähnten Falle trat dies Phänomen sechs Monate nach der Operation ein. Astley Cooper unterband bei einem achtzigjährigen Individuum mit der Darmsaite und schnitt die Ligatur an der Arterie ab; die Vereinigung der Wunde geschah am vierten Tage.

Sind aber diese Erfolge constant? Dupuytren hat Kranke gesehen, bei denen die Ligatur, welche dicht an den Knoten auf der Arterie abgeschnitten und von Gewebe wieder bedeckt war, als fremder Körper einwirkte. Ich selbst habe zwei Fälle beobachtet, in denen die Absorption des Fadens nicht statt hatte und schlimme Zufälle eintraten. Manec hat die Seide, die Darmsaite, Nervengeflechte, Sehnenfasern, Hautstreifen vom Hammel oder Kaninchen versucht und stets haben sich zur Ausstossung der Ligatur Abscesse gebildet. Nach den eben angegebenen Thatsachen glaube ich, wie viele Practiker, der gewöhnlichen Ligatur, wo ein Ende an der Arterie abgeschnitten wird, den Vorzug einräumen zu müssen. Die in Frankreich gemeiniglich zur Unterbindung verwendeten Fäden bestehen aus Hanf oder Flachs.

Um die Ligatur anzulegen, ergreift der Gehülfe den Faden an einem seiner Enden, wirft das andere hinter oder unter die Hand des Operateurs und nimmt sich in Acht, weder an die Pinzette noch an die sie haltenden Finger zu stossen und sich auf diese zu stützen; dann macht er eine einfache Schlinge, die stets zwischen seinen Augen und dem Instrumente befindlich ist, legt die beiden Enden der Ligatur in die Palma manus, biegt zunächst die Finger alle zusammen, streckt aber bald, nach Maassgabe, wie sie die Fadenschlinge zusammenziehen, die Zeigefinger aus, die diese, auf sie mit den Spitzen drückend, bis unter die Pinzettenzähne begleiten; sind die Zeigefinger nicht lang genug, um die Schlinge bis an ihren Bestimmungsort zu schaffen, so fasst man den Faden etwas kürzer. Würde man sich der Daumen bedienen wollen, so wird offenbar, da diese Finger minder lang sind, das Verfahren dadurch länger dauern, auch würden diese wegen ihrer Dicke nicht gut in den Grund enger Höhlen gelangen können und endlich weit eher das Ende der Pinzette maskiren.

Der Operateur muss manchmal mit einem seiner Zeigefinger die Führung der Schlinge unterstützen; ist diese aber nahe an der Arterie, so muss er die Pinzette mehr oder weniger neigen und die Schlinge auf dem Gefässe weiter vorschieben.

Ist die Schlinge auf das Gefäss gekommen, so legt man die Spitzen der ausgestreckten Zeigefinger dem letztern ganz nahe auf die Ligaturenden, welche in der Palma manus durch die drei übrigen gebogenen Finger festgehalten werden; sodann zieht man die Ligatur leicht an, ich sage leicht, denn würde man einen gewissen Grad von Kraft gebrauchen, so würden, da die linke Hand gewöhnlich schwächer ist als die rechte, ungleiche Tractionen entstehen und die Unterbindung mangelhaft werden.

Man muss daher nach leichtem Anziehen der Schlinge die vier letzten Finger über dem in der flachen Hand ruhenden Faden krümmen, die Daumen ausstrecken, die Spitzen derselben auf je ein Fadenende, so nahe als möglich an der Schlinge, legen, dann diese Finger halb biegen und so placiren, dass die Dorsalflächen der oberen Enden ihrer letzten Glieder sich gegen einander stützen; dadurch wird, wenn sich die Radialränder der beiden Hände einander nähern, auf beiden Seiten eine gleichmässige Traction entstehen und man wird auf diese Weise den eben bezeichneten Nachtheilen entgehen. Eine zweite Schlinge wird auf dieselbe Art und weit leichter angelegt. Was den Grad der Zusammenschnürung betrifft, so lässt sich darüber keine bestimmte Regel geben, nur so viel lässt sich etwa sagen, dass man mit dem Zuziehen aufhört, wenn man einen gewissen Wider-

stand verspürt. Die **Pinzette** darf erst nach vollständiger Anlegung der zweiten Schlinge entfernt werden.

Operirt man in einer **Vertiefung**, wo das eben beschriebene
Verfahren schwierig oder unmöglich ist, so übe man hinter dieser Vertiefung einen Druck aus, um sie zu verstreichen oder
auch nur zu vermindern. Zu diesem Behufe ist das Drücken und
Ziehen an den Rändern des Infundibulum, in welchem die Arterie liegt, sehr vortheilhaft.

Wenn aber die eben erwähnten Mittel vergeblich sind, so
bringt man einen kleinen Haken in die Vertiefung, worin das
Gefäss liegt, erfasst damit die Gewebe und erhebt sie; es werden dann alle Schwierigkeiten besiegt und die Ligatur der Arterie wird sogar leicht sein. Hier namentlich, wir wiederholen
es, wird das Tenaculum (Haken) häufig gute Dienste leisten.

Manche Chirurgen machen vorher auf der Pinzette eine sehr
leicht zugezogene Schlinge und bringen diese, nachdem sie das
Gefäss erfasst, längs des Instrumentes auf die Arterie. Wir glauben, dass dieses Verfahren mehr als das vorige Veranlassung
giebt, das Pinzettenende zu unterbinden und die eigentliche Ligatur zu verfehlen, die dann oft schwieriger wird wegen der
sehr grossen Retraction der Arterie, welche bisweilen sogar
zerrissen wird.

Wenn die Enden der Pinzette von der Ligatur mässig umfasst sind, so kann man zuweilen die Schlinge entweder mit dem
Zeigefinger oder mit einer Knopfsonde (Stilet) sanft weiter vorschieben; die genannten Instrumente müssen übrigens nach und
nach an verschiedene Punkte der Fadenschlinge gebracht werden, je nachdem der Operateur die Pinzette hier- oder dort-
hin neigt.

Ist endlich die Ligatur definitiv verfehlt, die Pinzette von
dem Faden umfasst worden, haben die eben angegebenen Handgriffe keinen Erfolg gehabt, so ist es oft der Fall, dass das Instrument und eine gewisse Quantität Gewebe von dem Faden
gleichzeitig eingeschlossen sind; dann hüte man sich sehr, an
der Pinzette stark zu ziehen, denn erstlich würden dem Kranken
in den *meisten* Fällen dadurch viele Schmerzen verursacht und
zweitens könnte auch wohl die Arterie zerrissen werden, die

dann minder lang und mehr zurückgezogen aufs Neue schwieriger zu erfassen sein wird; man muss daher das Instrument loszumachen oder noch besser die Schlinge zu lösen oder zu durchschneiden suchen.

Wir haben bereits erwähnt, dass man die Vene nicht mit in die Ligatur der Arterie einschliessen soll; läuft sie dicht an der letztern hin, so muss sie von ihr entweder mit den Nägeln oder mit irgend einem Instrumente, das nicht verletzt und die äussere Arterienhaut nicht afficirt, isolirt werden.

Von den geöffneten Arterien wird immer die grösseste zuerst unterbunden und dann nach und nach die andern; manche Aeste, selbst sehr kleine, sind durch den Krankheitszustand sehr vergrössert worden oder bieten Anomalien dar, zahlreicher als man im Allgemeinen glaubt; dann findet man vorzugsweise die verletzten Gefässe nicht, weil die Compression der Hauptarterie gut bewerkstelligt worden, und es muss diese auf einen Augenblick aufgehoben werden. Man reinigt mit einem mit lauwarmem Wasser angefüllten sehr feinen Schwamme die Wunde und entfernt damit die Blutklumpen, hinter denen oft die geöffneten Arterien verborgen sind, auch wischt man die Stellen, woraus das Blut hervordringt, ab, um den Punkt genauer erfahren zu können, wo das kleine Gefäss sich befindet, das man erfassen will.

Die zur Stillung der Hämorrhagien während oder nach den blutigen Operationen unternommene Unterbindung muss mit ganz besonderer Sorgfalt berücksichtigt werden. Man zeige daher eine recht grosse Geduld und verlasse den Kranken nicht eher, bis die Continuitätslösung gleichsam trocken bleibt. Ich lege auf diese aus der berühmten Schule Dupuytren's stammenden Regeln ein besonderes Gewicht und habe sie stets befolgt, auch ist es bekannt, wie selten in meiner Abtheilung im Pitié-Hospitale Blutungen aus verletzten Gefässen vorkommen; ich nehme davon solche aus, welche durch Exhalation entstehen, und werde, wenn ich von den Verbänden spreche, auf die Vortheile aufmerksam machen, die hinsichtlich der Blutverluste mit der Anlegung des ersten Verbandes anderthalb und sogar zwei Stunden nach der Operation verbunden sind. Dieses wissenschaftliche Dogma gehört noch der Schule an, aus der ich hervorgegangen zu sein die Ehre habe und deren Lehren, ebenso wie die von der Academie der Chirurgie, von B o y e r und D u b o i s ertheilten, noch heute arg vernachlässigt werden. Ich habe mich emsigst mit der unmittelbaren Unterbindung der Arterien in Folge von Operationen beschäftigt und war bemüht, das Verfahren dabei genau zu beschreiben, weil die meisten Chirurgen keine Kenntniss davon haben, oder mit andern Worten, wenn man sich dazu nicht gewandter Gehülfen bedient, man schwerlich Männer der Kunst finden dürfte, die sie gut zu Stande bringen, und weil sie endlich selbst in den neuesten Werken so zu sagen kaum beschrieben worden ist.

Die mittelbare Unterbindung.

Sie besteht in der gleichzeitigen Einschliessung einer grössern Menge anderer Gewebe mit der Arterie. L o u i s, M o n r o und G a r e n g e o t gaben den Rath, viel Weichtheile zu unterbinden; P o u t e a u ging noch weiter als diese Autoren, da er will, dass die Fadenschlinge drei Viertel, ja selbst einen Zoll weit die benachbarten Gebilde des Gefässes mit umfasse; aber man ist jetzt wieder davon zurückgekommen und nimmt, wenn man diese Art von Unterbindung ausführen muss, den kleinsten Theil der Gewebe dafür in Anspruch.

Man bedient sich zur Ausführung dieser Operation einer krummen Nadel, in die ein Faden gezogen worden, dessen Stärke je nach dem Umfange der Arterie verschieden ist; man legt den Zeigefinger auf die Convexität des Instrumentes und parallel mit seiner Achse, so dass das untere Ende der Nadel (ihre Ferse) sich auf das erste Glied dieses Fingers stützt, die Spitze des Daumens bringt man auf die Mitte der Concavität der Nadel und senkt dann die Spitze der letztern ohngefähr eine halbe Linie von der Stelle, wo man denkt, dass das Gefäss befindlich ist, in die Gewebe; in dem Maasse nun, wie die Nadel eindringt, nähern sich die Finger ihrem untern Ende; sie beschreibt um das Gefäss einen Halbkreis, indem sie so viel als möglich auf allen Punkten gleich weit von dem Gefässe entfernt zu bleiben sucht; ist dies geschehen, so zieht man sie aus den Weichtheilen heraus, um sie aufs Neue gegen die Stelle hin einzusenken, wo sie herausgetreten, wobei sie an der entgegengesetzten Seite einen gleichen Halbkreis beschreibt; auf diese Weise kommt sie dann möglichst nahe der Stelle, von wo sie zuerst ausgegangen, wieder hervor. Hierauf erfasst der Operateur mit einer Sectionspinzette die von dem Faden eingeschlossenen Gewebe, zieht sie an sich und der Gehülfe vollendet nun die Unterbindung nach den weiter oben angegebenen Regeln; er hat nur noch die Vorsicht zu gebrauchen, die erste Schlinge stärker zuzuziehen, und damit diese nicht, während er eine zweite macht, locker werde, hält er sie mit der Spitze des Zeigefingers fest.

Die mittelbare Unterbindung hat grosse Nachtheile; die Nadel erzeugt beim Hindurchgehen durch die Gewebe viele Schmerzen, kann wichtige Nerven durchstechen, Gefässe öffnen, Nervenstämme einschliessen, comprimiren und bald heftige Leiden, Spasmen, bald Taubsein und auch wohl Tumescenz der inbegriffnen Muskelparthien veranlassen; die Muskeln werden zuweilen vor der Obliteration der Schlagader durchschnitten oder ziehen sich auch in sich selbst zusammen und der Faden bewirkt keine hinreichende Einschnürung. Die beiden letztern Zufälle werden um so eher eintreten, wenn die Parthien schon vorher entzündet waren, und endlich, ist die Ligatur nicht unmittelbar auf das Gefäss applicirt worden, hat der Faden die mittlere und innere Membran desselben nicht durchschnitten, so wird der Kranke um so mehr Blutungen ausgesetzt werden. Aus diesen Gründen muss die mittelbare Unterbindung stets verworfen werden, wenn man die unmittelbare anwenden kann und es sich um eine grössere Schlagader handelt.

Die Anwendung der mittelbaren Unterbindung ist nach einigen Chirurgen in allen den Fällen zweckgeeignet, in welchen das Gefäss sich in die Muskeln zurückgezogen hat und nicht isolirt erfasst werden kann; ein seltsamer Irrthum, dem ich viele Opfer habe bringen sehen; ich bin überzeugt, dass diese Ligatur, bei grössern Arterien als das Ende der Radialis oder Ulnaris, angewendet, fast immer secundäre Blutungen veranlasst und habe sehr häufig bei den Armeen Beweise dafür erhalten.

Wenn ich z. B. nach einer Amputation des Schenkels die Cruralis nicht unmittelbar zu unterbinden vermochte und diese vergebens gesucht hatte, selbst nachdem ich die Enden der Muskeln blosgelegt und in die Tiefe des Stumpfes eingedrungen war und ich noch ausserdem wusste, dass an der betreffenden Stelle eine Entzündung bestand, so versuchte ich sie auf dem horizontalen Aste des Schambeines zu comprimiren. Weiter oben theilte ich einen Fall mit, wo ich auf diese Weise den gewünschten Erfolg erzielte. Falls die Compression nicht gelingen wollte, legte ich oberhalb der Wunde das Gefäss blos, indem ich dabei die Regeln befolgte, welche ich später bei den Anevrysmen angeben werde. Roux hat in der königl. Académie der Medizin Kranke vorgeführt, bei welchen er diese Methode in Anwendung gebracht hatte und die Blutung nicht wieder erschienen war. Ist jedoch das arterielle Gewebe weich und gelblicher als gewöhnlich, ist es sehr leicht zerreissbar und ossificirt, so erfordert es die Klugheit, von zwei Nachtheilen den kleinsten zu wählen; die einen comprimiren mit dem Gefässe einige umgebende Gewebe, denn es ist wahrscheinlich, dass derselbe pathologische Zustand die Arterie in ihrer ganzen Ausdehnung afficire; die andern ziehen es vor, in das Gefässrohr einen kleinen Kegel von Leinwand, Kork, elastischem Gummi u. dergl. einzuführen; manche Chirurgen schnüren auch die Schlagader mit einem ziemlich breiten Bande ein, nachdem sie einen kleinen Cylinder in sie gebracht haben, der dem, welchen Scarpa gebraucht, ähnelt. Es ist aber schwierig und erfordert eine längere Zeit, nach einer Amputation die kleinen Arterien isolirt erfassen zu wollen, deren Gegenwart oft nur durch die Blutung angedeutet wird; man muss dann einige Gewebe mit ihnen gleichzeitig einschliessen; dies gebietet und bestätigt die Erfahrung und hat keinerlei Nachtheile, auch ist zu bemerken, dass hier das Tenaculum das vortheilhafteste Instrument ist.

Wir wiederholen es, dass wir bei der Angabe der Operation der Anevrysmen noch näher davon sprechen werden, wie die Compression und die Ligatur die Arterien verschliessen.

Der chirurgische Knoten.

Dieser Knoten besteht darin, dass man in die vom Faden gebildete Schlinge zweimal das eine Ende der Ligatur hindurchfuhrt. Wir glauben bei dieser Unterbindungsweise der Gefässe nicht weiter verweilen zu müssen, da sie das Lumen der letztern nicht immer schliesst und die Blutungen wiederkehren, auch soll sie manchmal die **Arterie** durchschneiden. So erzählt **Boyer** einen Fall, in welchem man zur Unzeit ein Glied nach Anwendung dieses Mittels amputirte, weil man glaubte, dass die nach der Application mehrerer Ligaturen entstandenen Blutungen mit einer schweren Affection des Gefässes in Verbindung ständen, die dessen Trennung zu schnell bewirkt hätte; man überzeugte sich jedoch, dass jene Blutungen den Ligaturen zugeschrieben werden mussten, die nicht genügend zusammengezogen worden waren.

Das Zerquetschen, Zerreissen der Gefässe.

Man hat beobachtet, dass die Weibchen gewisser Thiere durch das Zerkauen des Nabelstranges ihrer Jungen diesen hinreichend zusammenquetschten, um eine Blutung zu verhindern; es ist ferner bekannt, dass manche Völker, nachdem sie diesen Strang zerschnitten oder zerrissen haben, ihn noch hin und her quetschen und kneten, um eben jenen Zweck zu erreichen; aber es ist nicht minder bekannt, dass der Kreislauf gewöhnlich nach der Geburt von selbst in den Umbilicalgefässen aufhört; indess hat **Ledran** die Arteriae epigastricae, tibiales und antibrachii mit Erfolg zerquetscht; er hielt diese Methode für entsprechend am Saamenstrange bei einer Amputation des Testikels, die er verrichtete. Sie möchte bei kleinen Gefässen anzuwenden, bei grössern aber höchst gefährlich sein; auch veranlasst sie viele Schmerzen. Ich bin der Ansicht, dass man sie nur zu Hülfe nehmen soll, wenn die Torsion und die Unterbindung scheitern. Ich sah von **Dieffenbach** in meiner Abtheilung im Pitié-Hospitale ein unteres Augenlied bilden, wobei eine starke Blutung eintrat und man die Gefässe weder unterbinden noch torquiren konnte; da applicirte der sehr ausgezeichnete Berliner Chirurg die Ferse einer Sectionspinzette auf die Continuitätslösung und liess sie andrückend auf der Wunde oftmals hin- und hergleiten; der Kranke gab zwar unzweideutige Zeichen heftigen Schmerzes von sich, aber die Blutung hörte sofort auf, es trat die unmittelbare Vereinigung ein und die Operation wurde mit einem vollständigen Erfolge gekrönt. Beiläufig sei noch bemerkt, dass der Krebs, welcher dadurch entfernt wurde, nach fünf Jahren sich aufs Neue einstellte und eine abermalige Operation nicht möglich war; die Sorglosigkeit und Verzagtheit des Patienten hatten das Uebel diesmal zu weit fortschreiten lassen.

Umstülpung der Arterien.

Zur Blutstillung ist die Umstülpung der Arterien vorgeschlagen worden. Ledran und Theden haben sie mit Erfolg angewendet; der erstere am Saamenstrange bei einer Amputation des Testikels, der andere bei einer Arteria costalis.

Will man diese Methode in Gebrauch ziehen, so ist es nothwendig, das Gefäss ziemlich weit nach aussen hervorzuziehen und es dann möglichst von den umgebenden Gebilden zu isoliren; hierauf stülpt man sein unteres Ende um, macht also die Arterie doppelt, und schiebt sie in die Fleischparthien zurück oder vereinigt auch wohl die Wunde per primam intentionem, um das Aderrohr in der ihm eben gegebenen Lage zu erhalten. Ich glaube, dass dieses Verfahren durchaus keine sichern Garantien gegen die Blutungen darbietet und dass man mindestens noch mit der Beurtheilung desselben warten muss; trügen mich aber meine Ahnungen nicht, so denke ich, dass diese nur gegentheilig ausfallen wird.

Stilling hat vorgeschlagen, nach der Umstülpung des Gefässes dessen Ende durch den Stamm hindurchzuziehen. Dies Verfahren ist sehr unsicher und schwer auszuführen. Die auf der Arterie angebrachten Nahtstiche scheinen mir gefährlich.

Torsion der Arterien.

Es ist höchst merkwürdig, dass die erste bekannte Methode, das Anevrysma zu behandeln, allen denen entgangen ist, die sich mit der Geschichte der gegen die Blutungen und Pulsadergeschwülste vorgeschlagenen Operativverfahren beschäftigt haben; diese Methode gehört **Rufus** an und **Aetius** hat sie uns in folgenden Worten überliefert: Si vas unde emanat sanguis profundum fuerit,....... ubi situm ejus et magnitudinem diligenter perspexeris, noverisque numquid vena sit an arteria, vas inmissa volsella extendemus et moderate circumflectemus. Ac ubi ne sic quidem cessaverit, vinculo constringemus; non nunquam et post vinculi nexum oblique vas incidere cogimur. Aetius, lib. XIV. c. 52.

Wenn man diese ganze Phrase mit der vergleicht, welche **Galen** an der einzigen Stelle gebraucht, wo er von der Torsion spricht, so findet man zu seiner Verwunderung den nämlichen Sinn darin, dieselben Wendungen, nur andere Ausdrücke. Es scheint, **Galen** war hier nur ein Abschreiber; jedenfalls finden wir bei den Alten den Ursprung der Torsion der Arterien; **Galen** hat sie wiederholt, **Avicenna** copirt, **Caesar Magatus** gelobt und **Severin** erklärt sich noch um die Mitte des siebzehnten Jahrhunderts zu ihren Gunsten; **Thierry** hat sie wieder aus der tiefen Vergessenheit hervorgezogen, in der sie versenkt lag; denn ich muss der Wahrheit die Ehre geben und sagen, dass in einer frühern Zeit als diejenige ist, in welcher andere Chiurgen sich damit beschäftigten und dann ihre Ideen unseren Academien mittheilten, ich Mitglied einer Jury war für einen Concursus bei dem Centralbüreau zur Zulassung in die Hospitäler, wo **Thierry** als Candidat auftrat und in einer der Fragen, die er zu behandeln hatte, sich viel mit der Torsion der Arterien beschäftigte; er gab übrigens ein sehr mangelhaftes Operativverfahren an, dessen nähere Erörterung hier wohl unnöthig wäre. Was nun die Prätensionen eines gewissen Schriftstellers betrifft, der in dem Wahne lebt zu glauben, er sei der Urheber fast aller neuer Entdeckungen, selbst der Rotzkrankheit bei dem Menschen, so können diese hier keinen Platz finden; ausserdem ist ihnen schon von andern Seiten Gerechtigkeit widerfahren. Jedermann sieht wohl ein, dass wenn es bei einer eben bekannt gewordenen neuen Thatsache hinreichend wäre zu sagen, man habe sie schon früher aufgefunden, nothwendig das wissenschaftliche Eigenthumsrecht vernichtet werden würde.

Dies war in Kürze der Ursprung und die Geschichte der Torsion; nun einige Worte über die Art und Weise, wie die neuere Chirurgie diese Operation bewerkstelligt. Legt man am Cadaver eine Arterie einige Linien lang bloss und dreht man sie mittelst einer Pinzette um ihre Achse, so erstrecken sich die Spirallinien bis zu dem nächstgelegenen Collateralaste, den man, wenn man die Umdrehung etwas weiter fortstetzt, zerreissen kann; sind diese Spirallinien in einer gewissen Anzahl vorhanden, so lösen sie sich nicht auf, ausser etwa einige der hintersten.

Um Zeit zu ersparen und die Operation zu vereinfachen, gab Amussat zuerst den Rath, die Arterie mit einer Pinzette oder auch mit zwei Fingern im Niveau der Fläche des durch eine Amputation bedingten Stumpfes zu fixiren. Torquirt man, bis die Membranen zerreissen, so zeigen sich folgende Erscheinungen:

1) Die torquirte Zellhaut bildet eine Art Kappe oder Klappe, die an ihrem Ende einen kleinen Zapfen hat, der durch die Drehung dieser Membran selbst entsteht und wodurch das Gefäss vollkommen geschlossen ist.

2) Die innere und mittlere Haut sind oberhalb des von der Pinzette erfassten Punktes unregelmässig getrennt, haben sich zusammengezogen, von der Zellhaut abgelöst und bisweilen gehen sie in den Gefässkanal zurück.

Experimentirt man an lebenden Gebilden, so ergeben sich dieselben Resultate, aber das Arterienende wird unmittelbar nach der Operation durch die Pulsationen der Blutsäule gehoben, der die torquirte Zellhaut ein fast unbesiegbares Hinderniss entgegenstellt, und es bildet sich, wie nach der Unterbindung, sehr bald ein Blutpfropf, der mit seiner Basis an der Stelle adhärirt, wo die innere und mittlere Haut zerrissen und von der äussern getrennt sind; diese Adhärenzen sind um so fester, je ausgedehnter die Zerreissung der innern Membranen stattgefunden hat; vernarben diese Parthien, so verschliessen sie insgesammt das Gefäss und es treten später bis zum nächsten Collateralaste dieselben Modificationen ein, wie nach der Unterbindung; es entwickelt sich im Innern eine Entzündung mit Exsudation plastischer Lymphe. Die nämlichen Phänomene geben sich auch auf der äussern Fläche der Zellhaut kund, gehen auf die benachbarten Gewebe über und steigern dadurch deren Resistenz.

Man weiss noch nicht genau, was aus dem torquirten Arterienende wird; wie wir gesagt haben, ist A m u s s a t zu glauben geneigt, dass es mortificirt oder auch absorbirt werde und dass es dann die zurückgegangenen, unter sich und mit dem Blutpfropfe vernarbten innern Membranen entblösst lasse; nach S c h r a d e r verwandelte es sich in fibröses Gewebe. Ueber diesen Punkt sind noch weitere Erfahrungen nothwendig.

Das sind im Allgemeinen die Erscheinungen, welche die reine und einfache Torsion liefert, und auf diese Weise verrichtet sie auch noch A m u s s a t bei Gefässen von kleinerem Umfange; aber bei denen von einem grössern Caliber hat er sich mit Hülfe von Mitteln, welche auf festen Regeln beruhen, befleissigt, eine Methode anzugeben, die der Blutsäule den möglichst grössten Widerstand verschaffen sollte.

Die dazu nothwendigen Instrumente bilden vier Pinzetten: zwei gewöhnliche und eine dritte, die er Spiesspinzette (Pince à baguette) nennt, deren Branchen sich in sehr glatte cylindrische Stiele von einer halben Linie im Durchmesser und einigen Linien Länge endigen, und endlich noch eine vierte oder eigentliche Torsionspinzette mit einem höchst einfachen Mechanismus, mittelst welchem man sie, nachdem man die Arterie gefasst hat, geschlossen erhält; es ist nämlich an der äussern Parthie einer der Branchen ein Schieber angebracht, den man, um das Instrument zu schliessen, zwischen zwei kleinen Furchen vorschiebt, die sich an den beiden seitlichen Leisten der entgegengesetzten Branche befinden.

Mittelst einer in der rechten Hand gehaltenen gewöhnlichen Pinzette erfasst man das freie Ende der Arterie, mit der zweiten macht man das Gefäss von den umgebenden Geweben frei und lässt es fünf bis sechs Linien über der Wundfläche hervortreten; ist nun das Gefäss gehörig isolirt, so vertauscht man diese zweite Pinzette mit der Torsionspinzette und erfasst damit die Schlagader quer; sie wird ebenfalls in der rechten Hand gehalten; mit der linken nimmt man jetzt die Spiesspinzette und erfasst auch mit dieser das Gefäss quer im Niveau der Continuitätslösung der Muskeln; man drückt auf dies Instrument, um die innere und mittlere Haut zu trennen; während dies geschieht, macht man mit der Torsionspinzette eine rotirende Bewegung um ihre Achse in Form eines halben Kreises, wie wenn man die Arterie gleich einem Bande umdrehen wollte, und nimmt dabei auf der Spiesspinzette seinen Stützpunkt, führt dann diese Pinzette unmerklich in die Richtung der Achse zurück, und indem man sie zwischen den Fingern dreht, vollendet man die Torsion. Die von der Pinzette auszuführenden Touren sind sechs bis zehn. Dann zieht man die Spiesspinzette zurück und drängt das Arterienende mit der Torsionspinzette in die Muskeln zurück oder schneidet auch den coagulirten Zapfen wieder ab.

Da die Sicherheit dieses Verfahrens zum grossen Theile von den Modificationen abhängt, denen das Ende der Arterien in den zwei letzten Tempos der Operation unterworfen ist, so wollen wir hierbei noch etwas verweilen.

Sobald die innern Häute von der Spiesspinzette durchgetrennt sind, ziehen sie sich zusammen und lassen an dieser Stelle die von dem Instrumente gedrückten innern Zellhautwandungen mit einander in Contact; die spiessförmigen Enden des Instrumentes sind gegenseitig nur noch durch diese äussere Membran von einander geschieden; werden sie in dieser Annäherung erhalten und dreht man nun mit einer andern Pinzette die Arterie um, so zwingt man sie durch diese Art Zieheisen hindurch, das aber zu enge ist, um die drei Häute vereinigt aufzunehmen; die beiden innern, bekanntlich nur schwach mit der Zellhaut zusammenhängenden Membranen lösen sich an der Torsionsstelle los, ihr freier Rand faltet sich und geht in das Innere des Gefässes, wie ein umgekehrter Handschuhfinger. Auf diese Weise entsteht die sogenannte Umstülpung; nach Maassgabe nun, wie man die Torsion der Zellhaut verrichtet und eine Art von Darmsaite bildet, indem man bei jedem neuen Umdrehen die Arterie mehr und mehr durch jenes Zieheisen quer anzieht, lösen sich die innern Häute ab und gehen nachgerade in Form einer freien Röhre in das Gefässrohr. Wenn man dies Verfahren bei einer isolirten Schlagader in Anwendung bringt und man während der Vollführung der Torsion den hinter der Spiesspinzette befindlichen Punkt des Gefässes zwischen den Fingern drückt, so fühlt man gleichsam einen vorwärtsgehenden Keil, der sie auseinander treibt.

Untersucht man nach der Operation das Arterienende, so sieht man, dass es sich kappenförmig endet und im Mittelpunkte von der in Form einer Darmsaite torquirten Zellhaut bedeckt ist; öffnet man die Schlagader in der Richtung ihrer Achse, so zeigt sie innen eine umgestülpte und von den innern Häuten gebildete Röhre, so dass die Fläche, durch welche diese umgekehrten Häute an der Zellhaut adhärirten, das Innere dieser Röhre darstellen. Ich kann dies nicht besser als mit dem Ende eines Handschuhfingers vergleichen, den man kreisförmig durchschnitten und dann in sich zurück umgestülpt hat; um die ganze Röhre besteht ein circulärer Sack, der gerade in seiner Mitte eine sehr kleine Oeffnung hat, welche durch die Annäherung der Wandungen gebildet wird. Diese Röhre würde sehr bald durch den Andrang des Blutes in umgekehrter Weise zurückgedrängt werden, wenn sie sich selbst überlassen wäre; da sie aber durch die torquirte Zellhaut unterstützt wird, so leistet sie Widerstand.

Um sich von dem Grade des Widerstandes, welchen eine auf diese Weise torquirte Arterie der Blutsäule darbietet, zu überzeugen, hat Amussat am Cadaver Einspritzungen gemacht; die Flüssigkeit wurde mit vieler Kraft hineingetrieben, aber die Arterie verlängerte sich blos. Beschränkte man sich jedoch auf die einfache Torsion und verband man damit nicht die Umstülpung der innern Häute, so sah man in einigen Fällen die injicirte Masse die Membranen zerreissen und sich in die Zellhaut ergiessen, ohne aber die Torsion derselben aufheben zu können.

Ist die Torsion vollendet, so hat derselbe Vorgang statt, wie wir ihn bei der Erörterung dieser Operation im Allgemeinen angegeben haben, blos die Form des Blutpfropfes ist durch die Disposition der innern Häute modificirt; er gleicht zuerst einem kleinen umgekehrten Nagel, welcher auf der obern Parthie der durch diese Membranen gebildeten Röhre aufgeklebt ist.

Fricke in Hamburg zieht ein einfacheres Verfahren vor, das bei grossen Arterien weniger Sicherheit darbietet; es wird in der Abhandlung von **Schrader** folgendermaassen beschrieben:

1) Die grossen Arterien, wie die Cruralis, die Brachialis, die Poplitaea etc., werden mit einer gewöhnlichen Pinzette einige Linien über ihrem Ende erfasst und vier bis fünf Linien nach aussen gezogen; dann nimmt man die Pinzette, welche die Arterie hält, in die linke Hand und isolirt mit einer andern, die man in der rechten Hand hält, das Gefässende; man schiebt die Muskelparthien, welche es umgeben, oben oder unten zurück, je nachdem sich die Oeffnung der Arterie in einer oder der andern Richtung vorfindet. Diese Art von Torsion erfordert ein genaues Zusammendrücken der Pinzettenenden mit den Fingern der linken Hand, so dass das Instrument zwischen diesen Fingern, wie in einem genau passenden Ringe, gedreht wird; denn wenn man zu torquiren beginnt, ohne die Pinzettenenden fest zu comprimiren, so entschlüpft die Schlagader und man muss von Neuem anfangen. Die Pinzette muss so umgedreht werden, dass sie sich nicht von der Achse des Gefässes entfernt; acht oder neun Touren reichen gewöhnlich hin, denn unzweifelhaft ist dann die äussere Klappe (so nennt er den von der Zellhaut gebildeten Sack) aus genug Windungen gebildet worden, um dem Blutandrange gehörigen Widerstand leisten zu können. Wenn man bei grossen Arterien nur eine gewisse Anzahl von Torsionen vornimmt, so möchten Blutungen zu befürchten sein; und sind die Windungen nicht fest und zahlreich genug, so lösen sie sich bei den nächsten Contractionen des Herzens wieder auf; die Oeffnung der Arterie bleibt klaffend, das Blut findet in seinem Laufe kein Hinderniss vor und fliesst nach aussen, wofern es nicht etwa durch einen hinreichend festen Pfropf gehemmt wird.

2) Die kleinern Gefässe torquirt man, da sie ein geringeres Volumen darbieten, einfach bis zur Ruptur der Häute; fünf oder sechs Touren reichen z. B. hin, um das Blut in der Arteria thoracica zu hemmen; man soll diese Arterien schnell erfassen und von den umgebenden Parthien isoliren; man erreicht aber leichter und schneller seinen Zweck, wenn man mit ihnen eine gewisse Menge von Fleisch mitfasst, in das sie sich verkrochen

haben, und wenn man dies mit hervorzieht; sieht man nun das Lumen des Gefässes, so gräbt man es gleichsam aus der Mitte der weichen Theile aus, zieht es nach aussen und torquirt es auf die weiter oben angegebene Weise. Man hat blos für den Fall, wo man wegen seiner Tieflage seine Oeffnung nicht zu entdecken vermag, weil Blut ausfliesst, gerathen, eine Pinzette in die Stelle einzusenken, woraus das Blut eben hervortritt; auf diese Weise ergreift und torquirt man die Arterie und die umgebenden Gewebe zusammen; man glaubt, dass die also ausgeführte Torsion schmerzhafter, aber auch sicherer sei.

Dieses Verfahren berücksichtigt nicht die Fixirung der Arterie auf der Muskelfläche bei der Ausführung der Torsion an ihrem freien Ende. „Unsere Versuche“, sagt S c h r a d e r, „und „die Untersuchung der am lebenden Menschen torquirten Ar- „terien haben uns noch nicht bewiesen, dass die Torsion sich „über die Wundfläche oder über die Stelle, wo die Schlagader „noch mit den benachbarten Parthien in Berührung steht, hin- „aus erstrecke.“

Man hat gesagt, dass man in den, behufs der Torsion kleiner Arterien, nach F r i c k e's Verfahren angestellten Versuchen an Thieren die Torsion sich habe weithin erstrecken und die das Gefäss umgebenden Nerven und Zellgewebe haben zerren und zerreissen sehen; ferner will man auch eine Ruptur der der Wunde zunächst gelegenen Collateraläste beobachtet haben: seit langer Zeit torquire ich stets, wenn es möglich ist, in meinen Operationen die kleinen Arterien nach dem eben angegebenen Verfahren und ich habe niemals etwas bemerkt, das auf das Vorhandensein der erwähnten Zufälle hindeutete; daraus schliesse ich, dass das F r i c k e sche Verfahren hier ohne Widerspruch den Vorzug verdient; handelt es sich aber um grosse Gefässe, so gewährt offenbar die Methode von A m u s s a t, nach den am Cadaver und an lebenden Thieren gemachten Versuchen, eine weit grössere Sicherheit und wir stellen sie höher als diejenigen, welche man ihr substituiren wollte.

Soll die Torsion an kleinen Arterien ausgeführt werden und will man diese zuvor von den sie umgebenden Weichtheilen isoliren, so wird dies, wir wiederholen es, nicht in allen Fällen zu ermöglichen sein; überdiess möchte ein solches Beginnen ungemein viel Zeit erfordern, da diese Gefässe gewöhnlich in grosser Anzahl vorhanden sind. Man glaubte, dass die kleine Arterie, würde sie erst, nachdem sie von den Muskelparthien isolirt worden, torquirt, weit weniger Schmerzen setze; aber man hat die Schmerzen vergessen, die man durch das Isoliren des Aderrohres verursacht, und somit ist diese Ansicht ohne Werth; ich habe darüber am lebenden Menschen Gewissheit erlangt.

Wir haben angegeben, man solle die Arterie von den Weichtheilen isoliren und sie einige Linien über der entblössten Fläche, innerhalb welcher sie liegt, nach aussen vorziehen; wenn aber das Gefäss an einer Sehne, an einem voluminösen Nerven verläuft, wenn es auf einem indurirten Gewebe liegt oder wohl gar von diesem eingeschlossen 'wird, wenn es leicht zerreissbar ist und zu besorgen steht, dass man es nicht wiederfindet, wenn man es entschlüpfen lässt, so unterliegt es keinem Zweifel, dass die eben erwähnte Isolirung der Arterie grosse Schwierigkeiten darbietet und weder immer möglich noch selbst ohne Gefahren ist.

Bei kleinen Arterien, wir wiederholen es noch einmal, mag man nun die Unterbindung oder die Torsion in Gebrauch ziehen, sind die Isolirung und Verlängerung des Gefässes unnütz und haben die Nachtheile, welche wir bei diesen beiden blutstillenden Mitteln schon angegeben haben; will man aber eine grosse Arterie torquiren, so ist das Isoliren der Nerven und Gefässe so wie das Hervorziehen aus den Muskelgebilden unerlässlich. Die in Rede stehende Isolirung scheint einen gleichen Werth zu haben, wenn es sich um die Unterbindung einer Arterie der nämlichen Art handelt; denn was auch der Chirurg, der die mit der Unterbindung der Venen verbundene Gefahr misskennt, davon sagen mag, so bleibt es doch gewiss, wir wiederholen es, dass wenn diese Ligatur andere Gewebe als die Arterie einschliesst, man die innern Häute nur unvollständig zerreisst und dann ist bekanntlich die Sicherheit gegen Blutungen unbedingt minder gross. Wir haben uns hierüber schon weiter oben näher ausgesprochen.

Man hat der Torsion vorgeworfen, sie belasse am Gefässe ein Stück mortificirten Gewebes (den Zapfen), das als ein fremder Körper einzuwirken vermöge; die Erfahrung hat bewiesen, dass wenigstens im Allgemeinen dieser Vorwurf unbegründet ist; ich sage im Allgemeinen, denn es ist noch nicht lange her, seitdem man die Torsion an grossen Arterien verrichtet; auch giebt es wohl nur wenig Regeln ohne Ausnahme. Die meisten Practiker ziehen die Unterbindung vor.

Der Erfolg der Torsion grosser Arterien ist nicht immer so gewiss, wie der bei der Unterbindung; meine Ueberzeugung hierüber gründet sich auf Erfahrung. Die erstere Operationsweise kann nicht unter allen Umständen angewendet werden und hat auch noch den Nachtheil, dass ihre Ausführung gewöhnlich viel Zeit erfordert und viel Schmerzen verursacht, dagegen scheint sie, indem sie den Kranken mit jedwedem fremden Körper in der Continuitätslösung verschont, weit leichter und schneller die Vereinigung per primam intentionem herbeizuführen; indessen geht doch aus den in Frankreich, Belgien, Berlin, London u. s. w. beobachteten Thatsachen positiv hervor, dass dieser Vortheil nur eine Ausnahme ist; man hat berechnet, — wir sprechen hier immer nur von den grossen Arterien, eine Unterscheidung, die leider ein neuerer Autor nach seiner empirischen Gewohnheit nicht eingehalten hat, — dass die Gegenwart einer oder einiger Ligaturen, die gewöhnlich vom fünften bis zehnten oder zwölften Tage abfallen, im Allgemeinen fast eben so schnell wie die Torsion die Vernarbung einer Wunde gestattet, die mit Trennung von Knochen, Aponevrosen, andern gutartigen zufälligen Geweben u. s. w. verbunden ist. Unnöthig ist es wohl zu bemerken, dass wenn man die unmittelbare Vereinigung nicht versuchen kann oder muss, die Torsion der grossen Arterien nothwendig den geringen Vortheil verliert, den wir eben angegeben haben; man hat gesehen und wir wiederholen es gern, dass wir diese Betrachtungen nur auf Gefässe von einem grossen Caliber bezogen; denn handelt es sich um kleine Arterien, so sind diese gewöhnlich zahlreich und offenbar würden dann die zur Unterbindung nöthigen vielen Fäden mehrfache

Nachtheile haben, daher in diesem Falle die Torsion vorzuziehen ist.

Unbestritten erweist sich die Torsion in den Fällen nützlich,
wo die normalen und mehr oder minder ähnlichen Weichtheile
allein durch ein schneidendes Instrument getrennt worden sind.
Uebrigens wird der Practiker die grossen Schwierigkeiten und
insonders die Unmöglichkeit in Betracht ziehen, welche diese
Operationsweise darzubieten vermag. Nach unserer Ansicht
muss die Anwendung der Torsion bei grossen Arterien als eine
Ausnahme betrachtet werden. Beiläufig sei auch noch erwähnt,
wie es durchaus nicht räthlich sein dürfte, inflammirte Gefässe
zu unterbinden oder zu torquiren, denn die Erfahrung hat gelehrt, dass durch das erstere Mittel zu schnelle Zerschneidung,
durch das letztere Zerreissung derselben bewirkt wird.

Venöse Blutungen.

Die Physiologie lehrt uns, dass die venösen Blutungen im
Allgemeinen um so stärker werden, namentlich wenn man dem
Herzen näher operirt, je leichter das Individuum einathmet; dann
lässt die Lunge fast kein Blut mehr durch und dies fliesst in die
Venae cavae und von da nach und nach bis in die getrennten
Venen zurück. Während man nun die nöthigen Vorkehrungen
zur Verhinderung des Lufteintrittes in das Venensystem trifft,
ist es wichtig, wenn die Blutung dem Operateur hinderlich und
für den Kranken gefährlich ist, letztern stark respiriren zu
lassen.

Bald sind die Venen völlig, in ihrem ganzen Umfange, getrennt, bald ist nur eine Seite des Gefässes theils mit, theils
ohne Substanzverlust verletzt worden; im zweiten Falle kann
die Application des Fingers auf eine kurze Zeit hinreichen,
manchmal wird das Auflegen von Feuerschwamm oder feinem
Badeschwamm, der mit dem Finger auf Augenblicke angedrückt
wird, nothwendig werden; ebenso kann man sich der Charpiebäuschchen u. dergl. bedienen; ferner hat man angerathen, die
Wundlippen mit einer Pinzette zu erfassen und die Continuitätslösung mit einem Faden zu verschliessen, da ich aber nach der
unmittelbar an die Venen applicirten Ligatur oft habe Phlebitis

eintreten sehen, so ist mir ein solches Verfahren sehr bedenklich geworden; man muss es nur anwenden, wenn es unumgänglich nothwendig ist. Bekanntlich wurde in der Zeit, da die Engländer wieder nach Art der Alten die Unterbindung der Venen erneuerten, letztere auch in Frankreich in Gebrauch gezogen; Béclard und ich erlebten damit manchen Unglücksfall. Ist man durchaus gezwungen, in dem beregten Falle die Pinzette zu gebrauchen, so suche man die Gefässwandungen so wenig als möglich zu quetschen, damit man eine Phlebitis vermeide. Auch darf nicht unbeachtet bleiben, dass Chaussier, gegen die Ansicht vieler Physiologen, bewiesen hat, dass die Einführung eines Stilets in eine Vene schmerzhaft ist und diese zu entzünden vermag; man wird sich demnach ganz besonders hüten, in ein solches Gefäss irgend einen fremden Körper einzubringen.

Die eben angeführten Mittel gegen die Blutung können in dem dritten Falle ausreichen, d. h. wenn die Vene eine Seitenwunde mit Substanzverlust nachweist und der letztere nicht allzu beträchtlich ist; die Blutung wird um so schwieriger zu hemmen sein, je breiter oder länger die Gefässwunde und je grösser und näher dem Herzen das Gefäss selbst ist. Die Blutung ist dann nicht blos, wie wir schon angedeutet, so bedeutend, weil die Respiration kurz ist, sondern dieser Zufall muss auch der kreisförmigen Compression des Gliedes in Rechnung gebracht werden. Im letztern Falle genügt es gewöhnlich, die Ursache zu beseitigen, welche die Circulation des Blutes von der Circumferenz nach dem Centrum verhindert und dagegen einen Rückfluss nach der entgegengesetzten Richtung bewirkt, um die Hämorrhagie zum Schweigen zu bringen.

Ist die Vene völlig und in ihrem ganzen Umfange durchgeschnitten oder ist doch ein sehr grosser Theil derselben geöffnet worden und ist damit sogar ein mehr oder minder grosser Substanzverlust verbunden, so werden sich doch oft noch die oben angeführten hämostatischen Mittel erfolgreich zeigen. Ist aber die Vene gross, liegt sie sehr nahe dem Rumpfe und namentlich dem obern Theile der Brust, so reichen diese nicht aus, es müsste denn die Continuitätslösung keine grosse Ausdehnung haben. Betrifft es in einem solchen Falle z. B. die obere

Parthie der Cruralis und will man die Unterbindung vermeiden oder diese kann nicht angewendet werden, so bringt man den Schenkel in eine solche Lage, dass sein unterer Theil der am wenigsten abschüssige wird und mit dem Rumpfe einen Winkel von ohngefähr vierzig Graden bildet; auf die Venenwunde legt man ein Stück Heftpflaster oder englisches Pflaster, oder auch ein Charpiebourdonnet, ein Stück Feuerschwamm u. s. w.; steht die Blutung noch nicht, so legt man einige Compressen auf und darüber die Spica inguinalis, mit der man einen Druck bewirkt, der stark genug ist, um den Erguss des Blutes nach aussen zu behindern, aber zu schwach, um das Lumen des Gefässes zu verstreichen. Man kann diesen doppelten Zweck erreichen, indem man zuerst einen sehr gelinden Druck ausübt und diesen dann stufenweise und langsam bis zu dem Moment steigert, wo die Blutung cessirt. Hat man Geduld und die nöthige Zeit dazu, so dürften die Finger eines Gehülfen die Indication weit besser erfüllen. Soll man einen andern entsprechenden Compressionsapparat in Gebrauch ziehen?

Die Orthopädie hat seit einiger Zeit besonders grosse Fortschritte gemacht; es scheint mir nicht unmöglich, in den letzterwähnten Umständen die Vernarbung der Wunde des Gefässes zu erlangen, ohne dass dieses zugleich obliterirt; bekanntlich bedingt ein starker Druck dies glückliche Resultat nicht, sondern ist oft noch mit grossen Nachtheilen verbunden. Wir haben uns schon über die schlimmen Zufälle ausgesprochen, welche die Unterbindung erzeugen kann, wenn ihre Anwendung unvermeidlich ist, weil die Compression zu bedeutende Schmerzen verursacht und dabei auch Gangrän zu bewirken vermag.

Ich habe Fälle beobachtet, wo es, nach der Amputation des Schenkels, hinreichte, das Stumpfende einige Augenblicke höher als den übrigen Theil des Gliedes zu halten, um eine sehr starke Blutung aus der Vena cruralis fast auf der Stelle zu hemmen.

Noch zu erwähnen ist, dass wenn man gezwungen ist, zur Verstreichung des Lumens des Gefässes einen ziemlich starken Druck zu bewirken, man diesen so viel als möglich entfernt von der Wunde anbringen muss. Es giebt Fälle, in denen die Blutung aus den zwei Enden der Vene herrührt; die Physiologie und Anatomie erklären dies Phänomen; auch die pathologische Anatomie giebt hierüber Belehrung, wie wir dies schon bei der Erörterung des Lufteintrittes in das Venensystem bemerkt haben.

Die adstringirenden und absorbirenden Mittel, wovon wir bereits weiter oben gesprochen haben, können sich bei starken Blutungen aus vielen kleinen Venen sehr nützlich erweisen. Wir haben solche Blutungen bei Subjecten angetroffen, wo die Wunde sich an einem höchst varicösen Orte befand.

Wundverbände.

Ueberrascht von den bedeutenden Nachtheilen, welche das sofortige Verbinden der Wunde mit sich führt, gab Dupuytren zuerst, was man auch dagegen sagen möge, den Rath, dies zu unterlassen. Wir theilen vollkommen diese Meinung, die sich auf eine sehr grosse Reihe von Thatsachen gründet und von der langjährigen Erfahrung des Oberwundarztes am Hôtel-Dieu sanctionirt ist, wir fügen ihr noch die unsrige zu, die einen Zeitraum von zwanzig Jahren umfasst, während welchem wir im Pitié-Hospitale die von unserm Lehrer gegebene Vorschrift befolgten, und wir heben diese ganz besonders hervor, weil sie von grosser Wichtigkeit ist. Die secundären (Nach-) Blutungen werden um so mehr zu fürchten sein, wenn der erste Verbandapparat schon angelegt worden ist, denn man wird die zu dessen Entfernung nöthige Zeit verlieren, die Verbandstücke können an der Continuitätslösung und an deren Umfange in einer grössern oder geringern Ausdehnung festkleben, eine bedeutende Hämorrhagie wird eine schleunige Ablösung derselben erfordern und diese wird einen eben so heftigen Schmerz als die Operation selbst verursachen. Man wird demnach die Wunde, die übrigens vor dem Luftcontacte gesichert wird, erst anderthalb oder zwei bis drei Stunden, nachdem sie stattgefunden, verbinden; auch in dem Falle, wo man die Vereinigung per primam intentionem machen muss, ist diese Vorschrift noch strenger zu befolgen, weil die kleinen Gefässe, deren Unterbindung unmöglich ist, ziemlich lange nach Bewirkung der Continuitätslösung eine mehr oder minder reichliche Menge Blut hervorsickern lassen; und in der That ist es dann sehr schwierig, wo nicht unmöglich, die unmittelbare Vereinigung, besonders einer grossen Wunde, genau zu bewerkstelligen. Ist nun aber diese Vereinigung zu schnell bewirkt worden, so häuft sich das Blut daselbst an und bildet gewöhnlich Klumpen; ich weiss freilich, dass diese absorbirt werden und sich organisiren können, aber vermögen sie nicht fremde Körper darzustellen, die fähig sind, die Vernarbung per primam intentionem zu verhindern und Entzündungen und sehr schlimme, oft sogar tödtlich ausgehende Eiterungen hervorzurufen? Wir wiederholen es, die Erfahrung hat sich über diesen therapeutischen Gegenstand ausgesprochen; vielfache Versuche an Thieren, ungemein zahlreiche an Menschen erlangte Resultate haben dargethan, dass wenn man mit dem Verbande wartet, die Wunde dann vorsichtig reinigt und jede Art von Blutung steht, die unmittelbare Vereinigung sich als weit erfolgreicher herausstellt und Phlegmasien und Abscesse viel seltener in die Erscheinung treten.

Wir glauben übrigens, dass sich bei Befolgung der eben angegebenen Vorschrift weit früher eine Entzündung entwickeln wird, welche eine plastische Exsudation liefert, unter deren Einfluss sich die unmittelbare Vernarbung bildet. Diese Behauptung wird auch von den Thatsachen unterstützt. Oft sahen wir ausgezeichnete Wundärzte die Verletzung mit leicht stimulirenden Flüssigkeiten befeuchten, um den nämlichen Zweck zu erreichen und um auch vor dem Verbinden das Hervorsickern des Blutes zu beseitigen; diese Praxis, welche sehr viele Erfolge zählt, war die der Alten.

Velpeau theilt die Meinung Dupuytren's nicht; wir wollen hier die Stelle aus dem Werke des Charité-Chirurgen selbst anführen:

„Es giebt eine Menge Arterienzweige, welche man während der Operation bemerkt, die man aber unmittelbar nachher nicht wiederfinden kann und welche bisweilen etwas später eine ziemlich starke Blutung veranlassen. Man hat sich in dieser Beziehung einer Erklärung bedient, die mir nichts weniger als genügend erscheint. Ich sehe nicht ein, warum die momentane Abwesenheit der Blutung dem Krampfe der getrennten Arterien, ihrer Retraction oder vielleicht der augenblicklichen Einwirkung, welche die Atmosphäre auf sie ausübt, zugeschrieben werden muss. Wenn sie sich nach einigen Stunden wieder zu öffnen scheinen, so hängt dies offenbar damit zusammen, dass die durch die Operation verursachte Concentration der organischen Thätigkeiten aufhört und an ihre Stelle eine excentrische Bewegung, eine mehr oder minder starke Reaction tritt, welche die Flüssigkeiten vom Innern nach dem Aeussern wieder hintreibt. Das zuerst von Parrish in Amerika, dann von Klein in Deutschland, von mehrern englischen Chirurgen und in Frankreich von Dupuytren befolgte Verfahren, die Wunde erst nach einigen Stunden zu verbinden, scheint mir nicht folgerichtig, nicht durch die Vernunft gerechtfertigt zu sein und ich glaube es als allgemeine Methode tadeln zu können"*).

Wenn der Gegenstand nicht wichtig wäre, so würden wir kaum glauben, dass Velpeau sich im Ernste in dieser Weise hat ausdrücken wollen; denn nimmt man sogar seine zu ausschliessliche Erklärung an, so haben die Blutung oder das Hervorsickern des Blutes nach seinem eignen Geständnisse nicht minder statt und zu ihrer Bekämpfung ist gewiss die Methode von Dupuytren die vortheilhafteste; freilich kann man wohl, wenn man sich beeilt die Continuitätslösung zu vereinigen, eine beträchtliche Blutung aus kleinen Arterien hemmen und mithin die Torsion oder Unterbindung vermeiden, aber es lässt sich gleichfalls nicht verhehlen, dass während der Vereinigung eine gewisse Menge Blut ausfliesst, wodurch dann jene oben angeführten Zufälle in die Erscheinung treten; und ist es nicht erfahrungsgemäss, ich frage alle Chirurgen, dass dann secundäre Blutungen ziemlich häufig stattfinden? Man sagt, das Individuum werde, wenn es nicht auf der Stelle verbunden wird, unruhig, es wage nicht, sich dem Schlafe zu überlassen;

---

*) Nouveaux élements de Médecine opératoire par Velpeau. 1839. T. 1. p. 57.

aber diese Nachtheile können durchaus nicht mit den von uns angeführten Vortheilen verglichen werden. Velpeau scheint nicht zu wissen, dass in den ersten zwei oder drei Stunden nach einer Operation der Kranke durchaus keine Lust zum Schlafen hat, wofern die Innervation nicht aussergewöhnlich gesteigert gewesen war oder ein schlimmer Ausgang droht. Unsere Operirten scheinen nicht sonderlich über die Verzögerung des Verbandes besorgt zu sein und meistens scheinen sie sogar nicht einmal daran zu denken.

Bevor man den Verband anlegt, muss man die Wundfläche sehr sorgfältig reinigen; ein ganz feiner mit lauwarmem Wasser angefüllter Waschschwamm eignet sich hierzu am besten. Soll keine Vereinigung per primam intentionem bewirkt werden, so ist es nicht unumgänglich nothwendig, die kleinen Blutklumpen vollständig wegzunehmen; dann wäscht man von der Haut alle Blutflecken ab, besonders ist dies im Umkreise der Continuitätslösung von Nutzen, da hier die Unsauberkeit Nachtheile hat, welche wir wohl nicht näher anzugeben brauchen. Lässt man diese Vorkehrungen im Anfange unbeachtet und muss man sie später noch treffen, wenn sich etwa schon irgend eine entzündliche Bewegung der Wunde bemächtigt hat, so verursacht man viele Schmerzen oder kann doch allermindestens der unmittelbaren Vernarbung wesentlichen Eintrag thun. Man befeuchte nur eine kleine Strecke der von Blut bespritzten Tegumente und beeile sich, diese abzuwischen, weil man so das Erkalten der zu diesem Behufe verwendeten Flüssigkeit verhindert, was stattfinden dürfte, wenn man eine grössere Fläche, die mehr Zeit zum Abwischen erfordert, auf einmal in Anspruch nimmt, wobei sich der Kranke erkälten kann und Gefahr läuft, dass sich in der Brust oder im Unterleibe, besonders in den Jahreszeiten mit niedriger Temperatur, eine Entzündung entwickelt. Endlich muss das Abwischen sanft, ohne zu reiben, geschehen, einmal um keine Schmerzen zu bewirken und dann auch, um zu verhüten, dass sich eine etwa ohnehin sehr reizbare Haut röthe oder wohl gar entzünde. Ist die Wunde nicht rein geblieben, so muss man sie später nochmals abwaschen.

Die nöthigen Instrumente. Vorheriges Abrasiren der Haare auf der Verbandstelle.

Die zur Anlegung der Verbände nothwendigen Instrumente sind diejenigen, welche das Etui (die Verbandtasche) des Chirurgen enthält. Unnöthig ist wohl noch der Rath, zuvor die Haare abzurasiren, welche die Haut in einer gewissen Strecke von der Continuitätslösung bedecken.

Die mit Cerat bestrichenen Streifen; die durchlöcherte oder gefensterte Compresse.

Um ein Ankleben der Charpie an den Rändern der entblössten Fläche oder an der Wunde zu verhindern, welche noch nicht oder doch nur in einem sehr geringen Grade eitert oder sonst wie nässt, wendet man mit Cerat bestrichene Streifen an. Man lagert sie auf dem ganzen Umfange der Continuitätslösung an, so dass sie eine oder zwei Linien davon bedecken; ihr kleiner Durchmesser muss wenigstens zwei Querfinger betragen; sie haben Ausschnitte, welche perpendiculär mit ihrer Länge gehen, zwei Drittel Zoll von einander entfernt sind und mit einem Drittel ihrer Breite die mit der Wunde nicht in Verbindung stehende Seite einnehmen.

Oft bedient man sich einer durchlöcherten oder gefensterten Compresse; sie ist mit sehr nahe aneinander liegenden Oeffnungen versehen, mit Cerat bestrichen und wird nicht nur auf die entblösste Fläche gelegt, sondern erstreckt sich auch noch einige Zoll darüber hinaus. Ist eine schwache Excitation und ein leichtes Abfliessen des Eiters nothwendig, so giebt man den erstgenannten Mitteln den Vorzug. Muss man, namentlich im Winter, auf einer, wenn auch nicht grossen, Stelle mit Cerat bestrichene Leinwand anwenden, so muss diese jedenfalls vorher erwärmt werden, um einer Erkältung vorzubeugen, die dem Kranken gar häufig schädlich ist. Ich beharre bei dieser Vorschrift, die nur Ignoranten unwichtig vorkommen kann und die man fast immer vernachlässigt; oft sah ich in Folge dessen sehr bedenkliche und bisweilen tödtliche Zufälle eintreten.

Charpie.

Die Charpie, deren man sich gewöhnlich bedient, wird aus alter Leinwand, aus der man die Fäden auszieht, zubereitet. Die Leinwand darf weder zu fein noch zu grob und muss weiss sein; sie ist fast immer unordentlich zusammengedrückt, wenn sie der Wundarzt bekommt; derselbe muss sie daher vor Allem in Ordnung bringen, er muss sie krempeln, wie die Alten sagten; dann applicirt er sie mit einer gewissen Nachlässigkeit auf die Wunde, damit die Fädchen, aus denen sie besteht, um so eher kleine Zwischenräume zwischen sich lassen und sie mithin für die flüssigen Stoffe permeabler wird.

Einige Practiker pflegen den Theil der Charpie, welcher der entblössten Fläche entspricht, mit Cerat zu bestreichen; dieser fettige Körper verhindert dann den Durchgang des Eiters durch dieses Verbandstück, es verbleibt daher der Eiter länger auf der Continuitätslösung, reizt diese zu sehr oder erweicht sie in den meisten Fällen. Diese Praxis ist nicht gut, ich verwerfe sie im Allgemeinen und habe mich in dieser Beziehung in meiner Clinique chirurgicale *) ausgesprochen.

Plumasseau.

Ist eine Art Charpiekuchen, den die Alten sehr häufig anwandten und dem sie viel Wichtigkeit beilegten. Er wird aus einer mehr oder weniger grossen Anzahl Charpiefäden gebildet, die fast immer ziemlich lang sind und dicht neben einander gelegt werden, so dass sie zusammen eine compacte und ziemlich harte Masse darstellen. Die Enden dieser Fäden werden mit einem Bändchen von demselben Gewebe kreisförmig zusammen gebunden und dann auf die mit der Wunde nicht in Berührung tretende Fläche umgeschlagen. Dieses Verbandstück, das man ebenfalls mit Cerat bestreicht, theilt noch in einem weit höhern Grade die Nachtheile des vorigen und seine Vortheile in nur wenigen Fällen. Jetzt wird das Plumasseau fast gar nicht mehr angewendet.

----

*) Im Kapitel betitel: Einfaches atonisches Geschwür.

Aus der gewöhnlichen Charpie verfertigt man noch Ku chen, Rollen, Pelotten, Bourdonnets, Tampons, Kugeln, Wieken, bestimmt, die Wunde zu comprimiren, in ihre Vertiefungen einzudringen, sie zu erweitern, den Eiterausfluss zu befördern, die Verengerung gewisser Höhlen zu verhindern u. s. w., wovon wir später noch sprechen werden.

Geschabte Charpie.

Eine andere Art von Charpie, welche man dadurch erhält, dass man ein Stück Leinwand ausspannt und mit einem stumpfspitzigen Messer abschabt; sie reizt die entblössten Flächen mehr als die vorige und hat noch den Nachtheil, den Eiter nicht zu absorbiren.

Englische Charpie.

Ein Wort über die englische Charpie, die man so viel und so unzweckmässig gerühmt hat. Sie ist aus einer Art Wollen- oder Baumwollengewebe zusammengesetzt und auf der einen Seite, auf der, welche mit der Wunde in Contact tritt, sammtartig, auf der andern dagegen glatt, gleichsam glänzend. Soll ich die Leichtigkeit, mit der sie applicirt zu werden vermag, hervorheben? Das wäre kindisch, denn keine Art von Charpie ist schwer zu appliciren. Diese englische Charpie hat im höchsten Grade, ausser andern Nachtheilen, den sehr grossen, dass sie den Eiter nicht gut absorbirt.

Der Flachs, das Werg und das Moos wirken zu reizend ein und lassen sich nur anwenden, wenn man eine Wunde stark reizen will und wenn man gerade keine andern passenden Mittel zur Hand hat, wie dies z. B. auf dem Schlachtfelde der Fall ist. Man kann sich ihrer zur Auspolsterung der Glieder bedienen, namentlich an den Stellen, wo der Decubitus gewöhnlich statt hat.

Baumwolle.

Die Baumwolle hat, ausserdem dass sie das Wundsecret schlecht absorbirt, so zu sagen dieselben Vortheile und Nachtheile, welche die beiden vorhergenannten Körper darbieten.

Neue Charpie.

Man hat sich in der letztern Zeit viel Mühe gegeben, die gewöhnliche Charpie mit einer andern zu vertauchen, welche nicht so kostspielig ist, was für die Hospitäler namentlich keinen unbedeutenden Umstand abgiebt. Der Generalconseil hat uns oft beauftragt, mit neuen Charpiearten, die ihm angeboten wurden, Versuche anzustellen, bis jetzt sind wir stets der Ueberzeugung geblieben, dass sie meistens einen Chlorgeruch von sich geben, der sehr erregt, und dass sie allesammt auch auf den Wunden und selbst auf den Geschwüren Reizungen hervorrufen; sie können daher nur dann nützen, wenn jenen Continuitätslösungen mehr Tonus mitgetheilt werden soll; dieser Nutzen ist gewiss aber von sehr untergeordnetem Range, da wir viele andere und weit vortheilhafter wirkende Mittel besitzen. Es ist uns unmöglich, die Wirkung dieser neuen Charpiesorten nach den Indicationen zu modificiren.

Salben.

Die Charpie wird mit Salben bestrichen oder mit verschiedenen Flüssigkeiten befeuchtet. Mit den erstgenannten topischen Mitteln trieben bekanntlich die Alten einen argen Missbrauch; aber es lässt sich nicht läugnen, der menschliche Geist liebt stets die Extreme und so ist man heutzutage gerade in den entgegengesetzten Fehler verfallen, denn ich bin überzeugt, der Gebrauch der Salben sollte nicht so oft unterlassen werden, als es gewöhnlich geschieht, besonders wenn Wunden oder Geschwüre mittelst sogenannter reizender Salben excitirt werden sollen.

Seide. Wolle.

Die Seide ist für den Eiter sehr schwer durchgängig, eben so die Wolle, die noch dazu viel reizender einwirkt, als die Charpie, welche immerhin diesen beiden Substanzen vorzuziehen sein wird.

Schwamm.

Der mit kaltem Wasser angefüllte und auf eine blutende Wunde gebrachte Schwamm erweist sich oft höchst vortheilhaft; in Stücke geschnitten kann er zu einer schwachen momentanen Compression verwendet werden; er absorbirt die Flüssigkeiten; bisweilen wird er als erweiterndes Mittel gebraucht und ist dann als präparirter Schwamm bekannt; man schneidet ihn in grössere oder kleinere Stücke, je nach den Indicationen; wird er in einen fistulösen Gang eingeführt, so nützt er insofern, als er durch die Zunahme seines Volumens diesen Gang erweitert, aber diese Erweiterung hält nicht lange an, sobald der Schwamm entfernt worden. Bei dem Ausziehen desselben zerreisst er bisweilen und es können dann Stücke davon zurückbleiben.

Ein Kranker im Pitié-Hospitale hatte an der vordern Fläche des Pectoralis major einen Eiterheerd, der sich in einen drei Zoll langen Fistelgang endigte und dessen äussere Mündung einen Zoll unter der Achselhöhle lag. Die Expulsivbinde, die verschiedenen Injectionen und Verbände hatten keinen Erfolg; wir hatten diesen Gang sehr oft sondirt und nie einen fremden Körper darin wahrgenommen: die Palpitation der Haut ergab nichts Aussergewöhnliches; wir nahmen zum Einschnitte unsere Zuflucht, dem wir eine Ausdehnung von drei Zoll gaben, und führten dann den Zeigefinger in die Eitertasche; wir fühlten in der Tiefe einen weichen, voluminösen Körper, den wir für eine Anhäufung fibröser, albuminöser oder sonstwie gearteter Concretionen hielten, brachten eine Ringpinzette ein, erfassten den fremden Körper und zogen so zu wiederholten Malen mit Leichtigkeit Schwammstücken heraus, die zusammen gewiss den Umfang eines Hühnereies hatten und wohl seit sechs Monaten im Fistelgange gesteckt hatten.

Nachdem der Schwamm entfernt worden war, vernarbte der Eiterheerd bald, eben so die Fistel mit Hülfe einfacher Verbände. Besonders wenn die Stücken des präparirten Schwammes schlecht geschnitten sind und zufolge der Feuchtigkeiten im Fistelgange aufquellen, sind diese schwer auszuziehen; es lässt sich daher leicht denken, dass man sie zerreissen und auch nur unvollständig entfernen kann, welchen Umstand man sehr zu beachten hat. Wenn der präparirte Schwamm, nachdem er durch die Fistel hindurchgegangen, in eine Eitertasche gedrungen ist und eine Hervorragung von einem gewissen Umfange bildet, so ist er gewöhnlich in der Mitte etwas grösser, zeigt eine Art Nagelkopf, den man nicht gut in den Fistelgang zurückschaffen kann und der Anfangs selbst starken Tractionen widersteht und zuletzt in Stücke zerreisst. Dieser letztere Zufall wird auch stattfinden, wenn der Schwamm bereits durch die Wärme und Feuchtigkeit in dem Eitersacke aufgequollen und nun durch einen engen Kanal herausgeschafft werden soll, der Nodositäten hat. Fälle dieser Art haben wir häufig beobachtet und wir hegen die Ansicht, dass, wenn die Indication den Gebrauch solchen Schwammes erfordert, man diesen nicht sehr tief einbringen muss *).

Baumschwamm.

Wir haben schon anderswo angegeben, dass der Baumschwamm ein Haemostaticum ist, dass er auf frische Wundflächen gebracht sich daselbst leichter wieder abnehmen lasse als die Charpie und dass ihn D u b o i s desshalb oft in Gebrauch ziehe. Man suche weichen und gleichmässig dicken aus; gewöhnlich ist er schlecht präparirt.

Leinwand.

Die zu Verbänden verwendete Leinwand muss alt sein und keine Falten noch Nähte haben, neue würde zu hart sein; die aus Hanfgewebe verdient den Vorzug; ist sie zu fein oder zu sehr abgenützt, so zerreisst sie leicht, und ist sie zu dünn, so faltet sie sich weit eher.

Die Leinwand muss so viel als möglich mit Lauge weiss gemacht worden sein, sie wird dadurch weit besser als durch die gewöhnliche Wäsche gereinigt, wird poröser, minder irritirend und durchdringbarer.

Alle Baumwollengewebe wirken reizender ein, als die von

---

*) Ein durch die ganze Dicke des Schwammstückes durchgezogener langer Faden, der nach der Einbringung des Schwammes in den Kanal theilweise aussen hängen bleibt, wird wohl in den meisten Fällen vor dem hier in Rede stehenden Umstande sichern.

D. d. Bearb.

Flachs oder Hanf, auch absorbiren sie nicht so leicht die Wundsecrete, das Blut und blutige Serum.

Wollengewebe.

Die aus Schafwolle verfertigten Gewebe üben auf den entblössten Flächen einen zu starken Reiz aus, und soll daher ein
solcher nicht bewirkt werden, so muss ihre Anwendung unterbleiben. Die Compressen und Binden daraus, welche man über
andere Verbandstücke oder auf die blosse Haut selbst applicirt,
haben meistens den Nachtheil, dass sie eine zu hohe Wärme
erzeugen und unterhalten.

Feuchte Leinwand.

Die feucht gemachte Leinwand gewährt zwar den Vortheil,
dass sie sich genauer als die trockene anlegt, aber ist doch insofern schädlich, als sie, selbst wenn sie mit warmen Flüssigkeiten getränkt wird, wenn die Kälte nicht indicirt ist, die
Kranken besonders im Winter viel incommodirt und der oft mit
schlimmen Folgen verbundenen Erkältung aussetzt, obschon
man die Vorsicht gebraucht, die Wärme zu unterhalten und Flanell und Gummitaffent überzubreiten. Legt man längs des Gliedes Flaschen mit warmem Wasser oder warme Säckchen, so erfüllt man damit nicht immer die Indication, auch lassen sich
diese Mittel nicht jedesmal leicht herbeischaffen und erfordern
ein wachsames Personal.

Die erst nach der Application befeuchtete Leinwand wird
durch die in ihr enthaltene Nässe dichter, sie drückt daher mehr,
als wenn sie vorher schon nass gemacht worden ist; sie wird
fester, aber auch härter, wenn man sie mit Eiweiss oder mit
Stärke u. s. w. überzieht und excoriirt dann nicht selten die Haut.

Bei Fracturen mit oder ohne Continuitätslösung der Weichtheile gebrauche ich im Pitié - Hospitale beim Verbande trockene
Leinwand, wenn ich nicht den Seutin'schen Kleisterverband
anwende, dessen Vortheile und Nachtheile ich in meiner Clinique chirurgicale (im Kapitel: Einige Betrachtungen
über die Fracturen und ihre Behandlung) angegeben habe.

Compressen.

Die Form der Compressen, ihre Dicke, Zahl, Länge und die Art der Anlagerung auf den Parthien hängen von den Einzelfällen ab, in denen man sie anwendet. Man lege nicht zu viel davon auf, damit sie keinen zu hohen Wärmegrad auf den Wunden erzeugen und unterhalten; anders wird es sich aber verhalten, wenn sie als Compressionsmittel fungiren sollen.

Binden.

Die Leinwand, aus der man die Binden macht, wird im **geraden Faden** durchgeschnitten und die einzelnen Stücke durch zurückgeschlagene Säume vereinigt; ihre Breite und Länge ist verschieden; sie werden bald in eine, bald in zwei Rollen (Köpfe) aufgewickelt, bisweilen werden sie unaufgerollt angewendet; die besten sind die von alter, gebrauchter Hanfleinwand.

Man hat die Caoutschoucbinden sehr gerühmt, sie haben aber vielfache Nachtheile, unter andern den sehr bedeutenden, dass sie die Wärme nachgiebig, locker macht, die Kälte dagegen sie zusammenzieht; auch geben sie den Muskelcontractionen, den Gelenkbewegungen nach, erweitern sich ungleichmässig und können sehr hinderliche, ja selbst gefährliche Falten bilden.

Die sogenannten chirurgischen Betten.

Beiläufig gesagt sind diese, wie das von Daujon mit seinen Modificationen und das von Nicolle, unbestritten höchst nützlich, aber die Oeffnung für das Becken zur Aufnahme der Fäces ist nicht immer an der entsprechenden Stelle, da der Kranke trotz aller Vorsicht auf der Fläche fortrutscht und also öfter wieder zurecht gelegt werden muss, wodurch man gezwungen wird, ihn mehr oder minder zu bewegen.

Bandagen von Mayor.

Mayor in Lausanne hat die meisten zum Verbande der Wunden bestimmten Bandagen sehr vortheilhaft verändert und selbst umgestaltet. Ich fühle mich gedrungen, seinem sehr ausgezeichneten Talente hier das gebührende Lob zu spenden, welches ihm viele gehässige und neidische Männer so ungerecht verweigert haben; ich bin fest überzeugt, dass dieser Arzt der Wissenschaft sehr vielen Nutzen geleistet, welche er auch ausserdem mit anderweiten wichtigen Entdeckungen bereichert hat.

Die im Dreieck gefaltete Bandage, die Mayor an die Stelle der Zirkelbinden gesetzt hat, ist weit leichter herbeizuschaffen als die letztern, sie ist minder kostspielig und weit leichter anzulegen; es trifft sie nur der einzige Tadel, dass sie zur Hemmung einer Blutung nicht Kraft genug entwickeln lässt, aber dem ist sogleich der Vortheil gegenüber zu stellen, dass sie die Parthien nicht schmerzhaft bedrückt und keiner Verschiebung unterworfen ist. Wird sie auf den Schädel applicirt, so hat sie nicht den bedeutenden Nachtheil, daselbst, wie die vielen Bindengänge, einen schmerzenden Druck zu äussern, welcher bei Kopfwunden nicht ohne Gefahren ist, weil er Blutcongestionen nach dem Gehirne bedingen kann. Es ist jedem bekannt, dass wenn man beim Schlafengehen, ohne irgend eine Kopfverletzung, die Mütze etwas fest anzieht, man fast immer des Morgens mit mehr oder minder deutlichem Kopfweh erwacht.

Wenn man z. B. die Amputation eines Gliedes verrichtet und sich beim Verbinden der Zirkelbinde bedient hat, namentlich bei einem entzündeten, schmerzenden Stumpfe, so wird das Verbinden viel mehr Zeit in Anspruch nehmen, als wenn man die Methode von Mayor befolgt; während man die Zirkelbinde anlegt oder abnimmt, die sich ausserdem noch verschieben kann und gar häufig auch einen ungleichen Druck ausübt, muss ein bewanderter und intelligenter Gehülfe, an dem es oft gebricht, den Stumpf mit beiden Hohlhänden unterstützen, diese aber behindern den Operateur; sein Manöver macht ihr Hin- und Herbewegen erforderlich und sie veranlassen dadurch trotz aller getroffenen Vorsichtsmassregeln heftige Schmerzen; dabei bekommen die Muskeln noch mehr Neigung, sich zu retrahiren, denn bekanntlich erzeugt jedwede Reizung, welcher Art sie auch sein mag, eine solche missliche Wirkung.

Bei dem nach Mayor's Weise vorgenommenen Verbande

braucht man die Leinwand blos unter die Glieder gleiten zu lassen; das dreieckige Tuch, dessen Basis dem Rumpfe entspricht und über welches gewöhnlich die andern Verbandstücke gelagert werden, bedeckt sie zunächst mit seinem untern über den Stumpf geschlagenen Winkel, dann umfasst sie diese Bandage mit ihren Seitenwinkeln, indem sie das Glied mässig zusammenzieht, stufenweise und in schräger Richtung; befestigt wird sie mit Nadeln. Fürchtet man, dass der Kranke unfolgsam sei, so führt man von einer um den Rumpf angelegten Leibbinde Bänder über den Apparat und befestigt sie darauf.

Bei Abnehmen der Bandage von Mayor bieten sich mindestens eben so grosse Vortheile dar; sie springen so deutlich in die Augen, dass es unnöthig wäre, sie näher anzugeben; ich wiederhole es, der Werth der eben ertheilten Anweisungen ist rationell unbestreitbar und von der Erfahrung vollkommen bestätigt worden; allein, ich kann dies nicht oft genug sagen, die Methode von Mayor hat noch keine allgemeine Anwendung gefunden, und Malebranche's Ausspruch ist vollkommen richtig: dass die Wahrheit in dieser Welt nur Glück machen könnte, wenn sie mit weissen Haaren ankäme. Wenn man sieht, mit welchen ungemeinen Schwierigkeiten neue sehr einfache und dennoch geniale Ideen bei den meisten Geistern Eingang finden, so wird man wirklich bei dem Gedanken betrübt, dass schwer zu begreifende und anzuwendende Entdeckungen noch viel grössere Widersprüche erfahren und vorzugsweise hintenangesetzt oder wohl gar der Vergessenheit übergeben werden. Diese Betrachtungen sind leider nur zu wahr und die Annalen der Kunst liefern hierfür gar vielfache Belege. Wehe den Neuerern, denen es an Muth und an einer Tribüne gebricht, von wo herab sie sich mit Energie gegen die Angriffe der in Schaaren vereinigten Mittelmässigkeiten, an denen unser Jahrhundert ja so reich ist, vertheidigen können. Man muss in der That mit Beharrlichkeit die stets wachsenden Fortschritte der Medizin und Chirurgie verkündigen und die Verläumdungen von Menschen verachten, welche die Wissenschaft ihrem sträflichen Ehrgeize opfern und sie anzugreifen wagen, um sich Gönner zu verschaffen; die Ehre gebietet, sich nicht zu fürchten, den Mächtigen zu missfallen, deren Eigenliebe und Eifersucht man verletzt, wenn man neue Ideen äussert und befördert. Man kann freilich ihre Gunst verlieren, ja sogar von ihnen verfolgt werden, aber man bleibt seiner Pflicht getreu und gefährdet nicht die Interessen der Menschheit; man macht dennoch, wenn auch mit mehr Schwierigkeiten, seine Carrière und wird durch die öffentliche Achtung schadlos gehalten, welche die Coterien vergeblich zu erobern und zu behaupten suchen.

Schon seit längerer Zeit hat man wenigstens in einigen Fällen die Nachtheile eingesehen, die mit den Zirkelbinden verbunden sind; in der That, betraf es die Absetzung einer Brust, namentlich bei einem ziemlich wohlbeleibten Frauenzimmer oder wohl gar bei einer Person, die an Schwerathmigkeit litt, so schnürte man den Thorax mit jenen Zirkeltouren ein, die ausserdem noch alle weiter oben angeführten Nachtheile hatten; ich habe die unglücklichen Patienten dann an so heftigen Schmerzen und an einer so starken Behinderung der Respiration leiden sehen, dass sie inständigst baten, man möchte ihnen doch den Verband von der Brust abnehmen; gab man ihren Bitten nicht nach, so befreiten sie sich oft selbst davon. Unnöthig ist wohl noch zu bemerken, dass in Fällen dieser Art Blutcongestionen nach dem Gehirne befürchtet werden müssen; Dank daher der neuern Chirurgie, die, ausserdem dass sie bis zu einem gewissen Grade bei der Anwendung vieler Verbandapparate mit dem Alterthume zu „liebäugeln" verschmäht, die Verbände zu vereinfachen und im Allgemeinen sehr erträglich zu machen gewusst hat.

Eine einfache Leibbinde ersetzt die Zirkelbinde, die stets sehr belästigend und sogar häufig tödtlich ist, wenn man sie auf die verletzten Brustwandungen applicirt; in dem in Rede stehenden Falle lege man eine zweifach zusammengeschlagene Serviette, welche lang genug ist, um den Rumpf ohngefähr anderthalbmal einzuhüllen, über die andern die Continuitätslösung schon bedeckenden Verbandstücke; die beiden Enden der Serviette kreuzen sich, sie werden über einander gelegt; man applicirt zuerst den Kopf, der von der der entblössten Fläche entgegengesetzten Seite kommt, der auf dem andern ruhende wird mit Nadeln oder Nahtstichen befestigt, aber nicht in der Nähe der Wunde, weil dies Schmerzen verursachen könnte; die ganze Bandage wird von einem Verbandstücke festgehalten, das man Achselträger (Scapulaire) nennt und aus zwei Bindenstreifen besteht, die man an die obere und hintere Parthie der Leibbinde annäht; jeder dieser Streifen, die Hosenträgern gleichen, steigt auf seiner Seite zwischen dem Halse und der Schulterhöhe nach vorn auf die Serviette, wo sie gekreuzt und mit Nadeln befestigt werden. Es ist wohl kaum zu bemerken nöthig, wie leicht und schnell diese Binde anzulegen und abzunehmen ist; die Kranken ertragen sie sehr gut.

Rigal hat ein chirurgisches Verbandsystem aufgestellt, das wir hier angeben müssen, sowie wir auch noch einige Bandagen von Mayor beschreiben wollen. Die Leinwand, welche Rigal anwendet, hält er oft noch mittelst Geweben oder Bändern von Caoutschouc fest; nach seiner Ansicht bleiben die Apparate auf diese Weise besser befestigt, als mittelst des gewöhnlichen Verfahrens, während sich die Kranken bewegen, und dieser Vortheil sei besonders beachtenswerth bei den Brustwandungen, deren Hebung und Senkung durchaus nicht dadurch behindert werde; er glaubt, dass die gebräuchlichen Verbände für die Individuen, die ohnehin schwer athmen, im Allgemeinen mehr oder minder unerträglich seien.

Die von Rigal angewendete Binde besteht fast immer aus einem Dreieck oder doch aus einer Combination von Dreiecken; bedient er sich blos elastischer Bänder, so bildet er eine Art Schleuder; auf diese Weise umwickelt er den Ellenbogen und Vorderarm, und die ziemlich starken Bänder, die er gebraucht, werden an einem Ringe befestigt, welchen der Hosenträger der dem kranken Gliede entgegengesetzten Seite darstellt.

Auf folgende Weise bewerkstelligt Rigal die Bandage, die er vordere - hintere Brustbandage nennt: ein viereckiges Stück Leinwand von entsprechender Grösse wird wie ein dreieckiges Halstuch zusammengeschlagen, ein an dem untern Ende des mittlern Winkels gemachter Knoten vereinigt die beiden Parthien des Verbandstückes, welche diesen Winkel zusammensetzen. Der Kopf und Hals des Kranken werden in die

Schlinge gebracht, welche das Tuch bildet; der erwähnte Knoten wird auf die untere, mittlere und hintere Gegend des Halses gelegt; auf diese Weise kommt die Basis des Dreieckes, welches das Tuch bildet, unten zu liegen; dasselbe findet auch mit den Seitenwinkeln statt, die dann vorn und hinten placirt werden, der eine rechts und der andere links, bis auf die Processus spinosi, wo sie der Chirurg zusammenknüpft, wenn er sie nicht, nachdem er sie abgeschnitten hat, mit den elastischen Bändern des Autors vertauscht.

Mayor applicirt auf die vordere Brustwand ein erstes Dreieck, dessen Basis unten liegt und dessen beide Seitenzipfel auf der Wirbelsäule verknüpft werden; dann legt er ein zweites Dreieck auf die hintere Brustwand, dessen beide Seitenwinkel sich oben befinden und nach vorn geführt werden; der eine geht rechts und der andere links zwischen dem Halse und der Schulterhöhe durch, dann werden sie vor dem Sternum gekreuzt, wo sie entweder mit Nadeln oder mit Nahtstichen leicht zu befestigen sind. Der untere Winkel des letztern Verbandstückes wird auf dem schon erwähnten Knoten befestigt. Die eben beschriebene Bandage ist sehr vortheilhaft, aber wie man gesehen hat, sind mit ihr keine elastischen Bänder verbunden.

Lässt man den Knoten des Dreiecks von Rigal der vordern, untern und mittlern Parthie des Halses entsprechen, die Basis eben dieses Dreiecks hinter den Schulterblättern aufliegen und führt man die beiden Seitenwinkel des Verbandstückes, den einen rechts, den andern links, nach vorn auf die Brust, so hat man die hintere-vordere Brustbandage nach Rigal applicirt. Um einen nachtheiligen Druck auf die Luftwege zu vermeiden, bringt man hinter dem Knoten die mittlere Parthie eines elastischen Bandes an, dessen beide Enden weiter unten befestigt werden und mittelst welcher man auf jenen Knoten Tractionen ausübt, die die Bandage verhindern, den angedeuteten Zufall zu veranlassen.

Um die linke Scapulo-Humeral-Bandage Rigal's herzustellen, werden Kopf und Hals des Kranken in das dreieckige Tuch gebracht, dessen mittlerer Winkel ebenfalls in der angegebenen Weise geknüpft ist: der Knoten ruht auf der rechlen untern Seite des Halses; den linken Arm und Vorderarm bringt man in die Art Schlinge, welche die Bandage bildet, wobei der halbgebogene Vorderarm sowie der Ellenbogen auf der mittlern Parthie dieser Schlinge liegen; endlich umgeben die zwei untern Winkel dieser dreieckigen Bandage die Brust an jeder Seite von vorn nach hinten und werden an der Stelle, wo sie auf einander stossen, verknüpft. Legt man den Knoten vom mittlern Winkel des Rigal'schen Dreieckes auf die linke Seite des Halses an, so stellt man, wie leicht zu begreifen, die rechte Scapulo-Humeral-Bandage her, die wir demnach wohl nicht weiter zu beschreiben brauchen.

Mayor macht mit seinem sehr vergrösserten Dreieck eine Schärpe, womit er die Hand, den Vorderarm, das Ellenbogengelenk, den Oberarm und die Schulterhöhe der linken Seite umgiebt; die beiden obern Enden der Bandage werden rechts etwas hinter dem zwischen Hals und Acromion belegenen Raume verknüpft.

Nach demselben Autor kann man auch die Schärpe noch an eine Cravatte befestigen, die, nachdem sie die hintern und Seitengegenden des Halses umfasst hat, vorn etwas unter dem obern Ende des Sternum verknüpft wird.

Ist der Oberarm im Gelenke amputirt worden, so legt der Chirurg von Lausanne den mittlern Theil seines Dreieckes auf die die Wunde bedeckenden Verbandstücke; die Basis dieses Dreieckes ist unten, die Spitze oben; von den beiden Seitenwinkeln geht der eine vorn, der andere hinten auf die Brust, sie werden unter der Achselhöhle der entgegengesetzten Seite verknüpft. Um die Bandage noch besser zu fixiren, könnte man auch erforderlichen Falles vom mittlern Winkel des Dreieckes einen Bindenstreifen ausgehen lassen, der über die untere, hintere und Seitenparthie des Halses nach vorn auf die Brust geführt und auf dem schon erwähnten Knoten befestigt würde.

Um in der rechten Achselhöhle ein Cataplasma festzuhalten, faltet Mayor sein Dreieck wie eine breite Cravatte, legt deren mittlern Theil auf die Achselhöhle und führt von den beiden Enden eines von hinten nach vorn und das andere von vorn nach hinten über die Schulterhöhe derselben Seite, wo sie sich kreuzen, so dass das hintere sich auf die vordere und das vordere sich auf die hintere Brustwand erstreckt; dann stossen sie noch einmal unter der linken Achselhöhle zusammen, wo sie der Chirurg verknüpft.

Um die Verbandstücke auf den Oberarm und die Schulterhöhe der rechten Seite zu fixiren, bedeckt Mayor diese beiden Stellen mit seinem Dreieck, dessen Basis unten zu liegen kommt; die beiden Seitenwinkel umfassen den Humerus von aussen nach innen, indem sie ihn kreisförmig umgeben; sie werden an seiner äussern Seite verknüpft; der obere Winkel des Dreieckes geht hinter die obere Parthie der Brust und wird an ein cravattenartig zusammengeschlagenes Stück Leinwand befestigt, das auf folgende Weise angelagert wird: der mittlere Theil nimmt seinen Stützpunkt in der linken Achselhöhle, das eine Ende geht vorn, das andere hinten auf die Brust, sie stossen über und in der rechten Acromio-Clavicularwölbung zusammen, wo sie verknüpft werden; auf und neben diesem Knoten wird eben der obere Theil der den Humerus umfassenden Bandage fixirt.

Die einfache Leistenbandage von Rigal.

Sie wird also applicirt: Die untere Extremität wird in die vom Tuche gebildete Schlinge gebracht; der bekannte Knoten an seinem mittlern Winkel ruht auf der Tuberositas ischii; die Basis des Dreieckes führt man auf den Unterleib, wobei man sie mit der Hand und dem Vorderarme, die man in die zwei Leinwandstücke bringt, aus der die Bandage besteht, möglichst in die Höhe zu drängen sucht. Den einen ihrer beiden Seitenwinkel führt man nach vorn und den andern nach hinten; sie vereinigen sich über der Crista ilei der entgegengesetzten Seite, wo sie verknüpft werden.

Die doppelte Leistenbandage von Rigal.

Es wird das Dreieck ohne Knoten auf die vordere Parthie des Beckens und untere des Abdomens, mit der Basis oben, applicirt; die beiden Seitenwinkel führt man von vorn nach hinten und sie stossen auf dem hintern Theile des Heiligbeines zusammen, wo sie verknüpft werden; die beiden Zipfel des Tuches, aus denen der Mittelwinkel besteht, welcher zwischen den Schenkeln herabhängt, werden aus einander geschlagen und so nach aussen geführt, dass sie zwischen sich einen einwärtsgehenden Winkel lassen, dessen Basis sich unten befindet. Es gehen aus dieser Anlagerung zwei Enden hervor, ein rechtes und ein linkes; das erstere führt man von vorn nach hinten zwischen dem Scrotum und dem entsprechenden Schenkel, das andere wird auf der andern Seite in eben der Weise fortgeführt; von einem jeden dieser beiden Enden gehen Caoutschoucfäden aus, die, wenn sie auf die hintere Parthie der Bandage gelangt sind, daselbst befestigt werden.

Die einfache Leistenspica von Mayor.

Ein Stück Leinwand wird in Form einer Cravatte gefaltet, deren kleiner Durchmesser ziemlich gross ist. Den mittlern Theil dieser Cravatte legt man auf die äussere und obere Seite des Schenkels; einer ihrer Köpfe, der nach innen geführt worden, umgiebt das obere Ende dieses Gliedes und geht zum äussern Kopfe der Cravatte; dieser wird nach oben und hinten über die hintere Gegend des Beckens nach dessen äusserer Seite geführt und steigt dann nach vorn, wo er auf der Leistenportion des ersten Kopfes befestigt wird.

Die doppelte Leistenspica von Mayor.

Es werden an einem ihrer Enden zwei Cravatten vereinigt und diese Vereinigungsstelle auf die hintere und mittlere Gegend des Beckens applicirt; der linke von hinten nach vorn und von oben nach unten geführte Kopf umgiebt den obern Theil des Schenkels, geht zwischen dem Scrotum und den Gliedmaassen nach hinten bis zum Niveau des grossen Trochanter, bedeckt diesen und nimmt dann seine Richtung schräg nach innen auf die vordere Gegend des Unterleibes; man verknüpft ihn hier mit dem andern Kopfe, nachdem man mit diesem auf der rechten Seite dasselbe Manöver ausgeführt hat.

Die Mütze, welche Mayor für Verbände des Gesässes angegeben hat, bringt er auf folgende Art zu Stande:

Der mittlere Theil des dreizipfligen Tuches ruht auf dem hintern und äussern Ende des Schenkels; die Basis desselben befindet sich unten; mit seinen beiden Seitenzipfeln umgeht man das Glied zirkelförmig, da, wo sie auf einander stossen, werden sie verknüpft. Der Mittelwinkel (oder Zipfel) des Verbandstückes wird an der äussern Seite eines Gürtels befestigt, welcher die untere Gegend des Rumpfes, über den Hüften, umgiebt und von einer Cravatte gebildet ist.

Die Bandage für das linke Auge und die für beide Augen von Mayor.

1) Die mittlere Parthie des dreieckigen Tuches wird auf den Scheitel gelegt; der freie Rand der Basis desselben ruht auf den Augenbraunen; der rechte Seitenwinkel umgeht den Schädel von vorn nach hinten, bedeckt die obere und hintere Parthie des Halses, das Ohrläppchen, legt sich auf die Orbita und wird dann über der Schläfe fixirt, von wo er ausgegangen. Der linke Seitenwinkel geht auf der andern Seite über das Ohr horizontal nach der Stirn, hinter der er befestigt wird.

2) Will man die Bandage für beide Augen herstellen, so wird der linke Seitenzipfel, der von der Basis des Dreieckes ausgeht, auf die nämliche Weise wie der rechte anzulegen sein.

Cervico-Labial-Dreieck von Mayor.

„Will man nach der Operation der Hasenscharte die Wir„kung der Naht mittelst einer vereinigenden Binde unterstützen, „so kann dies nach meiner Ansicht in zwiefacher Weise ge„schehen:

„1) Man lege im Nacken, im Niveau mit dem Munde, die „Basis eines entsprechenden Dreieckes an, führe dann den „kleinen Winkel desselben nach dem Scheitel auf eine Mütze „und befestige ihn daselbst; dann kreuze man die beiden andern „Winkel unter der Nase, entweder indem man sie einfach über„einander legt, oder einen durch den andern mittelst eines darin „angebrachten Loches hindurchsteckt, und führe sie nach der „Mütze oder sonst wohin, um sie geeignet fest zu machen."

Fronto-Cervico-Labial-Dreieck von Mayor.

„2) Man applicire die Basis eines Dreieckes vorn auf die
„Stirne, führe dessen beide Seitenenden nach dem Nacken,
„kreuze sie daselbst, führe sie dann wieder direct nach vorn
„und kreuze sie abermals auf der Lippe, wie bei dem vorigen
„Dreiecke angegeben worden. Eine Nadel an der Kreuzungs-
„stelle im Nacken und eine an jeder Schläfe werden diese Ban-
„dage hinreichend befestigen“ *).

Bei Erörterung der nach der Amputation der Gliedmaassen
anzulegenden Verbände habe ich auf den sehr grossen Nutzen
aufmerksam gemacht, den Mayor auch hiebei aus seiner dreieckigen Bandage zieht. In einer mir von Rigal in Gaillac
gütigst zugegangenen Mittheilung lese ich, dass dieser ausgezeichnete Chirurg in den nämlichen Fällen von folgendem
Apparate Gebrauch macht: Der Stumpf wird wie in dem Mayor-
schen Verfahren bedeckt, aber Rigal lässt von einem Dreiecke,
das er auf der Wurzel des Gliedes befestigt hat, elastische Bänder ausgehen, die auf der Bandage fixirt werden, welche die
Wunde vor dem Luftzutritte sichert.

Ich habe blos die hauptsächlichsten Apparate angeführt,
welche meine zwei gelehrten Collegen zusammengestellt haben;
ihre Wichtigkeit scheint mir unbestreitbar und ist durch die Erfahrung bestätigt. Auch wird eine weitere Betrachtung der Prinzipien, welche ich hier reproducirte, hinreichen, um jene Verbände auch an denjenigen Stellen anlegen zu können, deren
nähere Angabe ich nicht für nöthig hielt.

Nochmals bemerken wir, dass wenn man eine Blutung aus
kleinen Gefässen mittelst einer mässigen Compression hemmen
müsste, die eben erörterten Verbände die Indication nicht zu
erfüllen im Stande sein würden und dann die Zirkelbinden ihnen
vorgezogen werden müssten.

Zweckmässiges Unterbringen der Ligaturen.

Wenn die Wunde nicht per primam intentionem vereinigt
wird, so soll man nach einigen Chirurgen die Ligaturenden nahe

---

*) La Chirurgie simplifiée etc. par M. Mayor. Tome I. p. 183.

an den Arterien abschneiden, weil sie auf diese Weise weniger hinderlich seien und bei den spätern Verbänden nicht abgerissen werden könnten; aber dadurch werden diese Ligaturen nicht nur gänzlich verdeckt und man weiss dann nicht mehr genau, wo sie liegen, sondern es ist auch möglich, dass sie bei Erneuerung der Verbandstücke an diesen kleben und mit ihnen abgerissen werden können; ich glaube daher, ein solches Verfahren eigne sich nur für die Fälle, wo kleine Arterien unterbunden worden sind, weil diese weit leichter und schneller als grössere obliteriren.

Wir haben bereits erwähnt, dass man auch nahe an der Arterie ein Ligaturende abschnitt, damit auf diese Weise die unmittelbare Vereinigung minder erschwert werden sollte.

Man führt die Fäden bis über die Ränder der Continuitätslösung hinaus und spannt sie nicht an, damit sie die Gefässenden nicht zerren, was sehr gefährlich ist, jedoch dürfen sie auch in der Wunde keine Krümmungen machen, weil sie dadurch in grössern Contact mit der Continuitätslösung kommen würden und deren Vernarbung beeinträchtigen könnten. Man fixirt sie in einiger Entfernung von der Wunde auf der Haut; anstatt sich einer kleinen Compresse zu bedienen, in die man ihre Enden einschlägt und sie dann einem Gehülfen übergiebt, bis sie durch Anlegung der Verbandstücke bedeckt und festgehalten werden, ist es besser, sie mittelst quer auf die Fadenenden gelegter Heftpflasterstreifen zu befestigen. Viele Practiker vereinigen alle Ligaturen in einen Büschel und führen diesen an der abschüssigsten Wundstelle nach aussen; die dadurch entstehende Rolle ist offenbar bei amputirten Gliedern der Reunio per primam intentionem schädlich, auch werden bei eben diesem Verfahren viele von den Fäden in einer grössern Strecke der Wundfläche entlang gehen und so ebenfalls jenen Verheilungsprocess benachtheiligen. Andere Chirurgen ziehen es vor, einen jeden Unterbindungsfaden an den zunächst gelegenen Wundrand nach aussen zu führen, und glauben, dass dadurch der eben angedeutete Zufall vermieden werde; aber wenn dann die Ligaturen, welche oft an der erhabensten Stelle des Gliedes applicirt sind, die Arterien in grösserer Entfernung davon umschliessen, so entstehen dadurch fistulöse Gänge, deren Mündung, da sie sich

in dem am wenigsten geneigten Theile der Wundfläche befindet,
den Eiter nur sehr schwierig ausschliessen lässt, dessen Verbleiben meistens sogar gefährlich ist. Ich wende diese letztere
Art, die Ligaturenden unterzubringen, nur in den Fällen an, wo
sie sich nahe an dem Umfange der Continuitätslösung befinden.
Die eben angegebenen Regeln müssen besonders beachtet werden, wenn man die primitive Vereinigung per primam intentionem versucht.

Es ist nothwendig, dass man bei den spätern Verbänden
weiss, wo die Ligaturen liegen, damit man sie gehörig zu berücksichtigen vermag.

Abfall der Ligaturen.

Ist die unmittelbare Vereinigung der Wunden nicht beabsichtigt oder versucht worden, so lösen sich meisthin die Ligaturen weit eher von den Geweben ab, die sie umfassen; gewöhnlich geschieht dies zwischen dem sechsten bis zwölften Tage.
Bei manchen Personen sah ich die Fäden ohne nachtheilige Folgen schon nach vier und zwanzig oder acht und vierzig Stunden
abfallen, wenn sie um kleinere Arterien angelegt waren; sind
sie von Lappen oder von den Rändern der Continuitätslösung
bedeckt, so werden die Kranken in der Regel nach zehn bis
zwanzig Tagen davon befreit; nicht selten bleiben sie bis zum
fünf und zwanzigsten, ja sogar bis zum dreissigsten Tage liegen.
Die Ursachen, welche den Abfall der Ligatur verzögern,
sind folgende: sie umfasst manchmal gleichzeitig mit der Arterie
auch andere Gewebe, besonders fibröse, aponevrotische, die
der Durchschneidung Widerstand leisten und sie zurückhalten;
oft wird sie von Fleischklümpchen oder von vernarbten Parthien
bedeckt, die eine ähnliche Wirkung hervorbringen.

Bevor man Mittel, selbst die einfachsten, zur Beförderung
des Abfalls der Ligatur anwendet, muss man bei grossen Arterien fünfzehn bis zwanzig Tage warten; auch bemerke ich noch,
dass ich bei einem Anevrysma, wo ich die Arteria iliaca externa
oder iliaca primitiva zu unterbinden hätte, den Abfall der Ligatur gänzlich der Natur überlassen würde, wofern sich etwa nicht
voraussetzen liesse, dass dazu eine ungewöhnlich lange Zeit

erforderlich werden dürfte; bei kleinen Arterien braucht man nur erst am sechsten, achten oder zwölften Tage, je nach dem Umfange ihres Calibers, sich um das Abfallen der Unterbindungsfäden zu bekümmern.

Um das Abfallen der Ligaturen zu befördern oder zu bewirken, übt man in der Regel leichte Tractionen an ihnen aus; leisten sie Widerstand, so steigert man dies Anziehen nach einiger Zeit, und erreicht man auch auf diese Weise seinen Zweck nicht, so bringt man den Faden zwischen die Spitze des Daumens und Zeigefingers, und indem man ihn sanft gegen sich zieht, macht man mit ihm gleichzeitig rotirende Bewegungen um seine Achse, die um so vorsichtiger bewirkt werden müssen, je weniger Zeit seit Anlegung der Ligatur verflossen ist; ist aber auch dadurch der Kranke nicht davon befreit worden, zeigt der fremde Körper seine Einwirkung, hält die purulente Absonderung an, hat man die Gewissheit, weil eine lange Zeit, fünf und zwanzig bis dreissig Tage, vergangen, dass das voluminöse Gefäss bestimmt obliterirt ist, hat man es z. B. mit der Arteria cruralis nach der Amputation des Schenkels zu thun, so macht man, anstatt stark zu ziehen, wodurch man sie ziemlich hoch einreissen und eine Blutung bewirken könnte, einen Einschnitt, der sich bis zu dem Knoten erstreckt, welchen man entfernen will; ist man so weit gekommen, so versucht man zwischen ihm und den Parthien, die er einschliesst, eine gerinnte Sonde einzuführen, und bringt dann auf diese ein Bistouri ein, um ihn von innen nach aussen zu durchschneiden; diese Methode ist weit sicherer als die, welche darin bestehen würde, ihn von aussen nach innen zu trennen; Scheeren mit stumpfen Spitzen, mit geraden Blättern könnten ebenfalls die Durchschneidung entweder auf der Leitsonde oder auch ohne diese bewirken; aber es lässt sich mit diesen nicht so leicht manövriren, sie setzen bestimmt mehrern Zufällen aus.

Lage des Kranken während des Verbandes; sein Transport.

Im Allgemeinen soll man die Kranken in ihrem Bette verbinden; es ist dies nicht nur für sie selbst bequemer, sondern auch oft für den Wundarzt; man entgeht dadurch den Nachtheilen, welche eine Verschiebung der Verbandstücke während des Transportes mit sich führt. Ich habe wohl nicht nöthig zu bemerken, dass dieser Transport mit der grösstmöglichen Behutsamkeit statthaben müsse und dass der Tragsessel von Daujon mir der entsprechendste hierfür zu sein scheint; auf diesem Geräthe habe ich manchmal Personen sechzig, ja achtzig (französische) Meilen znrücklegen lassen, die schwer blessirt waren und durchaus nach Paris geschafft zu werden verlangten; ich trug Sorge, in gewissen Entfernungen abtheilungsweise Leute zum Weitertragen für jeden Tag aufzustellen. Namentlich wenn es sich um Wunden der Weichtheile handelt, welche mit Continuitätslösungen der Knochen complicirt sind, ist doppelte Vorsicht und Vorkehrung nöthig. In allen Fällen entkleidet man das kranke Glied ganz vollständig; ist dies mit Schwierigkeiten verbunden und werden dem Kranken dadurch grosse Schmerzen verursacht oder steht dies auch nur zu vermuthen, so durchschneide man sofort die Bekleidung mit der Scheere. Besteht eine Fractur, so verlangt der Transport in eine gewisse Entfernung wenigstens einen provisorischen Verband.

Erheischt der Zustand des Kranken durchaus die absoluteste Ruhe oder, mit andern Worten, darf nicht die geringste Bewegung stattfinden, so lege man vorher auf die Stelle, wo das Becken des Kranken zu liegen kommt, eine breite Unterlage aus einem mehrfach zusammengeschlagenen Tuche, unter das man in entsprechender Weise ein Stück Wachsleinwand ausgebreitet hat, damit das Weiterdringen der Flüssigkeiten in das Lager des Kranken verhindert werde. Eine solche Unterlage kann weit leichter als ein gewöhnliches Bettlaken erneuert werden, wenn das Bett gemacht wird, wie man sich im gewöhnlichen Leben ausdrückt. Der Chirurg darf die Sorge für Reinlichkeit, welche für die Gesundheit überhaupt so wesentlich nothwendig ist, hier nicht ausser Augen setzen.

Beiläufig erwähne ich noch, wie ich beim Rückzuge von Leipzig, im Laufe des Decembers, Staabsoffiziere mit sehr grossen Blessuren habe in ihren Wagen sich mit Uns nach Mainz begeben und daselbst ohne den geringsten bedeutenden

Zufall ankommen sehen; ebenso sind brave Soldaten, denen man das Bein amputirt hatte und die zur kaiserlichen Garde gehörten, acht oder auch zehn Tage unserer Armee gefolgt; ein Stock oder ein schlechter Pfahl diente ihnen beim Marschiren als Stütze und mehrere davon sah ich jeden Abend in unsere Ambulanzen kommen, um Hülfe in Anspruch zu nehmen; bei vielen war das traumatische Fieber etwas Gewöhnliches und dennoch wurde, zu unserm grossen Erstaunen, der Stumpf von keiner heftigen Entzündung befallen, sondern bot im Gegentheil einen recht vortheilhaften Zustand dar. Ich glaubte diese Facta hier erzählen zu müssen, weil sie für den Muth des französischen Soldaten sprechen, der selbst verstümmelt noch der Gefangenschaft entrinnen will; auch beweisen sie, dass bei muthigen und gut constituirten Menschen grosse Anstrengungen, unter den ungünstigsten Verhältnissen, selten Zufälle zur Folge haben, die dem Vermuthen nach nothwendig damit in Verbindung treten müssten. Uebrigens überlasse ich gern der Geschichte die Beschreibung noch schönerer Handlungen, als die hier von mir dem Leser mitgetheilten; gewiss wird man auch mit Bewunderung und Erstaunen vernehmen, dass mehrere unserer tapfern Krieger, nachdem ihnen eine obere Extremität amputirt worden war und sie diesen Act mit Heldenmuth ausgehalten hatten, ihre Waffen verlangten und aufs Neue sich auf das Schlachtfeld begaben, um ihr Blut für die Vertheidigung des Vaterlandes zu vergiessen.

Um den unfreiwilligen Bewegungen der verwundeten Gliedmaasen zu begegnen, legt man quer über sie cravattenartig zusammengeschlagene Tücher und befestigt deren Enden an die Bettpfosten.

Blosses Verbinden mit feiner Leinwand und dabei kalte Wasserumschläge.

Manche Practiker bedecken die Wunden blos mit feiner Leinwand, um dadurch den reizenden Luftcontact von ihnen abzuhalten, und wenden mehrere Tage kaltes Wasser an, nämlich bis keine heftige Entzündung mehr zu befürchten ist, die nach dem fünften oder sechsten Tage nicht leicht mehr einzutreten pflegt, falls keine Diätsünden begangen worden sind oder sonst keine üble Disposition besteht. Zufolge der ziemlich zahlreichen Thatsachen, welche ich beobachtet habe, halte ich diese Verbandmethode nicht für die vortheilhafteste und verwerfe sie. Was die Anwendung des kalten Wassers betrifft, so kann man zu ihr auch dann seine Zuflucht nehmen, wenn man die Continuitätslösung auf die gewöhnliche Weise verbindet. Bei der Erörterung der blutstillenden Mittel haben wir die mancherlei Nachtheile, welche dies Liquidum ziemlich oft nach sich zieht, schon angegeben.

Der Stumpf bleibt entblösst und wird in eine Kapsel eingeschlossen, in der man eine ziemlich hohe Temperatur unterhält.

Man hat vorgeschlagen, den durch die Amputation eines Gliedes bewirkten Stumpf unbedeckt in eine Kapsel zu bringen und in derselben eine gleichmässige und ziemlich hohe Temperatur zu unterhalten; man hat von diesem Mittel viel Rühmens gemacht und gemeint, dass es die Vernarbung der Wunden sehr begünstige und beschleunige. Ich habe es in dem Pitié-Hospitale angewendet und mich überzeugt, dass es durchaus die pomphaften Lobsprüche nicht verdient, die ihm ertheilt worden sind; ich habe es bei Seite gestellt und weiss nicht, ob es jetzt noch in Paris gebraucht wird.

Feine Leinwand zu jedwedem Verbande; keine kalten Wasserumschläge; erforderlichen Falles Heftpflasterstreifen.

Es giebt nun auch noch Chirurgen, die, ohne dass sie kaltes Wasser umschlagen, die Continuitätslösung ganz einfach mit feinem Linnen bedecken. Die Erfahrung hat dieser Verbandmethode Gerechtigkeit widerfahren lassen; ich habe sie ohne Erfolg versucht. Man sieht leicht ein, dass wenn man Heftpflasterstreifen anwendet, um die Wundränder in Contact zu erhalten, jede Art von Application flüssiger Stoffe verworfen werden muss, da sie das Contentivmittel, die Heftpflasterstreifen, von der Haut abweichen oder ablösen.

Unmittelbare Vereinigung der Wunden.

Mit dem Verbande der Wunden beabsichtigt man entweder
die unmittelbare Vereinigung, per primam intentionem, oder die mittelbare, per secundam intentionem, zu erlangen; im erstern Falle nähert man die Wundränder
einander und sucht sie durch Mittel in Contact zu erhalten,
welche wir später näher angeben werden.

Primitive unmittelbare Vereinigung.

Diese Art Vereinigung wird eben primitiv genannt, wenn
man sie bei einer noch frischen und blutenden Verletzung versucht; man nennt sie consecutiv oder secundär, wenn sie
der Chirurg erst nach dem Eintritte der Eiterung und einer gutartigen Granulation anwendet, damit durch eine Annäherung der
stattgefundenen Continuitätslösung eine schnelle Vernarbung
erlangt werde. Sollen wir uns in Kürze über diese beiden Arten
Wunden zu heilen aussprechen, so sagen wir: in der zweiten
werden die Wundränder zuerst sich selbst überlassen und bleiben von einander entfernt; oft legt man zwischen und unter sie
Verbandstücke, um die Eiterabsonderung zu befördern.

Die unmittelbare Vereinigung, welche wir die primitive
nennen und die, wir wiederholen es, bei einer frischen und
noch blutenden Wunde versucht wird, zählt viele Anhänger; im
mittäglichen Frankreich, in Deutschland und in England wird
sie fast ausschliesslich gebraucht, sobald es die pathologischen
Verhältnisse gestatten. Serres in Montpellier hat über diesen
wichtigen therapeutischen Gegenstand ein vortreffliches Werk
veröffentlicht, das in der chirurgischen Literatur einen sehr ausgezeichneten Rang einnimmt. Man sagt, dass in den eben erwähnten Gegenden die in Rede stehende Verbandweise herrliche
Erfolge erzielt: in einigen Tagen sind die Wunden vernarbt, —
ein Vortheil, der ungemein gross sein dürfte, der die Kranken vor
oft sehr gefährlichen Zufällen schützen, ihnen fast unmittelbar
eine vollständige Heilung verschaffen und den Chirurgen ent-
schädigen würde für die Sorgen und Unruhen, die seine edle
Kunst ihm so oft verursacht. Zieht man die ungeheuer grosse
Menge von Thatsachen zu Rathe, welche von sehr vielen Prac-

tikern über die primitive unmittelbare Vereinigung bekannt gemacht worden sind, so gewinnt es den Anschein, dass sie an allen Orten versucht werden kann und muss; aber wenn die atmosphärische Constitution, wie Hippocrates in seinem unsterblichen und nicht genug berücksichtigten Werke sagt, einen unbestreitbaren und unbestrittenen Einfluss auf die innern Krankheiten ausübt, so giebt es auch viele äussere Krankheitszustände, die dasselbe Schicksal theilen; die per primam intentionem vereinigten Wunden gehören leider in diese Categorie. In Paris gelingt in der That diese Vernarbungsweise selten und man kann die Ursache hiervon nur in der medizinischen Constitution dieser grossen Stadt finden. Dubois und Dupuytren haben lange Zeit Versuche angestellt, sie waren im Allgemeinen nicht glücklich; auch ich selbst habe diese Methode oft angewendet und ähnliche Resultate erhalten; da ich aber von meinen geschätzten Freunden abermals dringend angegangen ward, so gab ich endlich ihren Bitten nach und machte neue Versuche, um die beregte Frage zur Entscheidung zu bringen. Zwei Jahre lang folgte ich genau den Rathschlägen, die mir ertheilt wurden, um zu reüssiren, ich folgte ihnen mit der gewissenhaftesten Sorgfalt im Pitié-Hospitale; auf diese Weise habe ich die vollständige Ueberzeugung gewonnen, dass in Paris die primitive unmittelbare Vereinigung häufig erfolglos bleibt. Ich glaube demnach, dass man in den von uns bewohnten Gegenden dieser Methode keine so grosse Wichtigkeit beilegen muss, als dies anderwärts im Allgemeinen geschieht.

Was die Gesichtswunden betrifft, so theile ich vollkommen die Meinung der Chirurgen des mittäglichen Frankreichs, Deutschlands und Englands, aber ich vereinige in der Regel nicht unmittelbar die nach der Zirkelamputation der Glieder entstandenen Wunden; wäre der Lappenschnitt gemacht worden und böte die Constitution des Individuums sehr günstige Bedingungen dar, so könnte man vielleicht ein streng entgegengesetztes Verfahren einschlagen; auch bin ich überzeugt, dass wenn man einen Erfolg erzielen kann, dieser stets nur unvollständig ausfallen wird; man würde demnach in den am niedrigsten gelegenen Wundwinkel eine Wieke legen müssen, um den

Abfluss des Wundsecretes zu befördern. Unternimmt man die Vereinigung nach der Absetzung einer Zehe, eines Fingers, der Handwurzel, so ist es trotz aller von der Kunst angezeigten Vorkehrungen höchst schwierig, dass die Fleischparthien sich überall vernarben; es bleibt gewöhnlich im Grunde der Wunde eine Höhle zurück, in der sich der Eiter ansammelt; die theilweise gebildeten Vernarbungen widersetzen sich mehr oder minder seinem Abflusse; er stösst auf klaffende Sehnenscheiden, weil sich die Sehnen retrahirt haben, dringt mit grosser Leichtigkeit tiefer ein, breitet sich weiterhin aus und erzeugt sehr schlimme und bisweilen tödtliche Entzündungen. Gestützt auf diese Thatsachen, die ich häufig beobachtet habe, rathe ich hier zur secundären unmittelbaren Vereinigung, von der wir bald näher reden werden, seine Zuflucht zu nehmen.

Noch ein Wort über die Lappenwunden. Bieten diese Indurationen dar, so wende ich die secundäre unmittelbare Vereinigung an; besteht nach der Exstirpation einer Geschwulst in der Continuitätslösung ziemlich viel Zellgewebe, das sich in zufälliges fibröses Gewebe verwandelt hat, so bringe und erhalte ich die Wundränder in eine gewisse Entfernung von einander, um den Eiterausfluss zu begünstigen, dessen Absonderung mir dann durchaus nothwendig scheint.

Sind die Lappen dünn, wie dies nach der Exstirpation vieler Geschwülste der Fall zu sein pflegt, und manchmal sogar wenn sie ziemlich dick sind, so ist es nicht immer möglich, sie im Grunde der tiefen Höhle, welche die Operation bewirkt hat, an einander zu bringen, und ich befolge dann hier das vorher angeführte Verfahren.

Will man eine Wunde per primam intentionem vereinigen, so muss sie, wie wir bereits gesagt haben, so viel als möglich von jedem fremden Körper befreit und durch Verzögerung des Verbandes dahin gestrebt.werden, dass kein Blut mehr hervorsickert, wodurch oft Zufälle entstehen. Wenn der Chirurg, nachdem er sowohl im Grunde als an der Oberfläche der Wunde die Muskeltheile genau mit einander in Contact gebracht hat, seine Hände, wie man anräth, mit denen eines Gehülfen vertauscht, der nicht immer auch den gehörigen Grad von Verständniss besitzt, so wird nach meinem Dafürhalten der Kranke nicht gut verbunden werden; ich glaube, der Wundarzt muss mit dem erwähnten Manöver selbst fortfahren und einer andern Person die Sorge überlassen, die Heftpflasterstreifen anzulegen, wenn diese indicirt sind. Ueber letztere und wie sie zu gebrauchen, behalten wir uns einen eignen Abschnitt vor. Das Individuum wird in die zweckmässigste Lage gebracht, damit jede Zerrung der getrennten Parthien vermieden werde; man applicirt eine mit Cerat bestrichene gefensterte Compresse, bedeckt diese mit Charpie weich und leichthin und nicht in zu grosser Menge, um keine zu starke Wärme zu erzeugen oder zu unterhalten, und legt über sämmtliche Verbandstücke Compressen, deren Dimensionen und Anzahl sich nach den Umständen zu richten haben; ihr mittlerer Theil muss der Wunde entsprechen und das Ganze wird nicht durch Bindenzirkelgänge, sondern mittelst des Dreieckes von Mayor befestigt, das wir weiter oben angegeben und von dem wir gesagt haben, dass es durch Leinwandstreifen festgehalten werden müsse, die mittelst einiger Nadeln daran geheftet und anderntheils an einer den Rumpf umfassenden Leibbinde fixirt sind. Diese Streifen können in der Regel weggelassen werden, wenn der Kranke ruhig und folgsam ist.

Man hat auch zur unmittelbaren Vereinigung bei Quer- und Längenwunden die vereinigende Binde, Fascia uniens, angerathen; von dieser Verbandweise werden wir noch später handeln.

Was die Nähte betrifft, so sind sie von Delpech und seiner Schule in der letztern Zeit sehr gerühmt und dadurch der Vergessenheit entzogen worden, in der sie im Allgemeinen fast ganz versenkt lagen. Der Professor von Montpellier gebrauchte sogar die einzelnen Nahthefte nach Zirkelamputationen der Glieder, er unterstützte zuweilen ihre Wirkung durch zwischen sie gelegte Heftpflasterstreifen und empfahl ganz besonders, mit der Nadel nur unter der Haut hindurchzugehen; er war mit Recht der Meinung, dass auf diese Weise die Fäden weit weniger leicht die Parthien zerrissen, die sie einschlossen, auch gab er noch die Vorschrift, den Stumpf während der ersten vier und zwanzig Stunden nach dem Verbande durch die Hand eines Gehülfen sanft halten zu lassen, um die Muskeloscillationen, die durch die Schmerzen hervorgebracht werden und dem Vernarbungsprocesse wesentlich schaden können, zu mässigen und zu verhindern. Wir werden uns weiter unten noch über die Vortheile und Nachtheile der Nähte aussprechen, hier wollen wir nur so viel bemerken, dass sie in dem in Rede stehenden Falle nicht angewendet werden müssen; man kann in der That mittelst Heftpflasterstreifen die nämlichen Resultate erlangen; diese Nähte haben den grossen Nachtheil, während sie applicirt werden, viele Schmerzen zu verursachen.

Secundäre unmittelbare Vereinigung.

Um die secundäre unmittelbare Vereinigung zu versuchen — die erste Idee dazu soll O. Holloran angegeben haben —, verbindet man im Anfange die Wunde so, als wollte man sie nicht vereinigen; man legt blos die Lappen von einander, hält sie fest und verhindert ihr Zusammenrollen, damit sie sich so wenig als möglich verkürzen, oder noch besser, man legt in den meisten Fällen ein wenig Charpie zwischen diese Lappen und hält sie in einer kleinen Entfernung von einander. Ist nun die Wunde gereinigt, besteht eine nur schwache Entzündung und hat sich eine gutartige Granulation entwickelt, so bringt man die Ränder der entblössten Fläche mit einander in Contact; häufig gelingt dies gleich auf einmal, mitunter nur nach und nach wegen der Disposition der Gewebe. Dupuytren lobte diese Methode sehr und wandte sie häufig an. Wenn die primitive unmittelbare Vereinigung nicht gelungen ist, wenn reichlicher Eiter statt hat und eine Entzündung besteht, so muss man die sich indessen gebildeten Vernarbungsstellen wenigstens grösstentheils durchtrennen, einige Tage lang flach verbinden und wenn nöthig erweichende Umschläge appliciren. Man gebraucht die weiter oben von uns angezeigten Vorsichtsmaassregeln und sobald sich die Wunde als dazu günstig darstellt, so schreitet man zur consecutiven unmittelbaren Vereinigung, welche in der Regel sehr gut gelingt; aber in sehr vielen Fällen verschafft man der Eitermasse, indem man die Continuitätslösung in einer kleinen Strecke durch Einschnitte

wieder öffnet, einen leichten Ausfluss und so findet die Heilung
statt, ohne dass man gezwungen wird, den ganzen Vernarbungsprocess wieder zu zerstören. Vereinigt man gleich nach der
Amputation der Brustdrüse per primam intentionem? Man sieht
oft die Wundränder sich nicht gegenseitig vernarben und sich
etwas von einander entfernen; man muss mit grosser Aufmerksamkeit die Eiterheerde aufsuchen, die sich mehr oder minder
tief unter den Wundlippen bilden können; findet man solche, so
reicht gewöhnlich ein Druck in der entsprechendsten Richtung
auf sie hin, den Eiter zu entleeren; graduirte Compressen, die
unter der Leibbinde angebracht sind, erwirken sogar in wenigen
Tagen die Heilung solcher Eiteransammlungen, im entgegengesetzten Falle verschafft ihnen ein Einschnitt einen Ausweg;
werden sie verkannt, so nehmen sie zu, verbreiten sich weiter,
durchbrechen die frischen Vernarbungen und veranlassen heftige Entzündungen, die, auf den Darmkanal reagirend, häufig
schlimme und bisweilen tödtliche Zufälle hervorrufen.

Ist eine Geschwulst entfernt worden, besteht kein Lappen
und belässt man einige Tage die Lippen der Continuitätslösung
am Platze, so gehen sie Adhärenzen ein, die ihr Aneinander-
legen nicht gestatten; hat man es mit Wunden dieser Art zu
thun, so führt man ihre Ränder sofort möglichst dem Centrum
der entblössten Fläche zu und befestigt sie daselbst mit Heftpflasterstreifen.

Bei den Versuchen mit der primitiven unmittelbaren Vereinigung habe ich eine grosse Anzahl von Kranken beobachtet,
bei denen sie nur auf der Haut zu Stande kam, aber ich hatte in
dem untern Wundwinkel eine Wieke eingelegt; es hatten sich
unter der Vernarbung und selbst noch weiterhin Eiter, Blut und
Serum in reichlichem Maasse angehäuft; ich nahm die Wieke
weg und drückte sanft auf die Eitertasche, bewirkte so eine
vollständige Entleerung des Wundsecretes und erneuerte vier-
bis fünfmal täglich den Verband, wenn in den Zwischenzeiten
der Ausfluss nicht leicht von Statten ging; man machte in den
Heerd erweichende Einspritzungen, jedoch der Art, dass dadurch die Wandungen nicht gewaltsam ausgedehnt wurden. Ich
wartete nun bis die Entzündung sich völlig gehoben hatte, und

brachte dann eine gelinde Compression an, die den Eiterausfluss nicht behinderte; einige Tage reichten hin, die Heilung vollständig zu erlangen. Wenn man mit der gehörigen Sorgfalt die an der Mündung des fistulösen Ganges befindlichen Fleischwärzchen mit Höllenstein betupfte, so entwickelte sich eine eben so schöne, consecutive unmittelbare Vernarbung, als wenn die eben erwähnten Zufälle nicht stattgefunden hätten.

Mittelbare Vereinigung. — Vergleich dieser Methode mit den beiden andern.

Verbindet man, um die mittelbare Vereinigung oder die per secundam intentionem zu erlangen, so bedeckt man die Wunde mit einem Stück mit Cerat bestrichener gefensterter Leinwand, das etwa drei Zoll darüber hinausreicht; dann legt man in der schon mehrmals erwähnten Weise Charpie auf, und zwar in grösserer Menge, wenn man eine Blutung fürchtet, bringt darüber zweckentsprechende Compressen und befestigt sämmtliche Verbandstücke nach der Weise der meisten Chirurgen mit der Zirkelbinde, nach unserer Methode aber mit dem dreieckigen Tuche von Mayor.

Viele Practiker wenden eine andere Methode an; sie legen Heftpflasterstreifen an und bedecken die ganze Continuitätslösung mit Charpie. Die gefensterte Compresse wird in der Regel vorgezogen, weil dann die Charpie nur an denjenigen Stellen unmittelbar auf der Wunde liegt, welche der Oeffnung dieser Compresse entsprechen, und die dadurch gesetzte Reizung unbedingt geringer ist, da die Abnahme des ersten Apparates weit leichter vorgenommen werden kann; wir werden indessen bald zu bemerken Gelegenheit haben, dass dies ohne grosse Schmerzen geschehen könne, wenn man nur die nöthige Vorsicht dabei gebraucht; ist aber schon eine längere Zeit seit dem Momente, wo die Wunde entstanden, hingegangen, hat sich eine gute Suppuration eingestellt, gewinnt die Wundfläche ein reines Aussehen und ist eine schwache Reizung erforderlich, so muss die gefensterte mit Cerat bestrichene Leinwand verworfen werden. Da der Eiter nur durch die Oeffnungen dieser Compresse nach aussen fliessen kann, so geschieht letzteres offenbar nicht so leicht, als wenn die Wundfläche blos mit Charpie bedeckt ist; wiederholen wir nochmals, dass eine gediegene Therapie ganz und gar auf die Indicationen sich stützt, und lassen wir abermals jenen so zahlreichen Vorlesungen und Werken Gerechtigkeit angedeihen, in denen man so zu sagen nichts findet, als von einem blinden und mörderischen Empirismus dictirte Vorschriften.

Jetzt gebraucht man die unter dem Namen Maltheser-kreuz bekannte Compresse nur noch bei Wunden an den Fingerspitzen; sie lässt sich minder genau anlegen als die mit dem Namen Longuetten bezeichneten Compressen.

Wenn man nicht gezwungen ist, wegen einer flachen Blutung die Compression anzuwenden, so bediene man sich, wie wir schon gesagt, keiner grossen Menge Charpie, auch ist es wichtig, die Verbandstücke nicht zu sehr zusammenzuschnüren, da auf diese Weise dem Kranken Schmerzen verursacht werden. Bei Wunden durch Amputationen von Gliedern muss man sich wohl hüten, den Stumpf von der Circumferenz nach dem Centrum zu comprimiren, denn man würde dadurch den schweren Fehler begehen, das Fleisch nach dem Rumpfe hin zurückzudrängen, wodurch dann gar bald der Knochen beträchtlich hervorstehen würde.

Um die Retraction der Gewebe bei Zirkelamputationen zu verhindern, legen viele Practiker um das betreffende Glied eine Rollbinde an, deren Kreisgänge von oben nach unten gehen; fürchtet man ein Abgleiten derselben, so macht man erst einige Kreisgänge um den Rumpf oder das Becken damit. Diese Kreisgänge, die man vervielfältigt, damit sie sich nicht verschieben, müssen sich nothwendig bis zum Rande der Continuitätslösung erstrecken; ohne diese unerlässliche Bedingung würde das Ende des Stumpfes nicht comprimirt sein, es würde eine Stase der Lymphe und des Blutes statthaben, wodurch Zufälle in die Erscheinung treten könnten, deren weitere Angabe wir hier für unnöthig halten. Soll aber diese Rollbinde zweckmässig bis auf die untere Parthie des Stumpfes applicirt werden, oder mit andern Worten, soll sie auf ihn einen hinreichenden Druck ausüben und sich nicht unregelmässig auflockern, so muss ein jeder

der letzten Kreisgänge drei oder viermal umgeschlagen werden, wodurch man die Indication vollkommen erfüllen wird. Ich habe hiervon sehr oft den Beweis in meiner Clinik im Pitié-Hospitale gegeben und hebe diese Modification des in Rede stehenden Verbandapparates hervor, weil sie noch nicht angezeigt worden ist.

Wenn die Muskeltheile nicht genug nach unten durchschnitten worden sind oder wenn z. B. eine Entzündung nicht gestattet, den Ursachen ihrer Retraction entgegen zu treten, so beginnt sehr bald der Knochen über ihnen hervorzustehen; eine auf die eben angegebene Weise applicirte Rollbinde würde hier nicht genügen; es muss vor und während ihrer Anlegung ein Gehülfe das Glied mit beiden Händen umfassen und die Muskeln vom Centrum nach der Peripherie vorschieben. Je nachdem die Kreisgänge herabsteigen, rücken diese Hände weiter vor. Oft habe ich bei den Armeen vermöge des eben angeführten Mittels die sehr unvortheilhafte Kegelform des Stumpfes verschwinden sehen; besteht aber noch eine etwas gesteigerte Phlegmasie, so müsste dies Mittel nothwendig unangewendet bleiben, es könnte Schorfe oder Sphacelus hervorrufen. Ueberlassen wir den Empirikern die Sorge, es in dem in Rede stehenden Falle anzupreisen; das Unglück, welches es unter ihren Händen angerichtet hat, vermochte sie nicht einmal darüber aufzuklären.

Hat man nicht zu berücksichtigen, dass die Enge der Narbe die Bewegungen des Gliedes hindere oder eine Difformität verursache, so lasse man bei der mittelbaren Vereinigung oder per secundam intentionem die Parthien eine Lage annehmen, die sie in Erschlaffung bringt und erhält. Dadurch werden die Kranken weniger leiden und die Vernarbung geht leichter und schneller vor sich; aber wenn z. B. eine Continuitätslösung mit Substanzverlust in der vordern Gegend des Radio-Carpalgelenkes bestände, so müsste nicht nur nicht die Handwurzel flectirt werden, weil sonst nach der Heilung deren Functionen behindert sein würden, sondern im Gegentheile, man müsste sie so viel als möglich ausstrecken und sie in dieser Lage befestigen, damit sich ein breites Zwischengewebe bilden könne, das die Gelenkbewegungen nicht behindert. Sorgt man dafür, die Fleischwärzchen oft zu cauterisiren, um die Bildung von Vernarbungsbrücken zu verhindern, und fährt man fort, in der ersten Zeit des Heilungsprocesses, wo sich die Narbe, je mehr sie sich organisirt, verengert, das Glied in der von uns angedeuteten Lage zu erhalten, so erreicht man die vortrefflichsten Resultate. Wir haben hiervon oft genug den Beweis im Pitié-Hospitale geliefert.

Um die Circulation zu begünstigen, hat man gemeiniglich die üble Gewohnheit, den Amputationsstumpf auf eine geneigte Ebene zu lagern, damit die Wunde den niedrigsten Punkt abgebe. Diese Position ist schädlich, da sie manche Muskeln erschlafft, manche dagegen anspannt, wodurch nothwendig an der Continuitätslösung Ungleichheiten entstehen müssen, die sogar noch nach der Heilung zurückbleiben; jenes Anspannen verursacht Schmerzen, die nicht vorhanden sind, wenn das Glied in eine *Lage zwischen Abduction und Adduction, zwischen Extension und Flexion* gebracht worden ist. Uebrigens hat diese letztere Lage unbestritten noch den ungemeinen Vortheil, dem Eiter, wenn die Continuitätslösung solchen liefert, einen leichten Ausfluss zu gestatten, während, wenn der Stumpf höher liegt, die purulente Masse in ihm verbleibt, die Wundfläche reizt oder zu sehr erweicht, und sogar, besonders in der erstern Zeit, zwischen die Muskelbündel dringen, sich weiterhin ausbreiten und fürchterliche Zufälle hervorrufen kann.

Offenbar dauert bei der Vereinigung per secundam intentionem die Eiterung weit länger, aber sie ist durchaus nicht immer sehr bedeutend und schwächt in der Regel das Individuum nur wenig, was auch die Anhänger der primitiven unmittelbaren Vereinigung sagen mögen. Man hat auch behauptet, dass während des Verbindens die Schmerzen heftig wären, wenn man nicht vereinigt; aber zufolge der stets wachsenden Fortschritte der neuern Chirurgie weiss man, dass diese Schmerzen höchst unbedeutend sind oder gar nicht bestehen.

Man hat ferner behauptet, dass bei der Vereinigung per secundam intentionem die Heilung des Stumpfes eines amputirten Gliedes nur erst nach drei, sechs und selbst acht Monaten zu Stande komme; diese Idee ist sehr übertrieben, denn die tägliche Erfahrung lehrt, dass im Allgemeinen die in Rede stehende Wunde in der dritten oder sechsten Woche vernarbt ist, und wurde die Amputation gut vollführt, hat man die gehörige Vorsicht angewendet, dass sich die Muskeln nicht retrahirten, ist mit andern Worten der Verband sorgfältig angelegt worden, so bleibt die Narbe ohne Missgestaltung und zerreisst nicht, wie man es vermeint; das traumatische Fieber und die Entzündung sind dann weit weniger häufig und furchtbar, als es sehr viele Chirurgen denken, welche an andern Orten als wir practiziren.

Man versichert, dass bei der Anwendung der primitïven unmittelbaren Vereinigung das traumatische Fieber und die Entzündung mässig sind und dass die Eiterung den Kranken nicht schwächt. Diese Facta können wahr sein, wenn man im mittäglichen Frankreich, in Deutschland und England operirt, wir wiederholen dies; aber gleichzeitig bemerken wir auch nochmals, dass sie in Paris, bei Gliederabsetzungen, nur selten beobachtet werden. Ferner giebt man an, dass wenn diese letztere Vereinigungsart versucht wird, die Heilung in acht, zehn oder dreissig Tagen zu Stande kommt und dass man dann unmittelbar darauf künstliche Gliedmaassen in Anwendung bringen kann. Diese herrlichen Resultate sieht man in Paris fast niemals in die Erscheinung treten, in Paris, wo man bei der ungeheuren Masse von Fällen auf die vollständige Heilung drei Wochen bis einen Monat warten muss. Man hat geglaubt, dass wenn nach der primitiven unmittelbaren Vereinigung der durch Gliederamputationen bewirkten Wunden Entzündungen ausbrechen und sich ein reichlicher Eiter angesammelt hat, man hier leicht helfen könnte, indem man in einer indicationsgemässen Strecke die oberflächlich bestehenden Vernarbungen trennt und dabei erweichende Umschläge und gelinde Einspritzungen der nämlichen Art in die Eiterheerde anwendet. Diese Ansichten scheinen zu beweisen, dass die Chirurgen, die sie ausgesprochen, sehr selten den hier in Rede stehenden schlimmen Zufall beobachtet haben, denn wäre dies geschehen, so würden sie wissen, dass der tief gelegene Eiter hinsichtlich seiner Ansammlung schwer und oft unmöglich zu diagnosticiren ist, dass der mehr oder weniger lange Aufenthalt desselben ihn quantitativ steigert und die Formation von purulenten Ausbreitungen begünstigt, dass dann der Stumpf stark beschädigt wird, sich heftige Entzündungen einstellen, welche auf den ganzen Organismus rückwirken und namentlich auf den Darmkanal, wodurch sehr häufig schwere Fieber entstehen, gegen die dann fast stets alle örtlichen und allgemeinen Mittel vergebens angewendet werden.

Man war der Meinung, dass indem man die Wunde eitern lässt, man ein Geschwür nicht so jähe unterbreche, welches durch Ulcerationen oder Fistelgänge in einem chronischen, eine Amputation erforderlichen Uebel zu Stande gekommen ist; aber dieser Umstand hat einen sehr geringen Werth, da er sehr leicht durch eines oder mehrere künstliche Geschwüre ausgeglichen werden kann.

Die primitive unmittelbare Vereinigung gelingt um so leichter, je weniger die in Contact gebrachten Muskeln von einander verschieden sind und man auf keine Knochen stösst, die der Säge oder Quetschungen unterworfen waren oder sonstige Rauhigkeiten oder scharfe Spitzen darbieten.

Die mittelbare Vereinigung sichert nicht immer vor Eiterausbreitungen in dem Stumpfe; so sah ich eine solche Ausbreitung am zwanzigsten Tage bei einem Kranken entstehen, dem ich den Schenkel amputirt hatte, trotzdem alle von der Kunst gebotenen Vorkehrungen getroffen worden waren. Für mich ist es nicht bewiesen, dass diese letztere Vereinigungsart weniger als die vorhergehende Phlebitis und purulente Infection aussetze, selbst wenn auch bei dieser eine Eiteransammlung statt hätte. Die eben angeführte Meinung gründet sich auf die Autopsie einer grossen Anzahl Individuen.

Eine der Ursachen, welche nach unserm Dafürhalten sehr häufig die primitive unmittelbare Vereinigung in unserm Clima misslingen lassen, ist die blutige oder serös-blutige Exsudation, welche oft zwischen und unter den Rändern der Continuitätslösung statt hat.

Von zwei und neunzig Soldaten, bei denen der Vater der

Militärchirurgie, **Percy**, die primitive unmittelbare Vereinigung in Gebrauch zog, sind binnen sechs und zwanzig Tagen sechs und achtzig geheilt worden. **Lucas** hat dieselbe Verbandmethode bei siebenzig Kranken angewendet und sie ist ihm nur bei fünfen davon misslungen.

Pelletan versuchte die primitive unmittelbare Vereinigung bei zehn Individuen und nur bei einem gelang sie ihm; er hatte fortwährend Blut- und Eiteransammlungen in der Dicke des Stumpfes zu bekämpfen, sie verfolgten den Verlauf der Gefässe und drangen zwischen die Muskeln ein. Der einzige Kranke, bei dem sie gelungen war, schrieb seine Heilung der spontanen Entleerung des zwischen den Wundrändern befindlichen Eiters zu, welcher die durch schon gebildete oberflächliche Narben und durch die Heftpflasterstreifen entstandene Schranke durchbrochen hatte. Uebrigens wird man in der Praxis und in den Schriften der Chirurgen des mittäglichen Frankreichs, Deutschlands und Englands ausserordentlich befriedigende Resultate zu Gunsten der in Rede stehenden Vereinigung finden.

Die **consecutive** oder **secundäre unmittelbare Vereinigung** hat weit weniger als die **primitive unmittelbare** den Nachtheil, den Eiter in dem Stumpfe zurückzuhalten und Entzündungen herbeizuführen. Die Erfahrung hat diesen sich auf sehr viele Beobachtungen stützenden Ausspruch bestätigt.

Zufolge der vorangegangenen Erörterungen und Thatsachen schliesse ich, dass man in Paris nach der Amputation von Gliedmaassen die **primitive unmittelbare** Vereinigung der Wunden nicht anwenden und der **consecutiven** im Allgemeinen den Vorzug geben müsse. Die erstere Verbandweise gelingt hier in Paris vollkommen bei Gesichtswunden, minder oft, indess doch immer noch so erträglich, bei oberflächlichen und nicht sehr grossen Continuitätslösungen namentlich an der hintern Parthie des Beines; noch weniger ist man damit aber bei der Absetzung der Brustdrüse oder von Geschwülsten an den Wänden des Thorax, Unterleibes, an den Extremitäten, am Halse und an den äussern Weichtheilen des Schädels glücklich.

Handelt es sich um tiefe und sehr ausgedehnte Längenwunden, die in die letztere Categorie gehören, so muss man sie wohl sofort unmittelbar vereinigen, aber es wird dies nur selten gänzlich gelingen; indessen kann man hier die Zufälle weit besser beherrschen, als bei Amputationen.

Wir glauben eine Auseinandersetzung der nothwendigen Bedingungen zur primitiven unmittelbaren Vereinigung der Wunden hier unterlassen zu können und bemerken nur noch, dass Serres in Montpellier höchst merkwürdige Beobachtungen (Fälle) mitgetheilt hat, die darthun, dass im mittäglichen Frankreich alle diese Bedingungen nicht unerlässlich sind, um einen schönen Erfolg zu erzielen.

Heftpflasterstreifen.

Wir haben diese schon als zur Festhaltung der gegenseitig genäherten Wundränder erwähnt und wollen hier nun noch näher von ihnen sprechen. Sie werden heutzutag fast ausschliesslich gebraucht, als Hauptmittel namentlich bei tegumentösen Wunden, als accessorisches zur Beförderung der Vernarbung bei tiefen Verletzungen. Häufig ist das Pflaster schlecht zubereitet und dann entzünden oder excoriiren sie meist die Haut. Gewöhnlich wird das Heftpflaster zu lange in den Apotheken aufbewahrt und verliert dann sehr an seiner adhäsiven Eigenschaft. Die Streifen macht man gewöhnlich ohngefähr einen Querfinger breit; ihre Länge muss stets ziemlich beträchtlich sein, damit sich ihr Berührungspunkt vergrössere und sie um so sicherer fixirt werden können; sie richtet sich übrigens nach dem Umfange der Wundfläche und der Tiefe der Continuitätslösung. Damit sie noch breiter festkleben, ohne der Indication zu schaden, müssen sie an ihren Enden etwas breiter sein als in der Mitte; oft werden sie zu diesem Behufe auch etwas ausgeschnitten. Bevor man sie auflegt, müssen sie zumeist erst ein wenig erwärmt werden.

Wir haben schon gesagt, dass der Chirurg selbst die Wundränder vereinigt und in Contact erhält; ein Gehülfe legt ein Ende des Pflasterstreifens in einer solchen Entfernung von der Wunde auf, dass die Mitte des Streifens der entblössten Fläche entspricht; erst wenn die eine Hälfte des Streifens angeklebt ist, applicirt man die andere; man führt die Finger leicht über ihn hin, um ihn gehörig festzukleben, es muss jedoch bemerkt werden, dass dann seine beiden Enden fixirt werden und dass die Finger sich nach den Seiten der Continuitätslösung begeben und diese zusammenzuschieben suchen; denn wir brauchen wohl nicht zu sagen, dass wenn sie im entgegengesetzten Sinne einwirkten, auch die gegentheilige Wirkung stattfände und sie mithin ein Auseinanderweichen jener Ränder veranlassen könnten. Auch ist noch darauf aufmerksam zu machen, dass im Allgemeinen der erste Heftpflasterstreifen auf den Mittelpunkt der Wunde gelegt wird, denn auf diese Weise wird die Application der andern leichter; die Zahl derselben steht in Verhältniss zu der Länge der Parthien, welche man vereinigt. Eine allgemeine, stets zu beachtende Regel ist die, zwischen ihnen einen hinreichenden Zwischenraum für den Eiterabfluss zu lassen, da es sehr oft geschieht, dass die Reunio per primam intentionem nur unvollständig zu Stande kommt oder auch ganz fehlschlägt. Die Streifen dürfen nicht zu fest angezogen werden, denn es tritt stets eine geringe Entzündung auf; die Wundränder würden sich gegen einander krümmen, es würde dadurch eine stärkere Reizung gesetzt werden und unser theilweise von der Haut abgelöstes Contentivmittel könnte die Indication nicht erfüllen. Um aber die ersten Heftpflasterstreifen besser zu fixiren, befestige man andere quer über sie, man bringe diese und zwar zwei an den Seiten an; der eine wird einige Linien von der Verletzung, der andere auf die Enden der zuerst applicirten Heftpflasterstreifen aufgelegt und dann werden noch einige in querer Richtung angebracht, damit die früher placirten noch mehr gesichert werden; sie dürfen sich aber stets nur bis gegen die Wunde hin erstrecken. Ich habe oft im Pitié-Hospitale gezeigt, dass es unmöglich war, die Ränder mancher Wunden längere Zeit in genauem Contact zu erhalten, ohne eine grosse Anzahl der erwähnten (quer aufgelegten) Heftpflasterstreifen anzuwenden, und dass sie gewöhnlich ganz zweckmässig sind.

Man hat meisthin die üble Gewohnheit, den ganzen Umfang des Gliedes mit Heftpflasterstreifen zu umgeben; diese wirk-

lich kreisförmigen und ziemlich stark angezogenen Bänder führen den grossen Nachtheil mit sich, dass sie eine Stase der
Lymphe und des venösen Blutes erzeugen und bisweilen sogar
mehr oder minder starke Blutungen hervorrufen. Die Streifen
müssen daher, je nach den Anzeigen, nur die Hälfte, zwei
Drittel oder drei Viertel vom Umfange z. B. des Schenkels einnehmen; wenn es möglich ist, so müssen die Pflasterstreifen
nicht die innere Fläche des Gliedes bedecken, an welcher sich
gewöhnlich zahlreichere Venen und lymphatische Gefässe befinden. Uebrigens wundert es uns durchaus nicht, diese Vorschriften in einem neuern Werke der operativen Medizin nicht anzutreffen, da in demselben die practischen Ideen so oft vergessen
worden sind.

Damit die Heftpflasterstreifen tiefer einwirken, legt man
auf die Wundränder graduirte Compressen und darüber diese
Pflasterstreifen. Man sieht leicht ein, wie auf diese Weise ihre
Einwirkung gesteigert wird; aber es muss bemerkt werden,
dass wenn man nach einer Amputation das Glied bis zur Wunde
mit einer Rollbinde umgiebt, die Pflasterstreifen, anstatt auf die
Haut, auf diese Binde applicirt werden.

Werden die Heftpflasterstreifen nicht locker und kann man
ihnen sicher die entsprechende Lage geben oder verschieben
sie sich nicht gänzlich und halten in schädlicher Weise den Eiter
zwischen sich zurück, so braucht man sie nur erst nach dem Beginn der Narbenbildung und wenn eine Zerreissung derselben
nicht mehr zu besorgen steht, zu erneuern.

Will man die Heftpflasterstreifen abnehmen, so muss man
nothwendig folgende Vorsichtsmaassregeln beobachten, um den
letzterwähnten Nachtheil zu vermeiden: Die Hände eines Gehülfen drücken sanft von links nach rechts und vice versa auf die
Gewebe, um sie nach der Wunde hin zusammen zu schieben und
sie möglichst zu erschlaffen; auf diese Weise begegnet man jedweder Zerrung; dann ergreift der Operateur mit dem Daumen
und Zeigefinger an der einen Seite nach und nach die Enden der
Pflasterstreifen, welche die Richtung der Continuitätslösung
durchkreuzen; vorher hat er die ersten von denen, welche über
diese gedeckt waren, abgenommen; hierauf löst er einen jeden

Streifen behutsam bis zum Wundrande ab und verfährt nun eben so auf der andern Seite; ist auch dies geschehen, so werden sämmtliche Enden der Streifen vom Daumen, Zeige- und Mittelfinger zusammengenommen und perpendiculär in die Höhe gehoben, wobei man langsam und gelinde zieht; auf diese Weise werden sie bald entfernt; auch kann hiebei der Chirurg noch, zur grössern Vorsicht, den Daumen der andern Hand vorher unter und die zwei ersten Finger über der Wunde anbringen und die Gewebe auf den kranken Punkt hinschieben, wodurch er die Leistungen des Gehülfen sehr unterstützt. Dieses letztere Manöver reicht gewöhnlich allein hin, die Indication zu erfüllen, wenn die Wunde nicht sehr tief und nicht sehr lang und die Vernarbung bereits etwas fest geworden ist.

Die mit Cerat bestrichene, gefensterte Compresse, die in grösserer Menge aufgehäufte Charpie, die man, wenn man Blutungen befürchtet, auflegt, sowie anderweitige Verbandstücke werden über den Heftpflasterstreifen applicirt. Ferner ist noch wiederholt darauf aufmerksam zu machen, dass die Streifen nothwendig nicht zu straff aufgelegt werden müssen, weil sie bei einer etwa entstehenden Entzündung und der dadurch gesetzten Anschwellung eine gefährliche Einschnürung veranlassen können; droht aber eine Blutung und ist die Compression angezeigt, so muss die Binde fest angezogen werden und man muss streng darauf achten, dass dies nicht schädlich einwirke. Ferner müssen wir auch noch bemerken, dass man den Theil, an dem die Wunde ihren Sitz hat, in eine Lage bringt, welche den Abfluss des Eiters begünstigt. Diese Vorschrift wird z. B. befolgt, wenn man nach den partiellen Amputationen des Fusses das Bein in halber Flexion auf die äussere Seite lagert.

Auspolsterung der Stelle, auf welcher die ziemlich weit entblössten Flächen ruhen.

Man ist bisweilen gezwungen, den Schwerpunkt des Gliedes auf einer in einer gewissen Strecke entblössten Fläche ruhen zu lassen, und es kann hier der Druck Schorfe erzeugen. Diese vermeidet man fast immer, wenn man mit einer grossen Menge weicher Charpie die Stellen auspolstert, auf welchen der Decubitus statt hat. Beiläufig sei noch erwähnt, dass manche Individuen eine ganz besondere Neigung zur Entwickelung der Gangräna haben. Es ist eine bekannte Thatsache, dass bei vielen Greisen, welche an einer Fractur des Schenkelhalses leiden und blos der doppelt geneigten Ebene unterworfen werden, die dazu verwendeten Kissen und cravattenartig zusammengeschlagenen Tücher, die quer unter das Glied gelagert werden, um es zu befestigen und die auf dasselbe einen sehr starken Druck ausüben, sehr häufig allein hinreichen, wenn man den Ort nicht wechselt, Röthe, Excoriationen und selbst Schorfe zu veranlassen.

Ich habe im vergangenen Jahre bei der öffentlichen Consultation im Pitié-Hospitale ein achtjähriges Mädchen, das eine sehr gute Constitution besass, vorgezeigt, wo ein Fall, der keine merkliche Anschwellung und keine Ecchymose hervorgerufen hatte, eine Wölbung des mittlern Theiles der linken Vorderarmknochen in die Erscheinung treten liess. Wir bedienten uns des bei Fracturen dieser Knochen gewöhnlichen Apparates und zogen diesen nur sehr mässig an; er hatte am andern Morgen einen Schorf hervorgerufen, ohne dass sich übrigens die geringste Anschwellung manifestirt hatte; wir mussten den Apparat bei Seite legen, denn jedesmal während der ersten fünf und zwanzig Tage, wo wir ihn wieder gebrauchen wollten, und obschon wir ihn mehrfach modificirt hatten, konnten wir uns leicht überzeugen, dass er eine grosse Tendenz besass, dieselben schlimmen Wirkungen zu äussern. Das Kind ward nichts desto weniger ohne Difformität geheilt.

Ein in diesem Augenblicke im St. Antons-Saale des Pitié-Hospitales liegender Kranker zog sich durch eine indirecte Ursache eine Fractur des rechten Vorderarmes zu, die äusserst einfach war; indessen wurde aus übergrosser Vorsicht der gewöhnliche Apparat nur erst am fünften Tage angelegt. Es bestand fast gar keine Anschwellung; der Apparat war ganz locker angelegt; als wir ihn am andern Morgen abnahmen, hatte er bereits an der hintern Fläche des Gliedes, die gar keine Zunahme des Volumens nachwiess, einen Schorf von einem Zoll Länge und zwei Drittel Zoll Breite hervorgerufen. Mehrere Thatsachen dieser Art habe ich in meiner Clinique chirurgicale etc. (im Kapitel:

Einige Betrachtungen über die Fracturen und ihre Behandlung) angeführt. Sie müssen die Aufmerksamkeit des Chirurgen stets wach erhalten und kommen viel häufiger vor, als man es gemeinhin zu glauben geneigt ist. Dupuytren bestand auf der Nothwendigkeit, die Stellen, auf welchen die entblössten Stellen ruhten, gut auszupolstern, weil er, wie er sagte, vordem mehrere Fälle beobachtet hatte, in welchen die in Rede stehende Maassregel nicht angewendet worden war und sich diese Flächen in einer weiten Strecke gangränescirt hatten. Wenn es die Umstände gestatten, kann man auch mit den Stellen wechseln, auf denen das Glied ruht, und so vielen Uebelständen begegnen.

Verweilen bei dem Kranken nach Anlegung des ersten Verbandes.

Ich rathe dem angehenden Chirurgen, wenn er eine Operation verrichtet hat, seinen Kranken nicht gleich nach Anlegung des Verbandes zu verlassen, damit er ihm selbst bei den Blutungen Beistand leisten kann, die trotz aller Vorsichtsmaassregeln nicht selten während der ersten halben Stunde nach Anlegung des Verbandes eintreten, und um diesen zu beruhigen und ihm das für die Herbeiführung der Heilung so nothwendige Vertrauen einzuflössen.

Das englische Pflaster.

Es hat dies bald eine weisse, bald eine schwarze oder auch Fleischfarbe und vertritt gewöhnlich die Stelle der Heftpflasterstreifen, wenn die Wunde oberflächlich und selbst wenn sie, was man auch dagegen sagen möge, ziemlich lang ist. Bei dessen Anwendung gelten die bei den Heftpflasterstreifen als Contentivmittel von uns schon angegebenen Vorschriften. Man soll es vorher mit Speichel befeuchten, zweckmässiger und reinlicher möchte sich dazu nach unserer Ansicht warmes Wasser eignen. Es wird besonders bei Wunden des Gesichtes, des Halses und der Hände in Gebrauch gezogen.

Erwärmung des Kranken, Verordnung antispasmodischer u. a. Mittel.

Nach grossen Operationen, sowie nach schweren Verwundungen sieht man nicht selten, namentlich bei nervösen Individuen, eine Aufregung, Reizung entstehen; es findet Unruhe, Muskelzittern statt; der Puls ist lebhaft, klein, zusammengezogen; der Kranke empfindet Frost. Das erste, was hier gethan werden muss, ist ihn zu erwärmen und zu beruhigen. Man verordnet von einer antispasmodischen Potion alle Stunden einen Löffel voll und hört damit auf, sobald die Zufälle cessirt haben. Gewöhnlich braucht man das Medicament nicht zu wiederholen.

Aber die heftigen Frostanfälle, welche von der Kälte oder oft allein von der Erschütterung des Nervensystems bedingt werden, das Sehnenhüpfen und die gewissermaassen convulsivischen Bewegungen, welche örtlich oder fast allgemein bemerkt werden, müssen in den Climaten, die zum Tetanus hinneigen, als sehr bedenklich betrachtet werden. Ihre Prognose ist hier zu Lande minder schlimm. Man bekämpft diese Complicationen der Wunden dadurch, dass man sich beeilt, die Kranken zu erwärmen; die innerlich und äusserlich verordneten Antispasmodica erweisen sich sehr nützlich; man comprimirt die Muskeln, indem man sie mit beiden Händen an ihren Enden von der Rumpfseite aus umfasst; man drückt vorsichtig auf das Glied, um die Erschütterungen, die es erleidet, zu mässigen oder zu verhindern. Man führt quer über dasselbe cravattenartig zusammengeschlagene Tücher hin und befestigt diese an Bettpfosten.

Diät der Operirten.

Diese bedarf einer ganz besondern Berücksichtigung; man giebt sich in dieser Beziehung wirklich höchst ungewöhnlichen Uebertreibungen hin. Einige wollen, ohne die Indicationen dabei in Anschlag zu bringen, die Kranken einer absoluten Diät sechs, acht, zehn und noch mehr Tage unterwerfen, andere dagegen sind der Meinung, die Verwundeten müssten schon in den ersten vier und zwanzig Stunden essen; gewiss ist es, dass man in manchen Gegenden Rum, Branntwein und Punsch verordnet. Ich habe gesagt und wiederhole es gern, dass eine vernünftige Praxis ihre Therapie nach der Localität einzurichten und abzuändern habe, aber im Ganzen möchte doch zwischen der absoluten Diät und den Spirituosis noch ein sehr grosser Unterschied liegen, der mir mit den Verkehrtheiten zusammenzuhängen scheint, welche leider in unserer Wissenschaft noch häufig vorkommen.

Ist der Kranke nach der Operation sehr geschwächt, so muss man ihm unbedingt etwas versüssten Wein geben; existirt eine Art Stupor, so sind die Cardiaca, Tonica, Excitantia angezeigt; finden aber gar keine Complicationen statt, so sind alle diese Mittel offenbar von grossem Nachtheile; es ist rathsam, wenn die Personen unseres Climas nicht zu schwach sind, ihnen bis zum dritten Tage etwa, um welche Zeit sich gewöhnlich die Eiterabsonderung einstellt, alle Nahrungsmittel zu entziehen; denn wenn der Kranke vor dieser Zeit isst, so wird die nervöse Erschütterung, welcher er unterworfen war, oft Indigestionen veranlassen, deren Gefährlichkeit bekannt ist; werden ihm dagegen auch dann noch keine Nahrungsmittel verabreicht, wenn schon die Eiterung begonnen hat, so lebt er zu sehr von seiner eignen Substanz, besonders wenn er kein Fieber hat, und er ist so der Eiterresorption stark ausgesetzt. Uebrigens wird bekanntlich bei einer absoluten Diät, wenn kein Fieber existirt, der Magen gereizt und kann sich entzünden. Man muss daher in dem Momente, wo sich auf der Wundfläche eine purulente Exsudation zeigt, zu leichten Nahrungsmitteln greifen, falls dies nicht der schlechte Zustand der Verdauungsorgane contraindicirt; ich sage leichte Nahrungsmittel, denn man wird zuerst Bouillon, dann einige Löffel Suppe, dann die Suppen ganz und endlich ein Ei in der Schaale mit Rothweinwasser, Confituren mit etwas Brod (weisses), leicht verdauliche Fische, weisses Fleisch und dann reinen Wein u. s. w. erlauben; dabei wird man stets die Verdauungsfunctionen streng berücksichtigen, denn sobald diese in Unordnung gerathen, wird man die Alimentation entweder vermindern oder auch ganz einstellen. Ohne diese Vorsicht würde der Darmkanal krankhaft gestimmt und man sehr bald höchst gefährliche Zufälle zu bekämpfen haben. Bekanntlich werden bei grossen Wunden die Diätsünden von ungehorsamen Kranken um so häufiger begangen, je mehr die Heilung vorschreitet; sie halten sich dann um so sicherer; daher muss solchen die sehr grosse Gefahr nachdrücklich ans Herz gelegt werden, die durch solche Abweichungen entsteht; und in der That, eine nach einer bedeutenden Operation auftretende Indigestion, wenn auch die Wunde schon der Heilung zueilt, führt oftmals die Lethalität herbei; Beispiele hierfür sind leider in den Spitälern nicht selten, wo man in den ersten Tagen nach der Aufnahme schon, trotz der strengsten Ueberwachung, Nahrungsmittel zuschleppt, deren Genuss gar häufig das Leben der Kranken kostet.

Blutentziehungen nach den Operationen.

Um Entzündungen vorzubeugen und, wenn sie sich entwickelt haben, sie zu bekämpfen, hat man Blutentziehungen angerathen; manche Chirurgen verwerfen diese unter allen Umständen, ausgenommen blos wenn die Phlegmasie ungemein heftig ist, andere dagegen bringen sie zu allen Zeiten der Continuitätslösung wiederholt in Anwendung; beide Methoden sind viel zu exclusiv. Wenn der Kranke nicht zu schwach ist und nicht zu viel Blut schon verloren hat und wenn namentlich Plethora besteht, so kann man Blutentziehungen, deren Zahl nach den Indicationen verschieden ist, vornehmen; wird aber ein Aderlass nach schon eingetretener Eiterung practicirt, so ist eine purulente Aufsaugung sehr zu befürchten; ich habe im Anfange meiner practischen Laufbahn sehr viel Unglück dadurch herbeiführen sehen und bin überzeugt, dass man mit Ausnahme der Fälle, wo eine intensive Entzündung besteht, sich der Blutentziehungen enthalten müsse, sobald die Wunde eitert; ich bemerke noch, dass die Phlebotomie, indem sie direct auf die Venen einwirkt und diese theilweise entleert, deren Absorption noch mehr begünstigt als die örtliche Blutentziehung, die hauptsächlich nur auf das Capillarsystem einwirkt; Versuche an Thieren und zahlreiche Beobachtungen an Menschen bewahrheiten die eben ausgesprochene Behauptung.

Wenn man bei grossen Wunden der Weichtheile, bei bedeutenden Knochenbrüchen, bei umfänglichen, in die Gelenke sich erstreckenden und sogar durch Schiesswaffen entstandenen Continuitätslösungen die eben erörterte Behandlungsweise in Gebrauch zieht, die ich seit mehr als fünfzehn Jahren im Pitié-Hospitale befolge und welche meine Schüler zu wiederholten Malen in den Fachjournalen analysirt haben, so erhält man fast immer wahrhaft ausserordentliche Resultate; ich habe in meinem Clinicum und im provisorischen Hospital von Grenier d'Abondance nachgewiesen, dass man mit dieser Methode, bei sogar sehr schlimmen Wunden, fast gar keine anomale Entzündung hinzutreten sieht, dass viele von ihnen kaum eine Eiterung eingehen und dass sie sehr selten eine Amputation erforderlich machen; selbst in den Fällen, wo letztere anfänglich nothwendig erschienen, heilten die Verletzungen ziemlich rasch. Auch haben wir bei sehr vielen Schusswunden mittelst eben dieser Medication dargethan, dass eine Erweiterung durch Einschnitte, wie man vorgeschlagen hat, meistentheils nicht nothwendig wurde.

Die eben von mir erörterten Ideen haben die Meinungen, die Eigenliebe und Eifersucht bereits in Reibung versetzt und werden es auch noch ferner thun; aber sie sind die Frucht sehr zahlreicher öffentlich stattgefundener Beobachtungen; ich äussere sie mit Vertrauen, ohne sie Jemandem aufdringen zu wollen; ich verlange blos, dass sie nach allen Seiten gründlich erwogen werden mögen; man wird sich vielleicht sehr bald überzeugen, dass sie sich auf eine vernünftige Physiologie und eine gute Pathologie basiren, und wünsche, dass man sie practisch versuchen möge; man wird dann, wie ich zu glauben sehr geneigt bin, gar bald ihren therapeutischen Werth einsehen. Der Gebrauch der Blutentziehungen und der Diät ist gewiss nicht neu, aber es ist es die Art und Weise, ihn zu handhaben: denn in der That macht nicht immer in der operativen Medizin das neue Instrument die Erfindung aus, oft besteht sie gerade im Gegentheile in den Handgriffen, die mit ihm ausgeführt werden.

Was thut es demnach, dass ein Professor der Clinik in einer Eröffnungsrede gesagt hat, Serres in Uzès habe mit der

Anwendung von zwei Pfund doppelter Quecksilbersalbe*) binnen acht und vierzig Stunden nichts Neues erfunden, da man lange vor ihm schon dies Medicament in der Dosis von zwei bis drei Drachmen gebraucht habe. Der gesunde Menschenverstand wird derlei Angriffe richtig zu würdigen wissen.

Sind mithin die Wunden nur leicht und die Constitution und psychische Seite des Individuums nicht sonderlich angegriffen, so kann man ihn sogar schon einige Stunden nach der Operation oder dem traumatischen Zufalle Bouillon oder eine Suppe nehmen und, wie sich von selbst verstehen möchte, ihm auch, wenn es nöthig, Blut entziehen lassen.

Der Kranke erhält erweichende, schleimige oder säuerliche Getränke; die Brust-, diaphoretischen, leicht tonisirenden, beruhigenden u. s. w. Tisanen kommen je nach den Indicationen in Gebrauch. Auch wird man bei der Verabreichung von Speisen die Gewohnheiten des Individuums bis zu einem gewissen Grade berücksichtigen, denn manche Personen sind gewohnt viel zu essen, und es würde nicht immer rathsam sein, hier eine strenge Diät eintreten zu lassen. Ferner bedenke man, dass Kinder, Greise und Frauen eine strenge Entziehung der Nahrungsmittel weniger leicht ertragen, und dass darin das sicherste Mittel besteht, ihnen durch eine starke Veränderung irgend eines Eingeweides das Leben zu verkürzen. Noch giebt es Personen, bei denen der Darmkanal stets schlecht functionirt, sobald sie einer magern Kost unterworfen werden; und wiederum giebt es andere, wo gerade das Gegentheil stattfindet. Hier müssen sich nothgedrungen die allgemeinen Prinzipien nach der Gewohnheit und Idiosyncrasie richten; die Grenzen dieses Werkes gestatten ein weiteres Eingehen in diesen Gegenstand nicht und ich bemerke nur noch schliesslich Folgendes: Man hat behauptet, dass die lang fortgesetzte Diät eines der mächtigsten Mittel bilde,

---

*) Man bereitet in Frankreich zwei verschiedene Arten von Quecksilbersalbe: Die einfache, Unguentum cinereum genannt, in welcher man blos zwei Theile fliessendes Quecksilber mit 16 Theilen Fett verbindet, und die doppelte oder das Unguentum neapolitanum, wozu gleiche Theile Quecksilber und Schweinefett bis zur Extinction zusammengerieben werden. Bei uns sind die Benennungen Unguent. ciner. und neapolitanum bekanntlich synonym. D. d. Bearb.

gar häufig und schnell die Heilung der Wunden zu erlangen, dass bisweilen die unglücklich Blessirten, welche jeder Nahrung beraubt auf dem Schlachtfelde vergessen worden oder weil letzteres bergig, mit Schluchten durchzogen oder waldig war, unbemerkt liegen geblieben sind, und zwar mit oft sehr umfänglichen und dem Luftcontacte ausgesetzten Continuitätslösungen, in den meisten Fällen keine Complication dargeboten, während die in den Hospitälern untergebrachten und daselbst verbundenen Soldaten sehr häufig heftige entzündliche Anschwellungen nachgewiesen haben, gewöhnlich als Folge einer schlechten Kost; aber man hat nicht von denen gesprochen, die, weil sie keine Nahrung erhielten, zu Grunde gegangen sein mochten, und eben so wenig hat man den Einfluss der Krankenanstalt in Anschlag gebracht, der sich besonders nachtheilig in den fast stets ungesunden Militärhospitälern herausstellt und wo es überdem sehr oft an den nothwendigsten Mitteln gebricht.

Gelinde Abführmittel. Clystiere.

Es darf nicht verwundern, wenn ein Kranker, der eine mehr oder minder grosse Wunde hat, der absoluten Ruhe und einer strengen Diät unterworfen ist, in den ersten fünf oder sechs Tagen nicht zu Stuhle geht; er hat wenig Nahrung zu sich genommen, es ist fast kein Rückstand der Verdauung da; ist aber dieser Zeitraum verflossen, so muss man die Leibesöffnung berücksichtigen und nöthigenfalls einfache Clystiere in Gebrauch ziehen; erzeugen diese keine Wirkung, so giebt man entweder drei oder vier Löffel Olivenöl oder vier Unzen gewöhnlichen Honig oder einen Esslöffel voll aufgelösten Bittersalzes u. s. w., oder man verordnet wohl auch ein abführendes Halbclystier. Viele Chirurgen empfehlen den Gebrauch von Minorativen (Abführmitteln), die sehr oft zahlreiche und copiöse Stuhlentleerungen verursachen und gewissermaassen wie Blutentziehungen wirken; in Folge der durch sie bewirkten sehr reichlichen Absonderungen entleeren sie das Venensystem etwas und rauben dem Blute eine ziemlich bedeutende Menge Serum, wodurch sich eine purulente Infection weit leichter bilden kann. Die Erfahrung hat sich über diesen wichtigen therapeutischen Punkt ausgesprochen. Auch können wir hier nicht zu bemerken unterlassen, dass wenn bereits eine grosse Wunde auf den Darmkanal eingewirkt hat und man diesen dann noch durch ein Minorativum erregen will, dies die schlimmsten Folgen nach sich ziehen dürfte. Man muss daher nur zu den innerlichen Laxantien greifen, wenn die durch den Mastdarm eingebrachten keine Wirkung hatten und wenn eine dringende Indication den Gebrauch der erstern gebieterisch erheischt. Auch darf nicht vergessen werden, dass manchen Personen Purgantien stets schädlich sind.

Zurückhaltung der Stercoralmassen.

Ebenso wie manchmal der Kranke, obwohl er den Harn willkürlich lässt, seine Blase nicht vollkommen entleert, bleiben auch im Mastdarme die Producte, die er enthält, zurück, obgleich diese sehr verschieden sein mögen. Es verweilen daselbst schon äusserst harte und zusammengeballte Fäces, zu ihnen kommen neue, welche von gewöhnlicher Beschaffenheit sind; der Kranke geht zu Stuhle, er entleert nur die letztern; er strengt sich möglichst an, auch die frühern fortzuschaffen, aber umsonst, sie gehen nicht ab. Der unaufmerksame Practiker misst nun die Schwere, Reizung und Schmerzen, welche der Operirte im Damme, Becken und in der Blase empfindet, allerlei Ursachen bei, aber der klinisch gebildete Chirurg, den seine Vorlesungen oder sein gründlicher Cursus der Therapie die Möglichkeit der eben erwähnten Umstände kennen gelehrt haben, touchirt den untern Theil des Darmkanales; er erkennt die Retention eines Kothballens, er bemüht sich, diesen mit dem Zeigefinger zu zerstückeln und wendet auch wohl ein abführendes Halbclystier an, das gewöhnlich Erfolg hat; nöthigenfalls extrahirt er die angehäufte Fäcalmasse mit dem Zeigefinger oder bedient sich hiezu eines löffelförmigen Spatels. Thatsachen dieser Art haben wir oft zu beobachten Gelegenheit gehabt.

Es ist wohl unnöthig hier zu bemerken, dass wenn der Kranke, der auf keine Diät gesetzt war, seit einiger Zeit nicht zu Stuhle gegangen ist und Schmerzen und Schwere im Becken, Tenesmus und Drängen empfindet, man diese krankhaften Erscheinungen im Allgemeinen nicht ausschliesslich der Gegenwart von Hämorrhoiden zuschreiben muss; oft sind sie von dem Vorhandensein eines voluminösen und harten Klumpens Fäcalstoffe abhängig und die, sehr oft vernachlässigte, Einführung des Fingers in den Darm bildet ein sicheres diagnostisches Mittel. Der Fäcalballen ist bisweilen von Pseudomembranen oder von concreten und angehäuften hautartigen Mucositäten eingehüllt und man könnte ihn dann für einen Polypen oder irgend ein anderes Gebilde halten; aber es reicht hin, die Einhüllung mit der Nagelspitze zu durchbohren und so die Masse selbst zu zertheilen. Wir haben mehrere solcher Fälle beobachtet

Nicht gar selten trifft man Personen an, bei welchen — wir wollen darauf schon jetzt aufmerksam machen — die verdickten, verhärteten und entweder im Colon descendens, im S romanum oder Mastdarme angehäuften Excremente selbst nicht durch sehr viele und sehr flüssige Stuhlentleerungen fortgeschafft werden. Es stellen sich bei dieser Thatsache zwei sehr wichtige practische Folgerungen heraus: Die Purgantien, deren Wirkung auf den Darmkanal unzweideutig war, sind demnach kein stets sicheres Mittel, eine z. B. in der Seite gelegene Geschwulst zu diagnosticiren, denn diese doch durchweg kothige Geschwulst kann ihnen widerstehen und am Orte verbleiben. Ein Kranker hat sogar seit längerer Zeit Durchfall, er geht oft zu Stuhle, hat viel Tenesmus und Drängen; die Beobachtung hat mir gezeigt, dass der dann in den untern Theil des Tractus eingebrachte Finger daselbst auf einen enormen und sehr harten Kothklumpen stösst, der, indem er den Darmkanal reizt, viele und beträchtliche Stühle veranlasst, deren Stoffe, ohne jenen zu verdünnen, zwischen ihm und den Darmwandungen hindurchgehen. Ich habe mehrere Fälle dieser Art angetroffen und empfehle sie der Aufmerksamkeit der Practiker; einen in dieser Beziehung höchst merkwürdigen Fall habe ich in meiner Clinique chirurgicale etc. mitgetheilt; er hatte zu einer sehr üble Folgen bedingenden Verkennung Anlass gegeben, denn des Kranken gute Constitution wurde sehr hart mitgenommen, sehr geschwächt und die Verdauung fast vernichtet, auch fanden heftige Schmerzen statt; sobald aber der sehr verhärtete und ungemein umfängliche Kothklumpen aus dem Mastdarme geschafft war, schwiegen alle Zufälle bis auf die Schwäche, und nach wenigen Tagen konnte der Kranke wieder seinem Berufe leben.

Es lassen sich keineswegs die Nachtheile verhehlen, die mit der Verordnung von Clystieren verbunden sind, wenn sich die grossen Wunden, die, namentlich complicirten, Fracturen in den unterhalb des Zwerchfelles belegenen Gegenden befinden; können aber diese Nachtheile mit den sehr schlimmen und bisweilen tödtlich ausgehenden Zufällen verglichen werden, welche die Abführmittel (Minorativa) hervorzurufen im Stande sind? Ich denke nicht; denn die sogenannten chirurgischen Betten werden fast immer eine Einspritzung von Flüssigkeiten in den Mastdarm gestatten, ohne dass der Kranke schädlichen Bewegungen ausgesetzt wird, und fehlt es an einem solchen Mittel (Bette), so wird eine lange Röhre von Gummi elasticum, ein sehr flaches Becken nur eine sehr geringe, wohl kaum in Anschlag zu bringende Ortsveränderung verursachen.

Wenn die durch das Rectum in den Darmkanal gebrachte gewöhnliche Quantität Flüssigkeit für manche Individuen zu beträchtlich ist, angreift, Schmerzen veranlasst, so verringert man sie; aber es giebt auch Personen, bei denen jedwedes Clystier, welcher Art dies auch sei, heftige Koliken, Verdauungsbeschwerden, Nauseen und selbst Erbrechen erzeugt; in solchen Fällen muss dann nothwendig davon abgestanden werden. Nun sind jedoch die Fäcalmassen zu hoch oben im Darmkanale, als dass man sie mit dem Finger oder einem Instrumente auszuziehen vermöchte, und die Kranken haben dadurch viele Leiden; dann ist das namentlich aus erschlaffenden Vegetabilien bestehende Regimen unnütz und man muss nothgedrungen, wie wir bereits gesagt haben, zu den mildesten Abführmitteln greifen; auch befrage man den Kranken; manchmal purgirt er schon nach den einfachsten Dingen, z. B. nach nüchtern getrunkenem Wasser, nach dem Genusse von Milch u. s. w.; man versuche es mit einem oder zwei Glas von einer wässrigen Abkochung von Pflaumen, und erreicht man dadurch den Zweck nicht, so verdienen das mit Magnesia saturirte Wasser oder das Pilnaer Wasser und die vegetabilischen Purgantien den Vorzug.

In vielen Fällen verordnet man, um den Magen nicht zu

schwächen oder auch um Medicamente durch den Mastdarm in den Organismus zu bringen oder endlich, damit eine erweichende Flüssigkeit in der nächsten Nähe eines entzündeten Organes verbleibe, ein Viertelclystier, das nicht entleert werden darf; nun giebt es aber Personen, die nur mit der grössesten Schwierigkeit oder auch gar nicht es bei sich behalten können; dann muss man ein Sechstel, ein Achtel, ein Zehntel und noch weniger davon geben; kommt man auch auf diese Weise nicht zum Ziele, so versucht man d a s R e m e d i u m mit stark gummirtem Wasser zu versetzen, das, indem es den Darmkanal nicht reizt, gewöhnlich die Retention bewirken hilft.

In den schwierigen Fällen wird das Viertel d e s R e m e d i u m s sehr häufig zurückgehalten, wenn man vorher eines oder mehrere ganze Clystiere hat setzen und wieder entleeren lassen.

Es braucht wohl nicht erinnert zu werden, dass die Verdauung in der Regel gestört werden wird, wenn sie es noch nicht war, sobald man diese R e m e d i e n anwendet. Die Canüle des Instrumentes muss aus Gummi elasticum bestehen, um Verletzungen des Mastdarmes zu vermeiden, die häufig stattfinden, wenn diese Canüle metallen ist.

Der Chef einer Brauerei in Paris setzte sich auf einen Apparat, dessen Spritzenende von Zinn war, und indem der Apparat sich verschob, ging das Instrument durch die vordere Mastdarmwandung oberhalb der Sphinkteren und drang tief in das Zellgewebe des Beckens ein. Ich wurde einige Tage nachher gerufen, um einen grossen Abscess zu öffnen, der im Damme eine leichte Hervorragung bildete.

Beim Einführen der Canüle bedenke man, dass der Darmkanal an seinem untern Ende eine Krümmung darbietet, deren Convexität nach vorn liegt, und dass die hiebei betheiligte Darmportion ohngefähr einen halben Zoll lang und der Achse des Rumpfes parallel ist; diese Verhältnisse sind nothwendig zu berücksichtigen, damit ein Stützen des Instrumentes auf die vordere Gegend des Mastdarmes, wodurch Verletzungen oder Schmerzen hervorgerufen werden können, vermieden werden.

In manchen Fällen gelangt die Canüle in die Dicke des im Mastdarme befindlichen Kothklumpens, und der Stempel der

Spritze kann dann nicht fortbewegt werden; es müsste daher, um die Flüssigkeit ausspritzen zu können, dieser Klumpen durchbrochen werden, was aber fast immer unmöglich ist. Wäre man nun mit dem eben bezeichneten Umstande unbekannt, so würde man glauben, die Anwendung des Mittels sei nicht ausführbar und man würde sich irren. In der That, wenn man den Zeigefinger zwischen die Stercoralmassen und Darmwandungen bringt, die Canüle des Instrumentes zwischen diese Wandungen und den Finger gleiten lässt und man dann den Conductor, dessen man sich bedient hat (also den Zeigefinger), zurückzieht, so erreicht man seinen Zweck vollkommen.

Die phlegmonöse Entzündung des Stumpfes kann eben so wie die Angioleucitis, die Phlebitis und das Erysipel vor der Abnahme des ersten Verbandes bestehen; dann wende man erweichende Umschläge an und berücksichtige besonders die in der Dicke des Gliedes sich bildenden Abscesse, von denen wir noch später reden werden.

Phlebitis.

Was die Phlebitis betrifft, so ist sie bekanntlich um so gefährlicher, je tiefer sie ihren Sitz aufgeschlagen hat und wenn die von sehr dicken Weichtheilen umgebene Vene rücksichtlich ihrer Nodositäten und röthlichen Streifen keine Untersuchung gestattet, da es ungemein schwierig, wenn nicht unmöglich ist, sie durch die Schmerzen zu erkennen, welche man durch einen längs ihres Stammes oder ihrer Hauptzweige angebrachten Druck hervorruft; liegt aber die Vene oberflächlich oder doch nicht sehr tief, so ist die Diagnose äusserst leicht.

Setzt man nach den allgemein geltenden Prinzipien den ganzen antiphlogistischen Heilapparat in Gebrauch, so bleibt er fast immer ohne entsprechenden Erfolg und die Kranken sterben sehr bald, weil in den meisten Fällen die Krankheit, indem sie von der Peripherie nach dem Centrum schreitet, schnell die grossen Cavitäten erreicht und bis in den Mittelpunkt des Kreislaufes dringt.

Man hat vorgeschlagen, in einer gewissen Entfernung von der entzündeten Stelle und zwischen der Phlegmasie und dem

Herzen die Vene zu durchschneiden, in der Meinung, dadurch, dass man die Continuität des Gefässes aufhebt, der Entzündung ein unübersteigliches Hinderniss entgegen zu stellen. In der Zeit, wo die völlige Durchschneidung der Vene vorgeschlagen und wie sie damals ausgeführt wurde, bildete sie ein sehr unsicheres Mittel und war nur fähig die Krankheit hervorzurufen; die Erfahrung hat leider den Beweis dafür geliefert; aber jetzt, wo ich nach der subcutanen Methode Jules Guèrin's die völlige Trennung der Venen verrichtet habe, setzt man sich nicht mehr der Gefahr aus, sie dadurch zu entzünden, und diese Heilweise kann Werth haben.

Ich habe oft die Phlebitis bekämpft, indem ich eine grosse Anzahl Blutegel auf die entzündete Stelle selbst und um sie herum setzte, und habe dieses Verfahren je nach den Anzeigen wiederholt; dabei wurden die andern Antiphlogistica nicht geschont und ich war nicht glücklicher als meine Collegen.

Ich kam auf den Einfall, die Blutegel zwischen dem Herzen und der entzündeten Stelle, wenn möglich, zwei bis drei Zoll von der letztern entfernt, zu appliciren; ich glaubte, es würde auf diese Weise leichter sein, der Phlegmasie an einer noch gesunden Parthie des Gefässes vorzubeugen, als sie an einer Stelle, wo sie sich einmal entwickelt hat, zu bekämpfen; der Erfolg überstieg meine Erwartungen. Wir haben bis heute nicht einen unglücklichen Fall gehabt, und es wird sich jeder davon überzeugt haben, der das Pitié-Hospital besucht hat, wo wir ziemlich oft die in Rede stehende neue Heilmethode angewendet haben. Wir lassen zehn, fünfzehn, dreissig, vierzig und selbst fünfzig Blutegel, je nach der Constitution des Kranken, setzen; leistet die Phlebitis Widerstand und scheint sie nach dem Herzen zu weiter fortzuschreiten, so wiederholen wir mehr oder minder oft, wie es die Indicationen verlangen, die örtlichen Blutentleerungen; dabei unterlassen wir nicht, erweichende laudanisirte Cataplasmen und diuretische Mittel in Gebrauch zu ziehen. Hat die Phlegmasie erst die grossen Eingeweidehöhlen erreicht, so ist sie unheilbar; man muss sich daher beeilen einzuschreiten, bevor sie bis dahin vorgedrungen ist; je entfernter sie noch davon ist, je mehr Zeit hat man noch sie mittelst der eben angeführten Methode zu bekämpfen, denn offenbar wird man, wenn sie dann trotz unserer Mittel von der Peripherie zum Centrum weiter schreitet, nicht mehr die nöthige Zeit haben, die Blutegel höher anzusetzen und die Affection selbst zu hemmen.

Die nach- den eben von uns angedeuteten Prinzipien applicirten Blutegel erzeugen eine verschiedene Wirkung. Nicht selten sieht man, und zwar zuweilen ziemlich schnell, die Entzündung aufhören, mitunter verliert sie blos ihre Heftigkeit; sie verläuft nichts desto weniger ihre Perioden, wobei sie an demselben Orte fortbesteht; in manchen Fällen bleibt sie stationär; auch kann sie an Heftigkeit zunehmen, ohne weiter zu schreiten, und in dem benachbarten Zellgewebe des Gefässes eine oder mehrere Phlegmonen veranlassen, die sehr bald in Eiterung übergehen; diese Phlegmonen verlaufen sehr günstig und rufen oft eine höchst vortheilhafte Revulsion hervor; ich habe sie in Fällen die Krankheit am Weiterschreiten hindern sehen, wo dies unaufmerksame Practiker verkannt hätten; auch habe ich einige Kranke beobachtet, bei welchen unsere Heilmethode der Venenentzündung nach dem Herzen hin eine unübersteigliche Schranke entgegengestellt hatte, sie aber nach der entgegengesetzten Seite weiterschreiten liess; sie griff dann von dem Centrum nach der Peripherie um sich. Häufig betheiligt sie dann die Vena mediana und schreitet allmälig bis zu den Fingerspitzen vor, um sich da auszubreiten. Sobald sie die eben erwähnte Richtung einschlägt, höre ich mit der Anwendung der örtlichen Blutentleerungen auf und fahre mit den andern antiphlogistischen Mitteln fort, falls sie nicht zu intensiv ist. Selten geschieht es, dass sie nicht die oben erwähnten Abscesse hervorruft. Mit dem Gebrauche der Blutegel muss fortgefahren werden, sobald die am Orte verbleibende Venenentzündung nicht verschwindet und die Schwäche des Kranken nicht zu bedeutend ist; denn die Entzündung kann wieder um sich greifen, nachdem sie suspendirt worden ist. Ich habe äusserst seltene Fälle dieser Art beobachtet; es waren schon einige Tage seit den ersten Blutentziehungen verflossen und die Kranken hatten bis zu einem gewissen Grade den erlittenen Blutverlust wieder ersetzt, so war es gestattet, zu den Blutegeln abermals, jedoch in mässiger Anzahl, Zuflucht zu nehmen, und nun wurde ein vollständiger Erfolg bewirkt.

Die in der Nähe der Vene gelegenen Abscesse müssen so früh als möglich geöffnet werden.

Ich habe stets gefunden, dass die Phlebitis den Theil des Venensystemes, den sie ergriffen hat, völlig obliterit, und diese Obliteration erstreckt sich mehr oder minder weit. Existiren unterhalb der Stelle, wo der Gefässstamm in einen fibrösen Strang verwandelt worden, Varices, so verursachen diese nothwendig eine Behinderung des venösen Kreislaufes und man sieht gewöhnlich die varicöse Erweiterung zunehmen.

Die Vene oder Venenportion, welche für das Blut unwegsam geworden ist, hat grösstentheils ihre Elastizität verloren und ist häufig mit den umgebenden Geweben Adhärenzen eingegangen; dann bewirken die Bewegungen des Gliedes ein schmerzhaftes Zerren an dem Gefässe, das nicht nur den Kranken beunruhigt, sondern bisweilen auch den Nachtheil hat, subcutane Abscesse zu erzeugen und die Krankheit aufs Neue in die Erscheinung zu rufen. Einen Fall dieser Art habe ich mit Baud bei einem Destillateur in Bercy beobachtet, wo ebenfalls die in der von uns angegebenen Weise vorgenommenen örtlichen Blutentziehungen die Krankheit besiegten. Zufolge der in Rede stehenden Fälle dürfen sich demnach die Kranken nicht anstrengen und müssen alle starken und heftigen Bewegungen vermeiden; ferner wende man narcotische Linimente an und verordne des Abends laudanisirte erweichende Umschläge; es können aber auch jene angeführten schmerzhaften Empfindungen mit einer leichten und chronischen Entzündung entweder der Venen selbst oder des sie umgebenden Zellgewebes oder in beiden zugleich zusammenhängen. Mich dünkt, man könne diesen Zustand dann dadurch ermitteln, dass man durch einen Druck längs des Gefässes Schmerzen hervorruft. Ich habe ihn mit erweichenden Umschlägen, mit Ruhe der Glieder und örtlichen Blutentleerungen bekämpft, und meistens war er nach einigen Tagen beseitigt; bisweilen war ich aber auch gezwungen, auf die schmerzhafteste Stelle ein Vesicator aufzulegen, was ich in Eiterung erhielt und das sehr vortheilhaft einwirkte. Die Resolventien können bei einer leichten Entzündung zweckmässig sein.

Was die Verhärtungen betrifft, welche manchmal im Zellgewebe bestehen, so behandelt man sie mit antiphlogistischen oder auch mit den sogenannten schmelzenden Mitteln, je nach den Indicationen.

Wird die Phlebitis von den Erscheinungen einer purulenten Infection begleitet, so müssen andere therapeutische Mittel in Gebrauch kommen, wovon weiter unten noch die Rede sein soll. Wir glauben, in einem Werke der operativen Medizin brauche nicht mehr über die Entzündung der Venen enthalten zu sein, denn diese Krankheit gehört eigentlich in das Bereich der äussern Pathologie, und wir würden sie noch viel kürzer besprochen haben, wenn wir nicht der Ansicht gewesen wären, dass einige neue Thatsachen über diesen Gegenstand nützlich sein könnten; jedoch werden wir noch ein Wort darüber sagen, wenn wir von der Resorption des Eiters handeln.

Erysipel.

Eine andere ungünstige Complication der Wunden ist unstreitig das Erysipel. Seit lange geschieht es selten, dass nicht wenigstens einmal im Jahre diese Complication sich in Paris zu zeigen pflegt und zwar fast immer in endemischer oder epidemischer Weise. Es würde nach meiner Ansicht hier mehr als unnütz sein, wollte ich die Symptome und die gewöhnliche Behandlung desselben angeben, ich überlasse dies Amt den Pathologen; aber es möchten noch einige nicht allgemein bekannte Betrachtungen eine kurze Berücksichtigung verdienen.

Eine merkwürdige Thatsache ist folgende: Die örtlichen und allgemeinen Erscheinungen des Erysipel sind nämlich in mehrern mehr oder weniger entfernten Epochen dieselben, und doch haben die Blutentziehungen nur in einer dieser Epochen vollkommen Erfolg, scheitern aber vollständig in den andern. Wir haben häufig im Pitié-Hospitale epidemische Rosen beobachtet, die bei einer leichten Diät und bei der Anwendung von Fett binnen vier und zwanzig oder acht und vierzig Stunden cessirten. Bekanntlich streicht man auf eine Compresse, von etwas dickem und halb abgenütztem Gewebe, zwei Linien hoch Fett auf; die Compresse muss die krankhafte Stelle bedecken und ringsum noch einen Zoll weit hinausreichen; alle zwei Stunden ohngefähr bringt man auf dieselbe Leinwand eine gleiche Quantität Schweinefett, ohne das schon darauf befindliche abzunehmen. Wir haben beobachtet, dass im Frühjahr oder im darauf folgenden Herbste diese Medication keinen glücklichen Erfolg hatte; ebenso verhielt es sich auch mit andern Mitteln, welche, wir wiederholen es, abwechselnd sich wirksam und unwirksam in Krankheitsumständen zeigten, die für den Chirurgen ganz gleich waren. Diese Thatsachen dürften, wenn es noch nöthig wäre, beweisen, dass die Epidemien sehr häufig mit einem besondern Genius entstehen, der unmöglich a priori zu erkennen ist und, wie Sydenham sagt, es nöthig macht, dass man nach und nach mehrere Heilmethoden versucht, um eine gute herauszufinden; auf diese Weise nur, fügt dieser grosse Arzt hinzu, kann und darf man pede libero weiter gehen. Ich gebe diese herrlichen therapeutischen Ideen besonders jungen Practikern zu bedenken, sie sind von der Erfahrung bestätigt; obgleich oft verkannt, haben sie Jahrhunderte überdauert und zeigen den Studirenden, sich zur gehörigen Zeit von dem Schulsysteme zu entfernen, woraus sie ihre erste medizinische Bildung schöpften.

Es sei hier zugleich in Kürze des Vesicatoriums gedacht, das man auf das wandernde Erysipel und das erysipelatöse Phlegmone auflegt und dessen Gebrauch abwechselnd empfohlen und verworfen worden ist. Wir wollen zeigen, dass wenn man dabei die Indicationen festhält, dasselbe ein sehr wirksames Heilmittel abgiebt. Es wurde in der Zeit von Alix, jedoch rein empirisch, angewandt; es rief Brand hervor und wurde verbannt. Desault verordnete es in den meisten Fällen mit Erfolg und rühmte es sehr; sehr bald legte man es wieder bei Seite, nicht blos weil es keine entsprechende Wirkung hatte, sondern auch weil es oft schädliche Folgen nach sich zog. Aus der in der medizinischen Schule von Montpellier vertheidigten These des Dr. Rodamel kann man ersehen, dass A. Petit dem Vesicator im Hôtel-Dieu von Lyon den Vorzug gab und damit sehr gute Wirkungen erzielte; und als es sich wiederum fruchtlos zeigte, so wurde es nochmals zur Vergessenheit verdammt, aus welcher es Dupuytren abermals hervorzog. In der sich hierauf beziehenden These des Dr. Patissier wird man eine grosse Menge von Thatsachen vorfinden, welche die Wirksamkeit dieses Exutoriums darthun, welches später der Oberwundarzt des Hôtel-Dieu ebenfalls verliess; denn nachdem es sich so lange Zeit nützlich erwiesen hatte, war es häufig schädlich geworden. Alle diese widersprechenden Thatsachen hatten meine Aufmerksamkeit ganz besonders in Anspruch genommen: es schien mir, dass, indem man aufs Neue das Vesicator die Feuerprobe der Erfahrung bestehen liess, man wahrscheinlich die Indicationen werde ausfindig machen können, die seinen Gebrauch zulassen und verbieten.

Während ich dem Centralbureau für die Zulassung in die Civilkranken- und Verspflegungsanstalten von Paris beigesellt war, ward ich vom Generalconseil beauftragt, Serres Abtheilung im Pitié-Hospitale provisorisch zu versehen, da dieser Arzt erkrankt war; ich liess keine Gelegenheit vorbeigehen, die hier erörterte Frage sorgfältig zu untersuchen, da mir eine sehr grosse Anzahl von Individuen zur Verfügung standen, die theils an blossen Hautentzündungen, theils an Phlegmasien des Zellgewebes und gleichzeitig der Tegumente litten.

Ich wendete zuerst in allen Fällen ohne Unterschied das Vesicator an und dies zeigte sich bald vollkommen, bald aber auch nur theilweise wirksam und öfter sogar ganz schädlich; es mussten demnach die Ursachen dieser so verschiedenen Resultate ermittelt werden. Wir beobachteten die Kranken mit der gewissenhaftesten Aufmerksamkeit und fanden, dass die einen an Status gastricus oder intestinalis, an Gastritis oder Gastro-Enteritis litten, die andern aber kein Symptom dieser Krankheitszustände darboten; bei den erstern zeigte sich nicht nur das Vesicator unwirksam, sondern steigerte oft sogar noch die Krankheit, die allein in der Haut oder im Zellgewebe oder auch in beiden zugleich ihren Sitz hatte; dagegen war es bei den letztern von vollständigem Erfolge begleitet. Zufolge der vielen Fälle, welche wir damals und dann noch nach dieser Zeit und bis jetzt beobachteten, sind wir zu dem Schlusse gelangt, dass das Vesicator in den in Rede stehenden Fällen verworfen werden muss, wenn der Darmkanal krankhaft gestimmt ist; dass es aber sich sehr vortheilhaft erweist, wenn die entgegengesetzten Bedingungen bestehen. Wir brauchen wohl nicht zu erinnern, dass man hierbei stets den herrschenden Genius epidemicus fortwährend genau zu berücksichtigen hat.

Durchgehends weiss man dieses Mittel nicht recht zu handhaben; es wirkt vortheilhaft ein, indem es die Entzündung auf die Stelle centralisirt, auf die es applicirt worden; es ruft eine heilsame Eiterung hervor. Wird es zur rechten Zeit in Gebrauch gezogen, so geht die Krankheit gewöhnlich in Zertheilung aus; wird es später angewendet, so bildet sich oft unter ihr ein mehr oder minder umfänglicher Abscess.

Man gebraucht es nicht, wenn die Phlegmasie ödematös ist, denn dann würde es Brand bewirken; man applicirt es nicht auf den Kopf, die Brust, den Unterleib und auf die Gelenke, weil es nach dem Theile, wo es einwirken soll, das Blut zu stark hindrängen, daselbst eine zu tiefe Entzündung veranlassen und eine solche der Gehirnhäute, der Pleura, des Bauchfelles oder der Synovialmembranen herbeirufen kann. Wird es auf Gewebe gelegt, wo man schon eine Fluctuation verspürt, so dürfte es schlimme Folgen haben, es könnte Schorfe, einen enormen und sehr gefährlichen Abscess erzeugen. Man applicire es auch nicht auf Phlyctänen und dunkel geröthete Hautstellen, weil dadurch fast sicher Gangräna entwickelt wird.

Die Breite des Vesicators ist gewöhnlich die der Handfläche; damit es die Harnwege nicht reize, bestreue man es mit etwas Campher. Man legt es auf die Stelle auf, wo die Entzündung am intensivsten ist, und lässt diese eitern. Genügt ein Vesicator nicht, so wird ein zweites und selbst ein drittes, bisweilen wohl gar ein viertes in Gebrauch gezogen, jedoch nur erst nachdem die frühern vernarbt sind.

Nach Maassgabe wie man sich von dem Momente entfernt, in welchem die Heilung des Erysipels stattfand, also nachdem fünf bis sechs Tage seit der Concentraction der Phlegmasie auf das Exutorium vergangen sind und namentlich wenn die Phlegmasie verschwunden ist, sucht man die etwa noch bestehenden offnen Hautstellen langsam zu schliessen; sollte nun eine solche bestehen, so trockne man sie nicht zu schnell ab, was überhaupt im Allgemeinen befolgt werden muss. (Man sehe den Abschnitt: Vesicatorium.)

Angioleucitis.

Die Angioleucitis entwickelt sich weit seltener als das Erysipel; es gehen ihr oft Schmerzen, die in den benachbarten lymphatischen Ganglien ihren Sitz haben, vorher und sie characterisirt sich durch meistens vielfältige rothe Linien, die ihre Richtung nach dem Herzen hin nehmen und Anfangs zwischen sich zahlreiche Intervallen lassen, an denen die Haut die normale Farbe hat; in dem Maasse aber, wie die Entzündung weiter schreitet, verlieren sich jene Intervallen und die Tegumente nehmen durchgehends eine rosige Färbung an. Nicht selten bestehen zugleich Fieber, Durst und Aufregung.

Man hat die örtlichen Emollientien, allgemeine Blutentziehungen, Blutegel um die Wunde oder auch auf die entzündeten lymphatischen Drüsen empfohlen.

Die Angioleucitis dringt minder leicht als die Phlebitis in die grossen Eingeweidehöhlen; es scheint mir dieser Unterschied von dem Vorhandensein der lymphatischen Ganglien in der Inguinal-, Achsel- und untern Halsgegend abzuhängen, an welchen Orten sich die Phlegmasie centralisirt und zumeist gehemmt wird. Sie geht sehr selten vom Centrum nach der Peripherie, ich habe nur einen einzigen Fall dieser Art beobachtet.

Um sie wirksamer zu bekämpfen, lasse ich zwischen der entzündeten Stelle und dem Herzen Blutegel setzen und zwar nach den bei der Phlebitis angegebenen Prinzipien, deren Wiederholung hier unnütz wäre. Ich habe die Angioleucitis oftmals im Pitié-Hospitale beobachtet und sie durch alte Geschwüre entwickeln sehen, aber noch habe ich keinen einzigen Fall angetroffen, in welchem ich mit der von mir angeführten Heilmethode nicht glücklich gewesen wäre. Wir brauchen wohl kaum noch hinzuzufügen, dass gleichzeitig erweichende Cataplasmen, derartige Getränke und eine entsprechende Diät in Gebrauch kommen. Nach den von mir gemachten Beobachtungen veranlasst die Angioleucitis weit weniger oft als die Phlebitis Abscesse.

Secundäre Blutungen.

Der Operateur wird stets Gehülfen bei dem Kranken zurücklassen, wenn er bei einer Operation grössere Arterien geöffnet und unterbunden hat; er muss Nachblutungen befürchten, besonders wenn Gefässe von einem gewissen Caliber schnell zu bluten aufgehört haben und nicht torquirt oder unterbunden werden konnten. Unnöthig ist wohl der Rath, alles das, was zur Beschwichtigung von bedeutenden Blutungen nothwendig ist, vorher in Bereitschaft zu halten. Uebrigens giebt es Mittel, welche den Blutandrang erforderlichen Falles herabstimmen. Man applicirt auf den Hauptstamm der Schlagader ein Tourniquet oder auch einen Compressor. Man hat vorgeschlagen, die Parthien höher zu lagern, an denen die Continuitätslösung ihren Sitz hat; wenn sich aber bereits eine Eiterabsonderung eingestellt hat, so würde offenbar der Eiter dadurch zurückgehalten und so eine Infiltration desselben bewirkt werden. Ich mache daher von dieser Lagerung nur in den Fällen Gebrauch, wo schon eine erste Blutung gefährlich und schwer zu hemmen war und eine neue die grösste Mühe in dieser Beziehung machen würde. Sind die Individuen stark und haben sie während der Operation wenig Blut verloren, so kann noch eine allgemeine ableitende Blutentziehung, entfernt von der Wunde, die Indication erfüllen; aber man darf dabei das schon an einem andern Orte bezüglich der purulenten Infection Erwähnte nicht unbeachtet lassen. In manchen Fällen sind kühlende und säuerliche Getränke, wenn die Brust in gutem Zustande ist, recht zweckmässig; dasselbe gilt auch von einer Abkochung von Radix Ratanhiae und Consolidae majoris; ingleichen werden mit Vortheil die örtlichen Refrigerantia angewendet; was aber die als ableitende Mittel gebrauchten Sinapismen betrifft, so muss man sich wohl hüten, sie bei sehr reizbaren Personen und wenn irgend eine acute Entzündung besteht, zu Hülfe zu nehmen. Warum übrigens fürchtet man denn gar so sehr eine sich wieder einstellende Blutung? Oft erzeugt sie eine ganz heilsame Depletion, wodurch die Entzündungen gebrochen werden, während im Gegentheile, z. B. beim Seitensteinschnitte, die angewandten Compressionsmittel oft eine fruchtbare Quelle bedenklicher Zufälle abgeben. Ich habe in der Stadt bei einem Kranken von Sens, der ein und siebenzig Jahre alt und von gewöhnlicher Constitution war, die Lithotomie verrichtet; meine bei dem Operirten zurückgelassenen Prosectoren Ricard, Amblard und Margot überliessen eine kurz nach der Operation eingetretene ziemlich starke Blutung sich selbst, sie hielt von früh sieben bis Mittags an; es zeigte sich keine mehr und die Wunde vernarbte in sechs Tagen.

Die Zeitpunkte, in welchen sich die secundären Blutungen eigentlich zu entwickeln pflegen, sind folgende: Einige Stunden nach der Operation, wenn die Wunde nicht mehr von der Luft berührt wird, wenn sie sich an den Contact des Verbandes gewöhnt, der Krampf aufgehört und sich die Circulation wieder gehörig eingestellt hat; ferner vom dritten bis zum vierten Tage, wenn die Entzündung eine Congestion erzeugt hat und dadurch eine Blutausschwitzung bewirkt oder der die Arterienenden verschliessende Blutpfropf weggedrängt wird; sodann vom sechsten bis zum zwölften Tage, wenn die Phlegmasie abnimmt, die Parthien ihre Anschwellung verlieren und aufhören die Gefässe zu comprimiren; ferner noch und oft viel später fallen die Schorfe ab, welche die Arterien verstopfen oder welche, ohne sie zu verschliessen, sich auf Kosten ihrer Wandungen gebildet haben, und veranlassen starke Blutungen, wie dies bekanntlich bei Schusswunden oft beobachtet worden ist; endlich bewirkt auch der in der ersten oder zweiten Woche statthabende Abgang der Ligaturen den in Rede stehenden Zufall, der sich bisweilen sogar erst am dreissigsten Tage eingestellt hat.

Die secundären Blutungen sind um so schwieriger zu hemmen, je später sie eintreten; wir wiederholen daher, dass man sie am sichersten vermeidet, wenn man die Ligaturen vervielfältigt und sie um Arterienzweige anlegt, welche zur Zeit noch kein Blut entweichen lassen. Sobald eine Arterie sich an einem Orte befindet, wo viele Anastomosen vorhanden sind und wo ein sehr activer Kreislauf, wie im Gesichte, im Scrotum statt hat, muss man suchen beide Enden des Gefässes zu unterbinden; bemerkt man es, bevor man es durchschneidet, und fürchtet man einen Blutverlust, so legt man zwei Ligaturen um dasselbe in geringer Distanz von einander an und durchschneidet es zwischen diesen.

Eine Operation ist eben beendigt worden: es stellt sich ein starker spasmodischer Zustand ein, die getrennten Gefässe bluten nicht, man kann sie nicht auffinden, es ist fast gewiss, dass eine Hämorrhagie statthaben wird und dass, je später dies geschieht, desto mehr die Entzündung das Erfassen der Arterien, um diese zu unterbinden oder zu torquiren, erschweren wird; dann verordnet man, wenn keine Gegenanzeigen obwalten, eine antispasmodische Potion und macht in der ganzen Ausdehnung des Gliedes Einreibungen mit reinem Laudanum, wonach wohl der Krampf cessiren wird; das Blut fliesst und alle Schwierigkeiten verschwinden. Bisweilen gelingt es durch die Compression des etwas angeschwollenen Zellgewebes Gefässe bloszulegen, die ohne diese Maassnahme allen Erforschungsmitteln entgangen wären. Wir haben bereits angeführt, wie man zur Erreichung desselben Zweckes in manchen Fällen auch die Muskeln von einander biegen oder wohl gar ihre Enden loslösen müsse. Kann man die Arterie nicht finden oder unmöglich mit der Pinzette erfassen, so ziehe man nach den weiter oben angegebenen Regeln die mittelbare Unterbindung in Gebrauch, vielleicht lässt sich auch die seitliche Compression anwenden, wenn nämlich die Entzündung nicht zu sehr ausgesprochen ist. Es sind uns Fälle vorgekommen, wo leichte Compressionsmittel, die auf das untere Ende eines grossen Gefässes angebracht wurden, zur Stillung der Hämorrhagie vollkommen ausreichten; diese Thatsache darf nicht verwundern, wenn man bedenkt, dass die im retrograden Sinne circulirende Blutsäule von einer weit geringern Kraft fortgetrieben wird, als die von dem Herzen herkommende.

Ist die Compression oder unmittelbare Unterbindung nicht statthaft, so soll man die Wunde in der Richtung nach der Arterie hin erweitern, offenbar um diese bloszulegen und unmittelbar zu unterbinden; aber man weiss, dass eine um eine grosse entzündete Schlagader applicirte Ligatur diese sehr schnell durchschneiden und die Blutung höchst wahrscheinlich zurückkehren würde; um in einem solchen Falle den Kranken von dieser grossen Gefahr zu befreien, muss man dann drei oder vier Zoll von der Wunde entfernt, an einer gesunden Gefässstelle, die Unterbindung vornehmen. Ist die Ader klein und in der Continuitätslösung nicht zu erfassen, so cauterisire man sie mit dem Glüheisen. Sanson räth rings um das klaffende Arterienende das Zellgewebe abzulösen und mit diesem einen Kegel zu bilden, dessen Basis auf der Wunde ruht und dessen Spitze mehr oder minder tief liegt; der Faden wird auf ihm zusammengezogen. Die mittelbare Ligatur verdient, da sie minder schwierig auszuführen und sicherer ist, den Vorzug vor diesem Verfahren.

In Folge eines durch eine Bandage verursachten starken Druckes manifestiren sich bisweilen exhalirende Blutungen, denen Klopfen und Schmerzen in der Wunde vorhergehen; man nehme dann den Verband ab und lege ihn nicht wieder so fest an. Besteht mit der Blutung aus den Capillargefässen ein übermässiger Tonus und ist der Kranke robust, so greife man zu allgemeinen und örtlichen, vom Sitze der Blutung entfernt applicirten Blutentziehungen, die Anfangs nach den Indicationen ziemlich copiös und ausleerend sein können, später aber weit geringer und derivativ werden müssen. Zahlreiche Blutegel sind dagegen um die Continuitätslösung zu setzen, wenn die daselbst statthabende Entzündung Ursache der Blutung ist. Dies Verfahren ist nur eine Nachahmung desjenigen, nach welchem man zur Bekämpfung gewisser Hämoptysien Blutegel auf die Brust setzt; man wende dabei auch örtliche und allgemeine Emollientia an. In den sogenannten asthenischen Blutungen bringen oft die innerlich gegebenen tonischen und adstringirenden Mittel, wenn sonst der Darmkanal gut im Stande ist, recht vortheilhafte Wirkungen hervor. Bei sehr reizbaren Individuen müssen Antispasmodica in Anwendung kommen. Die Berührung der frischen Luft reicht sehr häufig hin, das durch Exhalation abfliessende Blut zu hemmen. Wenn aber alle die von uns eben angegebenen Mittel vergeblich sind, die Compression auf der Wundfläche nicht vertragen wird und die der grossen Gefässe oder auch deren Unterbindung ohne Erfolg bleibt oder nicht verrichtet werden kann, so hat man in der Weise, wie wir es weiter oben bereits angeführt, den Gebrauch der Styptica vorgeschlagen; zuweilen hat man auch die wirkliche Cauterisation zu Hülfe genommen.

Die Practiker haben oft Fälle angetroffen, wo die Tiefe der Wunde oder ihre Lage den Gebrauch weder der Cauterisation, noch der Einspritzungen, noch der Compression oder der Unterbindung gestatteten; wenn hier die kühlenden Mittel ihre sympathische Wirkung verfehlen, die Revulsiva u. s. w. sich nutzlos erweisen, so gehen die Kranken fast immer durch Verblutung zu Grunde.

Wenn eine Kugel tief in die Gewebe eingedrungen ist, z. B. die innere Seite des Armes in einer grossen Strecke aufgewühlt hat, eine Blutung entsteht, die unterhalb der Wunde belegenen Arterien einen normalen Pulsschlag nachweisen und die gewöhnlichen hämostatischen Mittel scheitern, muss dann über der Continuitätslösung die Brachialis unterbunden werden? Ich habe dies Verfahren mehrmals befolgen und kurze Zeit darauf die Blutung aufs Neue auftreten sehen. Wenn die Wunde nicht zu frisch ist, sondern schon seit mehrern Tagen besteht, auf ihrer Fläche sich Fleischwärzchen entwickelt haben und sie der Sitz einer mehr oder minder umfänglichen Entzündung ist, so rathe ich, ihre Mündungen zu verstopfen; dadurch wird sich höchst wahrscheinlich das Blut nicht in die Gewebe infiltriren können und zwar aus den eben angedeuteten Ursachen; es wird sich in dem Wundkanale anhäufen und an sich selbst eine Ursache der Compression werden, die fähig ist, die Blutung zu hemmen. Nach den ersten sieben Stunden ohngefähr kann man die Wunde wieder öffnen, am andern Tage durch einen gelinden Druck einen Theil der Blutklumpen entleeren und etwas später erforderlichen Falles in den Heerd, der noch coagulirtes Blut enthält, eine weibliche Sonde einführen, um dessen Herausschaffung zu erleichtern. Ich habe dies Mittel mehrmals und bis heute stets mit günstigem Erfolge in Gebrauch gezogen.

Bei einem jungen Manne drang im Duelle eine Kugel in die Dicke des Armes, vier Querfinger über dem Scapulo-Humeralgelenke ein und es wurde in dieser Höhe der Humerus zerbrochen; eine in den Wundkanal eingebrachte weibliche Sonde gelangte ohne das mindeste Hinderniss bis in die Dicke der Brustwandungen, indem sie durch die vordere Parthie des Schulter-Armgelenkes hindurchging. Die Kugel schien im Körper zurückgeblieben zu sein. Eine am neunzehnten Tage eintretende Blutung wurde gehemmt, und als sie abermals erschien, erwies sich die Compression der Axillaris' über dem Schlüsselbeine unwirksam; die Unterbindung dieser Schlagader würde demnach nutzlos gewesen sein. Die kühlenden und revulsorischen Mittel blieben fruchtlos und die Cauterisation einer solchen Continuitätslösung wäre nicht statthaft gewesen; auch hätte man sich wohl nicht zu adstringirenden und noch weniger zu styptischen Einspritzungen entschliessen können, das Tamponiren wäre aber eine chirurgische Häresie gewesen. Ich schlug meinem gelehrten Collegen Piorry vor, den Daumen eines Gehülfen auf die äussere Wundmündung appliciren zu lassen, sobald sich eine neue Blutung einstellen würde; der damals im Maison de santé des Luxemburg angestellte Dr. Chartier ward damit beauftragt; er comprimirte eine halbe Stunde lang; das Blut sammelte sich im Wundkanale an, es bildete sich das heilsame Coagulum, wie wir es erwartet hatten, und es fand keine Infiltration statt, weil die Wunde bereits alt und ihre Wandungen fähig waren, dem Bluttriebe Widerstand zu leisten; aber die Gegenwart jenes grossen Coagulums vermehrte das Volumen der Parthien. Kaum waren vier und zwanzig Stunden vergangen, als sich heftige Schmerzen einstellten; es wurden die erweichenden laudanisirten Cataplasmen häufiger erneuert, eine strenge Diät beibehalten und am andern Tage hatten sich die Schmerzen gelegt. So blieben sie sechs Tage hindurch. Um diese Zeit sahen wir eine ziemlich grosse Menge Eiter zwischen dem Blutcoagulum und den Wandungen des Wundheerdes hervortreten; das coagulirte Blut begann sich zu zersetzen und wir entschlossen uns, es wenigstens theilweise herauszuschaffen; wir führten daher zu diesem Endzwecke sanft eine weibliche Sonde ein, übten einen leichten Druck aus und nun kamen viele Klümpchen zum Vorschein; die Schmerzen cessirten vollständig, in zwei Tagen war Alles fortgeschafft, die Hämorrhagie kehrte nicht wieder zurück und der Kranke genas.

Wir erinnern den angehenden Practiker, dass die secundären Blutungen bisweilen constitutionell und um so gefährlicher sind, je öfter sie schon stattgefunden haben. Die Laien und selbst die Sachverständigen, die ihre Bildung nicht in den Hospitälern erlangt haben, haben dann oft nichts Eiligeres zu thun, als den Verband abzunehmen; aber da nun jede Art von Compression aufgehoben ist und die Coagula mindestens theilweise entfernt sind, so fliesst das Blut in noch verstärkterm Grade aus. Hätte man noch eine Zeit lang gewartet, so würde die Blutung wahrscheinlich von selbst aufgehört haben. Auf diese Weise wird eine verständig geübte Geduld, wenn der Blutabgang nicht zu bedeutend ist und der Kranke ihn vertragen kann, zu einem trefflichen Haemostaticum. Man darf überhaupt die Blutung nicht mit einer Blutaussickerung verwechseln, welche sich durch einen rothen Fleck, der von einem, wie durch Rothweinwasser bewirkten, Hofe umgeben ist, characterisirt. Sobald die vom Blut benetzten Verbandstücke etwas trocken zu werden anfangen, hat die Hämorrhagie aufgehört.

Die Besichtigung der vom Blute befeuchteten Leinwand lässt manchmal glauben, es sei die abgegangene Menge sehr bedeutend, falls man sich nicht in der Beurtheilung dieses Umstandes geübt hat. Aus diesem Grunde liess Dupuytren eines Tages in seiner Clinik ein Glas Blut, das eben dem Arme eines Kranken durch eine Venaesection entzogen worden war, herbeibringen und färbte damit ein ganzes Tuch durch und durch roth, so dass man hätte meinen sollen, es sei in einen Eimer mit Blut getaucht worden; der grosse Practiker zeigte auf diese Weise seinen sehr zahlreichen und aufmerksamen Zuhörern, denen er die äussere Pathologie nicht so wie einige Männer der Jetztzeit vortrug, dass die Grösse der Blutflecken auf keine bedeutende Blutung schliessen liessen, sie müssten sich denn sehr weit erstrecken. Es müssen namentlich die Blutgerinnsel, welche man zwischen den Verbandstücken und auf der Bettfläche vorfindet, je nach deren Anzahl und Umfang, den Chirurgen über den hier in Rede stehenden wichtigen Gegenstand aufklären. Wiederholt

wollen wir noch bemerken, dass G e n s o u l vorgeschlagen hat,
die von Blutungen durch Exhalation oder aus sehr kleinen Gefässen heimgesuchten Kranken nicht trinken zu lassen, damit.
sich das Blut verdicke und nicht durch die sehr feinen Canäle,
die es bisher durchfliessen, hindurchgehen könne. Dies vorge-
schlagene Mittel ist oftmals sehr erfolgreich gewesen.

Fieber.

Die Fieber bilden sehr häufig, namentlich bei grossen Wunden, eine Complication; sie stehen in gewissen Fällen mit individuellen und latenten Anlagen in Verbindung und werden oftmals
der Gewohnheit zugeschrieben, welche meistens die Chirurgen
an sich haben, die Kranken in dem Momente zu operiren, wo sie
gleichsam erst in die Hospitäler eingetroffen sind und bevor sie
sich darin haben acclimatisiren lassen. Ferner ist die vorherige
üble Beschaffenheit des Darmkanales, die man gewöhnlich nicht
genugsam berücksichtigt und sich nicht bemüht, sie, ehe man
das Bistouri gebraucht, zu beseitigen, eine fruchtbare Quelle
hierfür. Endlich sieht man derlei Fieber auch sehr häufig mit
den bedenklichsten Erscheinungen auftreten, wenn man die
Krankheiten nicht erkannt hat, die in andern Organen oder Eingeweiden existiren, und wenn man gezwungen ist zu operiren,
während Endemien und Epidemien u. s. w. herrschen.

Nach unserer Ansicht muss aber der Chirurg, wenn er blutige Operationen verrichten und besonders wenn er umfang-
reiche Wunden bewirken will, gehörig überzeugt sein, dass
seine Erfolge in directem Bezuge zu der Beschaffenheit des
Darmkanales stehen; für mich ist es evident, dass das traumatische Fieber und die Entzündung der Continuitätslösung um so
schädlicher auf den Darmkanal reagiren werden, je geschwäch-
ter dieser ist. Auch darf nicht vergessen werden, dass wenn
man in Gegenden practicirt, in denen Krankheiten der Verdauungswege nicht oft vorzukommen pflegen, auch die Constitutionen daselbst meistens von guter Beschaffenheit sind und
man weit zahlreichere Erfolge erlangen wird, als unter den entgegengesetzten Verhältnissen. Hütet euch wohl, ihr jungen
Practiker, die ihr eure ersten Waffenthaten in Paris ausgeführt

habt, wo jene Verhältnisse am meisten bestehen, wenn es sich bei einer grossen Wunde oder einem bedeutenden Knochenbruche um die Frage handelt, ob das Glied erhalten werden kann oder nicht; bedenkt, dass in den meisten Orten der Provinz die Menschen im Allgemeinen noch nicht so durch Ausschweifungen aller Art geschwächt, sondern durchschnittlich sehr gesund sind, somit Amputationen weit seltener vorkommen müssen und auch wirklich vorkommen, dass man folglich Gliedmaassen daselbst erhalten kann, welche hier nothwendig entfernt werden müssen. Ich hebe diese Vorschriften besonders hervor, weil sie zu häufig unberücksichtigt gebieben sind. Ich habe sehr oft im Anfange meiner Praxis Kranke beobachtet, welche in die Amputation eines sehr verstümmelten Gliedes nicht einwilligen wollten; ich habe sie sterben sehen, wenn ihr Darmkanal geschwächt war, dagegen wurden sie fast immer geheilt, wenn dieser Kanal eine gesunde Beschaffenheit hatte. Ich habe über diese Facta viel nachgedacht; sie haben mir in vielen Verhältnissen zum Führer gedient und ich konnte mir dazu nur Glück wünschen. Unzweifelhaft werden diese Ideen viele Leute verletzen, die noch von Broussais's Namen beunruhigt werden; aber ich bin seit lange daran gewöhnt, allen diesen Mittelmässigkeiten Trotz zu bieten; es erheischt dies gebieterisch die medizinische Ehrenhaftigkeit.

Soll ich jetzt die Therapie der Fieber angeben? Dann müsste ich eine sehr grosse Strecke des medizinischen Gebietes durchwandern; allein die Grenzen dieses Werkes gestatten hier nur einige allgemeine Betrachtungen, die inmitten der exclusiven Doctrinen, welche man aufgestellt hat und noch aufstellt, vielleicht den angehenden Wundärzten nicht ganz nutzlos sein werden.

Was auch viele Mediziner sagen mögen, die Gastritis und die Gastralgie lassen sich sehr oft äusserst schwierig von einander unterscheiden. Wenn, wie wir es bewiesen haben, die nervöse Ophthalmie häufig eine leichte Röthe des Auges veranlasst, wenn in Fällen dieser Art die Antiphlogistica und Revulsiva scheitern, dagegen die Narcotica und Antispasmodica allein die Nevrose und Phlegmasie heilen, wovon wir im Pitié-Hospitale vielfache Beweise geliefert haben, warum sollen nicht die nämlichen Erscheinungen auch im Magen stattfinden können? Ist es dann nicht möglich, den nervösen Zustand für eine wesentliche Entzündung zu halten, weil wirklich Symptome der letztern bestehen? Dieser Irrthum ist sehr oft begangen worden, die Erfahrung hat mir es gelehrt. Ich habe gar häufig angebliche Gastritides lange Zeit allen antiphlogistischen und revulsorischen Mitteln Trotz bieten und dann narcotischen Medicamenten sehr leicht weichen sehen. Man sei ja behutsam, denn, ich wiederhole es, jene Unterscheidung ist nicht leicht zu machen. Es handelt sich in der That um keine gewöhnliche Nevrose des Magens, sondern wir haben einen nervösen Zustand zu bekämpfen, der eine Entzündung erzeugt hat, welche die Existenz ihrer Ursache verdeckt. Da, wie wir so eben gesagt haben, die Diagnose schwierig und bisweilen sogar unmöglich a priori festzustellen ist, so versuche man es zuerst mit den narcotischen Mitteln, häufig werden sie einen günstigen Erfolg herbeiführen. Es braucht wohl nicht bemerkt zu werden, dass man in den Fällen, wo man die Existenz einer Gastritis vermuthen darf, Antiphlogistica anwenden, und wenn diese keine Wirkung haben, man an ihre Stelle die Sedativa und Antispasmodica treten lassen wird. Begreiflicherweise dürften örtliche Blutentziehungen, wie wir bereits weiter oben gesagt, wenn in der Wunde Eiterung sich eingestellt hätte, nur im allerdringendsten Falle zur Anwendung kommen, da diese bekanntlich die Eiteraufsaugung begünstigen. Wir geben hier den Blutegeln den Vorzug vor der Venaesection, weil sie weit weniger zu dem erwähnten schlimmen Zufalle Veranlassung bieten. So sieht man denn aus dem eben Gesagten, dass das gründliche Studium der äussern Krankheiten ganz besonders die innere Pathologie aufzuklären vermag, und dass durch die glückliche Verbindung der Chirurgie mit der Medizin den medizinisch-chirurgischen Wissenschaften ein sicherer und nützlicherer Impuls verliehen wird.

Man hat behauptet, dass man überall Gastritis sehen wollte. Ich habe lange Zeit den Chef der physiologischen Medizin beobachtet und mich überzeugt, dass er sich nie einer solchen Uebertreibung hingegeben hat, obgleich viele seiner Anhänger in dieser Beziehung grosse Vorwürfe verdient haben und wohl noch verdienen; aber man müsste sehr ungerecht sein, wollte man sie jener Doctrin selbst zur Last legen. Auch ist seit ungefähr fünfzehn Jahren das Clima Frankreichs nicht mehr dasjenige, welches wir in der Zeit hatten, als Broussais florirte; damals kamen die Magenentzündungen viel häufiger vor und damals wurden sie auch meistens, gleichsam wie durch Zauber, durch Diät, versüsstes Gummiwasser und örtliche Blutentziehungen beseitigt, während in eben jener Zeit die Emetica und Purgantien gewöhnlich sehr schädlich waren; jetzt aber — und das ist den Leuten, die Broussais's Ruhm quält, nicht recht — kommen die Magenentzündungen weit seltener vor und die Diät, das versüsste Gümmiwasser und die Application von Blutegeln haben durchgehends keinen grossen Erfolg und die Emetica und Purgantien verdienen meistens den Vorzug; aber man ahme nicht die extremen Mediziner nach, deren Behauptung zufolge niemals eine Magenentzündung existirt; man würde dann einen schweren Irrthum begehen. Man bedenke, dass wenn die Symptome der Gastritis allsammt auftreten und sehr ausgesprochen sind, noch heute sogar die Erfahrung gebietet, wie wir oft genug im Pitié-Hospitale bewiesen haben, Antiphlogistica anzuwenden; denn hier würden Ipecacuanha und Laxantien sich ganz bestimmt nutzlos erweisen.

Uebrigens, müssen wir gestehen, hat man zu lange die Reizung des Magens bei der Verabreichung von Chininum sulphuricum gefürchtet. Hat man ein gewöhnliches intermittirendes Fieber zu behandeln, so gebe man emollirende und säuerliche Getränke und lasse erst einen oder zwei Anfälle vorübergehen; hierauf, wenn die Leber gesund ist und gleichviel ob Symptome der Gastritis bestehen, verordne man Chininum sulphuricum und man wird fast immer Glück haben.

Bally, ein sehr ausgezeichneter Arzt unserer Hospitäler, hat seit langer Zeit, namentlich im Cochin-Hospitale, das schwefelsaure Chinin mit Erfolg, selbst in schweren remittirenden biliösen und mucösen Fiebern bei gleichzeitigem Bestehen ausgesprochener Symptome von Gastritis verordnet. Einer meiner trefflichen Internen (Famuli), Pineau, der aus der Abtheilung unseres Collegen kam, unterrichtete mich von seinen Erfolgen; ich versuchte diese Methode an mehreren Operirten und habe sie bis heute fortwährend angewendet und bin im Allgemeinen damit sehr zufrieden. Die clinischen Aerzte sind jetzt vollkommen überzeugt, dass bei intermittirenden und remittirenden Fiebern das schwefelsaure Chinin auf den Schleimhäuten, wenn sie nicht zu stark entzündet sind, keine Reizung erzeuge, wie man ihm zugeschrieben hatte.

Was die perniciösen Fieber betrifft, so habe ich niemals die Meinung derer getheilt, welche sie mit antiphlogistischen Mitteln behandelt wissen wollen; ich bin überzeugt, dass wenn diese Mittel auch zuweilen Erfolg haben können, sie doch meistens nur Schaden anrichten; die Praxis einiger meiner Collegen hat mich in dieser Ueberzeugung bestärkt.

Was soll ich von jenen expectanten Aerzten sagen, die bei einer **Febris perniciosa** rathen, mit der China zu warten, bis zwei Anfälle stattgefunden haben; es ist dies ein mörderischer Rath, was viele Practiker schon seit lange eingesehen haben und was ich auch bereits in meiner 1813 vertheidigten Inauguralabhandlung angeführt habe. Die Kranken sterben sehr häufig während des zweiten Anfalles; es kommen sogar unglückliche Fälle vor, wo zwischen dem ersten und zweiten Anfalle kein so langer Zeitraum stattfindet, dass man das Chininum sulphuricum verabreichen könnte. Im vergangenen Jahre haben **Fouquier** und ich einen schrecklichen Fall dieser Art bei einer Dame beobachtet, zu welcher wir zu spät gerufen wurden. Stets muss man, wenn die in Rede stehenden Fieber herrschen und namentlich wenn sie bösartig sind und man es Anfangs mit gewöhnlichen remittirenden oder intermittirenden Fiebern zu thun hat, auf der Stelle Chininum sulphuricum verordnen, will man anders Unglück vermeiden.

Die sogenannten **adynamischen Fieber** treten im Anfange oft mit Symptomen der Reizung und Entzündung des Darmkanales auf und dann wirken die örtlichen Blutentziehungen sehr häufig abortiv oder doch in Verbindung mit erweichenden Umschlägen und schleimigen oder säuerlichen Tisanen höchst vortheilhaft ein; aber man treibt oft mit den Blutemissionen

Missbrauch, daher uns noch folgende Betrachtungen hier nothwendig erscheinen.

Kaum sind nämlich die Phlegmasien in die Erscheinung getreten, so verfallen auch schon die Kranken meistens in einen
sehr ausgesprochenen Zustand von Prostration. Wir wollen dies
Phänomen zu erklären versuchen. Der grosse Schmelztiegel der
Digestion befindet sich im Abdomen, die darin enthaltenen Stoffe
erlangen daselbst nachgerade schädliche Eigenschaften, sie entladen mephitische Dünste; nach einigen Aerzten können die
exhalirenden Gefässe gasige Producte absondern und auf die
Fläche der Darmschleimhaut schaffen; sind diese nun primitiv
oder blos consecutiv verdorben? Ich weiss es nicht, aber es ist
doch der Fall. Von der Gegenwart dieser Stoffe und Gase resultirt im Darmkanale eine Imbibition der Gewebe, die sich über
eine mehr oder minder grosse Strecke ausbreitet und so eine
Art Vergiftung veranlasst; die Stuhlentleerungen der Kranken
sind häufig schwarz und ungemein stinkend; auch sind die Unter-
leibsentzündungen diejenigen, welche am öftersten die adynamische Form annehmen. Diesen Thatsachen zufolge wird man
leicht einsehen, dass man es hier mit den Blutentziehungen nicht
so weit treiben darf, als bei Entzündungen in den beiden andern
grossen Eingeweidehöhlen. Besteht seit einigen Tagen eine
Phlegmasia abdominalis und erweisen sich mehrmalige Applicationen von Blutegeln fruchtlos, so höre man damit auf, weil
sonst die Individuen geschwächt und der Natur die Hülfsquellen
entzogen werden, die sie besitzt, um bei der Bekämpfung der
Krankheit mit andern Mitteln Beistand zu leisten.

Wenn das sogenannte adynamische Fieber nicht mit sehr
markirten Symptomen von Darmentzündung einhergeht, muss
man es dann immer mit dem ganzen Apparate der tonischen Medicamente, unter denen die China die erste Stelle einnimmt, behandeln? Ich glaube mit vielen Aerzten, dass man hiebei die
Localitäten sehr in Anschlag bringen muss. Mein Vater, welcher vierzig Jahre lang Arzt im Departement der Loire war,
sagte mir oft, als ich noch sehr jung war, dass er bei den Ge-
birgsbewohnern, welche robust waren und in einer sehr reinen
Luft lebten, säuerliche Getränke mit Erfolg verordnet hätte;

während er in den sumpfigen Gegenden, wo die Atmosphäre verdorben und die Constitution der Leute minder gut war, starke Roborantia und besonders die China sowie Antiseptica hätte anwenden müssen, wenn er Erfolg erzielen wollte.

Das sogenannte **atactische Fieber** ist häufig, besonders im Anfange, mit Symptomen von Entzündung irgend eines Organes oder Eingeweides verbunden und auch hier verordnen dann gewöhnlich die Aerzte Blutentziehungen; indessen dürfen diese nicht zu oft wiederholt werden, denn bei vielen Kranken steigert schon eine derselben die Innervation in bedeutendem Grade; in einem solchen Falle muss nothwendig von diesem Mittel abgestanden werden, will man anders nicht das Gleichgewicht aufheben, welches zwischen dem Nerven- und Blutsysteme bestehen muss. Diese Praxis ist von der Erfahrung sanctionirt, sogar bei gewöhnlichen Entzündungen der Gehirnhäute oder des Gehirnes. Leider sind die eben ertheilten Vorschriften nicht sehr bekannt.

Ein Wort über das **typhöse Fieber**. Die einen wollen es mit antiphlogistischen, die andern mit tonischen Mitteln, diese mit Purgantien, jene mit emollirenden Getränken u. s. w. behandelt wissen; ich denke, man muss hier wie überall nach den Indicationen verfahren und sich vor den exclusiven Methoden der Therapie in Acht nehmen. Gleich vielen Practikern nehme auch ich zu mässigen Blutentziehungen meine Zuflucht, wenn im Anfange der Krankheit Symptome einer Unterleibsentzündung bestehen und wenn namentlich das Gesicht sehr geröthet, der Puls sehr entwickelt und die Haut sehr heiss ist; in der Regel sah ich dann die Krankheit entweder sofort aufhören oder ihre Stadien mit einer gewissen Benignität durchlaufen; allein ich muss hiebei nothwendig darauf hinweisen, stets den Einfluss der Localitäten und vor Allem den Genius epidemicus in Anschlag zu bringen. Beobachtet man einen Saburralzustand der Verdauungswege und hat die Person keine zu schlechte Constitution, so wende man Purgantien au. Unser College, der sehr ausgezeichnete Hospitalarzt **de Larroque**, hat durch Hervorhebung dieser trefflichen Methode der Wissenschaft einen wirklichen Dienst geleistet *). In den Fällen, wo keine Phlegmasie, aber grosse Prostration besteht, gebe ich den tonischen Mitteln und besonders der China den Vorzug, welche Behandlungsweise sich sehr vortheilhaft erweist. Die Tonica leisten im Allgemeinen gute Dienste, wenn die gebrauchten Abführmittel den erwarteten Erfolg nicht gehabt haben.

Verweilen des Eiters im Innern der Gewebe.

Der auf der Wundfläche abgesonderte Eiter senkt sich entweder mehr oder minder tief in die Muskeln und bildet daselbst einen Heerd, oder es befindet sich unter den letztern eine eiternde Phlegmone, deren Secret noch keinen vollständigen Ausweg gefunden hat; in beiden Fällen veranlasst die Gegenwart dieses Eiters häufig sehr schlimme Zufälle, die aber fast stets mit einer erstaunlichen Schnelligkeit wieder verschwinden, sobald man die purulente Masse sofort entleert. Hat man es mit einem Splitterbruche zu thun, der mit einer Continuitätslösung der Weichtheile complicirt ist, oder auch mit einer durch die Amputation des Vorderarmes gesetzten Wunde, wird der Puls stark und beschleunigt, bestehen Frostanfälle, ist die Haut heiss und trocken, haben sich im Unterleibe schon einige Schmerzen kundgegeben, hat das Individuum keinen Appetit, ist die Zunge an den Rändern roth und auf der Dorsalfläche sehr belegt, machen sich Steifheit und Prostratio virium bemerklich und zeigt sich diese Gruppe von Erscheinungen gleichsam wie mit einem Schlage: so sei man ja recht umsichtig, sehr häufig ist sie das Product einer Eiteransammlung; wenn man diese mit der gehörigen Aufmerksamkeit aufsucht, so wird man sie auch fast immer vorfinden; wird sie sodann entleert, so sieht man fast durchgehends den erwähnten bedenklichen Zustand gar bald verschwinden; die durch die Einsperrung des Eiters verursachte Reizung und Entzündung wird nicht lange genug auf den Gesammtorganismus und namentlich auf den Darmkanal eingewirkt

*) Das typhöse Fieber u. s. w. Eine gekrönte Preisschrift von Dr. J. B. de Larroque. Deutsch bearb. von S. Frankenberg. Leipzig 1841.

haben, als dass, nachdem die Ursache der krankhaften Störungen beseitigt worden, nicht auch diese Störungen selbst sehr bald weichen sollten. Die tägliche Erfahrung hat diese Ansichten bestätigt; ich habe dafür häufig im Pitié-Hospitale den Beweis *geliefert* und in meiner Clinique chirurgicale etc. (im Kapitel: Einige Betrachtungen über die Fracturen und ihre Behandlung) einen höchst merkwürdigen Fall mitgetheilt. Auch hier könnte ich eine ganze Menge dahin einschlagender Thatsachen an- und vorführen; ich will indessen nur eine einzige mittheilen.

Ein Kranker im St. Antons-Saale des Pitié-Hospitales hatte sich einen Splitterbruch ohne eine auf der Haut ersichtliche Continuitätslösung an der mittlern Schenkelparthie zugezogen. Der Verband wurde erst am sechsten Tage angelegt, um welche Zeit in Folge der Diät, erweichenden Cataplasmen, dergleichen Getränke und der zuerst entleerenden, dann derivativen Blutentziehungen die entzündliche Anschwellung verschwunden war und der Bluterguss vollständig beseitigt zu sein schien. Bis zum dreissigsten Tage trat durchaus kein Zufall ein, Alles deutete auf eine baldige Heilung, als plötzlich sich in der Fracturstelle Schmerzen manifestirten; Anschwellung war fast keine vorhanden; acht und vierzig Stunden darauf verliert der Kranke den Appetit, es stellt sich ein heftiger fünfzehn Minuten anhaltender Frostanfall ein, dem eine starke Hitze und reichlicher Schweiss folgen, der Puls bleibt sehr beschleunigt und sehr entwickelt; der Kranke hat Cephalalgie, Borborygmen und einige Brechneigung. Ich dachte, dass alle diese Zufälle der Gegenwart einer Eiteransammlung zugeschrieben werden könnten und stellte daher die sorgfältigste Untersuchung an; indem ich meine Finger unter den Schenkel nach der Continuitätslösung hingleiten liess, nahm ich zuerst einen Knochensplitter wahr, welcher eine geringe Hervorragung an der Haut bildete; um ihn herum verspürte ich Fluctuation. Die Consolidation der Fractur war bereits ziemlich vorgeschritten und ich konnte das Glied ohne grosse Nachtheile in eine entsprechende Lage bringen und in derselben erhalten. Ich öffnete nun einen Abscess, der ohngefähr zwei Esslöffel schmieriger, homogener, sehr dicker Eitermasse enthielt und zog ein kleines Knochenstück heraus; dann verordnete ich erweichende Umschläge und schleimige und säuerliche Getränke, dabei erhielt der Kranke blos Hühnerbrühe und der Verband um die Fractur wurde sehr lose angezogen.

Als ich am Abend wieder in das Hospital gekommen war, fand ich den psychischen Zustand des Kranken vortrefflich, Puls und Haut normal, den Kopfschmerz verschwunden; der Kranke begehrte Nahrung. Am andern Morgen war die Zunge rein; ich verordnete zwei kräftige Suppen; sie wurden vollkommen verdaut. Nach acht Tagen war der Eiterheerd vernarbt; es wurde wieder die gewöhnliche Nahrung angeordnet; es zeigte sich kein neuer Zufall und die Heilung kam in der gewöhnlichen Zeit zu Stande. Wir wiederholen es, solcher Thatsachen giebt es noch in Menge; sie liefern gegen die Ansicht vieler Chirurgen den unwiderlegbaren Beweis, dass der in den Geweben eingeschlossene Eiter sehr reizend wirkt und in den in Rede stehenden Fällen höchst bedenkliche Zufälle hervorrufen kann. Ich lege auf diese Ideen ein besonderes Gewicht, weil man an das Vorhandensein des Eiters nicht genug denkt und weil man in der Regel nicht mit der hinreichenden Genauigkeit ihn aufzufinden sucht.

Veränderung des Krankenlagers.

Kaum ist der erste Verband vier und zwanzig Stunden angelegt, so verlangt auch schon der Kranke das Bett gemacht; es braucht wohl nicht bemerkt zu werden, dass bei einer leichten und nicht complicirten Wunde die Vorschriften der Kunst sich dem nicht nur nicht entgegensetzen, sondern es sogar gebieten, denn wenn der Patient gut liegt, so wird er auch besser schlafen; wenn aber dagegen eine bedeutende Verletzung besteht, wenn man die Vereinigung per primam intentionem versucht hat, eine Blutung befürchtet und eine kalte Temperatur statt hat, so darf der Kranke unbedingt nicht eher umgebettet werden, als bis die Verschiebung der Verbandstücke, das Auseinanderweichen der Wundränder nicht mehr zu fürchten sind und man vor Blutungen sicher ist.

Ein Mann hatte an der vordern Brustparthie eine lange und

ziemlich tiefe Wunde, deren Ränder mittelst Heftpflasterstreifen vereinigt worden waren; am Morgen nach der Operation wechselte man das Bett, ohne mich dabei zu Rathe gezogen zu haben; es trat unmittelbar danach eine Blutung ein; ich wurde sogleich gerufen und entblösste nun behutsam die Continuitätslösung; ich fand, dass die zur unmittelbaren Vereinigung von mir angewendeten Contentivmittel die Indication nicht mehr erfüllten.

Bei einem Marineofficier, dem ich den Schenkel amputirt hatte und der vier und zwanzig Stunden darauf seinem Bedienten befahl, das Bett zu machen, trat eine sehr starke Blutung aus zwei Arteriae perforantes ein.

Einer mit reizbaren Respirationsorganen begabten Dame war die rechte Brust amputirt worden; es hatte sich ein leichter Schweiss eingestellt; trotz des von mir ertheilten Verbotes machte man zwei Tage nach der Operation das Bett. In dem nämlichen Augenblicke trat ein heftiger Frost ein und zeigten sich Schmerzen im Thorax, Husten, brennendes Fieber. Als ich am Abend die Dame besuchte, existirte bereits eine doppelte Pneumonie; die Sputa waren sanguinolent. Der ganze antiphlogistische Heilapparat wurde angewendet, das Emeticum in hoher Dosis verabreicht, Alles umsonst, sieben Stunden nachher erfolgte der Tod.

Will man das Lager der Operirten verändern, so darf dies nicht geschehen, wenn sie im Schweisse liegen, oder sie müssten denn sehr gut verwahrt, eingehüllt sein; ihr Transport muss so rasch als möglich geschehen, und welche Temperatur auch bestehen mag, das Bett, in das sie gebracht werden sollen, muss stets zuvor künstlich erwärmt worden sein; bleibt dies unbeachtet, so kann die Kälte des Bettzeuges ein Zurückdrängen des Blutes nach dem Innern und eine gefährliche Congestion erzeugen, wie ich schon häufig zu beobachten Gelegenheit hatte, obgleich ich auf der Nothwendigkeit bestanden hatte, dies zu verhüten. Es möge daher der junge Chirurg überzeugt sein, dass ein Unbeachtetlassen der eben angedeuteten höchst einfachen Vorschriften hinreichen kann, den Tod der Operirten herbeizuführen.

Resorption, Infection des Eiters.

Mehr oder minder umfängliche und noch nicht geöffnete Abscesse können ziemlich langsam, in zehn oder fünfzehn Tagen etwa, resorbirt werden; so findet dies am gewöhnlichsten statt; hinwiederum kann aber auch jene Resorption schon in vier und zwanzig Stunden vor sich gehen. Nicht selten sieht man diese Erscheinungen in meiner Abtheilung im Pitié-Hospitale. Von allen Eiteransammlungen scheint mir die durch syphilitische Bubonen bedingte am leichtesten resorbirt werden zu können. In der Regel ist die Ursache der Eiteraufsaugung in den hier in Rede stehenden Fällen unbekannt; ich habe einige Kranke behandelt, bei welchen sie durch febrile Zufälle, durch Masern oder Scharlach veranlasst zu sein schien. Es entwickelt diese Resorption höchst selten Fieber, mir ist in dieser Beziehung nur ein einziger Fall vorgekommen, wo es aber unbestreitbar war; die übrigens leichten Zufälle cessirten nach acht und vierzig Stunden. Warum hat das in Rede stehende Verschwinden des Eiters fast niemals einen erheblichen Einfluss auf den Allgemeinzustand des Individuums? Warum ist dieser Einfluss, wenn er besteht, so gering und so gutartig? Weil hier höchst wahrscheinlich die Einsaugung (Inhalation) der Flüssigkeit durch die lymphatischen Gefässe statt hat und diese Flüssigkeit beim Durchgange durch die lymphatischen Ganglien vortheilhaft modificirt wird und ihre schädlichen Eigenschaften verliert. Die Eiterkysten enthalten einsaugende Gefässe; ich habe mich davon überzeugt, indem ich die Stellen, wo sich Abscesse befanden, mit Quecksilber injicirte. Man hat, wie gewöhnlich, unendlich lange Abhandlungen geschrieben, um zu beweisen, dass die absorbirenden Gefässe nur die löslichen Stoffe des Eiters führten; aber wenn diese Gefässe das Gewebe unserer Organe zu absorbiren vermögen in dem grossen Acte der Decomposition und Recomposition, der unsern Organismus erneut, warum sollte dies nicht eben so mit der ganzen Eitermasse der Fall sein?

Man hat behauptet, der dem Luftcontacte entzogene Eiter wäre nicht schädlich; ich bin vom Gegentheile überzeugt, wenn dieser Eiter in einer grössern Quantität dem Venensysteme einverleibt wird.

Die in nicht geöffneten Kysten eingeschlossene Eitermasse kann theilweise durch Imbibition entweichen.

Mit dem Ausdrucke Eiterinfection bezeichnet man specieller die Einführung des Eiters in die Venen; man meint, dass eben dieser Eiter dann vorzugsweise in der Leber und in den Lungen deponirt werde, wo er zahlreiche, sogenannte metastatische Abscesse bildet, und dass diese nicht leicht die Todesursache bei Individuen sein können, die in Folge der Veränderung des Blutes sterben.

Noch erwähne ich, dass man sogar annehmen zu müssen geglaubt hat, das traumatische Fieber verwandle das Blut in Eiter. Diese oberflächliche Hypothese ist wirklich nicht werth verworfen zu werden.

Man meint, die Eiterinfection sei stets Ursache der Phlebitis und das in der Vene dann gebildete Coagulum hindere nicht immer den Eiter, in diesem Gefässe zu circuliren; er kann in der That näher dem Herzen als jenem Coagulum abgesondert werden und auch zwischen die Wandungen der Vene und das Coagulum fliessen; ebenso kommen Fälle vor, wo die Eitermasse durch die Obliteration der Vene, namentlich wenn sie wenig Verästelungen darbietet, eingesperrt wird und dann der Eiter in dem Gefässe stagnirt. Die Eröffnung dieser Art Abscesse liefert den Beweis dafür. Nicht selten sieht man Kranke, bei denen man in Folge eines vorgenommenen Armaderlasses, etwa aus der Mediana cephalica, durch Druck eine ziemliche Quantität Eiter entleert, ohne dass irgend eine Spur von Infection besteht. Dieser Eiter ist bisweilen innerhalb des Coagulum selber enthalten.

Fast allgemein glaubt man annehmen zu können, dass durch die auf der Wundfläche befindlichen nicht entzündeten Venen keine Eiterabsorption statt haben kann. Weil die letztere nicht immer auf diese Weise geschieht, schliesst man, dass sie niemals so geschehen darf. In Wahrheit ein oberflächliches Raisonnement! Es ist hier gerade so, wie weil man beim Herausstürzen aus dem Fenster nicht immer den Fuss zerbricht, derselbe nun niemals durch diese Ursache einen Bruch erleiden dürfte. Man fügt hinzu, dass die Fälle, wo Eiter in dem Venensysteme vorgefunden würde, ohne dass daselbst eine Entzündung besteht, selten seien, und wenn man sorgfältige anatomische Untersuchungen anstellte, so würde man auf kleine entzündete Venen stossen. Wir entgegnen, dass nach dem gesunden Menschenverstande eine Behauptung sich auf positive Thatsachen und nicht auf Wahrscheinlichkeiten stützen darf. Da die Eiterabsorption durch das Venensystem jetzt vollkommen erwiesen ist, warum sollte sie nicht an der Oberfläche einer noch frischen Wunde existiren können? Die durch allgemeine Blutentziehungen, namentlich wenn sie wiederholt und reichlich vorgenommen worden, bedingte Eiterinfection dürfte allein schon zum Beweise hierfür hinreichen. Wir haben zahlreiche Autopsien angestellt und uns vollkommen überzeugt, dass die Fälle von Eiterinfection ohne Venenentzündung weit weniger selten sind, als es viele Chirurgen meinen. Auch braucht wohl kaum bemerkt zu werden, dass die Ursachen der Phlebitis sorgfältig studirt werden müssen, um sie besser vermeiden zu lernen.

Eine der häufigsten Ursachen ist die Unterbindung der Venen. Kurze Zeit nachdem die Engländer dies Mittel wieder aus dem Alterthume hervorgeholt und erneut hatten, bedienten auch wir, Béclard und ich, uns desselben sehr häufig im Pitié-Hospitale und es ist bekannt, welche grosse Menge von Venenentzündungen wir zu bekämpfen hatten. Die heftigen Quetschungen entzünden bisweilen das Venensystem und Geschwüre an den Füssen erzeugen, obschon selten, die Phlegmasie, die man so häufig nach dem Aderlasse beobachtet. In mit schlechter Luft versehenen und mit Kranken überfüllten Hospitälern gehört die in Rede stehende Krankheit zu den gewöhnlichen; auch hat es den Anschein, als ob sie in Paris häufiger wie in andern Gegenden Frankreichs vorkomme.

Es lässt sich nicht genau bestimmen, ob die Wiener Paste, die behufs der Obliteration auf die Venen applicirt wird, keine Phlebitis erzeuge; gewiss geschieht dies nur selten, obgleich ich sie einige Male danach beobachtet habe.

Man hat angegeben, dass die mittelbare Compression, sei sie nun mit dem Breschet'schen Instrumente oder mit Nadeln ausgeführt, die unter das Gefäss gebracht und mit Kreisfäden umgeben werden, niemals die Venenentzündung veranlasse; dies ist aber ein schwerer Irrthum, wie die Frfahrung dargethan hat; dasselbe gilt auch von dem Cauterium actuale, das einige neuere Wundärzte in vielen andern Zuständen so sehr angepriesen haben. Noch muss bemerkt werden, dass sich bisweilen nach der Amputation der Gliedmaassen die kleinen Venen entzünden, welche sich in dem auf der Stumpffläche wahrgenommenen Knockenstücke befinden. Ferner sind auch die in den Knochenkanälen gelegenen Venen, sowie die Sinus der harten Hirnhaut nicht frei von der Phlebitis. Die Autopsie hat sie mir oft am Venensysteme der Wirbelsäule gezeigt, die Dupuytren so gründlich studirt hat. Tritt nach der Amputatio penis der Tod in der ersten Zeit ein und bevor man der Eiterabsonderung nach unserm Vorschlage dadurch vorgebeugt hat, dass man gleich nach der Operation an die Wurzel des Gliedes eine ziemlich grosse Menge Blutegel gesetzt hat, so ist er fast immer durch die Phlebitis bedingt worden. Die Autopsie hat mir den Beleg dazu geliefert.

Stets von vorgefassten Meinungen beherrscht, wollen die Chirurgen dem Eiter das Privilegium einräumen, von den lymphatischen Gefässen nicht absorbirt zu werden; es scheinen für sie die herrlichen Beobachtungen von Hunter, Mascagni und Dupuytren gar nicht da zu sein. Ich begreife nicht, wie ein neuerer pathologischer Anatom niemals nicht entzündete lymphatische Gefässe hat auffinden können, die Eiter enthielten; ich wenigstens habe solche sehr oft angetroffen und erinnere mich, dass auch Dupuytren in seinem trefflichen Cursus der pathologischen Anatomie dergleichen vorgezeigt hat.

Die entzündeten lymphatischen Gefässe können Eiter enthalten; man begreift, dass letzterer vom Ductus thoracicus selbst abgesondert zu werden vermag. Welches nun aber auch die Ursache seines Aufenthaltes in den in Rede stehenden Gefässen ist, kann er in so grosser Menge in das Venensystem ergossen werden, um eine purulente Infection hervorzurufen?

Nach meinem Dafürhalten hat sich hierüber die Erfahrung noch nicht ausgesprochen.

Man hat behauptet, dass der bei Congestionsabscessen durch die Verderbniss des Eiters bedingte Tod nicht von der purulenten, sondern mehr von der putriden Infection abhängig war; letzere ist allerdings wohl die Hauptursache, allein sollte die erstere dabei gar keinen Einfluss ausüben? Meine Meinung ist über diesen wichtigen Gegenstand der Pathologie noch nicht ganz bestimmt festgestellt.

Die von einer Eiterinfection befallenen Kranken erleiden heftige Frostanfälle, denen eine starke Hitze und dann ein visköser und nicht kritischer Schweiss folgen; diese Frostanfälle, welche auch bisweilen fehlen, kehren oft im Laufe desselben Tages sehr häufig wieder; später werden sie seltener oder hören ganz auf; der Puls ist im Anfange schnell, gross, aber weich, am Ende der Krankheit wird er klein, fadenförmig, unregelmässig, intermittirend; nicht selten tritt in der Nacht Delirium ein; sonst leidet der Kranke nur wenig; er ist bleich, das Gesicht ist decomponirt, die Augenhöhlen werden bald hohl oder die Augenlieder infiltriren sich gewissermaassen und bilden grade umgekehrt eine Hervorragung an der Basis jener Höhlen; nach Maassgabe wie die Krankheit weiter schreitet, erlangt die Haut eine strohgelbe, von der durch Icterus bedingten verschiedene Färbung; der Harn und die übrigen Excretionen werden stinkend, es stellt sich eine häufige Diarrhöe ein und sehr bald sinkt die psychische Seite des Patienten, so dass er über seinen Zustand gleichgültig wird, langsam und zögernd antwortet und anscheinend erst einige Zeit sich besinnen, sich sammeln muss, ehe er auf die Fragen Bescheid giebt.

Es können sich Eiteransammlungen bilden, denen Schmerzen oder auch keine vorhergehen; die Fluctuation wird, so wie sie sich entwickelt hat, erkannt. Die Gelenke werden schmerzhaft und schwellen in manchen Fällen an; auch findet man Eiter darin vor; das Stethoscop giebt wenigstens für gewöhnlich nicht die Gegenwart von metastatischen Abscessen in den Lungen an; man bemerkt einen leichten Husten und bisweilen zusammengeballte Sputa; nicht selten trifft man eine Pleuresie oder Peritonitis an, die beide meist umschrieben sind.

Die Wunde wird blass, gräulich, ihre Ränder sinken zusammen, der Eiter wird serös und meistens stinkend, in sehr vielen Fällen mindert sich im Anfange seine Quantität nicht, später schon eher, ja manchmal fehlt er vollständig; die Continuitätslösung der Knochen erhält eine mattweisse, man könnte sagen schmutzige Färbung. Mit Recht nimmt man an, dass die Vertrocknung (Verwelkung) der Wunde von der allgemeinen Reizung herrührt, welche revulsorisch wirkt, und nicht von der Eiteraufsaugung; wir haben bisweilen ziemlich ausgebreitete Visceralentzündungen beobachtet und durch die Autopsie constatirt, die uns von den entzündeten Venen auszugehen schienen, deren Phlegmasie sich durch die Contiguität der Gewebe weiter fortgepflanzt hatte; und warum sollte dies auch nicht bei den Eingeweiden geschehen können, da man an den Gliedmaassen phlegmonöse Abscesse in dem der entzündeten Vene nahe liegenden Zellgewebe beobachtet? Ich bin erstaunt, dass die Autoren, welche in neuester Zeit diese Krankheit beschrieben, den eben bezeichneten wichtigen Krankheitszustand der Eingeweide unerwähnt gelassen haben.

Ich habe die Eiterinfection den Tod binnen vier und zwanzig oder acht und vierzig Stunden herbeiführen sehen; die Kranken befanden sich beim Morgenbesuche noch sehr wohl, die meisten der oben angeführten Symptome manifestirten sich plötzlich und den andern Tag war schon die Lethalität eingetreten. Die Autopsie lieferte uns dann den Beweis von der Existenz der purulenten Infection. Sehr oft tritt auch erst das Ende dieser schrecklichen Complication der Wunden am sechsten, achten oder zwölften Tage, selten erst nach einigen Wochen ein; oft scheint das Leiden sich etwas zu bessern, doch darf man darauf keine Hoffnung bauen, sie ist fast immer vergebens.

Die Leichen dünsten einen sehr unangenehmen Geruch aus, der jedoch, wie ich mich überzeugt habe, nicht immer constant ist und welchen man der Blutverderbniss zuschreiben will.

Man hat die Meinung aufgestellt, dass die den metastatischen Abscess erzeugenden Eiterkügelchen durchaus vom Blute gebildet würden, dagegen aber eingewendet, dass man diese Kügelchen nicht darin sähe, und gefragt, warum sie sich an einem Orte mehr als an einem andern anhäufen sollten, und endlich noch hinzugefügt, dass die von einer Vene abgesonderte Eitermasse nicht hinreiche, den ganzen Eiter in jenen Abscessen zu liefern und dass diese letztern in den Lungen mit einem sehr dunkeln Blutkern begännen.

Man hat sogar behauptet, dass die Eiterkügelchen zu gross wären, um durch die Capillargefässe hindurchgehen zu können, darin zurückgehalten würden, sich agglomerirten und so eine Eiteransammlung bildeten; aber die Blutkügelchen müssten dann auch zurückgehalten werden und nothwendig eine bedeutende Blutcongestion veranlassen, die indessen nicht beobachtet wird.

Man hat angegeben, was aber nichts beweist, dass die Alteration des Blutes zu metastatischen Abscessen geneigt mache. Man müsste jeden Funken von gesundem Menschenverstand verloren haben, wollte man annehmen, dass die Eiterkügelchen die Blutkügelchen in Eiter verwandelten; aber warum beschäftigen wir uns noch mit diesen die medizinische Wissenschaft wohl nicht ehrenden oberflächlichen Hypothesen?

Für alle gediegenen Geister ist die purulente Infection eine wirkliche Intoxication.

Das Microscop genügt nicht zur Constatirung des Eiters in dem Blute, weil die letztere Flüssigkeit im Normalzustande Kügelchen nachweist, die denen der Eitermasse ähnlich sind.

Das Ammoniac ist ebenfalls nach den neuesten Erfahrungen ein schlechtes Mittel zur Entscheidung der in Rede stehenden Frage. Man hat auch noch andere Versuche dieser Art angestellt, doch weiss ich nicht, ob sie durchgehends glücklich ausgefallen sind.

Von allen das Menschengeschlecht heimsuchenden Krankheiten ist unbestritten die Eiterinfection eine der schlimmsten; es ist in der That höchst selten, dass die Kranken geheilt werden, man findet in den Annalen der Kunst kaum einige Fälle mit günstigem Erfolge vor.

Leuret und Hamon haben Eiter in die Venen lebender Thiere eingespritzt und die darauf entstandenen Zufälle mit einer allgemeinen Blutentziehung bekämpft, womit sie Erfolg erzielten; sie denken, es werde das entzogene Blut durch neues ersetzt und indem es sich auf diese Weise grösstentheils erneuere, müsse sich zunächst die Infection vermindern und dann ganz verschwinden. Dies Mittel haben schon Botal, Sydenham und Guy-Patin in Anwendung gebracht. Beiläufig bemerken wir noch, dass ein neuerer Schriftsteller behauptet hat, er habe zuerst die Aufmerksamkeit der Aerzte auf die in Rede stehende Krankheit gelenkt; man braucht blos die Annalen der Wissenschaft zu öffnen, um dieser Prätention, wie so vielen andern, ihr Recht angedeihen zu lassen (man sehe die Arbeiten von Louis in den Mémoires de l'Academie royale de chirurgie; anderer Citate nicht zu gedenken). Aber dieses Leiden ist wesentlich asthenisch und ich theile die Meinung derjenigen Practiker, welche die durch die Blutentziehungen bewirkte Schwächung fürchten, die überhaupt, wie wir glauben, die Krankheit mindestens steigern, wenn die Wunde noch frisch und der Eiter resorbirt ist; denn es ist wohl gewiss, dass die durch die Verminderung der in dem Venensystem enthaltene Blutmasse dies System theilweise entleert und somit nur noch geschickter zur Eiterabsorption wird.

Das innerlich verordnete schwefelsaure Chinin unterdrückt bisweilen die während der Eiterinfection eintretenden Frostanfälle; es scheint mir dies wesentlich tonische Mittel sehr nützlich zu sein, doch glaube ich, dass dasselbe durchgehends nicht in der hinreichend starken Dosis verabreicht wird.

Einem im St. Antons-Saale des Pitié-Hospitales liegenden Kranken war das Bein an der Auswahlsstelle amputirt worden; das traumatische Fieber zeigte sich gelinde und bis zum achten Tage liess Alles eine sichere Heilung erwarten. Plötzlich wurde unser Kranker von einem heftigen Frostgefühle befallen, das sich besonders längs des Rückgrathes kund gab und dem eine leichte Zunahme der Wärme folgte; kurz darauf trat ein ziemlich reichlicher etwas viscöser Schweiss ein; es manifestirten sich im Laufe des Tages leicht vorübergehende Frostanfälle; der Puls war beschleunigt, wellenförmig; während der Nacht bestand ein Zustand von verworrener Träumerei, das Gesicht zeigte sich leicht aufgedunsen, die Züge desselben matt, der Kranke wurde gleichgültig gegen seinen Zustand, er antwortete langsam und zögernd, es trat Diarrhöe ein, der Harn verbreitete einen sehr starken ammoniacalischen Geruch, die purulente Absonderung verminderte sich, der Eiter wurde serös und bisweilen etwas röthlich, seine Quantität verringerte sich; der Geruch der aus der Wunde kommenden Gase wurde höchst unangenehm, auf der Wunde selbst beobachtete man übrigens keine Zeichen von Brand, sie sah bleich aus und hatte angeschwollene Ränder. Die Zunge war blass.

Ich beeilte mich, vierzig Gran Chininum sulphuricum zu verordnen, die während des Tages in drei gleichen Dosen und in gleichmässigen Intervallen genommen wurden; ferner liess ich mit etwas Milch versetztes Selterswasser (einen Löffel Milch auf ein Glas des Wassers) und abgesüsstes Gummiwasser nehmen; übrigens berücksichtigte ich die Diarrhöe nicht weiter, da sie nicht sehr bedeutend war, demnach nicht sehr schwächte und ich sie auch für eine heilsame Ableitung hielt. Der kaum über Leiden klagende Patient hatte nicht nur keinen Appetit, sondern verweigerte auch jede Nahrung; nichts desto weniger verordnete ich einige Löffel Kraftsuppe und zeitweilig etwas weinige Limonade; die Wunde liess ich mit einer mit Cerat bestrichenen gefensterten Compresse verbinden und über diese eine dicke Lage Charpie legen, die mit einer Mischung aus drei Theilen Chlornatrum und einem Theile Wasser getränkt war; auf der ganzen Körperfläche wurden Frictionen vorgenommen und dabei gehörige Vorkehrungen gegen Erkältung getroffen; innerlich gab ich von der eben erwähnten Flüssigkeit einige Tropfen in einem Glase Zuckerwasser.

Am andern Morgen war der Puls entwickelter, stärker, die Prostration etwas weniger ausgesprochen; übrigens bestand noch derselbe Zustand. Sechzig Gran Chininum sulphuricum und Fortsetzung der andern Mittel.

Den dritten Tag waren die Frostanfälle verschwunden, das Gesicht etwas gefärbt, die Haut sehr heiss, der Schweiss sehr reichlich und widerwärtig riechend; die Diarrhöe hatte aufgehört, der Puls hob sich wieder, die Wunde wurde etwas schmerzend, der Eiter minder serös und ein wenig reichlicher und die physische und psychische Abspannung geringer.

Den vierten, fünften, sechsten und siebenten Tag derselbe Zustand und die nämlichen Mittel.

Den achten Tag begann sich die Wunde zu reinigen, der Appetit erschien wieder, der Schweiss verminderte sich und sein Geruch war weit weniger stark, die Frequenz und Stärke des Pulses nahmen ab, die Zunge färbte sich etwas, der psychische Zustand war sehr befriedigend, es bestanden einige Schmerzen in den Gliedern, eine ziemlich bedeutende, wenig stinkende Harnabsonderung, Constipation; ein fast unmittelbar, nachdem es gegeben, wieder entleertes Glystier führte zu keinem Resultate. Die Träumereien waren verschwunden. Der Kranke nahm zwei leichte Suppen.

Den neunten, zehnten und elften Tag machte die Besserung reissende Fortschritte. Allmälig reinigte sich die Wunde gänzlich, das Chlornatrum verursachte Schmerzen, die Wundränder schwollen ganz leicht an. Es wurde einfach verbunden. Der Eiter wurde normal und sehr reichlich, die Schmerzen in den Gliedern hörten auf, ebenso die Schweisse. Die Hautausdünstung und der Urin verloren jedweden unangenehmen Geruch und der Appetit steigerte sich in bedeutendem Maasse. Man gab Confituren mit Brod, ein Ei in der Schaale. Der Puls zeigte sich hinsichtlich seiner Frequenz so zu sagen gewöhnlich, war jedoch minder stark als im Normalzustande. Die Psyche des Kranken hielt sich sehr befriedigend, der Schlaf wurde erquickend, das Gesicht war ziemlich bleich. Dreissig Gran Chininum sulphuricum; übrigens die nämlichen Mittel.

Den zwölften und dreizehnten Tag erschienen Wunde und Eitermenge normal; kein Symptom einer purulenten Infection; der Kranke klagte über sehr grosse Schwäche; die Verdauung war sehr gut; man stieg mit der Kost in rascher Weise. Das innerlich verabreichte Chlornatrum wurde nun bei Seite gesetzt und zehn Gran Chininum sulphuricum gegeben; auch das Selterswasser mit Milch wurde weggelassen und reiner Wein verabreicht. Die Stuhlentleerungen wurden wieder völlig naturgemäss.

Am fünfzehnten Tage hörte man mit dem schwefelsauren Chinin auf und verordnete die gewöhnliche Kost. Es war Genesung eingetreten, indessen hielt der Schwächezustand noch bis zum zwanzigsten Tage an. Da die Wunde fast gar nicht der Vernarbung zuschritt, so verbanden wir sie theils mit aromatischem, theils mit zuckerhaltigem Weine. Letzteres Mittel wandte Larrey gewöhnlich mit grossem Nutzen an. Nichts desto weniger blieb die Continuitätslösung so zu sagen stationär. Wie in den meisten Fällen von Brand, behielt sie lange Zeit einen atonischen Zustand und die Fleischwärzchen entwickelten sich langsam darauf. Das Chlornatrum hatte keinen Erfolg, war sogar schädlich, weil, wie wir später angeben werden, diese Wärzchen sich nicht in den geeigneten Verhältnissen befanden. Ich nahm auf einige Tage meine Zuflucht zum Styrax, er erhob die Vitalität der Continuitätslösung; dann verordnete ich an seiner Stelle eine Abkochung von Nussbaumblättern; endlich bekam die Wunde ein gutes Aussehen, verminderte sich jedoch, trotz der innerlich gegebenen tonischen Mittel, nur langsam und ihre Heilung trat erst drei Monate, nachdem die purulente Infection verschwunden war, ein.

Mit dieser Behandlungsweise habe ich noch einige Male glückliche Erfolge erlangt; ich empfehle sie daher den Practikern und ich brauche wohl nicht dabei zu bemerken, dass diese Erfolge um so weniger ungewiss sein werden, je früher man jene Behandlung gebraucht. Jedesmal, bis auf den heutigen Tag, hemmte sie, wo sie erfolglos blieb, auf eine sehr bemerkliche Weise den Fortschritt der Krankheit. Die Verbindung derselben mit diuretischen Mitteln ist vortheilhaft.

Sanson verordnete das Emeticum in hoher Dosis. Besteht Diarrhöe und ist diese namentlich sehr bedeutend, so fürchte ich, dass diese Methode schlimme Wirkungen erzeugt; auch scheint es mir, dass reichliche und häufige Blutentleerungen stets nachtheilig sind, da sie die schon vorhandene grosse Schwäche nur noch steigern dürften.

Blandin hat ein Individuum dadurch geheilt, dass er es mit Vesicatorien gleichsam bedeckte und Schweiss- und Harntreibende Mittel in Gebrauch zog.

Man hat auch die Einreibungen mit Quecksilber, so wie die die mit Ammonium aceticum gerühmt. Schliesslich bemerken wir noch, dass der Grund zu einer Behandlung der Eiterinfection noch nicht gehörig gelegt ist und dass man nicht genug Versuche anstellen kann, um diese oft so schlimm ausgehende Krankheit zu bekämpfen. Es scheint mir nicht bewiesen zu sein, dass die purulente Diathese in gewissen Fällen nicht existiren könne; es ist aber schwierig, wo nicht unmöglich, sie von der Eiterinfection zu unterscheiden; man behandelt sie wie diese, wenn nicht etwa eine acute Phlegmasie stattfindet.

Abnahme des ersten Verbandes.

In welcher Zeit muss man den ersten Verband einer noch nicht eiternden Wunde erneuern? Wir wollen zuerst die über diesen wichtigen therapeutischen Gegenstand allgemein angenommenen Ideen und dann die unsrigen in Betracht ziehen.

Gewöhnlich nimmt man den ersten Verband zwischen dem dritten und sechsten Tage ab; um diese Zeit hat die Eiterabsonderung die einzelnen Verbandstücke wohl noch nicht abgelöst, schneller geschieht dies in den heissen Himmelsstrichen; auch tritt die Suppuration bei Kindern früher als bei Erwachsenen, und bei diesen wiederum eher als bei Greisen ein. In manchen Fällen bleibt sie sehr lange aus. Die auf der Leinwand enthaltenen Flecken, deren Ausdehnung und Geruch dienen zur Richtschnur in dem Verfahren. Hätte man in der Nähe des Gesichtes eine Operation unternommen, so könnte dieser Geruch den Kranken sehr belästigen, man suche ihn daher durch irgend eine auf die oberflächlichsten Verbandstücke gegossene aromatische Substanz zu verdecken; man vergesse aber hierbei nicht, dass manche Damen keine von diesen letztern vertragen können und sehr davon angegriffen werden, so wie ferner, dass fast jedes Frauenzimmer ein aromatisches Wasser besonders bevorzugt und dass bei vielen derselben nur dies Wasser eben nicht schädlich oder lästig einwirkt. Die Anamnese wird demnach dem Chirurgen im Einzelfall anzeigen, welche riechende Flüssigkeiten er anwenden kann und darf. Diese Betrachtungen sind sehr nützlich, denn es dürfte wohl Niemand daran zweifeln, dass es wichtig ist, reizbare Personen, bei denen eine umfängliche Wunde die Innervation ohnehin gesteigert hat, nicht noch mehr zu excitiren.

Der Operateur nehme den ersten Verband selbst ab; er weiss besser als jeder Andere die Lage der Ligaturen und der einzelnen Verbandstücke. Mit Hülfe mechanischer Betten oder mehrerer verschiedentlich breit in Cravattenform zusammengelegter und unter den Operirten gebrachter Tücher wird dieser nöthigen Falles in die Höhe gehoben oder auch dislocirt, wobei er so wenig als möglich erschüttert werde. Diese Mittel dienen auch noch den Patienten in einer entsprechenden Lage zu erhalten, wenn eine Wunde verbunden werden soll, die sich an einer von Decubitus ergriffenen Stelle befindet. Oft ist man gezwungen, die Verbandstücke zwei oder drei Stunden vor dem Verbinden mit lauwarmem Wasser zu befeuchten; in der Regel geschieht dies nur, wenn sie schwierig abzulösen sind; sie werden eines nach dem andern abgenommen. Zum Erfassen der Charpie bedient man sich gewöhnlich der Ringpinzette; ist sie zu fest aufgeklebt, so zerschneidet man sie nahe an der Continuitätslösung mit der Scheere. Ist der Eiter in nicht sehr grosser Menge abgesondert worden, so braucht man nur frische Compressen und Leinwandstücken aufzulegen; ich habe Personen gesehen, bei denen bis zum zwölften Tage kaum Alles, was zum ersten Verbande gehört hatte, erneuert worden war; in solchen Fällen muss der Chirurg aber ganz besonders das Verbleiben der Eitermasse auf der Wundfläche und ihr etwaiges Eindringen (Einsenken) in die Gewebe berücksichtigen. Bei Fällen der letztern Art, wo Waschungen und Ueberschläge von lauwarmem Wasser das Ankleben der Verbandstücke nicht zu verhüten im Stande wären, weil sie nicht besser als der Eiter die klebende Materie auflösen, würde ich mit Wasser zusammengeschütteltes Olivenöl in Gebrauch ziehen, das völlig erfolgreich sein und so die eben bezeichneten Zufälle vermeiden würde.

Wenn der erste Verband nicht sehr leicht abgeht, so verfahre der Operateur dabei recht langsam, übe nur ganz schwache Tractionen aus und veranlasse nur sanfte Bewegungen; er plaudere mit dem Kranken, suche ihn zu trösten, seine Aufmerksamkeit abzulenken, wie dies während der Operation selbst geschehen ist. Nicht oft genug können wir wiederholen, dass der Chirurg, wenn er die Abnahme der Heftpflasterstreifen für angemessen hält, ein Auseinanderweichen der Wundränder dadurch verhindern soll, dass er sie festhält oder sie erforderlichen Falles in Erschlaffung versetzt; doch ist in letzterer Beziehung grosse Behutsamkeit nöthig, damit die bereits theilweise vernarbte Wunde nicht zu stark zusammengeschoben und dadurch Reizung und gefährliches Zerren herbeigeführt wird. Die Heftpflasterstreifen müssen zuerst an den beiden Seiten bis zur Wunde hin abgelöst werden; dann ergreift man mit dem Daumen, Zeige- und Mittelfinger der einen Hand ihre Enden und hebt sie auf der Wundfläche im rechten Winkel in die Höhe; endlich wird eine leichte, sanfte und der Stelle, auf die sie einwirkt, perpendiculäre Traction die Ablösung dieser Streifen noch vollends zu Stande bringen.

Wird der erste Verband auf diese Weise abgenommen, so verschont man grösstentheils den Kranken mit den heftigen Schmerzen, welche die Alten hervorriefen, indem sie mit der Erneuerung des ersten Verbandes zu eilig bei der Hand waren und überhaupt nicht so gut wie die neuern Wundärzte die Verbände anlegten, denn sie gebrauchten keine mit Cerat bestrichene gefensterte Compresse, pfropften vielmehr die Continuitätslösung mit Charpie oder Schwamm voll, deren inniges und festes Ankleben auf der Wundfläche die Ursache jenes oben erwähnten Nachtheiles wurde. Es hat sich dadurch noch ein allgemeiner Irrthum verbreitet, welcher namentlich die Operirten bis zu dem Augenblicke beunruhigt, wo ihnen die Erfahrung zeigt, dass sie weit weniger gelitten haben, als sie vorher vermutheten; ich sage weit weniger, denn Jedermann weiss, dass wenn der erste Verband vor dem dritten bis sechsten Tage nicht abgenommen wird, die mit Cerat bestrichene gefensterte Compresse trocken wird und auf der Wunde, namentlich aber an deren Rändern, über die sie kaum hinausgeht, fest anklebt und ihre Ablösung meistens Schmerzen macht; ferner ist es nicht minder bekannt, dass in der eben bezeichneten Epoche die mit der Wunde in unmittelbarem Contacte stehenden Charpiefäden an gewissen Punkten festkleben können und deren Loslösung ebenfalls schmerzhaft ist.

Man hat so eben gesehen, dass die von den Alten beim Abnehmen des ersten Verbandes am andern Tage nach seiner Application erzeugten heftigen Schmerzen von den Neuern nur erst zwischen dem dritten und sechsten Tage oder wohl noch später bewirkt werden, und dass sie die Verbände auch etwas minder unvortheilhaft anlegen. Ich gebrauche den letztern Ausdruck desshalb, weil wenn die gefensterte Compresse nicht drei oder vier Zoll, wie ich angerathen habe, über die Wundränder hinausgeht, wenn man sich nicht des gelben Cerats bedient, das nicht so leicht trocknet als das weisse, und dasselbe nicht zuerst ohngefähr eine Linie dick aufgetragen wird, die Abnahme des ersten Verbandes auch in dem jetzt beobachteten Zeitraume Schmerzen verursachen wird. Denn selbst bei den hier angegebenen Vorsichtsmaassregeln, und besonders aber wenn diese unbeachtet bleiben, wird die Erneuerung des ersten Verbandes freilich geringere Schmerzen verursachen, als wenn man die Methode der Alten befolgt hat, aber die Kranken werden doch immerhin noch heftige Schmerzen erleiden, weil, wie ich wiederholt erwähnen muss, in dem erwähnten Zeitraume die gefensterte Compresse trocken und die Verbandstücke von dem Wundsecrete befeuchtet werden, woraus sehr ungünstige Adhärenzen hervorgehen. Die clinischen Chirurgen haben alle diese Facta beobachtet. Ich schliesse demnach, dass die Methode der neuern Wundärzte fast stets den Nachtheil hat, Schmerzen, und oft sogar sehr heftige, hervorzurufen; man braucht nur fünfzehn Tage lang ein Hospital zu besuchen, um sich hievon zu überzeugen.

Diese Verbandmethode lässt drei bis sechs Tage und manchmal noch länger die einzelnen Verbandstücke auf der Fläche der Continuitätslösung, die nun zuerst von dem Wundsecrete durchnässt und dann trocken, hart, reizend und sehr resistent werden; da sie in einer grössern Strecke die abgesonderten Materien nicht durchlassen, so verbleiben die letztern längere oder kürzere Zeit auf der Wundfläche und setzen so den Kranken gewöhnlich sehr schlimmen und selbst tödtlichen Eiterausbreitungen aus; denn es kann der Eiter nicht blos in die Sehnenscheiden fliessen, sondern sich auch sehr tief in den Stumpf hinabsenken, z. B. bei einem amputirten Schenkel; ingleichen reizt er auch durch seine Gegenwart die erst frisch durchschnittenen Gewebe zu sehr.

Wenn man, wie ich es seit 1826 angerathen habe, den ersten Verband ohne Schmerz — ich habe davon öffentlich den Beweis geliefert — am andern Tage nach seiner Application abnimmt und so fort alle Tage, so wird man offenbar ein längeres Verweilen der Eitermasse und die dadurch bedingten Folgen vermeiden, die frische Charpie und erneuerten Verbandstücke werden die Wunde nicht reizen und in keiner Weise quetschen. Auch fügen wir noch hinzu, dass wenn die Kranken, namentlich Amputirte, erst am dritten, sechsten Tage oder noch später verbunden werden, der Eiter meistentheils schon in einer so grossen Menge vorhanden ist und von den verhärteten Verbandstücken dermassen gehemmt wird, dass er sehr oft zwischen diese und die über dem untern Stumpftheile gelegene Haut fliesst.

Wenn man nach der neuern Methode den zweiten Verband erst am sechsten Tage und manchmal noch später anlegt, so sind die erwähnten schlimmen Zufälle weit eher zu befürchten.

Vergessen wir nicht zu erinnern, dass die Neuern die Wunde in den ersten vier und zwanzig Stunden theilweise oder gänzlich nur dann entblössen, wenn zu grosse Schmerzen stattfinden.

Wenn man die neuere Verbandmethode bei einer in der Nähe des Gesichtes befindlichen Wunde in Gebrauch zieht, so belästigt, wie wir schon gesagt haben, der durch die Eiterung entstehende Geruch die Kranken und viele davon können ihn fast nicht ertragen; man begreift, wie gefährlich dies dann ist; denn nicht immer kann man Aromatica in Anwendung bringen, weil fast alle Frauenzimmer einen Widerwillen dagegen haben und jene auch nur unvollständig den Geruch maskiren; ebenso bringt das Hinwegnehmen der oberflächlichsten Verbandstücke nur eine unbedeutende Verminderung hervor.

Die Abnahme des ersten Verbandes am andern Tage nach seiner Application hat nicht bloss den Vortheil, dass er vollständig erneuert, sondern auch, dass dem Eiter kein längerer Aufenthalt vergönnt und auf diese Weise der Operirte vor den oben erwähnten Nachtheilen und Unannehmlichkeiten geschützt wird.

Nimmt man den ersten Verband am andern Tage nach seiner Application ab und hat man die unmittelbare Vereinigung der Wunde versucht, so kann man sich sehr leicht überzeugen, ob die Heftpflasterstreifen die Wundränder nicht zu stark zusammenziehen, und diesem Uebelstande, falls er vorhanden, auf der Stelle abhelfen, indem man sie entweder locker macht oder einige davon durchschneidet; wird dagegen der erste Verband erst zwischen dem dritten und sechsten Tage und wohl noch später erneuert, so fällt der eben bezeichnete grosse Vortheil weg.

Hat man die unmittelbare Vereinigung versucht und nimmt man den Verband nur erst den dritten bis sechsten Tag oder noch später ab, so wird die kleine Quantität Eiter, welche sich fast immer, selbst in den glücklichsten Fällen, und besonders in Paris, an einigen Stellen der Continuitätslösung bildet, nicht bemerkt werden und daselbst länger verbleiben; demzufolge wird sie die von ihr betroffenen Parthien reizen, ausdehnen, entzünden und folglich auch die bereits formirten Vernarbungen zerstören; wird dagegen der Verband am andern Tage nach seiner Application und so fort jeden Tag erneuert, drückt man gelinde und wischt den dadurch zum Vorschein kommenden Eiter ab, so erreicht man fast immer sein Ziel. Man verbinde öfter als gewöhnlich, um auch öfter das eben genannte Resultat zu erhalten; nöthigenfalls mache man, um den Abfluss des Eiters zu erleichtern, Ausschnitte in einem oder mehreren Heftpflasterstreifen oder entferne einige davon, wenn es die Indication erheischt; dadurch wird man nicht nur die von uns eben erörterten Zufälle vermeiden, sondern auch die primitive unmittelbare Vereinigung weit eher möglich machen.

Bei vielen Personen, wo man die primitive unmittelbare Vereinigung versucht hat, vernarbt die Wunde nur oberflächlich; Blut, Blutserum und Eiter sammeln sich unter der Vernar-

bung an und verweilen daselbst; befolgt man nun namentlich in
solchen Fällen die heutzutage allgemein angenommene Methode
der Verbandabnahme, so bricht eine heftige Entzündung aus,
das Zwischengewebe wird in seiner ganzen Ausdehnung zerstört, es können sich gefährliche Eitergänge bilden; die Continuitätslösung reagirt auf die gesammten Functionen und insonders auf den Darmkanal; es entwickelt sich ein bedeutendes
Fieber und die Kranken sterben zu häufig in Folge der Amputationen. Wird aber der Operirte am andern Tage nach dem
ersten Verbande und so weiter jeden Tag verbunden, so ist man
im Stande, durch Zufühlen leicht die unter den Lappen und
Rändern der Continuitätslösung befindliche Fluctuation zu ermitteln, und indem man die an der niedrigsten Stelle der Wunde
gewöhnlich placirte Wieke entfernt und nöthigen Falles einen
gelinden Druck ausübt, entleert man die eingesperrte Flüssigkeit und beugt den Zufällen vor oder beseitigt sie auch. In den
Fällen, wo die eben erwähnten Mittel nicht ganz ausreichen,
trenne man an einem oder mehreren Punkten die Narbe, um den
Ausfluss des Eiters zu erleichtern oder auch einen solchen, wenn
es bisher unmöglich war, zu erzeugen. Diese wichtigen Betrachtungen finden auch noch ihre Anwendung auf die Blut-
coagula, die sich fast immer in der Continuitätslösung bilden,
deren Ränder vereinigt worden und oberflächlich vernarbt sind;
wir brauchen wohl kaum anzudeuten, dass der Aufenthalt dieser
Coagula, welche wir bei unserer Verbandmethode herausschaffen, vielfache Zufälle veranlassen kann.

Die tägliche Abnahme des Verbandes hat den sehr grossen
Vortheil, dass sie uns gleich vom Anfange an vom Erysipel
oder von einer erysipelatösen Phlegmone, welche so häufig mit
den Wunden complicirt sind, genaue Kenntniss verschafft und
uns somit in den Stand setzt, die geeigneten Mittel anzuwenden,
wodurch wir sie in abortiver Weise beseitigen können; wird dagegen die Continuitätslösung bis zum dritten und sechsten Tage
oder noch länger nicht blosgelegt, so wird die Existenz jener
Krankheitszustände nicht constatirt und man kann sie nur in
einem der eben erwähnten Zeitpunkte erst bekämpfen; häufig
haben sie dann aber schon einen sehr intensiven Charakter

erhalten und auf die Abdominaleingeweide höchst ungünstig
reagirt; gewöhnlich sind sie sehr hartnäckig und führen bisweilen sogar sehr bedenkliche Zufälle herbei.

In dem Vorstehenden haben wir unsere Doctrin über die
hier zur Erörterung gekommene höchst wichtige Frage entwickelt; wir haben diese Doctrin seit siebenzehn Jahren im
Pitié-Hospitale mit dem grössesten Erfolge in Gebrauch gesetzt, aber nichts desto weniger ist sie von Velpeau heftig
angegriffen worden, der mich durchaus zu einem verblendeten
Chirurgen stempeln will. In der zweiten Auflage seiner Nouveaux éléments de médecine opératoire giebt er
an, ich hätte die Unbesonnenheit begangen, einen Kranken in vier und zwanzig Stunden an der Phlebitis sterben zu
lassen, und citirt zu diesem Behufe die Revue médicale vom
Jahre 1826 t. I. p. 29, in welcher nicht ein einziges Wort von
allem dem steht; Seite 544 der Clinique chirurgicale de
l'hôpital de la Pitié t. I. wird man Velpeau's und unsere
Worte finden; sie liefern den unwiderlegbaren Beweis von der
scientifischen Ehrenhaftigkeit dieses Autors, welcher, wie män-
niglich bekannt, in Citationen gar nicht glücklich ist. Da, wo
er von der Abnahme des ersten Verbandes redet, Seite 285 des
ersten Theiles seiner Médecine opératoire, sagt er: „Sie
„(die neue Verbandmethode) ist nicht minder der Gegenstand
„neuer Angriffe gewesen und als schädlich verworfen worden
„von einem Chirurgen der Pariser Hospitäler, welcher, wieder
„zurückkehrend zu der Routine der Alten und Krankenwär-
„ter, will, dass man nach grossen Operationen den andern
„Tag den ersten Verband erneuere. Ohne Zweifel ist er durch
„Unachtsamkeit dahin gekommen, zu glauben, dass er auf diese
„Weise die Eiterausbreitungen, Erysipela und anderweite Ent-
„zündungen verhüten könne, denn es würde dies das beste
„Mittel sein, sie zu begünstigen, und in der Regel treten der-
„gleichen Zufälle nur erst den dritten oder vierten Tag in die
„Erscheinung." Wir haben auch die nachtheiligen Folgen des
Verbleibens des Eiters auf der Wundfläche, so wie die der hart
gewordenen Verbandstücke und die Vortheile der von uns auf-
gestellten Methode, wenn es sich um die primitive unmittelbare

Vereinigung handelt, erwähnt; man hat sich aber so eben beim Lesen von Velpeau's Text überzeugt, dass dieser Autor der drei letztern Umstände, welche wir eben angaben und welche in den Schriften unserer Schüler enthalten sind, mit keiner Sylbe gedacht hat. (Man vergl. t. I. p. 183 der Clinique chirurgicale etc.) Zweifelsohne geschah dies nur aus reinstem Wohlwollen und nicht zum letzten Male werden wir in diesem Werke darauf aufmerksam machen müssen. Lassen wir ihn bei dem Glauben, dass die Abnahme des ersten Verbandes, so wie wir sie empfehlen, grosse Nachtheile habe.

Aus den von uns mitgetheilten Worten Velpeau's, in welchen er von unserer Methode spricht, hat man ersehen, — ich wiederhole es, — dass er nicht alle unsere Argumente angegriffen hat, ebenso steht es fest, dass er, wie er es gewöhnlich zu thun pflegt, in keine sehr logische Untersuchung der von uns weitläufig aufgestellten Facta eingegangen ist: er wirft uns vor, die Eiterausbreitungen, Erysipela und anderweite Entzündungen zu begünstigen, anstatt sie zu verhüten; ich frage aber alle Chirurgen, alle Menschen mit gesunden Sinnen, ob es möglich ist, dass man, wenn man einen Kranken jeden Tag verbindet, die Eiterausbreitungen begünstigen könne? Das ist wirklich zu stark; Velpeau weiss ohne Zweifel nicht, dass alle Practiker zur Verhütung oder Beseitigung des erwähnten höchst misslichen Zufalles anrathen, die Verwundeten des Tages mehrmals zu verbinden. Was die Entzündungen betrifft, auf die hier ebenfalls angespielt wird, so erwiedern wir, dass diese Frage die Erfahrung allein zu entscheiden vermag und dass dieselbe sich seit siebenzehn Jahren zu unsern Gunsten im Pitié-Hospitale ausgesprochen hat, wo die Mortalität der Operirten unendlich minder bedeutend ist, als in der Abtheilung von Velpeau; um sich hiervon zu überzeugen, genügt es, die Register der Hospitäler nachzusehen, worin von jedem Jahre eine sehr genaue Statistik der operirten Kranken angegeben ist. Nimmt man an, dass dergleichen Zufälle (Eiterausbreitungen, Erysipela und anderweite Entzündungen) in der Regel nur erst nach dem dritten oder vierten Tage in die Erscheinung treten, wie der Charité - Chirurg angiebt, so bleibt es nach eben demselben evident, dass diese Complicationen der Wunde ausnahmsweise auch früher statthaben können, und folglich sind seine Einwürfe durchaus nicht ganz unerschütterlich. Was aber den Vorwurf des Herrn Doctor Velpeau anbelangt, dass wir die Chirurgie der Krankenwärter betrieben, so antworten wir blos darauf, dass er seines Autors würdig ist.

In einer im Hôtel - Dieu von Blandin über die Abnahme des ersten Verbandes nach den Operationen gehaltenen Vorlesung, welche in der Gazette des Hôpitaux vom 18. Juni 1840, No. 72, abgedruckt ist, äussert sich dieser Chirurg folgendermaassen: „Die Abnahme des ersten Verbandes nach „grossen chirurgischen Operationen geschieht gewöhnlich in „den Pariser Hospitälern in einem Zeitraume, der durchschnitt- „lich zwischen dem vierten und fünften Tage variirt. Seit einer „Reihe von Jahren haben wir Lisfranc im Pitié-Hospitale von „dieser Praxis sich entfernen und den ersten Verband am andern „Tage nach der Operation abnehmen sehen. Lisfranc's Ver- „fahren hat zum Zwecke, den Kranken die Schmerzen zu er- „sparen, welche sehr häufig die Abnahme des Verbandes am „Ende des klassischen Zeitraumes hervorruft, wenn, wie dies „sehr oft geschieht, die Verbandstücke auf der Wunde aufkle- „ben und durch die Eiterung noch nicht vollständig abgelöst „worden sind. Das ist wenigstens der Grund, welchen Lis- „franc bezüglich seiner Verfahrungsweise 1833 angab. Wir „wissen nicht, ob er in dieser Hinsicht noch dieselbe Doctrin „vorträgt. Uebrigens hatte Lisfranc diese Reform mit kei- „nem der Mittel in Verbindung gebracht, welche die Vereini- „gung frischer Wunden per primam intentionem begünstigen „können, und hierin hauptsächlich, ja ausschliesslich, differirt „seine Methode von der des Blandin" etc.

Liest man die nachstehend und auch in der Clinique chirurgicale de l'hôpital de la Pitié t. I. p. 183 angegebenen Schriften, so wird man den entgegengesetzten Beweis über die Propositionen vorfinden, welche Blandin bezüglich seiner vermeintlichen Priorität anführt, und die Ueberzeugung gewinnen, dass unsere Abhandlungen, welche die von unserm Collegen aufgestellten Angaben enthalten, viel früher als die seinige veröffentlicht worden sind. [Dissertation sur diverses propositions de Chirurgie, These, der medizinischen Facultät zu Paris vorgelegt und vor ihr vertheidigt am 5. Juni 1826 von Ph. Ricord; Memoires sur des amputations pratiquées dans des lissus lardacés, revenus à l'état normal, à la suite de l'operation (Clinique de la Pitié) von E. Margot (Revue medicale, Januar 1827); Bulletin général de therapeutique médicale et chirurgicale, 9. Lieferung, 15. November 1837.]

Nun, wenn die Jahre 1826, 1827 und 1837 früher als 1840 sind, so ist die Frage der Priorität zwischen Blandin und mir zu seinen Gunsten nicht entschieden worden. Allein die unwiderlegbaren Beweise, welche ich den Prätentionen dieses Chirurgen entgegengestellt habe, haben ihn nicht verhindert, sie in der Gazette des Hôpitaux (15. Febr. 1844, No. 9) zu wiederholen. Man findet daselbst folgende Stelle: „Noch heute kann man jedwedes Werk über Chirurgie aufschlagen und wird darin gesagt finden, dass man den ersten Verband nur erst den dritten oder vierten Tag, wenn die Eiterung sich schon eingestellt hat, abnehmen müsse." Wie man sich eben überzeugt hat, sind demnach die Ideen Blandin's so neu, dass die chirurgischen Werke die Vorschrift enthalten, den ersten Verband vor dem dritten oder vierten Tage nicht abzunehmen, und demnach existiren die Seiten 184, 185, 186, 187, 188, 189 und 190 in dem ersten Bande meines Werkes Clinique chirurgicale gar nicht. Man muss ein blindes Vertrauen zu der Leichtgläubigkeit des Publikums haben, um solche Stellen niederschreiben zu können; mich überraschen sie nicht, denn Blandin hat in dem Dictionnaire de médecine et de chirurgie pratique mein Memoire sur l'excision de la partie interieur du rectum nur mit andern Worten abgeschrieben, ein Vergleich des Blandinschen Textes mit dem unsrigen lässt in diesem Bezuge keinen Zweifel übrig. Auch wollen wir hier noch die Reclamation erwähnen, welche wir gegen Pétel erhoben, der nur den Artikel von Blandin und den Brief, welchen dieser ehrenwerthe Arzt dann schrieb, hätte zu lesen brauchen; man wird dann Blandin's Verfahren gewiss höchst traurig nennen. Dadurch, dass man solche Handlungen den medizinischen Kreisen mittheilt, wird man vielleicht ähnlichen ins Künftige vorbeugen können.

Die Gazette des Hôpitaux enthält die eben angeführten Aufsätze. (Man sehe in diesem Werke das Kapitel: Excision des untern Theiles des Mastdarmes.)

Einwirkung der Luft.

Im ersten Bande seiner Médecine opératoire, Seite 282, sagt Velpeau: „Die Einwirkung der Luft schien ihnen „(den Alten) gefährlich, theils wegen der reizenden Eigen- „schaften, welche man derselben zuschrieb, theils auch wegen „der Emanationen, deren Vehikel sie sein konnte. Nicht ohne „Ueberraschung habe ich diese alten Irrthümer wieder auf- „tischen und von Dupuytren protegiren sehen." Ferner äussert sich dieser Autor auf derselben Seite noch folgender- maassen: „Es bleibt mindestens gewiss, dass bei den meisten „Thieren die Verletzungen sehr schnell heilen, obschon diese „von Anfang bis zu Ende mit der Atmosphäre in Contact bleiben; „die in dieser Beziehung empfohlenen Vorsichtsmaassregeln „sind demnach völlig unnütz." Ich frug mich, ob ich diese Be- hauptungen gehörig gelesen, so gross war mein Erstaunen; ich las sie noch einmal und wurde noch mehr erstaunt: Dupuytren hat alte Irrthümer protegirt, weil er auf der Nothwendigkeit bestand, die Wunden möglichst vor dem Luftcontacte zu be- wahren; Velpeau allein scheint nicht zu wissen, dass dieser Contact die Eiterung unterdrücken, Entzündung der Continui- tätslösung, Pleuresien, besonders Bronchitides u. s. w. u. s. w. verursachen kann, was leider die Erfahrung sattsam dargethan hat. Dupuytren, dessen immense Erfahrung und Richtigkeit des Urtheils über allen Zweifel erhaben sind, war davon sehr überzeugt und hat es uns gar häufig wiederholt; was uns aber betrifft, so haben wir bereits gesagt, dass man so schleunig als möglich die Verbände, welche dem ersten nachfolgen, anzulegen habe, und wir brauchen wohl kaum zu bemerken, dass man die

Anwendung keines der Mittel vernachlässigen darf, welche die Kunst empfiehlt, um die Heilung der Wunden zu erleichtern und zu beschleunigen. Bezüglich der bei den Thieren gemachten Beobachtungen, welche gegen die von uns vertheidigte Meinung zu streiten scheinen, erwiedern wir, blos wegen der wissenschaftlichen Stellung Velpeau's, dass die unbestreitbare Erfahrung in einer sehr grossen Menge von Fällen hier zu unsern Gunsten spricht; übrigens können die bei den meisten Thieren vorkommenden Continuitätslösungen durchaus nicht mit denen verglichen werden, welche man bei dem Menschen beobachtet, weil oft ein grosser Unterschied in der Sensibilität der nämlichen Gewebe besteht. Velpeau sollte wissen, dass die Veterinärchirurgie von der menschlichen ungemein verschieden ist.

Jedermann weiss, dass wenn die subcutane Punction nach Jules Guérin gut ausgeführt wird und in die reizbarsten Kysten dringt, darnach kein entzündlicher Zufall entsteht, weil der Wundkanal und diese Kysten vor dem Luftcontacte vollständig sicher gestellt sind. Ich glaube, dies beweise gerade nicht, dass jener Contact unschädlich sei, im Gegentheile, ich halte ihn für höchst nachtheilig, namentlich bei frischen Wunden.

Man hat gesehen, dass in der letzten Stelle Velpeau's, welche wir angeführt haben, dieser sich gegen Dupuytren erhebt, weil dieser grossartige Chirurg angeblich die alten Irrthümer der Alten protegirt hat, denen die Einwirkung der Luft gefährlich schien wegen der reizenden Eigenschaften, die man derselben zuschrieb, und wegen der Emanationen, deren Vehikel sie sein konnte; Velpeau fügt hinzu, dass er über dieses Verfahren Dupuytren's erstaunt sei. Der Leser wird vielleicht gleich uns ebenfalls erstaunt sein, wenn er Velpeau auf der folgenden Seite seines Werkes sich also äussern hört: „Die von den Autoren empfohlene Schnelligkeit möchte nur „dann nützen, wenn etwa in den Sälen oder Zimmern, wo die „Verwundeten liegen, irgend eine contagiöse oder miasmatische „Affection herrscht, die fähig ist mit den eiternden Flächen in

„Verbindung zu treten.‟*)   Ich wünschte wohl zu wissen, welcher von diesen beiden Meinungen jener Autor den Vorzug einräumt, denn wie man eben ersehen, hat er sich hierüber nicht klar ausgesprochen.

Wann und wie oft zu verbinden ist.

Wenn man die Kranken des Morgens verbindet, so befinden sie sich gewöhnlich Tagsüber wohler, verbringen aber auch gewöhnlich die Nacht minder gut, und ich weiss nicht, ob es nicht gerathener sein dürfte, den Verband des Abends zu erneuern.   Würde nach den eben erwähnten Thatsachen eine Erneuerung des Wundverbandes Morgens und Abends vorzuziehen sein?   Wenn die Eiterung nicht zu stark und nicht zu reizend ist, so lehrt die Erfahrung, dass der binnen vier und zwanzig Stunden zweimal erneuerte Verband die Continuitätslösung reizt; diese Reizung, welcher sogar eine Entzündung folgen kann, wird von den vorurtheilsfreien clinischen Chirurgen dem wiederholten Contacte mit der Luft und den chirurgischen Eingriffen, während die Wunde blosliegt, zugeschrieben.

Wenn der Eiter sehr reichlich abgesondert wird, sich in einem Heerde, Gange, unter schon vernarbten Stellen, unter den Lappen und unter den Rändern der Wunde angesammelt hat und reizend ist, so muss der Verband, je nach den Indicationen, mehr oder minder oft im Laufe des Tages erneuert werden.

Permanenter Verband; selten erneuerter Verband.

Der permanente Verband, welchen man bei Fracturen, selbst bei solchen, die mit Wunden complicirt sind, in Anwendung bringt, muss bekanntlich theilweise und von Zeit zu Zeit, besonders wenn Trennungen der Weichtheile bestehen, abgenommen werden. Es ist hier nicht der Ort, uns mit den Continuitätslösungen der Knochen, welche von keiner Trennung der Weichtheile begleitet sind, zu beschäftigen; wir haben davon in unserer Clinique chirurgicale (m. s. das Kapitel: Einige

---

*) Nouveaux éléments de Médecine opératoire par Alf. Velpeau. t. I. p. 283.

Betrachtungen über die Fracturen und ihre Behandlung) gehandelt und es wird noch späterhin davon gesprochen werden.

Die hier folgenden Betrachtungen finden demnach ihre Anwendung nur bei Fracturen, die mit Continuitätslösungen der Weichtheile verbunden sind.

Der permanente Verband wurde von den Griechen, Arabern und Spaniern in Gebrauch gezogen; Larrey der Vater hat ihn gerühmt und oft applicirt; Maréchal soll ihn im Neckerhospitale bei der Behandlung der Wunden mit Erfolg angelegt haben. Man räth ihn, wenn keine Zufälle hinzukommen, bis zum achtzehnten oder zwanzigsten Tage unberührt liegen zu lassen. Larrey's Verfahren unterscheidet sich jedoch von dem letztern; er will, dass die Bandage völlig inamovibel bleibe, und tränkt sie mit Eiweiss; er glaubt, die Eitermasse kann sich auf die Haut erstrecken und daselbst mehr oder weniger auftrocknen, verhindere mithin die Vernarbung nicht.

Ich verwerfe fast in allen Fällen den mehr oder minder permanenten Verband, noch mehr aber den, welcher vollkommen unberührt liegen bleibt, denn in welcher Weise man ihn auch bis auf den heutigen Tag modificirt haben mag, ich halte ihn für durchaus nachtheilig, weil er den Eiter zurückhält. Verführt von Larrey's Raisonnement und den vielen Fällen, die er mir mittheilte, beging ich die Schwäche, ich gestehe es, ich war damals jung, diese Methode ein einziges Mal im Pitié-Hospitale bei einer Frau anzuwenden, welche eine nicht zu vereinigende tiefe Wunde am Beine hatte. Es zeigte sich kein Zufall, als wir den Verband am Ende der dritten Woche abnahmen, fanden wir fast alle Muskeln durch den Eiter grösstentheils blosgelegt und unsere Kranke in grosser Gefahr; wir waren indessen nicht gezwungen, die Amputation vorzunehmen. Man meinte, es läge hier ein äusserst seltener Ausnahmsfall vor, welcher Meinung ich jedoch nicht beizutreten vermochte. Ich habe auch noch später in meiner Abtheilung eine ziemlich grosse Anzahl solcher Fälle beobachtet.

Aber man wird mir hier noch entgegnen, dass man die hinzutretenden Zufälle bemerken und dann beseitigen wird. Ich glaube ganz bestimmt, und ich appellire in diesem Bezuge an die clinischen Chirurgen, dass diese Zufälle sich latent entwickeln können und man sie oft zu spät gewahr wird; auch bin ich mit fast allen Practikern der Meinung, dass diese, selbst wenn man sie zur rechten Zeit bemerkt, meistens sehr schlimm und bedeutend sein werden, und wenn man sie auch glücklich beseitigt hat, sie doch oft bezüglich der Functionen des Gliedes mehr oder minder nachtheilige Folgen zurücklassen dürften.

Man hat angegeben, diese Behandlungsweise müsse bei den Wunden unterbleiben, bei denen eine Eiterung nothwendig sei, und sie dürfe nur in Anwendung kommen, wenn eine p r i - m i t i v e u n m i t t e l b a r e V e r e i n i g u n g beabsichtigt wird. Diese Distinction erscheint mir kindisch, denn niemals hat man die Gewissheit, dass jene Vereinigung gelingen wird; in den meisten Fällen sogar tritt in unserer Gegend die Eiterung ein und es entwickeln sich dann die von mir angegebenen schlimmen und gefährlichen Zufälle. Ich kann daher nicht oft genug wiederholen, dass die in Rede stehende Verbandmethode, so wie sie heutzutage angewendet wird, höchst gefährlich ist und unbedingt verworfen werden muss.

Indessen wollen wir doch noch darauf aufmerksam machen, dass bei einer frischen Excoriation der Haut das Auflegen eines Stückes mässig befeuchteten Löschpapiers sich gewöhnlich sehr vortheilhaft erweist. A. C o o p e r hat dieses Mittel sehr gelobt und vielfältig angewendet; auch ich habe es mit Erfolg gebraucht. Die Indicationen sind hier wesentlich von denen verschieden, welche wir weiter oben bei den Wunden angedeutet haben.

Manche Continuitätslösungen müssen ziemlich selten verbunden werden. „M a g a t u s führt ein Beispiel von einem „jungen Mädchen an, das er dadurch von einem Schenkelge- „schwüre befreite, dass er es bloss alle drei oder vier Tage „verband, während dieser Verband vorher zweimal täglich „fruchtlos erneuert worden war. P a r é beobachtete ein glei- „ches Verfahren und erhielt denselben Erfolg bei der Behand- „lung des Herrn von Vandeuil; auch will er nicht, dass man „die Geschwüre zu oft entblösse." (R i c h e r a n d.)

Die eben ertheilten Regeln sind bei manchen schon etwas ältern Wunden anwendbar, wenn sie nicht zu tief und keine Eiterausbreitungen zu befürchten sind, weil dadurch die Entwickelung der Fleischwärzchen, die Entzündung der Gewebe behindert wird. Die Klugheit erfordert jedoch, dass man hiervon die Amputationsstumpfe ausnimmt; aber welche Indicationen soll man befolgen? Meines Wissens hat diese Niemand angegeben. Ich glaube, dass wenn die entblösste Fläche keine Fortschritte in der Vernarbung macht, blass aussieht und die Fleischwärzchen zu weich sind, so muss man, anstatt ein-, zwei- oder drei Mal des Tages zu verbinden, es versuchen, dies seltener zu thun; häufig erreicht man dadurch seinen Zweck. Der Eiter kann in der That das beste Excitans abgeben. Man wird diese Methode in den Fällen einstellen, wo sie etwa eine Woche lang sich nutzlos erwiesen hat, und dies um so mehr, sobald man wahrnimmt, dass die Eitermasse eine zu hohe Excitation hervorruft. Wir müssen jedoch bemerken, dass wenn der einige Tage auf der Fläche nicht zu alter Wunden verweilende Eiter diese in der Regel irritirt, er doch auch in manchen, wiewohl wenigen Fällen wie ein erweichendes Topicum einwirkt und dann oft schwierig zu ersetzen ist. Hier kann man auch noch versuchen, den Verband zuerst minder oft und dann seltener, je nach den Indicationen, zu erneuern. Wir haben auf diese Weise bisweilen recht günstige Erfolge herbeiführen sehen. In diesen Fällen ist man, wie in andern, häufig gezwungen, zum Betasten seine Zuflucht zu nehmen, welches, wenn es gehörig gehandhabt wird, in der Regel gute Dienste leistet.

Wir wollen am Schlusse dieser Betrachtungen über den Verband noch einige andere Regeln, andere Prinzipien bei den Verbänden folgen lassen.

Wenn keine Gegenanzeige besteht, so wechsele man öfter die Kissen und Tücher, auf welchen der verletzte Theil ruhen soll, um die Entwickelung von Miasmen zu verhindern, welche schlimme Zufälle hervorrufen können; man rasire in einer weiten Strecke den Umfang der Continuitätslösung ab; namentlich wird dies nothwendig, wenn Heftpflasterstreifen gebraucht werden sollen; besteht keine zu starke Entzündung, so reinige man beim jedesmaligen Verbinden die Wunde sorgfältig; es geschehe dies aber von Seiten des Chirurgen möglichst sanft, damit die Narbe nicht gezerrt oder zerstört werde und damit auch so viel als möglich keine Schmerzen entstehen.

Die Wundfläche wische man sanft mit feinem Linnen oder mit Charpie ab, indem man entweder damit auf der Wunde hin- und hertupft, oder sie perpendiculär auflegt und sie eben so wieder wegnimmt. Das letztere Manöver erregt unbedingt eine geringere Excitation als das erstere; besteht aber eine zu starke Entzündung, so bringe man an die Stelle der beiden eben genannten Mittel Abwaschungen mit lauwarmem oder Altheewasser.

Die Anwendung eines einfachen Cataplasma zwischen zwei Leinwandstücken reicht sehr oft aus, die leichten und frischen Phlegmasien in den Wunden zu beseitigen, vorzüglich wenn man gleichzeitig die bösartigen Dispositionen des Individuums zu bekämpfen sucht. Häufig hat man dadurch die Reunio per primam intentionem zu Stande kommen sehen. Eine übermässige Entzündung, wenn die Gegenwart des Eiters, den man entleert, sie nicht hervorruft und eine anderweite Ursache dazu verschwunden ist, und wenn diese Entzündung nicht sofort aufhört, verlangt das Einstellen der angewendeten Contentivmittel und den Gebrauch der Emollientia. Die Anwendung der Blutentziehungen wird an einem andern Orte von uns erörtert werden.

Besteht in der Wunde ein Zustand von Atonie, so befeuchte man die Charpie mit aromatischem oder zuckerhaltigem Weine, mit Kalkwasser oder mit einer Abkochung von Nussblättern; es können auch reizende Salben, z. B. der Styrax, gebraucht werden.

Wir haben das Chlornatrum zu drei Theilen vorgeschlagen und angewandt, wird aber dies Medicament zu Hülfe genommen, wenn die Granulation nicht sonderlich entwickelt ist und die Vernarbung noch nicht begonnen hat, so zeigt es sich schädlich; es gerbt (lohet) dann gewissermaassen die Wundfläche und verzögert die Heilung.

Gewöhnlich nimmt man drei Theile davon, aber je nach der individuellen Idiosyncrasie und der Sensibilität der Verletzung muss es manchmal mehr oder minder kräftig sein. Soll es die gewünschte Wirkung hervorbringen, so muss es Wärme, ein gewisses Jucken und Brennen erzeugen, das nur zehn bis fünfzehn Minuten anhält; geben sich diese Erscheinungen nicht kund, so muss man die Energie des Chlornatrum steigern; man kann es dann zu vier, fünf oder sechs Theilen anwenden; verlängern sich dagegen seine Wirkungen über den eben angegebenen Termin hinaus, so nimmt man den Verband ab und vermindert die Kraft des Mittels; man gebraucht es dann nur zu zwei Theilen oder selbst erforderlichen Falles zu einem Theile. Weil die Empiriker mit diesem Medicamente nicht recht umzugehen wissen, richtet es oft in ihren Händen grosses Unglück an.

Man wende das Chlornatrum an, wenn die Granulation sich gehörig entwickelt und die Vernarbung begonnen hat.

Dieser Verband wird täglich erneuert; man befeuchte denselben aber häufig mit dem Chlor, denn sonst wird er trocken werden und das Medicament, indem es sich zu sehr verflüchtigt, keine Wirkung mehr haben. Allbekannt sind die vielen Erfolge, welche wir im Pitié Hospitale mit diesem Mittel erzielt haben.

Ein Wort noch über die Wirkung der erweichenden Cataplasmen. Die Ideen, welche wir über diesen wichtigen therapeutischen Gegenstand äussern wollen, werden, wie uns bedünken will, besser nach ihrem wahren Werthe beurtheilt werden, wenn wir ihnen folgende Betrachtungen vorausschicken.

„Bei manchen Personen röthet sich die Haut, es besteht ein lästiges Gefühl, eine Art Spannung, die Wärme ist bei dem Kranken vermehrt, sie ist es auch für den Wundarzt, wenn er die Haut befühlt; dieser Zustand verschwindet nach einigen Augenblicken, es besteht keine Entzündung, sondern eine Blutinjection.

Wäscht man sich die Hände mit kaltem Wasser, so werden sie sehr bald roth und wärmer werden; diese Erscheinungen verschwinden aber schnell von selbst, sie sind demnach von keiner Phlegmasie, sondern von einem Blutzuflusse (Congestion) bedingt.

Zuweilen ist die Haut sehr reizbar; wird sie dann, wenn auch nur ganz gelinde, gerieben, so röthet sie sich, ihr Wärmegehalt nimmt zu und es zeigt sich ein geringer Schmerz. Gewöhnlich erlangt sie ihre normale Farbe nach ungefähr einer Viertelstunde wieder und man kann hier noch keine Entzündung wahrnehmen, es besteht blos eine Blutinjection oder ein Blutzufluss.

Wenn im Winter die Hände kalt geworden sind, so werden sie roth, besonders wenn man sie dann erwärmt oder der Einwirkung der Kälte entzieht; man empfindet ein schmerzhaftes Stechen und selbst Brennen darin und Jedermann kennt die Schnelligkeit, mit der diese Unbehaglichkeiten verschwinden; hier ist ein Blutzufluss vorhanden.

Diese Thatsachen, denen wir noch leicht eine grosse Reihe anderer hinzufügen könnten, werden hinreichen, um die Entzündung von der Blutinjection und dem Blutzuflusse zu unterscheiden. Ich verweile bei diesem wichtigen pathologischen Punkte, weil manche Mediziner, die übrigens der Wissenschaft und der Menschheit unendliche Dienste geleistet haben, überall Phlegmasien sehen und überall Blutentziehungen anwenden, die oft keine Heilung zu bewirken vermögen und oft sogar schädlich sind. Wir wollen hierzu den Beweis liefern, aber vor allen Dingen die Indicationen angeben, nach denen man sich zu richten hat, und wir verwerfen hier auf immer den blinden und traurigen Empirismus, dessen Herrschaft heutzutage so weit ausgedehnt ist und der als absoluter Souverain einen Menschen beherrscht, dessen Kopf jeglicher medizinischer Idee baar ist." (Clinique chirurgicale de l'hôpital de la Pitié t. I. p. 427.)

Wenn man eine Entzündung durch eine mehr oder weniger strenge Diät, durch Blutentziehungen, durch örtliche Bäder, deren Temperatur weder warm noch kalt ist, bekämpft und dem Eiter einen Ausgang verschafft, so vermindern sich zwar die Krankheitserscheinungen, aber die Krankheit, welche übrigens

auch etwas gesunken ist, wird stationär und beharrt in diesem
Zustande ohngefähr zehn oder zwölf Tage; die continuirlich
fortgebrauchten erweichenden Umschläge und Blutentziehungen
haben keinen Erfolg; die Hitze ist fast normal, der Schmerz
höchst unbedeutend, die Röthe gering; meistens besteht Oedem
und Hypertrophie der Gewebe, in denen die Krankheit ihren
Sitz aufgeschlagen hat; bisweilen vermehrt sich diese Hypertrophie, es findet ein sehr starker Abgang von Eiter statt; haben wir es hier mit einer Entzündung oder auch mit einer pas-
siven Blutinjection zu thun? Ich bejahe die letzte dieser Fragen
und liefere den Beweis, dass meine Meinung sich auf Thatsachen
begründet. Hier folgen einige, leicht könnte ich noch viel
mehr anführen.

„Ein Kranker im St. Antonssaale wurde der Resection des
ersten Mittelfussknochens unterworfen; es trat eine intensive
Entzündung ein; wir verordneten die Diät, erweichende Getränke und Cataplasmen und erlangten in einigen Tagen eine
sehr merkliche Besserung; aber sehr bald stand diese im Weiterschreiten still und, um uns der allgemein üblichen Bezeichnung
zu bedienen, die Phlegmasie ging in einen chronischen Zustand
über. Wir fuhren mit den Emollientien fort; die Abundanz des
Eiters nahm zu; Schmerz war fast gar nicht vorhanden, wenn
der Kranke absolute Ruhe beobachtete; es bestand keine
Wärme-Vermehrung; man nahm ein leichtes Oedem wahr und
eine theils dunkle, theils helle Röthe. Dieser Zustand hielt
zwölf Tage an. Ich verordnete einen Verband aus einer mit
Cerat bestrichenen gefensterten Compresse und aus Charpie;
am andern Tage hatte sich die Eitermenge wenigstens um die
Hälfte vermindert, die Röthe und das Oedem waren fast ganz
verschwunden.

Den zweiten Tag war die Besserung noch weit auffälliger
vorgeschritten.

Den dritten Tag waren die Wunde und das Glied in norma-
lem Zustande.

Bei einem im St. Ludwigssaale liegenden Kranken war der
Fuss heftig gequetscht worden und zeigte auf der Dorsalfläche

und an der innern Seite grosse und tiefe Continuitätslösungen; an einem der Metatarsalknochen bestand eine Fractur. Ich griff zu der oben erwähnten antiphlogistischen Behandlung. Das Uebel besserte sich und bot folgenden Zustand dar. Sehr starke Eiterung, Oedem, etwas Schmerz, helle Röthe, mässig erhöhte Wärme, Hypertrophie des Gliedes, welche zunahm. Fortsetzung der erweichenden Cataplasmen.

Dieser Zustand bestand fünfzehn Tage lang, als ich den bei dem vorigen Falle angegebenen einfachen Verband in Gebrauch zog. Den andern Tag hatte der Schmerz aufgehört, die Eiterabsonderung und das Oedem sich verringert.

Am dritten und vierten Tage zeigte sich die Besserung noch merklicher; das Glied hatte fast seinen gewöhnlichen Umfang wieder erhalten, die Wunde schien einfach und schritt ungehindert der Heilung entgegen.

In Nr. 5 des St. Antonssaales liegt in diesem Augenblicke ein Mensch, welcher sich mit einem Rasirmesser die Gurgel durchgeschnitten hatte. Es entwickelte sich am linken Beine eine tiefe Entzündung. Da der Kranke schwach war, so wollten wir keine Blutentziehungen anwenden, wir applicirten erweichende Cataplasmen; es bildeten sich zwischen den oberflächlichen und tiefern Muskeln des Gliedes zwei isolirte Eiteransammlungen, welche wir öffneten; wir machten sogar unmittelbar eine Gegenöffnung, fuhren mit den erweichenden Umschlägen fort und brachten den kranken Theil in eine zweckentsprechende Lage, um den Abfluss des Eiters zu erleichtern. Die Krankheit besserte sich zwar bedeutend, blieb aber fünfzehn Tage in ein und demselben Zustande, also stationär. Es wurde mit den erweichenden Cataplasmen fortgefahren. Man bemerkte die folgenden Phänomene: Leichte Schmerzen bei ruhigem Verhalten des Gliedes, sehr starke Eiterung, sehr ausgesprochenes Oedem, vermehrte Wärme. Die Umschläge werden bei Seite gestellt, man legt einen einfachen Verband an: am andern Tage hat sich die Suppuration vermindert.

Den dritten Tage sind Oedem und Wärmehöhe noch geringer.

Den fünften Tag hat das Glied beinahe seinen normalen Umfang wieder erlangt und der Eiter ist in noch kleinerer Quantität vorhanden." (Loco citato.)

Bei ziemlich vielen Individuen, wo man in den eben erwähnten Umständen den einfachen Verband an die Stelle des Cataplasma setzt, gelingt es nicht ganz, die Wunde und die sie umgebenden Gewebe in die von uns bezeichneten entsprechenden Bedingungen zu bringen; es sind schon sechs oder acht Tage verflossen, seitdem man mit den Emollientien aufgehört und die mit Cerat bestrichene gefensterte Compresse und Charpie angewendet hat; die Krankheit hat sich gebessert, aber die Besserung ist fast stationär. Dann greife der Chirurg zur Aqua Sambuci, Aq. vegeto-mineralis u. s. w. und er wird in der Regel damit Erfolg haben; er muss hier die Vitalität etwas heben, um die Atonie, die existirt, zu beseitigen; denn die Vitalität der Gewebe ist durch eine intensive Phlegmasie ausserordentlich gesteigert worden und dieser Steigerung ist ein verhältnissmässiges Sinken gefolgt.

Eine im St. Augustins-Saale des Pitié-Hospitales liegende Kranke hatte sich eine bedeutende Quetschwunde an der rechten Hand zugezogen; es entwickelte sich eine heftige phlegmonöse Entzündung; wir bekämpften sie energisch mittelst Antiphlogistica; die Frau war stark; die Phlegmasie widerstand Anfangs, ward aber nach vier Tagen besiegt und schien sehr bald, wie die Wunde selbst, ungehemmt der Heilung entgegen zu gehen. So verging eine Woche, binnen der sie stationär wurde; es trat Oedem ein, schwache Röthe, etwas gesteigerte Wärme, kein Schmerz, wenn das Glied ruhig liegt, sehr starke Eiterung; dieser Zustand hielt zehn Tage an. Ich unterliess nun die weitere Anwendung der örtlichen Emollientien, legte einen einfachen Verband an und das Oedem, die Röthe, die Eitermasse, die Anschwellung verminderten sich sehr merklich; indessen machte am Ende der ersten Woche die Besserung keine Fortschritte mehr; ich griff daher zu den schon angezeigten leichten Excitantien und das Uebel besserte sich schnell; zwölf Tage genügten, um eine vollständige Heilung herbeizuführen.

Man substituire den erweichenden Cataplasmen nicht unmittelbar die Resolventien, so gelind einwirkend diese auch sein mögen, denn sie können dann die Entzündung aufs Neue anfachen.

Ich glaubte bei den eben angegebenen Regeln länger verweilen zu müssen, weil ich früher gar häufig beobachtet habe und es auch jetzt noch in sehr vielen Fällen beobachtet wird, dass die Suppuration nicht aufhören will, wodurch die Kranken sehr geschwächt und grossen Gefahren preisgegeben werden. Ich habe das Oedem oftmals zunehmen und Induration der Gewebe eintreten sehen; ebenso sind mir sehr viele Fälle vorgekommen, wo die Glieder, besonders die Gelenke, in einem sehr hohen Grade hypertrophisch und die Continuitätslösungen dann rebellisch wurden und höchst schwierig vernarbten. Bei den Blutcongestionen (Blutzufluss), von denen wir sprechen, zeigt sich nicht immer Oedem.

Ich überlasse es den Aerzten, über diese Ideen nachzusinnen; ich glaube, sie sind namentlich bei den Phlegmasien der Brust- und Unterleibseingeweide anwendbar, und ich bin der Meinung, dass man jene Phlegmasien sehr oft zu lange mittelst einer schwächenden Diät und Blutentziehungen behandelt hat; bei den Krankheiten des Magens sind in diesem Bezuge vielfache Irrthümer begangen worden und werden vielleicht noch lange begangen werden.

Oft bilden sich am Schlusse der Heilung Krusten auf den Wunden, die man hinwegnehmen muss, wenn sie auf gewöhnlich entblössten Theilen sitzen; es entwickelt sich in der That unter ihnen stets eine ausgedehntere Narbe, weil sie die Ränder der Continuitätslösung, zwischen welchen sie liegen, hindern, sich einander zu nähern; bedecken sie einen Eiterheerd, so müssen sie, an welchem Orte es auch sein mag, stets durch Anwendung eines erweichenden Umschlages entfernt werden; sie können liegen bleiben, sobald man glaubt, dass das Zwischengewebe nicht zu bedeutend ist, und wenn man sich durch einen gelinden Druck mit dem Finger überzeugt hat, dass unter ihnen kein Eiter zurückgehalten wird; in manchen Fällen begünstigen sie dann sogar die Vernarbung.

Anwendung des Höllensteins.

Der Höllenstein, womit die Wundfläche betupft wird, verleiht ihr Ton und vermag im Allgemeinen besser als alle andern Cathaeretica die Caro luxurians (Fleischwucherung) zu unterdrücken; man applicire ihn nicht zu nahe an den Wundrändern, damit er nicht die sich schon etwa gebildete Narbe theilweise oder gänzlich zerstöre. Die Application des Höllensteins geschieht gewöhnlich nur in gelinder Weise, wenn dadurch eher eine Excitation als eine Zerstörung der Gewebe beabsichtigt wird; in Fällen aber, wo die entblösste Fläche vernachlässigt worden ist und sich die Fleischwärzchen sehr üppig entwickelt haben, verbleibe das Aetzmittel einige Augenblicke darauf. Nicht zu vergessen ist hierbei, dass vor der Anwendung desselben die Parthien, auf die es einwirken soll, in allen Fällen abgewischt werden müssen, um sie möglichst von Feuchtigkeiten oder andern fremden Körpern zu befreien, die sich sonst mit dem Causticum verbinden und es dadurch mehr oder minder in seiner Wirkung neutralisiren; auch könnte es in Folge dessen sich theilweise auflösen und auf zu schonende Stellen fliessen. Dupuytren war so sehr überzeugt, dass die Verrichtung der in Rede stehenden Cauterisation Erfahrung erfordere, dass er sie fast immer selbst unternahm.

Soll man stets die zu stark entwickelten, weichen, blassen oder blutenden Fleischwärzchen leichthin (gelinde) cauterisiren? Die Vorschriften der Kunst gebieten es; ich habe sie sehr lange befolgt, aber ich bin jetzt der Ansicht, dass diese allgemeine Regel Ausnahmen darbiete. In der That, wenn die Fleischwärzchen der eben genannten Art auf verhärteten Geweben entstehen, in denen bekanntlich die Vitalität nur eine sehr geringe Energie besitzt und nur schwierig und langsam zunimmt, so participiren jene Fleischwärzchen ebenfalls an dieser Atonie und es wird zu deren hinreichender Excitation nothwendig, sie häufig mit dem Höllensteine zu betupfen; man zerstört sie so gleichsam gänzlich oder sie werden auch vollständig verbrannt. Wie aber jeder weiss, entsteht ohne sie keine Narbe; damit diese sich bilde, müssen daher neue Fleischwärzchen sich entwickeln, die dann später abermals Cauterisationen erforderlich machen, welche fast stets die nämlichen Nachtheile haben. Daher kommt es, dass sich manche Wunde so ungemein langsam vernarbt oder gar nicht heilen will. Befinden sich diese Fleischwärzchen auf einem Zwischengewebe, das mit keiner gehörigen Vitalität begabt ist, so bemerkt man ähnliche Erscheinungen und Nachtheile wie die eben erwähnten. In solchen Fällen ist es nothwendig, den Gebrauch des salpetersauren Silbers einzustellen und die Wunde durch die geeigneten nicht cathäretischen Mittel zu excitiren; freilich vernarbt sie dann auch langsam, aber bei weitem doch nicht in dem Grade, als wenn man sie noch ferner mit Höllenstein behandelt hätte.

Wenn man die s e c u n d ä r e oder c o n s e c u t i v e u n m i t - t e l b a r e V e r e i n i g u n g zu erlangen versucht, so ist es selten, dass sich nicht zwischen den Rändern der Continuitäts- lösung ziemlich entwickelte Fleischwärzchen zeigen; bemüht man sich, diese durch häufiges Cauterisiren zu unterdrücken, so bildet sich eine eben so schöne Narbe, als bei der p r i m i t i v e n u n m i t t e l b a r e n V e r e i n i g u n g der Wunde entstanden wäre, wofern man nicht die Contentivmittel vernachlässigt hat.

Man muss sehr häufig und ziemlich tief mit dem salpeter- sauren Silber cauterisiren, damit das Zwischengewebe auf den gewöhnlich entblössten Parthien die bestmöglichsten Dispositio- nen darbietet; die Brücken, die es sehr oft bildet und die sich später verkürzen und weit mehr verengern als der übrige Theil der Narbe, veranlassen eine sehr bedeutende Difformität und behindern in der Regel auch die Functionen des betreffenden Gliedes. Befolgt man aber jenes Verfahren, so erzielt man mei- stens die schönsten Resultate; jedoch gestehen wir wiederholt ein, dass die Consolidation der Wunde stets etwas lange auf sich warten lässt, welcher Uebelstand indessen wohl nicht mit den eben erwähnten verglichen werden kann. Noch wollen wir bemerken, dass wenn eine Continuitätslösung sich schnell ver- narbt, die von deren Rändern umgebenen Fleischwärzchen, in- dem sie sich auf der Fläche rasch entwickeln und ausbreiten, das Zusammenziehen verringern und auf diese Weise ein grösse- res Zwischengewebe entsteht. Das Gegentheil findet statt, wenn die Heilung langsam fortschreitet, wie dies bei Anwendung des Höllensteines genau der Fall ist. Die eben erwähnten Ansichten sind grösstentheils neu und basiren sich auf die Beobachtung einer sehr grossen Reihe von Thatsachen. — Ich hielt es für angemessen, mich hier etwas umständlicher über den Gebrauch des Höllensteines zur Betupfung der auf Wunden sich bildenden Fleischwärzchen auszulassen, weil dies, wie mir scheint, von den Autoren vor mir sehr vernachlässigt worden ist. Die eben angestellten Betrachtungen finden auch bei Geschwüren Anwendung.

Wenn man per primam intentionem vereinigt hat und es bestehen noch einige kleine Eiterheerde, deren Mündungen mit sehr erhabenen Fleischwärzchen besetzt sind, so darf man sich nicht so sehr beeilen, diese mit Höllenstein zu cauterisiren, damit nicht eine zu schnelle Vernarbung eintritt und dem Eiter der Ausweg verschlossen wird; man warte daher, bis die purulente Kyste geheilt ist. Existirt dann auf der Oberfläche eine stärkere und sogar theilweis vernarbte Fleischwucherung und kann dieselbe nur schwierig mittelst des Lapis infernalis beseitigt werden, so trage man sie mit einer auf dem Blatte gekrümmten Scheere ab.

Liquor Hydrargyri nitrici oxydulati (Liquor Bellostii).

Die Indication erheischt bisweilen eine starke Excitation der Wunde, weil sie die Tendenz zeigt, zufälliges mucöses Gewebe zu bilden, oder weil sich dies schon gebildet hat; oft bestehen auch Indurationen, deren Zertheilung eine Irritation nothwendig macht. Man wendet dann den Liquor Hydrargyri nitrici oxydulati an und zwar mittelst eines Pinsels, womit man die Continuitätslösung in einem Umfange ohngefähr so gross wie ein Zwei - oder Fünffrankenstück leicht betupft. Dies Mittel leistet gewöhnlich recht gute Dienste, obschon es nur auf einer sehr beschränkten Fläche applicirt worden ist. In manchen Fällen muss es successive und in mehr oder minder entfernten Intervallen auf alle Punkte der Verletzung gebracht werden.

Zuweilen ist die Haut, aus welcher die Wundränder bestehen, ihres Zellgewebes beraubt; die Compression, die adstringirenden, reizenden, stimulirenden Einspritzungen, ja selbst die Incision dieses Hauttheiles haben keinen Erfolg gehabt; dann empfiehlt die Kunst, diesen Hauttheil abzutragen. Wir brauchen wohl die hieraus entstehenden Nachtheile nicht näher anzugeben. Ich rathe mit einem nur sehr wenig Liq. Hydr. nitr. oxydulati enthaltenden Pinsel die innere Fläche der entblössten Tegumente ganz leicht zu cauterisiren; man veranlasst dadurch meistentheils eine Irritation, welche die gesunkene Vitalität wieder aufrichtet und Erscheinungen hervorruft, in Folge deren die Vernarbung zu Stande kommt. Cauterisirt man nicht ganz schwach, so mortificirt man die Gewebe durch und durch. Ich habe dies zweimal beobachtet, zu einer Zeit, wo ich noch nicht recht mit diesem Mittel umzugehen wusste und es erst anzuwenden begann. (Man sehe die Gazette des Hôpitaux.)

Vom Zufühlen im Allgemeinen.

Das Zufühlen (Touchiren) ist in unseren medizinisch-chirurgischen Wissenschaften ein ausserordentlich wichtiges Manöver; ohne dasselbe würden sehr viele Krankheiten gar nicht diagnosticirt werden können; brauchen wir noch hinzuzufügen, dass wenn der Chirurg sich dessen nicht bediente, die meisten Operationen gar nicht oder mit ungemeinen Schwierigkeiten auszuführen wären? Um seine hohe Nützlichkeit unwiderlegbar zu beweisen, verband ich bisweilen in meinem Cursus der operativen Medizin einigen der schon geübtern Studirenden die Augen und sie verrichteten auf diese Weise mit einer gewissen Leichtigkeit sogar die Amputation des Fusses in dem Tarso-Metatarsalgelenke. Ich habe auch dargethan, dass es z. B. bei der Desarticulation eines Gliedes vielleicht schwer zu entscheiden ist, ob nicht das Zufühlen eben so nützlich als das Sehen sei, wenn das Gelenk Schwierigkeiten darbietet. Man touchirt entweder mittelbar mit Hülfe eines Instrumentes oder unmittelbar mit der auf die Gewebe applicirten Hand.

Das Bistouri hat im rechten Winkel den Knochen blosgelegt und ein Gelenk erreicht; es dringt zwischen dasselbe, indem es die ihm entgegentretenden Weichtheile trennt, und geht so von einem dichtern zu einem losern Gewebe; der sich hier durch das der Hand mitgetheilte Gefühl ergebende Unterschied wird von Jedem sehr deutlich wahrgenommen, der ihn nur ein einziges Mal empfunden hat; das gesuchte Gelenk wird aufgefunden. Oeffnet man einen Abscess, so empfindet man in dem Augenblicke, wo das Instrument in die Eiterkyste gelangt, einen

Mangel an Resistenz, welcher keinen, wenn auch nur wenig bewanderten, Chirurgen täuscht. Die mittelst einer Sonde auf einem Knochen ausgeübte Percussion verschafft in der Regel Kunde von der Beweglichkeit eines abgelösten Knockenstückes. Soll ich den Anschlag des Catheters an einem Harnsteine und das mit dem Stethoscop bewaffnete Ohr, die beide das Manöver unterstützen, erwähnen?

Die Crepitation bei Fracturen wird häufig ohne Hülfe des letztgenannten Instrumentes besser wahrgenommen als man glaubt; ebenso verhält es sich auch bei gewissen Blutergüssen. Nur selten maskirt bei blutigen Operationen das Blut nicht das Manöver; man sieht weder die Gewebe, welche das Bistouri trennen, noch die es schonen soll; der Zeigefinger touchirt beide und ermittelt gewöhnlich den Unterschied zwischen ihnen; er dient dem Instrumente zum Führer (Conductor) und die Schwierigkeiten werden überwunden oder doch grösstentheils verringert. Vor und während der Desarticulationen z. B. verschafft das Zufühlen Kenntniss von den Knochenhervorragungen, welche die Gelenke umgehen oder sich in einer gewissen Entfernung von ihnen befinden; ebenso ermittelt es die Vertiefungen, welche der Contiguität der Knochen entsprechen. Sind die gehörigen Vorkehrungen getroffen worden, so giebt es uns genau die Punkte an, wo das Messer begonnen und aufgehört hat die Gewebe zu durchschneiden; und endlich constatirt es auch noch die Beweglichkeit der Geschwülste und der Gelenke, so wie die verschiedene Dichtigkeit der gesunden und kranken Organe.

Sehr oft theilt das Zufühlen Sensationen mit, die durch die Sprache nicht deutlich in ihren Nüancen beschrieben werden können, und desshalb ist es unbedingt nothwendig, die Hand häufig und zweckmässig darin zu üben, damit jene Sensationen kennen und schätzen gelernt werden. Dadurch nur prägen sie sich dem Gedächtnisse ein. Vielen Studirenden erscheint dies nicht so nothwendig; ich rathe ihnen aber, dies für sehr wichtig zu halten.

Wenn man gut zufühlen will, so muss man im Allgemeinen nur einen schwachen Druck ausüben. Ich bestehe auf dieser

Vorschrift, weil ich mich überzeugt habe, dass sie namentlich von den jungen Leuten fast stets nicht befolgt wird; geschieht dies aber, so hat man den grossen Vortheil, möglichst wenig Schmerzen zu verursachen und weder eine Phlegmasie zu steigern noch hervorzurufen. Will man eine ganz leichte Erosion auf der Haut kennen lernen, die dem Gesichte beinahe völlig entzogen ist, so taste man mit den Fingerspitzen sanft auf die Tegumente hin. Will man den Zeigefinger in den Mastdarm einbringen, so dringe er langsam vor; dadurch wird man den Geweben gestatten sich zu erweitern und die Schmerzen dabei werden bei gleichen Resultaten geringer sein. Man wird auf diese Weise die Natur nachahmen, welche den Fötuskopf an der untern Scheidenmündung zu wiederholten Malen zeigt, um die Vagina allmälig zu erweitern und den Entbindungsact minder schwierig zu machen. Die nämliche Regel, welche so oft vergessen wird, muss auch noch befolgt werden, wenn der Zeigefinger im Darme ist und man damit rotirende Bewegungen um seine Achse unternimmt.

Das mit der Hand verrichtete Zufühlen wird, wie die Unterbindung der Gefässe, eingetheilt: 1) in das unmittelbare, wenn die Finger auf die zu explorirenden Gewebe selbst gebracht werden: 2) in das mittelbare, wenn diese kranken Gewebe von gesunden und verschiedentlich dicken Weichgebilden bedeckt sind. In beiden Fällen kann das in Rede stehende Manöver zu Irrungen führen, wenn es vom Gesichte nicht unterstützt wird. Ich habe im Pitié-Hospitale Schwämme, Wucherungen und Polypen am Halse des Uterus gezeigt, den ich heruntergesenkt hatte, obwohl sie der Finger im Scheidengrunde von allen Seiten erreichen konnte, und als wir sie sahen, erhielten wir die Gewissheit, dass wir sie vor dem Herabsenken für mehr oder minder voluminös gehalten hatten. Vorzüglich dann, wenn man eine Geschwulst durch weiche und gesunde Gewebe hindurch explorirt, kann man sich hinsichtlich ihres Umfanges bedeutend irren, wüsste man nicht, dass dann der Umfang viel beträchtlicher zu sein scheint als er es wirklich ist. In der That, betastet man einen Körper unter einem Tuche, so erscheint er fast um ein Drittel grösser als wenn man ihn befreit von dieser Umhüllung und ohne ihn zu besehen mit den Fingern untersucht. Hat man den Zeigefinger in den Mastdarm eines Cadavers gebracht, fühlt er den Gebärmutterhals und öffnet man nun das Abdomen und spaltet die Scheide, so wird man über die geringe Grösse erstaunt sein, die er den Augen darbietet, in Vergleich zu jener, welche man bei dem mittelbaren Zufühlen als vorhanden vermuthete. Es würde unnütz sein, die Wichtigkeit dieser Thatsachen für die Praxis nachzuweisen; ich hebe sie hervor, weil sie, obschon sie einigen Practikern bekannt sein mögen, selbst in den Büchern noch nicht erwähnt sind, die blos aus andern zusammengestellt sind und in welchen man gewöhnlich die Ideen sehr auseinander zu dehnen pflegt. Die Mediziner erinnern sich in der That nicht immer des Ausspruches von D a - l a m b e r t: Der Autor bestrebt sich das zu verlängern, was der Leser sich bestrebt abzukürzen.

Von den anderweiten Irrthümern beim Zufühlen, welche ich anführen könnte, will ich nur noch einen erwähnen, den die Physiologen explicirt haben: Man kreuze den Zeige- und Mittelfinger derselben Hand und lege die Spitze eines jeden auf ein Brodkügelchen; man rolle es unter diesen Fingern hin und her, ohne dass es diese verlässt, indem man das Kügelchen kreisförmig bewegt, und man wird meinen zwei Kügelchen zu befühlen; es ist aber nur eines vorhanden.

Vom Zufühlen zur Erkenntniss der Fluctuation in den Eiterkysten und in andern Höhlen.

Eine Erörterung der nachstehenden sehr ins Einzelne gehenden Betrachtungen scheint mir hier um so dringender, als man blos einige davon angegeben hat, und doch sind sie so ausserordentlich nützlich, namentlich bei den Abscessen. Weiss man in der That nicht, dass die Ungewissheit der Diagnose sehr gefährlich werden kann? Verschiebt man die Eröffnung dieser Eiteransammlungen, so veranlassen sie oft heftige Entzündungen, dringen bisweilen in die grossen Eingeweidehöhlen oder bilden ausgedehnte Gänge.

Bei der Frage, ob Serum oder Eiter im Abdomen vorhanden sei, lege man die Palmarfläche der Hand auf eine der Seiten-

wandungen dieser Cavität und percutire mit den drei mittelsten
Fingern der andern Hand die diametral entgegengesetzte Stelle;
indem so die Flüssigkeitssäule erschüttert wird, berührt sie
mittelbar die unbeweglich bleibende Hand. Diese Regel wird
häufig befolgt, wenn es sich um Eiteransammlungen handelt,
die an den Gliedmaassen befindlich sind. Die eben erwähnte
Percussion ist bisweilen noch vortheilhafter, wenn man sie ziemlich sanft mit dem Mittelfinger in der Weise verrichtet, als ob
man nach und nach einige Nasenstüber geben wollte, wenn ich
mich dieses Vergleiches bedienen darf. Ich habe wohl nicht zu
bemerken nöthig, dass man den Bauch nach allen Seiten hin
untersuchen müsse.

Die Manöver zur Erkenntniss der Fluctuation müssen nothwendig nach den vorhandenen Umständen Modificationen unterliegen:

1. Wenn der Eiterheerd nicht völlig angefüllt, besonders
aber wenn der Eiter daselbst nur in geringer Quantität und der
Heerd ziemlich gross ist, so muss man, um die Gegenwart des
Liquidum zu ermitteln, einen Druck ausüben, der es von der
Peripherie zum Centrum zurückdrängt, wodurch man dann durch
die Erhebung der Gewebe eine mehr oder minder runde und
umschriebene Geschwulst bildet. Die vorher sehr dunkle Diagnose wird nun so leicht, dass es fast unnöthig wird, auf der
erhabensten Stelle der Geschwulst das Zufühlen noch zu verrichten.

2. Die Geschwulst liegt bisweilen inmitten vielen, weichen
und ziemlich häufig von Serum infiltrirten Zellgewebes; die
diesem Gewebe durch das Zufühlen mitgetheilte Erschütterung
kann das Vorhandensein einer Fluctuation glauben lassen; um
diesen Irrthum zu vermeiden, fixire man selbst mit der einen
Hand die Parthien und ist es nöthig, so lasse man sie von einem
Gehülfen festhalten; auf diese Weise wird die erwähnte Erschütterung nicht leicht stattfinden und man wird mit jedweder
Aussicht auf Erfolg exploriren.

3. Die Empfindung, welche erweichte und infiltrirte Gewebe liefern, die sich um von Tumor albus afficirte Gelenke
befinden, ist häufig mit der Fluctuation verwechselt worden,

welche durch das Vorhandensein von Eiter erzeugt wird. Die clinischen Chirurgen stimmen darin überein, dass dann das Zufühlen, wenn der Eiter nicht ganz oberflächlich liegt, in beiden Fällen gleiche Resultate ergeben kann. Lassus hob in seinen trefflichen Vorlesungen diese Ideen sehr hervor. Die Natur der Krankheit, ihre Dauer und ihr Verlauf können bis zu einem gewissen Grade die Diagnose aufklären; sie ist minder schwierig, wenn die weiche Stelle der Geschwulst umschrieben und nicht sehr umfänglich ist, denn dem Anscheine nach muss diese Stelle eher Eiter enthalten, als wenn die Erweichung allgemein wäre. Will man sich nicht des Explorationstrokars bedienen, so wende man das Bistouri nur in dem Falle an, wo die Flüssigkeit der Haut sehr nahe liegt und sehr leicht die Schwappungen wahrnehmen lässt, die man durch Druck und Percussion hervorbringt.

4. Bei einem nicht völlig angefüllten Eiterheerde nimmt man zuweilen ein Gurgeln (Kollern) wahr, das von dem hier weitern, dort engern Durchgange der Flüssigkeit erzeugt wird. In manchen Fällen bemerkt man Crepitation; es existirt dann Luft in der Kyste und dies Phänomen erfordert noch mehr, die Eröffnung vorzunehmen. Aber wir wollen auch noch die Manöver angeben, welche die Hand oder beide Hände auszuführen haben, um die Fluctuation zu ermitteln.

Die drei mittelsten Finger beider Hände werden neben einander ausgestreckt; die Spitze und das erste Glied derselben ruhen auf der Geschwulst; man legt die Finger der einen Hand ohngefähr zwei Drittel Zoll von der der andern auf und drückt abwechselnd auf eine der beiden angegebenen Stellen; damit das Gefühl der Fluctuation recht deutlich und genau sei, ist es wichtig, die Finger der einen Hand etwas zu erheben, ohne indessen die Haut damit zu verlassen, während die andere comprimirt, und so umgekehrt.

Wenn der Eiterheerd nicht ganz angefüllt ist, jedoch eine ziemlich grosse Menge Flüssigkeit enthält, so kann man das Zufühlen auch blos mit den Fingern der einen Hand verrichten. Indem man auf den Mittelpunkt des Uebels einen etwas stärkern Druck ausübt, verspürt man zuerst ein Entweichen des Eiters nach der Peripherie; dann ist es oft möglich, die vordere Wand der Eiterkyste gegen die hintere zu drängen, wodurch in demselben Augenblicke, in dem es geschieht, ein harter Choc entsteht, der eine Empfindung liefert, die sehr verschieden von der ist, welche man eben bei der Ortsveränderung des Eiters wahrgenommen hat. Nun hört man plötzlich mit dem Drucke auf, ohne dass sich jedoch die Finger von den Tegumenten entfernen, und indem dann die Eitermasse mit Kraft wieder dem frühern Orte zueilt, schlägt sie an die vordere Wandung des Heerdes und erhebt sie, wodurch den auf die angegebene Weise liegen gebliebenen Fingern sehr deutlich der durch diese Schwappung der Flüssigkeit entstehende Impuls mitgetheilt wird.

Das nicht entartete Lipom veranlasst häufig beim Zufühlen eine Empfindung, welche der bei den Abscessen entstehenden vollkommen ähnelt; oft kann man nur dadurch, dass man die lipomatöse Geschwulst an ihrer Basis erfasst und sie erhebt und comprimirt, die Fettklumpen erkennen, aus denen sie zusammengesetzt ist. Ich habe im Pitié-Hospitale vielmals die Vortheile dieses Explorationsmittels nachgewiesen, aber bei einer Frau, die erst vor kurzem in meiner Abtheilung lag und in der obern und hintern Occipitalgegend eine Geschwulst von der Grösse eines abgeflachten Eies hatte, war es wegen der Localität unmöglich, diese auf die von uns angegebene Weise zu erfassen; man nahm deutlich den durch die etwas tiefe Fluctuation mitgetheilten Eindruck wahr und mehrere Mediziner standen nicht an, eine mit Flüssigkeit erfüllte Kyste zu diagnosticiren, was ich aber bezweifelte. Ich operirte und fand ein nicht entartetes Lipom.

Eine andere Frau hatte an der obern und rechten Seitengegend des Kopfes eine hühnereigrosse Geschwulst, bei der man vollkommen die Gegenwart von Flüssigkeit erkannte; aber man fühlte auch an mehrern Stellen harte Punkte, die mehrere ausgezeichnete Chirurgen dem Vorhandensein einer fibrösen Concretion zuschrieben; ich operirte und fand in der Kyste nur die gewöhnliche Masse der Meliceris. Die vermutheten Concretionen waren nichts anderes als fibröse Brücken, die von einander abgesondert lagen und sich an der äussern Fläche der

Kyste angelegt hatten. — Falls man über den in Rede stehenden Gegenstand noch mehr Detail wünscht, so sehe man das Kapitel: Allgemeine Regeln bei der Exstirpation und Amputation der Geschwülste, nach. (Clinique chirurgicale de l'hôp. de la Pitié. T. I.)

Vom Zufühlen zur Erkenntniss der Fluatuation nach den Localitäten.

Nachdem ich die allgemeinen Regeln zur Ermittelung der Fluctuation angegeben habe, will ich hier die Modificationen andeuten, die diese Regeln durch den verschiedenen Sitz der Geschwülste erleiden. Es hat sich, so zu sagen, noch Niemand damit beschäftigt.

Wenn sich der Eiter im Grunde der Augenhöhle befindet, so ist es schwierig, wenn nicht unmöglich, mittelst der gewöhnlichen Untersuchungsmittel die Gegenwart desselben eher zu erkennen, als bis die purulente Ansammlung sehr zugenommen und den Kranken grossen Gefahren ausgesetzt hat. Wenn die Lider geschlossen werden und man von vorn nach hinten auf den Augapfel drückt, so wird das zwischen diesem Organe und den Orbitalwandungen befindliche Liquidum gewöhnlich nach vorn fliessen und kann sogar eine Geschwulst an der Basis der Orbita bilden. Das Zufühlen constatirt dann daselbst die Fluctuation.

Beiläufig wollen wir noch bemerken, dass die Eiteransammlungen in der Dicke der Wangen weit leichter zu ermitteln sind, wenn man einen oder zwei Finger in den Mund und die andern aussen applicirt.

Manche Abscesse im Umfange des äussern Gehörganges werden weit leichter diagnosticirt, wenn man in diesen Gang eine schwach gekrümmte Sonde bringt, mit der man von oben nach unten und von innen nach aussen drückt.

Wenn sich Eiter unter dem Schulterblatte entwickelt und zurückgehalten wird, so ist es sehr wichtig, seine Gegenwart zu ermitteln und den Abscess zu öffnen, um Eiterausbreitungen zu vermeiden, die sich weithin erstrecken oder in den Brustkasten senken könnten; die hervorragendste Stelle des Schulterblattes ist ein sehr zweideutiges Symptom, da selten zwischen den beiden Schultern eine vollkommne Gleichheit besteht. Die Trepanation dieses Knochens möchte ein zu gewaltsames diagnostisches Mittel abgeben; ich rathe, die Gewebe von hinten nach vorn mit der gehörigen Kraft zu comprimiren; dadurch wird der Eiter oft vom Centrum nach der Peripherie des Schulterblattes getrieben und kann hier sogar eine Art Wulst bilden, auf der die Fluctuation leicht zu erkennen sein dürfte.

Die Abscesse in der Fossa iliaca interna sind leicht zu constatiren, wenn sich die Eitermasse unterhalb des Ligamentum Fallopii befindet. Ein mit den Händen abwechselnd ausgeübter Druck auf die beiden Enden der Geschwulst bewirkt ein Zurückfliessen des Liquidum vom Abdomen nach aussen und umgekehrt, aber in den meisten Fällen bleibt der Eiter eingesperrt und nicht selten sieht man ihn in den Mastdarm, Blinddarm, in die Blase, die Scheide oder in die Dicke des Dammes dringen. Das Zufühlen durch den Mastdarm oder durch den Utero-Vulvarcanal, wobei man gleichzeitig von vorn nach hinten und von oben nach unten auf die vordere und untere Parthie des Unterleibes drückt, leistet oft sehr gute Dienste.

Besteht ein Abscess längs der Vagina oder des Rectum und touchirt man von aussen, so kann man um so leichter irren, als man die mit einer ziemlich grossen Beweglichkeit begabten Gewebe comprimirt; sie verstreichen sich und fliehen unter den Fingern, namentlich wenn die Eitertasche nicht völlig angefüllt ist und tief liegt. Folgendes Verfahren ist bei Weitem vorzuziehen: Ich führe nämlich den Zeigefinger in den After oder in den Scheidencanal und applicire die Spitze desselben auf die Stelle, wo ich glaube, dass der Eiter sitzt; ich gebe diesem Finger eine halb gekrümmte Position; dann drücke ich mit ihm von oben nach unten und von innen nach aussen, dadurch wird das Liquidum gegen die Tegumente gedrängt und bildet unter ihnen ziemlich häufig eine mehr oder minder runde und umschriebene Geschwulst; hält man nun die Gewebe hier fest, so werden die zur Ermittelung des Eiters angestellten Nachforschungen besonders erleichtert werden.

Das in Rede stehende wichtige Erforschungsmittel kann bei dem Diagnosticiren von Geschwülsten sehr nützlich werden, welche in einer gewissen Tiefe in der Nähe der Scheide oder des Mastdarmes liegen. Wir brauchen wohl kaum zu bemerken, dass dieses Mittel sie in die Nähe der Tegumente führt, sie dort unbeweglich erhält und leicht constatiren hilft. Man weiss, wie schwierig es in vielen Fällen ist, sie zu erkennen, wenn man auf andere Weise verfährt und namentlich wenn sie klein sind. Beiläufig mache ich auch noch auf den grossen Nutzen aufmerksam, welche die mittelbare Percussion von Piorry geleistet hat*).

Vom Zufühlen auf dem Unterleibe.

„Das Individuum wird in die Supination gelagert, der Kopf und der obere Theil der Brust ruhen auf dicken Kissen, die Beine, Schenkel und das Becken werden halbgekrümmt, damit die Muskeln der vordern und seitlichen Unterleibsparthien erschlaffen. Der Chirurg berücksichtige die Temparatur seiner Hände, denn wenn sie zu kalt sind, so ist ihr Gefühl stumpfer und sie wirken auch bei manchen Personen sehr unangenehm ein, desgleichen tragen sie auch dann sehr zur Contraction der Muskeln bei, die überdem schon sehr oft theils durch den Schreck des Individuums, theils durch den in Folge des Druckes erzeugten Schmerz hervorgerufen wird. Man sei daher in diesem Bezug behutsam und ahme nicht die unaufmerksamen Chirurgen nach; auch verletze man nicht das Schamgefühl; man entblösset mithin nur, wenn es nicht anders geht, die Kranke und übe mit beiden Händen einen breiten Druck aus, zuerst ganz schwach, dann allmählich stärker. Wird die Frau unruhig, furchtsam und scheint sie grosse Schmerzen zu haben, so stelle man das Manöver ein und gebe zu verstehen, es sei zu Ende; man plaudere mit der Kranken einen Augenblick und frage dann, ob man noch einmal untersuchen dürfe, weil man noch über einen zweifelhaften Punct sich Gewissheit verschaffen wolle. In der Regel wird dann das Touchiren abermals erlaubt und nun ist die Kranke gewöhnlich auch folgsamer, gefügiger und man wird den Zustand der Organe besser ermit-

---

*) Man sehe den Traité du diagnostic dieses Autors.

teln. Zu erwähnen ist noch, dass man die Geschwülste nicht mit den in den Dickdärmen angehäuften Fäcalmassen verwechseln darf.

Bei sehr corpulenten Personen leistet das Zufühlen auf dem Unterleibe nur geringe Dienste, wenn die Anschwellungen oder Geschwülste noch nicht sehr stark entwickelt sind; oft ist es sogar ganz nutzlos; aber es braucht wohl kaum gesagt zu werden, welch herrliches diagnostisches Mittel es in den andern Fällen bildet. Es wird gar häufig vernachlässigt. Oft wird es gleichzeitig mit der Exploration des Uterus per vaginam oder rectum, mittelst des Fingers, in Gebrauch gezogen.

In manchen Fällen verursacht es viele Schmerzen; die Muskeln contrahiren sich und die Untersuchung ist dann ganz vergeblich. Hier muss es eingestellt werden. Bisweilen ist es sogar mit einiger Gefahr verbunden." (Clinique chirurgicale de l'hôpital de la Pitié.)

Vom Zufühlen durch die Scheide.

Gewöhnlich steht die Frau dabei; der Uterus senkt sich etwas und die in Rede stehende Exploration wird so leichter.

In manchen Fällen ist der Utero-Vulvarkanal sehr lang und es ist dann höchst schwierig, die Gebärmutter zu erreichen oder sie gut zu exploriren. Man fordere die Patientin auf, zu drängen, als wenn sie Stuhlgang haben wollte, und ist die Gebärmutter nicht ungewöhnliche Verwachsungen eingegangen, so wird sie durch dieses Drängen der Vulva näher gebracht. Auch kann man die Frau einige Zeit vor der Untersuchung hin und her gehen lassen, wodurch die letztere aus anatomischen und physiologischen Gründen, die wir wohl nicht näher zu erörtern nöthig haben, erleichtert wird.

Wenn die sehr corpulenten Kranken aufrecht stehen, so legen sich deren, mit Fett überladene, Unterleibseingeweide auf die Gebärmutter, umgeben und schliessen diese gleichsam zwischen sich ein; es ist dann nicht leicht möglich diese Organe nach oben zurückzuschieben und es lässt sich somit die Schwere des Uterus nicht ermitteln; auch lässt sich dessen Collum nur höchst schwierig sowohl nach vorn als nach hinten und nach den Seiten bringen. Um diese Missstände zu vermeiden und um das mittelbare Zufühlen auch auf den Gebärmutterkörper ausdehnen zu können, muss sich die Frau in Supination auf eine Ebene legen, die mit dem Horizonte einen Winkel von ohngefähr fünf und zwanzig bis dreissig Graden bildet und deren geneigteste Parthie den Tuberositates ischii entspricht. Man schiebt mit der einen Hand entweder selbst die Unterleibseingeweide von hinten nach vorn und von unten nach oben zurück oder lässt dies durch beide Hände eines Gehülfen bewerkstelligen.

Bei magern oder in gewöhnlicher Weise beleibten Frauen ist es nicht möglich das Zufühlen gehörig auszuführen, wenn sie nicht die eben angegebene Lage annehmen und wenn man nicht gleichzeitig von oben nach unten und von vorn nach hinten auf den Bauch drückt, wodurch das Gebärorgan gesenkt wird, welches Senken fast stets sehr gute Dienste leistet.

Wenn die Kranke sehr fett ist, so wird es oft nothwendig, soll das Zufühlen die gewünschten Vortheile gewähren, sie in eine solche Lage zu bringen, dass das Becken höher als der Rumpf liegt.

Wenn die Frau steht oder auf einer Fläche ausgestreckt liegt, die nicht zu hoch ist, so bringt der vor dem Becken stehende Chirurg das Knie derjenigen Seite, welche der, woran sich die zum Zufühlen verwendete Hand befindet, entgegengesetzt ist, auf ein Kissen. Man bedient sich fast immer blos des mit einer fetten Substanz bestrichenen Zeigefingers und bringt mit diesem und dem Mittelfinger vorher die grossen und kleinen Schamlippen auseinander.

Man giebt den Rath, den Mittel-, Ring- und Ohrfinger in die Palma manus einzuschlagen; der erstere dieser Finger verhindert, indem er sich auf das Perinaeum und die untere Parthie der Scham anlegt, den Zeigefinger vollständig in die Scheide einzudringen; das Explorationsmittel verliert auf diese Weise mindestens zwei Drittel Zoll an seiner Länge und oft wird dann die Untersuchung des Uterus höchst schwierig, in manchen Fällen sogar unmöglich oder zum wenigsten sehr unvollständig.

Ich habe die Vorschrift ertheilt*), sämmtliche Finger ausgestreckt zu erhalten; der Daumen ruht auf der vordern Fläche des Schambeines an der äussern Seite der Clitoris, der Zeigefinger geht in die Scheide, der so viel als möglich von dem letztern entfernte Mittelfinger liegt auf dem Damme nach der Afterspalte zu und bildet daselbst mit dem Ring- und Ohrfinger einen Bündel; auf diese Weise kann dann der Zeigefinger in seiner ganzen Länge verwendet werden.

Wenn die Gebärmutter ziemlich hoch liegt und es für die Diagnose, so wie für die Therapie wichtig ist die Grenzen einer Ulceration oder Geschwulst am Collum uteri genau kennen zu lernen, so ist es ganz besonders nothwendig, abwechselnd mit den beiden Zeigefingern zuzufühlen, denn offenbar wird man, wenn man nur einen gebraucht, mit dessen Spitze blos etwa die Hälfte der zu explorirenden Circumferenz betasten können, es müsste sich denn der Chirurg erst vor und dann hinter das Becken stellen; allein bei der letztern Position verliert der Finger durch die Lage der Parthien ziemlich viel von seiner Länge, auch möchte der Daumen dem Manöver sehr hinderlich sein.

Stösst man auf eine rundliche Geschwulst, so ist es nicht möglich zu ihrer obern Parthie zu gelangen, weil man den Zeigefinger, um längs ihres Längendurchmessers hinzugehen, mehr oder minder beugen muss und dieser Finger mithin verkürzt wird; man vermag einen Polypen nicht von einer Umstülpung der Gebärmutter oder von einer Verlängerung und Vergrösserung des Uterinhalses zu unterscheiden. Man muss dann den Zeige- und Mittelfinger, parallel neben einander gelegt, in den Utero-Vulvarkanal einbringen; auf diese Weise touchirt man ohngefähr einen halben Zoll höher; ist dies geschehen und die Geschwulst explorirt, so bringt man die Finger auseinander, umfasst damit die Geschwulst an zwei diametral entgegengesetzten Puncten und zieht sie dann nach unten; hierauf wird der Zeigefinger der andern Hand abwechselnd in den Scheidenkanal und in den Mastdarm eingebracht; so verschafft man sich Gewissheit,

---

*) S. Gazette médicale de Paris. 24. Aug. 1833.

ob nur eine Geschwulst vorhanden ist oder ob sich noch eine zweite darüber befindet. Im letztern Falle hat man es bestimmt mit einem Polypen zu thun. Mehrere Einzelnheiten hierüber kann man in der Clinique chirurgicale de l'hôpital de la Pietié, im Kapitel über Polypen der Gebärmutter, finden.

Einer der ausgezeichnetsten Pariser Aerzte, der leider durch den Tod zu früh der Wissenschaft, der Menschheit und seinen Freunden entrissen worden ist, ersuchte mich seine Schwester zu besuchen, welche an einem unheilbaren Gebärmutterkrebse leiden sollte. Ich nahm zu den eben erwähnten Untersuchungsmitteln meine Zuflucht; sie ergaben kein bestimmtes Resultat; ich vermochte nichts von den Parthien herabzuziehen. Ich hatte eine Ulceration am Uterus oder auf einer polypösen Geschwulst touchirt, aber ich blieb hierin sehr zweifelhaft.

Nachdem ich die eine Hand stark mit Oel bestrichen hatte, liess ich sie sanft und allmählich, mit der von den Geburtshelfern angezeigten Vorsicht, wenn sie die Wendung des Fötus machen, in die Scheide eindringen, wobei die Kranke nur wenig Schmerzen empfand; als ich die untere Mündung des Utero-Vulvarkanales passirt hatte, brachte ich meine Finger auseinander und erfasste zwei Geschwülste, wovon eine über der andern lag und von der jede einen Stiel hatte, den ich bis zum Gebärmutterhalse, ihrem Insertionspuncte, verfolgen konnte. Das Collum uteri erschien übrigens normal.

Einige Tage nachher trug ich beide Polypen mit dem Messer ab und die Kranke genas, aber sie erlitt starke und langdauernde Blutungen, und obschon meine Operation ihre Gesundheit gänzlich wiederhergestellt hatte, so verweigerte sie dennoch hartnäckig unseren Rath, namentlich wollte sie keine Aderlässe am Arme vornehmen lassen, gegen die sie einen unbesiegbaren Widerwillen zeigte, die aber um so vortheilhafter eingewirkt hätten, als die Menstruation einige Monate vor der Entwickelung des Leidens, bei dem ich consultirt worden war, cessirt hatte.

Ein Jahr war seit meiner Operation verflossen, als sich die Dame in Folge der Verheirathung ihrer Tocher sehr anstrengte und Schmerzen im Becken empfand, die sie lange Zeit vernachlässigte. Nicht einmal ihr Bruder sollte sich um ihre Gesundheit bekümmern. Die Ovarien wurden ungemein gross; das Uebel wurde zu spät in Angriff genommen und brachte den Tod.

Wenn man demnach Geschwülste in der Scheide antrifft, über deren Natur man nicht ganz klar ist, und es reichen die gewöhnlichen Explorationsverfahren nicht aus, so darf man nicht lange zaudern die ganze Hand einzuführen. Man kann versichert sein, dass die Frauen davon nicht so sehr angegriffen werden, vorausgesetzt, dass man dabei mit der gehörigen Schonung verfährt. (Loco cit. p. 265.)

Das Zufühlen durch die Scheide werde in der Regel nur alle fünfzehn bis zwanzig Tage unternommen, damit dem Schamgefühl der Frauen nicht zu nahe getreten und keine Reizung der Geschlechtsorgane veranlasst werde, wodurch zum mindesten Blutandrang in denselben entstehen würde. Um den Utero-Vulvarkanal gehörig zu exploriren, beschreibe man mit dem Zeigefinger, nach Maassgabe wie er eindringt und höher steigt, Zonen; die zweite ruhe auf der ersten, die dritte auf der zweiten und so fort bis zum obern Ende dieses Kanales. Wir haben übrigens die Gründe angegeben, warum man sich abwechselnd bald der einen, bald der andern Hand bedienen muss. Diese sehr methodische Untersuchungsweise wird viele Irrungen vermeiden lassen, von denen ich mehrere in meiner Clinique chirurgicale angeführt habe.

Bekanntlich wird bei einem Krankheitszustande der Gebärmutter ihr Hals sehr erweitert, ebenso vergrössert sich die untere Mündung dieses Halses während und einige Tage vor und nach der Menstruation, und mithin hat man zum Oeftern Gelegenheit, auf eine leichte Weise den Zeigefinger fast bis zum Corpus uteri vorzubringen. Wir müssen auf alle diese Umstände hier aufmerksam machen, weil sie höchst wichtig sind und doch nicht unberücksichtigt bleiben dürfen, will man anders eine sichere Exploration unternehmen.

Der Zeigefinger dringe mehr oder minder tief in die Gebärmutter ein; es geschehe langsam und ohne Gewalt; man wird dadurch Zerreissungen vermeiden. Wenn die Membran des Uterus gesund ist, so fühlt sie sich so an, wie wenn man als

Geburtshelfer die Hand darin einbringt, um die Entbindung irgendwie zu befördern; besteht dagegen eine Krankheit, so fühlen sich die Gewebe härter, striemiger, höckeriger, oft erweicht und gewissermaassen sammetartig u. s. w. an. Man bringe nun den Finger auf einen Punkt der Circumferenz der untern Mündung des Organes und suche von hier aus damit zur obern Insertion der Scheide zu gelangen, indem man nach den oben ertheilten Regeln kreisförmige Bogen beschreibt. Wiederholt man dies Manöver mehrmals, so möchte es, nach unserm Dafürhalten, nur sehr selten vorkommen, dass man nicht die kleinsten Granulationen, die kleinsten Polypen und Hervorragungen an den explorirten Parthien erkennen wird. Nichts desto weniger habe ich in meiner Clinique chirurgicale Fälle mitgetheilt, welche darthun, dass man sich ohne Hülfe des Speculums doch immerhin noch irren kann, und dass man auch mit diesem bisweilen keine feste Diagnose aufstellen darf, selbst wenn die polypöse Geschwulst einen gewissen Umfang darbietet.

Will man die Schwere und Beweglichkeit des Gebärorganes constatiren, so bringe man die Spitze des Zeigefingers auf das untere Ende des Uterus, falls letzteres nicht zu dünn ist, wie dies bei einigen Frauenzimmern stattfindet, wo der Gebärmutterhals eine conische Gestalt hat; man übe dann parallel mit der Achse des Uterus und von unten nach oben einen sanften Druck aus, mittelst dessen man in der Regel das gewünschte Resultat erhält. Es kann dasselbe zweifelhaft bleiben, wenn man den Druck auf den Umfang des untern Uterinendes angebracht hat; oft ist auch die eben erwähnte Explorationsweise mit Schmerzen verbunden und wird von der Kranken nicht gut vertragen; ich habe bisweilen Zufälle danach entstehen sehen. Zeigt sich demnach eine zu grosse Empfindlichkeit, so schiebe man das Zufühlen noch einige Zeit auf, d. h. bis sich jene Empfindlichkeit des Gewebes merklich gelegt hat oder ganz verschwunden ist.

Ist der Uterus sehr reizbar, so dürfen ihn nicht vier oder fünf Chirurgen hinter einander untersuchen, damit keine üblen Zufälle eintreten, wie ich dies zu wiederholten Malen beobachtet habe.

Mittelst des Zufühlens durch die Scheide kann man auch

den Körper der Gebärmutter exploriren. Ich hebe dieses von den Chirurgen auszuführende Manöver hervor, weil man es nicht gehörig versteht und darin grosse Fehler begeht; es giebt sogar viele Aerzte, welche zu glauben scheinen, dass es unmöglich sei, den Zustand der Gebärmutter oberhalb ihres Halses zu ermitteln, da sie sich oft in den schriftlichen Gesuchen um Rath bei uns blos darauf beschränken, die Affectionen des untern Endes dieses Organes anzugeben.

Wenn der Körper der Gebärmutter untersucht werden soll und der Finger auf der Uterin-Insertion der Scheide liegen bleibt, so widersteht sie dem Drucke, den man auf sie von unten nach oben ausübt; dieser Finger bleibt gleichsam am Platze und die beabsichtigte Exploration ist unmöglich; bringt man aber den Zeigefinger, ohne ihn weiter heruntergehen zu lassen, etwa einen Zoll theils nach vorn, theils nach hinten und an die Seiten des Collum uteri, so kann man den blinden Sack der Scheide leicht nach oben zurückschieben, und so gelangt der Finger, nach Maassgabe wie sich der Uterus mit Hülfe der oben angezeigten Mittel weiter herabsenkt, gewöhnlich an die Stelle, wo sich die untere Hälfte des Gebärmutterkörpers mit der obern vereinigt, ja manchmal sogar bis zur Spitze des Organes. Hinten kann das Zufühlen lange nicht so hoch, als vorn bewerkstelligt werden. (Loco cit. t. II. p. 286.)

Wir haben die in Rede stehende Art des Zufühlens desshalb genauer angegeben, weil sie zur Feststellung der Diagnose ungemein wichtig ist, und wir können unser Erstaunen über die Nachlässigkeit nicht verhehlen, mit der die uns vorangegangenen Autoren dies bedeutende Untersuchungsmittel behandelt haben. Wir empfehlen das Studium und die möglichste Einübung desselben den Chirurgen dringend, denn gar viele verstehen es gar nicht, und wie sollte dies auch anders sein, da man meistens ohne Methode dabei zu Werke geht.

Durch das Zufühlen durch die Scheide lässt sich auch der Zustand der Gebärmutterbänder und bisweilen sogar bis zu einem gewissen Grade der der vergrösserten Ovarien ermitteln. Die Exploration der letztern wird gewöhnlich durch die Palpation im Hypogastrium leichter.

Vom Zufühlen in dem Mastdarme.

Unbestritten leistet dieses Untersuchungsmittel bei der Exploration der hinteren Seite des Uterus und der Ligamenta lata die grössesten Dienste. Wenn die untere Mündung des Darmes nicht ziemlich gross ist, was selten der Fall zu sein pflegt, so ist die Einführung des mit Fett bestrichenen Zeigefingers fast immer mit Schmerz verbunden; es hat dies namentlich bei vielen Personen statt, deren After enge ist und welche mit einer angebornen oder zufälligen Empfindlichkeit begabt sind. Wir können es daher nicht oft genug wiederholen, dass man dabei so sanft und langsam als möglich verfahre, um keine Zusammenziehung der Sphinkteren zu veranlassen und eine allmälige Erweiterung zu bewirken, die unbedingt weniger Schmerzen und in bedeutenden Krankheitszuständen keine Zerreissungen setzen wird.

Bei der Exploration des Mastdarmes selbst beschreibe der Finger von unten nach oben die schon angegebenen Zonen. Dass man sich auch hier abwechselnd der beiden Hände zu bedienen habe, brauchen wir wohl kaum zu erwähnen, weil man sonst fast immer Irrungen begehen dürfte.

Ist der Zeigefinger auf die Gebärmutter gelangt, so beschreibt er, nach Maassgabe wie er weiter vordringt, zuerst von rechts nach links und dann von links nach rechts horizontale Linien, wovon die zweite auf der ersten, die dritte auf der zweiten und so fort ruht; man erkennt auf diese Weise den queren Umfang des Organes und die Consistenz und Unebenheiten an der hintern Fläche desselben. Meist erreicht man die Vereinigungsstelle der untern mit der obern Hälfte, zuweilen auch wohl die Spitze des Uterus.

Der Zeigefinger wird dann nach der Richtung der breiten Gebärmutterbänder hingeführt und es werden diese nach den oben angegebenen Prinzipien untersucht.

Wenn der Zeigefinger bald in die Scheide, bald in das Rectum eingebracht wird und auf die Wandungen dieser Kanäle einen Druck ausübt, so kann man das Vorhandensein von nicht sehr hoch gelegenen Geschwülsten im Becken ermitteln.

Vom Speculum und seiner Anwendung.

Vom Speculum uteri und seiner Application.

Es giebt ungemein viele Arten und Varietäten dieses Instrumentes. Eine Unzahl Aerzte wollte sich durch Erfindung eines Speculums einen Namen machen. Wir wollen uns in diese langweiligen Kleinigkeiten nicht weiter einlassen.

Es giebt vier Hauptarten von Specula:

1. Solche, wo das Instrument aus einem einzigen Stücke besteht und keinen Ausschnitt hat.

2. Mit Schalen, die, wenn man das Speculum öffnet, einen mehr oder minder grossen Zwischenraum zwischen sich lassen und deren Anzahl von zwei bis sechs, ja zehn variirt.

3. Solche, wo die Schalen bei Erweiterung des Instrumentes sich nicht von einander entfernen.

4. Hat man noch bei Lagenveränderungen der Gebärmutter den Gebrauch von Specula vorgeschlagen. Leroy d'Etiolles hat mehrere dieser Art angegeben.

Dass das Volumen des Speculums sich nach der Capacität der Scheide zu richten habe, braucht wohl kaum bemerkt zu werden.

Das Instrument muss wenigstens sieben Zoll lang sein und diese Länge wird nicht befremden, wenn man sich dessen erinnert, was wir in chirurgisch-anatomischer Beziehung bei dem Utero-Vulvarkanale erwähnt haben. Es ist einleuchtend, wie höchst unangenehm es sein würde, wenn man ein zu kurzes Speculum gebraucht hätte, man müsste dann sofort ein zweites anwenden, und wäre dies nicht gleich zu haben, so würde man

Zeit verlieren und oft Tage lang warten müssen, ehe man die beabsichtigte Untersuchung ausführen könnte, auch träte man dadurch dem Schamgefühle der Kranken zu oft unnöthig zu nahe. (Loco citato t. II. p. 271.)

Seitdem ich den zweiten Band meiner Clinique chirurgicale veröffentlicht habe, habe ich mehrere Frauenzimmer angetroffen, bei denen ein acht Zoll langes Speculum kaum hinreichend war, um den Gebärmutterhals vollkommen bloss zu legen.

Die kaufmännische Speculation hat Specula mit sehr dünnen Wänden zu Tage gefördert, deren fast einschneidende Ränder grosse Nachtheile haben.

Ganz gute Specula findet man bei Charrière, dem ausgezeichnetsten chirurgischen Instrumentenmacher in Paris, dem die Wissenschaft eine grosse Anzahl neuer chirurgischer Instrumente verdankt.

Mit Ausnahme der Fälle, wo ich den Gebärmutterhals nach Application des Speculums mit Haken erfasse und ausgenommen bei Lagenveränderungen der Gebärmutter bediene ich mich fast immer der erstern Art des in Rede stehenden Instrumentes.

Das Schalenspeculum hat, was man auch sagen möge, den grossen Uebelstand, dass es die Scheide zwischen die Schalen senken lässt und das Manöver maskirt; die mehr oder minder vielfachen Branchen, aus denen es besteht, reizen und zerreissen um so leichter den Gebärmutterhals, je enger sie sind, namentlich wenn man das Instrument durchaus um seine Achse rotiren oder hin und her bewegen muss. Wenn die Auffindung des Halses schwierig ist und man mit dem Speculum verschiedene Handgriffe vorzunehmen hat, so sieht man wohl leicht, dass es die Scheide durch die Annäherung seiner Metallplatten kneipen kann und noch häufiger dürfte dies geschehen, wenn man es schliesst, um es herauszuziehen. Wir verwerfen es daher im Allgemeinen. In manchen Fällen kann man mit dem gewöhnlichen Speculum die vordere Lippe des Schleienmaules (Os tincae) nicht sehen, das Schalenspeculum hingegen, wenn es die Scheide nicht zu sehr zwischen seine Branchen einsinken lässt, erweitert den vordern Theil dieses Kanales bedeutend, und bisweilen tritt dann der Gebärmutterhals hervor und vermag so in seinem ganzen Umfange besichtigt zu werden. Dies Instrument leistet auch noch, wenn man es nur wenig erweitert, bei Frauen mit sehr reizbarer Scheide gute Dienste.

Das Speculum mit nicht von einander zu entfernenden Schalen scheint mir nicht vortheilhaft zu sein, man müsste es denn nur ganz wenig öffnen. Da man es geschlossen einbringt, so ist es schwierig, wenn nicht unmöglich, die Scheide genau zu exploriren, wenn das Instrument keinen ziemlich grossen Umfang hat. Man erweitert es, nachdem es fast durch den ganzen Kanal hindurchgegangen ist. Selten giebt sich die Frau keinen austreibenden Bewegungen hin, oft kommen diese sogar unwillkürlich zu Stande; die Gebärmutter legt sich dann auf den obern Theil des Speculums und man kann damit, wenn man es nun öffnet, das Organ reizen, quetschen und einreissen, besonders wenn es schon ohnehin Continuitätslösungen erlitten hat. Auch findet diese Eröffnung des Instrumentes statt, ohne dass die grossen und kleinen Schamlippen zur Erweiterung der Scheide beitragen können; es entstehen daher Schmerzen, welche die Kranken gewöhnlich nicht verhehlen und die von der Ausdehnung dieses Kanales herrühren. (Loco cit. T. II. p. 272.)

Viele Chirurgen bringen einen Obturator in das Speculum, um dessen Einführung zu erleichtern; dies Mittel hat zwar Vortheile, aber es gestattet keine ganz genaue Exploration der Scheide.

Um den Gebärmutterhals oder daran befindliche Geschwülste sicher zu cauterisiren, ist das Speculum unentbehrlich. Manche Chirurgen, die wahrscheinlich nur wenig Kranke gesehen haben, meinen, dass das in Rede stehende Untersuchungsmittel zur Constatirung der selbst oberflächlichsten Erosionen und Excoriationen am untern Ende des Gebärorganes unnütz und der blosse Finger dazu völlig ausreichend sei. Wir sind Augenzeuge von schweren Irrungen gewesen, die zufolge dieser Ansicht begangen worden sind. Wenn wir hier darauf aufmerksam machen, so beabsichtigen wir damit nichts weiter, als vor einem solchen Beginnen zu warnen.

Hat man durch das Zufühlen eine tiefe Ulceration oder eine ziemlich grosse Geschwulst zu ermitteln vermocht, so ist das

Speculum unnütz; auch ist der Finger vorzuziehen, wenn das zufällige Aftergebilde einen zu grossen Umfang hat und die Geschwüre zu ausgebreitet sind, als dass sie mittelst des Explorationsinstrumentes völlig freigelegt werden könnten.

Die Einführung des Speculums würde sehr schmerzhaft sein, wollte man sie bei Frauen vornehmen, die an einer mehr oder minder acuten Vaginitis oder an Excoriationen an der Scham oder an dem untern Ende der Scheide leiden. In solchen Fällen muss man mit der Anwendung des Instrumentes noch warten. Ich habe eine grosse Anzahl von Kranken beobachtet, die dann eine Fortsetzung der Untersuchung nicht mehr gestatteten, und bei andern sah ich unmittelbar danach heftige Nervenzufälle eintreten; aber man muss auch die Fortschritte, welche etwa die Uterinkrankheit machen könnte, berücksichtigen. Man touchire alle sechs bis acht Tage, und bemerkt man keine Ulceration, oder, wenn diese ermittelt worden, hat sie nicht zugenommen, so gebietet eine richtige Behandlung, dass man noch mit der Anwendung des Speculums warte, bis sich die angegebenen Krankheitszustände hinlänglich vermindert oder verloren haben.

Man hat allgemein die üble Gewohnheit, das Explorationsinstrument zu appliciren, wenn man die Kranken zum ersten Male sieht. Besteht nun eine etwas bedeutende Irritation, eine chronische Metritis mit ziemlich heftigen Schmerzen, so setzt man sich ganz gewiss der Gefahr aus, die Zufälle zu steigern oder auch wohl acute Metritis, Metro-Peritonitis hervorzurufen, wie ich bei Personen beobachtet habe, welche nicht von mir behandelt wurden. Ich meine daher — und ich bin in dieser Beziehung vollkommen überzeugt —, dass es vor der Anwendung des Explorationsinstrumentes dringend nothwendig ist, die Irritation, die Schmerzen, die Subinflammation herabzustimmen oder zu beseitigen, um den eben erwähnten Nachtheilen zu begegnen. Ebenso habe ich dargethan, dass die Cauterisation, wenn ein zu hoher Grad von Erethismus obwaltet, fast immer schädlich ist. In vielen Fällen sah ich die Antiphlogistica, Narcotica und Revulsiva allein zur Heilung der Ulcerationen ausreichen. Ich wiederhole es, man verrichte oft das Zufühlen, um sich zu vergewissern, ob letztere Fortschritte gemacht haben, und wenn dies der Fall ist, so muss auf der Stelle cauterisirt werden.

Bestehen am Gebärmutterhalse sehr tiefe Continuitätslösungen und ist der obere Theil der Scheide mitergriffen, so darf man das Speculum nicht anwenden, man würde damit gefährliche Rupturen bewirken können. Ich sah bei einer Frau diesen schlimmen Zufall stattfinden; sie litt schrecklich, es trat eine heftige Metro-Peritonitis auf und nach acht und vierzig Stunden war die Kranke todt. Die Autopsie ergab eine superacute Peritonitis, ein Eiter und Serum einschliessendes Bauchfell; die Uterin-Ulceration erstreckte sich bis zur Scheide und es befand sich daselbst eine Ruptur, an welcher das Bauchfell mit Antheil hatte; dieselbe war so gross, dass man den Zeige- und Mittelfinger einbringen konnte, wahrscheinlich hatte sie der Krebsjauche einen Weg gebahnt. Der Arzt, der den eben angegebenen *Fehler* begangen hatte, versicherte uns, dass die aus der Scheide gekommenen flüssigen Stoffe sehr abundant gewesen wären. Noch wollen wir erwähnen, dass sich jene Ruptur fast ganz an der hintern und obern Parthie der Scheide befand.

Man wende ferner das Speculum nicht bei jungen noch nicht deflorirten Mädchen an, es müsste denn eine sehr dringende Indication seinen Gebrauch unbedingt erforderlich machen.

Man muss vor der Anwendung des Explorationsinstrumentes das provisorische und unvollständige Zufühlen unternehmen, denn es ist dasselbe von grossem Nutzen, weil es die Grösse und Erweiternngsfähigkeit des untern Endes der Scheide ermitteln hilft; auch kann man dadurch genauer das Volumen bestimmen, welches das Speculum haben muss. Diese Voruntersuchung, auf der wir bestehen, lässt die Brücken, Verengerungen, Obliterationen und sonstigen Pseudogebilde im Utero-Vulvarkanale, die Dimensionen der Gebärmutter, ihre Geschwülste, tiefen Ulcerationen und die Lage ihres Halses, sowie auch etwaige im Becken bestehende Anschwellungen erkennen.

Bisweilen ist man gezwungen, um das Speculum einführen zu können, die untere Mündung der Scheide hinten einzuschneiden, und zwar bei Frauen, bei denen Wunden oder Geschwüre diese Mündung verengert haben. Namentlich kann dies bei alten Personen und wenn Bildungsfehler der Weichtheile existiren, nothwendig werden. Handelt es sich um eine vollständige und zufällige Obliteration der untern Mündung des Utero-Vulvarkanales, so wird vor der Application des Speculums eine Operation unerlässlich, ebenso wenn das Ligamentnm hyemenale zu stark entwickelt ist.

Die Lagenveränderung der Beckenknochen kann zuweilen den Gebrauch des Explorationsinstrumentes sehr schwierig und selbst unmöglich machen. Letzteres ist dann nach den Anzeigen zu modificiren, man wird dadurch oft seinen Zweck vollkommen erreichen.

In manchen Fällen wird es, bei dem heutigen Zustande der Wissenschaften, unmöglich, gewisse Ulcerationen mittelst des Speculums bloszulegen, obschon ihre Gegenwart durch das Zufühlen constatirt ist. Dann muss man sich eines hohlen Cylinders bedienen, der leicht gebogen werden kann und dessen in die Scheide eindringendes Ende stumpf ist; der vorher eingeführte Zeigefinger dient als Conductor. Das Volumen dieses Cylinders ist nach den Anzeigen verschieden. Der Cauterisationspinsel wird in denselben eingeschoben, und um in einer hinreichenden Ausdehnung ätzen zu können, macht man mit dem Cylinder die hierzu nöthigen Bewegungen, ohne dass er jedoch weiter hinabgesenkt wird. Sobald die Cauterisation bewirkt worden ist, lässt man Wasser in das Instrument fliessen, sucht es dann schleunigst auszuziehen und macht sofort einige Injectionen in den Utero-Vulvarkanal.

Will man das Speculum appliciren, so muss die Frau entsprechend gelagert werden; sie liege in Supination horizontal und quer auf einem Bette; der Kopf allein werde durch ein Kissen unterstützt; die Tuberositates ischii werden auf einen Rand der Ebene placirt, auf die sie ausgestreckt ist; der Chirurg befinde sich vor diesem Rande; die Füsse der Kranken ruhen auf zwei ohngefähr anderthalb Fuss von einander entfernten Stühlen.

Sind das Becken und die untere Parthie des Rumpfes auf zu weichen Betten gelagert worden, so senken sich diese vermöge ihres Gewichtes darauf zu sehr ein; um diesem Uebelstande zu begegnen, lege man ein hartes Kissen zwischen die beiden obersten Matrazen.

Wenn der Gebärmutterhals stark nach hinten geneigt ist, so muss das Becken auf einer erhöhtern Ebene ruhen, als die, auf der der Rumpf liegt; auf diese Weise wird das Manöver minder schwierig, wenn das Organ zweckmässig hin und her bewegt wird.

Diese Lage des Beckens ist auch nothwendig, wenn das Collum uteri sehr nach vorn liegt; in manchen Fällen findet man es hinter der hintern und obern Gegend der Symphysis pubis; um nun an die untere Parthie der Gebärmutter zu gelangen, müsste man, wenn man die von uns ertheilte Vorschrift nicht befolgt hätte, das äussere Ende des Speculums, nach Maassgabe wie es vordringt, zu stark nach hinten bringen, und man sieht leicht ein, dass dann die von dem Chirurgen einzunehmende Stellung sehr unbequem sein würde, um das wahrzunehmen, was in dem Instrumente vorgeht, dessen Richtung sich der einer Linie nähern würde, welche mit dem Horizonte fast perpendiculär sein dürfte. Auf diese Weise würde es eine fehlerhafte Richtung erhalten und schwerlich Nutzen leisten; ja es ist sogar wahrscheinlich, dass es trotz aller Vorkehrungen vergeblich in Anwendung kommen wird. (Loco cit. Th. II. p. 280.) Ein mit beiden Händen von hinten nach vorn ausgeübter Druck auf die hypogastrische Gegend ist oft höchst nützlich, wenn die Gebärmutter an der hintern Seite noch nicht an Volumen zugenommen hat und somit das Zurückschieben ihres Halses nach dieser Seite hin nicht behindert, und wenn zugleich dieser Hals noch keine ungewöhnlichen Adhärenzen eingegangen ist.

Das Speculum muss sehr langsam und möglichst sanft eingeführt werden; man ahmt auf diese Weise bis zu einem gewissen Grade das langsame Vorrücken des Fötuskopfes in dem Utero-Vulvarkanale nach, wobei die Elasticität desselben sehr zu statten kommt.

Bei kalter Temperatur erwärme man das Speculum und bestreiche es mit einem fetten Körper; ich ziehe das Cerat oder indifferente Salben vor; das Oel erleichtert die Einführung des

Instrumentes nur wenig, weil es durch die Reibung gar leicht abgewischt wird.

Die grossen und kleinen Schamlippen werden auf der einen Seite von dem Zeige- auf der andern von dem Mittelfinger auseinander gebracht; der Chirurg legt das Speculum auf die untere Scheidenmündung auf, so dass sich der Mittelpunct dieser Mündung und der des Instumentes genau entsprechen. Es lässt sich dies Verhältniss leicht bestimmen, wenn man die Raumesweite des letztern in Betracht zieht. Dass das natürliche Licht, falls man sich desselben bedienen kann, vorzuziehen sei, bedarf keiner Frage.

Man ergreift das Speculum an seinen Branchen oder an der schmalen und leicht gekrümmten Handhabe, die sich an einem seiner Enden befindet; im letztern Falle legt man den Daumen parallel der Achse der vordern Fläche dieser Handhabe auf, der Zeige- und Mittelfinger werden zum Viertel gebogen, quer auf den entgegengesetzten Punct applicirt; die Spitze des Daumens der linken Hand dagegen bringt man auf den Rand des untern Endes des Instrumentes, auf die ihm entsprechende Seite; der linke Zeige- und Mittelfinger ruhen auf derselben Seite auf dem Speculum; sie sind ausgestreckt, man biegt sie aber in dem Maasse, als das Instrument in der Scheide weiter vorrückt.

Damit das Instrument die untere Mündung des Utero-Vulvarkanales passire, muss es die Richtung einer Linie einschlagen, die man sich vom Centrum dieser Mündung zur Spitze des Steissbeines gezogen denkt; sobald es über den Ring dieses Kanals hinaufgekommen ist, neigt man sein äusseres Ende nach dem Rectum zu. Nun geht das Instrument weiter wie wenn es sich direct zum Sacro-Vertebral-Gelenke begeben sollte; doch müssen wir dabei bemerken, dass man die grossen und kleinen Schamlippen frei lassen muss, sobald das Speculum in die Scheide einzudringen beginnt, sie tragen dadurch sehr zur Erweiterung dieses Kanales bei.

Besteht an dem hintern Theile des untern Endes des Utero-Vulvarkanales eine Excoriation oder auch ein Geschwür, und ist dieser Kanal nicht zu enge, so bringt man den Zeigefinger ein und lässt auf diesem das Explorationsinstrument hingleiten.

Dass hierdurch jedwede Erosion vermieden werde, brauchen wir wohl kaum zu bemerken.

Man kann die Introduction des Speculums dadurch leichter und minder schmerzhaft machen, dass man ohngefähr zwei Zoll in die Vagina ein trichterartig zusammengerolltes Stück Goldschlägerhäutchen, mit seinem schmälern Ende voran, einschiebt.

Blickt man unausgesetzt in das Explorationsinstrument, so sieht man die innere Fläche des Utero-Vulvarkanales sich gewöhnlich auf die obere Mündung des Speculums anlegen und Klappen oder Falten (Valvules) bilden, deren freie Ränder meistens mehr oder minder genau an einander gedrängt sind. Hat die Gebärmutter noch keine seitliche Abweichung erlitten, so liegt eine dieser Falten hinten und die andere vorn; die Falte, deren vorderer-hinterer Durchmesser der am wenigsten ausgedehnte ist, sitzt auf der Seite, gegen welche der Uterinhals geneigt ist.

Wenn letzterer nach rechts oder links abgewichen ist, so zeigen die eben erwähnten beiden Falten eine schiefe Richtung, die nach dem Grade der Inclination des Organes verschieden ist. Das untere Ende des Uterus liegt auf dem geneigtesten Punkte dieser Art Falten. Diese Beschaffenheit der Scheide, auf welche ich schon seit sehr langer Zeit in meiner Clinik im Pitié-Hospitale aufmerksam gemacht habe, ist um so wichtiger, als die mittelst des Zufühlens constatirte Lage des Os tincae durch die willkürlichen Bewegungen der Kranken gar häufig verändert werden kann.

Um etwaige Vegetationen oder Continuitätslösungen zu schonen, möglichst wenig zu reizen, zu quetschen oder zu zerreissen, darf das Explorationsinstrument, wenn es an das Os tincae gelangt ist, nur mit grosser Vorsicht noch weiter geführt werden, falls diess überhaupt möglich ist. Ungeachtet aller Vorkehrungen gelangt das Speculum nur selten direct bis zum Gebärmutterhalse; dann zieht man es sanft nach sich und schiebt es abermals, indem man es gleichzeitig hin und her bewegt, vor, um den beabsichtigten Zweck zu erreichen.

Die vordere Parthie des Gebärmutterkörpers bietet bisweilen eine höchst beträchtliche und sehr nach unten steigende

Entwickelung dar, während der nach hinten gedrängte Uterinhals ziemlich hoch liegt. Sobald das Speculum nun durch die untere Mündung der Scheide gelangt ist, stösst es auf ein unbesiegbares Hinderniss; in der Regel wird dies vermieden, wenn man das Instrument, in dem Maasse als man auf dasselbe drückt, auch gleichzeitig erhebt.

Eine Dame bot in einem sehr hohen Grade den eben angeführten pathologischen Zustand dar; das Zufühlen hatte mich an dem Halse der Gebärmutter Ulcerationen erkennen lassen, die im Fortschreiten begriffen waren. Ich wandte das Speculum zu wiederholten Malen an, aber trotz aller dabei vorgenommenen Handgriffe erfolglos; das Instrument ging nicht weiter vor, obgleich ich das Zurückbringen des Organes in das Becken durch Druck und Lagenveränderung der Kranken versucht hatte. Alle meine Bemühungen blieben nutzlos. Sollte die Cauterisation aufgegeben oder diese ohne Hülfe des Speculums unternommen werden? Ich machte in den Damm einen Einschnitt, der mir die Anwendung dieses Instrumentes gestattete, und suchte mit allen geeigneten Mitteln die Vernarbung der Continuitätslösung zu verhindern. Ich cauterisirte nach den Anzeigen und sehr bald waren die einfachen Ulcerationen des Gebärmutterhalses verschwunden. (Loco citato Th. II. p. 278.)

Sind Faltungen, Brücken vorhanden, so suche man sie zu übergehen, ohne sie zu zerreissen, denn wenn letzteres geschähe, so würde man sich sehr schlimmen Zufällen aussetzen, die wir wohl nicht näher anzugeben brauchen. Indem man mit dem stumpfen Ende eines Stäbchens oder mit einem mit einer schmalen Platte versehenen Stiele auf diese Brücken drückt, verstreicht man sie oft vollständig oder vermindert doch mehr oder weniger ihre Hervorragung. Es muss bemerkt werden, dass das Stäbchen oder der Stiel in das Speculum gebracht wird und zuerst über das Hinderniss hingehen und dann das Speculum folgen muss.

Der Gebärmutterhals ist bisweilen durch zufällige Adhärenzen, die man für unheilbar gehalten hat, dislocirt. Ich habe einmal einen solchen Hals mit dem Museux'schen Haken erfasst und herabgezogen, dann zerstörte ich mittelst behutsam ausgeführter Schnitte seine nicht sehr umfänglichen Adhärenzen, was mir vollkommen gelang; wären sie gross und sehr dicht bei einander gewesen, so würde nach meinem Dafürhalten schwerlich ein vollständiger Erfolg erreicht worden sein.

Es kann sich an der obern Parthie der Scheide, unmittelbar über dem Speculum, eine Art Wulst aus den diesem Kanale angehörenden Falten bilden, welche das untere Ende der Gebärmutter in einer verschiedenen Ausdehnung bedecken, und der auf dem Explorationsinstrumente ausgeübte Druck genügt nicht immer, um sie zu verstreichen; auch bringt dieser Druck, wenn er zu stark ist, Schmerzen hervor. Drängt aber die Kranke wie beim Stuhlgange und drückt man dabei sanft auf das Speculum, so verschwinden diese Falten im Utero-Vulvarkanale und der Gebärmutterhals tritt frei hervor.

Das Os tincae hat meistens ein sehr grosses Volumen und kann dann nicht von der obern Parthie des Explorationsinstrumentes umfasst und daher in keiner hinlänglichen Ausdehnung besehen werden. In diesem Falle bewege man das Speculum hin und her; dadurch wird man oft nach und nach alle Punkte der genäu zu untersuchenden Fläche zur Ansicht bringen.

Wenn die Lippen des Os tincae angeschwollen und verlängert sind, so berühren sie sich oft mit ihren grössten Flächen; das Speculum umfasst den Uterinhals, und selbst wenn es diesen nicht kreisförmig zusammendrückte, würde man doch nicht den Zustand der beiden auf einander liegenden Flächen dieses Organes sehen können. Will man wissen, ob zwischen ihnen Ulcerationen vorhanden sind, so bringe man eine stumpfspitzige Pinzette geschlossen in die Rinne ein, welche die untere Parthie der Gebärmutter darbietet; ist dies geschehen, so öffne man sie sanft und man wird den Contact der beiden Flächen aufheben, sie ziemlich weit aus einander bringen und tief hinein sehen können, ob Continuitätslösungen existiren; sie können nunmehr dem Auge nicht entgehen. Ich habe diese neue Explorationsweise häufig in meiner Clinik im Pitié-Hospitale gezeigt und ihren unbestreitbaren Nutzen nachgewiesen. (Loco citato Th. II. p. 286.)

Ist der Gebärmutterhals sehr stark nach hinten geneigt und

ganz besonders umfänglich, so erweisen sich die bisher von uns angeführten Verfahrungsarten fast immer unzulänglich zur vollständigen Besichtigung der zu explorirenden Fläche; man kann dann blos ihre vordere Parthie in Augenschein nehmen. Bisweilen vermag man freilich mit Hülfe des Zeigefingers das Os tincae nach vorn zu schaffen und es in dieser Lage mehr oder weniger zu erhalten, aber es nimmt fast immer gleich darauf den Platz wieder ein, den es vor diesem Manöver hatte. Nachstehende Mittel sind in den eben erwähnten schwierigen Fällen angewendet worden, um die Continuitätslösungen, welche sehr oft an der hintern Lippe des Gebärmutterhalses vorkommen, frei zu legen.

Wenn das Speculum bis an das Collum uteri gelangt ist und eine Besichtigung seiner vordern Parthie, wie wir eben gesagt, nicht gestattet, so muss man in das Speculum einen Stiel mit stumpfem Ende einführen; häufig bedient man sich auch einer Bougie, deren Rand man abstumpft, indem man etwas davon wegnimmt. In dem Grade nun, wie der Chirurg das Explorationsinstrument g a n z g e l i n d e nach sich zieht, während sein Blick unausgesetzt auf den Grund geheftet bleibt, drückt er mit jener Bougie sanft auf die vordere Gegend des untern Endes der Gebärmutter und bewegt diese so von hinten nach vorn, falls keine ungewöhnlichen Adhärenzen bestehen und die Anschwellung an der vordern Parthie des Uterinkörpers nicht zu beträchtlich ist. Hat man die erwähnte Bewegung fast vollendet, so schiebt man sofort das Speculum wieder in die Höhe. Sehr oft gelingt dies Manöver und ist auch in manchen Fällen noch von Nutzen, wo das Explorationsinstrument nicht verrückt worden ist.

Nöthigenfalls kann man sich der Specula von L e r o y d'E t i o l l e s bedienen.

Das eine dieser Instrumente umfasst zuerst den Gebärmutterhals und dann führt eine seiner Schalen, die beweglich ist und mit einer Druckschraube zusammenhängt, welche sie nach innen neigt, diesen Hals gegen die Mittellinie des Beckens.

Das Volumen des untern Endes des Uterus gestattet nicht immer von dem Speculum umfasst zu werden und dann ist seine

Anwendung ohne allen Nutzen. Leroy d'Etiolles hat ein anderes erfunden, welches aus Schalen besteht, die beim Oeffnen keinen Zwischenraum zwischen sich lassen; eine dieser Schalen, die länger als die andern ist, kann von hinten nach vorn oder, wenn man will, von aussen nach innen bewegt werden; sie entspricht der Seite der Vagina, nach welcher sich die Gebärmutter neigt. Ist das Instrument an den nach hinten abgewichenen Uterinhals gelangt, so dreht man es hin und her, wodurch sein äusseres Ende nach oben kommt, und drückt dann auf die bewegliche Schale, die sich zwischen die Vaginalwand und das untere Ende des Uterus begeben kann; hierauf macht man eine zweite zurückschlagende (kippende) Bewegung nach der der ersten entgegengesetzten Seite; angeblich soll so der Gebärmutterhals hervortreten, seine hintere Parthie sich in der obern Mündung des Instrumentes zeigen und leicht gesehen und erforderlichen Falles cauterisirt werden können. Ich habe dies Instrument neuerdings bei vielen Frauen, die an Lagenveränderungen des Uterus litten, angewendet, aber keine glücklichen Resultate erzielt.

Das löffelförmig auslaufende Metallstäbchen, welches Leroy d'Etiolles in das Speculum einbringt, ist in manchen Fällen nicht ohne Nutzen, wenn das untere Ende der Gebärmutter nicht so umfänglich ist, dass es von dem Instrumente eingeschlossen wird.

Armand Jobert in Dôle (Gazette des Hôpitaux, 22. Mai 1842) hat zum Speculum einen Leitungsstab angegeben, der an dem einen Ende convex, an dem andern concav ist und welchen er auf dem Zeigefinger zwischen die Vaginalwand und den abgewichenen Gebärmutterhals führt, ihn hier festhält und dann das äussere Ende in das Explorationsinstrument steckt. Ist dies in paralleler Richtung an das Os tincae gelangt, so macht er mit dem Stabe eine zurückschlagende Bewegung, wodurch er nach Möglichkeit das untere Ende der Gebärmutter in die normale Lage bringt. In dem Maasse, als er nun den Stab auszieht, senkt er das Speculum tiefer ein, welches dann den Uterinhals umfasst, wenn dieser nicht zu voluminös ist, denn sonst scheitert das ganze Manöver. (Loco cit. Th. II. p. 287.)

Eine Kranke, welche ich behandelt habe, versicherte mir, dass ein Chirurg aus der Provinz einen dünnen, stumpf endenden Stab in den Hals der Gebärmutter geführt und dass er auf diesem als Conductor dienenden Stabe dann das Explorationsinstrument eingebracht habe, während der Stab nach vorn bewegt und dadurch das Speculum vielleicht passend placirt worden sei. Dies Verfahren scheint mir gefährlich. Wenn die untere Mündung des Gebärorganes nicht dilatirt ist oder eine chronische Phlegmasie statt hat, so kann dadurch sehr leicht eine acute Metritis oder Metro-Peritonitis hervorgerufen werden.

Wir ziehen folgendes Verfahren vor: Ist das Explorationsinstrument an dem Gebärmutterhals angelangt, so ziehen wir es langsam zurück, so lange der mit ihm herabsteigende Uterus ihm folgt; in dem Augenblicke, wo wir dies Organ nicht mehr im Grunde des Speculums wahrnehmen, erheben wir so viel als möglich das äussere Ende des Instrumentes; es bildet mit der Achse des Beckens einen Winkel, den wir nicht genau angeben können, da er je nach den Personen verschieden ist. Nun drücken wir auf dem Instrumente von unten nach oben und von vorn nach hinten; indem es die hintere Gegend der Scheide deprimirt, steigt seine obere Parthie in die Höhe; sobald sie an das obere Scheidenende gelangt, schlägt (kippt) man es etwas nach vorn und so kommt es zwischen die Vagina und das Collum uteri. Dieser Act des Manövers gelingt nicht immer und muss dann wiederholt werden; er ist bei Frauen schwieriger, deren Gebärmutter schon sehr weit unten auf das Speculum stösst; namentlich behindert dann die untere Scheidenmündung die dem Instrumente mitgetheilte kippende Bewegung.

Wir haben gesagt, wenn die untere Partie der Gebärmutter nach vorn oder, wenn man lieber will, über dem Speculum läge, man letzteres ganz sanft zurückzieht, während die Augen auf den Grund desselben gerichtet bleiben, sowie sich der Gebärmutterhals an der obern Mündung des Instrumentes zeigt, so drückt man auf ihm von unten nach oben, wodurch es, indem es sich auf das untere Ende des Os tincae legt, die Bewegung des letztern nach hinten hemmt. Hat man nun den dem Auge zugänglichen Punkt des Uterus gehörig explorirt und nöthigenfalls

auch cauterisirt, so zieht man das Speculum wieder ganz langsam nach sich, es zeigt sich dann eine neue Fläche und so fährt
man weiter fort.

Zuweilen geht der Gebärmutterhals, weil das Instrument zu
sehr herabgezogen worden ist, sehr schnell vor dessen oberes
Ende, so dass man dann fast gar nichts sieht und die Anwendung des Causticums unmöglich wird. Hier muss das Verfahren
wiederholt werden.

Der nach hinten inclinirte Gebärmutterhals kann diese Lage
verlassen, wenn die Kranke sich auf den Knien und Ellenbogen
lagert; ich habe auf diese Weise das Speculum vollkommen das
untere Ende dieses Organes einschliessen sehen, aber dann
muss sich der Chirurg bei der Application des Instrumentes
hinter das Becken stellen.

Wir haben schon gesagt, der Gebärmutterhals weicht bisweilen stark nach vorn ab und verbirgt sich hinter der Sym-
physis pubis; die Application des Speculums ist dann höchst
schwierig, wenn nicht unmöglich. Man neige das äussere Ende
des Instrumentes möglichst weit nach hinten, und zwar in dem
Maasse, wie es unter das Os tincae gebracht wird. Dabei drängt
die Kranke wie beim Stuhlgange. Sobald die Gebärmutter herabsteigt, führt man ihr das Speculum entgegen und macht mit
diesem eine zurückschlagende, umkippende Bewegung, die seinen Griff nach dem Schambogen führt. Ist der Uterinhals keine
bedeutenden Verwachsungen eingegangen, ist die hintere Portion des Organes nicht zu sehr angeschwollen und behindert das
Manöver, so gelingt es meistentheils vollkommen.

Wir gaben die Vorschrift, vor der Application des Speculums zu touchiren, um dadurch dessen Einbringung leichter und
sicherer zu machen; aber es geschehe dies nur ganz leichthin
und sehr sanft, damit kein Blutausfluss stattfinde, der, wenn
auch noch so viele Vorkehrungen getroffen würden, eine genaue
Exploration verhindern könnte.

Das Speculum selbst erzeugt häufig eine Blutung. Ist dies
der Fall, so wische man die Continuitätslösung entweder mit
einem Charpiepinsel oder mit einem zwischen eine Pinzette
gebrachten Bäuschchen gekämmter Baumwolle ab; oft werden

auch beinahe kalte Injectionen nothwendig. Bei vielen Frauen sah ich durch solche Iujectionen starke Irritationen und Entzündungen hervorrufen.

Eine Dame hatte an dem Gebärmutterhalse Ulcerationen, die nichts weiter als eine gewisse Schwere verursachten und mit denen ein starker meist rosenfarbener Fluor albus verbunden war. Die Application des Speculums verursachte eine Blutung; man injicirte kaltes Wasser; die Blutung währte fort; man war gezwungen, die Exploration bis zu einem andern Tage aufzuschieben. Hierbei dürfen wir nicht unerwähnt lassen, dass die Application des Untersuchungsinstrumentes keine Schmerzen machte. Noch an dem selbigen Abend trat eine acute Metritis auf, die dem gesammten antiphlogistischen Heilapparate widerstand und nur der Anwendung der doppelten Mercurialsalbe nach der Formel von Serres in Uzès wich.

Manche Continuitätslösungen bluten auch, ohne dass sie das Speculum berührt hat, einige Augenblicke nachdem sie frei gelegt worden sind; hier wird es demzufolge nothwendig, sie, wenn man sie aufs Neue explorirt, schleunigst zu cauterisiren.

Der Pinsel ist auch noch erforderlich, um die Mucositäten und sonstigen Secretionsstoffe abzuwischen, welche sich auf dem Gebärmutterhalse befinden können.

Wird es nothwendig, Wasser in das Speculum zu schütten, so kann die Flüssigkeit, je nach dem vom Explorationsinstrumente mit der Beckenachse gebildeten Winkel, nur schwer wieder herauskommen, und man muss sie dann oft noch auswischen, um den letzten Rest derselben hinwegzunehmen, denn wollte man das äussere Ende des Instrumentes hinreichend neigen, so würde man immer heftige Schmerzen hervorrufen.

Es giebt Continuitätslösungen, bei denen so zu sagen die leichteste Reibung hinreicht, eine Blutung zu veranlassen, die, wie wir schon gesagt, keine vollständige Untersuchung der Krankheit zulässt. Man muss dann mit Vorsicht und, so weit es angeht, diese Untersuchung vor der Reinigung der Ulcerationen vornehmen.

Man führt in der Regel das Mittel, dessen man sich zur Reinigung bedient, ganz leicht auf dem Gebärmutterhalse hin und her; auf diese Weise hat man weit weniger zu besorgen, dass Schmerzen, Einrisse oder Blutungen entstehen.

Eine frische und noch rothe Narbe kann im Grunde des Speculums mit sehr oberflächlichen Erosionen verwechselt werden und so umgekehrt; hier ist es nicht möglich die Fläche des Gebärmutterhalses von der Seite zu untersuchen, wie man es bei der durchsichtigen Hornhaut machen würde, wenn man daselbst sehr leichte Ulcerationen vermuthet und diese etwa nicht gesehen werden können, wenn man das kranke Auge von der Vorderseite aus (en face) untersucht; reibt man aber mit dem Pinsel hin und her, so wird die Diagnose festgestellt. In der That, sobald das herausgezogene Instrument mit Blut befleckt ist, so existirt eine entblösste Fläche; zeigt es dagegen keine rothen Flecke, so ist das Geschwür geheilt. Dies Explorationsmittel, welches ich schon vor langer Zeit angezeigt habe, ist von sehr grosser Wichtigkeit, denn es lehrt die Applicationen der Caustica vermeiden, welche die Continuitätslösung, indem sie diese wiederum hervorrufen, gleichsam verewigen und häufig wiederholte Reizungen setzen, die nicht ohne Gefahr sind. Die eben von mir ertheilte Vorschrift ist leider noch sehr unbekannt, obschon sie, meinen Vorlesungen entnommen, mehrmals in den wissenschaftlichen Journalen erwähnt worden ist. Ich könnte eine sehr grosse Anzahl Fälle anführen, will mich jedoch nur auf einen beschränken.

„Eine Frau im Pitié-Hospitale hatte an dem Os tincae einfache, aber tiefe Ulcerationen; wir cauterisirten sie nach den Anzeigen; die Continuitätslösungen besserten sich Anfangs danach, wurden aber dann stationär und schritten später wieder der Heilung zu, endlich vernarbten sie. Es waren drei ausgezeichnete Collegen in meine Clinik gekommen; ich untersuchte diese Frau mit dem Speculum, und als ich nun zum zweiten Male ihre Heilung ankündigte, frug man mich, ob dies ganz bestimmt der Fall sei. Ich lieferte sofort den Beweis, indem ich das weiter oben angegebene Mittel anwendete. Acht Tage später war die Röthe der Narbe vollständig beseitigt." (Loco citato Th. II. p. 293 u. 295.)

Zuweilen befindet sich auf dem Gebärmutterhalse eine Art

Speckhaut, eine gewisse albuminöse Concretion, die mit einer Pseudomembran Aehnlichkeit haben kann und schmutzig weiss oder gelblich aussieht; man reibe mit dem Pinsel auf ihr hin und her, sie bedeckt oft Continuitätslösungen.

Die auf den Geschwüren adhärirenden Coagula entfernt man entweder mit der Fingerspitze oder mit Charpie oder Baumwolle, falls man keine Blutung befürchtet oder diese Coagula nur erst nach längerer Zeit sich von selbst abstossen würden. Auch gehen sie sehr bald in Putrifaction über, was nicht ohne Nachtheile ist.

Nicht selten trifft es sich, dass der untersuchte Gebärmutterhals im Grunde des Speculums keine Ulceration darzubieten scheint; man glaubt, er liege völlig bloss da und sei von keinen Secretionsstoffen bedeckt; reinigt man ihn aber nun doch noch, so entfernt man gar häufig von seiner Fläche eine schleimige Schicht, unter der sich eine oberflächliche Continuitätslösung befindet. Ich habe diese wichtige Thatsache noch diesen Morgen meinen Schülern im Consultations-Saale des Pitié-Hospitales gezeigt und es geht daraus die dringende Nothwendigkeit hervor, das untere Ende der Gebärmutter immer abzuwischen, um sich gehörig davon zu überzeugen, ob nicht irgend eine Erosion daselbst bestehe.

Wenn das Speculum oder auch der Luftcontact ein Blutsickern zu erzeugen beginnt, so muss man schnell zur Cauterisation greifen; denn ohne diese Vorsichtsmaassregel könnte der Blutabgang so stark werden, dass man, trotz der Anwendung aller zum Abtrocknen des Geschwüres geeigneten Mittel, die Application des Causticums bis zu einem andern Tage aufschieben müsste.

Ist die Einführung des Speculums mit vielen Schmerzen verbunden gewesen, so versteht es sich von selbst, dass die Frau sich wenigstens in den ersten vier und zwanzig Stunden weder zu Fuss noch zu Wagen bewegen darf. Eine Nichtbeachtung dieser Vorschrift kann üble Folgen nach sich ziehen.

Ich applicirte das Speculum bei einer jungen Dame, die an einer Krankheit der Gebärmutter litt; die Vagina war sehr enge und die Sensibilität der Geschlechtsorgane sehr exquisit; es bestand jedoch weder eine Vaginitis noch Metritis. Ich verursachte heftige Schmerzen und verordnete daher absolute Ruhe in fast horizontaler Lage. Indess fuhr man den andern Tag im Cabriolet nach dem Boulogner Holz und ging daselbst zu Fuss umher. Bei der Rückkehr nach Paris hatte sich das Leiden sehr gesteigert und ich erkannte bei der Abendvisite eine acute Metritis, die am vierten Tage den entsprechenden Mitteln wich.

Wenn die Anwendung des Speculums sehr schmerzhaft ist, so gebrauche man sofort fast kalte und sehr oft wiederholte erweichende Waschungen und spritze in die Scheide Wasser aus Althäa und Mohnköpfen von derselben Temperatur ein. Auf den Bauch kann man ein etwas warmes, beruhigendes Cataplasma zwischen zwei Stücken feiner mit Tinctura Thebaica befeuchteter Leinwand legen; damit es nicht so leicht erkalte, bedecke man es mit Flanell und umhülle das Ganze mit Wachstaffent. Man verordne des Tages zwei oder drei Mal ein lauwarmes Viertelclystier, welchem man sechs bis acht Tropfen Laudanum Sydenhami zusetzt und das die Kranke bei sich halten muss; bleiben die Zufälle bestehen, so lasse man ganze warme Bäder aus Kleienwasser nehmen, mache am Arme eine ableitende Venäsection von drei bis sechs Unzen, je nach den Anzeigen, und empfehle die strengste Ruhe in fast horizontaler Lage auf einem Sopha.

Dass das Instrument langsam und in der Richtung, welche der, mit der es eingeführt worden, entgegengesetzt ist, herausgezogen wird, braucht wohl kaum noch bemerkt zu werden.

Von dem in den Uterus selbst applicirten Speculum.

Als wir von dem Zufühlen handelten, haben wir die höchst vortheilhaften Explorationsmittel zur Erkenntniss der Krankheitszustände im Innern des entsprechend dilatirten Uterinhalses angegeben und auf die Zeitpunkte aufmerksam gemacht, in welchen jene Dilatation besonders vorhanden ist. (Kurz vor und kurz nach der Menstruation.) Erscheinen nun diese Mittel unzureichend, so versuche man ein schmales Speculum möglichst tief in die Gebärmutter einzuführen, wobei das Auge aber die innere Fläche des Uterus nicht verlassen darf, vielmehr dem Instrumente vorangehen muss.

Wie aus einer grossen Reihe von Fällen hervorgeht, haben die in die untere Parthie der Gebärmutter eingebrachten Instrumente keine Phlegmasie hervorgerufen, aber gewiss ist es, dass wenn daselbst schon eine Subinflammation bestände, diese gesteigert werden würde. Ich glaube demnach, dass das Speculum nicht angewendet werden darf, sobald eine solche Subinflammation vermuthet wird. Es braucht wohl nicht erwähnt zu werden, dass das Explorationsinstrument leicht und sanft einzuführen sei, damit keine Zerreissungen bedingt werden, welche Blutungen zur Folge und auch noch den doppelten Nachtheil haben, dass sie das Manöver maskiren und bedeutende Schmerzen machen; denn die selbst ganz gelind ausgeführte Erweiterung der Gebärmutter veranlasst schon ziemlich heftige Schmerzen. Sobald das innere Ende des Speculums die Ulcerationen berührt, so fangen sie an zu bluten, daher muss es unbedingt ganz langsam eingebracht werden, damit man diese zu sehen vermag, ehe sie berührt werden. Ich habe das Instrument bisweilen zur bessern Erkenntniss der Geschwülste und Polypen in dem Gebärmutterhalse und auch zur leichtern Zerstörung derselben in Gebrauch gezogen.

Dies Speculum besteht entweder aus einem einzigen Stücke oder aus zwei Schalen, die sich beim Oeffnen von einander entfernen oder zusammen bleiben; man führt es ein, indem man den Zeigefinger ausstreckt, der ihm als Führer dient; aber mir scheint es besser, zuerst das aus zwei Stücken bestehende gewöhnliche Explorationsinstrument einzubringen; es erhält die Gebärmutter bis zu einem gewissen Grade am Platze und gestattet eine Besichtigung der untern Mündung dieses Organes; ist man einmal daselbst eingedrungen, so wird es mittelst der Auseinanderweichung seiner beiden Branchen leicht aus der Scheide zu ziehen sein, in welche dann eben so leicht das in der Gebärmutter befindliche gelangt.

Das Speculum, dessen man sich zur Exploration des Innern der Gebärmutter bedient, muss wenigstens neun bis zehn Zoll und noch mehr lang sein, denn in manchen Fällen ist man im

Stande, es tief in den Körper des Uterus vorzuschieben. Ich sagte, ich hätte bisweilen dies Instrument in solcher Weise angewendet, aber es hat mich nur selten befriedigt.

Vom Speculum ani.

Behufs der leichtern Einführung dieses Speculums erinnere man sich der Krümmung an der vordern Convexität des Mastdarmes, welche wir schon bei der Einlegung der Spritzencanüle zur Setzung eines Clystieres erwähnt haben; auch vergesse man nicht, dass im Allgemeinen der After enger als das Vulvarende der Scheide ist und dass die weit stärkern Schliessmuskeln des Rectums dem Eindringen fremder Körper in den letztern Darm kräftigen Widerstand leisten; auch sind diese Schliessmuskeln ziemlich oft in einem spasmodischen Zustande, der diesen Widerstand noch mehr steigert. Selten findet die Introduction des Speculum ani ohne Schmerzen statt, obschon keine Entzündung besteht, und daher ist es auch hier dringend nothwendig, höchst langsam zu verfahren, da überdies die Gegenwart von Hämorrhoiden sehr hinderlich sein kann.

Gewöhnlich besitzt der Mastdarm mehr Contractilität als der Utero-Vulvarkanal, und da sein unteres Ende nach der Einbringung des Explorationsinstrumentes viel weniger weit bleibt als das der Scheide, so bilden sich in verschiedenen Richtungen und Dimensionen Falten, welche die Untersuchung sehr schwierig machen.

Es werden folgende Specula ani angewendet:

1. Das von Barthélemy in Saumur, welches aus einem einzigen Stücke besteht und einen Ausschnitt hat, der an seiner Basis anhebt und sich zwei Drittel Zoll von seiner Spitze endet, die Breite desselben beträgt ohngefähr ein Viertel der Circumferenz des Instrumentes. Ist es im Darme angelangt, so macht man damit Rotationsbewegungen um seine Achse und untersucht so nach und nach alle Punkte an der Innenfläche des Organes; aber da sich dies Organ verschiedentlich in das Speculum einsenkt, so würde die Exploration, wenigstens in den meisten Fällen, höchst schwierig werden, wenn man nicht mit einem

19 *

Spatel die hervorragenden Parthien des Mastdarmes von unten nach oben zurückschieben würde.

2. Was das Speculum aus zwei Schalen betrifft, so halte ich es nicht für vortheilhaft, weil sich der Mastdarm von den beiden Seiten zu sehr darin einsenkt. Dieser Vorwurf trifft auch noch in stärkerm Grade das Speculum aus drei Branchen von Weisse.

3. Charrière hat ein Speculum construirt, dessen Schalen sich beim Oeffnen nicht von einander entfernen; kann sich aber das Rectum nicht in die Höhle des Instrumentes einsenken, so gestattet letzteres nur eine Besichtigung der über ihm gelegenen Parthien des Darmes, und auch dies wird noch durch die von dem Organe gebildeten Falten mehr oder weniger verhindert. Muss man cauterisiren, so sind die gesunden Gewebe um das Geschwür weit mehr der Einwirkung des Aetzmittels ausgesetzt, als wenn man sich des Speculums von Barthélemy bedient; dagegen verdient das von Charrière den Vorzug, wenn man eine Geschwulst besichtigen und erfassen will.

Noch ist wohl zu beachten, dass man vor der Anwendung des Speculum ani unbedingt die in dem Darme befindlichen Stoffe zu entfernen hat. Die hiezu geeigneten Mittel bedürfen wohl keiner näheren Angabe.

Der Kranke wird in Supination gelagert, sowie die Frauen, wenn bei ihnen das Explorationsinstrument in die Scheide eingebracht wird.

In dem Augenblicke, wo das Speculum in den Anus applicirt wird, macht man, behufs seiner Erweiterung, auf dem ganzen Umfange seines Randes Tractionen von innen nach aussen, hört aber damit auf, sobald das Instrument einzudringen beginnt, damit die Haut zur Erweiterung des von dem fremden Körper durchlaufenen Kanales mit beitragen könne.

Von den Speculis oris.

Diese Instrumente zerfallen 1) in solche, welche bestimmt sind, eine entsprechende Auseinanderweichung der durch eine Ankylose in den Tempora-Maxillargelenken zu sehr genährten Kinnladen zu erzeugen.

Wenn die Zähne hinlänglich fest sind, so soll man sich nach **Dr. Danglard's** Angabe eines Speculums bedienen, das einem verlängerten und sehr konischen Kreisel ähnelt, auf welchem neben einander gehende Schraubenwindungen befindlich sind, die an der Spitze des Kegels anheben und sich an der Basis des Instrumentes endigen. Ich habe dieses Speculum oft mit vielem Erfolge in Gebrauch gezogen.

Charrière hat ein Speculum erfunden, das aus einem aus zwei schmalen und ausgekehlten Platten gebildeten Stiele besteht; diese Platten sind mit dem einen Ende an dem Ende des Stieles befestigt und liegen auf einander, wenn das Instrument geschlossen ist. In diesem Zustande bringt man es zwischen die Kinnladen; eine an dem entgegengesetzten Ende angebrachte Druckschraube dient zur langsamen und stufenweisen Eröffnung.

Das Speculum von **Charrière** wird, wenn dies keine pathologischen Zustände verhindern, auf die Mittellinie gelegt; soll es blos auf einer Seite wirken, so muss ein zweites auf die andere Seite placirt werden. Dies Instrument ist recht nützlich, nur wünschte ich, dass die beiden Platten etwas breiter wären; ich habe es sehr oft mit Erfolg anwenden sehen, aber um es gebrauchen zu können, müssen die Kinnladen einen kleinen Zwischenraum noch zwischen sich lassen, der jedoch vielmals fehlt. **Danglard's** Speculum bietet hingegen diesen Uebelstand nicht dar. Es braucht wohl kaum erwähnt zu werden, dass man gleichzeitig auch noch anderweite geeignete Mittel zur Bekämpfung der Ankylose anzuwenden hat. Bestehen keine dringenden Indicationen, sind die das Gelenk umgebenden Weichgebilde verhärtet, waltet namentlich in ihnen ein inflammatorisches Element vor, so muss die Anwendung der Instrumente aufgeschoben werden, bis man durch entsprechende Mittel die Gewebe zu den erforderlichen Bedingungen zurückgeführt hat.

2) Giebt es Specula, welche bestimmt sind, das Velum palatinum zu erheben und die Zunge herabzudrücken, um den Rachen besser untersuchen zu können. Sie gehören den Alten an und bestehen aus zwei mit Gelenken versehenen Stielen, wovon je eines ihrer Enden eine Gaumen- und eine Zungenplatte hat; sie können eine ziemlich beträchtliche Auseinanderweichung

bewirken; eine Druckschraube hält sie zusammen. Diese Instrumente sind sehr bequem bei ungelehrigen Kranken, und ich bin erstaunt, dass sie in Vergessenheit gerathen sind. Was die andern Specula der nämlichen Art betrifft, an welche die Chirurgen und Mediziner der neuern Zeit ihre Namen heften wollten, so muss ich bemerken, dass diese Instrumente, die sämmtlich in verschieden geformte Platten auslaufen und einen verschiedenen Umfang haben, durchaus nichts Neues darbieten. Dasselbe gilt auch von den mehr oder minder gekrümmten Stielen, auf denen diese Platten ruhen. Ueberhaupt waren keine grossen Geistesanstrengungen zu deren Erfindung erforderlich.

Von den Speculis auris.

Das Speculum von Itard besteht aus zwei Schalen, welche einen mehr oder weniger grossen Zwischenraum zwischen sich lassen, je nachdem man das Instrument in grösserm oder geringerm Grade öffnet.

Das Instrument von Deleau besteht aus einem Stücke; dasjenige seiner Enden, welches in den äussern Gehörgang dringt, hat einen leichten Ausschnitt, der etwa die Hälfte der Circumferenz einnimmt.

Ich halte das erstere für vortheilhafter, weil es leichter einzubringen ist und weil es, wenn dies geschehen, durch das Auseinandergehen seiner Branchen mehr als das zweite dilatirt; auch scheint es mir dadurch weniger Schmerz hervorzurufen. Wenn die um die äussere Mündung des Gehörganges belegene Haut nicht adhärent wäre und zur Erweiterung des Kanales verwendet werden könnte, so möchte ich dem Deleau'schen Speculum den Vorzug einräumen.

Die Länge des Gehörganges beträgt ohngefähr drei Zoll, seine Richtung ist transversal, er hat nach oben eine leichte Krümmung, die nach aussen etwas deutlicher hervortritt. Um diese zu vermindern, bringt man das Ohr nach oben und hinten. Die äussere Mündung des Meatus auditorius, deren Grösse übrigens verschieden ist, zeigt an dieser Seite einen kleinen Kamm (Crista), der sie etwas verengert. Das Trommelfell, auf dem sich der Gehörgang endet, bildet mit der Achse des Körpers einen äussern Sinus von etwa fünf und vierzig Graden. Der Theil des Kanales, welcher aus Knorpeln und fibrösem Gewebe besteht, besitzt eine gewisse Dilatabilität.

Eine Kenntniss der Richtung des Gehörganges reicht hin, um auch die zu wissen, welche man dem einzuführenden Instrumente geben muss; nur ist noch zu bemerken, dass der Ausschnitt des Deleau'schen Speculums der obern Parthie des äussern Gehörganges entsprechen muss und sich nach der schiefen Disposition, die, wie wir eben gesagt, das Trommelfell nachweist, richtet. Ferner müssen wir noch davor warnen, mit dem Speculum nicht zu stark auf die Membrana tympani zu drücken, damit keine Zerreissung oder Ablösung derselben herbeigeführt werde.

Von den Speculis nasi.

Das einfachste, alle andern ersetzende Speculum und mit dem wir uns nur allein beschäftigen wollen, besteht in einer Pinzette mit zwei stumpfspitzigen Branchen; diese werden einander gegenüber an die Innenseite des Nasenflügels applicirt und das Instrument möglichst geöffnet. So gestattet die erweiterte und besser disponirte vordere Nasenöffnung einen tiefern Einblick in die Nasenhöhle.

Regeln wie das Bistouri zu halten ist.

Indem man allzu hastig ist, den beabsichtigten Zweck zu erreichen, studirt man im Allgemeinen die ersten Prinzipien der Wissenschaften und Künste viel zu wenig, daher erwächst dann eine Bildung, welche, weil sie sich nicht auf ganz festen Basen gründet, immer mangelhaft bleibt. Ueberzeugt von dieser grossen Wahrheit, wollen wir mit möglichster Sorgfalt die verschiedenen Arten, das Bistouri zu halten, angeben; denn nur dadurch fast allein wird bei dem operativen Verfahren Leichtigkeit, Eleganz und Sicherheit der Hand erzielt.

Erste Position des Bistouris.

Man hält das Instrument wie eine Schreibfeder, den Griff nach oben, die Schneide nach der Palma manus gewendet; der Daumen liegt auf der Articulation der Klinge, der Zeigefinger auf der entgegengesetzten Seite theils auf der Klinge und theils auf dem Griffe des Bistouris; das Ende des Mittelfingers, welcher gleich den beiden vorigen Fingern ziemlich halb gebogen ist, bedeckt die Fläche der Klinge nahe an ihrer Spitze; es geht daran höher hinauf, je nach der Länge, in welcher man in die Gewebe eindringen zu müssen glaubt, und reichte auch diese Länge nicht aus, so könnte man sie während des Manövers noch durch ein geringes Verrücken des Fingers vermehren. Der Ring- und der Ohrfinger werden ausgestreckt, von einander entfernt und in Adduction gebracht; mit ihnen nimmt die in die mittlere Haltung zwischen Pronation und Supination gebrachte

Hand einen Stützpunkt so viel als möglich ausserhalb der Sphäre der kranken Parthien.

Zweite Position.

Sie ähnelt vollkommen der ersten, nur mit dem Unterschiede, dass der Rücken des Instrumentes gegen die Palmarfläche der Hand gekehrt ist.

Dritte Position.

Die Schneide des Bistouris wird gegen die Palma manus gerichtet; das Ende des Mittelfingers bedeckt die Gelenkverbindung der Klinge mit dem Griffe; der Daumen liegt auf der diametral entgegengesetzten Seite; diese Finger sind in halber Flexion. Der ausgestreckte Zeigefinger bedeckt die Fläche der Klinge mehr oder weniger nahe der Spitze, je nach der Tiefe, in der sie eindringen soll. Die beiden letzten Finger sind gebogen, sie umfassen den Griff, dessen Ferse auf den Cubitalrand der Hand placirt wird, welche, wenn sie länger ist, darüber hinausgeht.

Vierte Position.

Sie gleicht fast der vorigen und ist nur insofern von dieser verschieden, als der Rücken des Instrumentes gegen die Palma manus gerichtet ist.

Fünfte Position.

Das Bistouri wird beinahe wie ein Violinbogen gehalten; sein Rücken ist gegen die Palmarfläche der Hand gerichtet; der Daumen und Mittelfinger ruhen auf der Gelenkverbindung des Griffes; der Zeigefinger liegt auf der Fläche der Klinge zehn bis elf Linien wenigstens von ihrer Ferse; der Ring- und Ohrfinger befinden sich auf der Fläche des Griffes an der ihnen entsprechenden Seite. Noch zu bemerken ist, dass in dieser Position das Ende der Finger nicht über das Bistouri hinausgeht, denn sonst würde es unmöglich werden, damit die grösste Ausdehnung der Klinge horizontal über die Gewebe fortzuführen.

Bei allen diesen verschiedenen Arten, das Bistouri zu halten, werden die Finger auf die breitesten Flächen des Instrumentes gelegt, welches dadurch weit besser festgehalten wird. Gemäss dieser sehr wichtigen Vorschrift wird der Zeigefinger stets auf eine der Flächen der Klinge und nicht auf ihren Rücken gebracht; würde dies anders geschehen, so würde sich die Klinge eines Bistouris ohne Federkraft unter dem auf sie ausgeübten Drucke biegen, man müsste sie wieder gerade richten und demnach unbedingt das Manöver auf einige Zeit suspendiren. Ich bin erstaunt, dass diesen Uebelstand die Chirurgen, welche vor mir geschrieben, nicht erkannt und, den Irrthümern der Alten folgend, Prinzipien aufgestellt haben, die den unsrigen diametral entgegenstehen.

Aus den eben von uns erörterten Gründen müssen die Finger stets auf die breitesten Flächen des Griffes aller Instrumente gelegt werden, wofern dies ihre Form gestattet.

Wir haben nur die hauptsächlichsten Arten, das Bistouri zu halten, angegeben und überlassen es dem Ermessen des Chirurgen, sie nach den Umständen zu modificiren.

Punctionen.

Mit dem Bistouri.

Man bedient sich eines geraden Bistouris, dessen Breite nach den Indicationen verschieden ist. Es wird fast bis an die Spitze mit Leinwand umwickelt, wenn man in einer tiefen, besonders aber in einer engen Höhle operirt. Das Instrument kann in die dritte Position gebracht, oft auch flach auf dem Zeigefinger, der es dirigirt, hingeleitet werden.

In der Regel wird aber das Bistouri in der ersten Position gehalten, weil sie der Hand einen Stützpunkt darbietet und auch mit Hülfe des Mittelfingers den Umfang der Klinge, welche in die Gewebe dringen soll, weit besser beschränkt. Die vierte Position wird nur wenig angewendet, weil ihr alle eben angeführten Vortheile abgehen: die zweite ist ihr eben so wie der ersten vorzuziehen, wenn man auf einem engen Eiterheerde operirt und dessen Wandung, die durchschnitten werden soll, beweglich und depressibel ist.

Wenn man eine Punction macht und das Bistouri in der ersten Position hält, so spannt man, wenn nöthig, die Hautdecken mit dem Radialrande der linken Hand an. Das Instrument wird perpendiculär eingesenkt; es muss mit einer gewissen Langsamkeit eindringen, damit man den Mangel an Resistenz fühle, welcher sich ihm bei seiner Ankunft in das Innere einer Flüssigkeit enthaltenden Kyste darbietet. Diese Vorsichtsmaassregel kommt auch noch in Gebrauch, damit in schwierigen Fällen der Eiter Zeit habe, längs der Klinge, die ihm eben einen Ausweg bahnen soll, sich hinzuziehen und auszuträufeln; es erhält auf diese Weise der Chirurg die gehörige Kenntniss, ob er tiefer oder nicht tiefer einzudringen habe. Das Bistouri wird dann in der Richtung, wie es eingesenkt worden, auch ausgezogen. Noch müssen wir bemerken, dass wenn der zu eröffnende Heerd gross und nicht tief ist, man ihn schnell punktire; ist die Haut dünn und die Kyste oberflächlich, so kann man die Punction mit einer Lanzette verrichten, die so gehalten wird, wie wir es sehr bald bei der Erörterung der Phlebotomie angeben werden.

Punction mit dem Trokar.

Vor der Anwendung dieses Instrumentes, dessen Grösse, Länge und Form je nach den Indicationen verschieden ist, überzeuge man sich, ob es in seiner Canüle beweglich sei; es wird mit einem fetten Körper bestrichen und im Winter etwas erwärmt. Man vermeide den Verlauf grösserer Venen, besonders aber den der Arterien und grosser Nerven. Der Sitz und die Zunahme des Volumens der Eingeweide und gewisser Organe müssen vorzugsweise in Betracht gezogen werden.

Man hat gerathen, eine Canüle anzuwenden, welche auf ihrer äussern Fläche eine Rinne besitzt, damit diese erforderlichen Falles dem Bistouri als Führer diene; aber die darin eingehende Flüssigkeit kann sich in die Dicke der Gewebe infiltriren und Zufälle veranlassen.

Man muss zu seiner Disposition ein Stäbchen haben, um die Canüle, wenn sie sich verstopft, frei zu machen; auch kann zu demselben Zwecke eine Spritze gebraucht werden, mit der man entweder Flüssigkeit auszieht oder Injectionen macht, um das den Eiterausfluss aufhaltende Hinderniss zurückzudrängen.

Der Griff des Trokars wird in die Palma manus gelegt und von den drei letzten flectirten Fingern festgehalten; der Daumen liegt parallel seiner Achse, der auf der Canüle angebrachte Zeigefinger lässt so viel von dem Instrumente frei, als in das Gewebe eingesenkt werden soll. Der Operateur richtet seinen Blick scharf nach der Stelle hin, wo die Punction stattfinden soll. Um die Aufmerksamkeit des Kranken möglichst zu täuschen, senke er das Instrument in dem Augenblicke, wo er die Haut berührt, ein. Im Allgemeinen geschieht dies perpendiculär; ohne diese Bedingung könnten leicht die Theile verletzt und weit eher Nerven und Gefässe unterwühlt werden.

Wenn man die sogenannte subcutane Punction verrichten wollte und durchaus nicht im Stande wäre, sich die dazu erforderlichen Instrumente zu verschaffen, so müsste man den Trokar in Anwendung bringen; damit nun aber die Kyste vor dem Luftcontacte geschützt sei, müsste das Instrument, welches in einer gewissen Entfernung von dieser Kyste in die Gewebe eindringen würde, mehr oder weniger parallel mit der Fläche, auf die es einwirken soll, dirigirt werden.

Ist die Punction vollzogen, so werden der Zeige- und Mittelfinger der linken Hand auf den Pavillon der Canüle und der Daumen auf die gegenüberliegende Seite gebracht. Auf diese Weise wird das Instrument vollkommen festgehalten. Die nämlichen Finger der rechten Hand erfassen dann den Griff des Trokars und vollführen behufs dessen Ausziehung eine mit seiner Achse parallele Traction. Leistet es Widerstand, so macht man einige leichte Rotationsbewegungen um seine Achse. Nach Maassgabe wie die Flüssigkeit ausfliesst, drückt man auf die Canüle, damit sie nicht durch das Einsinken der Wandungen der Höhle, in welcher sie sich befindet, von diesen verlassen werde. Während man das Ende des Instrumentes in dieser Höhle hin und her führt, drückt man gelinde auf die Geschwulst, um den Rest des Liquidums herauszutreiben. In allen Fällen nehme man ganz besonders darauf Bedacht, das Ende der Canüle nicht gegen die Gewebe zu appliciren, denn sie würden dessen Oeffnung verschliessen, auch könnten sie mehr oder minder tief verletzt werden. In manchen Fällen, wo die Kyste einen kleinern Umfang hat, durchdringt sie das Instrument durch und durch und dann zieht man den Trokar aus der Canüle und letztere gelinde nach sich; sobald nun ihr inneres Ende sich wieder frei in dem durchdrungenen Raume befindet, läuft durch sie die purulente Masse ab.

Um die Canüle auszuziehen, erfassen der Daumen und Zeigefinger der linken Hand den unmittelbar über der Haut belegenen Theil derselben; der Zeige- und Mittelfinger der rechten Hand werden unter ihren Pavillon, der Daumen auf ihre Mündung gelegt. In dem Augenblicke nun, wo man mit diesen Fingern an der Canüle eine jähe und mit ihrer Achse parallele Traction ausführt, drückt man mit denen der linken Hand, zwischen welchen sie hingleitet, auf die Tegumente, um eine Zerrung der Gewebe zu verhüten.

Subcutane Punction.

Sie beabsichtigt den Lufteintritt in die Höhlen zu verhindern, aus denen man Flüssigkeiten auszieht. J. Guérin hat ein Instrument angegeben, das bald gerade, bald gekrümmt ist, je nach den Localitäten, bei denen es in Anwendung kommen soll. Dies Instrument besteht aus einem ohngefähr einen Drittel Zoll breiten Stiele, der auf einem Griffe ruht; er gleitet in eine Canüle, die man mittelst eines Hahnspanners (wie an der Flinte) öffnen und verschliessen kann. Eines der Enden dieser Canüle ist an seinen beiden abgeplatteten Flächen mit vielen kleinen dicht neben einander befindlichen Löchern versehen, die etwa den Umfang eines Zolles einnehmen und zur Extraction des Eiters mit beitragen sollen. Das andere Ende desselben Instrumententheiles bietet eine solche Construction dar, dass sich eine Spritze anbringen lässt, um damit den Eiterstoff zu entleeren.

Man bildet zwei oder drei Zoll mehr oder minder weit von der Geschwulst, je nach den Localitäten, eine Hautfalte; der Chirurg hält eine der Seiten dieser Falte mit dem Daumen, Zeige- und Mittelfinger fest und vertraut die entgegengesetzte Seite einem Gehülfen an, der sie auf dieselbe Weise festhält; unter dieser Falte nun dringt das Instrument ein, um direct bis in die Tasche zu gelangen, welche den zu extrahirenden Eiter enthält.

Wenn man in die Eiterkyste gelangt ist, so zieht man den Stiel des Instrumentes zurück und schliesst unmittelbar darauf seine Canüle mittelst des angegebenen Hahnspanners; nachdem man nun, wie wir ebenfalls schon erwähnt haben, eine Spritze an die Canüle gebracht hat, öffnet man sie wieder, und so wird es sehr leicht sein, die Flüssigkeit in diese zu ziehen. Ist es nicht möglich, mit einem Male Alles zu entleeren, so beginnt man sofort wieder mit derselben Vorsicht gegen den Lufteintritt das bezeichnete Verfahren.

Charrière hat eine Spritze angegeben, deren eines Ende zwei hohle Verlängerungen hat, die mit ihr in Verbindung stehen; ein Hahnspanner ist in der Weise angebracht, dass er, indem er diejenige Verlängerung, welche an die Canüle grenzt, die die Eitertasche durchdrungen hat, schliesst, die andere öffnet und so umgekehrt. So kann man das mit Eiter erfüllte Instrument entleeren, ohne es seinen Platz verändern zu lassen. Das Verfahren gewinnt dadurch sehr an Kürze.

Wenn die Eitermasse entleert ist, so schliesst man die Canüle, ehe man die Spritze wegnimmt, und während man sie nun herauszieht, folgt man ihr unmittelbar mit den Fingern, die gleichzeitig bis zur äussern Mündung der Wunde auf den von der Canüle durchschnittenen Gang einen Druck ausüben, welcher den Lufteintritt in diesen Gang verhüten soll. Ist dies geschehen, so legt man auf die Continuitätslösung ein Stück Heftpflaster auf.

Die auf die Eitertasche mittelst Feuerschwamm und einer entsprechenden Binde bewirkte Compression kann zu einer Verwachsung der innern Fläche mit sich selbst hinreichen und somit die Heilung zu Stande kommen; aber in den meisten Fällen füllt sich diese Tasche wieder aufs Neue an und erfordert einen abermaligen operativen Eingriff; denn wenn man, wie ich gesehen habe, in diese Kyste ein Stilet oder auch eine Hohlsonde einsenkt und den Gang verfolgt, welchen das Guérin'sche Instrument genommen hat, so wird man sich trotz aller dagegen angewandten Vorkehrungen dem Lufteintritte und seinen misslichen Folgen aussetzen. In den Fällen, wo es der Zustand der Wunde gestattete, musste man wieder die geschlossene Canüle von J. Guérin einführen; ich fürchtete dann den Ausbruch einer Entzündung. Auch wenn der Eiter langsam secernirt wird, ist gewöhnlich die Continuitätslösung in der Zeit vernarbt, in welcher die Flüssigkeit aufs Neue entleert werden muss.

Mittelst der subcutanen Punction kann man auf der Innenfläche der Kysten Scarificationen machen und so, indem man diese dann comprimirt, die Vernarbung der Innenfläche mit sich selbst erhalten.

Punction von innen nach aussen.

Manche Punctionen werden von innen nach aussen verrichtet. Beim Steinschnitte mit der hohen Geräthschaft führt man die Pfeilsonde in die Blase und durchsticht mit dieser die vordere Wand dieses Organes von hinten nach vorn. Wenn man Nähte macht, so durchdringt man gewöhnlich mit der Nadel einen der Wundränder, indem man die Punction auf der innern Fläche der Haut beginnt.

Punction mit den Haken.

Wendet man den Museux'schen Haken an, so ist man fast immer gezwungen, die beiden Branchen desselben gleichzeitig in den Geweben zu fixiren und es wird dann unmöglich, das Manöver auszuführen, welches wir sogleich angeben werden. Sie lassen sich daher, wenigstens in der Mehrzahl der Fälle, schwer einführen, erfordern eine grössere Kraftentwickelung und die Gewebe fliehen unter dem Drucke, den sie auf diese ausüben. Man muss suchen diese Organe vorher festzuhalten oder mit dem Instrumente die durch dasselbe verursachte Zusammenfaltung zu verfolgen; ohne diese Vorsichtsmaassregeln könnten die Gewebe völlig entweichen oder auch schlecht erfasst werden.

Mag man nun den doppelten oder einfachen Haken in Gebrauch ziehen, immer muss das Instrument auf dem Zeigefinger eingeführt werden, wenn man in Höhlen operirt, wohin das Auge nicht zu dringen vermag. Der Haken wird dann am Griffe gehalten.

Wenn die Parthien, auf die man einwirkt, mehr oder minder oberflächlich liegen, so muss man, aus den eben angeführten Gründen, sie nöthigen Falles, wie unter allen andern Umständen, zuerst festhalten.

Beim Einbringen des Hakens in die Gewebe haben namentlich die jungen Wundärzte die üble Gewohnheit, auf dessen Convexität eben so stark als auf dessen Spitze zu drücken, und demzufolge dringt er entweder gar nicht ein oder er zerreisst blos die Oberfläche des Fleisches, in dem er nicht festsitzen bleibt. Will man diese grossen Uebelstände vermeiden, so befolge man nachstehende Prinzipien.

Der Haken wird mit der vollen Hand erfasst; der Zeigefinger allein wird nicht flectirt; seine Spitze ruht auf der Convexität des Instrumentes ohngefähr eine Linie von seiner Krümmung; die Spitze desselben wird perpendiculär auf den Theil applicirt, in welchen sie eindringen soll; sein Griff ist demnach stark gesenkt; nach Maassgabe, wie die Spitze in die Gewebe dringt, wird er in die perpendiculäre Lage zurückgeführt. Diese Bewegung giebt sich gewissermaassen an der Krümmung des Instrumentes zu erkennen, längs dessen die Hand in die Höhe steigt. Auf diese Weise lässt sich das Instrument leicht einbringen. Ich bestehe auf diesen Vorschriften, weil ich weiss, wie sehr oft sie unbeachtet bleiben und wie man sich leider gar nicht darum gekümmert hat.

Häufig wird man genöthigt, den Haken einem Gehülfen anzuvertrauen; diesen muss man dann auf den geringen Widerstand von Seiten der Muskeln aufmerksam machen, damit er sie nicht durch verhältnissmässig zu starke Tractionen zerreisse; auch muss dieser Gehülfe wissen, an welcher Seite sich die Convexität des Endes des Instrumentes befindet, und beauftragt sein, an dieser Seite den Griff mehr oder weniger zu neigen, damit die Gewebe nicht entweichen.

Man fixirt bisweilen die Haken auf Theile, die man nicht in die Höhe heben darf; um nun diese Instrumente auszuziehen, senke man sie nach der Concavität, welche das in den Geweben befindliche Ende des Hakens darbietet. Es ist dies gewiss eine höchst einfache Vorschrift, ich habe sie aber doch von vielen Chirurgen vernachlässigen sehen.

Untersuchende Punction.

Wir haben gesagt und sagen es nochmals, dass die Beschaffenheit der Geschwülste sehr genau zu diagnosticiren ist. In der That, je länger man die Chirurgie ausübt, desto mehr wird man von dieser Wahrheit überzeugt. Fehlen z. B. die Zeichen, um das Vorhandensein einer Hydrocele oder eines Anevrysma zu constatiren, so muss man nothwendig zu dem Explorationstrokar seine Zuflucht nehmen. Ein Gelehrter (Erudit) dieses Jahrhunderts, dessen Talent oft auch in dem hier in Rede stehenden Gebiete mangelhaft ist, sagt, dass seit Hey viele Practiker dieses Instrument empfohlen haben; man wird aber in den Berichten über die Sitzungen der königlichen Akademie der Medizin finden, dass der Oberarzt unserer Marine, Kéraudren, schon vor langer Zeit dieser gelehrten Gesellschaft anzeigte, dass die Explorationsnadel vor undenklichen Zeiten von den Indiern angewendet worden ist.

Man hat gerathen, sich des schmalklingigen Bistouris oder der Lanzette zu bedienen, sie würden aber in Fällen von Anevrysmen und selbst in solchen gefährlich sein, wo sie in verhärtete Gewebe eingreifen, die sie leicht entzünden könnten. Auch hat man fast unmittelbar danach Skirrhen in Krebse sich verwandeln sehen. Diese Ideen sollten den neuern Autoren nicht entgangen sein.

Was die Nadeln betrifft, welche man gewöhnlich anwandte, so müssen sie verworfen werden, weil sie sehr häufig der Flüssigkeit keinen Austritt gestatten, obwohl ihre Spitze breiter als ihr Körper ist, und weil im andern Falle meistens zu wenig davon entleert wird; die Rinne, welche manche von diesen Nadeln haben, kann nicht ausreichend sein.

Der Trokar für die Hydrocele ist im Allgemeinen zu gross und sein Einbringen in feste Geschwülste veranlasst ziemlich häufig Zufälle.

Ich gebe dem mit dem Namen Explorationstrokar belegten Instrumente den Vorzug, dessen Stiel in einer Canüle liegt, in der er beweglich ist. Dies Instrument ist weit dünner und es erzeugt ausserordentlich selten Entzündungen.

Man hat gesagt, dass in dem Momente, wo der Explorationstrokar in eine Flüssiges enthaltende Tasche gelange, er dadurch, dass er erst durch ein dichteres und dann durch ein minder dichtes Zwischengewebe hindurchgehe, der Hand ein Gefühl mittheile, das von dem Mangel an Widerstand herrühre. Man fügt hinzu, dass das Ende der Canüle, indem es eine Ortsveränderung der Moleculen, aus denen der Eiter oder das Serum besteht, bewirke, die ihm mitgetheilten zurückschlagenden (kippenden) Bewegungen sehr erleichtere, während sie hingegen sehr schwierig oder unmöglich würden, wenn es sich um eine feste Geschwulst handele. Auf diese Weise nahm man an, dass der Explorationstrokar unfehlbar sei. Wir theilen diese Meinung nicht: 1) Es giebt Fälle, in denen alle zur Entleerung der Flüssigkeit angewandten Mittel scheitern und wo eine zweite und eine dritte Punction nicht glücklicher als die erste ausfällt. 2) Was den von der Hand empfundenen Mangel an Resistenz und die Leichtigkeit betrifft, mit der die zurückschlagenden Bewegungen der Canüle des Instrumentes mitgetheilt werden, so beweisen sie in manchen Fällen nichts; so ward es mir einige Mal schwer, eine im Scrotum befindliche Geschwulst zu diagnosticiren; ich gebrauchte den Explorationstrokar, er lieferte alle Zeichen von dem Vorhandensein einer Flüssigkeit und nichts desto weniger zeigten sich nur einige Tropfen; der gewöhnliche Trokar vermochte nicht die angebliche Hydrocele zu entleeren; ich schnitt ein und fand den Testikel in einen breiartigen Zustand verwandelt. Diese höchst seltenen Ausnahmsfälle sind gewiss nicht genügend, um den Explorationstrokar zu verwerfen; sie können blos den Chirurgen daran mahnen, auf der Hut zu sein, denn dieses Instrument ist eines der tüchtigsten diagnostischen Mittel, welches die Chirurgie besitzt.

Acupunctur.

Eine Operation, welche in der Einsenkung einer oder mehrerer Nadeln in die Gewebe besteht und in China und Japan sehr in Gebrauch ist, wo sie mit der Moxa fast die ganze Therapie der Einwohner ausmacht.

Man hat gesagt und manche Chirurgen behaupten es noch, dass die Nadel ohne Nachtheil die wichtigsten Organe und Eingeweide, selbst das Herz, durchdringen könne. Versuche an Thieren haben bewiesen, dass sie Ecchymosen zu erzeugen vermag, obschon sie noch so umsichtig eingesenkt worden ist. Bieten diese Ecchymosen keine Gefahr dar? Wenn das Instrument durch Nervenstämme geht, wird es nicht sehr bedeutende Schmerzen hervorrufen? Ich appellire an die Physiologen.

Die Nadeln werden gewöhnlich in dem Umfange von einem bis anderthalb Zoll eingesenkt; es kann dies durch die ganze Dicke eines Gliedes geschehen, insofern man dabei wichtige Organe vermeidet.

Zur Verrichtung der Acupunctur bedient man sich entweder Nadeln von Gold, Stahl oder Silber; sie sind gerade, konisch, ziemlich dünn und verstählt; man giebt ihnen eine Härte, die sie unbiegsam macht, und befestigt sie gewöhnlich an einen gerinnten Griff, damit man sie leichter zwischen den Fingern hin und her wälzen könne; sie werden an einen Metallring angebracht, wenn man sie zur Electropunctur verwenden will; einige Chirurgen bringen sie in Canülen, die gerade so viel von dem Instrumente aufnehmen, als in den Organismus eindringen soll. Der Klöpfel, dessen man sich zu ihrer Einbringung höchst selten bedient, soll, wie man sagt, von Horn und verbleiet sein; er dürfte wohl auch aus einem andern Stoffe bestehen können.

Operatives Verfahren mittelst Stichen.

Man senkt blos auf einige Zeit die Nadel perpendiculär in die Gewebe und verursacht dann eine stärkere Reizung, weil ihre Maschen getrennt worden sind.

Verfahren mittelst gelinder und langsamer Schläge.

Man schlägt oder drückt mittelst des Klöpfels oder des Zeigefingers gelinde auf die Nadel, bis sie in die Haut eingedrungen ist, und beschliesst die Operation mittelst des vorigen Verfahrens. Es hält dieses Verfahren bezüglich seiner Wirkungen die Mitte zwischen dem vorigen und dem folgenden Verfahren.

Verfahren durch Rotation und leichten Druck.

Das Instrument wird auf die Haut applicirt; man wälzt es um seine Achse zwischen dem Daumen und Zeigefinger, welche gleichzeitig einen leichten Druck darauf ausüben, bisweilen hält man einige Secunden inne, damit die bewirkte Reizung geringer sei. Mittelst dieses Verfahrens senkt man sich oft im Collegium mehrere Nadeln in die obere Parthie der Gemelli, ohne dass so zu sagen der geringste Schmerz entsteht und ohne dass nur ein Blutstropfen entweicht; dann hat die Nadel keine Gewebe durchritzt, aber sie tritt in ihre Dicke, indem sie ihre Maschen auseinander bringt.

Das Einsenken einer Nadel kann ausreichen; häufig werden auch mehrere angewendet. Mit Ausnahme der Fälle, wo man das erste der von uns beschriebenen Verfahren zu Hülfe nimmt, senkt man eine nach der andern ein, könnte aber gleichzeitig mit jeder Hand eine einbringen.

Electropunctur.

Man verrichtet zuerst die Acupunctur; oft ist es unnöthig, die Nadel so weit wir angegeben einzusenken. Ist sie applicirt, so dient ein entsprechender Conductor dazu, sie mit einer galvanischen Säule oder der Leydener Flasche in Contact zu bringen; ich gebe der vom Dr. Constant James modificirten Electrisirmaschine den Vorzug. Bei ihrer Anwendung kann man die Wirkung des electrischen Fluidums besser bemessen. Wir brauchen wohl nicht zu bemerken, dass die Electropunctur weit energischer als die Acupunctur einwirkt.

Die Electropunctur kann gegen viele Krankheiten mit Erfolg in Anwendung kommen; sie soll in einigen Fällen von Ophthalmie, in chronischen Brustleiden u. s. w. gute Dienste geleistet haben. Ich habe sie bisweilen bei der Heilung weisser Geschwülste mit Vortheil gebraucht und bin der Meinung, dass man sich ihrer häufiger bedienen müsse. Die durch sie gesetzte Reizung steht, wie wir schon gesagt haben, in Verhältniss zu der Art und Weise, wie sie vollzogen wird, auch ist sie nach dem Zeitraume verschieden, während welchem die Nadel in den Geweben verblieben ist. Die Oxydation des Instrumentes, die mannigfachen Farben, die es zeigt, scheinen nicht von dem Krankheitszustande der Gewebe abzuhängen; es werden diese Phänomene auch bei ganz gesunden Thieren bemerkt; wahrscheinlich stehen sie mit der Idiosyncrasie in Verbindung.

Mittelst der Electropunctur bekämpft man auch ziemlich oft

recht vortheilhaft den Rheumatismus, die Nevralgien und gewisse Paralysen; häufig heilt sogar dies Mittel jene Krankheiten, namentlich die beiden letztgenannten. Die Electrizität ward sonst vielfach angewendet; jetzt ist sie fast durchgehends ausser Gebrauch gekommen.

Dies therapeutische Agens hat das Schicksal vieler anderer getheilt, weil es im Allgemeinen im Wesen des menschlichen und besonders des medizinischen Geistes liegt, nach verschiedenen und oft diametral entgegengesetzten Seiten hin Uebertreibungen zu begehen. In unsern Wissenschaften waltet der Empirismus; er ist bequemer, unendlich weniger anstrengend; ein gediegenes Urtheil, das überdies so selten zu finden, wird unnöthig. Es ist leicht einzusehen, dass man bei solchem Beginnen die besten therapeutischen Methoden gefährdet. Nimmt man in der That in allen Fällen ohne Unterschied zu einem Medicamente seine Zuflucht, so wird es nothwendig in sehr vielen ohne Erfolg bleiben, ja sogar sehr häufig schaden. Die Leidenschaften, der Unglaube und die Antipathie gegen die neuen Medicationen lassen keine Gelegenheit vorübergehen, sie schlecht zu machen und sie unter allen Umständen zu verwerfen; hätte man hingegen den guten Willen und wüsste man die Indicationen festzustellen und zu erfassen, so würde es ganz anders sein und man würde nicht mehr ein Vierteljahrhundert ein Mittel lobpreisen und ein anderes tadeln sehen. Meinerseits bin ich überzeugt, dass das hier in Rede stehende Mittel sehr kräftig einwirkt, wenn seine Anwendung nicht von einer Gegenanzeige verboten uud wenn es von geschickten Händen benützt wird. Von den sehr vielen Thatsachen, welche ich hier anführen könnte, will ich blos einige auswählen.

Eine Frau litt an einer Nevralgia supraorbitalis, die, gewöhnlich remittirend, bisweilen intermittirend, nur selten verschwand und dann mit erneuter Heftigkeit zurückkehrte, schon sechs Monate gedauert und den allgemeinen und örtlichen Blutentziehungen, sowie den theils durch den Mund, theils durch das Rectum, theils auch auf zuvor entblössten Hautstellen angewandten narcotischen Mitteln Widerstand geleistet hatte; die Vesicatorien waren ebenfalls gleich der China ohne Erfolg geblieben. Man griff zu der Electropunctur, in einer Zeit, in der es schien, als ob sich der krankhafte Zustand des Nerven, wenn er mit einer Entzündung zusammenhing, durch Minderung der letztern sehr herabgestimmt hätte; man benutzte den Augenblick, wo die Schmerzen minder ausgesprochen waren; zuvor hatte man aber die oft zu starke Reaction, welche die Vitalität den Erfolgen der Electrizität entgegenstellt, durch Blutentziehungen geschwächt. Die Electropunctur wurde jeden Tag angewandt und zwei Wochen waren genügend, eine vollkommene Heilung zu erhalten.

Ein Italiener litt sehr stark an einer Nevralgie in dem untern Zahnkanale, die eine bis mehrere Stunden anhaltenden Schmerzen erneuerten sich in einem Tage zwei bis drei Mal. Alle hier angezeigten Mittel erwiesen sich als nutzlos, nur die Electropunctur nicht. Wir wandten sie fünfzehn Tage ohne Erfolg an und waren schon im Begriffe, damit aufzuhören, als ich auf den Gedanken gerieth, dass sie vielleicht glücklicher einwirken dürfte, wenn sie mit örtlichen Blutentziehungen verbunden würde; meine Erwartung wurde nicht getäuscht und der seit achtzehn Monaten schon leidende Kranke wurde binnen sechs Wochen geheilt, während welchen wir von Zeit zu Zeit mit den therapeutischen Mitteln Pausen eintreten liessen. Noch muss ich bemerken, dass die Besserung Anfangs stationär blieb, sich dann nur langsam steigerte und zuletzt sehr rasche Fortschritte bis zur völligen Heilung machte. Binnen zwei Jahren hat mir der Kranke auf mein Ersuchen öfter geschrieben; die Nevralgie ist nicht wieder erschienen.

Eine Person von zweiundzwanzig Jahren war seit vier Jahren von einer Bewegungsparalyse der untern Extremitäten befallen; die Gliedmaassen besassen eine normale Sensibilität, die Constitution war gut, blos durch die stete Ruhe geschwächt, die Functionen des Darmkanales und Harnapparates gingen gehörig von statten; an dem untern Theile der Wirbelsäule, die übrigens keinen Bildungsfehler nachwies, bestanden ziemlich heftige Schmerzen, die weder durch Druck hervorgerufen noch vermehrt wurden und fast permanent blieben in den verschiedenen Abstufungen der Exacerbation und Remission. Von Zeit zu

Zeit beobachtete man schnelle und augenblickliche Zusammenziehungen, namentlich an den Beinen. Der moralische Zustand
war sehr übler Natur, die Ursache der Krankheit unbekannt, die
Menstruation normal, in den Geschlechtsorganen keinerlei Affection; die untern Gliedmaassen waren sehr abgemagert.

Die Electrizität wurde ein Jahr nach der Entwickelung der
Krankheit angewendet, diese verschlimmerte sich aber danach;
die innerlich verabreichten Mittel, um die Muskelcontractionen anzuregen, zeigten sich schädlich, ebenso die Cauterien,
Moxen, das Glüheisen, arzneihaltige Douchen, Vesicatorien,
heisse Mineralwässer u. s. w. Da alle diese Mittel fruchtlos geblieben waren, so hatte die Patientin ihre Krankheit seit achtzehn Monaten der Natur überlassen. Als ich sie zum ersten Male
sah, walteten an der untern Parthie der Wirbelsäule heftige
Schmerzen ob und der Krankheitszustand war der oben angegebene; er schien mir empirisch behandelt worden zu sein und
ich war der Meinung, es könne eine rationelle Behandlung vielleicht noch einen erwünschten Erfolg erzielen. Ich schlug sie
vor; man willigte mit einer Art Gleichgültigkeit ein.

Ich liess unterhalb der Nieren Blutegel setzen, welche die
Schmerzen um etwas milderten, Eselsmilch trinken und verordnete innerlich einige Narcotica; fünfzehn Tage darauf wiederholte ich, der Kräftezustand gestattete es, die örtliche Blutentziehung, die wiederum einige Besserung bewirkte. Im zweiten Monate und vier und zwanzig Stunden nach der Cessation
der Catamenien verordnete ich einen ableitenden Aderlass von
drei Unzen; die wieder im Sinken begriffene Besserung steigerte
sich diesmal merklich. Zweimal hinter einander griff ich immer
den andern Tag nach Aufhören der Regeln zu diesem Mittel.
Die Schmerzen in der Wirbelsäule wurden sehr gering und die
spasmodischen Zusammenziehungen in den untern Extremitäten
liessen sich fast gar nicht mehr bemerken. Ich wandte successive fünf Moxen an.

Im Anfange des sechsten Monates konnten sich die untern
Gliedmaassen ein wenig bewegen; Schmerz war fast gar nicht
vorhanden, die krampfigen Contractionen hatten aufgehört. Ein-

stellung der Antispasmodica, successive Application von drei Moxen.

Im achten Monate geht die Kranke ziemlich gut an zwei Krücken.

Im zehnten Monate machte die Besserung keine Fortschritte mehr und ich griff zu der Electropunctur, welche, unter passenden Umständen angewendet, mir ein gewisses Vertrauen einflösste. Sie verursachte Anfangs einige Schmerzen. Ich gebrauchte sie nur alle fünf bis sechs Tage; ihre Einwirkung verlor an Heftigkeit, die Myotilität (Muskelbeweglichkeit) nahm langsam zu. Die Kranke ward nun den Nadeln und der Electrizität unterworfen, zuerst zwei, dann drei und selbst vier Mal in der Woche. Dies Mittel zeigte keinerlei Nachtheile, die Krankheit besserte sich bedeutend, im zwölften Monate konnte die Patientin, wenn auch schwierig, allein gehen. Es wurde mit dem Gebrauche der Electrizität fortgefahren.

Im vierzehnten Monate beginnt die Locomotion ziemlich sicher zu werden und wird etwas länger ertragen. Jede Art von Medication ist eingestellt. Die untern Gliedmaassen bleiben etwas schwach; die dann noch drei Monate lang angewandten heissen Mineralwässer vervollständigten die Heilung, welche nun schon seit drei Jahren sich erhalten hat.

In Verbindung mit dem Dr. Constant James habe ich im Maison de santé auf dem Boulevard Mont-Parnasse eine junge Person behandelt, deren Zustand die grösste Aehnlichkeit mit dem in dem eben erzählten Falle hatte, und es wurden auch, mit Ausnahme der Nadeln, die nämlichen Mittel in Anwendung gebracht. Die Dame ist fast geheilt in ihr Vaterland zurückgekehrt; nach sechs Monaten war nur eine geringe Schwäche unter den Nieren, wenn sie viel gegangen war, zurückgeblieben.

Im Allgemeinen beachtet man die Electrizität bei der Behandlung der Amaurose viel zu wenig. Vergessen wir nicht zu bemerken, dass wenn in allen derartigen Fällen die Ursache der Paralyse im Gehirne ihren Sitz hat und abermalige Apoplexien zu befürchten sind, die excitirenden Mittel sehr gefährlich werden und diese ausser Gebrauch kommen müssen.

———————

Von den Blutentziehungen.

Die Blutentziehungen zerfallen in allgemeine und örtliche; die erstere besteht in der Eröffnung eines ziemlich grossen Gefässes und scheidet sich wieder in die Phlebotomie, Veneneröffnung, und Arteriotomie, Schlagadereröffnung; die örtliche Blutentziehung darf nur sehr kleine Gefässe interessiren und wirkt besonders mehr auf das Capillargefässsystem ein.

Von der Phlebotomie im Allgemeinen.

Die Alten gaben dem Aderlasse verschiedene Benennungen, je nach den Wirkungen, die sie damit erzeugen wollten; allein die von ihnen aufgestellten Eintheilungen entbehren fast jeglicher Begründung. Nach dem jetzigen Zustande der Wissenschaft müssen bloss folgende angenommen werden: Man nennt den Aderlass entleerend oder spoliativ, wenn er einzig und allein den Zweck hat, die Blutmenge zu verringern; man nennt ihn derivativ oder ableitend, wenn er neben der genannten Wirkung gleichzeitig auch noch das Blut nach der geöffneten Gefässstelle hinzieht. Die Erfahrung hat in der That gelehrt, dass eine Gebärmutterblutung gewöhnlich durch die letztgenannte Art des Aderlasses am Arme zum Stillstande gebracht wird, während die erstere Art nicht nur fast immer vergeblich ist, sondern auch meistens die Krankheit noch steigert. Bekannt ist es, dass wenn man in dem beregten Falle am Fusse eine kleine Quantität Blut entziehen wollte, man die Metrorrhagie vermehren würde. Wir haben uns hierüber in der Clinique chirurgicale etc. (Th. I. p. 38.) näher ausgesprochen und unbestreitbare Beläge, so wie vielfache Thatsachen zur Begründung des ableitenden Aderlasses angeführt.

Bevor man den Aderlass unternimmt, überzeuge man sich, ob das Individuum seit wenigstens vier oder fünf Stunden nichts gegessen habe. Oft sind bei Frauen die Aermel der Kleider zu enge, der Operateur schiebt sie meistentheils nur in die Höhe, applicirt die Ligatur, öffnet die Ader und in der Regel hört dann sehr bald das Blut zu fliessen auf. Häufig habe ich nun von jungen Wundärzten eine zweite Venäsection vornehmen sehen. Dieser Uebelstand wird vermieden, wenn man die Kranke sich entkleiden lässt, denn das Aufhören des Blutausflusses war von dem durch die Kleidungsstücke auf das Arteriensystem ausgeübten Drucke bedingt. Man würde in Fällen, wo die Gegenwart der Gefässe schwierig zu ermitteln ist, weniger oft den Aderlass aufgeben, wenn man die Ligatur längere Zeit, eine halbe oder ganze Stunde, zuvor applicirte und man den Kranken während dessen häufig die Muskeln contrahiren liesse, um den Rückfluss des Blutes nach den oberflächlichen Venen zu befördern. In manchen Fällen ist jedoch die Haut sehr geneigt, sich zufolge der kreisförmigen Compression, wenn diese auch nur eine kurze Zeit gedauert hat, zu injiciren, stark zu röthen oder wohl auch einigermassen blau zu werden, wodurch grössere Schwierigkeiten entstehen. Dann darf demnach diese Compression nicht zu lange fortgesetzt werden.

Was das heisse Bad betrifft, in das man das Glied taucht, so gebrauche man es nur in den Fällen, wo man alle andern Hilfsmittel schon erschöpft hat, denn so vortheilhaft es auch manchmal sich erweisen mag, so kann es doch auch den Nachtheil haben, die Haut anzuschwellen, zu congestioniren und sie eben so wie das subcutane Zellgewebe zu verdicken, wodurch die Blutadern nur noch mehr maskirt werden.

Die subcutanen Venen, besonders die der untern Extremitäten, enthalten des Morgens, wenn der Kranke noch im Bette liegt, weit weniger Blut; es kann dann der Aderlass schwierig sein. Der Kranke muss daher aufstehen und sich, wenn es möglich ist, einige Bewegung machen.

Bei Frauen aus den untern Volksklassen, welche ihre obern

Extremitäten viel anstrengen und stark beleibt sind, lässt sich der Aderlass gewöhnlich leicht ausführen und dies kommt nicht etwa bloss daher, weil die Venen voluminöser sind, sondern auch, weil die Entwickelung ihrer Vorderarme in keinem Verhältnisse zu der ihres übrigen Körpers steht. Der häufige Druck der contrahirenden Muskeln auf das subcutane Zellgewebe des Vorderarmes scheint die Ursache dieser relativen Atrophie zu sein.

Wir haben uns an sehr vielen Leichen, welche uns zur Verfügung standen, überzeugt, dass das Volumen der Gefässe fast immer im Verhältniss zur Entwickelung des Muskelsystems steht; daher sind bei Frauen, welche eine erschlaffende Lebensweise führen und sehr dünne Muskeln haben, die von einem mehr oder minder reichlichen Zellgewebe bedeckten Venen gewissermassen abgeplattet und gewöhnlich klein; sie können nur schwer, ohne sie ganzlich zu durchdringen, geöffnet werden. Unter solchen Umständen würde man bei der Vena mediana basilica, die gleichsam an der Arteria brachialis angeklebt ist, grosse Gefahr laufen, die genannte Schlagader zu verletzen, wenn man nicht die Regeln beobachtete, welche wir sehr bald angeben werden.

Einige Betrachtungen über die Wirkungen des Aderlasses mögen hier ihren Platz finden. Bei Frauen ersetzt sich der Blutverlust ungemein leicht; in vielen Fällen muss man mehr auf die Diät als auf die Blutentleerungen rechnen.

Wenn nach einer chronischen Entzündung eine acute in die Erscheinung tritt und die ersten Aderlässe den Puls sehr herabgestimmt und den Kranken sehr geschwächt haben, so wird in der Regel kein Blut mehr gelassen, wenn auch die Krankheit noch fortbesteht, denn die Erfahrung hat gelehrt, dass dann die Blutdepletion den grossen Uebelstand erzeugt, die Hülfsquellen, welche die Natur gegen die Krankheit besitzt, zu vermindern. Hat die Phlegmasie die Gewebe desorganisirt, so sind die Blutentziehungen und die Diät die sichersten Mittel, den Kranken sterben zu lassen; man traue demnach nicht der empirischen Vorliebe, welche einige Aerzte für die Blutentziehungen hegen. Im Allgemeinen weichen die oberhalb des Zwerchfelles auftretenden Entzündungen weit leichter dem Aderlasse, als die unterhalb desselben erscheinenden. Am Fusse öffnet man eine Vene gewöhnlich nur, um die Krankheiten des Gehirnes und seiner Anhänge zu bekämpfen.

Die grossen Aderlässe, d. h. solche, wodurch man eine bedeutende Menge Blut entzieht, sind bei sehr acuten Phlegmasien zweckmässig; haben sich aber die entzündlichen Zufälle vermindert und erfordern sie nichts desto weniger noch Blutemissionen, so verdienen die weniger copiösen und häufiger wiederholten Aderlässe den Vorzug. Die Erfahrung hat diesen Vorschlag bei Brustwunden ganz besonders bestätigt.

Eine Entzündung ist bisweilen so heftig, dass die gesammte Vitalität sich in dem afficirten Organe ausschliesslich zu concentriren scheint; der Kranke befindet sich dann in einem Zustande äusserster Schwäche, den die Alten sehr gut mit dem Namen Oppressio virium bezeichneten. Hier ist die Phlebotomie sehr dringend nothwendig, um einem gleichsam unmittelbaren Tode oder organischen Transformationen, die später lethal werden, zuvor zu kommen.

Wir brauchen wohl kaum zu erwähnen, dass die allgemeine Blutentziehung bei einem parenchymatösen Organe den Vorzug verdienen und dass die örtliche Blutentziehung dagegen bei Phlegmasien der membranösen Gewebe, die unmittelbar dem Einflusse des Capillar-Kreislaufes unterstellt sind, in Gebrauch kommen müsse; besteht jedoch kein biliöser Zustand, ist der Patient stark und robust und sind die entzündlichen Erscheinungen sehr entwickelt, so muss man vorher einen Aderlass anstellen. Viele andere ebenfalls höchst wichtige Betrachtungen können hier wohl bei Seite gelassen werden, da sie, wie ich fürchte, mich wohl zu weit führen würden; man wird darüber ein Mehreres in der Clinique chirurgicale im Kapitel: Ueber die Blutentziehungen im Allgemeinen (Th. I.) vorfinden.

Der Aderlass wird gewöhnlich im Armbuge, auf dem Vorderarme, auf der Handwurzel, an den Venae saphenae (ext. und int.) und an der Vena jugularis externa verrichtet. Bouchet in Lyon hat mit sehr grosser Schnelligkeit dadurch eine Ophthalmie geheilt, dass er die Vena nasalis öffnete, deren Theilung mit der der gleichnamigen Arterie zusammentreffen muss. Es frägt sich, ob in den Fällen, wo der Zustand der Theile die oberflächlichen Venen an den obern und untern Extremitäten, so wie am Halse durch das Gefühl nicht erkennen lässt, oder auch ob, wenn diese Venen zu klein sind und fast kein Blut liefern, die Cephalica in dem Muskelinterstitium, welches der Pectoralis major und der Deltoides bilden, geöffnet werden könne; wir werden bald darauf antworten.

Die nöthigen Instrumente und Verbandstücke zum Aderlasse sind:

1) Die Ligatur, eine Binde von rothem Tuche oder alter Leinewand ohne Naht und Saum; sie ist ohngefähr drei Querfinger breit und eine Elle lang und bestimmt, einen circulären Druck zu bewirken, welcher den oberflächlichen venösen Kreislauf hemmt, das Blut in den Gefässen zurückhält, diese erweitert und sichtbarer macht. Ihre Wirkung wird bisweilen durch eine mehrfach zusammengeschlagene und vorher auf den Verlauf der zu eröffnenden Vene gelegten Compresse verstärkt.

2) Die Lanzette, wovon es mehrere Arten giebt. Die gerstenkornförmige ist fast bis zu ihrer stark verstählten, wenn auch kurzen Spitze egal breit, die haferkornförmige wird fast zu ihrer Spitze hin allmählig schmäler, letztere ist demnach länger als die vorige; die schlangenzungenförmige oder pyramidenförmige hat eine noch längere Spitze, als die haferkornförmige.

3) Ein Lancetier oder jeder andere runde Körper von derselben Grösse.

4) Ein Stückchen zartes Rehleder (Canepin), um die Lanzette versuchen zu können.

5) Ein kleiner Haken, ein Stilet, eine Sectionspinzette, eine Scheere, ein Gefäss zum Auffangen des Blutes, Compressen, lauwarmes Wasser, eine zweite Binde zum Verbande, etwas spirituöse Flüssigkeit, ein fetter Körper, den man auf die Wundränder bringt, damit deren Vernarbung verhindert werde, wenn die nämliche Oeffnung zu mehreren Blutentziehungen noch dienen soll. Dürfte aber dieser fremde Körper, der Mangel der unmittelbaren Vereinigung oder auch die Ruptur einer mehr oder minder vollständigen Vernarbung nicht weit eher eine Phlebitis

befürchten lassen, als wenn man das Gefäss jedesmal an einer andern Stelle öffnete? Ferner ist noch ein Stück Zeug nöthig, damit der Kranke nicht befleckt werde, und ein Gehülfe, der das zum Blutauffangen bestimmte Gefäss hält. Wird der Aderlass bei Nacht vorgenommen, so lasse man zwei Lichter anzünden.

Fürchtet man, der Kranke werde während der Operation gefährliche Bewegungen machen, so suche man seine Aufmerksamkeit zu zerstreuen, folge seinen Bewegungen oder vermeide diese oder aber lasse ihn festhalten, wenn er gar zu kleinmüthig ist, Delirien oder Convulsionen hat.

Der Chirurg muss mit beiden Händen operiren können (ambidexter sein), wäre es auch nur darum, um den Laien gegenüber seinen Ruf zu wahren, die sonst leicht meinen könnten, die Natur habe ihm eine chirurgische Hand versagt. Mehrmals sah ich, wie in Folge dessen die Kranken sich weigerten, die Phlebotomie verrichten zu lassen. Uebrigens ist noch zu erinnern, dass der Aderlass an beiden Armen mit ein und derselben Hand eben so leicht und mit dem nämlichen Erfolge vorgenommen werden kann, als wenn man das umgekehrte Prinzip befolgt.

Keinenfalls darf der Aderlass geschehen, ehe man nicht die Gegenwart der Vene wenigstens durch das Gefühl constatirt hat. Anomalien erfordern zuweilen die Phlebotomie an ungewöhnlichen Orten, wie am Vorderarme, auf dem Fussrücken u. s. w.

Die haferkornförmige Lanzette verdient den Vorzug, wenn man ein tief liegendes Gefäss öffnen will; sie verursacht eine kleine Wunde und nachher eine minder difforme Narbe, was bei Frauen namentlich in Anschlag zu bringen ist.

Die schlangenzungenförmige oder pyramidenförmige Lanzette besitzt in einem hohen Grade die eben erwähnten Vortheile, aber sie ist ziemlich schwer zu handhaben und setzt eine zu kleine Continuitätslösung. Sie wird im Allgemeinen nur wenig angewendet.

Die gerstenkornförmige Lanzette convenirt den Anfängern, wenn sie grosse Venen öffnen, sie haben dann nur zur Ausführung der Operation eine einfache Punktion zu machen; aber diese Lanzette führt den Uebelstand mit sich, dass sie zu ausgedehnte Wunden setzt, namentlich wenn sie tief eindringt;

es entstehen dadurch grosse Narben, worüber die Frauen den Chirurgen oft Vorwürfe machen, auch verengern oder obliteriren diese Narben die Venen weit leichter und es kann hieraus der Nachtheil erwachsen, dass man später daran keinen neuen Aderlass vornehmen kann.

Die Lanzette, deren Klinge mit dem Hefte (den Schalen) einen rechten Winkel bilden muss, wird auf einem Stückchen ausgespannten feinen Rehleder (Canepin) versucht; wenn sie gut ist, so muss sie fast durch ihr eignes Gewicht dasselbe durchdringen und dabei kein Geräusch machen; dann wird sie in den Mund gebracht und zwischen den Kinnladen festgehalten; man kehrt ihre Spitze nach der Seite, welche der Hand, mit der operirt werden soll, entgegengesetzt ist.

Der Operateur ergreift das Instrument mit dem theilweise auf der Klinge und deren Charniere ruhenden Daumen; der Mittelfinger liegt auf der diametral gegenüber befindlichen Fläche; der Zeigefinger, welcher nur wenig von der Spitze entfernt auf die Klingenfläche gebracht wird, ist bestimmt, den Umfang der Klinge zu begrenzen, welcher in die Gewebe eindringen soll. Diese Finger sind alle mehr oder minder in halber Flexion. Eine zweite Art, die Lanzetten zu halten, besteht darin, dass man den halbgebogenen Daumen und Zeigefinger gleichzeitig auf die Klinge des Instrumentes und seine Gelenkverbindung auflegt; auch kann man diese Finger blos so auf die Klinge bringen, dass sie von ihr nur so viel frei lassen, als in die Weichtheile eindringen soll. Im Allgemeinen werden die beiden letzteren Positionen vorgezogen; sie gestatten eine leichtere Extension und Flexion der Finger. Stets werden die zwei oder drei übrigen Finger ausgestreckt und von einander gehalten, sie geben in der Nähe der zu eröffnenden Vene den Stützpunkt für die Hand ab.

Der Chirurg verschafft sich Gewissheit über die Lage der Arterien und ihre Anomalien, nimmt Kenntnis von der Position der Sehnen und untersucht überhaupt Alles mit der gewissenhaftesten Aufmerksamkeit. Die Exploration wird mit dem Zeigefinger vorgenommen, welcher, succesive auf mehrere Punkte der Haut gebracht, einen langsamen und graduirten Druck ausübt. Dieser Druck werde auf eine jähe Weise eingestellt, ohne dass jedoch der Finger die Tegumente verlasse; indem so das Lumen des Gefässes verringert oder verstrichen wird, bewirkt das Blut, dessen Circulation behindert oder suspendirt ist, einen stärkern Impuls. Nur für einen wenig Geübten möchte es sich passen, mit dem Nagel den Theil der über der Arterie befindlichen Tegumente zu markiren, um sie nicht aus dem Gesichte zu verlieren. Man muss sich von der Lage der Schlagadern überzeugen, ehe man die Ligatur anlegt, denn da diese den Blutlauf sehr mässigt, so würde man manchmal die Arterien nicht ermitteln können. Was die Venen betrifft, so sieht man sie; man nimmt sie noch besser wahr, wenn die Compression etwas über der Stelle, wo sie gesucht werden, angebracht wird.

Die Regeln bei der Anlegung der Ligatur werden bei dem Aderlasse am Arme angegeben werden, auch werden wir dort noch über anderweitige allgemeine Principien Rücksprache halten.

Indem das Gefäss mit dem Daumen festgehalten wird, welcher es in einer kleinen Entfernung von der Stelle, wo es eröffnet werden soll, comprimirt, nähert man der Vene die Spitze des Instrumentes; die halbgebogenen Finger werden ausgestreckt und senken sie da ein; auf diese Weise kommt der erste Act, die Punction, zu Stande. Dann schreitet man zum zweiten Acte, welcher mit dem Namen der Elevation, Erhebung bezeichnet wird und darin besteht, dass man mit der Lanzette, indem die Finger noch mehr extendirt und erhoben werden, eine umkippende (zurückschlagende) Bewegung macht, mittelst welcher die Spitze nach oben und das Heft nach unten gebracht wird.

Ein Chirurg, der erst ganz neuerdings geschrieben, wiederholt in seinem Buche, dass man nach der Punction der Vene zur Vergrösserung der Wunde die Hand erheben und nach vorn bringen müsse; es ist aber vergessen worden, dass bei einem solchen Verfahren die Finger ihren Stützpunct auf den Tegumenten verlieren, ihn allein auf der Lanzette nehmen und diese zu tief einsenken können; überdies stimmen alle Practiker, welche die operative Medicin gehörig studirt haben, darin überein, dass es vorzuziehen ist, die Gewebe von innen nach aussen einzuschneiden und damit zu endigen, dass man dem Instrumente von innen nach aussen eine umkippende Bewegung mittheilt, bei welcher man es mehr nach sich zieht als es vor sich hinstösst; denn Jedermann weiss, dass bei dem ersten Verfahren die Haut bei weitem weniger leicht als bei dem zweiten entflieht.

Um das Aufwühlen der Tegumente in einer grössern Strecke zu vermeiden, dringe das Instrument im Allgemeinen perpendiculär in das Gefäss ein; liegt es tief, so operire der Chirurg mit einer gewissen Langsamkeit, um den Mangel an Widerstand wahrzunehmen, welcher sich kund giebt, wenn man in das Lumen des Gefässes gelangt ist, um dem Blute Zeit zu gönnen, längs der Lanzettenklinge hinzugehen, nach aussen hervorzutreten und auf eine sicherere Weise anzuzeigen, dass die Vene geöffnet sei. Man verfehlt sie oft oder durchsticht sie auch wohl ganz, weil man mit übertriebener Schnelligkeit operiren will.

Operirt man an dem Punkte der Mediana basilica, welcher der Arteria mediana oder dem Nervus medianus entspricht, so muss man, namentlich in den schwierigen Fällen, die Lanzette in einer der perpendiculären mehr oder minder entfernten Position, je nach den Umständen, eindringen lassen, um die genannten Organe zu vermeiden.

Die kleinen Venen müssen quer eingeschnitten werden, denn wollte man sie auf eine andere Art spalten, so würden sie nicht Blut genug liefern. Man nehme sich in Acht, sie ganz zu durchschneiden. Ist das Gefäss von einem gewöhnlichen oder grössern Umfange, so öffnet man es schief, d. h. der in demselben bewirkte Schnitt bildet mit seiner Achse einen Winkel von fünf und vierzig Graden. Angeblich soll dadurch die Phlebitis weit eher vermieden werden.

Der der Achse der Vene parallele Einschnitt wird für die Fälle aufgespart, wo das Blut der Indication zufolge langsam fliessen soll und wo bei der Hemmung des Blutflusses Schwierigkeiten zu besorgen sind. Allein der hier in Rede stehende Einschnitt liefert fast niemals Blut genug, es müsste denn das Gefäss sehr gross sein und nicht von den Muskelfasern wieder bedeckt werden.

Die Wunde, welche bei der Venäsection bewirkt wird, hat gewöhnlich eine Länge von ohngefähr zwei Linien; bei einer mehr oder weniger starken Corpulenz kann sie zwei bis drei

Linien lang sein; man muss ganz besonders darauf achten, sie nicht zu sehr auszudehnen, namentlich bei Personen, die den Vorderarm oft entblössen. Die Frauen beklagen sich oft — wir wiederholen es — über die zu grossen Narben in Folge des Aderlasses.

Stets muss man, wenn es die Umstände gestatten, den Aderlass über und noch besser unter der Stelle vornehmen, wo die Vene Narben darbietet. Die pathologische Anatomie hat in der That nachgewiesen, dass sie oft das Gefäss verengern und gar nicht selten es auch obliteriren. Nach dem eben Gesagten soll man, wenn man nicht anders kann, den Aderlass an der Stelle der Vene versuchen, die bereits mehrmals geöffnet worden, eine Meinung, welche keine sehr allgemeine Annahme gefunden hat; pflichtet man ihr nicht bei, so kann man gezwungen werden, den Aderlass aufzugeben. Während ich am Cadaver die Operationen einüben liess, hatte ich eine sehr grosse Anzahl Leichen zu meiner Verfügung, deren Venen früher mehr oder minder häufig geöffnet worden waren, und ich habe seit mehreren Jahren keine Gelegenheit vorbeigehen lassen, die pathologische Anatomie dieser Venen zu studiren. Hier die Resultate, zu denen ich gekommen bin.

Wenn die Vene nur ein- oder zweimal geöffnet worden war, und wenn auch diese Oeffnungen sehr nahe aneinander lagen, so habe ich oft gesehen, dass das Gefäss seinen Rauminhalt noch vollständig besass, und war dieser vermindert, so handelte es sich stets nur um eine Kleinigkeit. Ich habe niemals in dem in Rede stehenden Falle eine vollständige Obliteration angetroffen.

War die Phlebotomie sechs-, acht- oder zehnmal an dem nämlichen Gefässe und auf einander nahen Punkten vorgenommen worden, so bestand stets eine Verengerung, welche den Rauminhalt des Gefässes gewöhnlich um die Hälfte, zwei Drittel oder drei Viertel vermindert hatte; bisweilen war aber auch die Coarctation nur sehr wenig ausgesprochen. Auf Grund dieser Thatsachen habe ich demnach mit Recht den Rath ertheilt, die Venaesection an der Stelle der Gefässe vorzunehmen, wo bereits eine Oeffnung, und wenn selbst zu wiederholten Malen, gemacht worden war. Diese Vorschrift, ich wiederhole es, muss befolgt werden, wenn die Ausführung des Aderlasses an einem andern Orte nicht gestattet ist.

Man nennt einen weissen Aderlass denjenigen, bei welchem die Vene nicht geöffnet worden ist; liegt die Wunde auf dem Verlaufe des Gefässes, so senkt man das Instrument aufs Neue ein, im entgegengesetzten Falle aber versucht man die Haut zu verschieben, die Continuitätslösung auf die Achse des Gefässes zu bringen und sie da zu erhalten, um die Lanzette einzusenken und das Blut ausfliessen zu lassen.

Die in dem Gefässe bewirkte Oeffnung ist bisweilen zu klein; ergiesst sich dann das Blut in das Zellgewebe, oder muss es schneller entleert werden, so ist der Einschnitt leicht zu vergrössern.

Wenn man auf der Haut Tractionen vornimmt, so stellt man den Parallelismus der Wundränder wieder her und erleichtert dadurch den Blutfluss; verstopft ein Zellgewebsflocken mehr oder minder vollständig die Oeffnung und verhindert den Ausfluss des Blutes, so entferne man ihn mit einem Stilet, einer Sectionspinzette oder einem kleinen Haken, trage aber dabei besonders Sorge, mit diesen Instrumenten nicht in das Gefäss einzudringen, um keine Phlebitis zu veranlassen. Man könnte jenen Flocken wohl auch mit der Scheere hinwegnehmen.

Häufig wird das Hervorspritzen des Blutes dadurch erlangt, dass man die Ligatur fester anzieht oder auch lockerer macht.

Wäre der Kranke von einer Ohnmacht bedroht, so wird man ihn zu ermuthigen suchen, und falls er zu verzagt würde, so wird man die bei dem Aderlasse am Arme angezeigten Mittel in Anwendung bringen.

Die Quantität Blut, welche man gewöhnlich durch einen Aderlass entleert, beträgt sechs bis neun Unzen oder zwei bis drei Paletten*); sie kann aber von einer bis zu zwölf und sie-

---

*) Dieses Maas findet sich gegenwärtig wohl nur noch in Spitälern, besteht meistens aus Zinn und hat gewöhnlich die Form einer kleinen runden Schale, die viel breiter als tief, an ihrem Eingange sehr weit ist und sich ziemlich plötzlich verengert. Aeusserlich hat sie einen Anhang oder eine Art Ohr, um sie leichter fassen zu können. Der Rauminhalt der Palette beträgt bald drei, bald vier Unzen; manchmal ist dieses Gefäss viel.fach, d. h. eine einzige Palette vereinigt die Capacität mehrerer in sich-

ben und zwanzig Unzen variiren. Ich habe diese letztere Blutmenge von meinem Vater entziehen sehen, er ahmte Paré nach.

Der Aderlass von vier Pfund, wie Velpeau anräth, scheint mir zum mindesten erschrecklich.

Will man sich der nämlichen Continuitätslösung zu einem abermaligen Aderlasse bedienen, so bringt man eine fette Substanz, einfaches Cerat, zwischen die Wundränder und applicirt, ohne die Vereinigung per primam intentionem zu versuchen, die zur Bluthemmung bestimmte Binde. Soll das Blut aufs Neue fliessen, so nimmt man einfach den Verband ab und legt die Ligatur wieder an. Hat die Vernarbung der Continuitätslösung begonnen, so macht man mässige Tractionen nach der entgegengesetzten Seite, man zerreisst die noch frische Narbe; Frictionen und nachher gelindes Drücken in einiger Entfernung von der Wundstelle des Gefässes unterstützen den beabsichtigten Zweck. Wir bemerken, dass dieses Mittel weit mehr einer Phlebitis aussetzt und dass es uns nach den eben angegebenen Thatsachen vorzüglicher erscheint, eine neue Phlebotomie anzustellen. Viele Chirurgen bringen ein geknöpftes Stilet bis in die Vene; Chaussier hat das Vorhandensein der Sensibilität dieses Gefässes nachgewiesen; wir haben bereits angeführt, dass dieses Stilet höchst gefährlich ist; wir verwerfen es.

Der Verband, welchen man zur Hemmung des Blutes anlegt, lässt es bisweilen fortfliessen; dann gebrauche man, anstatt einer gewöhnlichen Compresse, eine oder mehrere graduirte Compressen.

Bei den meisten Personen ist die Wunde schon am andern Tage nach der Operation vernarbt und man kann dann den Verband abnehmen. Man rathe dem Kranken, das Glied nicht sehr anzustrengen und besonders damit solche Bewegungen zu vermeiden, welche Zerrungen der Narbe veranlassen; während einiger Tage darf er keine Wolle auf der Haut tragen, damit jedwede

---

Wenn man sich dieser kleinen Gefässe bedienen will, so setzt man entweder mehrere auf eine und die nämliche Schüssel oder auf besondere Teller. In Deutschland stellt man bekanntlich mehrentheils Tassenköpfe in das zum Blutauffangen bestimmte Gefäss.

D. d. Bearb.

Reizung vermieden werde. In manchen Fällen muss die Bandage wenigstens acht und vierzig Stunden am Orte verbleiben; sie muss jeden Morgen abgenommen und nachgesehen werden, ob sich nicht unter ihr irgend ein gefährlicher krankhafter Zustand entwickelt habe; dann legt man eine feine mit Cerat bestrichene Compresse auf und darüber wieder die Binde an; hängt etwa das Linnen an der noch nicht vernarbten Continuitätslösung irgend wo fest, so löse man es durch Befeuchten mit lauwarmem Althaeawasser ab und mache gelinde Tractionen in der Richtung des grossen Durchmessers der Wunde. Noch ist zu bemerken, dass man mittelst eines vorherigen leichten Druckes ober- und unterhalb derselben die Wundränder in Annäherung erhalten wird.

Bei magern Personen verschieben sich die Venen leichter als bei mehr oder minder wohlbeleibten. Liegt bei den letztern das Gefäss tiefer, so wird es durch das weit reichlicher vorhandene Zellgewebe um so mehr von der Arterie entfernt.

Das Abwischen der Lanzette.

Hat man nun die Vene entsprechend geöffnet, so bringt man das Heft der Lanzette wieder in den Mund, wenn es nämlich nicht von Blut befleckt ist; man kann das Instrument wohl auch auf ein Möbel legen, nachdem man seine Klinge vorher auf eine der Schalen des Heftes zurückgebracht hat.

Ist der Aderlass verrichtet und der Verband beendet, so muss man sich sofort mit der Reinigung der Lanzette beschäftigen. Man wische zuerst die Schale des Instrumentes ab, auf der die Klinge nicht ruht, führe dann von der Ferse bis zur Spitze hingehend die Leinwand über die Klinge hin und noch über den Theil, wo sie sich befindet, und bringe nun die Klinge auf die entgegengesetzte Seite, wo man auf dieselbe Weise verfährt; endlich kehrt man wiederholt auf die noch feucht gebliebenen Punkte zurück.

Das Verfahren, die Klinge bis zur Spitze zwischen den mit Leinwand eingewickelten Fingern hinzugleiten, scheint mir verworfen werden zu müssen, weil es das Instrument leicht stumpf macht.

Aderlass am Arme.

Die Venen, welche man öffnet, sind die Cephalica, die Radialis superficialis, die Mediana cephalica, die Basilica, die Mediana basilica, die Mediana media, die Cubitalis externa und Cubitalis interna; bisweilen verrichtet man auch den Aderlass an den Venenzweigen, die man unter den Hautdecken des Handrückens und andern Stellen des Vorderarmes wahrnimmt.

Werfen wir bezüglich des Aderlasses einen Blick auf die chirurgische Anatomie der Venen an der obern Extremität.

Vena cephalica.

Sobald sie zum Ellenbogengelenke gelangt ist, läuft sie zum äussern und etwas zum hintern Rande des Vorderarmes und tritt in den Zwischenraum zwischen dem ersten und zweiten Mittelhandknochen. Sie giebt in dem Armbuge: 1) die Radialis superficialis, die unter dem Musculus supinator longus und Radialis externus am vordern und äussern Theile des Vorderarmes bis zum Handgelenke hinabsteigt. 2) Die Mediana cephalica. Sie verläuft nach innen und bildet mit der Achse des Armes einen Winkel, welcher viele Verschiedenheiten darbietet. Sie nimmt gewöhnlich ihren Verlauf an der äussern Seite der Sehne des Biceps, geht über den Nervus musculo-cutaneus und anastomosirt in der Mitte des Armbuges mit der Vena mediana basilica.

Vena basilica.

Sie ist dicker als die Cephalica und giebt am Condylus internus humeri die Mediana basilica und die beiden Cubitales superficiales ab, welche letztere in einer innern und äussern bestehen.

Die Mediana basilica geht nach aussen, kreuzt sich in verschiedenen Winkeln je nach der Individualität mit der Sehne des Biceps und der Arteria brachialis und anastomosirt mit der Vena mediana cephalica. Aus dieser Vereinigung entstehen zwei Aeste, ein tiefer, mit dem wir uns nicht zu beschäftigen haben, und ein oberflächlicher, welcher die Mediana media ist, die gewöhnlich in dem Interstitium liegt, das der Musculus supinator longus und Pronator teres bilden und bis zur Hand herabsteigt.

Die fast immer ziemlich kleine Vena cubitalis externa läuft am innern und vordern Theile des Vorderarmes herab und erstreckt sich bis zu dessen unterm Ende.

Die Cubitalis interna, welche die Fortsetzung der Basilica zu sein scheint, steigt längs des innern Theiles des Vorderarmes herab, wendet sich nach seiner innern Seite und geht bis zur innern Gegend des Handrückens.

Die eben angeführten Gefässe liegen in dem Zellgewebe zwischen der subcutanen Fascia superficialis und der einhüllenden Aponeurose (antibrachialis); die Stelle der Mediana basilica, welche der Arterie entspricht, liegt gewöhnlich oberflächlicher als die andern.

Man findet bald mehr, bald weniger Venen, als wir eben angegeben haben; ihre Richtung, Anzahl und Volumen ist sehr verschieden und selbst den Laien eine bekannte Sache.

Häufiger als man glaubt, läuft die Arteria ulnaris (cubitalis) in ihrer ganzen Länge unter der Aponevrose hin. Bei der Arteria radialis kommt diese Anomalie weit seltener vor. Ich habe mich davon während fünfzehn Jahren, in denen ich mit einer sehr grossen Anzahl von Schülern die Operationen am Cadaver einübte, überzeugt; unter den Tausenden von Subjecten, welche ich zu meiner Verfügung hatte, waren kaum einige, bei denen man jene Gefässe nicht bloss gelegt hätte.

In manchen Fällen kommt die Arteria brachialis weit näher zum Condylus internus humeri, als es die Anatomen angeben. Ich habe drei Leichen secirt, bei denen sie am untern und innern Theile des Armes lag, sich fast in einem rechten Winkel krümmte und sodann zur vordern und mittlern Gegend des Ellenbogengelenkes herablief. Bei einem meiner Prosectoren hat dieses Gefäss eine ähnliche Lage.

Man muss demnach zu ermitteln suchen, ob keine solchen Anomalien vorhanden sind, und zwar ist dies nothwendig, ehe man die Ligatur anlegt, welche den Pulsschlag vermindern oder aufheben dürfte und somit verhindern würde, ihre ungewöhnliche Lage zu constatiren, was wir nochmals bemerken wollen.

Einer meiner Schüler suchte die Arteria brachialis vergebens an der untern Extremität des Armes auf; ich fand sie drei

Fingerbreiten über dem Ellenbogengelenke vom oberflächlichen und innern Muskelbündel des Vorderarmes bedeckt; dieser Muskelbündel erstreckte sich bis zu der eben angedeuteten Höhe. Dieses von meinem Prosector Ziegler abgebildete Präparat befindet sich jetzt in der schönen Sammlung anatomischer Varietäten von Serres im Amphitheater der Pariser Hospitalschule.

Hat der Chirurg diese Anomalie einmal kennen gelernt, so bringt sie ihn wohl nie mehr in Verlegenheit, wenn er die Arteria brachialis bloss legen oder im Armbuge den Aderlass verrichten will.

Je näher die Venen an der äussern Seite des Gliedes liegen, je weniger findet man an ihnen Nervenzweige vor; weit zahlreicher trifft man sie in der Cubitalgegend des Vorderarmes an; ihre Gegenwart eben erklärt die grössere Sensibilität dieser Gegend. Man hat in der That mit Unrecht die Meinung aufgestellt, es rühre dies daher, weil diese Gegend bei den Beschäftigungen im gewöhnlichen Leben weit seltener Reibungen ausgesetzt sei; aber man hat vergessen, dass die innere Fläche der obern Extremität öfter mit dem Rumpfe und dem Becken in Contact tritt, als die äussere Fläche dieser Extremität mit den sie umgebenden äussern Objecten. Ich habe diese Thatsachen seit langer Zeit in meinen Cursen über äussere Pathologie und operative Medizin festgestellt, sie mitunter in meiner Clinik angezeigt und diese Ideen 1823 in der Bibliothèque medicale erörtert. Ich habe gesagt, man müsse der Eröffnung derjenigen Venen den Vorzug geben, welche von der kleinsten Anzahl Nervenfäden begleitet sind, denn es scheint mir sehr begreiflich, dass je weniger davon vorhanden sind, je weniger können auch davon verletzt werden und ich beziehe demnach auch folgende Phrase auf mich, welche ich wörtlich aus den Nouveaux éléments dé Médecine opératoire von Velpeau (Th. I. p. 293.) hier ausziehe: „Dass sie (die „Venen) alle von Nervenfäden umgeben sind und es in „diesem Bezuge lächerlich sein würde, eine Vene „lieber als die andere anstechen zu wollen." Wir haben, dünkt uns, das Recht, Velpeau's Phrase umzudrehen und zu sagen, dass es von einem Professor lächerlich ist, die eben von mir angeführte und allseitig bewahrheitete anatomische

Thatsache nicht zu kennen; machen wir jedoch diesem Autor keinen Vorwurf darüber, ist es doch bekannt, dass er sogar die bisweilen schlimm ausgehenden Gefahren nach der zu frühen Anwendung des Enterotomes von Düpüytren ignorirte, obschon dieser grosse Wundarzt mit so vielem Rechte damit zu zögern rieth. (Man vergl. Clinique chirurgicale de l'hôpital de la Pitié. Th. I. pag. 394 *).)

Der Nervus musculo-cutaneus trennt sich nur zwischen dem Brachialis anticus und dem Biceps in der Mitte der untern Sehne dieses Muskels. Ueber diesem Punkte habe ich nie Nervenfäden um die Vena mediana cephalica angetroffen. Ich habe dieses wichtige anatomische Factum in sehr vielen Fällen bewahrheitet gefunden und lasse demnach Velpeau das Vergnügen anzugeben (pag. 291 loco cit.), dass ich die Vena cephalica bloss an einer oder zwei Leichen, welche, ohne Zweifel als Anomalien, keine Nerven nachgewiesen hätten, secirt habe; man sieht, und ich habe es schon an andern Orten dargethan und werde es noch gar häufig beweisen können, dass die Angriffe gegen mich nicht gespart worden sind, und mithin wird man sich über meine öftern Repliken nicht verwundern; die Interessen der Menschheit und das Gefühl meiner eignen Würde erheischen dies gebieterisch, es muss doch Ein Mal Justiz geübt werden. Die eben von mir als feststehend bezeichnete anatomische Thatsache ist nicht bloss von meinen Schülern angegeben worden, wie es der genannte Schriftsteller vermeint, es zeigt sich hier wiederum, wie in so vielen Fällen, seine Gelehrsamkeit mangelhaft (vgl. dieselbe Seite); denn man wird diese Thatsache auch in einer Abhandlung vorfinden, welche

---

*) Es heisst daselbst: „Velpeau hat diese weise Vorschrift in einem Falle überschritten, den wir aus einem medizinischen Journale entlehnen wollen. Er operirte einen gangränösen Darmbruch; bei der Excision der abgestorbenen Theile bildete er sogleich einen künstlichen After. Bis dahin ging Alles gut. Aber nach zehn Tagen wendete er das Enterotom an, es traten schwere Zufälle ein, die den Tod des Kranken herbeiführten. Beim Anblicke eines solchen Unglückes ruft Velpeau aus: „Die Operation des künstlichen Afters nach Dupuytren's Methode ist nicht so sicher als man allgemein glaubt." (Gazette des Hôpitaux t. X. 1836 p. 506.) Velpeau hat Recht, wenn man das Enterotom zu früh anwendet, so verursacht es Unglück."

ich 1823 in der Bibliothèque médicale mitgetheilt habe und welche betitelt ist: Neue Betrachtungen über den Aderlass am Arme. List man übrigens die Seite 291 des ersten Bandes von Velpeau's Werke, so wird man sich überzeugen, dass die gegen mich vorgebrachte Beschuldigung sich auf die Anatomie der Vena cephalica bezieht, während man eben gesehen hat, wie die fragliche anatomische Thatsache nicht auf die ganze Länge der Mediana cephalica, sondern nur bloss auf den Theil derselben Anwendung findet, welcher über der untern Hälfte der Sehne des Biceps liegt. Irrthümer dieser Art kommen in dem erwähnten Buche nicht selten vor.

Aus dem Angegebenen folgt: 1) dass der obere Theil der Vena mediana cephalica der vortheilhafteste Punkt zum Aderlasse ist; 2) dass bei den Individuen, deren Muskelsystem ziemlich entwickelt ist, der Supinator longus, während der selbst leichten Pronation des Vorderarmes den Nervus musculo-cutaneus und die Sehne des Biceps bedeckt und man also weiter unten zur Ader lassen muss. 3) Sind die Muskeln dünn, so würde man durch die Pronation diesen Zweck nicht erreichen, wenn man das Glied nicht etwas beugt. 4) Wenn man die Mediana cephalica nicht öffnen kann, so wähle man: a) die Fortsetzung der Cephalica, b) die Radialis superficialis, c) die Mediana media. Wir müssen jedoch noch bemerken, dass die letztere stets auf Nervenzweigen ruht, deren Verletzung fast unvermeidlich wird, wenn sie in dem Zwischenraume zwischen dem Supinator longus und dem Pronator teres liegt, dass bei Individuen mit einem nur wenig entwickelten Muskelsystem die Arteria radialis dann unmittelbar unter der Aponevrose des Vorderarmes liegt und leicht verletzt werden könnte. Somit wird man diese Vene nur dann öffnen, wenn sie an der innern oder äussern Seite des angegebenen Zwischenraumes liegt.

Die Venae cubitales (uln.) scheinen wegen der grossen Menge von Nervenfäden, die sie begleiten, nicht geöffnet werden zu dürfen. Kann man nur an ihnen oder an der Mediana basilica zur Ader lassen, so ziehen wir, auf Grundlage der nachstehenden Principien, in der Regel die letztere vor.

Wenn wir nämlich bei unserm Cursus über operative Medicin

vom Aderlasse handelten, unterliessen wir nie, den Schülern die Mediana basilica, an der zur Ader gelassen war, zu zeigen und sahen stets zu unserm Erstaunen, dass sich die Narbe da befand, wo sich die Vene mit der Arterie kreuzte. Wesshalb wird die Phlebotomie an dieser Stelle gemacht? Weil hier die Mediana oberflächlicher liegt. Aber es ist klar, dass dieses Gefäss auch auf der äussern oder innern Seite der Arteria brachialis aufgefunden werden kann, wenn man es an dem angegebenen Orte entdeckt.

Die Vena mediana basilica muss an der äussern Seite der Arterie geöffnet werden.

Anastomosirt sie mit der Mediana cephalica zu dicht am Condylus internus des Humerus, so lässt man an der Mediana basilica nach innen von der Arterie zur Ader. Man kann zwar den Nervus medianus verletzen, allein die daraus entstehenden Zufälle sind weit geringer, als nach der Verletzung der Arteria brachialis.

Je mehr sich der Winkel, den die Mediana basilica mit der Achse der Arteria brachialis bildet, einem rechten nähert, desto leichter sind die von uns angegebenen Prinzipien anzuwenden. Steigt diese Vene fast parallel mit der Achse des Humerus herab, so liegt sie sehr häufig auf dem Körper des Biceps und seiner Sehne; ihre Anastomose mit der Mediana cephalica liegt dann stets mehr nach innen. (Clinique chirurgicale etc. t. I. p. 262). Es sind diese Vorschriften in der Abhandlung enthalten, welche ich 1823 in der Bibliothèque médicale veröffentlicht habe. Wir brauchen wohl kaum zu bemerken, dass das letztere anatomische Verhältniss die Operation ganz besonders erleichtert.

Damit die Arterie von der Sehne des Biceps etwas bedeckt und die Mediana basilica durch die Aponevrose ein Wenig erhoben werde, hat man den Rath ertheilt, die Hand des Individuums in Pronation zu bringen; dies Mittel scheint mir nicht sonderlich wichtig zu sein. Weiter oben haben wir die Art und Weise angegeben, wie die Lanzette eindringen müsse, wenn die Operation schwierig ist.

Die Mediana basilica liegt in der Vertiefung, welche der vordere Theil des Vorderarmes zeigt, der Arterie näher als etwas über dieser Stelle. Es rührt diese Lage von der sehnigten

Ausbreitung des Biceps her, die das Gefäss mehr nach oben erhebt.

In dem Falle, wo die Mediana basilica voluminös und oberflächlich sein würde, soll man die Lanzette flach und horizontal einführen, aber indem man diese Operationsweise vorschlug, hat man nicht bedacht (denn so leicht denkt man nicht an das Denken), dass wenn man die Vene so öffnet, dass die beiden Ränder der Lanzette mit der Achse des Gliedes perpendiculär sind, man eben so wenig wichtige Gebilde verletzen kann, weil sie hervorragend und voluminös ist. Auf diese Weise wird an der genannten Vene ein entsprechender Einschnitt bewirkt.

Sollen wir noch des Vorschlages erwähnen, dass man sich einer Lanzette bedienen möge, die nur auf einer Seite schneidet? Sie wird einzig und allein die Zahl der nutzlosen chirurgischen Instrumente vermehren.

Wenn die physischen und moralischen Kräfte des Kranken, dem zur Ader gelassen werden soll, es nicht gestatten, bei der Operation zu sitzen, so lege er sich in Supination in das Bett. Bei der Verrichtung der Phlebotomie im Stehen tritt weit leichter eine Ohnmacht ein.

Will man am rechten Vorderarme zur Ader lassen, so umfasse der an der Aussenseite des Gliedes stehende Chirurg es an der untern Parthie mit der rechten, an der obern mit der linken Hand, strecke es aus und bringe es zwischen seinem Arme und Rumpfe nach links; dann lege er die Hand dieser Seite auf die hintere Fläche des Ellenbogengelenkes und befolge nun die weiter oben angegebenen Regeln zur Erkennung der Lage der Arteria brachialis, ihrer Anomalien und derjenigen Varietäten, welche zuweilen die Radialis und Ulnaris, die Sehne des Biceps und die Venen des Vorderarmes darbieten. Nach diesem wird die Ligatur applicirt. Der Arm des Kranken bleibt in der angegebenen Lage; die linke Hand wird weggenommen.

Der Daumen-, Zeige- und Mittelfinger jeder Hand, die vier oder fünf Querfinger von einander entfernt und in Supination gebracht werden, erfassen die aufgerollte Ligatur an ihrer mittleren Parthie. Der zwischen den beiden Händen liegende Theil derselben wird auf die vordere Seite des Ellenbogengelenkes applicirt, dann führt man sie direct von unten nach oben etwa zwei bis drei Zoll höher, wobei man auf sie gelinde drückt, um die Haut anzuspannen, und bringt nun den innern Kopf nach aussen, den äussern nach innen und kreuzt sie auf der hintern und innern Fläche des Gliedes, sucht aber dabei Falten zu vermeiden und die Tegumente nicht zu kneipen. Hierauf zieht der Chirurg den ersten Kreisgang an und führt dann die beiden Bindenköpfe wieder auf die äussere und hintere Seite des Armes, wo er nach den meisten Phlebotomen einen Knoten und eine Schleife (Rosette) macht; aber die letztere ist schon allein hinreichend; sie gewährt den Vortheil, die Ligatur leichter locker machen zu können; wir geben ihr den Vorzug.

Ist die Ligatur angelegt, so erfasst der Chirurg den Vorderarm an seiner untern Parthie, wie wir es weiter oben gesagt haben, beugt ihn und bringt ihn auf die seitliche und vordere Brustgegend des Kranken. Es trägt diese Stellung sehr viel zur Erweiterung der oberflächlichen Venen bei. Hierauf lässt der Wundarzt den Kranken den Lancetier in die Hand nehmen und bringt den Vorderarm wieder in die Lage, in der er sich bei der Einrichtung der Compression befand und in welcher er festgehalten wird. Der Chirurg überzeugt sich nun nochmals, wenn es möglich ist, von dem Sitze der Arteria brachialis und wählt nach den weiter oben angegebenen Prinzipien das Gefäss aus, das er öffnen darf oder kann. Sind aber die Venen nur wenig sichtbar, so macht man mit der Rückenfläche der vier letzten Finger der rechten Hand Frictionen auf der vordern Fläche des Vorderarmes; sie nützen in so fern, als sie das Blut nach der Ligatur hin anhäufen und dürfen bloss ganz schwach ausgeführt werden, damit sie bei etwa feiner zarter Haut keine Ecchymosen oder Erysipela veranlassen. Dieses Verfahren würde aber theilweise seinen Zweck verfehlen, wenn man bei der letzten Friction nicht den Daumen der linken Hand unmittelbar über der Stelle, wo sie endet und bevor die dazu verwendeten Finger die Hautdecken verlassen, auf das Gefäss brächte; so comprimirt der Daumen die Vene vier oder sechs Linien von der Stelle, wo sie geöffnet werden soll, und verhindert das Hinabsteigen der Blutsäule. Dieser Finger wird auch noch gebraucht, um das Gefäss zu fixiren und die Haut zu spannen.

Der Chirurg nimmt die zwischen seinen Zähnen befindliche Lanzette und öffnet die Vene nach den bereits angegebenen Prinzipien und spritzt nun das Blut hervor, so hört man mit dem Comprimiren durch den Daumen auf. Die linke Hand bleibt in derselben Lage, die rechte erfasst die untere Partie des Vorderarmes, führt ihn vor den Operateur und erhält ihn in dem Grade der Extension und Supination, in welchem er bei der Operation war. Diese letztere Vorsichtsmaassregel ist unerlässlich, damit der Parallelismus der Wundränder nicht aufgehoben werde.

Wenn das Blut nicht fliesst oder nach einigen Strahlen zu fliessen aufhört, so lasse man den Kranken den Lancetier in der Hand umdrehen und dabei stark darauf drücken; die Muskelcontraction wird dann das Blut in grösserer Menge nach den oberflächlichen Venen hinführen; man mache gelinde Frictionen auf der Vorderseite des Vorderarmes, auch kann man mit den drei mittelsten Fingern der rechten Hand unterhalb der kleinen Wunde leicht aufschlagen.

Bisweilen hemmt die zu starke Compression durch die Ligatur den Kreislauf in den unterhalb derselben gelegenen Theilen; es genügt dann das Band etwas lockerer zu machen und das Blut fliesst reichlich aus; jedoch wird man dies Verfahren nur dann in Anwendung bringen, wenn man sich zuvor überzeugt hat, dass die Pulsschläge der Arterie gar nicht oder doch weit schwächer als im Normalzustande vorhanden sind; ist dagegen dieser Puls ziemlich entwickelt, so zieht man die zu lockere Ligatur stärker an, um das Ausfliessen des Blutes zu bewirken, und in manchen Fällen bringt der Chirurg, wenn er keinen Assistenten hat und der Kranke zu schwach ist, den betreffenden Arm zwischen seinen Körper und seinen Rumpf. Uebrigens wird der Mangel des Parallelismus zwischen den an der Haut und an der Vene bewirkten Oeffnungen durch entsprechende Tractionen an den Tegumenten beseitigt.

Die Schwäche des Kranken, der Schreck, eine Apoplexie können den Blutausfluss hemmen; in dem letztern Falle namentlich müssen beharrlich die Mittel angewendet werden, welche

den Blutausfluss zu erwirken im Stande sind und man muss viel
Geduld und Zeit verwenden. Während ich im St. Louis-Hospitale
Interne war, brachte man einen sehr stark constituirten apoplec-
tischen Grenadier in einem fast völlig leblosen Zustande in dasselbe; die Arteria radialis liess beinahe keinen Pulsschlag wahrnehmen. Es wurden an dem Vorderarme dieses Menschen, dessen
Gesicht übrigens sehr geröthet war, mehrere Venen geöffnet,
sie lieferten erst nach einer Stunde eine hinreichende Menge
Blut und nach Maassgabe, wie es floss, kehrte das Individuum
rasch wieder in das Leben zurück und unmittelbar nach der Entziehung von fünf Paletten Blut erhielt es seine Besinnung wieder.

Ist nun endlich die erforderliche Menge Blut entzogen worden, so wird der Arm des Kranken wieder in die Lage gebracht,
welche wir bei der Anlegung der Ligatur angegeben haben. Der
Chirurg nimmt die Ligatur ab; seine linke Hand bleibt auf der
hintern Parthie des Ellenbogengelenkes, er bringt den Daumen
derselben unterhalb der kleinen Wunde auf die geöffnete
Vene, um den Blutausfluss zu verhindern, und den Zeigefinger gleichzeitig oberhalb derselben, wenn auch von dieser
Seite her Blut hervorfliesst. Nach unserer Ansicht muss man den
Finger nicht auf die Wunde selbst legen, weil dies Schmerzen
und ganz besonders eine Phlebitis hervorrufen kann. Der Operateur reinige den Arm mit in lauwarmes Wasser getauchter Leinwand und trockne ihn dann ab; hierauf nehme er mit der rechten Hand eine vierfach zusammengelegte Compresse, halte sie
einerseits mit dem Daumen und andererseits mit dem Zeige-,
Ring- und Ohrfinger, lege sie etwas über der kleinen Wunde
auf und führe sie dann sanft nach unten, um damit die Continuitätslösung zu bedecken und den obern mit dem untern Rande in
Contact zu bringen. Die drei mittelsten Finger bleiben auf diesem Verbandstücke, der Daumen dagegen wird auf die innere
Seite des Vorderarmes gelegt; er ruht auf der untern Parthie des
ersten Zwischenraumes der Mittelhandknochen. Der Chirurg ergreift mit der linken Hand den untern Theil des Vorderarmes
und bringt ihn in die fast halbgebogene Lage.

Die linke Hand wird frei und dazu verwendet, dass sie auf
die äussere Seite des Vorderarmes den einen Kopf einer aufge-

rollten Binde quer auflegt. Dieser dann vom Daumen der rechten Hand festgehaltene Kopf geht in einer Strecke von einem Fusse über die hintere Fläche des Gliedes hinaus, dann nimmt die unter dem Arme des Kranken hingeführte linke Hand den innern Kopf dieser Binde und führt ihn auf die Finger, welche die Compresse fixiren; so wie er daselbst ankommt, erheben sich die Finger nach einander, um die Binde allmählich zu bedecken; ist der Kopf bis zu dem Radialrande des Vorderarmes gelangt, so geht er nach der innern und untern Seite des Armes, wendet sich dann nach hinten und aussen, kommt wieder nach vorn, steigt abermals über die Compresse, wo die Finger wiederum das beschriebene Manöver machen, und geht nun nochmals auf die innere Vorderarmseite, dann über die hintere und äussere nach der vordern Fläche und beschreibt so zu drei oder vier Malen eine 8 um das Ellenbogengelenk; endlich wird dieser innere Kopf, indem er den hintern und untern Theil des Vorderarmes umfasst, im Armbuge angehalten und hier auf der Compresse mit dem andern durch einen Knoten und eine Rosette verknüpft.

Die Binde würde sich verschieben, wenn der Kranke den Arm ausstreckte, er muss ihn daher ohngefähr vier und zwanzig bis sechs und dreissig Stunden in halber Flexion erhalten.

Falls einer Person zur Ader gelassen worden ist, die an Geistesschwäche leidet oder bei der sich Convulsionen oder spasmodische Zusammenziehungen entwickelt haben, so muss der zur Bluthemmung bestimmte Verband besonders überwacht werden, weil er sich sehr leicht verrücken kann, wodurch häufig Hämorrhagien entstehen, deren Gefährlichkeit wohl kaum angedeutet zu werden braucht.

Wenn trotz aller hier einschlagenden Mittel die Venen im Armbuge nicht aufgefunden werden können, so muss man sie in der ganzen Ausdehnung des Vorderarmes und selbst am Handgelenke aufsuchen. Die Blutader muss etwas gross sein, damit die Phlebotomie die Indication zu erfüllen vermag; man öffne sie vorsichtig, um Verletzungen von Sehnen, Arterien zu vermeiden.

Sehr häufig ist ein Aderlass durchaus nothwendig und doch ist es unmöglich eine Vene am Unterschenkel, am Fuss, am Handgelenke, am Vorderarme und Arme zu sehen und zu fühlen; man unterlässt dann die Phlebotomie trotz aller ihrer Vortheile. Bekanntlich kann sie aber nicht stets durch die Application von Blutegeln und durch die Arteriotomie ersetzt werden; könnte dann nicht die Vena cephalica in dem vom Deltoides und Pectoralis gebildeten Muskelinterstitium blossgelegt und hier geöffnet werden? Die Operation ist leicht. Man macht einen Zoll langen Einschnitt parallel der Achse des Humerus und einen Finger breit nach innen von der Spitze des Processus coracoideus. Nachdem man nun die Haut, das Zellgewebe, die Fascia und nöthigen Falles das Muskelinterstitium, je nach der Höhe, in der man operirt, gespalten hat, so entdeckt man das Gefäss. Ich habe dieses Operativverfahren in einer Abhandlung beschrieben, die den Titel führt: Neue Betrachtungen über den Aderlass am Arme (Bibliothèque médicale, 1823).

Wir wollen aber hierzu noch einige chirurgisch-anatomische Notizen angeben. Bei neunzehn Individuen, elf Frauen und acht Männern, senkte sich die Vena cephalica, welche wir von unten nach oben verfolgten, in das vom Deltoides und Pectoralis major gebildete Muskelinterstitium an der Vereinigungsstelle der untern Hälfte des Längendurchmessers der Schulterhöhe mit der obern; der Ramus descendens der Arteria acromialis ging aus diesem Interstitium unmittelbar über dem untern Viertel dieses Durchmessers ab; wenn man nun die Vene einige Linien oberhalb der letztern Stelle öffnet, so braucht man keine Verletzung der Arterie zu befürchten, was auch darüber ein Schriftsteller gesagt haben mag, dem die chirurgische Anatomie gar oft ein böhmisches Dorf ist.

Bei neunzehn Leichen fand sich die Arterie an dem untern Ende des Processus coracoideus hinter der Vene; in den übrigen Gegenden dieses Fortsatzes, wo sie dicht neben ihr hinläuft, traf man sie sechszehnmal hinten und innen und dreimal hinten und aussen.

Es ist wohl unnöthig zu bemerken, dass wenn man das von mir erwähnte Operativverfahren befolgt, die Vene leicht von der Arterie zu isoliren ist, wenn sie neben einander liegen, und eine Verletzung der letztern vermieden wird, trotz der Meinung

Velpeau's, der die Anführung meiner Abhandlung unterlassen zu müssen glaubte. Einer meiner ausgezeichnetsten Schüler, Bachelay, hat die eben von mir angegebenen anatomischen Untersuchungen angestellt und ich habe dann mit ihm die Genauigkeit derselben geprüft und bestätigt gefunden. Velpeau zieht es vor, in der äussern Bicipitalfurche (Sulcus bicipitalis) drei bis vier Finger breit über dem Epicondylus (Epitrochlea) zu operiren, aber er weiss oder hat es vielleicht vergessen, dass die Cephalica in dieser Höhe bei Personen sehr klein sein kann, die ihre Hände nicht viel gebraucht haben und deren oberflächliches Venensystem sehr viele Aeste und Verzweigungen darbietet, die demnach nur wenig entwickelt sind.

Was die Besorgniss betrifft, den Ramus descendens der Arteria acromialis an der von uns ausgewählten Stelle zu verletzen, so braucht kaum bemerkt zu werden, dass die chirurgische Anatomie und operative Medicin die Grundlosigkeit derselben nachgewiesen haben.

Aderlass am Fusse.

Diese Operation wird entweder an der Vena saphena interna oder externa vollzogen. Man giebt ihr bisweilen den (wohl nur in Frankreich üblichen) generischen Namen dieser Gefässe und sagt also: eine Saphena lassen.

Die Saphena interna, welche voluminöser als die externa ist, verläuft gewöhnlich, wenn sie unterhalb des Knies gekommen, etwas von hinten nach vorn, geht an der innern und obern Seite des Unterschenkels entlang in das subcutane Zellgewebe und ist von der innern Seite des Gemellus internus durch die Aponevrosis (Fascia) cruris geschieden; ist sie an der Vereinigungsstelle des untern Drittels des Unterschenkels mit dem mittlern Drittel angelangt, so entspricht sie dem Soleus, erreicht dann die Tibia, schlägt sich nach vorn zum innern Knöchel, steigt auf den Fussrücken und kreuzt sich hier mit den Sehnen des Tibialis anticus und Extensor communis digitorum pedis, oberhalb welcher sie sich befindet; endlich läuft sie bis zur Rückenfläche der grossen Zehe. In einigen seltenen Fällen wird diese

Vene von zwei Stämmen gebildet, die sich im Kniegelenke zu einem einzigen vereinigen; sie giebt längs des Unterschenkels und auf dem Fussrücken Zweige ab, die mit denen der Saphena externa anastomosiren; manchmal geht einer von diesen Zweigen hinter den Malleolus internus und ist voluminöser und sichtbarer als der Stamm selbst, daher er mit diesem verwechselt werden könnte. Muss man an diesem Zweige zur Ader lassen, so bedenke man, dass die Arteria tibialis postica, bedeckt von der Haut, dem Zellgewebe, der Aponevrose und dann von einer zweiten Schicht Zellgewebe anderthalb bis zwei Linien hinter dem innern Knöchel liegt und es werden diese anatomischen Andeutungen wohl völlig genügen, den Chirurgen vorsichtig zu machen, damit er die Verletzung der Schlagader verhüte. Höchst selten geht die Vena saphena interna hinter den malleolus internus, und liegt sie auf diesem Knochen, so ist sie sehr oberflächlich; hier eben oder etwas weniger hoch muss sie in der Regel geöffnet werden. Ist der Operateur gezwungen die Phlebotomie auf dem Fussrücken vorzunehmen, so berücksichtige er ja zuvor die Lage der Sehnen, um sie nicht zu verletzen, und vergesse nicht, dass die Arteria pediaea zwischen der ersten Sehne des Extensor digitorum communis und der des Extensor hallucis proprius verläuft.

Die Vena saphena interna wird von einer grossen Anzahl dem Nervus saphenus internus entstammenden Nervenzweigen begleitet, die ich sehr häufig präparirt und mich überzeugt habe, dass sie, mit Ausnahme einiger Anomalien, der Vene in jedweder Höhe fast in gleicher Menge folgen, jedoch sind sie beinahe immer zahlreicher an der innern und hintern Fläche des Gefässes vorhanden, und es geht daraus die Indication hervor, die Vene an der vordern und äussern Seite zu öffnen.

Wenn die Vena saphena externa an den Kopf des Peronaeus angelangt ist, so läuft sie unter der Haut nach der äussern und etwas nach der hintern Gegend des Unterschenkels, tritt nach oben zum Gemellus externus, weiter unten zu den Peronaei laterales (Peronaeus longus und brevis), wird von allen diesen Theilen durch die Fascia cruris geschieden und geht theils vor, theils hinter, theils über den äussern Knöchel nach dem Fussrücken bis zur grossen Zehe und bildet hier mittelst ihrer Zweige, gleich der vorigen, sehr verschiedene Bogen, die sich mit den Sehnen der Peronaei und des Extensor digitorum communis kreuzen. Sie giebt, bevor sie mit der Poplitaea Anastomosen eingeht, Zweige an den Unterschenkel und Fuss ab und erhält einen vom Schenkel herkommenden sehr beträchtlichen Ast.

Die die Saphena externa begleitenden Nervenzweige sind eben so zahlreich, wie bei der innern Saphena, bieten aber nicht eine so vortheilhafte Lage dar, als wir bei der letztern angetroffen haben.

Aus dem Angegebenen folgt, dass man die Saphena interna vorzugsweise öffnen muss: 1) weil sie in der Regel dicker ist und weit eher die erforderliche Blutmenge liefert; 2) weil man bei Befolgung der von uns ertheilten Vorschrift nicht so leicht Nerven verletzt. Unnöthig ist wohl zu erinnern, dass die Venen des Unterschenkels weit mehr Verschiedenheiten darbieten, als wir hier angegeben haben. Nach Bichat's Bemerkungen sind ihre Wände weit dicker als die der andern Venen, was der Phlebotom nicht übersehen darf und also beim Einsenken der Lanzette einen etwas stärkern Druck äussern muss. Sehr häufig wird das Instrument dabei stumpf.

Der Kranke sitzt auf einem Stuhle, in einem Sessel oder auf dem Bettrande; der Chirurg befindet sich vor ihm, wenn möglich nimmt er einen niedrigern Sitz ein. Soll eine der Saphenen an der rechten Seite geöffnet werden, so lege er die Ferse des Patienten auf sein Knie derselben Seite, welches Knie vorher mit einer vier- oder fünffach zusammengeschlagenen Serviette bedeckt worden ist. Wir glauben, dass wenn man vor der Anlegung der Ligatur den Fuss in lauwarmes Wasser stellt, man bisweilen, wie wir übrigens schon erwähnt haben, die Gefässe nur noch mehr maskiren wird.

Wir verwerfen die über dem Kniegelenke angelegte Ligatur und halten es nicht für nöthig hierfür Gründe anzuführen; einige legen sie unterhalb dieses Gelenkes, andere einige Querfinger breit über den Knöcheln an; sie übt freilich auf die erstere dieser Stellen eine gleichmässige circuläre Compression aus, allein sie liegt doch zu entfernt von der Stelle, wo die Phlebotomie verrichtet werden soll; auch dürfte die Erweiterung der Venen schwierig werden wegen der grossen Strecke, in der sie stattfinden soll, und endlich kann sie durch die zwischen den oberflächlichen und tiefen Gefässen bestehenden Communicationen verhindert werden.

Man hat gesagt, dass die Wade, Crista tibiae, der innere Rand dieses Knochens und die Achillessehne der circulären Compression über den Knöcheln Eintrag thäten, aber diesem Uebelstande wird leicht abgeholfen, wenn man in die Vertiefungen des Gliedes Compressen legt und es ist somit der von uns bekämpfte Einwurf ohne Werth. Ferner hat man vorgegeben, dass diese untere Ligatur nass werden und daher schwieriger angezogen oder gelockert werden könnte; wir entgegnen darauf, dass dies keine sehr erhebliche Schwierigkeit ist und unsere eben angestellten Betrachtungen wohl nicht überwiegen darf. Auch möchte die Lage der Unterschenkelarterien nicht leicht dem Bande die Eigenschaft einräumen, wenn es auch noch so fest angezogen wird, den arteriellen Kreislauf hinreichend zu beschränken oder zu behindern. Höchst selten braucht man die Ligatur, wenn sie einmal angelegt und in der erforderlichen Weise zusammengezogen worden ist, wieder zu berühren. Wir werden sogleich angeben, dass es bisweilen mindestens unnöthig ist sie in das Bad zu tauchen.

Nachdem der Chirurg die Lage der Arterien, der Sehnen und Venen gehörig untersucht hat, legt er quer auf die Vene eine graduirte Compresse und auf diese eine anderthalb Elle lange zusammengerollte Binde; das eine aufgerollte Ende derselben geht über sie fünfzehn bis sechszehn Zoll hinweg und wird in der linken Hand des Chirurgen festgehalten, die ihm in der rechten Hand übrig bleibende Kugel führt er nun in vier bis fünf stark angezogenen Kreisgängen um das Glied und bringt dann die beiden Enden der Binde nach der Seite, welche der zur Operation bestimmten gegenüber liegt und verknüpft sie hier durch einen Knoten und eine Rosette. Wir können nicht oft genug wiederholen, dass das Fussbad die Aufsuchung des Gefässes behindern kann und dass es vor der Operation nur dann angewendet werden muss, wenn jene Untersuchung erfolglos bleibt. Diese Ansichten werden von einem Pariser Chirurgen nicht getheilt, der bekanntermaassen mit den practischen Thatsachen nicht sonderlich vertraut ist.

Man bedient sich der rechten Hand, um an der Saphena interna des rechten und an der Saphena externa des linken Gliedes zu operiren, gebraucht aber die linke Hand, wenn die Saphena externa des rechten und die Saphena interna des linken Gliedes geöffnet werden soll; indessen ist es auch bei dem Aderlasse am Fusse nicht unbedingt nothwendig, ambidexter zu sein. Sollen die innern Saphenen eingeschnitten werden, so wird die Extremität nach aussen, sollen es die äussern, so wird sie nach innen rotirt. Der Chirurg wählt, wenn es möglich ist, das zu öffnende Gefäss auf die angegebene Weise aus, er fixirt es zwischen dem Daumen und Zeigefinger, die etwas von einander gehalten werden, besonders wenn er entfernt von der Ligatur operirt, und öffnet dann ohne Weiteres dieses Gefäss, wenn es ziemlich voluminös ist; im entgegengesetzten Falle — wir erinnern nochmals daran — bringt er das Glied in ein warmes Bad, dessen Wasser mindestens bis unter die Wade gehen muss, und lässt es einige Minuten darin, dann legt er die Ferse wieder auf sein Knie, wischt die Haut ab und sucht die Venen durch Gesicht oder Gefühl zu ermitteln. Er bringt das Glied abermals und auf längere Zeit in das Bad, wenn sich die Venen etwa nicht deutlich genug zu erkennen geben. Man öffnet sie übrigens nach den bei dem Aderlasse am Arme angegebenen Prinzipien. Der mit der Achse des Gefässes perpendiculäre Einschnitt ist oft wegen der grössern oder geringern Schwierigkeit, mit der meisthin das Blut ausfliesst, unerlässlich. Spritzt es in einem ununterbrochenen Strahle hervor, so fängt man es in einem Gefässe auf, wo seine Menge besser abgeschätzt werden kann, als in dem Bade, das folglich auch in dieser Beziehung nun unnöthig wird.

In den meisten Fällen kommt das durch den Aderlass dem Fusse entzogene Blut wie sickernd (bavös) hervor und um daher dessen Ausfluss zu erleichtern, bringe man das Glied wieder in das Bad und sehe von Zeit zu Zeit nach, ob die kleine

Wunde nicht von einem Gerinnsel verstopft werde. Fliesst das Blut nur spärlich oder wohl gar nicht, so lasse man den Fuss bewegen; man lässt ihn wohl auch gerade aufstellen und wie beim Gehen damit agiren oder lässt den Kranken gehen. Werden diese Mittel vor dem Aderlasse in Gebrauch gezogen, so tragen sie sehr viel zur Entwickelung des oberflächlichen Venensystemes bei.

Man erfährt, ob die hinreichende Blutmenge entzogen worden, dadurch, dass man mit der Hohlhand aus dem Fussbade Flüssigkeit schöpft und indem man sie von einer gewissen Höhe ausschüttet, nachsieht, ob sie ziemlich dunkelroth ist. Dabei hat man die im Grunde des Gefässes befindlichen Blutgerinnsel in Anschlag zu bringen. Auch möchte die mehr oder weniger dunkle Färbung eines in das Bad getauchten Leinwandläppchens noch ein gutes Prüfungszeichen abgeben.

Soll der Blutabgang gehemmt werden, so nimmt der Chirurg die Ligatur ab; befindet sich das Glied in dem Bade, so nimmt er es heraus, legt die Ferse auf sein Knie, bringt den Daumen unterhalb und wenn nöthig den Zeigefinger oberhalb der kleinen Wunde, trocknet die Haut ab, legt mit der linken Hand eine Compresse auf die Continuitätslösung und befolgt nun die bei dem Armaderlasse angegebenen Regeln.

Es wird zuerst eine aufgewickelte Binde, so wie wir weiter oben angegeben, aufgelegt und damit ein sogenannter Steigbügel gebildet; die erste Zirkeltour derselben bedeckt die Compresse, dann führt man sie auf die Vorderseite des Tibio-Tarsalgelenkes, die äussere Seite des Fusses, auf dessen Plantarfläche, dessen innern Rand und wieder nach dem Gelenke hin; nun geht man abermals damit nach der äussern und hintern Seite des Gliedes oberhalb des Knöchels, kommt wieder auf die Wunde und macht hierauf nochmals drei oder vier der eben beschriebenen Gänge. Die Binde wird dann auf der Compresse mittelst Knoten und Rosette befestigt.

Der Kranke muss wenigstens zwei Tage lang das Gehen unterlassen, denn selten wird sich die Continuitätslösung vor dieser Zeit fest vernarben; es dürfte sogar ganz gut sein, wenn der Fuss noch länger unbewegt bleibt.

Trotzdem die Unterschenkelvenen ganz normal sind, so vernarben doch die Wunden in manchen Fällen nicht leicht, namentlich wenn oberhalb der Knöchel und in einer gewissen Entfernung von denselben zur Ader gelassen wurde. Es kann, wenn die betreffenden Personen viel gehen, eine länger andauernde Eiterung stattfinden, daher es vorzuziehen ist, wenn möglich auf den Knöcheln zur Ader zu lassen, wo überdies die Gefässe oberflächlicher liegen. Auch möchte diese Vorschrift noch ganz besonders Anwendung finden, wenn oberhalb dieser Hervorragungen ein varicöser Zustand besteht, denn man wird leicht begreifen, dass eine an einer kranken Vene befindliche und von einer Subinflammation ergriffene Continuitätslösung sehr gefährliche Folgen haben kann. Endlich ist noch wohl zu beachten, dass an einer varicösen Vene des Fusses der Aderlass nur in den dringendsten, gebieterischesten Fällen unternommen werden darf.

Die Venen des Fussrückens liefern selten die gehörige Blutmenge und es bedarf wohl kaum der Bemerkung, dass sie nur zu eröffnen sind, wenn es an den übrigen nicht zulässig ist.

Aderlass am Halse.

Die Vena jugularis externa entspringt unterhalb der Parotis und geht zwischen dem Platysmamyoides und der Fascia cervicalis an der Seite des Halses herab; ohngefähr zwei Querfinger breit über dem Schlüsselbeine schlägt sie sich gewöhnlich mehr nach hinten, läuft an den hintern Rand des Sternocleidomastoideus zur Fossa supra-clavicularis, steigt hier fast senkrecht in das subcutane Zellgewebe und auf die Ganglien herab, bedeckt mittelbar die letzten Paare der Cervicalnerven und geht nun theils mit der Subclavia nahe der Vena jugularis interna, theils mit der letztern selbst Anastomosen ein.

Bei der Unterbindung der Arteria axillaris oberhalb des Schlüsselbeines an Leichen sahen wir oft die Vena jugularis externa in der Mitte der Clavicula und bisweilen sogar sehr nahe an dem vordern Rande des Trapezius in die Subclavia übergehen. Es ist sehr wichtig, diese Anomalien zu kennen, wegen der Compression des Gefässes. Wir haben es auch mehrere

Male blosgelegt und bemerkt, dass seine Verbindungen mit dem Sternomastoideus bald in der Mitte desselben, bald etwas höher aufhörten. Bevor man diese Vene öffnet, untersuche man, namentlich wenn sie die erwähnte ungewöhnliche Lage hat, sorgfältig die Stelle, wo der Aderlass stattfinden soll, damit nicht etwa eine Arteria cervicalis oder ein bedeutenderer Nerve verletzt werde.

Bei manchen Individuen traf ich an der Vena jugularis externa eine noch ungewöhnlichere Anomalie, als die bis jetzt angegebenen; es stieg diese Vene nämlich, nachdem sie sich etwas nach unten und hinten geschlagen hatte, nach vorn, lief zwischen die Luftröhre und den Sternomastoideus, senkte sich unter diesem Muskel ein und anastomosirte mit der Subclavia an der äussern Seite der Jugularis interna. Manchmal schickt sie dann einen Zweig in die Fossa supra-clavicularis.

Die von der Jugularis externa längs des Halses abgehenden Zweige bieten viele Verschiedenheiten dar; ein solcher ziemlich dicker Zweig senkt sich bisweilen unterhalb des vordern Randes des Sternomastoideus ein, und er muss beim Aderlasse comprimirt werden, denn er würde für das Blut ein Ableitungsmittel abgeben, das die auf den Gefässstamm bewirkte Compression neutralisiren könnte. Uebrigens ist das Volumen des Gefässes je nach der Individualität verschieden; in der Regel ist es bei cholerischen Frauen, so wie bei der Mehrzahl der Irren sehr dick, auch kann seine Grösse durch ein Anevrysma des rechten Atrium oder des rechten Ventrikels gesteigert werden. In solchen Fällen wird man den Einschnitt in die Vene minder gross machen. Bietet sie in einer grössern Ausdehnung Pulsationen dar, so unterlasse man es sie zu öffnen, weil die zur Bluthemmung erforderliche Compression sehr stark sein müsste und schlimme Folgen haben könnte. Bei Personen mit dicker, weicher und sehr beweglicher Haut muss man sie entweder selbst oder durch einen Gehülfen festhalten, will man sich nicht einem übel ausgehenden Aderlasse aussetzen.

Die obere Parthie der Vena jugularis externa ist von einer grossen Anzahl Nervenzweigen umgeben, vorzüglich in der Höhe des Zungenbeines; in der untern Gegend giebt auch noch der Plexus cervicalis superficialis viele her; in der Mitte des Halses ist die Menge derselben geringer. Diese anatomischen Verhältnisse machen es nothwendig, das Gefäss weder zu weit nach unten noch nach oben zu öffnen. Nahe an seiner Ursprungsstelle würde es nicht voluminös genug sein, in einer kleinen Entfernung vom Schlüsselbeine aber liesse sich die Compression schwer herstellen und in der Fossa supra-clavicularis könnte man wichtige Organe verletzen.

Bekanntlich behindert die Contraction der Muskelfasern den Blutabgang, es ist daher die Ermittelung des Platysmamyoides nothwendig, denn würde der pathologische Zustand ein langsames Fliessen des Blutes erheischen, so würde ein schiefer Einschnitt in die voluminöse äussere Jugularis die Indication nicht erfüllen, wenn jener Muskel fehlte; man müsste dann das Gefäss parallel mit seiner Achse einschneiden.

Der Platysmamyoides lässt sich bei sehr corpulenten Personen nur schwierig, bei magern dagegen leicht erkennen, wenn man den Kopf, Hals und Unterkiefer in die geeigneten Stellungen bringt; er runzelt dann die Haut und bildet unter dieser sehr bemerkliche Erhabenheiten.

Die Vena jugularis anterior existirt nicht für gewöhnlich; sie ist stets klein, wenn die Jugularis externa nach oben ihr gewöhnliches Volumen hat, und läuft nach dem Kinn, steigt, sich etwas nach aussen wendend, herab und anastomosirt in geringer Entfernung von der Cartilago thyreoidea mit der Jugularis interna.

Die Jugularis anterior darf nur geöffnet werden, wenn man an der Jugularis externa nicht zur Ader lassen kann.

Bei der Vollführung der Operation muss der Kranke sitzen; er darf nur liegen, wenn es seine Kräfte nicht anders gestatten. Die Arme, der Hals und wenigstens das obere Drittel seines Rumpfes werden völlig entblösst. Man bediene sich eines Tuches, um Erkältung und Blutbespritzungen zu vermeiden.

Der Chirurg lässt den Kranken drängen und pressen, wie wenn er zu Stuhle gehen wollte, so wie auch ein Stück Papier kauen, damit die Vene sich mehr entwickele und stärker hervortrete; er neige den Kopf und Hals des Kranken nach hinten und nach der Seite, welche der, wo der Aderlass stattfinden soll, entgegengesetzt ist. Auf der untern Parthie des Gefässes wird eine graduirte Compresse applicirt.

Der Chirurg wickelt die Binde ohngefähr achtzehn Zoll lang auf, er lässt den Kopf (das Ende) derselben über der vordern Brustseite herabhängen und legt die Kugel auf die Compresse. Nun führt er diese auf die hintere Parthie des Thorax, in die Achselhöhle der entgegengesetzten Seite, auf die vordere Seite der Brust, kommt damit wieder in die Gegend, von wo er ausgegangen ist, und macht nun in der nämlichen Weise vier bis fünf hinreichend angezogene Kreisgänge. Zur bessern Haltbarmachung dieser Zirkeltouren kann man auch eine um die Schulter der Operationsseite führen. Bisweilen erzielt man mit diesem Compressionsmittel den beabsichtigten Zweck nicht, und zwar wenn die Jugularis externa klein ist; dann vertausche man diese Binde mit folgender: Man lege auf die vordere Seite des Halses eine aufgewickelte Binde, deren einer auf dem Gesichte und der obern Kopfgegend ruhende Kopf sich bis zum Hinterhaupte erstreckt, deren anderer bis zum untern Ende des Sternum hinabsteigt. Macht man nun über der etwas höher als angegeben gelagerten graduirten Compresse vier oder fünf schwach angezogene Kreisgänge, welche den Hals umfassen und auf der ersten Binde ruhen, die ein Gehülfe an den beiden Köpfen festhält und damit von hinten nach vorn und von oben nach unten Tractionen bewirkt, so wird der Druck stärker werden und die Luftwege nicht behindern. Es darf aber diese Bandage nicht in Anwendung kommen, wenn eine Gehirncongestion zu befürchten steht, weil sie die Circulation zu sehr hemmt; dann möchten die auf die blosse Haut oder auf die Compresse gelegten Finger eines Gehülfen besser und leichter als die andern Mittel die Indication erfüllen Die zur Bildung der ersterwähnten Bandage verwendete Binde kann auch durch ein cravattenartig zusammengeschlagenes Tuch ersetzt werden, dessen mittlere Parthie auf die Compresse gelegt wird und deren einer Kopf vor, der andere hinter der Brust geht und sich in der entgegengesetzten Achselhöhle vereinigen, wo man sie mittelst Knoten und Rosette stark anzieht.

Der Kopf des Kranken wird gegen die Brust eines Gehülfen fixirt, dessen Hände sich auf der Stirn des Individuums kreuzen; er wird leicht nach hinten und nach der Seite, wo nicht operirt wird, geneigt. Tritt die Vene nicht deutlich hervor, so wende der Operateur die zu ihrer Erkennung schon angegebenen Mittel an; er mache auf ihr Frictionen, um das Blut nach der Compresse zu drängen; er comprimire auch noch andere Stellen an den Collateralästen mit den Fingern und der Daumen der linken Hand halte die Blutsäule fest, wie beim Armaderlasse; es kann dies auch gleichzeitig durch den Zeigefinger eines Gehülfen geschehen und man sich nochmals, wenn nöthig, von der Gegenwart des Gefässes überzeugen. Dass der Operateur auf der Seite, wo er zur Ader lassen will, stehen, das Gefäss fortwährend festhalten und die anderweiten beim Armaderlasse angegebenen Regeln befolgen müsse, bedarf wohl keiner weiteren Erwähnung.

Ist aber die Vene klein oder nur von mittlerer Grösse, so schneiden sie einige Chirurgen quer ein; ist sie voluminös und soll das Blut schnell fliessen, so bilde der Einschnitt mit der Achse des Gefässes einen Winkel von dreissig bis fünf und dreissig Graden. Wenn der untere Sinus dieses Winkels der äussern Fläche der Vene entspricht, so werden die Fasern des Platysmamyoides fast quer getrennt werden, sich retrahiren und den freien Blutabfluss nicht behindern; anders ist dies aber, wenn die Trennung in einer entgegengesetzten Richtung geschieht. Wir haben weiter oben angegeben, wie man verfahren müsse, wenn das Blut langsam fliessen soll, und bemerken hier noch, dass wenn der Platysmamyoides existirt, der parallele und derjenige Einschnitt, welcher seine Fasern nicht fast perpendiculär mit ihrer Achse trennt, nicht versucht werden dürfen, weil man mit diesen beiden Einschnitten, besonders aber mit dem ersten, nicht sicher ist, die gehörige Blutmenge zu erlangen.

Die durch den Aderlass an der Vena jugularis externa bedingte Wunde ist gewöhnlich zwei bis drei Linien lang. Auch hierbei werden übrigens die bei dem Armaderlasse angegebenen Regeln befolgt werden müssen. Ich verwerfe das Verfahren, auf der Vena jugularis externa vorher einen Einschnitt zu machen, um sie blosszulegen und dann mit einem kleinen Bistouri in ihr Lumen zu dringen, weil es zu complicirt ist.

Wegen der wohlbegründeten Besorgniss vor einem Lufteintritte in die Jugularis externa setzt man die Compression unterhalb der Wunde nicht nur bis zu dem Momente fort, wo man eine gehörige Menge Blut entzogen hat, sondern auch bis eine Compresse auf die Continuitätslösung applicirt worden ist; auch möchte noch anzurathen sein, die Compresse von unten nach oben auf die Haut zu schieben, um so noch sicherer die eben bezeichnete Gefahr zu vermeiden.

Bisweilen spritzt das Blut heraus und man fängt es in einem dazu bestimmten Gefässe auf; fast immer aber ist der Aderlass an der Vena jugularis externa wie sickernd und dann müssen die speciell geeigneten Mittel zum Hinzufliessen des Blutes in die Vene, so wie die zur Beseitigung der etwa in der Wunde befindlichen und den Blutabgang hemmenden Hindernisse in Gebrauch gezogen werden. Man kann auch ein rinnenartig zusammengebogenes Kartenblatt unmittelbar unter die Continuitätslösung anbringen und das Blut damit in die Palette leiten, oder sich eines Gefässes bedienen, dessen Rand einen Ausschnitt hat, in den die Seitenparthie des Halses passt.

Ist die erforderliche Quantität Blut entzogen worden, so muss man die zur Compression verwendeten Verbandstücke abnehmen, dabei aber die zur Verhütung des Lufteintrittes in das Gefäss schon angeführten Vorsichtsmaassregeln nicht ausser Acht lassen. Man legt den eignen oder den Finger eines Gehülfen über der Continuitätslösung auf, wäscht die Blutflecken ab, applicirt auf die kleine Wunde eine dicke Compresse und bedient sich der ersten der oben erwähnten Binden; ausserdem legt man noch einige gelind angezogene Zirkeltouren um den Hals an.

Wenn der eben angegebene Apparat sich als ungenügend herausstellt, so suche man ihn fester anzuziehen; fliesst das Blut noch, so bedecke man die Seitentheile des Halses mit dicken graduirten Compressen, damit der Umfang seines Querdurchmessers vergrössert werde, und lege eine einfache Zirkelbinde entsprechend darüber, ohne die Respiration zu beeinträchtigen. Die Luftwege möchten in der That nicht comprimirt werden können.

Viele Aerzte rühmen den hier in Rede stehenden Aderlass. Nach meiner Ansicht darf die Vena jugularis externa in der Apoplexie nicht geöffnet werden. Es ist klar, dass die zur Vermehrung des Gefässumfanges bewirkte Compression und der zur Bluthemmung angelegte Verband das Blut nach dem Gehirne zurückdrängen und dadurch die schlimmsten Zufälle entstehen können. Lässt sich der eben bezeichnete Grundsatz nicht auf alle Blutcongestionen nach dem Gehirne und auf die Entzündungen, vorzüglich auf die acuten, innerhalb der Hirnschale anwenden? Ich glaube um diese wichtige Frage definitiv zu entscheiden, müssen noch mehr Thatsachen zur Beobachtung kommen. Uebrigens erinnern wir noch schliesslich, dass der Aderlass am Halse sich bei der durch deletäre Gase erzeugten Asphyxie vortheilhaft erwiesen hat.

Aderlass in andern Gegenden des Körpers.

Die Alten öffneten die Vena occipitalis und auricularis, die frontalis, angularis, nasalis, sublingualis, dorsalis penis, die Venae scrotales u. s. w. Aber ungeachtet aller der Lobeserhebungen, die man den Blutentziehungen aus diesen Gefässen gezollt hat, verwerfe ich sie, weil die Erfahrung dargethan hat, dass der Aderlass an der Vena jugularis externa, an der obern oder untern Extremität die Indication vollkommen zu erfüllen vermag, und bemerke noch, dass die Phlebotomie an den Venen des Kopfes, Gesichtes und der äussern Geschlechtsorgane oft nicht die hinreichende Menge Blut giebt, dass dies bisweilen auch theilweise aus arteriellem und venösem besteht und dass man sehr häufig, um eine genügende Depletion zu erlangen, nach und nach mehrere Gefässe oder ein und dasselbe an zwei oder drei Stellen öffnen muss. Die Anlegung vieler Blutegel scheint mir bei Weitem den Vorzug zu verdienen. Sollte man jedoch meine Ansicht nicht theilen, so comprimire man die Stirnvenen mit dem Daumen zwischen den Augenbrauen und steche die am meisten hervortretende Stelle derselben an. Die anatomischen Verhältnisse,, welche die Vene des innern Augenwinkels darbietet, erfordern die Compression auf die Caruncula lacrymalis und auf die Basis des Processus nasalis der Oberkinnlade. Soll an den Venae raninae zur Ader gelassen werden, so muss man das Instrument leicht nach der untern Mundwand neigen, um die gleichnamigen Arterien zu vermeiden. Die Venae dorsales penis werden an der Symphysis pubis comprimirt. Was die am Scrotum oder auf Geschwülsten verlaufenden Blutadern betrifft, so kann ihre Richtung nicht bestimmt angegeben werden, und die hier nothwendige Compression muss sich nach den Anzeigen richten.

Noch ist zu bemerken, dass die durch den Aderlass im Gesichte entstehende Narbe, besonders bei Frauen, sehr in Betracht gezogen zu werden verdient.

Zufälle bei dem Aderlasse.

Einige derselben haben wir schon angegeben; wir wollen uns nun noch mit den übrigen beschäftigen.

Schmerzen.

Die Kranken werden bisweilen von sehr heftigen, theils continuirlichen, theils intermittirenden oder remittirenden Schmerzen befallen; sie entladen sich oft im Innern des Gliedes wie electrische Funken und rühren von der Verletzung, der unvollständigen Trennung einiger Nervenzweige her, deren Verlaufe sie folgen; sie können sich auch mehr oder minder weit erstrecken. Gewöhnlich werden sie durch Verordnung eines antispasmodischen Juleps und durch Einreibung einer mit Laudanum Sydenhami versetzten Salbe in einer grössern Ausdehnung vortheilhaft bekämpft. Indessen dürfen wir nicht zu bemerken unterlassen, dass dieses letztere Medicament bei einigen Frauen den Uebelstand hat, die Haut zu röthen, ja sogar ein wirkliches Erysipel zu veranlassen; hier möchte es daher nach meiner Ansicht vorzuziehen sein, von folgendem Linimente Gebrauch zu machen, da ich nach diesem bis heute nicht den geringsten Zufall habe folgen sehen:

R̸ Ol. amygdal. dulc. ℥jv
Laud. liq. Sydenh. ℈j — ℈jβ
M. f. Linimentum.

Man legt wohl auch ein aus Kartoffelmehl (Brei) und Althaeawasser bestehendes Kataplasma zwischen zwei Leinwand- oder
noch besser Gazestücken auf, das vorher mit Laudanum befeuchtet worden ist, wobei man aber darauf sehen muss, dass
von dem letztern Nichts auf die kleine Wunde kommt, denn es
würde diese reizen und selbst entzünden. Wenn die Schmerzen darnach nicht aufhören, so lege man ein oder zwei Mal
nach den weiter unten noch anzugebenden Prinzipien Blutegel
an. Ich sah dies Mittel oft völlig glücken. In manchen Fällen
bleiben die Schmerzen beharrlich bestehen und man räth dann
den Nervenzweig quer ein- und durchzuschneiden.

Höchst selten rufen die in Rede stehenden nervösen Schmerzen Convulsionen oder Tetanus hervor, und Gangräna können
sie nur in Folge der durch sie bisweilen bedingten heftigen Entzündung verursachen.

Bei manchen Frauen habe ich nach dem Aderlasse am Arme
in dem ersten Mittelhandknochen und im Daumen Anfangs leichte
Schmerzen, dann Ameisenkriechen, Taubsein, Gefühlsverrin-
gerung und einige Behinderung in den Bewegungen beobachtet.
Dieser die Kranken sehr beunruhigende Zustand hielt in der Regel längere Zeit an, wenn er nicht entsprechend behandelt
wurde, und widerstand häufig vielen therapeutischen Mitteln.

Im Anfange wendet man die eben erwähnte erweichende
und narcotische Medication an und oft führt sie zu einem vollständigen Erfolge; wenn sie scheitert, so muss man, was wir
oben anzugeben vergassen, nachdem man auf der Haut eine
Erosion bewirkt hat, das Morphium muriaticum in Gebrauch
ziehen. Bei Personen aber, die ihre Arme meist entblösst tragen, muss man die durch das blasenziehende Mittel entstehende
Difformität in Betracht ziehen. Die Acupunctur und Electropunctur haben häufig gute Wirkungen gehabt, wenn man dabei
den Indicationen Folge gab, welche wir bei der Besprechung
dieser Mittel näher angegeben haben.

Ist der Erethismus verschwunden und halten das Ameisen-

kriechen, das Taubsein und leichte Schmerzen noch an, so eignen sich die Electrizität, excitirende Linimente und die einfachen oder arzneihaltigen Douchen. Uebrigens schienen mir die
Zufälle nie eine solche Höhe zu haben, dass sie die Durchschneidung des verletzten Nervens erheischten.

Ohnmacht.

Wenn sie während des Aderlasses eintritt, so beeile man sich
den Blutfluss zu hemmen; reicht diese Vorsichtsmaasregel nicht
aus oder ist dem Kranken nach dem Aderlasse ü b e l , so spritze
man ihm etwas kaltes Wasser in das Gesicht, mache bei Frauen
die Brustbekleidung locker, lasse den Patienten in Supination
lagern, halte ihm Spirituosa oder auch Ammoniak unter die
Nase, schlage auf die Hohlhände, reibe sie und die Magenge-
gend und bringe das Individuum in frische Luft. Nicht selten
trifft man besonders Frauen an, bei denen sowohl der Schreck
als der Verlust einer sehr kleinen Menge Blut eine Ohnmacht
bewirkt; wenn sie nicht bedeutend war, so muss man nach ihrem Aufhören versuchen, den Blutfluss aufs Neue in Gang zu
bringen, und häufig gelingt dies auch; zeigt sich dagegen abermals nur der Anschein einer Ohnmacht, so wird man von der
Phlebotomie für diesmal abstehen und sie, wenn sie durchaus
nothwendig wäre, später unternehmen. Aber man darf nicht
vergessen, dass bei manchen Personen der Aderlass zu einer
reinen Unmöglichkeit wird. Nichts desto weniger habe ich
Kranke angetroffen, die nie eine allgemeine Blutentziehung,
welche entweder aus Vorsorge oder wegen einer die Innervation nicht steigernden chronischen Krankheit unternommen werden sollte, zu ertragen vermochten und als es sich nun um eine
acute Entzündung oberhalb des Zwerchfelles handelte, wurde
die sogar ziemlich copiöse Blutentziehung ganz gut ertragen.
Manchmal ist die Constitution der Individuen nach einigen Jahren dermaassen verändert, dass der Aderlass, welcher früher
die eben bezeichneten Uebelstände mit sich führte, nun mit Erfolg stattfinden kann. Hierbei müssen auch die moralischen
Umstände, in denen sich die Person befindet, sehr in Anschlag
gebracht werden. Die Erfahrung hat die eben aufgestellten

Regeln bestätigt und ich bin sehr erstaunt, sie in den Handbüchern zu vermissen, da ich von ihrem sehr grossen Nutzen für den angehenden Arzt überzeugt bin.

Thrombus.

Wenn die durch die Lanzette bewirkte Oeffnung zu eng oder der Parallelismus der Wundränder nicht gehörig bewerkstelligt ist, so ergiesst sich das Blut in das subcutane Zellgewebe und es entsteht dadurch eine bräunliche, bläuliche, bisweilen daumengrosse Geschwulst, die man Thrombus nennt und die fast immer von einer mehr oder weniger ausgedehnten Ecchymose umgeben ist. Die diesen Zufall vorbeugenden oder doch vermindernden Mittel sind Vergrösserung der Continuitätslösung oder Wiederherstellung des Parallelismus ihrer Ränder. Zur Bekämpfung desselben nach dem Aderlasse wendet man Resolutiva an; aber könnten nicht die etwas kräftiger einwirkenden, wie z. B. das Salzwasser, dessen man sich so häufig im Felde bedient, Entzündungen hervorrufen? Diese Besorgniss ist nicht unbegründet, ich habe mich davon überzeugt. Um übrigens eine gelinde Compression zu bewirken, mache man die zum Verbande bestimmten Compressen dicker und falls sich eine Pflegmasie entwickelt, so kann man sich der Emollientia mit Nutzen bedienen. Wir verwerfen den Druck auf die Geschwulst, wodurch das Blut entleert werden soll; er kann Phlebitis erzeugen.

Der Thrombus kann den Abfluss der nöthigen Blutmenge behindern und ich glaube, dass man dann die Vergrösserung der kleinen Wunde unterlassen müsse, weil man nicht sicher ist, ob das Blut auch aufs Neue fliessen wird; auch möchten die dabei stattfindenden Manöver mindestens eine Reizung der Vene und eine Phlebitis in Aussicht stellen. Ich ziehe es vor, an einer andern Stelle, entweder an dem nämlichen oder dem andern Arme, und in einer gewissen Entfernung von der ersten Wunde zur Ader zu lassen; letzteres darum, damit die zwei Irritationspuncte sich nicht zu nahe an einander befinden.

Der Thrombus kommt weit mehr bei Frauen als bei Männern vor, weil bei den erstern das Fett öfter die kleine Wunde verengert und mithin den Blutabgang nach aussen mehr behindert, und weil man bei eben diesen gewöhnlich eine kleinere Oeffnung macht, um keine zu grosse Narbe zu bewirken.

Häufig sieht man bei Frauen einen sehr kleinen Thrombus und eine, eine sehr grosse Fläche einnehmende Ecchymose unmittelbar in die Erscheinung treten und die Kranken ganz unnützer Weise gewaltig beunruhigen, da dieser Zufall höchst einfacher Natur ist; er bleibt bloss bei einigen sehr lange bestehen. Die oben angegebene Behandlung ist auch hier am Orte. Der Bluterguss in das Zellgewebe kann ohne einen Thrombus vorhanden sein.

Erysipel, Phlegmone.

Zu starke Frictionen auf der Haut, die Unreinlichkeit des Instrumentes, die Verletzung von Nerven, eine ungünstige und unbekannte Disposition des Individuums, die üble Beschaffenheit der Verdauungsorgane, eine starke Compression der Wunde, die zu frühzeitige Bewegung des Gliedes, die Zerreissung der Narbe, reizende Leinwand, Diätsünden u. s. w. können diese Zufälle veranlassen. Ziemlich oft erzeugt die Verletzung der Fascien, der Sehnen, des Periosteum Phlegmone und es geschieht dies nicht etwa, weil jene Theile mit einer ausnehmenden Sensibilität begabt sind, welche die Alten ihnen mit Unrecht zuschrieben, sondern wohl eher weil die Continuitätslösung tiefer liegt, Blut und Eiter sich darin ansammeln, das subaponevrotische Zellgewebe sich entzündet, an Volumen zunimmt und sehr bald eingeklemmt wird. Man wendet die Antiphlogistica an und durchschneidet bisweilen auch die Brücken.

Wenn die nicht vernarbten Wundränder sich röthen, so glaube ich, dass darauf gelegtes Diachylonpflaster die Reizung vermehrt; ich ziehe es daher vor, auf die kleine Wunde eine mit Cerat bestrichene Compresse anzubringen und die zur Bluthemmung bestimmte Binde, welche ich minder stark anziehe, noch ferner beizubehalten. Fast durchgehends wird dadurch die Vernarbung zu Stande gebracht. Aber in einigen seltenen Fällen entwickelt sich eine leichte subcutane Phlegmone, die mitunter eine grössere Entwickelung erreichen kann; es sind dann die geeigneten Mittel in Gebrauch zu ziehen.

Das Erysipel beginnt gewöhnlich an den Rändern der Continuitätslösung, ob zwar es auch an einer andern Stelle des Vorderarmes zuerst erscheinen kann. Man behandelt es nach den hier wohl nicht näher anzugebenden Indicationen. Noch wollen wir bemerken, dass der Chirurg gegen die Phlebitis besonders auf der Hut sein muss, wenn jene eben erwähnten Entzündungen in die Erscheinung treten, obschon letztere ziemlich häufig das Weiterschreiten der Venenkrankheit verhindern.

Die zerbrochene Lanzette in der Wunde.

Dass dieser Zufall stattgefunden, ergiebt der Widerstand, welchen die Hand erfährt, das eigenthümliche Gefühl, das sie empfindet, die Besichtigung des Instrumentes und die Ergebnisse, welche ein in die Wunde gebrachtes Stilet (eine Sonde) liefert. Die Gegenwart des fremden Körpers setzt heftigen Entzündungen aus und die Indication erheischt die sofortige Ausziehung des fremden Körpers mittelst der Sectionspinzette, nachdem die Wunde vergrössert worden ist, wobei man die Vene zu schonen hat. Wenn, was wohl zu beachten, die Lanzette so zu sagen nur stumpf, schartig worden ist, so stelle man keine weitern Nachforschungen an, die eher schädlich als nützlich sein würden, da der Blutstrom oder auch eine gelinde Suppuration den fremden Körper ausstossen muss. Das Instrument wird um so leichter bei auf Knochen liegenden Venen zerbrechen; in manchen Fällen muss es bekanntlich auch durch sehr harte pergamentartige Gebilde dringen und kann dabei ebenfalls das erwähnte Schicksal erleiden. Man könnte sich auch wohl einer geeigneten Pinzette zur Extraction des im Knochen stecken gebliebenen Klingenfragmentes bedienen.

Lymphatische Geschwulst und Fistel.

Zuweilen bildet sich in Folge des Aderlasses eine kleine Geschwulst unter der Narbe, die von der Trennung einiger offen gebliebener, lymphatischer Gefässe herzurühren scheint, fluctuirend und durchsichtig ist, ohne dass dabei die Färbung der Haut verändert, die Wärme gesteigert und Schmerz erzeugt wird. Oft wulsten sich um ihren Umfang kleine Callositäten auf. Man wende zuerst behufs ihrer Zertheilung ein erweichendes Cataplasma an, dann applicire man graduirte Compressen, welche durch stark angezogene Zirkeltouren festgehalten werden. Die Geschwulst verschwindet fast immer nach der Anwendung dieser Mittel; geschieht dies nicht, so öffne man sie in einer grössern Ausdehnung und lege Charpie in die dadurch entstandene Wunde, um eine zur Verschliessung der lymphatischen Gefässe bestimmte Entzündung hervorzurufen. Zur Erreichung des nämlichen Zweckes kann man auch die Wunde mit Lapis infernalis leicht cauterisiren. Bisweilen öffnet sich die Geschwulst und es entsteht eine kleine callöse Fistel. Ja manchmal entsteht diese Fistel ganz plötzlich gleich nach dem Aderlasse. Abgesehen davon, wie und wann sie zum Vorschein kommt, so liefert sie etwas limpide Feuchtigkeit, die die Wäsche des Kranken befleckt und Lymphe ist. Die zur Beseitigung dieses Zufalles geeigneten Mittel sind erweichende Cataplasmen zur Schmelzung der Induration, die schon erwähnte Compression, und wenn diese ohne Erfolg bleibt, das Einschneiden des Fistelganges auf einer Hohlsonde, so wie Einlegen von Charpie in die Wunde, welche auch wohl gelinde geätzt werden kann. Man hat das Bestehen der lymphatischen Geschwulst und Fistel nach dem Aderlasse geleugnet und ich wundere mich darüber nicht, weil ich weiss, dass es Menschen giebt, die Alles zu verwerfen geneigt sind, was sie nicht gesehen haben, aber hätten sehen können, wenn sie mit der gehörigen Aufmerksamkeit zu Werke gegangen wären oder wenn sich ihnen eine grosse Anzahl von Fällen der Art dargeboten hätte. Was mich betrifft, so nehme ich diese beiden Krankheitszustände an und, obwohl sie ziemlich selten vorkommen, so habe ich sie doch zuweilen angetroffen, behandelt und geheilt.

Angioleucitis.

Sie kann eben sowohl nach dem Aderlasse, wie bei allen andern Continuitätslösungen entstehen. Wir haben schon an einem andern Orte ihre hauptsächlichsten Symptome und ihre Behandlung angegeben.

Phlebitis.

Es ist gewiss, dass eine schlechte, unreinliche Lanzette, ein mehr Einreissen als Einschneiden zu nennendes Eröffnen der Vene, das öftere Herumfahren in dem Gefässe mit einem Stilet, ein reizender Verband, die Zerreissung der kleinen Wundnarbe, die zu frühen und unvorsichtigen Bewegungen des Kranken nach der Operation die in Rede stehende Krankheit zu erzeugen vermögen, aber sie entsteht auch sehr häufig aus unbekannten Ursachen und ganz besonders durch die krankhafte Beschaffenheit des Darmkanales.

Wenn die Phlebitis sich nach dem Aderlasse entwickelt, so wird meistens die Wunde schmerzhaft, ihre Ränder entzünden sich und schwellen an und es bildet sich zuweilen eine leichte Phlegmone aus; dann muss der Wundarzt ganz besonders auf der Hut sein. Der Kranke klagt über Schmerzen längs der verletzten Vene, oberhalb der Wunde und noch ein, zwei Zoll weiter hinauf; ein schwacher Druck auf den Verlauf des Gefässes lässt oft aus der Continuitätslösung mit Eiter vermischte Blutgerinsel hervortreten; manchmal vernarbt sich auch wohl diese Continuitätslösung oberflächlich, während sich in ihrem Grunde ein Abscess bildet; die Phlegmasie nimmt zu und schreitet fast immer nur nach dem Herzen zu weiter; ziemlich häufig entwickelt sich ein biliöser und mucöser Zustand; die Vene bildet in einer verschiedenen Ausdehnung eine Art knotigen Stranges, wie wir schon anderswo erwähnt haben, welcher, zumal wenn man darauf drückt, schmerzhaft ist. Bald behält die Haut in einer gewissen Strecke von der Operationsstelle ihre gewöhnliche Färbung, bald erscheint sie überall geröthet, wo sie der Gefässentzündung entspricht. Gewöhnlich ergreift das phlegmonöse Erysipel nur die in der Nähe der Vene belegenen Parthien; in manchen Fällen aber erstreckt es sich durch das ganze Glied. Ich habe höchst selten vorkommende Individuen beobachtet, bei denen die Phlebitis nur vom Centrum nach der Peripherie weiter schritt, bei andern dagegen pflanzte sich diese Krankheit mit einer gleichmässigen Intensität ober- und unterhalb der Wunde fort. Ob zwar es nun hin und wieder vorkommen kann, dass die Entzündung binnen zwei oder drei Tagen schon die grossen Cavitäten erreicht, so geht sie doch für gewöhnlich nur langsam weiter; sie nimmt dann drei bis vier Zoll des Gefässes in Anspruch und bleibt auf dieser Stelle vier und zwanzig oder acht und vierzig Stunden und bisweilen noch länger; hierauf schreitet sie wieder weiter und zwar in der nämlichen Weise. In manchen Fällen endlich bemächtigt sich die Phlebitis nur einer kleinen Portion der Vene und verschwindet daselbst spontan; zuweilen wird sie in der Inguinalgegend oder in der Achselhöhle durch daselbst entstehende phlegmonöse Abscesse zum Stillstande gebracht.

Die Nekropsie zeigt das Gefäss verengert, entzündet und seine Wandungen verdickt. Ihre innere Fläche kann, namentlich an den am meisten verengerten Stellen, Ulcerationen oder auch weisse Plaques (Flatschen) nachweisen, welche, wenn sie comprimirt und abgewischt werden, eine weissliche, milchigte Materie zum Vorschein bringen; auch bemerkt man daselbst eine Art Sülze, Pseudomembranen und Eiter, der durch Gerinsel von verschiedener Consistenz häufig zurückgehalten wird. Die Häute der Vene sind hart und mit dem benachbarten Zellgewebe gleichsam vermengt, das ebenfalls an diesem Zustande Theil nimmt; später obliterirt die Vene vollständig, das Gerinsel verschwindet, sie wird in eine Art fibrösen Stranges u. s. w. verwandelt.

Glücklicher Weise coagulirt das Blut in der Vene sehr oft in dem Grade, als die Phlebitis zunimmt und ehe eine Eiterung entsteht, und liefert auf diese Weise für die Eitermasse ein unübersteigliches Hinderniss, welche also dadurch zurückgehalten wird. Man findet den Eiter bald an der Oberfläche, bald in dem Innern des Gefässes, zuweilen auch zwischen ihm und dem Herzen. Wir wiederholen, dass der Tod nicht nur durch die Gegenwart des Eiters in den Blutgefässen und bis zum Mittelpuncte des Kreislaufes hin, sondern auch durch die in die grossen Cavitäten und Eingeweide dringende Venenentzündung bedingt werden kann.

Wir wollen nochmals bemerken, dass wenn sich die Phlebitis in einem tiefliegenden Gefässe, etwa nach einer Schenkelamputation, entwickelt, ihre Diagnose dunkel bleibt. Ein plötzlich eintretender Fieberzustand, der Abgang einiger mit Eiter vermischter Blutgerinsel aus einer der Vena cruralis entsprechenden Stelle, das Oedem des subcutanen Zellgewebes des Gliedes, die dumpfen Schmerzen im Innern des Rumpfes und die Frostanfälle sind die Phänomene, welche ich bei einem Kranken beobachtete, den ich im Pitié-Hospitale amputirt hatte. Bei der von mir angestellten Autopsie fand ich die Vene in ihrer ganzen Ausdehnung entzündet und ihr Lumen und ihre Wandungen boten die weiter oben angegebenen Erscheinungen dar; längs ihres Verlaufes bemerkte ich einen grossen Eiterheerd, den ich bei Lebzeiten mehrmals entleert hatte. Die Arterie erschien gesund, ebenso die Saphena interna. Ich überlasse — ich wiederhole es nochmals — den Autoren der Pathologie gern das Amt, diese Krankheit in der Ausdehnung zu erörtern, die sie verlangt; ich wollte hier, in einem Werke der operativen Medizin, nur eine einfache Analyse derselben geben. Weitere Einzelheiten wird man in der trefflichen Dissertation von Amblard und in dem wichtigen Werke von Bouillaud vorfinden.

Kann man die Phlebitis mit einer Arterienentzündung verwechseln? Diese schreitet von der Wunde aus mehr nach dem Ende als nach dem Ursprunge des Gefässes hin. Oder mit einer Entzündung der lymphatischen Gefässe? Die röthlichen erysipelatösen Streifen, welche zuerst von einander getrennt sind, sich dann an mehrern Stellen vereinigen und zuletzt ganz verschmelzen und mit Oedem verbunden sind, lassen keine Verwechselung zu; auch müssen wir hier noch die sehr schnelle Anschwellung der lymphatischen Ganglien in Erwägung bringen.

Man hat gegen die Phlebitis Blutegel auf den Ort der Phlegmasie, erweichende Cataplasmen, die Compression, ein sehr breites fliegendes Vesicator angerathen, allein diese Mittel erweisen sich fast immer erfolglos. Ich habe vorgeschlagen — die Männer von Fach in unserem Zeitalter haben davon nichts erwähnt — die Blutegel swischen dem entzündeten Puncte und dem Herzen zu setzen, und habe schon an einem andern Orte gesagt, dass ich damit bis heute niemals im mindesten unglücklich gewesen bin; doch müssen wir zugleich bemerken, dass der Erfolg um so gewisser sein wird, je früher die Krankheit zur Behandlung kommt.

Stets muss man dem Kranken, den man zur Ader gelassen hat, falls man ihn in den ersten Tagen nach der Operation nicht besuchen kann, anrathen, sich sofort an seinen Arzt zu wenden, sobald er an der Wunde oder in ihrer Nähe, und namentlich nach der Herzseite hin, Schmerzen verspürt. Eine leichte Entzündung der Wunde erfordert dieselbe Vorsicht. Die Vernachlässigung dieser Vorschriften bedingt eben bisweilen einen schlimmen Ausgang. Es sind mir einige Fälle vorgekommen, wo die purulente Infection schon so weit vorgeschritten war, dass die Kunstmittel fruchtlos blieben.

Verletzung der Arterien.

Die Arteria brachialis wird häufiger als die übrigen verletzt. Wenn die Radialis und Ulnaris über der Fascia liegen, so können sie ebenfalls geöffnet werden. Bei Individuen, deren Muskelsystem sehr wenig entwickelt ist, ist das erstere der letztgenannten Gefässe von den Muskeln nicht bedeckt und es kann somit von dem Instrumente leicht getroffen werden, wenn man an der Vena mediana media, die oft neben ihm verläuft, zur Ader lässt. An dem untern Theile des Vorderarmes und an der äussern und Dorsalseite der Hand dürften die Radialis und Ulnaris auch verletzt werden, wenn der Chirurg dabei nicht mit der hier erforderlichen Vorsicht verfährt; dasselbe gilt auch von der Tibialis postica, zumal hinter dem innern Knöchel, und von der Pediaea.

Ist die Arteria brachialis verletzt worden, so spritzt das Blut mit Heftigkeit, schäumend, ruckweise aus; manchmal, jedoch selten, gleicht das aus der Vene kommende Blut dem arteriellen, besonders wenn die Wunde eng ist; wenn dann die Mediana basilica dicht neben der Arterie hinläuft und ihr von dieser der Pulsschlag mitgetheilt wird, so kann das Blut satzweise hervorspritzen. Hier müssen zur Aufstellung einer sichern Diagnose noch andere Zeichen zu Hülfe genommen werden.

Wenn die Arterie geöffnet worden ist und man die Compression unterhalb der Wunde anbringt, so wird man den Blutfluss nicht nur nicht hemmen, sondern ihn in der Regel nur noch steigern; comprimirt man dagegen zwischen der Continuitätslösung und dem Herzen, so vermindert sich die Blutung oder findet auch wohl in einem ununterbrochenen, fast immer schwärzlichen Strome statt. Bringt man den Druck unterhalb der Continuitätslösung an, so suspendirt man die Blutemission oder das Blut sickert nur hervor (der Aderlass wird bavös) und alle Besorg-

nisse sind beseitigt. Uebrigens wird man die Compression an
mehreren Stellen des Vorderarmes vornehmen, damit die Trü-
bung der Diagnose durch die tiefen und anomalen Collateralgefässe verhindert werde. Vorzüglich vergesse man nicht den Blutlauf in der Arteria brachialis an der untern Parthie der Achselhöhle aufzuheben.

Berücksichtigt man das eben über die Verletzung der Arteria brachialis Angegebene auch bei der Läsion der andern Schlagadern, so wird diese leichter zu erkennen sein; wir halten es
daher für unnöthig, die zu ihrer Constatirung nöthigen Mittel
weiter zu erwähnen.

Hat der Chirurg die Armschlagader geöffnet, so hüte er sich
dem Kranken seine Unruhe darüber zu verrathen, er suche ihn
vielmehr zu beschwichtigen, wenn er über den Verlust einer zu
grossen Blutmenge besorgt wird, und um ihn an den Gedanken
zu gewöhnen, längere Zeit eine Binde zu tragen, sage er ihm,
dass das Gefäss sehr gross, die Circulation sehr kräftig sei und
man zur grössern Vorsicht die Bandage etwas fester anlegen
und später als sonst abnehmen wolle.

Die Compression wird wie bei der Amputation eines Gliedes
sogleich ausgeführt. Man bringt ein Stück Papier mâché in die
Wunde, legt darüber pyramidenförmige Compressen und zwar
so, dass die Spitze der Pyramide auf der Continuitätslösung ruht,
hierüber wieder in schiefer Richtung Longuetten-Compressen
und befestigt das Ganze mittelst einer stark angezogenen gewöhnlichen Binde. Die auf dem untern Drittel des Armes applicirten Kreisgänge derselben erstrecken sich bis zum Handgelenke. Dass die Finger mit kleinen Bindenstreifen eingewickelt
werden, bedarf wohl keiner weitern Erwähnung.

Würde die Blutung von Neuem eintreten, so wird man den
Verband wiederum anlegen und damit einen noch stärkern Druck
ausüben; erzeugt sie aber sehr heftige Zufälle, so dürfte man
sich wohl zur Unterbindung der Schlagader entschliessen müssen. Der nicht bewältigte Schreck, welcher den Chirurgen über
die arterielle Verletzung befällt, verleitet ihn oft zu dem Fehler,
die Binde zu stark anzuziehen, und es entstehen dadurch die
wohl Jedem bekannten schlimmen Zufälle; es ist daher besser,

einen schwächern Druck anzubringen, wofür auch die Erfahrung spricht. Man überwache nur sonst den Kranken und comprimire, wenn es nöthig ist, was jedoch nach meiner Ansicht höchst selten der Fall sein möchte, lieber später in einem stärkern Grade.

Die Verletzung der Armschlagader kommt weit weniger selten vor, als man allgemein glaubt. Man studirt die Regeln der Phlebotomie nicht genug nnd es wird diese Operation nur zu häufig unwissenden, der Heilkunst ganz fremden Personen anvertraut.

In den meisten Fällen entsteht nach der in Rede stehenden Compression ein consecutives falsches Anevrysma; das diffuse kommt seltener vor. In einem Falle sah ich die Arterie obliteriren und es war weder an ihrer Wunde oder in deren Umgebung noch an dem untern Theile des Armes in einer Strecke von zwei bis drei Zoll der Pulsschlag wahrzunehmen. Man hat Individuen angeführt, wo die definitive Heilung ohne Obliteration des Gefässes erlangt worden war, und es soll angeblich in einem Falle die Autopsie diese Thatsache bestätigt haben.

Ich theile nicht die Ansicht eines neuen Autors, wonach man vor der Anlegung des Verbandes bei robusten Personen das Blut fast bis zur Ohnmacht soll fliessen lassen; denn Jedermann weiss, dass solche Personen vorzugsweise nur dann erst, wenn sie so zu sagen kein Blut mehr haben, von einer Ohnmacht befallen werden und dass diese dann tödtlich werden kann. Uebrigens sagt schon der gesunde Menschenverstand, dass die Hämorrhagie nach einer sehr kurzen Zeit wiederkehren kann und dann unbedingt noch weit gefährlicher sein würde.

Ich glaube nicht, dass man, wenn sich ein consecutives falsches Anevrysma entwickelt, durchaus die Arterie unterbinden müsse, wie es der erwähnte Schriftsteller vermeint. Ich habe mittelst eines Apparates, zu dem ich Absil die Idee angab, bei einem jungen Menschen ein solches durch einen unglücklichen Aderlass herbeigeführtes Anevrysma geheilt. (Ein Weiteres hierüber in den Capiteln über die Anevrysmen und über die Wunden der Arterien.)

Wenn das primitive oder diffuse falsche Anevrysma statt

hätte, so würde ich sofort die Unterbindung der Schlagader vornehmen; denn die Compression würde hier, indem der vorhandene Bluterguss die Circulation sehr behindert und auch das Glied reizt, gar zur leicht Gangräna herbeirufen können.

Noch ist zu erinnern, dass nach einem unglücklichen Aderlasse sich bisweilen auch ein Anevrysma varicosum oder per Anastomosin zu entwickeln vermag.

Zustand des Blutes.

Alibert hat dargethan, dass das Blut der Scorbutischen eine weit grössere Menge Faserstoff enthält, weil die Organe in dieser Krankheit fast alle Fähigkeit verloren haben, sich desselben anzueignen. Ueberhaupt bietet das Blut nach der Art und Weise wie es ausfliesst, so wie nach der Idiosyncrasie und Krankheit nicht immer ein gleiches Aussehen dar. Meistens wird es bei einem gesunden Individuum eine rothe Färbung haben. Das bei einer acuten Entzündung, namentlich bei einer Pleuresie, einer Pneumonie, aus den Venen entleerte Blut wird sich mit einer weisslichen oder gelblichen Cruste, der sogenannten Crusta inflammatoria, bedecken. Bei blonden Frauen ist es fast immer bei weitem seröser als bei brünetten; derselbe Unterschied herrscht in der Regel auch zwischen schwächern und stärkern Personen. Die mit dem adynamischen Fieber behafteten Kranken liefern meistentheils diffluentes, grünliches odor schwärzliches venöses Blut; in andern fehlt nicht selten das Serum ganz; der Blutkuchen ist oft sehr consistent, bisweilen auch sehr weich. Alle diese Zustände, die übrigens in nämlichen Krankheiten schon höchst verschieden sind, sind es auch noch je nachdem das Blut in einem breiten und flachen oder in einem schmalen und tiefen Gefässe aufgefangen wird. Ich habe schon gesagt, muss aber hier noch einmal darauf zurückkommen, dass es in der Natur des menschlichen Geistes liege, sich auf Uebertreibungen zu werfen. Während der Humorismus als unbeschränkter Gebieter in den Schulen herrschte, wurden alle Krankheiten durch die Humores peccantes erzeugt. Niemanden sind die Albernheiten und Absurditäten unbekannt, welche man Jahrhunderte hindurch über die entartete Galle, über die atra bilis, die Schleimabsonderungen, das fehlerhafte, verbrannte Blut u. s. w. u. s. w. ausgesprengt hatte. Später schien man sich vom Kopf bis zu den Füssen mit dem übertriebensten Solidismus zu bewaffnen, der seinen Gegner entthront und dem Anscheine nach auf immer vernichtet hatte. Nun war der Sitz aller Krankheiten ausschliesslich in den festen Theilen und Affectionen der Flüssigkeiten waren unmöglich geworden. Arme Medizin, was wird noch aus dir? Armer Menschengeist, wohin führst du uns noch? Es ist in Wahrheit wohl nun einmal Zeit, dass wir, unter uns gesagt, bisher mit vollem Rechte, die Zielscheibe des bittern Spottes der Philosophen und der Männer anderer Wissenschaften zu sein aufhören. So lange man aber die Jugend mit vagen Theorien füttert, die Thatsachen fast ganz diesen Theorien unterordnet und sich von vorgefassten Meinungen und Illussionen leiten lässt, wird man es nicht so weit bringen, die Medizin auf festen Basen zu begründen; sie wird leider in diesem verzweifelten Schwanken bleiben, das ihr so häufig vorgeworfen worden. Hoffen wir jedoch, dass es trotz der noch heutigen Tages versuchten Anstrengungen eine ziemlich grosse Anzahl Aerzte giebt, welche, geleitet von den schon seit lange fortschreitenden physikalischen Wissenschaften, dem Strome Einhalt thun und der Medizin zu dem ausgezeichneten Range verhelfen werden, den sie nothwendig einnehmen muss.

Von der Arteriotomie.

Die Eröffnung der Arterien war früherhin sehr viel in Gebrauch; jetzt hat man diese Operation an der Arteria radialis, ranina und selbst an der mastoidea ganz bei Seite gestellt.

Man öffnet jetzt nur noch die Arteria temporalis; sie liegt oberflächlich zwischen den Hautdecken und der Aponevrose; fast unmittelbar hinter ihr befinden sich Knochen, die ihr einen festen Stützpunct liefern; in der Nähe derselben ist kein wichtiges Organ vorhanden und sie ist leicht zu eröffnen. Bisweilen tritt aber darnach ein Anevrysma ein, auch ist es nicht immer leicht das Blut zu hemmen und allemal die gehörige Menge zu erlangen. Ueberhaupt sind die meisten Practiker der Ansicht, die in Rede stehende Blutentziehung könne leicht durch die Phlebo-

tomie ersetzt werden. Im Allgemeinen öffnet man die Arteria
temporalis zur Bekämpfung von Entzündungen im Innern des
Schädels. Man bringt nicht in Anschlag, dass selbst im gesunden
Zustande eine die Tegumente etwas comprimirende Kopfbedek-
kung Cephalalgien erzeugen kann, mithin muss eine solche Wirkung um so eher noch durch Bandagen, welche einen weit stärkern Druck äussern, hervorgerufen und demnach ein Blutzufluss
nach dem Puncte, wo sie applicirt sind, bedingt werden. So können dann in den meisten Fällen die Vortheile der Blutentziehung
mit den Nachtheilen keinen Vergleich aushalten, welche aus der
zur Bluthemmung angebrachten Einschnürung hervorgehen.

Wenn man trotz der angegebenen Gründe und Thatsachen
dennoch die Arteriotomie an der Temporalis ausführen will, so
vermeide man es, das Gefäss nahe an seinem Ursprunge zu öffnen;
in dem Falle aber, wo es wegen seiner Kleinheit nicht zulässig
sein würde, den vordern Zweig desselben einzuschneiden, öffne
man den Stamm so weit als möglich nach oben. Dem Operateur
wird dabei das Gefühl zum Führer dienen und ihn die Anomalien
kennen lehren.

Was den vordern Zweig betrifft, so müsste er, wenn er gross
genug wäre, über dem Processus orbitalis externus geöffnet
werden.

Man bediene sich des Bistouris, das weniger leicht als die
Lanzette zerbricht. Es sind eine gewöhnliche oder auch eine
auf zwei Köpfen aufgerollte Binde und graduirte Compressen
nothwendig; zugleich wird man noch die schon bei der Phlebotomie angegebenen Verbandstücke in Bereitschaft haben.

Der Kranke sitzt, mit dem Kopfe gegen die Brust eines Gehülfen gelehnt; liegt er, so wird der Kopf von einem Kissen unterstützt. Hat man sich von der Lage des Gefässes überzeugt, so
legt man den Daumen entweder über oder vor die Stelle, wo die
Operation geschehen soll. Operirt man an dem Stamme der Arterie, so macht man den Einschnitt schief, will man aber einen
der Zweige öffnen, so muss es schräg sein. Die Länge dieses
Einschnittes ist gewöhnlich fünf bis sechs Linien, damit das Blut
ohne Schwierigkeit ausfliessen kann. Wichtig ist es, dass das
Instrument nicht die Aponevrose verletze, unter der sich dann

eine entzündliche Einschnürung entwickeln könnte. Ich glaube, man möchte sich einer solchen Verletzung weit eher aussetzen, wenn man von innen nach aussen einschneidet; man verfahre daher nach meinem Dafürhalten hier so wie bei der Phlebotomie; auf diese Weise wird man die Tiefe, in die das Bistouri eindringt, besser zu bemessen vermögen. Das Instrument muss schmal und sehr spitz sein. Die eben angegebene Operationsweise wird auch weit weniger als die vorhergehende den Uebelstand haben, das Gefäss ganz zu durchschneiden, in Folge dessen sich bekanntlich die beiden Gefässenden zurückziehen und die erforderliche Blutmenge nicht entleert zu werden vermag; oft ergiesst sich dann das Blut in ziemlicher Menge auch in die Weichtheile.

Soll man das Gefäss zuerst bei einer Unterbindung desselben blosslegen? Ohne Zweifel würde ein solches Verfahren in bedeutendem Maasse die entsprechende Eröffnung des Gefässes erleichtern; aber dieser Vortheil wiegt nicht die lange Dauer und die Schmerzen der Operation auf.

Wenn man an dem Stamme der Arteria temporalis operirt, so ist, was wir wohl kaum zu erwähnen haben, der Blutfluss viel schwieriger zu hemmen.

Die zu entziehende Blutmenge beträgt gewöhnlich eine oder zwei Paletten und selbst noch etwas mehr.

Nach dem was wir weiter oben bei den Zufällen in Folge der Phlebotomie gesagt haben, brauchen wir wohl hier nicht die Zeichen der arteriellen Blutung noch näher zu erörtern. Wenn das Blut nicht hervorspritzt, der Aderlass also mit andern Worten bavös ist, so wendet man zur Erlangung des nöthigen Blutquantums in dem Gefässe die bei der Phlebotomie an der Vena jugularis externa angeführten Mittel an.

Ist die nöthige Blutmenge erlangt, so lasse der Operateur noch den Daumen auf der Arterie und sage einem Gehülfen, dass er den seinigen zwischen der Wunde und dem Herzen applicire. Die Flüssigkeit hört zu fliessen auf und man reinigt nun.

Beiläufig wollen wir noch bemerken, dass die Bewegungen der Unterkinnlade zur Beförderung des Blutflusses uns unnütz erscheinen.

Behufs der Verbindung des Kranken wird zuerst eine Compresse über, eine andere unter der Continuitätslösung angelegt. Hat man einen Zweig der Temporalis geöffnet, so reichen einige stark angezogene Zirkeltouren um den Kopf zur Bluthemmung hin; ist aber die Arteriotomie an dem Stamme des Gefässes verrichtet worden, so legt man die Emballirschleife (Noeud de l'emballeur, eine Art Halfterbinde) an. Um diese herzustellen, applicirt man den mittlern Theil einer in zwei Kugeln aufgerollten Binde auf die Stirn, führt die Kugel an der Operationsseite bis zur Continuitätslösung hin, die andere aber um den Schädel zu der nämlichen Stelle der ersten; zuweilen macht man noch eine zweite Zirkeltour; dann kreuzt man die beiden Bindengänge auf einer der Compressen, führt die untere Kugel direct unter die Unterkinnlade nach der entgegengesetzten Seite zum Scheitel in die Höhe, steigt von da wieder zur ersten Schleife herab, lässt die beiden Bindenköpfe sich abermals kreuzen und fährt so fort. Diese Kreuzung bildet, wie schon gesagt, eine Art Schleifen, welche die gewünschte Compression bewirken und wovon die ersten vier oder fünf neben einander, die übrigen auf diese ersten zu liegen kommen. Es versteht sich von selbst, dass diese Schleifen auf die beiden Compressen applicirt werden; zu ihrer bessern Befestigung umgiebt man sie noch mit einigen horizontalen und verticalen Kreisgängen. Die Enden der Binde werden mit Nadeln oder auch mit einigen Nahtstichen befestigt.

Die eben angegebene Compression verdient vor der den Vorzug, welche etwa auf der Continuitätslösung selbst ausgeübt wird und zu Entzündungen Veranlassung geben könnte. Man vergesse auch nicht, an den Ohren den Verband mit recht weicher Charpie auszupolstern, denn ohne diese Vorsicht, welche sogar von den neuern Autoren unbeachtet geblieben ist, möchte die Binde dort grosse Schmerzen verursachen. Am vierten oder fünften Tage und manchmal wohl auch später nimmt man den Verband ab. Ist noch eine oberflächliche Wunde vorhanden, was besonders der Fall ist, wenn die Ränder derselben nicht mit Diachylon fixirt worden waren, so legt man einen einfachen Verband an. Würde eine abermalige Blutung eintreten, so müsste man den eben beschriebenen Verband wieder appliciren.

Von den Blutegeln und ihrer Anwendung.

Der Blutegel ist ein sehr contractiler Wasserwurm, dessen beide Enden scheibenartig auslaufen; an dem kleinsten befindet sich der Mund, der drei mit vielen Zähnen besetzte Kinnladen nachweist (Salacroux), an dem andern der After. Der dicke officinelle Blutegel ist sehr braun und hat seiner Achse parallele rostfarbene Streifen; er ist träge und beisst oft nur im Wasser an; der medizinische Blutegel ist kleiner, weit besser, hat sechs eisenfarbene Längenstreifen und ist grünlich.

Die Blutegel werden häufig von Krankheiten befallen, die ihre Aufbewahrung erschweren. Nach Dumeril's Beobachtung prädisponiren sie im Herbste zu einer Art Melaena.

Presle-Duplessis hat durch eine grosse Anzahl von Versuchen, welchen wir theilweise beiwohnten, bewiesen, dass die Blutegel, wenn sie sich wieder einige Zeit im Wasser aufgehalten haben, bei keinem gesunden Individuum irgend eine contagiöse Krankheit erzeugen können, von der etwa eine Person befallen war, bei der sie vorher angesetzt worden waren.

Die Dicke und Dichtheit der Epidermis in der Palma manus und Planta pedis können das Anbeissen der Anneliden daselbst verhindern. Die nach dem Bisse dieser Thiere entstehenden Narben sind meistens sehr sichtbar, desshalb vermeide man so viel als möglich, sie auf Theile zu setzen, die gewöhnlich entblösst getragen werden, und wenn man nicht anders kann, so wähle man kleine Blutegel.

Bei Kindern, besonders aber bei Frauen, ist die Haut sehr fein; man setze daher die Blutegel nicht auf den Verlauf grosser Venen oder auf den ihrer Hauptzweige, damit man keine schwer zu stillenden Blutungen hervorruft oder wohl gar eine Phlebitis, die nach der Zerreissung der Wandungen dieser Gefässe sich entwickeln könnte.

Die Application von Blutegeln in das Gesicht verursacht sehr häufig daselbst Oedem und sogar Erysipel.

Die innige Sympathie zwischen einem Organe und den darüber liegenden Hautdecken erfordert, dass man die Blutegel im Allgemeinen auf die letztern ansetzt.

Setzt man diese Anneliden selbst in sehr grosser Anzahl an den äussern Augenwinkel oder ganz nahe daran, so erzeugen sie fast stets ein ödematöses Erysipel, verursachen Ecchymosen der Augenlider und können eine acute Ophthalmie sehr verschlimmern. Man muss sie an die Schläfe, längs der Wurzel der Haare oder noch besser hinter die Ohren setzen, wo sie eben so gut wirken. Bei Entzündung der Hirnhäute wirkt die Application derselben auf die Processus mastoideus sehr vortheilhaft, weil dadurch die fast direct in den Schädel gehenden Venen entleert werden.

Man hat das Ansetzen von Blutegeln auf die innere Fläche der Augenlider empfohlen, allein diese ist zu klein, als dass man eine hinreichende Menge von Blutegeln ansetzen und eine genügende Blutentleerung bewirken könnte, besonders bei acuten Entzündungen. Selbst bei chronischen Entzündungen sah ich oft nach diesem Verfahren, das ich verwerfe, sehr gefährliche entzündliche Zufälle in die Erscheinung treten.

Setzt man bei einer Entzündung des Rachens Blutegel an den Hals, so verursachen sie Wunden, die sehr unangenehme Narben hinterlassen, besonders bei Frauen. Bei Entzündung des Larynx und Pharynx wirken diese Anneliden, wie ich in vielen Fällen im Pitié-Hospitale dargethan habe, eben so gut, wenn man sie auf den Processus mastoideus und hinter denselben längs der Wurzel der Haare ansetzt. Bei Kindern und bei Frauen, deren Haut sehr fein ist, können, wie schon gesagt, die Blutegel ausserdem leicht oberflächliche Venen öffnen und eine Phlebitis erzeugen, die um so gefährlicher ist, je näher diese Gefässe dem Herzen liegen; es würde dann höchst wahrscheinlich eine schwer zu stillende Blutung erfolgen; man müsste vielleicht mit Höllenstein ätzen und sich der Gefahr einer Venenentzündung aussetzen. In der Abwesenheit des Chirurgen könnte die Blutung sehr gefährlich werden, denn die Laien können sie nicht immer stillen. Hinter den Ohren ist dagegen die Compression sicherer und kann von Jedem, auch dem Unwissendsten, vorgenommen werden.

Wenn man die Blutegel in die Regio epigastrica ansetzt, so beissen einige davon nicht selten in die Haut, welche die Rippenknorpel bedeckt; bei ihrer grossen Beweglichkeit wird gewöhnlich viel Blut entleert, besonders bei Kindern. Ist dann der Chirurg abwesend, so kann der Kranke sterben; man hüte sich demnach davor sehr, denn ich habe einen traurigen Fall erlebt. Man setze die Blutegel nach innen von den Rippenknorpeln und unter das Brustbein an.

Setzt man Blutegel auf Stellen mit sehr reichlichem Zellgewebe, so werden die kleinen Wunden gewöhnlich nur wenig Blut liefern. Applicirt man also bei einem sehr wohlbeleibten Individuum wegen einer acuten Peritonitis dreissig bis vierzig Blutegel auf den Unterleib, so mindert man keineswegs die Entzündung, sondern steigert sie meistens noch durch Vermehrung der Congestion nach dem Bauchfelle. Man muss dann wenigstens die doppelte Anzahl setzen und oft sogar vorher einen Aderlass machen.

Die Application von Blutegeln auf Hautstellen, unter denen viele Nerven liegen, muss verworfen werden, weil der Schmerz sonst heftig ist. Am Vorderarme gebe man demnach der Dorsalfläche den Vorzug vor der Palmarfläche und am Ober- und Unterschenkel der äussern vor der innern Seite. Ich bestehe auf diesen Vorschriften, weil, wie ich wohl kaum zu erwähnen brauche, es höchst wichtig ist, dass die Kranken so wenig als möglich leiden und weil zu sehr gesteigerte Schmerzen bei manchen Personen heftige Nervenzufälle hervorrufen, die bisweilen das weitere Ansetzen von Blutegeln behindern. Ausserdem können sie auch die Krankheit an sich steigern und ebenso die vortheilhaften Wirkungen der örtlichen Blutemission neutralisiren.

Auf der Schleimhaut der Scheide sind die Blutegelstiche höchst schmerzhaft und oft sehr schwer zu heilen, besonders an der hintern Commissur oder in deren Nähe. Rings um die Scham entleeren sie eben so viel Blut und haben nicht denselben Nachtheil.

Man applicire die Anneliden nicht zu nahe an den Mastdarm, denn ihre Stiche werden vom Koth berührt und können sich leicht in schwer zu heilende Geschwüre verwandeln.

Das Ansetzen der Blutegel an die Vorhaut, auf den Penis,

das Scrotum ist sehr schmerzhaft und erzeugt zuweilen Gangrän. Wir kennen Beispiele hiervon; sie sind zwar selten, aber müssen doch in Anschlag gebracht werden. Ich ziehe es daher vor, diese Thiere über dem Hodensacke längs des Samenstranges zu appliciren. Ich habe mich vielmals überzeugt, dass sie hier eben so gut wie an andern Stellen wirken.

Auf dem Hand- und Fussrücken liegen viele Nerven unter der Haut; man setzt desshalb auf diese Stellen keine Blutegel, wo sie auch ausserdem Erysipel veranlassen können, sondern an den hintern und untern Theil des Vorderarmes und den obern und äussern Theil des Unterschenkels.

Man setze keine Blutegel auf den untern Theil des Unterschenkels, denn selbst wenn dieser gesund ist und besonders wenn er eine varicöse Beschaffenheit hat, könnten sich die kleinen Wunden in Geschwüre verwandeln, die häufig sehr schwer und vielleicht gar nicht zu heilen sind.

Auf den Brustdrüsen verursachen die Blutegel sehr heftige Schmerzen, unangenehme Narben und zuweilen auch Erysipel. Ich habe bemerkt, dass sie eben so gut wirken, wenn man sie rings um dieselbe applicirt.

Noch wollen wir erinnern, dass man die Blutegel nicht auf den Verlauf oberflächlicher Arterien ansetzen darf.

Man räth, Blutegel in den Mund zu setzen; im Allgemeinen verursachen sie aber beim Kranken einen fast unbesiegbaren Widerwillen und man kann nicht viele in Gebrauch ziehen; oft bluten auch die Stiche nicht lange genug nach und es könnten dann sehr ungünstige und zuweilen gefährliche Blutcongestionen herbeigeführt werden. Dasselbe findet auch Anwendung in Bezug auf die vordere Nasenöffnung, wenn man darin Blutegel ansetzen will. Im Pharynx erzeugen sie nicht nur denselben Uebelstand, sondern lassen sich daselbst auch höchst schwierig oder gar nicht ansetzen, mag man dies auch noch so sehr bestreiten. Man hat vorgeschlagen, sie mittelst einer Pinzette dahin zu bringen, zieht aber gewöhnlich einen Glaskegel oder ein trichterförmig zusammengerolltes Kartenblatt vor, das man mit der Spitze an die Mandel ansetzt und dann den Blutegel mit einem Stäbchen (Repulsorium, Repoussoir)*) vorschiebt. Ich wähle in allen solchen Fällen lieber die Regio mastoidea, wo die örtliche Blutentziehung denselben Nutzen leistet.

Man ist im Allgemeinen der Ansicht, die Blutegel müssten auf den entzündeten Punct selbst gesetzt werden; aber beim Erysipel mit Phlyctänen, bei der Phlegmone, deren Mittelpunct dunkelroth ist, verursachen sie oft Gangräna und wegen der durch die Entzündung ohnehin gesteigerten Sensibilität der Haut auch weit mehr Schmerzen.

Die Erfahrung hat mir auch gezeigt, dass das Ansetzen dieser Thiere rings um die entzündliche Zona eben solchen Erfolg hat, als wenn man sie unmittelbar auf diese setzt.

Werden Blutegel auf ödematöse Gewebe oder auf Theile, in denen sich Ecchymosen befinden, gesetzt, so können sie Gangräna herbeiführen, weil hier die Vitalität durch die Schwere des ergossenen Blutes niedergehalten ist; hat man sie aber durch eine darauf leicht eintretende acute Entzündung gesteigert, so wird ein gleicher Erfolg statt haben.

Nimmt bei einer weissen Geschwulst die Haut an der Verhärtung Theil und adhärirt sie mit den darunter liegenden Parthien, so setze man die Blutegel um den kranken Theil, denn das Leben ist hier gemeiniglich nicht sehr thätig. Ohne diese Vorsicht setzt man sich denselben Zufällen aus, wie bei Oedem und Ecchymosen.

Bei einem syphilitischen Bubo setzt man die Blutegel drei bis vier Zoll von seiner Basis, denn wenn man sie auf die Geschwulst selbst oder längs ihrer Basis applicirt, so verwandeln sich die kleinen Wunden oft in syphilitische Geschwüre. Sollte man mir etwa den Einwurf machen, dass dies selten geschieht, so erwiedere ich, dass ich es einige Male beobachtet habe und mich dadurch zur Aufstellung dieser Vorschrift gerechtfertigt halte.

---

*) Ein zwei Zoll langer an einem hölzernen Griffe befestigter stählerner Stiel, der sich in zwei kleine Haken endigt. — J. L. Petit hat mit dem Namen Repoussoir d'arrête ein Instrument belegt, was er erfunden, um in der Speiseröhre stecken gebliebene fremde Körper in den Magen hinabzustossen. Es ist eine Art Canüle, an deren einem Ende sich ein Schwamm befindet. D. d. Bearb.

Ich verwerfe das Ansetzen von Blutegeln auf ein gebrochenes Glied, denn durch den später mit den Schienen auf die Stiche ausgeübten Druck kann die Heilung verzögert, zuweilen Entzündung und sogar Brandschorfe erzeugt werden. Wir haben im Pitié-Hospitale oft Kranke vorgefunden, bei denen man in der Privatpraxis diese Vorsicht ausser Acht gelassen hatte und nun diese Zufälle eingetreten waren. Es wird dann sehr schwer, die zur Heilung dienenden Apparate zweckmässig anzulegen. Die Blutergüsse, welche fast immer mit den Continuitätslösungen der Knochen verbunden sind, erfordern auch wohl weit eher einen Aderlass, in Folge dessen, wie die tägliche Erfahrung darthut, die Absorption viel leichter und schneller von Statten geht, als nach einer örtlichen Blutentziehung. Falls man aber dennoch zur letztern seine Zuflucht nehmen würde, so mache man sie über der Fractur und an Stellen, wo kein Verband zu liegen kommt.

In dem Kapitel über die Hernien haben wir folgende Grundsätze aufgestellt: „Unter den Mitteln, welche man zur Erleichterung der Reposition der Brüche anwendet, besonders wenn die Einklemmung entzündlicher Natur ist, nehmen die Blutegel die erste Stelle ein. Man hat die üble Gewohnheit, sie auf die Geschwulst selbst zu setzen, allein dieses Verfahren hat viele Nachtheile. Die Haut, in welcher sich viele kleine Wunden befinden, wird empfindlicher, die Taxis ist schmerzhafter, der Kranke ist unfolgsamer, das Blut fliesst über die Finger und die Haut und hierdurch wird die Taxis sehr erschwert. Auch wenn die Egelstiche nicht mehr bluten, so fangen sie bei den Repositionsbemühungen sogleich wieder an zu bluten, und dann sind abermals dieselben Schwierigkeiten vorhanden. Mehr bedarf es nicht, um das Misslingen einer Taxis, die Erfolg haben konnte, zu bewirken.“

„Das Ansetzen der Blutegel auf die Geschwulst selbst veranlasst oft ziemlich tiefe Ecchymosen. Muss man dann die Bruchoperation machen, so wird die Farbe der Gewebe maskirt; man kann sie nicht mehr leicht von einander unterscheiden, die Schwierigkeit der Operation wird gesteigert. Man muss die Blutegel rings um den kranken Punct legen. Die Erfahrung hat gezeigt, dass sie hier eben so gut wirken, als wenn sie unmittelbar auf die Geschwulst applicirt werden." (Clinique chirurgicale etc. T. I. p. 20.)

Man kann unmöglich wissen, ob eine Geschwulst skirrhös sei; das subcutane Zellgewebe ist verhärtet; zuweilen nimmt selbst die Haut Theil an diesem Zustande. Dann darf man die Anneliden keinen Falls auf die Geschwulst setzen, denn die kleinen Wunden könnten sich leicht und fast gleich darauf in carcinomatöse Geschwüre verwandeln und man würde den Verlauf der Krankheit ganz besonders beschleunigen. Eine rationelle Therapie verlangt, dass die Blutegel um die Anschwellung applicirt werden, da sie hier erfahrungsgemäss eben so heilsam wirken, als wenn sie auf die kranke Parthie selbst gesetzt worden wären.

Noch wollen wir erwähnen, dass man bei der Anschwellung und Verhärtung des Gebärmutterhalses keine Blutegel setzen darf, weil es fast stets unmöglich ist, ihre Natur genau zu ermitteln.

„Ich lege viel Werth auf die Regeln bei dem Ansetzen der Blutegel an den verschiedenen Stellen, denn ich halte sie für um so wichtiger, als sie in der Praxis sehr oft zur Anwendung kommen. Ich bin überzeugt, dass man durch ihre Befolgung bedeutende und zuweilen selbst traurige Zufälle verhüten kann. Ziemlich viele dieser Regeln waren zwar geschickten Practikern bekannt, allein man hatte sie nicht zusammengestellt und auf diese Weise waren sie vergessen. Vielen ausserdem sehr unterrichteten Aerzten sind sie sogar ganz unbekannt geblieben. Ich trage sie schon seit lange in meinen klinischen Vorlesungen vor und ich habe sie vereint in der Gazette des Hopitaux 1836, 9. Januar, veröffentlichen lassen." (Loco citato.)

Setzt man bei einer acuten Entzündung nur wenig Blutegel an, so steigern sie diese fast immer, ausser wenn sie nicht etwa viel Blut liefern. Broussais insonders hat angerathen, dann mehr anzusetzen und die Stiche recht lange nachbluten zu lassen.

Es wirken diese Thiere in zwiefacher Weise ein, was auch ein neuerer Chirurg dagegen sagen mag, welcher es wagt, die derivative Blutentziehung zu verwerfen und der überhaupt in der rationellen Therapie nicht stark bewandert ist; — wendet man nämlich nur wenige an, so verursachen sie eine Excitation, indem sie einen Zufluss des Blutes nach der kranken Stelle bewirken, es müsste denn, was wir nochmals wiederholen, eine starke Blutung danach statt haben. Den Beweis für diese Behauptung liefert das Erscheinen der Menstruation, sobald man die eben angegebene Vorschrift befolgt, während hingegen, wenn man viele Egel setzt und eine sehr starke Blutung bewirkt, die Catamenien gewöhnlich nicht erscheinen. Niemanden sind wohl diese Facta unbekannt, sie allein genügen für alle richtig denkenden Männer, eine derivative Blutentziehung anzuerkennen.

Die Blutegel in geringer Anzahl reizen fast immer, selbst die weissen Geschwülste, in denen kein entzündliches Element vorhanden ist. Wir liefern hiervon tagtäglich den Beweis im Pitié-Hospitale, zeigen aber auch, dass eine grosse Anzahl Blutegel eine wesentlich verschiedene Wirkung herbeiführen. Ein Weiteres sehe man in unserer Clinique chirurgicale: Ueber die Blutentziehungen im Allgemeinen. T. I. p. 23.

Die Blutegel in grosser Anzahl constituiren eines der besten Antiphlogistica. Man muss dann die Blutung mehrere Stunden zu unterhalten suchen und wenn z. B. eine Peritonitis superacut ist und nicht weichen will, so lasse man das Blut bei starken Personen noch länger fliessen. Wir haben schon an einem andern Orte gesagt, dass bisweilen ein Aderlass vorangeschickt werden müsse. Seitdem die Wahrheit der eben angegebenen Prinzipien erkannt worden ist, fürchtet man sich nicht mehr, Blutegel bei heftigen Entzündungen anzuwenden. Jetzt ist es Niemandem mehr unbekannt, dass sie durchschnittlich einen vollständigen Erfolg bewirken, mögen sie auch angesetzt werden, ehe jene Phlegmasien einige Tage das Maximum der Intensität erreicht haben. Noch ist zu erwähnen, dass bei manchen Constitutionen die Blutegel an dem Tage, ja selbst noch an dem Morgen, wo sie angelegt worden sind, eine Excitation hervorrufen, welche ihre vortheilhafte Einwirkung verzögert; dann muss man mit einer abermaligen Application warten, falls nicht der pathologische Zustand zur Eile treibt. Auch giebt es Personen, deren Innervation nach dem Gebrauche der Blutegel so gesteigert wird, dass man unbedingt keine wieder anlegen darf.

Wendet man die Blutegel zur Excitation der Gewebe an, so setzt man drei, sechs oder acht Stück, je nach dem Kräftezustand des Kranken, und sorgt dafür, dass die Stiche nur zehn bis fünfzehn Minuten nachbluten.

Die Anzahl der Blutegel, welche als antiphlogistisches Mittel wirken sollen, variirt nach den Anzeigen. Besteht bei Kindern von einem Jahre eine acute Entzündung, so setzt man zwei oder drei, bei Erwachsenen wendet man wohl nicht unter acht bis zehn an. Je nach dem Kräftezustand des Individuums, dem Sitze und der Intensität der Phlegmasie kann man die Zahl *bis* zu fünf und zwanzig; fünfzig, achtzig und selbst noch mehr steigern. Bei magern Personen, deren Muskel- und Capillarsystem sehr entwickelt ist, bluten die Stiche sehr stark; bei fetten Personen liegen die Gefässe vereinzelter, zerstreuter, das Fettgewebe legt sich leicht vor die kleinen Wunden und verhindert deren Blutung, mithin müssen bei ihnen mehr Blutegel gesetzt und muss oft auch vorher ein Aderlass gemacht werden.

Ein Blutegel soll nach Einigen ein bis zwei Drachmen Blut saugen; Andere meinen, und das wohl mit Unrecht, er könne vier Drachmen in sich aufnehmen; noch Andere geben an, dies Thier könne zwei und ein halb Mal so viel als es wiegt verschlucken. Was die Quantität des Blutes betrifft, die durch die Stiche entleert wird, so ist sie offenbar höchst verschieden, je nach der Capillarität der Haut und der Beleibtheit, so wie je nachdem die Venen mehr oder minder entwickelt oder kleine Arterienzweige geöffnet worden sind und endlich je nach der Zeit, während welcher die Blutentziehung fortgesetzt wird. Zufolge dieser Angaben wird man demnach nicht über die beträchtliche Anzahl von Blutegeln erschrecken, welche man zuweilen bei robusten Personen, die von sehr acuten Entzündungen befallen sind, anwendet. Auch wird man bedenken, dass das Blut, einige höchst seltene Ausnahmsfälle abgerechnet, langsam abgeht und somit weniger schwächt, als wenn es auf ein Mal schnell entzogen wird. Ist übrigens der Wundarzt besorgt, so bleibe er bei dem Kranken; der Zustand des Pulses, des Gesichts, der Kräfte wird ihm zum Führer dienen, um die Zufälle, die er fürchtet, zu verhüten. Bekanntlich geschieht es oft, dass durch die Sorglosigkeit der Kranken oder durch die Unbeholfenheit des Wärterpersonales das Blut sechs, acht und sogar zehn Stunden fliesst, ohne aber absonderlich zu schwächen.

Manche Aerzte setzen nur zwei oder drei Blutegel und erneuern diese, je nachdem die Stiche Blut liefern; sie practiciren somit eine örtliche Blutentziehung, die zwölf und bisweilen sogar vier und zwanzig Stunden währt, und sie rühmen sie sehr. Ich habe sie angewendet, halte sie aber nicht für vortheilhaft, wenigstens nicht durchgehends.

Man war der Meinung, dass wenn man das hintere Ende des Blutegels abschnitte, die Blutentziehung reichlicher sein würde; allein in Folge dieses Mittels wird das Thier fast immer sogleich von der Haut abfallen.

Während der mittlern Temperaturen saugen gewöhnlich die Blutegel leicht an; indessen gebrauche man die Vorsichtsmaassregel, sie eine oder zwei Stunden vor ihrer Anwendung in ein trockenes Gefäss zu legen; im Sommer, bei sehr grosser Hitze ist diese Zeit nicht hinreichend; sie müssen dann, wenn es die pathologischen Verhältnisse gestatten, fünf bis sechs Stunden an einen kühlen Ort gebracht werden. Oft beissen sie nicht alle an; wenn man daher fünfzehn verwenden will, muss man wenigstens zwanzig bei sich haben. Vor ihrer Application befeuchte man die betreffende Stelle mit etwas Milch, Zuckerwasser, Blut, süssschmeckenden Früchten u. dergl. Bei Personen, deren Haut salzig ist oder eine stark riechende Ausdünstung nachweist, wasche man selbige erst mit einem aromatischen Aufgusse, dann mit lauem Wasser ab und bringe nun eine der angegebenen Substanzen (Milch etc.) darauf. Ein dunkles Zimmer macht die Anneliden mehr zum Anbeissen geneigt; sie scheinen das Licht zu scheuen. Lordat erzählte in seinen Vorlesungen, ein Apotheker in Montpellier habe bemerkt, dass diese Thiere jedesmal sich nach dem Grunde des Gefässes flüchteten und daselbst unbeweglich blieben, wenn er mit einem Lichte in den Keller trat.

Wenn man sie nahe an die Mündung eines Kanales oder an

die Seite eines Organes, das man schonen will, ansetzt, so räth man, den Raum, innerhalb welchem sie anbeissen sollen, mit einem fetten Körper zu umschreiben. Manche Chirurgen bringen ein mit Cerat bestrichenes Stück Leinwand in den After. Diese Mittel sind durchaus nicht nothwendig. Viele Leute sperren die Blutegel, nachdem sie auf die Haut gebracht sind, in ein darüber gestülptes Glas ein: aber häufig gruppiren sie sich in einer mehr oder minder grossen Anzahl auf eine sehr begrenzte Stelle, ihre Bisse befinden sich dicht neben einander und sie können auf diese Weise eine zu hohe Reizung und selbst Entzündung hervorrufen; auch verlassen sie oft die Haut, kriechen längs des Glases in die Höhe und fixiren sich daselbst; dann wird man gezwungen, das Glas abzunehmen und sie wieder auf den bestimmten Ort zu bringen; die hierdurch entstehenden Uebelstände brauchen wir wohl nicht anzugeben. Es ist besser, sie mit einer mit der Hand festgehaltenen Compresse zu bedecken, wodurch sie sanft angedrückt und zum Anbeissen geneigter gemacht werden, auch verhütet man dadurch, dass die Ränder der Compresse etwas stärker angedrückt werden, ihr Entweichen. Gut ist es, sie gleichzeitig mit der Compresse auf die Haut zu bringen. Handelt es sich um tiefe Stellen, so setze man einen Blutegel nach dem andern an, entweder mit den Fingern oder mit der Ringpinzette oder mit einer Röhre. Diese Mittel reichen für alle Fälle aus, es ist daher unnöthig, neue Instrumente anzuwenden, die man auch ohnehin nicht immer gleich bei der Hand hat und welche nur dazu dienen, die schon so unnöthig überfüllten Arsenale der Chirurgie mit Schutt zu versehen.

Wollen die Blutegel nicht anbeissen, so reize man sie; man comprimire sie sanft, rolle sie zwischen den Händen oder noch besser in einem Leinwandstückchen; im Winter erwärme man sie ein wenig.

Der Contact der Luft auf der entblössten Haut kann manchmal sehr schädlich werden. Wenn man z. B. die Blutegel auf den Unterleib ansetzen will, so entblösse man davon nur so wenig als möglich. Man bediene sich zur Vorsicht eines Reifens, auf den man ein zusammengeschlagenes Tuch oder einen Shawl ausbreitet.

Sollen die Blutegel an das untere Ende der Gebärmutter angelegt werden, so führe man bis zur obern Scheideninsertion ein volles Speculum ein und umfasse damit das Collum uteri; man mache zur Reinigung der Parthien Einspritzungen und trockne sie dann ab. Die beiden letztern Mittel müssen stets in Anwendung kommen, wenn es sich um eine Schleimhaut handelt; jedoch ist für den Pharynx und Mund das Gurgeln vorzuziehen. Man bringe die Blutegel in einem hinreichend langen Branntweinglase bis an den Uterus. Dass die Kranke vorher in Supination zu lagern sei, brauchen wir nicht wieder zu erwähnen. (Man vergl. das Kapitel vom Speculum und seiner Anwendung.) Bemerkenswerth ist es, dass die Frauen kaum die Stiche empfinden. Sind die Thiere abgefallen, so befördert man die Blutung durch lauwarme, erweichende Einspritzungen in dem liegen gebliebenen Explorationsinstrumente, die häufig wiederholt werden. Man räth auch Sitzbäder an; ich glaube aber, dass sie zu sehr Blutcongestionen aussetzen.

In der Clinique chirurgicale de l'hôpital de la Pitié habe ich gesagt, dass ich die Application der Blutegel an den Gebärmutterhals verwerfe, weil sie fast immer Congestionen nach diesem Organe bedingen und sogar ziemlich oft heftige Zufälle herbeiführen, weil es ferner unmöglich ist, Anschwellungen von Indurationen des Collum uteri zu unterscheiden und man sich dann der Gefahr aussetzt, Continuitätslösungen an einem Skirrhus zu bewirken, der sich fast unmittelbar darnach in einen Krebs verwandelt. Ich fügte hinzu, dass ich dem derivativen Aderlasse am Arme von etwa drei bis sechs Unzen, je nach den Indicationen, den Vorzug gäbe. Ich habe im Pitié - Hospitale dessen unbestreitbare Superiorität dargethan.

Wenn ein oder mehrere Blutegel Nervenzweige durchbeissen, so erzeugen sie sehr heftige Schmerzen. Man muss sich dann beeilen, sie vermöge der gleich anzugebenden Mittel zum Abfallen zu bringen. Noch wollen wir erwähnen, dass wenn man die Egel gleich in grösserer Anzahl anlegt, sie nothwendig weniger Schmerzen verursachen, als wenn dies nach und nach geschieht.

Hat man sich durch ihr Breiterwerden, ihre Saugbewegungen und durch den von ihnen bedingten Schmerz überzeugt, dass sie angebissen haben; sieht man an ihrem Volumen und an dem Aufhören der Contractionen, dass sie hinreichend angefüllt sind; ist seit ihrer Anlegung etwa eine halbe Stunde verflossen und fallen sie dann noch nicht ab, — so bestreue man sie mit Tabak, Salz, Asche und dergleichen; man kann sie auch ganz nahe der Haut abschneiden. Man unterlasse es, an ihnen zu ziehen, denn das würde meistens viele Schmerzen verursachen. Nicht selten bleibt nach dem von uns angerathenen Abschneiden der Saugrüssel des Thieres in der Haut stecken; ist dies der Fall, so suche man ihn mit dem auf den Tegumenten in verschiedenen Richtungen hinstreichenden Zeigefinger sanft hervorzudrängen, was auch geschehen kann, wenn der Blutegel nicht abgeschnitten worden ist, und recht gute Dienste leistet, falls man keine Asche u. s. w. bei der Hand hat und den Blutegel gern erhalten will.

Um die Nachblutung zu befördern und ihr Aufhören zu verhüten, wende man lauwarme Waschungen an; nöthigen Falls nehme man mit einem Stücke feiner Leinwand sanft das Blutgerinnsel weg, bringe den Theil wo möglich in ein nicht zu warmes Bad und ziehe ihn öfter heraus, um das auf den kleinen Wunden entstandene Gerinnsel zu beseitigen. Die auf die Stiche geleiteten erweichenden Dämpfe erweisen sich ebenfalls sehr vortheilhaft. Der von Vielen angewandte Umschlag aus Leinsaamenmehl hemmt oft die erforderliche Blutung, weil sich meistens unter ihm Blutgerinnsel bilden, die das Ausfliessen des Liquidums behindern. Das beste Mittel, eine starke und schnelle Blutung zu bewirken, ist der Pumpenschröpfkopf (ventouse à pompe), wobei auch die Muskelcontractionen recht vortheilhaft mitwirken. Ich habe das angegebene Instrument sehr häufig angewendet und nicht bemerkt, dass das Zellgewebe durch die Leere in den kleinen Wunden so stark angezogen wird, um ihr Fortbluten zu hemmen; es schienen mir blos weit häufigere und ausgedehntere Ecchymosen danach zu entstehen. Sollten sich Blutgerinnsel bilden, so nimmt man diese weg und setzt den Schröpfkopf aufs Neue auf.

Ist der Blutegel in den Mastdarm, den Magen, die Scheide,

die Nasenhöhle gedrungen, so lasse man eine Auflösung von Salpeter oder noch-besser von Kochsalz einspritzen; der Rauch oder die Abkochung von Tabak sind für den Magen schädlich. Man kann sich auch des Weines, Oxycrates u. s. w. bedienen. Wenn der Blutegel in den Larynx oder die Luftröhre gekrochen ist, so muss man diese Organe öffnen.

Einige Chirurgen comprimiren die Blutegel, um sie zu entleeren, zwischen dem Daumen und Zeigefinger, indem sie diese Finger vom Schwanze bis zum Kopfe des Thieres hingleiten lassen. Dies ist das sicherste Mittel, sie fast durchgehends zu tödten. Gemeiniglich bringt man sie in Fluss- oder Brunnenwasser; aber man verliert dadurch eine sehr grosse Menge und die, welche leben bleiben, können nicht lange gebraucht werden. Selbst wenn sie noch niemals angesetzt worden sind, so ist ihnen bekanntlich schon das Brunnenwasser höchst schädlich. Sehr vortheilhaft ist es dagegen, sie einige Secunden sanft in lauwarmer Asche herumzuwälzen; sie entleeren sich dann sehr schnell und man kann sie dadurch weit eher wieder gebrauchen; auch verliert man auf diese Weise nur wenige von ihnen.

Rayer hat eine treffliche Abhandlung über die Mittel, die Blutegel zu erhalten und zu vervielfältigen, geschrieben. Bekanntlich darf auch das Gefäss, in das man sie bringt, nur halb voll sein. Das Wasser habe eine mittlere Temperatur; sind die Thiere schon einmal gebraucht worden, so muss es drei bis vier Mal des Tags erneuert werden; sind sie noch gar nicht angesetzt gewesen, so braucht man es nur alle vier und zwanzig Stunden mit anderm zu vertauschen.

Wir wiederholen, dass man nach dem Abfallen der als antiphlogistisches Mittel angewendeten Blutegel die Stiche gewöhnlich eine bis zwei Stunden und häufig wohl noch länger nachbluten lässt, wenn sich nämlich nicht das Gesicht zu sehr entfärbt, der Puls und die Kräfte des Kranken zu sehr sinken. Es würde nicht gerathen sein, in allen Fällen das Herannahen der Ohnmacht abzuwarten.

Nicht selten hört die Blutung von selbst auf, bei vielen Personen dagegen währt sie fort, giebt aber zu keinen Besorgnissen Anlass. Um sie zu stillen, wendet man einen recht dicken

Charpiekuchen an, auf den man Compressen und eine geeignete Binde applicirt. Der Feuerschwamm ist vorzuziehen. Man legt davon kleine Stückchen auf die Bisswunden, die man mit dem Finger leicht andrückt; es wird dadurch die Blutung vermindert und das hämostatische Mittel klebt besser auf der Wundfläche an. Gestatten es die Localitäten, so können verschiedene Arten von Compressen, je nach den Indicationen, und eine Binde zur Bewirkung eines entsprechenden Druckes in Anwendung kommen. Nöthigenfalls bediene man sich auch der Asche, der verbrannten Leinwand (Zunders), des Spinnengewebes, welche Stoffe, indem sie sich mit dem Blute verbinden, eine Art Kitt bilden. Allein es bleiben diese Mittel mehr oder minder lange in der Wunde und reizen und entzünden sie dadurch bisweilen. Ebenso sind kleine Charpiebourdonnets, die man mit Colophonium bestreuen kann, recht nützlich. Das Oxycrat und die andern adstringirenden Flüssigkeiten haben fast immer keinen Erfolg, ausgenommen das kalte Wasser und Eis, die übrigens den Nachtheil haben, viel Schmerzen zu erzeugen und Phlegmasien auszusetzen.

In manchen Fällen leistet die Blutung Widerstand; dann müssen die kräftigsten Mittel zur Anwendung kommen. Man kann die umschlungene Naht machen und verwende dazu eine sehr feine Nadel, welche die Gefässe schont; man vervielfältige die Fadengänge in solcher Weise, dass sie die ganze Continuitätslösung bedecken. Damit der in die Haut gebrachte fremde Körper nicht die von ihm umfasste Parthie zerreisse, muss man ihn nach vier und zwanzig Stunden und selbst noch früher wieder wegnehmen; es ist dann keine Blutung mehr zu besorgen. Wurde eine Vene oder wohl gar ein Arterienzweig geöffnet und fürchtet man einen Bluterguss in das Zellgewebe, so lege man ohngefähr eine Viertelstunde lang die Fingerspitze auf das in Rede stehende blutstillende Mittel. Nöthigenfalls torquire oder unterbinde man die verletzte Schlagader.

Wenn die kleinen Charpiebourdonnets, welche Authenrieth so sehr gelobt hat, in das Lumen einer verletzten Vene drängen, so würde man den Kranken einer Phlebitis aussetzen.

Hatin räth, einen Holzstiel parallel mit seiner Achse bis

zur Hälfte zu spalten, die Haut um die kleine Wunde zusammen-
zukneipen und sie zwischen die Branchen dieses Stieles zu bringen, welche sich sofort aneinander begeben und eine recht
vortheilhafte Compression äussern; allein man muss dazu auch
eine hinreichende Menge Haut haben und diese sehr beweglich
sein, was wohl nicht immer der Fall ist. Das Hatin'sche Instrument kann durch die feste Pinzette von Gräfe ersetzt werden.

Nach Ridolfo di Tacca soll man einen Schröpfkopf, der
alle blutenden Stellen umfasst, appliciren; es bilde sich dann
sogleich ein Blutgerinnsel. Nach einigen Minuten soll man den
Schröpfkopf wieder abnehmen, das Serum, ohne das Gerinnsel
zu berühren, abwischen, den Schröpfkopf wieder aufsetzen und
dies noch drei bis vier Mal so thun, bis die Blutung schweigt.
Ich halte dies Verfahren für ein durchaus übles, besonders in
schweren Fällen, und bin erstaunt, dass es Ridolfo, nachdem
er es so oft versucht hat, lobt; ich fürchte, dieser Arzt täuscht
sich, denn, wie ich weiter oben erwähnt habe, dieses von ihm
als Haemostaticum gepriesene Mittel erweist sich gerade vorzüglich, um die Blutung sehr zu befördern.

Vielfach wird die Aetzung mit Höllenstein angewendet; sie
kann durch das Blut verhindert werden, das sich mit dem Causticum vermischt, es verdünnt und so seine Wirkung neutralisirt.
Dann ist es sehr leicht, die Compression um die Stiche entweder
mit den Fingern oder mit einem Ringe oder mit dem Luzardischen Instrumente zu bewerkstelligen, wodurch die Blutung fast
immer gehemmt wird und der Höllenstein kräftig einwirken
kann. Würde man bei einer grössern verletzten Vene die Cauterisation anwenden, so dürfte man eine Phlebitis sehr zu besorgen haben. Hier muss sie demnach unterbleiben und mit der
Hand comprimirt werden, nöthigenfalls sogar mehrere Stunden.
Wenn es die Localitäten und die Art der Krankheit gestatten, so
ziehe man graduirte Compressen und eine passende Binde in Gebrauch. In sehr dringenden Fällen greife man, wie schon erwähnt, zu der angegebenen Naht. Die Cauterisation führt den
Uebelstand mit sich, dass sie heftige Schmerzen und grosse Narben bewirkt.

Die zuweilen durch die Blutegelbisse verursachten Entzündungen und Ulcerationen werden mit den geeigneten Mitteln behandelt. Das Jucken und die Phlogosen der Haut können mit Compressen, die mit lauwarmer Milch befeuchtet sind, vortheilhaft bekämpft werden. Um die Kranken vor den angegebenen Zufällen zu bewahren, muss man, so weit es möglich, keine reizenden Dinge auf die kleinen Wunden bringen. Falls es nöthig ist, lege man ein Stück feines mit Cerat bestrichenes Linnen darauf.

Die Blutegelbisse sind ziemlich oft mit Ecchymosen verbunden, die sie umgeben und verschiedentlich gross sind; sehen diese sehr schwarz aus und sind sie von einem gewissen Umfange, so zeigen sie im Allgemeinen die Gravität der Krankheit an, gegen welche die örtliche Blutentleerung angewendet worden ist. Man behandelt sie, wenn dem Kranken an deren Entfernung sehr gelegen ist, mit Resolventien.

Wenn der Blutegelbiss in eine ziemlich grosse Vene dringt, so kann er Phlebitis, bisweilen auch Angioleucitis erzeugen. Nicht gar zu selten sieht man fast eben so viel kleine Phlegmonen entstehen als Bisswunden vorhanden sind. Ist in solchen Fällen die Fleischwucherung zu üppig, so halte man sie ja mit Höllenstein nieder; man verhütet dadurch die Difformität der Narben.

Können die Blutegelbisse eine consecutive Blutung veranlassen? Hier folgt ein sehr trauriges Beispiel dafür: Eine etwa dreissigjährige Kranke von guter Constitution wurde vor fünfzehn Jahren in das Pitié-Hospital aufgenommen, um sich an einer mit Subinflammation verbundenen Anschwellung der Gebärmutter behandeln zu lassen. Es trat eine Gastritis auf; ich liess fünfzehn Blutegel auf das Epigastrium ansetzen; die örtliche Blutentziehung bot nichts Ungewöhnliches dar; einige auf die kleinen Wunden gelegte Stücke Feuerschwamm brachten die Blutung leicht zum Schweigen; die Magenentzündung verschwand, nur die Blutegelbisse vernarbten sich nicht, wurden jedoch nicht grösser und die durchaus nicht geschwächte Kranke nahm bereits wieder Nahrung zu sich.

Vier Tage waren seit der Application der Blutegel vergangen, als man die Kranke des Morgens todt im Bette fand.

Sie hatte eine enorme Menge Blut verloren, das durch die Betten und den Strohsack gedrungen war und selbst auf dem Fussboden bemerkt wurde. Man überzeugte sich leicht, dass dies Blut aus den noch nicht vernarbten Egelwunden geflossen sei. Bei der Section fanden wir alle Organe gesund bis auf den Uterus, der eine einfache Anschwellung darbot. Kein hohles Organ, kein Excretionskanal enthielt Blut. Die Blutgefässe waren fast ganz leer und die Gewebe auffallend farblos.

Man hat sehr viele Versuche angestellt, die Blutegel durch Hauteinschnitte und Scarificationen, die man zur Erlangung einer grössern Blutmenge mit einem Pumpenschröpfkopfe bedeckte, zu ersetzen; aber diese Versuche, welchen ich mich selbst sehr oft unterzogen habe, sind im Allgemeinen nicht günstig ausgefallen. Es scheint, dass die Wirkung des mit Zähnen versehenen Saugrüssels der Anneliden viel zu den vortheilhaften Resultaten beiträgt, welche in der Regel durch diese Thiere erlangt werden. Sollte es nicht möglich sein, ein Instrument zu erfinden, das in dieser Weise auf die Tegumente einwirkt? Unstreitig würde man durch eine solche Erfindung sehr grossen Nutzen leisten, denn der armen Klasse fällt es schwer, die Blutegel zu bezahlen; auch sind sie in manchen Ländern nicht leicht und in manchen andern gar nicht zu haben.

Hauteinschnitte.

So nennt man die Operation, bei welcher man ein gerades Bistouri oder noch besser die haferkornförmige Lanzette perpendiculär bis in das subcutane Zellgewebe einsenkt und sie dann in einer ähnlichen Richtung nach der entgegengesetzten Seite wieder auszieht. In manchen Fällen macht man mit dem Instrumente, nachdem es so tief, wie man gewollt, eingedrungen, eine zurückschlagende (umkippende) Bewegung, wodurch seine Spitze beim Ausziehen nach oben und vorn kommt und so die kleine Wunde vergrössert wird.

Einige Schriftsteller haben die Hauteinschnitte mit den Scarificationen verwechselt und beide Bezeichnungen synonym gebraucht; den Beweis für meine Ansicht liefert der Name Scarificator, welchen man einem Instrumente gegeben hat, mittelst dessen man auf einmal eine grosse Menge kleiner, den hier in Rede stehenden ähnlicher Wunden bewirkt.

Die Hauteinschnitte macht man zur Entleerung der serösen Flüssigkeit, welche den Hydrops der Extremitäten, des Scrotum, der grossen Schamlippen und des Penis bedingt. Es ist jedoch hierbei nicht ausser Acht zu lassen, dass wenn sie an dem Ober- oder Unterschenkel, dem Vorder- und Oberarme, kurz an allen den Orten, wo die seröse Infiltration eine grosse Ausdehnung erreicht hat, gemacht werden, sie fortwährend sehr viel Serum liefern, welches die Bettwäsche durchnässt, den Kranken erkältet und sehr belästigt. In manchen Fällen kann auch der beträchtliche Verlust des Liquidums die Schwäche in bedeutender und selbst gefährlicher Weise steigern. Man darf daher nur in dringenden Fällen zu der in Rede stehenden kleinen Operation seine Zuflucht nehmen, nämlich wenn die Haut zu bersten droht und wenn das vorhandene Serum einen zu starken Druck und viele Schmerzen in dem Gliede veranlasst. Es darf jedoch keine Entzündung bestehen.

Sind zahlreiche Hauteinschnitte nöthig, so müssen sie recht schnell und, damit die Flüssigkeit leichter ausfliessen kann, an den abschüssigsten Stellen gemacht werden. Durch einen sanften und schwachen Druck auf das ödematöse Glied, so wie durch eine entsprechende Lagerung desselben wird die Herausschaffung des Serum aus den kleinen Wunden noch mehr befördert. Allein die Hauteinschnitte sind irritirend; macht man sie daher an Stellen, wo das Oedem mit einer selbst nur unbedeutenden Entzündung complicirt ist, so setzt man sich der Gefahr aus, Gangräna zu erzeugen, mag man dabei auch noch so vorsichtig zu Werke gehen.

Eine Regel der rationellen Pathologie will, dass man stets die zur Entleerung des Serums in dem Zellgewebe vorgenommenen Hauteinschnitte zwei Drittel oder einen ganzen Zoll von einander anbringt, damit die entzündlichen Aureolen (Höfe), welche sie umgeben, sich nicht vereinigen und keine Schorfe hervorrufen. Noch ist zu erwähnen, dass dieser schlimme Umstand in manchen, jedoch glücklicher Weise höchst seltenen,

Fällen eintritt, obschon zwischen den einzelnen Einstichen ein gehöriger Zwischenraum gelassen worden ist.

Die Hauteinschnitte werden auch noch, unmittelbar nachdem sie gemacht worden sind, mit einem Schröpfkopfe bedeckt. Ziemlich selten liefern sie eine hinreichende Menge Blut, oft fast gar keines.

Wie schon gesagt, kann man sich zur Bewirkung der Hauteinschnitte des Scarificators bedienen. Dieses hin und wieder vielfach modificirte Instrument besteht aus einem Gehäuse, in welchem eine mehr oder weniger grosse Anzahl (16—24) Lanzettenklingen verborgen sind. Es wird auf die Haut gesetzt und daselbst festgehalten; mittelst eines in Erschlaffung versetzten Drückers treten seine Klingen durch die Spalten in dem Gehäuse hervor, senken sich in das Gewebe und bewirken auf einmal eine grössere Anzahl Hauteinschnitte.

Im Allgemeinen eignen sich die Scarificatoren nur für furchtsame Personen, welche sich dieser Operation nicht anders unterwerfen wollen. Diese Instrumente werden in der That durch eine gewissermaassen blinde Macht geleitet; sie bewirken Hauteinschnitte, deren Tiefe minder leicht zu bemessen ist, als wenn sie mit dem Bistouri oder der Lanzette gemacht werden. Wir haben angegeben, dass man zur Verhütung der inflammatorischen Kreise (Höfe) und der Gangräna auf den ödematösen Geweben die Einschnitte in einer gewissen Entfernung von einander machen müsse; ich frage nun, ob die Schneiden des Scarificators diese Entfernung darbieten und ob, wenn dies auch der Fall wäre, das Instrument der Form der Parthien entsprechen und die oberflächlichen Venen vermeiden kann? Man wird uns vielleicht einwenden, dass ein Scarificator mit zwei oder drei gehörig von einander entfernten Klingen die Indication zu erfüllen vermag; wir erwiedern, dass man dann zur Vervielfältigung der Hauteinschnitte mehr Zeit verwenden muss, als bei Anwendung der Lanzette oder des Bistouris, und endlich kann man mit jenem Instrumente keine Einschnitte auf der Conjunctiva, dem Praeputium u. s. w. vornehmen. Macht man z. B. Hauteinschnitte auf den Brustwandungen, um Störungen der darin enthaltenen Organe zu bekämpfen, so zählt man oft weniger auf die Blutdepletion, als auf die Entzündung, welche sich in den kleinen Wunden entwickelt. Es ist diese Entzündung um so heilsamer, als sie nach der Blutung eintritt und wie ein Vesicator wirken kann. Vollführt man daher die Hauteinschnitte nach einander, so werden die entzündlichen Erscheinungen weit leichter eintreten, weil die minder schnell bewirkte Operation mehr Schmerzen verursachen wird. Wenn wir von den Schröpf-köpfen näher handeln, werden wir auch von dem Pumpen-schröpfkopfe sprechen, der weit bequemer und vortheilhafter als der gewöhnlich gebrauchte Schröpfkopf ist.

Die Hauteinschnitte werden auch noch angewendet, um Congestionen und blutige Anschwellungen in der Conjunctiva palpebralis, der Nasenhöhle, den Mandeln, der Zunge und im Innern des Mundes zu bekämpfen. Besteht eine acute Phleg-masie, so wird sie durch das in Rede stehende Mittel gewiss gesteigert werden, denn die bewirkte Blutung ist nicht bedeu-tend genug und die entstandenen Wunden erzeugen eine Irrita-tion; liegt aber eine chronische Entzündung vor, so wird man sie dadurch in einem hohen Grade vergrössern. Gewöhnlich werden dann auch die Hauteinschnitte nur selten in Gebrauch gezogen. Macht man aber vorher einen Aderlass oder legt man, z. B. auf die Processus mastoidei, eine grosse Anzahl Blutegel an, so werden die Hauteinschnitte sehr treffliche Dienste leisten. Die Erfahrung hat mir davon oft den Beweis geliefert.

Ferner hat man auch die Hauteinschnitte bei manchen Ery-sipelarten angerathen; wenn diese nicht etwa wesentlich chro-nisch sind, so verwerfe ich das genannte Mittel. Habe ich es mit einer Subinflammation der Haut zu thun, so lasse ich eine von den weiter oben angegebenen Blutentziehungen vorher-gehen und vermindere so die Reaction der Vitalität auf die klei-nen Wunden.

A. Paré gebrauchte die Hauteinschnitte und selbst die Sca-rificationen, um die unter Geschwüren oder in der Nähe dersel-ben befindlichen Verhärtungen zu schmelzen, und der grosse Chirurg erzielte damit günstige Erfolge. Warum sind diese Mit-tel bei Seite gestellt worden? Wohl nur desshalb, weil man keine Indication dafür aufgestellt hatte und sich von einem blinden Empirismus leiten liess. Es ist dadurch viel Unglück angerichtet worden. Weiss man nicht, dass selbst noch heutigen Tages die besten Methoden oft von Menschen compromittirt werden, welche mit den therapeutischen Agentien nicht umzugehen wissen?

Bei einem varicösen Geschwüre wende man keine Hauteinschnitte an; sie dürften nur neue Verschwärungen erzeugen.

Man bedenke, dass die kleine Operation schmerzhaft ist und mehrmals wiederholt werden muss; man gebrauche sie demnach nur in dem Falle, wo die andern Mittel ohne Erfolg blieben.

Wir erwähnen nochmals, dass die Hauteinschnitte reizen, sie müssen daher nach den Indicationen entweder unterlassen oder angewendet werden. Die verhärteten Gewebe unterliegen dem nämlichen Gesetze wie die ödematösen; ihre· Vitalität ist ebenfalls niedergehalten und es ist bekannt, dass wenn eine acute Entzündung sie steigert, sie fast stets dadurch erlischt. Daher müssen bei einer serösen Infiltration die Einschnitte in einer hinreichenden Entfernung von einander angebracht werden, damit die entzündlichen Kreise um sie herum sich nicht vereinigen.

Erscheint eine acute Entzündung auf den mit Hauteinschnitten versehenen Indurationen, so wende man erweichende Umschläge an und applicire eine grosse Menge Blutegel um die Entzündung. Ich habe bis heute dann noch nie Gangräna eintreten sehen.

Ich habe Personen beobachtet, bei denen sich um die Hauteinschnitte keine entzündlichen Kreise zeigten.

Ziemlich oft wird nach der Anwendung der Hauteinschnitte zuerst der Umfang der Anschwellung vermehrt, sehr bald aber, wenigstens in den meisten Fällen, vermindert er sich dann. Es kann dies übrigens auch ohne eine vorherige Vergrösserung stattfinden.

Wohl zu merken ist noch, dass die Hauteinschnitte bei den weissen Geschwülsten nur in Anwendung kommen können, wenn sie weder skirrhös, noch krebsig, noch durch das Weiterschreiten der Krankheit zu erweicht sind. Das in Rede stehende Mittel darf blos in den Fällen in Gebrauch gezogen werden, wo kein inflammatorisches Element obwaltet, denn ohne diese Bedingung würde es durch Herbeiführung einer übermässigen Irritation schädlich werden.

Ohne dass die Aureolen, welche durch die um die Hauteinschnitte sich entwickelte Entzündung entstanden sind, sich vereinigen, können doch diese Schnitte den beabsichtigten Zweck überschreiten und die Gewebe in eine zu starke Reizung versetzen; dann muss man schleunig erweichende Cataplasmen und eine ziemlich grosse Anzahl Blutegel appliciren.

Es sind mir Indurationen vorgekommen, wo die Hauteinschnitte keine hinlängliche Reizung bewirkten, um sie zu zertheilen. In solchen Fällen muss man dieses Mittel fallen lassen.

Die Hauteinschnitte werden mit feiner Leinwand bedeckt.

Wann sind sie zu wiederholen? Wenn die durch sie bewerkstelligte Besserung keine Fortschritte mehr macht. Uebrigens practicirt man keine neuen, bevor nicht die dadurch entstandene leichte Entzündung um sie herum cessirt hat und bevor nicht die grössere Wärme und der Schmerz, die oft danach entstehen, verschwunden sind. In manchen Fällen zeigen sich die Hauteinschnitte das erste Mal erfolglos; wiederholt man sie aber nach einigen Tagen, so wirken sie ziemlich häufig günstig ein.

Nicht selten führen sie allein die Heilung herbei. Haben sie die Krankheit in bedeutenderem Grade gebessert, so wirken sie zuletzt gar nicht mehr ein, weil die Gewebe sich an ihre Wirkung gewöhnt zu haben scheinen. Dann müssen andere Mittel an ihre Stelle treten. Später kann man sie wiederum in Gebrauch ziehen; gewöhnlich erweisen sie sich dann abermals erfolgreich.

Wenn die Hauteinschnitte die Gewebe vortheilhaft erweichen, diese aber dennoch nicht sich an Volumen verringern, so comprimire man sie mit Baumschwamm und einer entsprechenden Binde. Gewöhnlich erlangt man damit sehr gute Erfolge. Bewirkt später der Druck keine Besserung mehr, so substituire man ihm die Hauteinschnitte.

Bei Beobachtung der angegebenen Vorschriften werden die Hauteinschnitte nicht mehr eine gefährliche Waffe, sondern ein kräftiges, von der Erfahrung gebilligtes therapeutisches Agens sein. Ich habe hierfür gar vielfache Beweise im Pitié-Hospital abgelegt.

Bei verhärteten Geweben ziehe ich in der Regel die Hauteinschnitte den Scarificationen vor, welche überdies weit mehr reizen. Wendet man die erstern an, so hüte man sich, in das subaponevrotische Zellgewebe zu dringen, weil man sonst Gefahr laufen könnte, durch Einklemmung Entzündungen herbeizuführen.

Die Hauteinschnitte dürfen nicht auf dem Verlaufe der Venen, Arterien, grösserer Nervenzweige und Sehnen unternommen werden, damit eine Verletzung dieser Gebilde vermieden wird.

Die Hauteinschnitte macht man dadurch reizender, dass man sie nöthigenfalls mit Stimulantien verbindet. Oft wird die Styraxsalbe gebraucht.

Die Fumigationen, die lauwarmen, erweichenden Waschungen, die heissen Bäder werden oft zur Steigerung der Blutung angewendet. Uebrigens sind noch die Vorsichtsmaassregeln zu berücksichtigen, welche wir bei den Blutungen nach dem Ansetzen von Blutegeln angegeben haben.

Der sanfte schwache Druck, welchen wir zur leichtern Entleerung der serösen Infiltration angerathen haben, muss etwas stärker werden, wenn man nach der Bewirkung von Hauteinschnitten den Abgang des ergossenen und theilweise coagulirten Blutes mehr befördern will.

Beiläufig sei noch erwähnt, dass nicht skirrhöse und nicht weissgraulich aussehende verhärtete Gewebe durch tiefe Einschnitte wieder in den Normalzustand zurückgebracht werden können. Wir haben häufig bei Amputationen von Gliedern und bei Knochenresectionen sehr lange und sehr breite Lappen aus solchen verhärteten Geweben gebildet und damit die schönsten Resultate erlangt. (Cf. Clinique chirurgicale de l'hôpital de la Pitié t. I. 467.) Wir haben in dem nämlichen Kapitel des eben genannten Werkes Fälle angeführt, wo Geschwülste nur durch Einschnitte blosgelegt wurden und diese Geschwülste sich entzündeten. Nahm die Entzündung zu sehr überhand, so wurden sie mit erweichenden Cataplasmen und örtlichen Blutentziehungen behandelt und geheilt.

Scarificationen.

Mit diesem Namen bezeichnet man specieller gewisse Arten von Einschnitten, die gewöhnlich parallel neben einander liegen, aber auch manchmal sich in verschiedenen Richtungen durchkreuzen können. Der zwischen ihnen gelassene Raum ist nach den Indicationen verschiedentlich breit. Die Länge dieser Einschnitte beträgt im Allgemeinen zwei bis drei Zoll, kann jedoch noch weit bedeutender sein. Ihre Tiefe ist nicht immer die nämliche; bald beträgt sie nur eine Viertellinie, bald erstreckt sich dagegen die Wunde bis in das subcutane Zellgewebe.

Bedeckt man die Scarificationen mit einem Schröpfkopfe, so erhält man eine starke Blutentleerung. Diese Scarificationen dienen auch, wenn wenig Blut fliesst, zur Reizung der Gewebe, auf denen sie bewirkt worden sind. Allein angewendet können sie bisweilen eine sehr vortheilhafte Blutentleerung erzeugen, weil diese Entleerung ziemlich beträchtlich ist.

Vollführt man die Scarificationen auf gesunden Geweben, um Blut zu entziehen und eine Entzündung z. B. der Pleura oder des Magens zu bekämpfen, so werden sie fast neben einander gemacht, können sich aber auch verschiedentlich durchkreuzen. Sie erstrecken sich durch die ganze Dicke der Tegumente. Auf der Augenschleimhaut und auf dem Praeputium bilden sie eine Art von sehr oberflächlichen Spalten (Fissuren). Wendet man sie bei Verhärtungen an, wie solche bei weissen Geschwülsten durch die Fistelgänge zu entstehen pflegen, so macht man sie nur ganz oberflächlich auf der Haut, lässt zwischen jedem von ihnen einen Raum von einem bis anderthalb Zoll. Macht man sie tief, so müssen sie wenigstens drei Zoll von einander entfernt sein. Es geschieht dies, wenn man, wie A. Paré, die indurirten Geschwüre aufschlitzt. Die bei den Hauteinschnitten angegebenen therapeutischen Prinzipien finden auch bei den Scarificationen ihre Anwendung. Letztere sind, wir wiederholen es, weit excitirender.

Die Instrumente, deren man sich zu den Scarificationen bedient, sind das convexe Bistouri, die gerstenkornförmige

Lanzette und das Rasirmesser mit abgerundeter Spitze. Sie werden gewöhnlich in der fünften Position, also wie ein Violinbogen, gehalten und reichen für alle Fälle aus, man müsste denn in der Harnröhre u. s. w. operiren wollen.

Man kann auch die Scarificatoren anwenden, von denen es gar vielerlei giebt; derjenige, dessen mehr oder minder zahlreiche Klingen sich auf einem seiner Enden zeigen, wird, nachdem man die Klingen vorher hat heraustreten lassen, auf der Gewebsfläche hin und her geführt. Auf diese Weise verfährt man damit, wenn es die Localitäten gestatten, wenn man auf gesunden Theilen operirt und die Incisionen näher bei einander sein können; ferner wenn man keinen Schmerz hervorzurufen braucht, um eine Reizung nach aussen, eine revulsorische Entzündung zu bewirken, und wenn man es mit kleinmüthigen Personen zu thun hat, die sich vor Schmerzen fürchten. Sonst verdienen die vorhin angezeigten Instrumente den Vorzug, darin stimmen die meisten jetzigen Practiker mit uns überein. Mit diesen Instrumenten können die Einschnitte weit schneller gemacht und ihnen stets die indicationsgemässe Tiefe gegeben werden, ein Vortheil, den der Scarificator nicht darbietet.

Sollen die Scarificationen eine Excitation, eine Reizung hervorbringen, so verbinde man sie wie die Hauteinschnitte. Gewöhnlich vernarben sie sich schnell. Wenn sie etwa eine Zeit lang eitern, so berücksichtige man die zu starke Fleischwucherung. Man cauterisire mit Höllenstein.

Die Difformität der Narben ist nach den Scarificationen weit auffälliger, als nach den Blutegeln und Hauteinschnitten.

Die Scarificationen leisten bei der Heilung von Verhärtungen sehr gute Dienste.

Schutzblatternimpfung.

Seit lange hatten die Pocken viele Menschenleben gekostet, da wollte die Gemahlin des englischen Gesandten in Constantinopel, Mylady Worthley Montague, das Geheimniss kennen lernen, wie die für die Harems der asiatischen Grossen bestimmten Georgierinnen und Circassierinnen ihre Schönheit bewahrten. Die ottomanischen Aerzte theilten ihr mit, dass die mit den Reizen ihrer Töchter Handel treibenden Mütter selbigen die Pocken einimpften, dass sich die Medizin dieser wichtigen Entdeckung bemächtigt und damit sehr glänzende Resultate erlangt habe. Lady Montague liess ihren Sohn impfen, ebenso ihre Tochter in London. Sehr bald verbreitete sich die Inoculation. Sie wurde oft verworfen, wieder angenommen und abermals zurückgesetzt, um aufs Neue in Aufnahme zu kommen, und drang nun gleichsam bis in die entferntesten Gegenden. Da veröffentlichte Jenner im Jahre 1789 seine Untersuchungen über die Ursachen und Wirkungen der Kuhpocke oder Variola vaccina. Man sagt, es ist aber nicht gewiss, die Indier hätten sich seit undenklichen Zeiten der Kuhpocken bedient und es wären deren schöne Erfolge schon lange auch andern Völkern bekannt gewesen. Wenn dies sich aber auch so verhielte und Jenner uns nur die ersten positiven Resultate über die Kuhpocke kennen gelehrt hätte, so würde doch immerhin sein Verdienst sehr gross sein und derselbe nicht minder der Urheber der köstlichsten Entdeckung des achtzehnten Jahrhunderts bleiben.

[Ein ziemlich merkwürdiger Umstand, der übrigens das Verdienst der Arbeiten Jenner's nicht im Geringsten schmälert, ist in dem Werke des Dr. Pearson erwähnt worden. Im Jahre 1768 impften Sutton und Fewster ohne Erfolg eine ziemlich grosse Anzahl Bauern; da mehrere von diesen Individuen ihnen versicherten, dass dies davon käme, dass sie die Kuhpocken gehabt hätten, so machten sie einige Versuche, um die Wahrheit zu ermitteln. Sie fanden das, was die Bauern ihnen gesagt hatten, bestätigt und theilten das Resultat davon einer medizinischen Gesellschaft mit; allein Niemand dachte daran, die Sache weiter zu verfolgen und, was sehr sonderbar ist, selbst die beiden Impfärzte gaben endlich die Lösung dieses wichtigen Problems auf.

Das Werk von Jenner war kaum in London erschienen, als es von allen Seiten in England mit Wärme aufgenommen wurde. Die Doctoren Pearson und Woodwille beeilten sich, die darin erwähnten Versuche zu wiederholen, und ihr Zeugniss, mit dem sich eine Menge anderer verbanden, sprach bald zu Gunsten dieses trefflichen Schutzmittels. Ausser diesen Aerzten machten sich in England noch besonders Aiking, Thornton, Frazer und J. Cooper um die Verbreitung der Vaccination verdient. Marshall reiste in gleicher Absicht nach Spanien, Italien, Sardinien und Malta. Das Gerücht von dieser Entdeckung verbreitete sich bald weithin, doch war Frankreich, obschon das dem Vaterlande Jenner's zunächst gelegene, nicht eines der ersten Länder, wohin sie drang. Indessen war die Ankündigung davon in den Journalen gemacht worden, als der Herzog de la Rochefoucauld-Liancourt, der während seines Aufenthaltes in England Zeuge der durch diese Methode erhaltenen Erfolge gewesen war, die Aufmerksamkeit auf diesen wichtigen Gegenstand hinlenkte. Durch seine Vermittelung und die des Herrn Thouret, damaligen Directors der medizinischen Schule, wurde eine Subscription eröffnet und bald ausgefüllt. Ein aus unterrichteten Aerzten bestehender Centralcomité wurde nun organisirt und am 2. Juni 1800 wurden dreissig Kinder mit Lymphe, die man aus London erhalten hatte, geimpft. Dieser erste Versuch glückte nicht ganz, und einige andere, später von dem Dr. Woodwille, der selbst nach Paris gekommen war, um diese Einimpfungsgattung mitzutheilen, verrichtete Vaccinationen blieben ebenfalls ohne Erfolg. Bald nachher aber vervielfältigten sich die Versuche und es hatte sich die Kuhpocke in Frankreich gewissermaassen acclimatisirt. In sehr kurzer Zeit zählte man blos in Paris mehrere Tausend Impfungen. Am 7. Februar des folgenden Jahres wurde von dem Seinepräfecten Frochot ein eignes Hospiz für die Kuhpockenimpfung begründet und dem Comité übergeben. Die durch diese Anstalt geleisteten Dienste sind unberechenbar. Die Versuche der Engländer zu wiederholen, neue anzustellen und so die Anzahl der Gegenbeweise zu vermehren, Frankreich und das Ausland mit Kuhpockenlymphe zu versehen, das Vertrauen für eine neue Methode, die von ihrem Erscheinen an durch die Unwissenheit und Unredlichkeit heftig bekämpft worden war, zu erzeugen und zu erhalten, dies ist wenigstens zum Theil die Aufgabe des Comités gewesen. Im Jahre 1824 hat er aufgehört und seine Arbeiten sind von der königlichen medizinischen Akademie fortgesetzt worden.

In Deutschland impfte zuerst de Carro in Wien, im Jahre 1799, mit einem von Pearson erhaltenen Impffaden seine eignen Kinder; ihm schlossen sich eben daselbst Ferro, Careno und Portenschlag an. In dem nämlichen Jahre wurde von Ballhorn und Strohmeyer die Vaccination in Hannover begonnen, denen bald in Berlin Hufeland und Heim, in München (1801) Giel folgten. Das grosse Unternehmen wurde durch Reil, Arnemann, Mühry, Faust, Sömmering, Stieglitz und andere ausgezeichnete Aerzte befördert. Bremer begründete 1802 das Vaccinationsinstitut zu Berlin, unter dessen Aufsicht blos im Jahre 1820 an 400,000 Kinder in der preussischen Monarchie geimpft wurden.

In Italien haben sich um die Vaccination vorzüglich Sacco, Glietta und Piccinella grosse Verdienste erworben. Aaskow betrieb die Vaccination in Dänemark. Durch Huhn und Halliday wurde sie in Russland eingeführt, von wo aus dieselbe 1823 bis nach den aleutischen Inseln und nach Californien verbreitet ward.

In Portugal ist dagegen die Kuhpockenimpfung erst seit 1812 einigermaassen betrieben worden. Schon im Jahre 1800 hatte de Carro Lymphe nach Constantinopel gesendet, allwo der berühmt gewordene englische Gesandte, Lord Elgin, und der englische Arzt Scott für ihre Weiterverbreitung bemüht waren. Später wurden durch Auban in jener Hauptstadt 60,000 Menschen geimpft; 1827 musste Auban sogar die Kinder des Sultans impfen. Auch der englische Consul in Bagdad, Jones, erhielt Lymphe durch den unermüdlichen de Carro, die darauf weiter durch den Orient versendet wurde; doch ist im brittischen Ostindien erst seit 1812 das Vaccinationsgeschäft einigermaassen geregelt. Nach China wurde durch Pearson Lymphe befördert. Jenner sendete die erste Lymphe nach Nordamerika, woselbst sich seit 1804 vorzüglich Thomas Murphy um die Vaccination Verdienste erwarb.]

Die Vaccination besteht in der Einführung des Kuhpockengiftes in den Organismus mittelst einer kleinen Wunde. Die Erfahrung scheint nach der Ansicht einiger Aerzte, welche viel geimpft, bewiesen zu haben, dass in dem ersten Monate nach der Geburt die Haut für die Absorption der Kuhpocke nicht sehr disponirt ist. Obgleich auch in diesem Alter die Impfung gewöhnlich nicht ohne Erfolg ist, so ist es doch vorzuziehen, damit neun bis zehn Wochen zu warten, falls dies nicht sonstige dringende Umstände verbieten.

Damit die Kuhpockenimpfung ihren Zweck erfülle, muss sie meistens bei Erwachsenen und namentlich bei Greisen mehrmals wiederholt werden. Bei acuten Krankheiten ist in der Regel die Vaccination aufzuschieben, denn sie könnte entweder ohne Erfolg bleiben oder auch den febrilen Zustand steigern. Bei allen krankhaften Affectionen ohne Fiebererscheinung darf die Impfung stattfinden; sie hat sich hier sogar vielmals vortheilhaft erwiesen. Die Besorgniss, es sei schon Variolenstoff in dem Organismus, darf nicht vom Impfen abhalten, denn eine grosse Reihe von Beobachtungen thut dar, dass die Operation mit keiner Gefahr verbunden ist, im Gegentheil oft die Pocken gutartig macht. Bousquet theilt diese Ansicht nicht; dieser ausgezeichnete Arzt erzählt, dass im Jahre 1828 in Marseille vierzehn

Personen starben, bei denen die Kuhpocken und die Blattern vorhanden gewesen waren.

Beschäftigen wir uns nun mit den Mitteln, die Kuhpockenlymphe zu sammeln und aufzubewahren. Der sechszehnte oder siebenzehnte Tag eignet sich hierzu am besten. Man öffnet die Pockenpustel mittelst kleiner mit der Lanzettenspitze vollführter Stiche, wobei aber kein Blut ausfliessen darf, denn dies könnte die Pockenlymphe sehr bald verändern. Ist ein Tröpfchen des Giftes nach längerer oder kürzerer Zeit erschienen, so setzt man das Ende einer fünfzehn bis achtzehn Linien langen Haarröhre (von Glas) darauf, und das den Gesetzen der Capillarität unterworfene Liquidum steigt in diesem kleinen Instrumente in die Höhe. Letzteres darf man nicht perpendiculär halten, damit es sich besser anfülle. Ist das Tröpfchen absorbirt worden, so nimmt man die Haarröhre weg und setzt sie wieder wo anders auf, insofern sich abermals Flüssigkeit zeigt. Dass man sich immer desselben Röhrenendes bedienen müsse, braucht wohl kaum erinnert zu werden. Ist die Lymphe irgend fest (trocken) geworden, so bricht man von der Röhre ein Stückchen von einer halb en Linie und noch mehr ab und entfernt dadurch diese Concretion, welche sonst das Emporsteigen des Giftes verhindern würde. Ist in dem Instrumente eine hinreichende Menge vorhanden, so verschliesst man dessen beide Enden entweder mit Siegellack oder allmählig an der Flamme eines Lichtes.

Nach Einigen bediente sich Jenner, nach Andern die medizinisch-chirurgische Commission in Mailand, zur Aufbewahrung der Pockenlymphe zweier Krystallplatten, wovon die eine eine kleine Höhle hat, die mit Lymphe angefüllt wird, und auf die man die andere legt. Beide Platten werden dann mit Siegellack verklebt.

Die beiden Verfahren, so wie das folgende, erhalten die Pockenlymphe mehrere Jahre. Die Röhren verdienen den Vorzug; sie müssen jedoch feucht liegen und vor Kälte und Licht geschützt werden. Man lege sie desshalb unter einen mit frischem, alle sechs bis acht Tage zu erneuernden, Wasser befeuchteten Schwamm.

Fiard hat zwei und zwei Drittel Zoll lange Haarröhren

angegeben, deren eines Ende offen, das andere durch eine hohle Kugel, welche der an einem Thermometer ähnelt, verschlossen ist. Bringt man diese Kugel nur auf einige Minuten in den Mund, so wird die darin enthaltene Luft erwärmt, dehnt sich aus und entweicht theilweise aus dem Instrumente. Ist dies geschehen, so setzt man geschwind das offene Röhrenende auf die geöffnete Pustel, hütet sich aber, die Finger auf die Ausbauchung der Röhre zu bringen, weil sonst die zum Gelingen des Verfahrens durchaus erforderliche niedrige Temperatur verhindert werden würde. Diese Temperatur vermindert sich in der That in der kleinen Kugel und die darin eingeschlossene atmosphärische Luft verdichtet sich und bildet ein Vacuum, wodurch nun die Pockenlymphe in die Röhre eingesogen wird. Glaubt man, dass sie hinlänglich angefüllt sei, so verschliesst man sie auf die bereits angegebene Weise. Das F i a r d'sche Instrument ist das vortheilhafteste: wir werden sehr bald die grosse Leichtigkeit hervorheben, mit der die Kuhpockenlymphe ohne die mindeste Beimischung extrahirt wird. Damit sich das Gift in dieser Röhre nicht verändere, so bediene man sich des obigen Mittels. Bei diesem wie bei den zwei vorhergehenden Verfahren verliert die Lymphe ihre Flüssigkeit nicht.

Um die Pockenlymphe trocken aufzubewahren, nehme man zwei Stücke Krystall oder gut polirten Glases, streiche auf die Fläche des einen Lymphe, die unmittelbar danach trocken wird, bedecke es mit dem andern Stücke und verklebe nun beide sorgfältig mit Siegellack, Mundleim oder einer Bleiplatte; letztere gewährt den Vortheil, die Lymphe vor der Lichteinwirkung zu schützen. Das hier in Rede stehende Verfahren erhält die Lymphe bei weitem nicht so lange als das vorherige. Die I m p f u n g v o n A r m zu A r m ist ihm vorzuziehen.

Ein anderes minder sicheres als alle eben besprochenen Verfahren besteht darin, das Ende einer Lanzette mit Lymphe zu bedecken, indem man die beiden Klingenflächen successive in die Flüssigkeit der Pustel taucht. Das Gift trocknet auf dem Instrumente und damit nichts davon von den Schalen desselben beim Zusammenlegen weggenommen werde, umwickle man die Ferse der Klinge mit Papier oder Leinwand, wodurch es von den Schalen entfernt gehalten wird. Die Impfung mit diesem Mittel gelingt ganz gut, nur muss es den ersten oder zweiten Tag in Anwendung kommen, denn später wird es oft ohne Erfolg bleiben.

Viele Chirurgen lösen zwischen dem elften bis vierzehnten Tage die Krusten ab und sichern sie vor der Lufteinwirkung, um sich derselben, wie sie sagen, mehrere Monate nachher zu bedienen. Anfangs wurde diese Methode sehr gelobt; sie ist aber offenbar minder sicher und hat den Nachtheil, sehr häufig falsche Pocken hervorzurufen.

Will man die Lymphe in Röhren verschicken, so steckt man letztere in eine Federspule, in die man vorher etwas Sägespäne oder Kleie bringt, nachher ganz damit ausfüllt und sie dann mit Siegellack oder Wachs verschliesst. Müssen diese Röhren längere Zeit unterwegs bleiben, so lege man sie ja zwischen zwei mit Wasser befeuchtete Schwämme, die in eine zwei bis drei Zoll ins Gevierte grosse Blechschachtel eingeschlossen sind.

Wird das Pockengift mit chlorsaurem Natron oder Chlorkalk ohngefähr zwei Minuten lang vermischt, so ist dasselbe gänzlich neutralisirt. (Bousquet.)

Mit Recht räth man an, bei jedem neuen Stiche das Instrument mit frischer Lymphe zu versehen; man wird sogar noch sicherer gehen, wenn dieses Instrument nochmals mit frischer Lymphe belegt in die kleine Wunde wieder eingebracht wird.

Zur Verrichtung der Operation bedient man sich am zweckmässigsten einer nicht oxydirten, scharfen haferkornförmigen Lanzette. Alle sonstigen Instrumente sind ausser Gebrauch gekommen.

Will man von Arm zu Arm impfen, so wird das Kind, welches die Lymphe liefert, und das andere, welches geimpft werden soll, entkleidet. Wollte man die zu engen Kleidärmel in die Höhe streifen, so würde dadurch ein zu starker Druck entstehen und in Folge dessen eine gewisse Menge Blut ausfliessen, das die kleinen Wunden ausspülen und somit die Operation vielleicht erfolglos machen könnte. Um die Pockenpustel zu öffnen, hält der Chirurg mit der einen Hand den Arm fest und mit dem Daumen und Zeigefinger der andern ergreift er die

Lanzette an dem Gelenke der Klinge mit den Schalen. Dann wird die Spitze des Instrumentes in die Pustel gesenkt und kommt nun das Lymphtröpfchen zum Vorschein, so wird das Ende der Lanzette flach darauf gebracht und damit belegt. Der Arm des zu impfenden Kindes wird fixirt, die Haut desselben mit dem Daumen auf der einen Seitenfläche und mit den übrigen vier Fingern auf der andern angespannt; die Palma manus bedeckt die hintere Gegend und einen Theil der äussern Seite des Gliedes. Der Operateur übe keinen zu starken Druck aus, damit nicht bisweilen leicht zu bewirkende Ecchymosen entstehen und damit kein Blut ausfliesse, welches die Wunde abspülen und somit die Operation vereiteln würde. Bei Frauen, welche meistens die Arme bloss tragen, mache man die Einstiche über der untern Insertion des Deltoideus. Auf diese Weise können die häufig tiefen und unvertilgbaren Spuren der Kuhpockenimpfung durch einen sehr kurzen Aermel verdeckt werden. Gewöhnlich macht man die kleinen Einschnitte, von denen auf jeden Arm drei und zwar einen Zoll weit von einander kommen, unter dem genannten Muskel parallel mit der Achse des Armes. Würde man diese Einschnitte näher als eben angegeben an einander machen, so möchten sich die Höfe derselben vereinigen und eine intensive Entzündung bewirken. Am besten ist es, die Stiche so anzubringen, dass sie zusammen ein Dreieck bilden. Manche Practiker machen an jedem Arme fünf bis sechs. Diese Anzahl ist nur bei einem Kranken zweckmässig, bei dem die Vaccination schon mehrmals vergeblich verrichtet worden ist, und wenn man nicht ganz sicher über die Lymphe ist, welche man anwendet. Macht man dagegen blos einen oder zwei Einschnitte, so läuft man Gefahr, gar keine Pocken eintreten zu sehen.

Der Daumen und Zeigefinger, mit denen man die Lanzette hält, werden halb gebogen; die drei übrigen Finger nehmen ihren Stützpunkt auf dem Arme. Dann wird die flache Klinge fast horizontal etwa eine halbe Linie tief in den mucösen Körper der Haut (Rete Malphigi) gesenkt, einige Secunden darin gelassen, hin und her bewegt, damit sich das Gift davon ablöst, und nun wieder herausgezogen. Manche Chirurgen wischen sie dann noch auf der kleinen Wunde ab, was ich aber für nachtheilig halte, weil dabei eine Blutung entstehen und das Instrument auch die mit Blut vermischte Lymphe hinwegnehmen kann.

Bousquet räth, die Lanzette perpendiculär in die Haut zu senken; er glaubt mit Recht, dass sich auf diese Weise das Gift weit vollständiger von dem Instrumente ablöse und besser in die kleine Wunde dringe. Auch ist derselbe der Meinung, dass die etwas tiefen Stiche weit öfter Erfolg haben als die oberflächlichen, die man gewöhnlich macht. Er besorgt nicht, dass die Blutung, welche nach jenen tiefen Stichen eintritt, das Kuhpockengift mit hinwegführe; er giebt diesen Stichen sogar in Fällen, wo der Erfolg nicht sicher vorher zu bestimmen ist, den Vorzug. Endlich bemerkt er noch, dass sie bei der Einimpfung der Menschenblatter öfter eine grosse Anzahl Pusteln erzeugen. Die Erfahrung hat dies bestätigt.

Während man nach den angegebenen Prinzipien auf dem andern Arme impft, nehme man sich ganz besonders in Acht, die vorher bewirkten Impfwunden nicht abzuwischen.

Will man die Kuhpockenlymphe aus den Haarröhren entnehmen, so bricht man die beiden Enden derselben ab, bringt über das eine einen unversehrten Strohhalm, setzt das andere auf eine Glasplatte und bläst nun sanft in den Strohhalm, so dass die Röhre nicht vollständig entleert wird und etwa noch eine halbe Linie Materie zurückbleibt. Würde man diese Vorsicht nicht gebrauchen, so dürfte die eingeblasene Luft vielleicht die Kuhpockenlymphe verändern und den Erfolg der Inoculation vereiteln. Es ist dies die Ansicht vieler Aerzte. Man nimmt mit der Lanzette das auf die Glasplatte gelangte Kuhpockengift, und damit nicht etwa das Instrument dabei stumpf werde, führe man es horizontal über die Glasplatte hinweg. Hat es eine genügende Quantität Lymphe aufgenommen, so führt man es auf die angegebene Weise in den Organismus.

Um einer Veränderung der Kuhpockenlymphe, welche durch das Einblasen stattfinden könnte, vorzubeugen, reibt man den mittlern Theil der Haarröhre sanft mit dem scharfen Rande eines Flintensteines; dadurch wird sie in zwei gleiche Hälften getheilt, die zwei kleine Oeffnungen darbieten, in die man die Lanzette taucht. Eine einzige Röhre reicht gewöhnlich aus, vier bis fünf Individuen zu impfen.

Ist die Kuhpockenlymphe zwischen zwei Krystallplatten befindlich, von denen die eine eine Aushöhlung hat, in der die Lymphe enthalten ist, so nimmt man durch die Entfernung der verklebenden Masse die beiden Platten von einander und taucht die Lanzette in die Lymphe.

Bei der Fiard'schen Röhre bricht man dasjenige ihrer Enden ab, welches man verschlossen hatte. Man erwärmt die Luft in der kleinen Kugel dadurch, dass man sie zwischen den Fingern hält; diese Luft dehnt sich aus und treibt die Lymphe heraus, welche man dann auf die schon angegebene Weise auf einer Glasplatte auffängt. Dass man die Kuhpockenlymphe gleich auf die Lanzette fallen lassen soll, verwerfe ich, weil dies entfernt von der Spitze geschieht und diese daher nicht hinlänglich damit versehen zu werden vermag; lässt man dagegen die Lymphe ganz nahe an der Spitze auffallen, so geht der grösste Theil davon verloren, noch mehr aber, wenn man sich der angegebenen Glasplatte bedient.

Will man die zwischen zwei Krystall- oder Glasplatten aufgetrocknete Kuhpockenlymphe anwenden, so verdünne man sie mit möglichst wenigem reinem Wasser. Flusswasser verdient den Vorzug.

Als ich im Anfange meiner medizinischen Studien von meinem Vater den Auftrag erhielt, in einem Dorfe zwanzig Kinder zu impfen, konnte ich nur Ziehbrunnenwasser bekommen und alle meine Vaccinationen blieben ohne Erfolg. Den nämlichen Tag impfte ich noch mit Lymphe, welche ich von demselben Kinde genommen und in gleicher Weise aufbewahrt hatte, in einem andern Orte, wo Flusswasser zu haben war, und die Inoculation gelang von siebenzehn sechszehn Mal.

Impft man mit Lanzetten, auf denen die Kuhpockenlymphe aufgetrocknet worden, so taucht man diese in Wasser und nimmt sie so schnell als möglich wieder heraus. Das weitere Verfahren bleibt das schon angegebene.

Die Erfahrung hat die Impfung mit Fäden und Vesicator

verworfen. Diese Mittel haben unter andern Nachtheilen den besonders, dass sie falsche Kuhpocken hervorrufen.

Nach beendigter Operation soll man ganz besonders darauf sehen, dass das die Einstiche bedeckende Blut nicht abgewischt werde, und mit dem Ankleiden des Impflings so lange warten, bis es aufgetrocknet ist. Man ist allgemein der Ansicht, es würde bei Nichtbeachtung dieser Vorsichtsmaassregel die Vaccination ohne Erfolg bleiben. Man bedecke die Wunden mit feiner Leinwand, vermeide Reibungen und lasse keine grobe, besonders keine schmutzige Kleidung tragen; auch müssen die Aermel recht weit sein. Das Individuum darf sich nicht kratzen und falls es noch nicht verständig ist, so muss dies zu verhindern gesucht werden. Die verletzten Pusteln lassen nur schwer erkennen, ob die Kuhpocke ächt oder falsch sei.

Wenn man alle Kuhpockenpusteln öffnet und ihnen die grösstmögliche Menge Lymphe entnimmt, so bleiben sie dennoch ein Schutzmittel gegen die Menschenblattern. Indessen ertheilt man den Rath, eine Pustel unversehrt zu lassen; man meint, die Entziehung der Lymphe mache den Verlauf der Krankheit unangenehmer. Ist die Operation gut verrichtet worden, so theile ich diese Meinung nicht.

Bekanntlich zeigt sich die Impfstelle nur erst am Ende des dritten Tages verändert; es entzünden sich entweder die kleinen Einstiche vor dieser Zeit gar nicht oder aber ihre Ränder werden in den ersten vier und zwanzig Stunden roth und schwellen an und gewöhnlich ist am andern Tage die Entzündung erloschen. Am Ende des dritten Tages hingegen erscheinen Röthe und geringe Anschwellung, die sich bis zum sechsten Tage steigern. Am siebenten Tage hat sich diese Zunahme in einer silberfarbenen Pustel ausgesprochen, die in ihrem Mittelpunkte eingedrückt ist und daselbst eine limpide Flüssigkeit enthält, welche von einer Art Wulst umgeben wird; auch tritt der entzündliche Kreis (Hof) deutlicher hervor. Am achten Tage: Spannung der Basis der Pustel; Zunahme des gerötheten Hofes, der sich mit den andern vereinigen kann; oft bedeutende Anschwellung; viel Flüssigkeit in der Pustel; grösseres Jucken; bisweilen Fieber; das Kind wird traurig, eigensinnig, zurückstossend; leichte Frostanfälle; Blässe des Gesichtes; Anschwellung der Achseldrüsen. Den neunten und zehnten Tag: Zunahme der eben angegebenen Erscheinungen; den elften: Verminderung der Röthe; den zwölften: der eingedrückte Mittelpunkt der Pustel zeigt eine schwarze Färbung; die Pustel wird graugelblich und enthält einen eiterähnlichen Stoff. Am dreizehnten oder vierzehnten Tage ist die Entzündung fast ganz verschwunden, die Pustel abgetrocknet; es bildet sich eine harte, schwärzliche, grauliche Kruste, welche ohngefähr zwischen dem zwanzigsten und acht und zwanzigsten Tage abfällt und meistens tiefe Narben hinterlässt.

Die Incubation des Kuhpockengiftes verlängert sich manchmal einen Monat und noch mehr. Fälle dieser Art sind schon seit lange und auch von mir beobachtet worden. Nur ein unwissender Chirurg wird die Perioden der Kuhpocke nicht selbst verfolgen, denn die sich ihm anvertrauenden Laien begehen darin sehr oft schlimme Fehler. Nach meiner festen Ueberzeugung bildet die Kuhpocke desshalb ziemlich häufig kein Schutzmittel gegen die Menschenblattern, weil oftmals viele Aerzte sogar, ich stehe nicht an es zu sagen, die Geimpften nicht genau beobachten und es dann schwierig, wo nicht unmöglich ist, positive Gewissheit zu erhalten, ob die Kuhpocke gut oder schlecht ist. Ist es doch auch eine bekannte Sache, dass der Kunst ganz fremde Personen Impfungen verrichtet haben und noch heutigen Tages verrichten, dass auf dem Lande alte Weiber diese Operation betreiben, und es ist somit leicht begreiflich, wie viele Missgriffe in dieser Hinsicht begangen worden. Diese Pfuscherei, welche gewiss allbekannt ist und die ich behufs der Abstellung den Behörden angezeigt habe, hat sicherlich manches Unglück gestiftet. [Auf Deutschland möchte wohl dieser Umstand keine Anwendung finden.]

In manchen Fällen ist unter der Kruste viel Eiter vorhanden. Man hat Individuen beobachtet, wo die Entzündungsperiode drei Wochen und selbst einen Monat lang angehalten hat.

Man hat behauptet, dass in gewissen sehr seltenen Fällen die Vaccination nur einige allgemeine Symptome hervorrufe und nichts desto weniger ein Schutzmittel gegen die Menschenblattern sei. Ich halte diese Facta für nicht ausgemacht, weil es durchaus nicht bewiesen ist, ob sie nicht auch einer andern Ursache als den Kuhpocken zugeschrieben werden können. Weiss man übrigens denn nicht, dass bei manchen Individuen die Blattern so gutartig gewesen sein können, dass ihr Vorhandensein unbekannt geblieben ist, und dass es Menschen giebt, die gar keine Ansteckungsfähigkeit für die Blattern besitzen?

Um die falsche Kuhpocke zu vermeiden, bediene man sich keiner Kuhpockenlymphe von einem Individuum, das die Blattern gehabt hat oder doch in diesem Verdachte steht. Dasselbe gilt auch von denjenigen Personen, bei denen man schon früher die Impfung glücklich oder mit zweifelhaftem Erfolge verrichtet hat. Eine oxydirte Lanzette, der Gebrauch eines stumpfen Instrumentes, die zu tiefen Einschnitte, die Anwendung eiterig gewordener Lymphe, die Berührung derselben mit der Luft, ihr mangelhaftes Flüssigsein, die Inoculation mit Fäden, mittelst Vesicatorien, eine zu starke Reizung an der Impfstelle sind die geeignetsten Umstände zur Entwickelung einer falschen Kuhpocke (Schutzblatter.)

Die falsche Kuhpocke schützt nicht vor den Blattern; sie zeigt sich am andern Tage, häufig auch schon an dem nämlichen Tage der Impfung. Zuerst bemerkt man eine geringe, bisweilen blos mit dem Finger wahrzunehmende Härte, die mit Röthe verbunden ist, weiter schreitet und keine Vertiefung darbietet; die Farbe der betreffenden Haut ist gewöhnlich blass und striemig. Vom zweiten Tage an bildet sich eine unregelmässige Pustel aus, die vor dem sechsten Tage den Höhepunct ihrer Intensität erreicht, oft sogar um diese Zeit vollständig vergeht und eine gelbliche Materie enthält, die, wenn sie abtrocknet, was meistens am siebenten Tage zu geschehen pflegt, wie Gummi aussieht. Die Eiterung kann eine geraume Zeit dauern; die Pustel ist aber stets kegelförmig, d. h. sie besitzt keinen Eindruck, keine Vertiefung in ihrem Mittelpunkte. Die Kruste fällt manchmal den fünften Tag ab und erneuert sich dann auch bisweilen wieder. Die Abschuppung geschieht in vielen Fällen erst weit später. Man sagt, die Narbe sei nicht punctirt, und meint, dass das Aussehen des durch die Vaccination entstehenden inodulären Gewebes genüge, die wahre von der falschen Kuhpocke zu unterscheiden. Es ist dies einer jener Irrthümer, welche noch heutigen Tages so verbreitet und ansteckend sind, und gewiss von den Illusionen herrührt, von denen der medizinische Geist sehr häufig heimgesucht wird und vor welchem sich vorurtheilslose, einsichtige Menschen zu bewahren wissen.

Die Diät des Geimpften wird nur bei heftigem Fieber verändert. Letzteres ist aber gewöhnlich nur in geringem Maasse vorhanden. Ich sah dicke mit Aqua vegeto - mineralis befeuchtete und oft erneuerte Compressen die Heftigkeit der Entzündung vermindern. Bisweilen leistet ein erweichendes Cataplasma Nutzen, wenn wegen Unfolgsamkeit des Kindes zu tiefe Einstiche gemacht worden sind, in denen sich fast durchgehends sehr acute Entzündungsphänomene entwickeln.

Bei manchen Individuen schlägt die Kuhpockenimpfung fehl; ich habe sie erst bei dem neunzehnten Versuche glücken sehen. Existirt keine Blatternepidemie, so muss man zwei bis drei Wochen oder noch mehr Zeit zwischen den einzelnen Impfungen verstreichen lassen. Wie schon gesagt, kann bekanntlich die Incubation der Kuhpocke über einen Monat dauern.

Das Kuhpockengift verbindet sich mit keinem andern; es bleibt isolirt. In meiner Inauguraldissertation habe ich einen Fall mitgetheilt, wo eine Pustel zur Hälfte variolös und zur Hälfte mit Kuhpockenlymphe angefüllt war. Die von der variolösen Seite entnommene Flüssigkeit erzeugte durch Inoculation Blattern, die von der andern, Kuhpockenlymphe enthaltenden Seite brachte nur Kuhpocken hervor.

Die Erfahrung hat gegen die Ansicht der Laien dargethan, dass man, ohne Schaden anzurichten, Kuhpockenlymphe von herpetischen, psorischen, scrophulösen und selbst syphilitischen Individuen zum Weiterimpfen entnehmen kann. Das ist die Meinung Bousquet's. Allein es giebt Vorurtheile, welche man zu respectiren wissen muss; daher bediene sich der Practiker der Schutzlymphe von Subjecten, die mit den eben angegebenen krankhaften Zuständen behaftet sind, nur in dem Falle, wenn er keine andere haben kann und die Gefahr der Blatternansteckung sehr nahe ist. Man nehme durchgehends die Kuhpockenlymphe von gesunden und schönen Kindern, denn diese erzeugt erfahrungsgemäss weit bessere Pusteln. Nach Bousquet's Ansicht wird die Kuhpocke durch ein solches Verfahren langsamer degenerirt. Ist noch zu bemerken nöthig, dass schöner Saame auch schöne Pflanzen erzeuge?

In welcher Epoche der Vaccination ist die Blatternansteckung nicht mehr zu fürchten? Die Grenzen dieses Werkes gestatten mir es nicht, hierüber weitläufige Betrachtungen anzustellen; ich gebe blos den Rath, die geimpften Personen der Ansteckung nicht eher auszusetzen, als bis die Kuhpockenpusteln gehörig abgetrocknet sind.

Die mit der grössesten Sorgfalt in England angestellten Versuche haben bewiesen, dass eine lange Zeit hindurch die Zahl der geimpften Personen, welche nachher von der Variola befallen wurden, mit der jener gleich war, bei welchen diese Hautphlegmasie sich zweimal entwickelte; später hat man aber viele Personen beobachtet, welche, obschon zu verschiedenen Malen geimpft, die Menschenblattern bekommen hatten.

Zuvörderst bemerke ich, dass man die letztgenannte Krankheit sehr oft mit der Varicella verwechselt hat und dass diese beiden Affectionen meistens schwer oder gar nicht von einander zu unterscheiden sind, wofern man nicht etwa die Inoculation zu Hülfe nimmt.

Indessen sind die durch die Blatternepidemien unter den Geimpften angerichteten Verheerungen weltbekannt und ich habe wohl nicht zu wiederholen nöthig, dass man oft nicht gewiss war, ob die Kuhpockenlymphe gehörig angeschlagen hatte, ein Umstand, der die Zahl der Blatternkranken, die man in Rechnung gebracht, bedeutend reduzirt, was auch viele Aerzte dagegen sagen mögen. Denn um richtige Folgerungen zu machen, darf man hier nicht annehmen, es seien die Variolen nach einer ächten, wahren Kuhpocke eingetreten. So möchten sehr vielfältige und genau angestellte Beobachtungen, die gewiss ihre grosse Schwierigkeit haben und durchaus verlangen, dass man sich eine Reihe von Jahren in den verschiedensten Gegenden ausschliesslich damit beschäftige, — nach unserer Ansicht darthun, dass die Fälle, in denen sich die ächte Kuhpocke nicht präservativ erwies, weit weniger zahlreich sind, als man allgemein denkt. Der Verlauf der Kuhpocke muss Schritt vor Schritt verfolgt werden. Es ist durchaus nothwendig, dass der Arzt jeden Tag das Kind sieht. Ich glaube, diese Vorschriften werden oft vernachlässigt. Weil die Krankheit meistentheils gutartig verläuft, so bleibt man in einer völligen Sicherheit; man besucht den Kranken nur ein oder zwei Mal während der Entwickelung der Kuhpocken und man kann dann häufig, wenn üble Zufälle eintreten, kein gehöriges Urtheil fällen.

Die eben angegebenen Ideen haben um so mehr Werth, als ich von sehr sorgsamen und mit dem Impfen viel beschäftigten Practikern erfahren habe, dass sehr wenige von ihnen vaccinirte Individuen später von der Variola befallen worden sind. Diese Practiker leben in der Provinz, wo die Schutzkraft minder schwankend ist, man sich genauer kennt und die behandelten Personen nicht so leicht aus dem Gesichte verliert. Der Zweck dieses Werkes erlaubt mir nicht, diese Betrachtungen weiter fortzuführen und Thatsachen mitzutheilen.

Es ist jedoch evident, — wir wiederholen es, — dass seit einigen Jahren nach den Vaccinationen weit häufiger als sonst die Variolen erfolgt sind. Man hat sehr viele Untersuchungen angestellt, um die Ursachen hiervon kennen zu lernen. Ich muss die weiter oben angegebenen ausnehmen. Im Allgemeinen ist man bei der Ansicht stehen geblieben, dass die bei dem Menschen angewendete Kuhpocke veraltet sei und sich ihre Schutzkraft, je mehr sie übertragen worden, verringert habe, dass man daher nothwendig wieder neue Lymphe von der Kuh entnehmen müsse.

Obschon der Hirte, wenn er die pockenkranke Kuh am Euter streicht (melkt), die Krankheit an den Händen erscheinen sieht, so ist es doch erwiesen, dass die Impfung mit der von dem Thiere selbst entnommenen Kuhpockenlymphe bei dem Menschen selten Erfolg hat, und wenn dies auch der Fall ist, so entsteht doch nur eine kleine, schlechte Pustel; bedient man sich aber der Lymphe aus dieser Pustel, so veranlasst man sehr rebellische Kuhpockenpusteln, die ziemlich oft von Erysipel, heftiger Phlegmone und selbst tiefer Ulceration begleitet sind.

Es müssen dann unbedingt die zur Bekämpfung dieser Complicationen geeigneten Antiphlogistica in Gebrauch gezogen werden,
die vollständig erfolgreich sind. Bousquet, dem ich diese
Ideen entlehne, hat bis jetzt keine Gangräna beobachtet; derselbe bemerkt, dass die Pusteln fünf bis sechs Tage länger an-
halten, als wenn die Jenner'sche Kuhpocke angewendet worden ist.

Bousquet bedient sich noch heute der Kuhpockenlymphe,
welche er vor acht Jahren von einer Frau in Passy genommen
hat, die sie von einer Kuh erhielt. Die danach entstehenden
Pusteln sind noch merklich mehr entwickelt, als die durch die
Jenner'sche Lymphe erzeugten.

Bousquet meint, in Fällen, wo man ein Fehlschlagen der
Vaccination fürchten darf, sei es vorzuziehen, die Lymphe den
fünften oder sechsten Tag von den Pusteln der regenerirten
Kuhpocke zu entnehmen; er ist überzeugt, dass sie um diese
Zeit viel activer sei.

Derselbe Autor hat durch zahlreiche Versuche bewiesen,
dass die vom Menschen auf die Kuh übertragene Schutzblatter
nicht regenerirt wird, denn wenn man die von dieser Kuh entnommene Lymphe wieder auf Menschen überträgt, so erzeugt
sie keine voluminösern Pusteln, als die Jenner'sche Schutzblatter. Will man also die letztere erneuern, so ist es nothwendig, dass sich die Blatter spontan an der Kuh entwickelt habe.
Vergessen wir nicht, dass die Vaccination bei diesem Thiere
schwer gelingt, wenn es schon alt, gewöhnlich aber Erfolg hat,
wenn es noch jung ist.

Was soll ich von der Revaccination sagen? Man beschäftigt sich noch unausgesetzt damit; die Meinung aller Aerzte
ist über diesen äusserst wichtigen Punct der präventiven Therapie bei Weitem noch nicht festgestellt. Abgesehen von den
oben angegebenen Ideen bemerken wir noch, dass jedenfalls die
Kuhpockenlymphe an Schutzkraft um so mehr einbüssen wird,
je länger sie in Anwendung gekommen ist; mit andern Worten:
die Kuhpocke wird nur während eines gewissen Zeitraumes eine
präservative Wirkung behalten.

Muss man nach allen den von uns gegebenen Betrachtungen

die Personen wieder impfen, bei denen es schon vor längerer Zeit geschehen ist? Ich bejahe diese Frage: 1) Weil durch eine abermalige Impfung der Person kein erheblicher Nachtheil erwächst. 2) Weil man sie dadurch vor Blatternansteckung zu schützen vermag. 3) Weil, wenn es auch in den meisten Fällen bei einer wiederholten Impfung nicht möglich ist, die Kuhpocke zu reproduziren, man dennoch öfter eine ächte Schutzblatter erhält, was als Beweis gelten darf, dass das bei dem ersten Male inoculirte Gift nicht gut war oder doch eine zu geringe Schutzkraft besass, die sogar mit der Zeit ganz erschöpft werden kann.

Unternimmt man die **Revaccination**, so vergesse man nicht, wie wir schon angedeutet haben, dass bei manchen die Kuhpocke nur schwer fasst und es daher nothwendig werden kann, die Operation nach den weiter oben bei den noch gar nicht Geimpften angegebenen Regeln zu wiederholen. Bei Nichtbeachtung dieses Rathes, was allerdings gar oft geschieht, kann man schwere Zufälle herbeiführen. Beispiele dieser Art haben wir leider mehrmals zu beobachten Gelegenheit gehabt.

Einimpfung der Menschenblattern.

Es ist leicht einzusehen, dass eine mit andern Ländern nur spärlich in Verbindung stehende Gegend von einer Blatternepidemie befallen werden und es möglicher Weise den Aerzten daselbst längere Zeit an Schutzpockenlymphe gebrechen kann. Sollen diese nun unter solchen Umständen ruhige Zuschauer der oft erschrecklichen Verheerungen bleiben, welche die Pocken anrichten? Steht ihnen denn kein Hülfsmittel mehr zu Gebote, diesen Verheerungen bis zu einem gewissen Grade Einhalt zu thun? Allerdings; es besteht in der Einimpfung des Menschenblatterngiftes selbst, welche neben den vielen unglücklichen doch auch eine grosse Anzahl glücklicher Fälle aufzuzählen hat. Um sich davon zu überzeugen, braucht man nur einen Blick in die Annalen der Kunst zu werfen.

Vor Einimpfung der Menschenblatter schickt man die Kinder ohngefähr fünfzehn bis zwanzig Tage auf das Land und zwar in eine günstig gelegene Gegend. Erlaubt eine Epidemie keinen weitern Aufschub, so inoculire man sogleich; kann man

aber temporisiren, so unterwerfe man die zu Impfenden einer
entsprechenden Diät und warte nöthigenfalls, bis das etwa wan-
kende Allgemeinbefinden sich ganz befestigt hat; auch lasse man
ein bis zwei Mal abführen. Die Aerzte wollen beobachtet haben,
dass die Abführmittel und die veränderte Diät bei Kindern häufig
eine grössere Anzahl variolöser Pusteln bedingen, weil dann
der Gesundheitszustand dieser Kinder durch jene Mittel erschlafft sein kann.

Die Impfung der Menschenblattern geschieht in der nämlichen Weise wie die der Kuhpocke; dasselbe gilt auch von der
Aufbewahrung und spätern Benutzung des variolösen Giftes;
doch will man beobachtet haben, dass wenn man beim Einbringen des Blatterngiftes in den Organismus die Einschnitte etwas
tief macht, viel mehr variolöse Pusteln zum Vorschein kommen,
als wenn jene oberflächlich bewirkt worden waren.

Nach vollzogener Einimpfung der Variola sind die von den
Autoren angegebenen Vorsichtsmaassregeln, auf die wir uns
hier nicht weiter einlassen wollen, in Anwendung zu bringen.
Gewöhnlich steht die eingeimpfte Variola isolirt; ist sie etwa
confluent und haben sich Pusteln im Pharynx entwickelt, so
beeile man sich, selbige nach der von Serres, Mitgliede des
Institutes, befolgten Methode mit Höllenstein zu ätzen. Ich habe
dies Mittel sehr oft im Pitié-Hospitale angewendet, wo auf Be-
fehl des Generalconseils der Hospitäler eine Zeit lang alle
Pockenkranken von Paris aufgenommen werden mussten, und
habe mich überzeugt, dass es meistens sehr gute Dienste leistete, um die häufig höchst bedenklichen Zufälle zu verhüten
oder zu bekämpfen, die sich in den Luftwegen entwickeln. Liegen die Pusteln tiefer, so betupfe man sie mittelst eines mit
einer starken Lösung von Höllenstein getränkten Pinsels. Noch
muss ich bemerken, dass wenn man nach den Erfahrungen desselben Arztes Emplastrum de Vigo cum mercurio auf die Pusteln
des Gesichtes auflegt, man auf diese abortiv einwirkt und den
doppelten Vortheil erhält, verunstaltende Hautnarben im Gesichte zu verhindern und Congestionen von dem Gehirne abzuhalten, die so häufig durch Turgescenz oder durch die heftige
Entzündung, welche die Krankheit an dem Kopfe hervorruft,

zu entstehen pflegen, wenn man nicht das eben angegebene topische Abortivmittel in Anwendung bringt. Als Augenzeuge der dadurch erlangten zahlreichen Erfolge muss ich hierauf ein besonderes Gewicht legen. Man wende dies Topicum so früh als möglich und ohngefähr vier Tage lang an.

Wenn die Variola auch isolirt, besonders aber wenn sie confluent ist, können sich variolöse Pusteln auf der hintern Parthie der Augenlider, auf ihrem freien Rande und der Augenschleimhaut zeigen; es ist bekannt, welche Verheerungen sie anrichten, wie oft die Kranken durch sie mehr oder minder das Gesicht einbüssen und durch die Narben entstellt werden.

Nach S e r r e s vom Institute soll man zur gehörigen Zeit jene Pusteln mit bleistiftförmig zugeschnittenem Höllensteine cauterisiren. Ich habe mich durch eine sehr grosse Anzahl von derartigen Fällen überzeugt, dass man auch auf den letztgenannten Stellen mit diesem Verfahren die Variola abortiv unterbrechen und die Kranken vor den angegebenen Zufällen bewahren kann. Vor der Cauterisation öffnet man die Pusteln mit einer Lanzette. Ehre daher den stets wachsenden Fortschritten unserer schönen Wissenschaft und den Männern, die sie mit so vielem Erfolge anbauen!

Beiläufig sei noch bemerkt, dass man sich bei Gelegenheit der Variola sehr viel mit der Frage beschäftigt hat, ob die Kranken sich in einem Zimmer aufhalten müssen, wo die frische Luft ungehinderten Zutritt hat oder nicht, d. h. wo diese Luft nicht erneuert wird. Wie in so vielen Fällen, sind auch hier die Extreme zu vermeiden, die zu schweren Irrungen Anlass geben. Die Temperatur des Zimmers, in dem sich der Variolöse aufhält, sei mittlerer Art, und bei dieser Vorsichtsnahme ist die Erneuerung der atmosphärischen Luft höchst nützlich.

Von Einigen wird der Aderlass sehr gerühmt, von Andern dagegen sehr getadelt. Wenn die Pusteln eitern, so haben die Blutentziehungen bestimmt nicht nur den Nachtheil, dass sie eine Eiterresorption befördern und selbst bedingen, sondern auch den, dass sie die ohnehin schon sehr gesunkene Vitalität noch mehr herabstimmen und so der Natur die Hülfsquellen rauben, die sie einer starken Eiterung entgegenbringen muss

Existiren aber vor dem Eintritte der Suppuration gefährliche organische Entzündungen, so kann sich die auf die Indicationen und den Genius epidemicus basirte Entziehung einer gewissen Menge Blut nützlich erweisen. Im Uebrigen überlasse ich es den Aerzten, in den speciellen Werken hierüber diese von mir nur skizzenhaft berührten wichtigen Fragen umfassend zu beantworten.

Es sei mir gestattet, auf die Desinfectionsmethode von Bailleul, eines unserer ausgezeichnetsten ältern Schüler, aufmerksam zu machen. Derselbe lässt die Pockenkranken im Stadium der Suppuration mit Chlornatron, zu drei oder vier Graden ohngefähr, waschen und hat auf diese Weise sehr grosse Erfolge erlangt. Diese Methode, welche nach unserm Dafürhalten noch weiterer Versuche bedarf, verdient jedenfalls die Aufmerksamkeit der Aerzte.

Ich muss noch bemerken, dass nach den Beobachtungen von Serres der Luftcontact die Entwickelung der variolösen Pusteln besonders begünstigt; so trifft man sie, während sie im Oesophagus höchst selten sind, gar häufig im Larynx an. Für gewöhnlich und meistens confluent kommen sie im Ectropium, auf der hintern Fläche der Augenlider, vor, ebenso auf der Schleimhaut des Mastdarmes, wenn sie vorgefallen ist.

Die variolösen Pusteln sind nach Serres nicht leicht an behaarten Hautstellen zu bemerken und dann fast immer isolirt. Die nämlichen Erscheinungen bieten sich auch noch an Stellen dar, wo die Tegumente gewöhnlich feucht sind.

Durchbohrung des Ohrläppchens.

Man räth, bevor man das Ohrläppchen durchbohrt, um seine Sensibilität abzustumpfen, es zwischen den Daumen und Zeigefinger zu bringen und es dann mit diesen Fingern ziemlich stark zu reiben. Ich verwerfe dies Verfahren, weil es schmerzhaft ist; um sich davon zu überzeugen, braucht man es nur einmal in Anwendung zu bringen, und ich begreife nicht, wie man es in einem neuern Werke noch vorzuschlagen wagen konnte; denn angenommen, dass dadurch die Sensibilität vermindert würde, was aber nicht zu glauben ist, man müsste denn zuerst viel Schmerzen ausgehalten haben, so verschwindet jene Verminderung gänzlich in dem Augenblicke, wo das Mittel nicht mehr einwirkt; denkt man nur ein wenig nach und berücksichtigt gehörig die Thatsachen, so wird man dies Alles leicht einsehen. Allein das thut man eben nicht; man findet es viel bequemer, Bücher aus Büchern zu machen und das niederzuschreiben, was man sich hat erzählen lassen.

Man dürfte den in Rede stehenden Zweck dadurch erreichen, dass man bei normaler Bildung des Ohres möglich hoch eine Ringpinzette mit schmalen Branchen applicirt, auf die man einen nicht sonderlich schmerzhaften Druck ausübt. Vorher könnte man den untern Theil des Ohrlappens entweder mit dem Daumen und Zeigefinger oder wohl noch besser mit den Enden einer Pinzette erfassen, die man hinwegnimmt, sobald man die erstgenannte anbringt, und welche einem Gehülfen übergeben wird. Das eben beschriebene Verfahren ist besonders bei Personen nützlich, die sich vor Schmerzen fürchten.

Hinter dem Ohrläppchen bringt man als Stützpunkt einen Korkstöpsel an; der untere Theil des Läppchens wird auf diesem durch das Ende des Daumens fest und gespannt erhalten, damit die Gewebe sich nicht durch das stechende Instrument verschieben. Diese von einem neuern Autor vergessene oder demselben unbekannte Vorschrift ist wichtig.

Sind die eben angegebenen Vorsichtsmaassregeln genommen worden, so durchdringt man perpendiculär das Fleisch durch und durch und bedient sich hierzu einer Art Ausschneideeisen (Locheisen) oder noch besser einer mit einer Canüle versehenen Nadel. Die Perforation wird in der mittlern Gegend des Ohrläppchens vorgenommen, jedoch etwas näher nach vorn als nach hinten, wodurch der Ring, den man später trägt, weniger von dem Gesichte abschlägt und somit mehr zur Zierde gereicht.

Hat man sich eines Ausschneideeisens bedient, so ist es nach Durchbohrung der lebenden Gebilde in den Stöpsel eingedrungen und wir brauchen wohl kaum zu erwähnen, dass damit ein geringer Substanzverlust verbunden ist. Man zieht es auf dieselbe Weise, wie es eingebracht worden, wieder heraus und nimmt mit einer Stecknadel das darin befindliche kleine Stück Fleisch hinweg. Dann legt man einen Bleifaden ein, der dem Instrumente beim Zurückziehen folgt.

Wendet man den Trokar an, so verfährt man auf dieselbe Weise wie mit dem Locheisen, zieht das Stilet aus der Canüle, in welcher es sich befindet, entfernt letztere aus dem Korke, in den sie eingedrungen, und lässt den Bleifaden durch sie hindurchgleiten, worauf sie aus dem Gewebe zurückgezogen wird. Die beiden Enden des Bleifadens werden jedesmal, auf welche Weise man ihn auch in die Wunde gebracht haben mag, gekrümmt und unter dem Ohre mehrfach zusammengedreht. Dieser Faden verhindert die Verschliessung der bewirkten Wunde, deren Ränder sich nun auf dem fremden Körper vernarben, und das Loch mit doppelter Mündung schliesst sich sonach nicht.

Die Continuitätslösung ist nach fünfzehn bis zwanzig Tagen oder auch nach einem Monate — manchmal früher, manchmal später — vernarbt. Bei lymphatischen Personen mit schlaffem Fleische, bei einer erst nach längerer Zeit eintretenden Vernarbung, bei phlegmonösen oder fast kalten Abscessen, bei vorhandenem Erysipel, bei einer wenn auch geringen Phlegmasie, bei dem Bestehen einer Blutung oder blutigen Injection muss man eine Zeit lang warten, ehe man den Bleifaden mit dem Ringe vertauscht. Befolgt man diese Vorsichtsmaasregel nicht, so können die Gewebe in Folge der Schwere des Ringes zerrissen und mithin kann das Ohr mehr oder minder umfänglich gespalten werden. Sobald man diesen Zufall wahrnimmt, legt man wieder den Bleifaden ein, und sollte er den Einriss, anstatt ihn zu heben, nur noch vergrössern, was gar nichts Seltenes zu sein pflegt, so substituirt man ihm ein Stück Darmsaite, dessen beide Enden man unten mit feinen Seidenfäden zusammenbindet. Mitunter möchte es auch wohl nöthig sein, diese Enden nach oben zu bringen und sie daselbst mit Heftpflasterstreifen zu befestigen. Entwickeln sich etwas stärkere Entzündungszufälle, so entferne man den eingelegten fremden Körper; lässt man ihn liegen, so muss er, um den Eiterabgang zu erleichtern, täglich etwas hin und her bewegt werden, nachdem er zuvor mit einer nicht reizenden Fettsubstanz bestrichen worden ist.

Bei manchen Personen, namentlich bei Kindern, wird die Wunde s c h l i m m, wie die Leute gewöhnlich sich auszudrücken pflegen, und dann nimmt die Eiterung fast gar kein Ende. Dieser Zufall ist besonders im mittäglichen Frankreich sehr verbreitet und hier muss die Durchbohrung der Ohrläppchen bei den Kindern vorzugsweise zur Beseitigung von Augenübeln oder als Verwahrungsmittel dagegen in Anwendung kommen.

Wenn die Wunde nicht vernarbt und längere Zeit eitert, so soll man bittere und tonische Mittel anwenden. Man verbindet mit einer mit Cerat bestrichenen gefensterten Compresse und mit Charpie, welche entweder mit aromatischem Weine oder Chlornatron zu drei Graden befeuchtet ist, oder cauterisirt auch nöthigenfalls mit Höllenstein. Ich habe in mehreren Fällen innerlich Jod verabreicht und eine schnelle Heilung erlangt. Beiläufig wollen wir noch bezüglich dieses Mittels bemerken, dass es gewöhnlich sehr rasch nicht krebsige und nicht herpetische Ulcerationen heilt, die namentlich bei Kindern, aber auch bei

Erwachsenen öfter in der vordern Nasenhöhle längere Zeit vorhanden sind.

Wenn der Bleifaden das Ohrgewebe bereits in einer grössern Ausdehnung getrennt hat und nach Maassgabe, wie er herabsteigt, sich über ihm keine Vernarbung bildet, so vertausche man ihn sofort mit Darmsaite, die man oberhalb des Geschwüres durch Heftpflasterstreifen befestigt, während andere Pflasterstreifen unten hinkommen, um die Vereinigung der eingerissenen Stelle zu Stande zu bringen. Ich habe auf diese Weise mehrmals Erfolg gehabt.

Ist man gezwungen, die Operation noch einmal zu machen, so darf dies nicht auf der Narbe geschehen, weil, wenn dieselbe etwa noch frisch ist, sie durch den Bleifaden um so leichter getrennt werden wird; ist sie aber von älterm Datum, so wird das inoduläre Gewebe die Vernarbung verzögern.

Wenn das Ohrläppchen durch irgend einen Zufall vollständig gespalten und der Ring herausgerissen worden ist, so legt man in den obern Theil des Ausschnittes, welchen nunmehr das Ohr darbietet, ein Stück Darmsaite und macht darunter die umschlungene Naht, die man nöthigenfalls noch durch Heftpflasterstreifen unterstützt. Dies Verfahren gelingt fast immer. In manchen Fällen bewirkt der Bleifaden oder auch der Ring ein langsames Durchschneiden des Ohrläppchens; sind dann die Ränder noch nicht vernarbt, so suche man dies mittelst Heftpflaster zu bewirken.

Ist das Ohrläppchen gespalten und sind die Ränder der Continuitätslösung isolirt vernarbt, so räth man, je nach dem Orte und der Ausdehnung der alten Wunde, entweder vor, hinter oder über ihr eine neue Durchbohrung vorzunehmen. Gar nicht so selten, besonders bei Individuen, die sich nicht sonderlich in Acht nehmen, wiederholt sich dieser Zufall und es bestehen dann statt einem zwei Einrisse. Ich habe Frauen gesehen, die, weil sie keine zweckmässige chirurgische Berücksichtigung gefunden hatten, an der verunstalteten Seite keinen Ring tragen konnten.

Wenn die Ränder der in Rede stehenden Spalte sich isolirt vernarbt haben und letztere einfach ist, so kann man dieselben mit einer kleinen Scheere etwas anfrischen und auf die schon angegebene Weise in den obern Wundtheil, den die Scheere zu schonen hat, ein Stück Darmsaite einlegen, nachher aber die umschlungene Naht appliciren. Ich habe dieses Operationsverfahren mehrmals und bis heute stets mit gutem Erfolge in Anwendung gebracht.

Besteht eine zweifache Spalte und ist das Zwischengewebe nicht zu breit, ist man mit andern Worten nicht gezwungen, einen bedeutenden Substanzverlust zu bewirken, so nimmt man es wie bei manchen Hasenscharten hinweg, frischt dann rechts und links die Gewebe an und macht die umschlungene Naht. Ich habe in drei Fällen auf diese Weise operirt und Erfolg gehabt.

Die Narbe der kleinen Wunde reisst besonders leicht, wenn sie noch frisch ist und dann noch um so eher, wenn sehr schwere Ringe, in denen noch andere das Gewicht vermehrende Bijouterien befestigt sind, getragen werden. Die Mode ist die Königin der Welt; so lächerlich sie auch sein mag, sie herrscht als unbeschränkte Gebieterin. In einer der unsrigen nicht allzu fernen Zeit habe ich die Frauen dicke und lange Ketten in die Ohren hängen sehen, die oft Einrisse verursachten, obschon das Läppchen seit längerer Zeit bereits durchbohrt worden war und von jenem Zufalle bewahrt blieb, als man minder schwere Bijouterien in die Ohrläppchen einhing.

Die Oeffnung in dem Ohrläppchen wird nur durch die Gegenwart eines Ringes oder andern fremden Körpers erhalten, im entgegengesetzten Falle verschwindet sie sehr schnell. Warum sollte es auch nicht so sein, da, wenn der Kopf des Humerus und des Oberschenkelknochens die betreffenden Gelenkhöhlen verlässt, diese Höhlen zuerst flacher werden und endlich ganz verschwinden; ebenso verliert die Orbita, wenn ihr das Auge und seine Anhänge entnommen sind, sehr viel von ihrem Umfange.

Ich habe die Durchbohrung des Ohrläppchens weit specieller, als es wohl vor mir geschehen, besprochen. In der That finden sich hierüber selbst in den neuesten Werken Lücken vor. Ich musste namentlich auf die Zufälle aufmerksam machen, welche die Ringe herbeiführen können, und auf die Mittel, diese Zufälle zu heben.

Sehr viele Frauen haben sich gegen mich bitter über die Verunstaltung beklagt, die sie bei der Perforation der Ohrläppchen erlitten haben. Man hat ihnen oft mit Unrecht gesagt, dass die Chirurgie hiergegen nichts zu thun vermöchte.

Es ist vorgeschlagen worden, statt des Bleifadens eine Wieke aus Baumwolle oder Faden einzulegen; diese Mittel sind ganz schlecht; sie reissen leicht die Wunde ein. Ein solches Einreissen bemerkt man auch noch, wenn man die Unklugheit begeht und einen Ring gleich nach der Durchbohrung einlegen lässt.

Einschnitte.

Allgemeine Regeln.

1. Eine vom Operateur stets zu beobachtende Regel ist die, dass er mit dem Bistouri mehr sägend als drückend schneiden muss. Ich habe mich in meinem Cursus der operativen Medizin überzeugt, dass diese anscheinend höchst einfache Regel eine von denjenigen ist, welche die Studirenden am schwersten befolgen.

2. Die Haut wird gewöhnlich nach derjenigen Seite angespannt, welche der, wohin das Bistouri seine Richtung nimmt, entgegengesetzt ist. Man vollführt dieses Manöver mit der Palmarfläche der Hand, die von ihrem Radial- bis zu dem Ulnarrande, wenn man von links nach rechts oder gegen sich, und von ihrem Ulnar- bis zu dem Radialrande, wenn man vor sich hin einschneidet, eine leichte Traction auf die Tegumente ausübt. Wenn man die Gewebe von links nach rechts trennt, so ist es besser, sie gleichzeitig mit dem Ulnarrande der linken Hand nach aussen, mit dem Zeige- und Mittelfinger vor sich hin und mit dem Daumen gegen sich zu spannen. Durch diese combinirten Tractionen wird eine genauere Spannung, ein reinerer und leichterer Schnitt erzielt. Auch wollen wir noch den Rath ertheilen, in allen Fällen möglichst ausgedehnte Flächen auf die Hautdecken anzubringen, weil hierdurch, wie leicht zu erachten, weit nachhaltiger eingewirkt zu werden vermag.

3. Soll eine sehr oberflächliche, dünnwandige Kyste oder auch ein Bruchsack blossgelegt werden, so muss der Operateur

mit der Palmarfläche des Daumens und Mittelfingers die Haut nach der entgegengesetzten Seite anspannen und zwischen diesen Fingern einen mit deren Achse parallelen oder fast parallelen Einschnitt machen.

4. Es kann in allen Fällen leicht sein, die Haut dadurch hinreichend zu spannen, dass man ein Glied an den Seitenparthien und an der der Operationsstelle entgegengesetzten Seite mit voller Hand umfasst; bisweilen genügt auch hierzu die Lage, welche man dem Gliede giebt; so z. B. werden die obere und hintere Gegend des Vorderarmes in eine gehörige Spannung versetzt, wenn man diesen flectirt.

5. Sind die Tegumente sehr beweglich, so genügt es nicht, dass der Chirurg sie entsprechend anspannt; er muss sich hierzu noch eines oder mehrerer Gehülfen bedienen.

6. Es braucht wohl nicht erinnert zu werden, dass die Haut manchmal mit den darunter liegenden und an sich unbeweglichen Geweben verwachsen ist und dann nicht festgehalten zu werden braucht. Manche Geschwülste würden von dem schneidenden Instrumente leicht fortgeschoben werden, wenn sie nicht von dem Operateur oder von Assistenten fixirt worden wären. Zuweilen sind dieselben voluminös und an einem Gliede oder am Rumpfe ganz eben eingesenkt, wodurch der Practiker verhindert wird, die den genannten Theilen entsprechende Fläche jener Geschwülste gehörig anzugreifen; dann ist es nothwendig, die kranke Masse in die Höhe zu heben und sie in dieser Position zu erhalten.

7. In manchen Fällen würde man durch das Anspannen der Haut die Parthien verschieben, die dem Chirurgen zum Führer dienen, wo er den Einschnitt beginnen und endigen soll. Dann dürfen die Tegumente nur festgehalten werden. Die Palmarfläche der drei mittelsten Finger übt einen perpendiculären Druck auf sie aus. So lässt man beim Seitensteinschnitte die Raphe des Dammes in ihrer Lage und trennt nicht rechts von der Mittellinie zwischen den absteigenden Aesten der Schambeine und den aufsteigenden Aesten der Sitzbeine die Gewebe. Diese Regel, auf der wir bestehen, findet auch ihre Anwendung

bei den Hautfalten, welche den Sitz gewisser Articulationen anzeigen.

8. Die Einschnitte müssen parallel mit der Achse der Muskelfasern gemacht werden; fürchtet man jedoch die Verletzung
grösserer Gefässe oder Nerven, so schneide man lieber parallel
mit der Achse der letzteren ein.

Diese Regel erleidet auch andere Ausnahmen: so schneidet
man quer auf der Stirn ein, damit die Hautfalten zum Theil die
Narbe maskiren können; auch muss häufig der leichtere Abgang
des Eiters und das inoduläre (Narben-) Gewebe, welches die
Bewegungen beeinträchtigen könnte, berücksichtigt werden.
Als wir von den Mitteln zur Herabstimmung des Schmerzes handelten, haben wir gerathen, vom Ursprunge der Nerven nach
deren Endigung, nicht umgekehrt, einzuschneiden.

9. Hat man die Verletzung wichtiger Organe in der Nähe
der Geschwulst nicht zu fürchten, so muss man die Einschnitte
etwas über die Basis des Tumor, ein bis zwei Linien ohngefähr,
hinausführen. Wir empfehlen diese Regel ganz besonders, weil
sie das nachherige chirurgische Verfahren erleichtert und weil
sich meistens die in Angriff genommenen Geschwülste weiter
erstrecken, als man Anfangs gedacht hat und man dann noch
nachträglich die Wunde vergrössern, mithin dem Kranken unbedingt mehr Schmerzen verursachen muss.

10. Die bei dem gutartigen Anthrax unternommenen Einschnitte müssen zwei bis drei Linien über den Entzündungkreis
hinausgehen. Eine Nichtbeachtung dieser Vorschrift hat oft eine
Rückkehr des Uebels zur Folge.

11. Damit keine wichtigen, oberflächlich liegenden Organe
verletzt werden, führe man ein auf seiner convexen Fläche
schneidendes Bistouri, das in der fünften Position gehalten wird,
horizontal über die Gewebe. Ein langsames Verfahren ist hiebei
eine der wichtigsten Regeln.

Sind zwei Einschnitte gemacht worden und soll der erste
an einem Punkte seines Längendurchmessers mit einem Ende
des zweiten communiciren, so muss der zweite stets in den
ersten endigen, denn wenn er darin anfinge, so würde die schon

getrennte und sonach beweglicher gewordene Haut nicht so hinreichend in Spannung versetzt werden können, um ein Entweichen derselben vor dem Bistouri zu verhindern, und sie würde dann schwer und ungleich durchschnitten werden. Wenn, wie z. B. bei dem gutartigen Anthrax, die Hautdecken mit den darunter liegenden an sich unbeweglichen Geweben verwachsen sind, so ist die in Rede stehende Regel nicht zu befolgen: man vermindert so den Schmerz. Das Bistouri bewirkt die Operation weit schneller in zwei als in drei Tempos; es erzeugt unbedingt weniger Schmerzen, weil die Theile unter sich verwachsen sind, und es kann ohne Nachtheil den vorher bewirkten Einschnitt im rechten Winkel durchkreuzen.

Ist ein T- oder V-förmiger Einschnitt, von welchen bald die Rede sein soll, auf sehr innig verwachsenen Geweben gemacht worden, so kann ebenfalls die angegebene allgemeine Regel überschritten werden.

12. Wenn man den Einschnitt endigt, so vermindert man den auf das Instrument ausgeübten Druck, um das Entweichen, Entschlüpfen, zu verhüten. Damit an den Einschnitten keine Schwänze (zackige Hautschnitte) entstehen, führt man, wenn es die pathologischen Umstände gestatten, das Bistouri bei Beendigung der Incisionen im rechten Winkel auf die Gewebe zurück, die es trennt. Der Schwanz ist derjenige Theil des Einschnittes, welcher nicht die ganze Dicke der Tegumente spaltet.

13. Sieht man die Grenzen der Geschwulst nicht oder ist man nicht sicher, mit den Augen die Länge des Einschnittes abmessen zu können, so legt der Chirurg oder ein Gehülfe die Finger auf den Anfangs- und Endpunkt für das Instrument; sie dienen auch zur nähern Bezeichnung der Stellen, wo sich zu schonende Gefässe befinden, halten diese fest, und können sie mehr oder minder aus dem Bereiche des Schnittes entfernen. Ein Gleiches gilt auch für die wichtigern Nerven. Ferner nützen diese Finger, indem sie leicht gebogen und auf die Haut applicirt werden, auch noch dazu, dass sie das Weiterschreiten des Bistouris sicherer machen, wenn es ihnen entlang einschneidet.

14. Um den Schwanz der Incision an der Stelle, wo diese Incision beginnt, zu vermeiden, muss man, wenn man nicht fürchtet zu tief einzudringen, die Gewebe schnell (jähe) und mit einem gewissen Grade von Kraft einschneiden; auf diese Weise gleitet das Bistouri nicht von dem Chorion der Haut ab und trennt es allenthalben in seiner ganzen Dicke. Auch ist die perpendiculäre Haltung des Bistouris noch zur Erreichung des in Rede stehenden Zweckes nützlich, wenn dies die pathologischen Umstände nicht etwa verbieten.

15. Macht man den ersten Einschnitt halbmondförmig, so ist es im Allgemeinen unnütz, dem zweiten eine eben so grosse Convexität zu geben, weil die Contractilität des Hautgewebes an dieser Seite schon ohnehin den Wundrand concav genug macht.

16. Schneidet man unter den Wundrändern ein, so macht man die Gewebe noch beweglicher, und besteht kein allzu grosser Substanzverlust, so kann man diese Ränder dadurch besser auf die Continuitätslösung hinbringen und sie in unmittelbarem Contacte erhalten.

Einschnitte in eine Hautfalte.

Der Chirurg versetzt die Haut in Erschlaffung, erfasst sie mit dem Daumen, Zeige- und Mittelfinger jeder Hand und bildet eine je nach den Indicationen verschiedentlich hohe Falte; während er nun das eine Ende derselben mit der linken Hand ferner festhält, vertraut er das andere einem Gehülfen an, der es in der nämlichen Weise fixirt; dann schneidet er mit einem convexen Bistouri, das er in der vierten Position hält und gewöhnlich auf den mittlern Theil des freien Randes dieser Hautfalte applicirt, bis zu ihrem adhärenten Rande ein, indem er das Instrument abwechselnd von der Ferse bis zur Spitze und von der Spitze bis zur Ferse führt, ohne die Stelle zu verlassen, wenn der Schnitt nicht auf einmal zu Ende gebracht ist. In andern Fällen durchstösst das in der dritten Position gehaltene gerade Bistouri zuerst die Basis der Falte, dann macht man damit eine zurückschlagende Bewegung, wodurch seine Spitze erhoben wird, und endigt nun die Trennung der Gewebe, indem man von unten nach oben sägt.

Diese Operationsverfahren sind besonders bei ziemlich tief liegenden und mit zu beweglichen Tegumenten bedeckten Geschwül. ten anwendbar.

Längeneinschnitte.

Das Bistouri wird hierbei gewöhnlich in der ersten oder vierten Position gehalten. Diese Einschnitte selbst können von links nach rechts oder von rechts nach links oder indem man das Instrument vor sich hin oder endlich gegen sich führt, gemacht werden. Braucht man kein zu tiefes Eindringen desselben beim Anfange des Einschnittes zu fürchten, so senke man die Spitze des Instrumentes perpendiculär ein und neige sie dann bis zu dem Punkte, wo die Klinge mit der Hautfläche einen Winkel von vierzig bis fünf und vierzig Graden bildet; die Vorsicht gebietet diese Neigung stets anzunehmen. Berührt die Schneide den Punkt, wo die Wunde endigen soll, so erhebt man das Bistouri — wir wiederholen es — vorsichtig im rechten Winkel, ohne jedoch stark aufzudrücken, damit das Ende des Einschnittes nicht tiefer als der Anfang werde. Wir müssen nochmals darauf aufmerksam machen, dass es durchaus nothwendig ist, das Instrument auf die eben angegebene Weise zu handhaben; man wird dadurch den in der operativen Medizin mit dem Namen S c h w a n z belegten zackigen Hautschnitt vermeiden.

Die Längeneinschnitte werden oft bei der Exstirpation kleiner Geschwülste in Anwendung gebracht.

Bei einer oberflächlichen Kyste, bei Bloslegung einer Arterie u. s. w. u. s. w. muss der Längeneinschnitt mit einem an seiner Convexität schneidenden (bauchigen) Bistouri bewirkt werden; man wird dadurch weit eher ein zu tiefes Eindringen vermeiden; es würde aber dennoch diesen Uebelstand mit sich führen, wenn man es auf die oben angegebene Weise halten wollte; es muss daher in die fünfte Position kommen.

Die Haut wird zwischen dem Daumen und Zeigefinger gespannt und das Instrument horizontal auf die zu trennenden

Gewebe gebracht. Die **Kunst** besteht hierin, dass man **sehr
langsam einschneidet.** Ein Gehülfe wischt bei jedem
neuen Schnitte die Wunde mit einem Schwamme ab. Es sind
drei bis vier Schnitte zur gänzlichen Durchdringung der Tegumente nöthig, falls man mit der von den pathologischen Umständen dringend gebotenen Vorsicht operirt. Bei einem solchen
Verfahren sind zwar die **Schwänze** unvermeidlich, aber sie
können nicht in Vergleich gebracht werden mit einer Blutung
oder auch mit einer Entleerung des Inhaltes eines Afterproductes, das nicht geöffnet werden darf u. s. w.

Einschnitte auf dem Zeigefinger.

Zu diesem Behufe bedient man sich eines geknöpften, geraden oder krummen Bistouris und um die Verletzung wichtiger,
zu schonender Organe zu verhüten, hat man diese Instrumente
mit einer nur einen Drittelzoll ohngefähr ausgedehnten Schneide
versehen, die in einer fast eben so viel betragenden Entfernung
von der Spitze der Klinge befindlich ist. **Dupuytren** gebrauchte mehr ein an seiner Convexität schneidendes Bistouri;
er gestand ihm den Vortheil zu, die Gewebe, wenn es unter sie
eingedrungen war, von innen nach aussen zu trennen, nachdem
man die Eingeweide, welche in die Wunde vorgefallen sind,
nach Maassgabe, wie die letztere bewirkt und vergrössert wird,
entfernt.

Man ist der Ansicht, der Zeigefinger könne blos gebraucht
werden, wenn man ihn in die zu erweiternde Oeffnung einzubringen im Stande ist; auf diese Weise beschränkt man dies
äusserst vortheilhafte Mittel aber gar zu sehr. **Wir glauben,**
wenn es sich z. B. um den Bruchschnitt handelt, dass das Ende
des Zeigefingers unmittelbar unter den Ring placirt werden
kann; die Spitze des Bistouris, der er zum Führer dient, wird
flach auf seine Palmarfläche gehalten; sie übersteigt sehr leicht
das Ende desselben und gelangt in die anzugreifende Oeffnung;
hier wendet man die Schneide der Klinge nach der Seite, wo
eingeschnitten werden soll, und wenn man nun auf das Instrument drückt, ohne es hin und her zu bewegen, geht es weiter,
der Finger folgt ihm, geht voran und schützt dann die einge-

klemmten Theile vor Verletzungen. Seit mehr als zwanzig Jahren habe ich dies Verfahren in meinen Vorträgen über operative Medizin erwähnt, es im Pitié-Hospitale ausgeführt und seine unbestreitbaren Vorzüge dargethan.

Einschnitte auf der Hohlsonde oder auf gerinnten Stilets.

Soll ein Einschnitt auf der Hohlsonde gemacht werden, so hält man dies Instrument behufs seiner Einführung in die Gewebe folgendermaassen: Der Daumen liegt parallel der Sondenachse auf der Platte der Rinnenseite, der Zeige- und Mittelfinger liegen quer auf der entgegengesetzten Seite; letztere sind halbgebogen, über einander geschlagen und zurückgestreckt. Bringt man die Sonde in einen Fistelgang, so spannt man die Hautdecken mit der linken Hohlhand nach der dem Operationspuncte entgegengesetzten Richtung an. Ist dieser Gang gewunden, so macht man mit dem Instrumente dieser Windung entsprechende Handgriffe. Eine biegsame Sonde ist dann vorzuziehen. Fürchtet man bei dem Bruchschnitte die Därme oder das Netz zu verletzen, so bediene man sich einer breitrinnigen Sonde, deren Ränder die Organe comprimiren und ein Ausgleiten des Bistouris verhüten.

Gewöhnlich wendet man die sich sackförmig (blind) endende Hohlsonde an; viele Chirurgen ziehen aber die spitz auslaufende vor, wenn sie die Gewebe Lage für Lage einschneiden, um z. B. einen Bruchsack bloszulegen. Ist ein Fistelgang zu enge für eine Sonde, so nimmt man statt derselben ein gerinntes Stilet.

Wenn dieses Stilet zu dünn ist, um auf seiner zu schmalen und zu oberflächlichen Rinne einen Einschnitt bewirken zu können, so führt man auf ihm eine mit ihrer Rinne ihm entsprechende Hohlsonde ein; es dient dieser also zum Führer, wodurch sie nicht abgleiten kann und nun durch den ganzen Fistelgang geht, welchen sie sehr erweitert. Ist sie an ihrem Bestimmungsort angelangt, so zieht man sofort das Stilet heraus, die Sonde bleibt aber am Platze und erleichtert nun die Operation eben so sehr, wie in den gewöhnlichen Fällen.

Ich bestehe auf diesem von mir schon vor langer Zeit angegebenen Verfahren, weil, wenn die Hohlsonde bei einer sehr geringen Raumesweite des Fistelganges allein angewendet wird, sie entweder gar nicht eindringt oder einen falschen Weg bahnt, und dann ist die Operation nicht möglich oder man trennt die Fistel nur theilweise und ist vor einer Recidive nicht gesichert.

Wenn man die Gewebe in einer grössern Ausdehnung und vor sich hin trennen will, so halte man das Bistouri in der dritten Position; soll dagegen nur ein kurzer Einschnitt gemacht werden, so führe man es in der ersten Position nach sich zu.

Das Bistouri, welches man auf der Rinne der Sonde vom Griffe nach der Spitze zu schiebt, bildet gewöhnlich mit der Achse der Hohlsonde einen Winkel von etwa vierzig bis fünfzig Graden, und je nachdem es weiter vordringt, trennt es die Gewebe. Bieten diese einen grossen Widerstand dar, so wird es abwechselnd gesenkt und erhoben; kommt es an das sackförmige Ende der Hohlsonde, so zieht man es sanft nach sich zurück. Um seine Spitze nicht abzubrechen, hebt man es etwas in die Höhe und schiebt es dann horizontal in der Rinne fort. In dem Momente, wo es die Gewebe durchschneidet, bringt man seine Spitze dadurch nach oben, dass man mit dem Bistouri einen Halbkreis beschreibt, dessen Concavität nach dem Chirurgen gerichtet ist; in diesem letzten Operationsacte wendet man bei der Trennung der Weichtheile weniger Kraft an als in dem ersten; oder wenn man den Einschnitt auf der Hohlsonde machen will, so bediene man sich eines Bistouris mit langer Klinge, weil dieses weit eher das sackförmige Ende derselben erreichen und der Kranke die Wohlthat des zweiten Operationsactes früher geniessen wird. Die Hohlsonde wird nur erst nach der Trennung aller über ihr liegenden Gewebe herausgezogen.

Wenn der Fistelgang an jedem seiner Enden eine Oeffnung darbietet und er nicht zu lang ist, so führe man die Sonde ganz durch; ist dann das Bistouri bis über die letzte von der Sonde durchgangene Mündung gelangt, so macht man den oben beschriebenen Halbkreis damit.

Aber in manchen Fällen besitzt der Fistelgang eine grössere oder geringere Anzahl Sinuositäten, er ist mit andern Worten gewunden, und die mit der Sonde vorgenommenen Handgriffe und Biegungen genügen nicht, um auf den Grund dieses Ganges zu gelangen; dann trennt man die Gewebe bis zu der Stelle, wo die Sonde aufgehalten worden ist, und führt nun so den Schnitt immer mehr und mehr weiter, bis die ganze Fistel blossgelegt ist.

Liegt eine Kyste sehr oberflächlich, besitzt sie sehr dünne Wandungen, ist sie bereits durch einen Einschnitt freigelegt und ein Kreuzschnitt nothwendig, so kann man die Hohlsonde unter die Gewebe schieben und diese auf derselben einschneiden.

Gegenöffnungen.

Wenn man die Verletzung grösserer Nerven oder Blutgefässe fürchtet, so macht man solche Oeffnungen auf der Hohlsonde. Diese an der Spitze mehr oder minder gekrümmte Sonde wird, wie weiter oben angegeben worden, mit der rechten Hand in den Raum eingebracht, auf welchem man operiren soll, und ihr Ende zweckmässig placirt. Das in der ersten Position zu haltende Bistouri kann durch eine Punction sofort auf die Sondenrinne gelangen; liegt diese aber tief, so kann es bisweilen, wie die Erfahrung lehrt, selbst in den Händen der geschicktesten Operateure fehlgehen. Im Allgemeinen muss man dem folgenden Verfahren den Vorzug einräumen:

Ist der Sondenschnabel an seinem Bestimmungsort angelangt, so wechselt man mit der Hand, welche das Instrument hält, und drückt auf seinen Griff, damit das entgegengesetzte Ende mehr hervortritt; dann nimmt man ein gerades, mit der Schneide nach dem Operateur gerichtetes Bistouri in die Hohlhand und bringt alle auf ihm befindlichen Finger in Flexion, mit Ausnahme des Zeigefingers, welcher zur Ermittelung des Sitzes und so viel als möglich der Tiefe des Sondenendes bestimmt ist; auch touchire man noch, um sich zu überzeugen, ob nicht zwischen dem letztern und der Haut irgend eine Arterie, deren Schläge verspürt werden könnten, oder etwa ein grösserer Nerv, dessen Gegenwart man erfahren würde, liegt. Um die Schlagader zu erkennen, führe man den Finger langsam nach der Richtung des Instrumentes hin; von Zeit zu Zeit halte der Chirurg damit inne, drücke dann etwas stärker und höre schnell auf, ohne die Tegumente zu verlassen. Auf diese Weise wird das Lumen der Arterie nicht verstrichen, die Blutwelle nicht aufgehalten und doch ein stärkerer Impuls geliefert. Was einen grössern Nerven betrifft, so versuche man ihn unter dem Finger hin und her zu schieben und zu wälzen.

Befindet sich auf der Hohlsonde und in der Nähe ihres Schnabels ein Nerv oder eine Arterie, so nehme man das Instrument heraus und führe es dann wieder mit Vermeidung dieser Organe ein.

Nachdem die eben angegebenen Vorsichtsmaassregeln getroffen worden sind, hält man das Bistouri in der fünften Position und placirt die Ferse seiner mit der Haut perpendiculären Klinge in der Quere eine halbe Linie diesseits des Sondenendes, damit sie nicht hinter ihn gleite. Diese Stelle kann man mit dem Nagel bezeichnen, wenn man, nachdem man touchirt hat, etwa fürchtet, sie aus dem Gesichte zu verlieren. Hierauf schneidet man von links nach rechts ein, sobald man aber wahrnimmt, dass die Spitze des Bistouris die Gewebe trennen will, so schiebt man sie zurück, um ein Abgleiten zu vermeiden. Sehr bald spürt man, dass das Instrument auf die Sonde gelangt ist, und dann bringt man es in die erste Position. Die zwei letzten Finger nehmen einen Stützpunkt auf einer der Seiten der kleinen Wunde, die Spitze des Bistouris wird in die Sondenrinne gebracht und die gegen den Operateur gerichtete Schneide parallel mit der Achse der Sonde placirt; so disponirt, gleitet die Klinge etwa einen halben Zoll lang unter die Gewebe, dann wird sie erhoben und gleichzeitig auch die Haut, welche, durch den Widerstand, den sie darbietet, in dem Maasse als der Griff des nach dem Operateur hingeführten Bistouris eine perpendiculäre Richtung erhält, getrennt wird. Während dieses Manövers spannt ein Gehülfe die Tegumente nach der der Richtung des Instrumentes entgegengesetzten Seite. Es ist wohl nicht zu bemerken nöthig, dass der erste Einschnitt so klein als möglich sein und dass, wenn man auf einer vertieften Stelle operirt, dieser mit der Spitze des in der ersten Position gehaltenen Instrumentes bewirkt werden muss.

Hat man keine wichtigen Organe zu fürchten, so wird die

Gegenöffnung entweder durch eine einfache Punction bewirkt, oder man macht noch nach dieser Punction einen Längenschnitt, der nach den Umständen eine verschiedene Ausdehnung erhält.

Zur Bewirkung der Gegenöffnung kann man sich auch der Pfeilsonde bedienen. Nachdem man ihren Schnabel zweckgemäss placirt hat, wendet man alle die schon angegebenen Mittel zur Auffindung grösserer Nerven und Gefässe an, und gestattet es der Zustand der Parthien, so erfasst man mit dem Daumen und Zeigefinger mittelbar den Schnabel des Instrumentes, um ihn festzuhalten, dann drückt man auf den Pfeil der Sonde, damit er die ihn bedeckenden Gewebe durchstosse, und schneidet endlich der Rinne entlang gegen sich ein, wie weiter oben bereits beschrieben worden.

Die Gegenöffnung wird fast immer an dem tiefsten Punkte des Uebels gemacht; sehr oft müssen mehrere bewirkt werden.

Will man eine schon geöffnete Geschwulst oder auch einen Fistelgang mit einem Trokar durchstossen, der an seiner Spitze eine Oeffnung hat, in welcher ein Haarseil eingezogen ist, so genügt die mit dem Instrumente vollzogene Punction; man zieht es aus den Weichtheilen zurück und lässt das durch ihn eingebrachte Setaceum zurück.

Einschnitte in T-Form.

Sie sind im Allgemeinen für die Exstirpation von Geschwülsten bestimmt, die für einen Längen- oder halbmondförmigen Einschnitt zu gross sind. Man giebt ihnen auch den Vorzug, wenn die zu exstirpirenden Gewebe nicht gross genug sind, um einen Kreuzschnitt zu erfordern. Sie bestehen aus zwei Längenschnitten: der zweite fällt in einem rechten Winkel auf die Mitte des ersten, dann hebt man das Bistouri vorsichtig in die Höhe, damit es nicht den entgegengesetzten Rand des ersten Schnittes verletzt.

Die relative Länge der beiden Schnitte hängt von dem Durchmesser der Geschwulst ab.

Kreuzschnitte.

Erstes Verfahren. — Es besteht gewöhnlich in der Vereinigung dreier Continuitätslösungen. Man macht zuerst von der Linken zur Rechten einen Längeneinschnitt und sodann nach den bei dem T-förmigen Einschnitte angegebenen Regeln zwei andere Schnitte, die sich in der Mitte des ersten senkrecht treffen. Wir haben gesagt, dass der Operateur von links nach rechts einschneiden muss. Dies ist nothwendig, damit der Operateur nicht nöthig hat, das Instrument anders zu fassen oder mit den Händen zu wechseln. Wenn die Geschwulst oberflächlich liegt, so müssen die drei Schnitte stets sehr langsam gemacht werden. Das Bistouri wird in der fünften Position gehalten und horizontal über die Gewebe geführt.

Zweites Verfahren. — Liegt eine Geschwulst tief und ist die Haut beweglich, so macht man einen ersten Längenschnitt von links nach rechts mit einem gewöhnlichen Bistouri, bringt sodann die Hand in Supination, führt das in der dritten Position gehaltene Instrument flach unter den mittlern Theil desjenigen Wundrandes, der dem Chirurgen gegenüber liegt, dringt bis zu der nothwendigen Tiefe ein, bringt die Hand fast his in Pronation, richtet die Schneide des Bistouris nach oben und drückt horizontal mit seiner Spitze aufwärts. Sobald diese aus den Geweben wieder zum Vorschein kommt, beschreibt man mit ihr eine Art Halbkreis, dessen Concavität nach dem Operateur hin gerichtet ist und mit dem man diesen Abschnitt der Operation beendigt. Um nun den dritten Schnitt zu machen, bringt man die Hand wieder in Supination; der Arm wird vorgeschoben, der Vorderarm halb und das Handgelenk vollkommen gebogen, die Spitze des Instrumentes sieht nach dem Operateur und wird flach unter den andern Rand des ersten Einschnittes und dem zweiten gegenüber eingeschoben. Bei diesem letzten Abschnitte befolgt man übrigens die von uns angegebenen Regeln, nur mit dem Unterschiede, dass der Chirurg seinen Körper etwas zurückbeugt, um sich nicht zu verletzen, wenn er mit dem Instrumente den angegebenen Halbkreis beschreibt.

Wir wollen noch wiederholt bemerken, dass wenn man einen gutartigen Anthrax einschneidet, der Kreuzschnitt in zwei Abschnitten gemacht werden muss, um die Schmerzen zu mindern. Das Bistouri kann in der That ohne Nachtheil den ersten

Schnitt in rechtem Winkel durchdringen; die Haut und das Zellgewebe, welche unter sich und mit den darunter liegenden Parthien zusammenhängen, werden nicht nachgeben und der vom Instrumente angegriffene Wundrand sich mithin nicht falten. So wird die Continuitätslösung eben so genügend und leicht hergestellt werden, als wenn der Kreuzschnitt in drei Abschnitten (Acten) gemacht worden wäre.

Der Kreuzschnitt kommt bei der Exstirpation grosser Geschwülste in Anwendung.

V-förmige Einschnitte.

Man macht mit einem geraden Bistouri einen Längenschnitt, beginnt einen andern Schnitt in derselben Höhe wie den ersten und beendet ihn etwa eine Drittellinie über dessen Ende. Bei Beendigung desselben hebt man die Klinge des Bistouris in einem geraden Winkel empor und drückt nicht auf die Spitze. Die Breite und Länge des V, welches dieser Schnitt darstellt, sind nach den pathologischen Umständen verschieden. Wir empfehlen, den zweiten Einschnitt nicht genau auf dem Ende des ersten zu beendigen, weil es fast stets nicht gelingt und man dann mit dem Bistouri einstechen muss, um beide Schnitte zu vereinigen.

Jetzt werden die V-förmigen Einschnitte nur selten noch gebraucht, allenfalls wendet man sie noch bei der Trepanation der Schädelknochen an. Die Spitze des Dreieckes, welche sie bilden, ist in der That zu schmal; sie nützen weit eher bei der Extraction eines Sequesters des Oberarm- oder Oberschenkelknochens. Es gewährt dieses Verfahren den Vortheil, dass es keinen Substanzverlust verursacht, weil der dadurch gebildete Lappen an seiner oben befindlichen Basis mit dem Organismus im Zusammenhange bleibt und er wieder zurückgelegt werden kann. — Die Gestalt und Lage mancher Geschwülste können diesen Einschnitt nöthig machen.

Halb-elliptische oder halbmondförmige Einschnitte.

Der Chirurg und ein Gehülfe spannen die Haut jeder nach sich zu an. Das mit der convexen Fläche schneidende Instrument muss am Ende abgerundet oder quer abgeschnitten sein, damit man das Eindringen in die Brusthöhle verhütet, wenn man z. B. eine Brustdrüse amputirt. Aus demselben Grunde scheint es nöthig, der ersten Position des Instrumentes den Vorzug vor der vierten zu geben.

Soll ein einziger halbmondförmiger Einschnitt gemacht werden, so muss eine Linie, die direct von einem Ende des Schnittes bis zum andern geht, mit der Achse des Rumpfes oder der Extremität einen Winkel von vierzig bis fünf und vierzig Graden beschreiben. Auf diese Weise hat der Eiter einen leichtern Ausfluss, als wenn diese Linie mit der angegebenen Achse parallel liefe. Dieser Schnitt ist bei der Exstirpation kleiner Geschwülste angezeigt.

Macht man zwei halbmondförmige Einschnitte, die sich mit ihren beiden Enden vereinigen, und befindet sich der eine an dem am wenigsten tiefen, der andere aber an dem tiefsten Punkte, so muss man stets mit dem letztern beginnen, weil, wenn der obere zuerst gemacht wird, das aus ihm fliessende Blut die Stelle bedeckt, an welcher man den zweiten Schnitt machen will.

Mit welchem Schnitte muss man beginnen, wenn der eine entfernt vom Chirurgen, der andere näher gemacht werden soll? Mit dem letztern, denn er ist unter übrigens gleichen Umständen schwerer, weil bei seiner Beendigung der Ellenbogen bei einer starken Abduction in eine unbequeme und gezwungene Lage gebracht wird, die Haut, wenn sie schon einmal durchschnitten ist, weit beweglicher und so die Schwierigkeit noch vermehrt wird.

Verhindert es der pathologische Zustand nicht, so gebe man dem Einschnitte die Richtung, in welcher die Narbe durch die Bewegungen des Kranken so wenig als möglich gezerrt wird. Exstirpirt man z. B. die Brustdrüse, so darf der grosse Durchmesser der Wunde nicht parallel mit der Achse des Rumpfes sein, denn wenn dieses der Fall wäre, so würden die Gewebe durch die Bewegungen des Armes zu häufig gezerrt werden. Man muss desshalb den Schnitt in der Richtung des Pectoralis major machen. Diese und die folgende Regel halten wir für so wichtig, dass wir sie hier nochmals in Erwähnung bringen.

Die Continuitätslösung muss eine solche Lage darbieten, dass der Eiter leicht abfliessen kann; allein diese Regel wird stets der nachgesetzt, durch welche man das Zerren der Narbe verhütet.

Das Bistouri muss die Haut stets perpendiculär durchschneiden, denn wenn der Chirurg das Instrument nach sich zu oder von sich weg neigt, so würde die Haut schief durchschnitten, das Rete Malphigi in grosser Ausdehnung verletzt werden und der Kranke oft eine oder zwei Stunden nach der Operation über Schmerzen klagen, als läge ein sehr reizender Körper auf dem Wundrande. Der zweite Schnitt muss genau an den Enden des ersten Schnittes anfangen und endigen. Die Schneide des Instrumentes bildet beim Durchschneiden mit den zu trennenden Parthien einen Winkel von vierzig bis fünf und vierzig Graden. Man hebt es in einem rechten Winkel in die Höhe, wenn man diesen Einschnitt endet und nicht zu besorgen braucht, dass es etwa dabei zu tief eindringe.

Wie schon gesagt liegt manchmal die Geschwulst sehr oberflächlich und man muss sich besonders in Acht nehmen, sie nicht zu öffnen: dann wird das Bistouri in der fünften Position gehalten und sonst wie schon früher angegeben worden verfahren.

Die elliptischen Einschnitte werden angewendet, selbst wenn die Geschwulst sphärisch ist, aus dem Grunde, weil eine ovale Wunde leichter heilt, als eine kreisrunde, selbst wenn letztere kleiner ist.

Man wird aber diese Einschnitte besser machen, wenn man sich an Leichen geübt hat, runde Einschnitte gut auszuführen.

In vielen Fällen darf man die beiden halbmondförmigen Einschnitte nicht so verlängern, dass bei der Vereinigung der Wunde per primam intentionem aus den Winkeln eine Art vorspringender Erhabenheit vorhanden ist, die durch die Haut gebildet wird. Ich mache die beiden Schnitte so, dass die Concavität des ersten der Convexität des zweiten entspricht. Auf diese Weise bringt man die Wundränder leichter in Contact und verhütet die angegebenen Nachtheile.

Die halbmondförmigen Einschnitte werden bei der Exstirpation oder Amputation der Geschwülste in Anwendung gebracht.

Hobelschnitte.

Zu diesem Behufe erfasst und erhebt man mit einem Haken oder noch besser mit einer Sectionspinzette eine möglichst dünne Gewebsschicht, hält das mit einer convexen Schneide versehene Bistouri in der vierten Position und lässt die fast horizontal gerichtete Klinge in die Parthien eindringen, wodurch jene dünne Schicht weggenommen wird, während das Instrument ein Viertel der Circumferenz beschreibt, deren Convexität auf der Wunde ruht. Solche Einschnitte kommen oft in Gebrauch, um die Tiefe krebsiger Geschwülste und krebsiger Geschwüre zu ermitteln, um zu erfahren, ob man die kranken Gewebe blosslegen und das Glied oder Organ, an welchen sie sich befinden, erhalten oder nicht erhalten kann. Wir werden uns sehr bald über diesen wichtigen Punkt der Heilkunst näher aussprechen.

Viele Chirurgen wenden die in Rede stehenden Incisionen auch noch zur Blosslegung eines Bruchsackes an; aber mag auch ein geschickter Operateur die oberflächlichen und tiefern Gewebe noch so sorgfältig untersuchen und mag er auch die verschiedenen Schichten, die er getrennt hat, noch so sehr berücksichtigen, es werden diese Schichten stets mannigfaltig sein und er wird sich meistens der Gefahr aussetzen, in den Darm zu dringen, wie dies leider die Erfahrung dargethan hat. Beiläufig sei noch bemerkt, dass es weit besser ist, ganz langsam einen Längenschnitt zu machen, wobei man das Bistouri mit convexer Schneide in der fünften Position hält und es horizontal über die Gewebe führt. Ein Gehülfe wischt, wie wir schon früher angegeben, die Wunde sorgfältig mit einem Schwamme ab. Man unterbinde oder torquire die etwa dabei blutenden Gefässe sogleich, nachdem sie geöffnet worden sind. Bei diesem Verfahren wird man weit besser die Beschaffenheit und Dicke der Gewebe, welche der Einwirkung des Instrumentes unterworfen werden sollen, zu würdigen vermögen. Ist in dem Sacke eine kleine Quantität Flüssigkeit vorhanden, so wird das ihn öffnende Bistouri die darin enthaltenen Organe nicht verletzen können, und wenn auch im entgegengesetzten Falle das Instrument auf

den Darm gelangt, so wären vier bis fünf Messerzüge nöthig,
ehe man dessen Wand durchschnitten hätte, und man würde dabei bemerken, dass man zuerst die Tunica serosa getrennt hat
und sich auf der Muskelschicht befindet; es würde somit immer
noch Zeit sein, inne zu halten; wäre man übrigens so unglücklich, den Darmkanal zu öffnen, so liegt es doch klar am Tage,
dass ein Längenschnitt weit leichter zu heilen ist, als eine mit
Substanzverlust verbundene Darmwunde, welche das vorher genannte Operationsverfahren viel eher bedingt. Wir können daher nicht oft genug sagen, dass das letztere minder sicher ist.

Die Hobelschnitte können auch mit dem Bistouri allein gemacht werden; man führt es dann entweder fast horizontal über
die zu trennenden Gewebe oder lässt es auch mit ihnen ziemlich
offene Winkel bilden. Im ersten Falle wird es in der vierten, im
zweiten zweckmässiger in der ersten Position gehalten.

Die Hobelschnitte, welche man macht, nachdem man die
Weichtheile mit einer Sectionspinzette erhoben hat, sind auch
noch bei einer im Peritoneum liegenden Kyste angerathen worden; wir möchten ihnen den sehr langsam bewirkten Schnitt mit
dem convexschneidigen Bistouri vorziehen, das in der fünften
Position gehalten und horizontal über die Gewebe geführt wird.
Ist man auf der serösen Membran angelangt und diese mit dem
kranken Theile verwachsen, so schneidet man ein, ist sie aber
frei, so unterlässt man es. Indem dann die Geschwulst nicht mehr
von den getrennten Weichtheilen festgehalten wird, so kommt
sie in die Schnittwunde, wird mehr oder minder leicht zerrissen
und die Verwachsungen, welche sie eingegangen hat, verhindern
den Erguss der Flüssigkeit in den Unterleib. Diese Methode
muss übrigens verworfen werden, weil man mit dem Cauterium
potentiale ebenfalls die Entleerung der in der zufälligen Tasche
enthaltenen Materie bewerkstelligen kann und sich bei weitem
weniger der Gefahr aussetzt, eine Peritonitis herbeizuführen.

Einschnitte mit dem verborgenen Bistouri oder mit dem verborgenen Lithotom.

Die genannten Instrumente haben entweder eine oder zwei
Klingen. Das verborgene Bistouri von Bienaise gebraucht

man zum Einschneiden mancher Ausführungsgänge, auch hat man es bei gewissen Bruchoperationen u. s. w. vorgeschlagen und angewandt. Wenn man sich dessen bedient, so muss man die Darm- oder Netzmasse vorsichtig niederdrücken und mit dem Instrumente nicht eher einschneiden, als bis man sich möglichst überzeugt hat, dass kein wichtiger Theil vor der Klinge liegt; dann lässt man diese heraustreten und trennt damit, nach Richerand's Rath, mehr drückend als sägend, die Gewebe, weil man sich auf diese Weise mehr vor einer Verletzung der Gefässe sichert. Wir werden bei der Lithotomie die Art und Weise angeben, wie die Lithotome von Côme und Dupuytren zu handhaben sind. —

Man hat den Einschnitten auch noch andere Gestalten gegeben, als die wir bisher angezeigt haben. Bei der Zirkelamputation der Gliedmaassen werden die Haut und das subcutane Zellgewebe so eingeschnitten, dass die Continuitätslösung sich um das ganze Glied erstreckt. Bei der Erörterung der Amputationen werden wir das dabei nöthige chirurgische Verfahren im Einzelnen noch angeben.

Man macht auch ovale Einschnitte, die wir jedoch nicht näher schildern wollen, da sie die grösste Aehnlichkeit mit den halbmondförmigen haben. Diese erstern Einschnitte machen einen Theil jener Amputationsmethode aus, welche man die ovale nennt, die vielfach gepriesen worden ist und deren Nachtheile wir späterhin noch bezeichnen werden.

Ferner giebt es auch noch sternförmige Einschnitte. Sie bestehen entweder aus Längenschnitten, wovon sich ohne Substanzverlust je zwei auf der Spitze der von ihnen umfassten Parthien vereinigen und die von einem gemeinschaftlichen Mittelpunkte ausgehen, welcher an der Basis dieser Parthien liegt, oder sie werden auch dadurch bewirkt, dass man eine gewisse Quantität Haut, die man vorher gefaltet und mittelst einer oder mehrerer Sectionspinzetten festgehalten hat, hinwegnimmt. Im ersten Falle bedient man sich des Bistouris, im zweiten aber der auf der Fläche gekrümmten Scheere.

Die in Rede stehenden Einschnitte gebraucht man zur Heilung des Vorfalles der Mastdarmschleimhaut. Ich habe sie vor

Kurzem bei einem widernatürlichen After gemacht, dessen äussere Mündung enge war und durch den eine kleine Menge Kothmasse nach der Anwendung des Dupuytren schen Enterotoms ausfloss. Das Uebel hat sich schon sehr gebessert und Alles lässt eine Heilung erwarten. Hier sowohl wie bei dem Mastdarmende ist der bezeichnete Substanzverlust durchaus nothwendig.

L-förmiger Einschnitt.

Angeblich kann derselbe bei der Unterbindung der Subclavia, Carotis u. s. w. gebraucht werden, ich theile aber diese Meinung nicht, es müsste denn der Chirurg sehr in Verlegenheit gerathen sein, weil er dadurch, dass er diesen Schnitt gemacht, einen Fehler begangen hat, oder es müsste durch gewisse Umstände, die übrigens die Operation nicht contraindicirten, das Gefäss zu tief liegen, was man aber schwerlich begreift. Um den Einschnitt in L-form zu bewirken, macht man mit dem Bistouri zwei Längenschnitte, wovon der eine kürzer als der andere ist und im rechten Winkel auf den längern fällt.

Wir haben Kreuz-, T-, V- u. s. w. förmige Schnitte angegeben; es versteht sich aber wohl von selbst, dass diese Formen je nach den pathologischen Verhältnissen verschiedentlich abgeändert werden können und müssen; so können z. B. bei dem Kreuzschnitte die beiden Incisionen nicht immer eine gleiche Länge und Richtung haben u. s. w,

Einschnitte mit der Scheere.

Die Scheere wirkt mehr drückend als sägend; man sagt, sie habe den Nachtheil, die Gewebe schief zu durchschneiden und sie zu quetschen. Will man sich überzeugen, dass dieser Vorwurf zum Mindesten übertrieben ist, so genügt eine Untersuchung der durch sie bewirkten Wunde dazu vollkommen, auch erinnere man sich, dass Bell bei einer Hasenschartenoperation die eine Seite mit dem Bistouri, die andere mit der Scheere abtrug und sich beide Wunden mit gleicher Schnelligkeit vernarbten; der Kranke versicherte sogar, dass er bei der Anwendung der Scheere weniger Schmerzen empfunden hätte. Sie gewährt den Vortheil, dass man die weichen und dünnen Gewebe, welche mehr oder minder vor dem Bistouri fliehen würden, gehörig zwischen ihren Branchen festzuhalten vermag. Auch kann man damit schneller operiren.

Man hält die Scheere folgendermaassen: Der Daumen wird in den einen, der Ringfinger in den andern Ring gebracht; der halbgebogene Mittelfinger umfasst die von dem letztgenannten Ringe ausgehende Branche; der Zeigefinger liegt auf dem Gelenke des Instrumentes, bisweilen diesseits, bisweilen jenseits desselben, je nach den Umständen. Bei dicken und sehr resistenten Theilen würde man schlechte Einschnitte machen, wenn man sich der beiden Hände bedienen wollte; hier möchte es weit besser sein, die grosse Scheere zu gebrauchen, die Dubois sehr häufig benutzt und besonders bei Kindern empfohlen hat, die gewöhnlich nicht sehr folgsam sind und bei denen die weichern Gewebe nicht immer mit dem Bistouri völlig durchschnitten werden. Als Beispiel wollen wir hier die Hasenscharte anführen.

Will man nicht sehr dünne, schmale und wegen ihrer geringeren Härte leicht hinwegzunehmende Parthien durchschneiden, so halte man die Scheere weder mit dem Daumen und Zeigefinger, noch mit dem letztern und dem Ringfinger, weil man damit nicht Kraft genug entwickeln kann.

Ist der Operateur nicht vollkommen ambidexter, so halte er die Scheere mit der rechten Hand, denn wenn er mit der linken nur wenig geübt ist, so macht er jedenfalls schlechte Schnitte, auch würden dem Kranken dadurch mehr Schmerzen verursacht und manche Gewebe oft sogar auf einmal nicht vollständig durchschnitten werden. Man hat den Rath gegeben, für diejenigen Personen, welche gewöhnlich die linke Hand gebrauchen, eigens gearbeitete Scheeren machen zu lassen, man ist aber in einem Irrthume; einer unserer Prosectoren, welcher links ist, hat uns hiervon den Beweis geliefert, denn er bedient sich mit der linken Hand der gewöhnlichen Scheere eben so leicht als wir, und will er sie mit der rechten Hand anwenden, so entstehen die oben angeführten Nachtheile.

Oft spannt und fixirt man die zu durchschneidenden Gewebe. Es geschieht dies besonders, wenn man mit der Scheere auf den Verlauf eines Nerven oder Gefässes, das durchaus zu schonen ist, einschneidet. Streng genommen kann man auch das eine Scheerenblatt auf die Rinne einer vorher in eine Fistel oder einen Excretionskanal eingeschobenen Sonde bringen und sich, wenn es der Raum erlaubt, des Zeigefingers als Führer bedienen, wie z. B. bei der Excision des untern Theiles des Mastdarmes, wenn man den Darm spaltet. Man trennt in einem Schnitte so schnell als möglich die zwischen dem Instrumente liegenden Weichtheile.

Bei der Anwendung der Scheere darf man dieselbe durchaus nicht nach sich zurückziehen, denn dadurch würden die Theile gezerrt werden und der Schnitt nicht die erforderliche Länge erhalten, sowie auch nicht überall gleich tief sein; eben so wenig darf man das Instrument vor sich hin schieben, weil sonst eine zu lange Wunde entstehen könnte.

Man bedient sich je nach den Indicationen verschiedener Arten von Scheeren; die **geraden** sind die gebräuchlichsten, die **stumpfen** wendet man an, wenn man in einer Höhle operirt, die **auf der Fläche gebogenen** bei der Excision kleiner Excrescenzen, die man meistens vorher mit einer Sectionspinzette in die Höhe hebt; sollen aber diese kleinen Geschwülste dadurch vollkommen zerstört werden, so müssen sie sehr oberflächlich liegen, denn wenn sie nur einigermaassen eine tiefere Lage haben, so erreicht man seinen Zweck nicht. Daher sieht man auch die in dieser Weise auf dem Grunde der Haut abgetragenen blumenkohlartigen syphilitischen Wucherungen und die bösartigen Tuberkeln, welche an dem Rande des Afters oder auf der untern Mastdarmmündung sitzen, fast immer sehr bald wieder zum Vorschein kommen und sich sehr tief in die Gewebe einwurzeln. Mit einem Worte, es wird unbedingt stets besser sein, wenn man die Flächen blos eben machen will, sich der in Rede stehenden Scheere zu bedienen. Die **gekrümmten**, sowie die auf ihren nicht schneidenden Rändern **gebogenen** Scheeren sind fast nicht mehr in Gebrauch.

Der Umfang und die Länge dieser Instrumente sind verschieden. Wir gebrauchen die gewöhnliche Scheere, diejenige, welcher sich D u b o i s bei der Hasenschartenoperation bediente; manchmal muss man, um tiefer in die Scheide dringen zu können, längere anwenden. Auch für die Augenkrankheiten giebt es besondere; sie sind sehr klein und sehr fein.

Allgemeine Regeln bei der Blosslegung, Exstirpation und Amputation der Geschwülste.

Die nachstehenden Regeln können auch in allen Fällen, wo die Gewebe blosszulegen sind, in Anwendung kommen.

Ich will hier, wie ich es in meiner Clinique chirurgicale gethan habe, allgemeine Prinzipien zusammenstellen, von denen eine grosse Anzahl in den Büchern zerstreut vorkommen und welchen ich noch viele hinzugefügt habe. Derjenige Theil der Chirurgie, welchen die Schriftsteller am besten abgehandelt haben, sind unbestritten die Fracturen im Allgemeinen. Hat man die schönen und wichtigen Allgemeinsätze begriffen und überdacht und besitzt man solide anatomische und physiologische Kenntnisse, so ist man mit dem Studium der Fracturen so zu sagen fertig, oder mit andern Worten, man hat keine Mühe mehr damit. Von dieser Wahrheit überzeugt, habe ich allgemeine Regeln für die Unterbindung der Arterien, für die Exarticulationen, Amputationen u. s. w. aufgestellt. Ich konnte mich mehr als jeder Andere in den vielen Jahren, in denen ich Operationen an Leichen lehrte, überzeugen, wie sehr auf diese Weise das Studium erleichtert wird. Ich will nun allgemeine Bemerkungen über die Exstirpation der Geschwülste geben.

Vor Allem untersuchen wir, ob die eigentliche Beschaffenheit der Geschwülste durchgängig leicht zu ermitteln sei. Unsere vielen Diagnosenmacher bejahen dies ohne Zaudern und mit einer wahrhaft erstaunenswerthen Sicherheit. Allein wir werden uns erlauben, diesmal ihrer Ansicht nicht zu sein. Jeder weiss, dass die ausgezeichnetsten Chirurgen oft Anevrysmen nicht erkannten und sie öffneten und zu wie vielen Irrthümern die Hydrocele, die Sarcocele, das Lipom, die Abscesse, die Exostosen u. s. w. Veranlassung gegeben haben.

Erst neuerlich wurde eine Frau in das Pitié-Hospital aufgenommen, welche an der hintern und obern Gegend des Kopfes eine ovoide Geschwulst von der Grösse eines Hühnereies hatte und welche unzweifelhaft fluctuirte; man verspürte in ihrer Dicke einige Indurationen, welche man fibrinösen Concretionen, die in einer Flüssigkeit enthaltenden Kyste eingeschlossen wären, zuschrieb. Ich operirte diese Geschwulst und lieferte den Beweis, dass sie aus einem nicht entarteten Lipom bestand; die erwähnten harten Stellen rührten von zelligen oder fibrösen Brücken her, welche unregelmässig entfernt von einander auf dem lipomatösen Gewebe lagen, das sie niedergedrückt hatten. Sie hatten weniger als die übrigen Weichtheile nachgegeben.

Eine Person von achtzehn Jahren hatte in der Leistengegend eine Geschwulst, die Anfangs klein gewesen, später aber immer grösser geworden war und nun das Volumen von zwei Fäusten hatte. Bemerkt muss werden, dass die Person etwas lymphatisch war und vorher mehrere Monate hindurch dumpfe und tiefe Schmerzen in dem untern Theile der Wirbelsäule verspürt hatte, dass diese Schmerzen noch bestanden, als sich eine ziemlich ausgesprochene Abweichung an dem untern Theile des Rückgrathes zeigte und diese der Anschwellung in der linken Leistengegend vorhergegangen war. Man diagnosticirte einen Congestionsabscess; ich blieb in Zweifel, denn ich wusste, dass die angegebenen Krankheitserscheinungen nicht immer Eiteransammlungen veranlassen und dass Geschwülste, die nicht durch das Vorhandensein von Eiter bedingt sind, sich während der Dauer jener Krankheitserscheinungen zu entwickeln vermögen. Ich machte mit einem Explorationstrokar die Punction; es floss eine sehr helle Flüssigkeit aus; dann öffnete ich die seröse Kyste der ganzen Länge nach, nahm so viel als möglich davon hinweg, schonte aber dabei ganz besonders den Theil, wo sich die Nerven und Gefässe des Schenkels befanden und mit denen er sehr verwachsen war. Ich bediente mich unterhalb des Ligamentum Fallopii aller der erforderlichen Untersuchungsmittel, um mich zu überzeugen, dass von der Tasche, in der ich operirte, kein Fistelgang hinter das Bauchfell oder sonst wohin ausging. Ich verband die Wunde mit blosser Charpie; zehn Tage später betupfte ich die Stellen, wo sich keine Granulationen eingestellt hatten, mit Lapis infernalis; es trat kein Zufall ein; nach einem Monate war die Wunde geheilt und die seröse Kyste gänzlich zerstört.

Ich habe erst vor Kurzem in meiner Klinik eine Frau vorgestellt, welche auf der vordern und obern Brustgegend eine faustgrosse Geschwulst hatte, die rund, umschrieben, ganz glatt war und Fluctuation verspüren liess. Als ich in die Mitte derselben den Explorationstrokar eingestochen hatte, strömte helle Flüssigkeit heraus. Ich entfernte die Geschwulst; ihre linke Hälfte war von einer serösen Kyste gebildet, die sich an eine andere lehnte, welche Eiter enthielt und einem Atherom sehr ähnlich war. Die Innenfläche der letztern Kyste bot eine atheromatöse Entwickelung dar.

Ein junger Mensch in No. 38 des St. Louis-Saales des Pitié-Hospitales hatte an der hintern, untern und äussern Seite des Vorderarmes, in der Gegend des Abductor magnus, Extensor pollicis longus und brevis und deren Sehnen eine längliche Geschwulst, in der die Fluctuation sehr deutlich wahrzunehmen war. Diese Geschwulst war durch langjährige Anstrengungen mit dem Arme entstanden. Man verspürte auf keinerlei Weise irgend ein Aneinanderreiben fremder Körper, welche etwa in grösserer Anzahl in der Kyste enthalten sein konnten. Es wurde ein Abscess oder eine Ansammlung von Synovia vermuthet. Ich stellte keine Diagnose und die Folge lehrte, dass die Geschwulst einen der Synovialflüssigkeit ähnlichen Inhalt hatte, in dem Hydatiden schwammen, die ihrer Form nach Apfelkernen glichen und, weil sie nur in geringer Menge vorhanden waren, das erwähnte Aneinanderreiben nicht bewirkt hatten. Man ersieht demnach hieraus, dass jenes bis jetzt für pathognomonisch gehaltene Geräusch nicht immer vorhanden ist.

Ich könnte noch eine grosse Reihe von Fällen anführen, wo die Geschwülste Fluctuation dargeboten hatten, habe auch viele dieser Art in meiner Clinique chirurgicale mitgetheilt, indessen werden die obigen schon genugsam für die Nothwendigkeit sprechen, in den meisten Fällen sich erst des Explorationstrokars zu bedienen. Man wird dadurch manche schlimmen Irrungen vermeiden; man darf jedoch nicht glauben, dass dieses Instrument stets vor diagnostischen Fehlern schütze.

Ein Kranker in meiner Abtheilung im Pitié-Hospitale litt an einer Geschwulst des Hodensackes von zweifelhafter Natur. Es wurde ein Explorationstrokar eingestossen, doch flossen trotz aller angewandten Mittel nur einige Tropfen sanguinolentes Serum aus und man konnte das Instrument frei hin und her bewegen, als wäre es in einer Flüssigkeit. Ich entschloss mich, einen Einschnitt zu machen und fand den Testikel vollkommen breiartig erweicht.

Sehen wir nun, ob die festen, harten Geschwülste leichter zu diagnosticiren sind. Eine alte fluctuirende Geschwulst hat um ihrer Basis eine Art Wulst (oder Kreis), die sich wie die harten Gewebe des Körpers anfühlen lässt, jedoch nicht immer dem Knochensysteme angehört; ich sah oft, dass sie aus sehr verhärteten Weichtheilen bestand. Den Beweis für diese Thatsache erhielt ich bei der Operation von Geschwülsten am Kopfe.

Man hat angenommen: 1) dass die fibrösen Geschwülste der Brustdrüsen sehr häufig vorkommen; 2) dass sie sehr leicht zu diagnosticiren sind; 3) dass sie niemals in Krebs ausarten, sogar ganz unschädlich sind und nie operirt werden müssen.

Ich bin nicht der Meinung, dass die fibrösen Geschwülste der Brustdrüse sehr häufig vorkommen; im Gegentheil glaube ich, sie seien höchst selten. Mehr als fünfzehn Jahre lang habe ich einer Menge Studirenden die Operationen an Leichen gelehrt und sehr viele Brustdrüsen abtragen lassen, ich habe mit der grössten Sorgfalt alle Geschwülste, welcher wir habhaft werden konnten, mit dem Messer untersucht und die Ueberzeugung gewonnen, dass die fibrösen äusserst selten vorkommen.

Werden die Geschwülste der Brustdrüse gleich im Anfange ihrer Entwickelung mit den geeigneten therapeutischen Mitteln behandelt, mit andern Worten, stellt man genaue Indicationen auf, ist der Arzt frei von allen vorgefassten Meinungen, ruht endlich die Behandlung in guten Händen, so erlangt man wohl bei der Hälfte dieser Geschwülste die Zertheilung. Jeder weiss, dass der Krebs der Brustdrüse ausserordentlich häufig ist und sich auf den meisten Geschwülsten entwickelt, welche den Mitteln der Kunst getrotzt haben oder den Heilbestrebungen der Natur überlassen worden sind. Es liegt daher klar am Tage, dass den fibrösen Anschwellungen nur ein sehr kleiner Spielraum übrig bleibt, was auch die Erfahrung bestätigt hat.

Prüfen wir jetzt die Frage in diagnostischer Beziehung. Man sagt, die fibrösen Geschwülste seien sehr beweglich und liessen sich leicht auf der Haut oder auf den unter ihnen liegenden Geweben fortwälzen. Dies ist kein pathognomonisches Zeichen; Jedermann weiss, dass dies Symptom einer grossen Anzahl von Geschwülsten der Brüstdrüse, den angeschwollenen lymphatischen Ganglien, den einfachen und selbst den noch nicht lange bestehenden skirrhösen Verhärtungen u. s. w. angehören kann. Die Pathologie, Therapie und pathologische Anatomie haben die Wahrheit dieser Thatsachen vollkommen dargethan.

Man hat auf die Höcker der fibrösen Körper viel Gewicht gelegt. Zuvörderst muss ich bemerken, dass sie nicht constant sind und dann dass sie auch bei dem Skirrhus sehr häufig vorzukommen pflegen und ebenfalls ziemlich oft bei einfachen Anschwellungen beobachtet werden. Ich gestehe, ich bin sehr erstaunt, dass man alle diese so zu sagen seit undenklichen Zeiten bekannten scientifischen Thatsachen zu ignoriren scheint.

Ferner soll die ungemeine Härte die fibrösen Geschwülste characterisiren. Manche höchst einfachen Geschwülste werden durch die therapeutischen Mittel vollständig beseitigt und sind so hart wie Kieselstein. Findet sich diese ausserordentliche Härte der Gewebe nicht auch sehr häufig bei dem Skirrhus vor? Hat sich die pathologische Anatomie, die hier durchaus nicht unbeachtet bleiben darf, nicht auf immer über diesen wichtigen pathologischen Gegenstand ausgesprochen? So wird die Harte der fibrösen Geschwülste niemals ein characteristisches Zeichen für sie sein können.

Noch hat man, um sie von andern zu unterscheiden, angegeben, es seien die fibrösen Geschwülste stationär; aber weiss man nicht, wie viele Geschwülste den nämlichen Zustand fünf, zehn, fünfzehn, zwanzig und dreissig Jahre beibehalten können und dann oft mit einem Male zunehmen? Wen von uns haben nicht in seinem Empfangszimmer vierzig- oder fünfzigjährige Frauen besucht und ihm mitgetheilt: Ich habe seit vielen Jahren eine Geschwulst an der Brust, die mir niemals Schmerzen verursachte und über die ich völlig beruhigt war; plötzlich aber hat sie zugenommen und ich empfinde die heftigsten Schmerzen? Lässt man die Kranke sich nun entblössen, so findet man eine enorme, bisweilen ulcerirte und bösartige Geschwulst. Ich bestehe auf diesen Thatsachen, weil sie oft genug die Frauen in einer falschen Sicherheit belassen; hätte man gleich im Anfange solche Geschwülste entfernt, so würde man den Frauen den Kummer erspart haben, einer, häufig eintretenden, Recidive ausgesetzt zu sein.

Uebrigens wollen wir noch beiläufig bemerken, dass die Idee, nicht zu operiren, wenn die Geschwulst der Brustdrüse nicht schmerzhaft ist und nicht zunimmt, nicht neu ist, da wir oft genug erfahren, dass dieser gefährliche Rath von Aerzten Kranken ertheilt worden war, die dadurch ein Opfer wurden.

Entfernt man die fibrösen Körper der Brustdrüse in der Voraussetzung, der ich aber nicht beipflichte, dass sie für die Frauen keine Gefahr bedingen, so macht man bestimmt eine unnütze Operation, die schlimme Folgen haben kann, wiewohl nur äusserst selten Lethalität danach eintritt. Sie verhält sich in Bezug auf die Fälle wie eins zu hundert. Operirt aber der Chirurg nicht, weil es ihm unmöglich ist, eine bestimmte Diagnose aufzustellen, so wird er sich sehr oft der Gefahr aussetzen, krebsige Entartungen hervorzurufen, die so häufig tödtliche Recidive nach sich ziehen. Würde es uns gestattet sein, eine Zahl anzugeben, so möchten wir sagen, dass sich unter fünfzig wenigstens fünf und vierzig von den Geschwülsten, welche durch die geeigneten therapeutischen Mittel nicht zertheilt oder sich selbst überlassen werden, in Carcinome umwandeln. Die Operation stellt sich demnach als eine sehr grosse Wohlthat dar. Ich kann es daher nicht oft genug wiederholen, dass es im höchsten Grade unrecht bleibt, die Frauen mit solchen Geschwülsten in einer falschen Sicherheit zu lassen. Seit **mehr denn zwanzig** Jahren habe ich mich mit diesen Krankheiten sehr speciell beschäftigt; ich habe sie ebenso wie die gewöhnlich weisse Geschwülste genannten Anschwellungen höchst sorgfältig studirt, eine unendlich grosse Anzahl davon beobachtet und muss im Interesse der Menschheit gestehen, meine Ueberzeugung in der hier beregten wichtigen Frage ist eine absolute.

Man hat auch noch geäussert, die fibrösen Geschwülste seien nicht schmerzhaft, aber dies kann kein unterscheidendes Merkmal bilden, denn man weiss schon längst, dass eine sehr grosse Anzahl von Anschwellungen dieselbe Eigenthümlichkeit besitzen. Giebt es in der That nicht indolente Skirrhen, verhärtete Lymphdrüsen, einfache Indurationen, welche während eines sehr langen Zeitraumes fast gar keine Schmerzen verursachen? Mithin ist dies Argument nicht mehr als die andern werth. Sind aber die fibrösen Körper der Brustdrüse wirklich nie mit Schmerzen verbunden? Ich habe erst vor Kurzem eine Geschwulst dieser Art exstirpirt; sie erzeugte häufige und sehr heftige lancinirende Schmerzen. Es lässt sich leicht denken, dass die auf einem Nerven liegenden fibrösen Körper diesen zerren, drücken und selbst eine Art Nevralgie hervorrufen können, dass die Verbindung der fibrösen Geschwulst mit der Brustdrüse bisweilen eine ähnliche Wirkung hat und dass diese Wirkung weit mehr zur Zeit der Menstruation beobachtet wird, was seinen Grund in der innigen Sympathie zwischen dem Uterus und den Brüsten hat. Es ist dies eben so wahr, als dass dadurch das Uebel weit schmerzhafter wird. Hoffentlich wird man nicht läugnen, dass die fibröse Geschwulst das Gewicht der Brustdrüse vermehrt und dass sie dann, wenn sie sich selbst überlassen bleibt, weit eher jenes schmerzhafte Ziehen veranlasst, welches ich in meiner Clinique chirurgicale angeführt habe, das oft so gefährlich ist. Will man mir etwa einwerfen, zur Beseitigung dieses Uebelstandes reiche es hin, das Organ fortwährend zu unterstützen, so entgegne ich, dass diese Tag und Nacht in Anspruch nehmende Maassregel häufig vernachlässigt werden möchte und dass die Frau immerhin, wenn auch in geringerm Grade, den angegebenen Nachtheilen ausgesetzt bleibt.

Uebrigens habe ich bisweilen Verhärtungen des Zellgewebes angetroffen, die mit den fibrösen Körpern in Verbindung standen und den Höckern ähnelten, welche sie gewöhnlich darbieten. So fand ich auch bei der Entfernung einer fibrösen Geschwulst diese fast vollständig in theilweis entartete lymphatische Ganglien eingehüllt, sie bildeten um jene eine Art Kürass.

Ich habe durch die pathologische Anatomie constatirt, dass die einfachen Indurationen, die Skirrhen u. s. w. am lebenden Organismus alle Zeichen darboten, welche man den fibrösen Geschwülsten ausschliesslich zugeschrieben hat, und ich ziehe daraus den Schluss, es sei unmöglich, diese Geschwülste zu diagnosticiren. Ebenso hat Niemand bestritten, dass man sie mit dem eingesackten Krebse verwechseln kann.

Untersuchen wir nun, ob die fibrösen Körper keine Blutgefässe einschliessen können. Bekanntlich besitzen die Annalen der Kunst Fälle dieser Art und ich habe mehrere davon in meiner *Clinique chirurgicale* mitgetheilt. So habe ich in Gegenwart Blandin's bei einer Dame in Courbevoie einen umfänglichen fibrösen Gebärmutterpolypen excidirt, in dem wir zwei grosse Venen vorfanden, auch habe ich in dem eben erwähnten Werke gesagt, dass man in den fibrösen Geschwülsten der Gebärmutter Blutgefässe beobachtet hätte, die sich von dem Centrum nach der Peripherie entwickeln und mit den normalen Gefässen anastomosiren. Warum sollte dies nicht auch bei den fibrösen Körpern der Brustdrüse der Fall sein?

Angeblich sollen sich die fibrösen Geschwülste niemals entarten. A. Cooper theilt die Krankengeschichte einer Frau mit, bei der er eine Geschwulst an der Brustdrüse exstirpirte, die dermaassen schmerzte, dass die Patientin zur Milderung der Schmerzen fortwährend mit kaltem Wasser befeuchtete Compressen auflegen musste. Welcher Art war denn nun wohl hier die Krankheit? Es war ein fibröser Körper, der theilweis cartilaginös geworden war, ein Phänomen, das gar nicht so selten ist, wenn der Krankheitszustand in den Uterinwandungen statt hat, wo auch die knochige Entartung beobachtet wird. Ich habe auch den von der pathologischen Anatomie vollständig constatirten Krebs auf zufälligen fibrösen Geweben angetroffen und ein merkwürdiges Beispiel dieser Art in meiner Clinique chirurgicale mitgetheilt. Eine grosse Anzahl Aerzte hatte bei einer Kranken einen unheilbaren Krebs des Gebärmutterhalses diagnosticirt; ich wurde gerufen und erkannte mittelst der schon anderwärts angegebenen Mittel zwei Uterinpolypen. Ich machte die Excision, und die pathologische Anatomie bewies, dass die der untern Mündung des Uterovulvarkanales zunächst gelegene Geschwulst zur Hälfte krebsig war. Beide Polypen hatten einen fibrösen Charakter. Ich habe noch mehrere solche Fälle angetroffen. Ich sah Dupuytren einen entarteten fibrösen Körper an der Parotis exstirpiren, der blos zur Hälfte krebsig war, während die andere Hälfte eine offenbar fibröse Beschaffenheit hatte. Kann ich wohl in Folge dieser Thatsachen annehmen, dass die fibrösen Körper der Brustdrüse das Privilegium haben, niemals carcinomatös zu werden? Diesem widersetzt sich die gesunde Vernunft. Uebrigens ist es ja längst bekannt, dass die zufälligen organischen Gewebe, welche keine Kysten bilden, zu den in Rede stehenden Entartungen sehr hinneigen.

Man giebt zu, dass man fibröses Gewebe vereinigt mit carcinomatösem vorfinde, behauptet aber, ersteres sei das Produkt des letzteren; scheint es indessen nicht weit rationeller zu sein, da man den Verlauf der Krankheit nicht durch die Tegumente hindurch wahrnehmen kann, dass das fibröse Gewebe sich in Krebs verwandelt hat?

Man hat weisse Geschwülste für knochig gehalten, weil sie überall so hart wie Kieselstein waren. Ich habe sie mit zertheilenden Mitteln behandelt und oft das Gegentheil bewiesen. Da die Krankheit bisweilen von aussen nach innen vorgeschritten und daher der tiefere Theil der Induration noch nicht so lange krank war, also auch weniger verhärtet sein konnte, heilte eben der tiefere Theil zuerst und die vermeinte knochige Geschwulst wurde auf dem Knochen beweglich, ein klarer Beweis, dass sie ihm nicht angehörte.

Eine Geschwulst sitzt auf dem Verlaufe grosser Gefässe oder Nerven, sie ist sogar ziemlich entfernt davon und scheint vollkommen isolirt zu sein. Zwischen dieser Geschwulst und den Gefässen fühlt man keine harte Verlängerung und doch lehrt die Erfahrung, dass sich in vielen Fällen die Verhärtung, wenn man sie exstirpirt, selbst bis auf die angegebenen wichtigen Organe erstreckt, wie ich in meiner Clinik im Pitié - Hospitale oft nachgewiesen habe. Ich glaube durch diese Bemerkung nützlich zu sein, denn kennt man die Möglichkeit einer Gefahr, so vermeidet man sie leichter.

Die Erfahrung hat auch gelehrt, dass man in ziemlich grossen, in Folge eines in der Nähe liegenden Carcinoms angeschwollenen lymphatischen Ganglien in der Achselhöhle, der Leistengegend u. s. w. sehr oft andere minder grosse, aber tiefer liegende Kysten findet, deren Existenz man gewöhnlich erst nach der Exstirpation der erstern erkennen kann.

Die mit dem Namen Krebs belegte Geschwulst ist nicht immer durchaus krebsartig. Wir haben uns über diesen wichtigen pathologischen und therapeutischen Gegenstand in unserer Clinique chirurgicale näher ausgesprochen und auch zu Anfange dieses Werkes (Pathologische Anatomie S. 11) schon einige Andeutungen darüber gegeben.

„Contraindiciren die angeschwollenen lymphatischen Ganglien, die man nicht exstirpiren kann und die rings um das Carcinom liegen, die Operation? Man glaubt dies im Allgemeinen. Desault, Sömmering und Assalini sahen, dass sie nach der Exstirpation der Krankheit von selbst verschwanden. Als ich im St. Côme-Hospitale im Auftrage der medizinischen Facultät sechs Monate lang Bougon vertreten und die Clinik leiten musste, fand ich eine Frau, der man eine krebsige Brustdrüse exstirpirt hatte, ohne die angeschwollenen lymphatischen Ganglien in der Achselhöhle zu entfernen. Sie waren nicht sehr gross, ihre Zahl betrug drei, die durch Vergrösserung sich agglomerirten. Ich hielt es nicht für unmöglich, sie zu zertheilen, da mir dies bei mehreren Kranken im Pitié - Hospitale gelungen war. Es waren alle Symptome einer Subinflammation vorhanden. Ich verordnete Blutegel rings um die Geschwulst; sie wurden auf die Geschwulst selbst gesetzt; es erfolgte eine heftige Entzündung; bald trat Fluctuation ein; man vermuthete einen verborgenen Krebs, allein die Flüssigkeit bahnte sich einen Weg durch die Hautdecken und zeigte sich in grosser

Menge auf den in Gebrauch gekommenen erweichenden Cataplasmen. War dies Krebsjauche? Sie war weiss, homogen und guter Eiter, mit andern Worten, der löbliche Eiter der Alten. Der Eiterheerd, der wegen des grossen Substanzverlustes der Haut fast ganz entblösst lag, entleerte sich ganz. Man bemerkte kein Symptom von Krebs. Der Abscess vernarbte, die um ihn zurückgebliebene Geschwulst verschwand schnell durch Antiphlogistica und später durch zertheilende Mittel."

„Die von Desault, Sömmering und Assalini mitgetheilten Fälle und die noch zahlreichern von uns beobachteten würden für die blinde Empirie ein Beweis sein, dass man in allen Fällen dieser Art operiren müsse. Aber wenn man mit grossem Rechte gesagt hat, die Medizin beruhe ganz auf Beobachtung, so glauben wir, dass sich die gesunde Therapie ausschliesslich auf Indicationen gründe. Können angeschwollene lymphatische Ganglien, die rings um einen Krebs liegen, nicht entfernt werden, sind sie zahlreich, voluminös, sehr hart und adhärent, bemerkt man auf ihnen Erhabenheiten und Vertiefungen, so verzichte man auf jede Operation; sind dagegen nur wenige Geschwülste vorhanden, sind diese nicht gross, sind sie beweglich und nicht zu hart, ist ihre Oberfläche nicht uneben, so glaube ich, dass man eine Operation versuchen kann. Es gebietet dies die gesunde chirurgische Philosophie, denn überlässt man den Kranken der Natur, so stirbt er ohne Zweifel, kommt ihm die operative Medizin zu Hülfe, so kann er genesen und die Hoffnung zur Heilung ist um so grösser, da durch die glückliche Verbindung der Chirurgie mit der Medizin die Behandlung chronischer Geschwülste in der neuern Zeit grosse und unzweifelhafte Erfolge erlangt hat, trotz des Mannes, der sich nicht fürchtet zu schreiben, das Messer verdiene stets den Vorzug."

„Wir wollen noch weitere Gründe zur Unterstützung unserer Ansicht anführen.

1. Ich habe durch die pathologische Anatomie bewiesen, dass alle angeschwollenen lymphatischen Ganglien, die um das Carcinom liegen, nicht krebsig, ja nicht einmal skirrhös waren. Ich habe mehrmals im Pitié-Hospitale carcinomatöse Brustdrüsen exstirpirt, von denen isolirte und oft rosenkranzähnliche Ge-

schwülste bis in die Achselhöhle gingen. Diejenigen, welche der Geschwulst am nächsten lagen, boten allenthalben die anatomischen Zeichen des Krebses dar, die etwas entferntern waren skirrhös und die in der Achselhöhle am kleinsten; sie waren noch nicht lange Zeit angeschwollen. Man bemerkte eine Subinflammation mit einer Umfangszunahme der Gewebe, die nicht die geringste organische Entartung zeigten. Ich habe dieses pathologisch-anatomische Präparat der Academie royale de médecine vorgelegt." (Clinique chirurgicale de l'hôpital de la Pitié p. 144)

Es giebt Geschwülste, deren wurzelförmige Verlängerungen sich oft sehr weit erstrecken, deren Länge vor der Exstirpation unmöglich anzugeben ist. Fasst man diese Verlängerungen und zerrt sie in entsprechender Weise, so kann man sie sehen oder fühlen und mithin leichter und sicherer exstirpiren.

Das freie Ende einer Geschwulst hat die Form eines Champignon, ist sehr breit und bedeckt die Haut in einer sehr grossen Ausdehnung; der Stiel des Tumor ist übrigens ganz kurz; es ist nicht möglich, ihn, indem man ihn abwechselnd nach links und rechts biegt, zweckmässig abzutragen, man muss ihn vielmehr dicht auf der Haut durchschneiden und den sehr verdickten Theil der Geschwulst entfernen; nachher beseitigt man den Rest der Krankheit.

Eine Krebsgeschwulst, z. B. an der Brustdrüse, ist zuweilen sehr beweglich und scheint mit den darunter liegenden Theilen nur schwach verwachsen und von ihnen leicht getrennt werden zu können. Die Erfahrung beweist aber oft das Gegentheil, denn sie können so zu sagen mit den Fasern des Pectoralis major identificirt sein, dessen hintere gesunde Fläche auf den unter ihr liegenden Theilen gleitet und so diesen Irrthum veranlasst. Man dürfte denselben bis zu einem gewissen Grade vermeiden, wenn man das Glied in eine starke Abduction bringt.

Geschwülste, die ihrem eignen Gewichte und der Wirkung der Organe, auf denen sie sitzen, überlassen sind, verlängern sich, ziehen die umgebenden Gewebe nach sich und bilden so mit ihnen einen Stiel, der immer dünner wird und am Ende zerreissen kann. Die Erfahrung lehrt, dass dies Gesetz besonders bei den Polypen der Gebärmutter seine Anwendung findet.

Alibert hat in der Clinik des St. Louis-Hospitales einen Mann vorgestellt, der am vordern und obern Theile des Halses eine sehr grosse Geschwulst hatte, deren ziemlich dicker Stiel nur aus der Haut und dem subcutanen Zellgewebe bestand, welches von der Geschwulst in dem Maasse, als sie nach der vordern Brustgegend herabstieg, mit herunter gezogen wurde. Man konnte sich leicht überzeugen, dass die Mitte des Körpers der Unterkinnlade um seine Achse rotirt war, so dass der obere Rand fast zum vordern geworden war.

Ich habe mehrfach beobachtet, dass gesunde und kranke grosse Brüste eine ähnliche Wirkung auf die Rippen und selbst ihre Knorpel ausübten, obgleich letztere bereits ossificirt waren.

Bei einer Frau im Pitié-Hospitale, welche ich operirte, befand sich eine Geschwulst von der Grösse eines reifen Fötuskopfes am untern seitlichen Theile des Halses, von dem sie mit einem sichelförmigen, aus der Haut und dem subcutanen Zellgewebe bestehenden, zwei Zoll langen Stiele herabhing.

Wenn die Geschwulst anfängt sich von dem Theile zu trennen, auf dem sie liegt, so kann die Kunst der Natur zu Hülfe kommen. Einen Fall dieser Art habe ich in meinem oft schon erwähnten Werke angeführt, hier ein anderer.

Der Kranke hatte an der mittlern und innern Gegend des Armes eine Geschwulst von der Grösse zweier Fäuste; ihrem eigenen Gewichte überlassen begann sie sich von den Nerven und Gefässen, auf denen sie lag, zu isoliren. Ich liess sie täglich mehrmals langsam gradweise eine halbe Stunde lang herabziehen und drücken. Bald besorgte dies der Kranke selbst. Während der Nacht wurde eine Bandage angelegt, um den beabsichtigten Zweck mit erreichen zu helfen. Nach fünf und zwanzig Tagen war der Stiel des Lipoms ein und ein Drittel Zoll lang und bestand nur aus der Haut und dem subcutanen Zellgewebe, das ganz kleine Arterien enthielt. Ich durchschnitt ihn sehr leicht. Die Nerven und Gefässe des Armes hatten ihre normale Lage behalten.

Ich muss jedoch bemerken, dass es Fälle giebt, in welchen die Krankheit, z. B. wenn sie ihren Sitz in der Achselhöhle hat, unter den in Rede stehenden Umständen die Nerven und Gefässe mit herabziehen kann. Hier muss man sich dann jedesmal vor der Operation durch das Zufühlen von der Lage derselben überzeugen.

Wir haben in diesem Werke (S. 11) die Art und Weise angegeben, wie wir darauf kamen, die oberflächlichen von den tiefen Krebsen und umgekehrt zu unterscheiden. Wir fügen hier hinzu, dass sich diese Ideen nöthigenfalls auch auf anderartige Geschwülste und Ulcerationen anwenden lassen. Wenn man aber z. B. einen Mittelhandknochen resecirt, einen Finger amputirt, so lassen sich nicht immer die Grenzen der Krankheit erkennen. Dann macht man die Einschnitte so, dass man sie, wenn nöthig, verlängern kann, ohne dass man dadurch die Richtung der Wunde verdirbt und das Verfahren erschwert.

Ich hatte ein Lipom unter der Achselhöhle exstirpirt und bemerkte durch das in zufälliges fibröses Gewebe verwandelte Zellgewebe, welches die ganze Wundfläche bedeckte, eine dünne gelbe Lamelle. Ich machte zuerst einen nicht zu grossen Einschnitt in das fibröse Gewebe und fand hinter ihm ein noch grösseres zweites Lipom, welches ich nun auch exstirpirte.

Bei einem jungen Individuum lag ein Fettlipom auf dem hintern und mittlern Theile des Halses; es war sehr beweglich; die Operation schien desshalb sehr leicht und wurde von mir im Beisein meines Freundes, Pinel-Grandchamp, verrichtet. Die Geschwulst schickte Verlängerungen zwischen die Processus spinosi, welche sich bis zu den Ligamentis flavis erstreckten, die ich nur mit grosser Mühe behutsam blosslegte. Es traten keine übeln Folgen ein und der Kranke genass.

Ein Kranker litt an einem Krebse auf der rechten Seite des Unterkiefers. Der Kieferast dieser Seite schien gesund und nur durch einige indurirte Weichtheile bedeckt zu sein. Ich machte die Operation und als ich an den untern Kieferwinkel kam, fand ich den Ast mürbe, in kleine Sequester verwandelt und von skirrhösem und krebsigem Gewebe von knochiger Consistenz eingehüllt. Ich verlängerte den Einschnitt bis zum obern Theile des

Temporo-Maxillargelenkes, präparirte den Lappen bis zur gehörigen Höhe ab und machte die Exarticulation. Aber der Krebs verlängerte sich noch bis zur Fossa zygomatica und füllte sie aus. Ich entfernte alle Weichtheile aus ihr; es traten keine übeln Zufälle ein und den dritten Tag nach der Operation berechtigte Alles zu den schönsten Hoffnungen. Allein plötzlich entwickelte sich eine Entzündung der Hirnhäute und des Gehirnes, es erfolgte ein seröser Erguss in die Schädelhöhle und der Kranke starb sehr schnell.

Ein Kranker im St. Antons-Saale des Pitié-Hospitales litt an einer Geschwulst in der Schläfegegend, welche dieselbe ganz bedeckte, wenigstens drei Zoll hervorragte, kieselhart war und von Mehreren für eine Exostose angesehen wurde. Ich machte einen Einschnitt und fand eine fibröse Geschwulst, die sich bis in die Tiefe der Fossa zygomatica verlängerte, aus der ich sie vollkommen exstirpirte, was mir ohne üble Zufälle gelang.

Schon waren zwanzig Tage verflossen, Alles kündigte eine vollkommene Heilung an, die Wunde war zum grossen Theile vernarbt und der Kranke ging im Hospitalhofe spazieren, als er plötzlich von Schwindel, Gliederzucken und Sopor befallen wurde. Der Tod trat fast gleich darauf ein. Die Autopsie ergab Folgendes: Im obern Theile des Felsenbeines eine alte Erosion; die an dieser Stelle verdickten Meningen zeigten Spuren von Subinflammation. Ausserdem war Hirnerweichung vorhanden. Vor der Operation hatte man kein Symptom von Leiden des Gehirnes oder seiner Häute bemerkt.

Man wird im Pitié-Hospitale ein junges Mädchen gesehen haben, das in der rechten Fossa temporalis eine grosse erectile Geschwulst hatte. Von Zeit zu Zeit floss aus dem Ohre etwas Blut. Die Gehirnfunctionen zeigten keine Veränderung. Bei der Untersuchung durch den Mund fühlte man nicht, dass sich die Geschwulst in die Fossa zygomatica verlängerte. Einige Chirurgen waren der Meinung, dass dies nicht der Fall sei. Da ich schon mehrere solcher Fälle beobachtet hatte, so gab ich kein diagnostisches Urtheil ab. Die Operation fand nicht statt. Als die Kranke gestorben war, bestätigte die Section meine gehegten Zweifel. Die Pars petrosa ossis temporum zeigte aussen durch die Krankheit bedingte Erosionen; eine zweite isolirte Geschwulst war vorhanden, welche die mittlere Grube der Basis cranii auf derselben Seite ausfüllte. Die Geisteskräfte blieben fast bis zum Lebensende der Kranken ungetrübt.

Mein Freund Pinel-Grandchamp operirte diesen Morgen in Gegenwart von Pasquier, Phillips, Mayor, Begin und mehrern Andern, worunter auch ich, eine erectile Balggeschwulst auf der Schulter, welche ganz davon umfasst wurde. Sie war unbeweglich, schien unter das Acromion zu dringen und Verlängerungen in die Ferne zu schicken. Der Kopf des Humerus war etwas nach unten und innen gedrängt.

Pinel machte zwei halbmondförmige Einschnitte, die sich an ihrem Ende vereinigten und die kranke Hautstelle umschrieben. Der Deltoideus wurde blossgelegt; man überzeugte sich, dass er die Geschwulst bedeckte; man drang zwischen seine Fasern und gelangte so auf das erectile Gewebe, welches von einer Art Kyste umgeben war. Der Balg bestand aus Zellgewebe, das in zufälliges fibröses Gewebe verwandelt war. Durch Ausschälen und sorgfältiges Präpariren wurde die Geschwulst nach und nach losgetrennt; sie war mit dem äussern Drittel der hintern Gegend des Acromion verwachsen, glitt sodann unter diesen Fortsatz bis an seine Wurzel und hing innig und fest an dem obern Theile des Körpers des Humerus und der Gelenkkapsel. Als man den Finger über und hinter dem Kopfe des Oberarmknochens unter das Acromion brachte, fühlte man, dass dieser Processus sehr beweglich, necrotisch und dicht an dem Punkte, wo er entspringt, von der Scapula losgetrennt war. Man entfernte ihn, und zu grösserer Sicherheit nahm Pinel den Rest dieses Processus dicht an der Scapula durch die Resection weg. Die Gelenkkapsel und die sie bedeckenden Sehnen waren vollkommen gesund und wurden von dem Operateur geschont.

„Eine Frau im Pitié-Hospitale hatte eine erectile, zum Theil entartete Geschwulst an der Hand; sie bedeckte nach vorn und hinten die beiden ersten Mittelhandknochen, das Os trapezium und trapezoides und nahm drei Viertel des Querdurchmessers des Armes ein.

„Mehrere Chirurgen hatten die Amputation des Handgelenkes vorgeschlagen. Ich theilte diese Ansicht nicht, machte einige Untersuchungen an Leichen und erdachte ein neues Operationsverfahren, um die beiden ersten Ossa metacarpi mit dem Os trapezium und trapezoides zu exarticuliren. (Vgl. Gazette des Hôpitaux 1840.) Ich war entschlossen, im Nothfalle beide Knochen zu opfern, begann aber die Operation, als wenn ich sie schonen müsste, wenn sie gesund wären, denn ich hielt es nicht für gewiss, dass sie erkrankt seien."

„Der erste Mittelhandknochen war durchaus entartet und musste gänzlich entfernt werden; alle andern Knochen waren gesund und wurden erhalten. Durch sorgfältiges Präpariren konnte ich wichtige, in der Hohlhand liegende Organe schonen. Es traten keine Zufälle ein; die Wunde heilte rasch und die Narbe war kaum einen Drittelzoll breit. Die Studirenden, welche meine Clinik im Pitié-Hospitale besuchen, haben gesehen, dass die letzten vier Finger nach der Vernarbung alle Bewegungen ungehindert ausführen konnten." (Clinique chirurgicale etc. I. p. 379.)

Amputation einer Geschwulst nennt man die Operation, bei welcher man die sie bedeckende Haut ganz entfernt.

Man exstirpirt dagegen eine Geschwulst, wenn die Haut bei der Entfernung der kranken Masse keinen Substanzverlust erleidet.

Es giebt noch ein drittes Verfahren, welches die Mitte zwischen diesen beiden hält und darin besteht, dass man nur einen Theil der auf der Geschwulst liegenden Haut entfernt.

Eine Wiederholung der Regeln, wie die Einschnitte bei der Entfernung der Geschwülste zu machen sind, möchte wohl hier ganz unnütz sein, da sie im vorigen Kapitel angegeben worden sind. Indessen wollen wir noch einige andere folgen lassen.

Mit den Augen kann man nicht immer genau die Grösse der Haut messen, mit welcher man die Wunde nach der Extraction einer Geschwulst bedecken will. Hier muss in folgender Weise verfahren werden: Man nimmt die Breite der Basis der Geschwulst, erhält oben und unten die Hälfte dieser Breite der Haut und giebt auf jedes Stück einen Drittelzoll wegen der Contractilität der Gewebe zu. Befolgt man diese allgemeinen noch nicht angegebenen Vorschriften der operatíven Medizin, so vermeidet man nach unserer Ansicht Fehler, die für den Kranken oft grossen Nachtheil haben.

Diese Regel erleidet jedoch eine Ausnahme. Manche Geschwülste haben die Haut eine längere Zeit gezerrt, befolgt man dann die angegebenen Vorschriften, so zieht sich die Haut stärker zurück und nun genügen die Lappen nicht mehr zur Vereinigung per primam intentionem. Die Grösse der zu schonenden Haut ist hier schwer anzugeben, weil man die Grösse der aus ihrer Lage gebrachten Haut genau kennen müsste. Wir empfehlen nur dem Chirurgen, den Schnitt gross zu machen, denn es ist weit besser, dass die Lappen zu lang als dass sie zu kurz werden. Wir brauchen wohl nicht zu sagen, dass es leicht ist, sie zu verkürzen, aber unmöglich sie zu verlängern, man müsste denn an ihrer Basis präpariren, was nicht immer genügt und auch die Operation sehr verlängert, sowie weit schmerzhafter macht.

Man beachtet ausserdem nicht genug, dass die Lappen sich ungemein verkürzen können, wenn man sie nicht an ihrer Stelle erhält und die Vereinigung per primam intentionem nicht erfolgt ist. Wir mussten bei einem Kranken, den wir im Pitié-Hospitale operirten, einen solchen Lappen sich selbst überlassen; er war um fünf Fingerbreiten kürzer geworden. Diese höchst merkwürdige Thatsache habe ich in meiner Clinik vorgeführt.

„Die sehr beträchtliche Grösse mancher Geschwülste, die von sehr vielen Arterien und Venen bedeckt sind, erfordern besonders bei schwachen Individuen eine operative Modification, die wir vor einigen Tagen mit Nutzen bei der Exstirpation einer neun Pfund schweren carcinomatösen Brustdrüse anwendeten. Da das Ausschälen gewöhnlich eine lange Zeit dauert, wenn man vorher unmittelbar einen Schnitt nach dem andern gemacht hat, so fliesst um so mehr Blut, je zahlreicher und erweiterter die Gefässe sind. Um einen zu grossen Blutverlust zu verhüten, darf man den zweiten Schnitt erst dann machen, wenn man mit dem ersten etwa die Hälfte der Geschwulst abpräparirt hat." (Loco cit. p. 394.)

Wiederholen wir noch, dass wenn die Blutung das Aus-

schälen der Geschwulst behindert und das Blut aus etwas grossen Arterien kommt, man sie unterbinden oder torquiren oder
auch mit dem Finger comprimiren muss. Bei geringer Blutung
wischt ein Gehülfe mit einem Schwamme das Blut nach jedem
Schnitte ab. Genügt dies nicht, so bringt man um die Wunde
einen kreisförmigen Druck an, welcher die Blutung fast ganz
verhindert. Das Instrument von Luzardi ist, wenn man an den
Augenlidern operirt, ganz besonders nützlich.

Allein 1) das Blut muss einen leichten Abfluss finden und
der Operateur wo möglich die Organe sehen, die er nicht verletzen darf. Um diesen Zweck zu erreichen, schneidet man
nicht von oben nach unten und quer, so dass z. B. bei der Exstirpation der Brustdrüse die durch die Geschwulst zurückgehal-
tene Flüssigkeit sich zwischen ihnen und den Brustwandungen
ansammelt. Doch giebt es Ausnahmen von dieser Regel. So
kann das Carcinom am Pectoralis major anhängen, der durch
den Druck der kranken Masse, Mangel an Bewegung und fibröse
Umwandlung atrophisch und entartet ist. Bekanntlich sind seine
Muskelfasern auch im Normalzustande unten sehr dünn, besonders bei magern Personen. Exstirpirt man die Brust nach den
allgemein geltenden Vorschriften, so dringt man sehr oft auf
die hintere Fläche des Pectoralis major und setzt sich der Gefahr
aus, sie und die darunter liegenden Theile in einer sehr grossen
Ausdehnung blosszulegen. Erkennt man, was möglich ist, nicht
sogleich den Irrthum, so kann man eine grosse und gesunde
Parthie des Muskels opfern und die Umstände sind dann noch
ungünstiger, als wenn die Wunde vergrössert werden müsste.

Ich beginne die Exstirpation weit über dem untern Theile
der Wunde, an einer hervorragenden, dicken Stelle des Axillar-
randes des Pectoralis major, der übrigens durch die Abduction
des Armes hervorgetrieben wird, und verhüte dadurch, was
ich wohl kaum zu bemerken brauche, die angegebenen üblen
Folgen.

Wir kehren wieder zu den allgemeinen Regeln zurück.
2) Den Einschnitt macht man parallel mit den grossen Gefässen
und Nerven und 3) parallel mit der Achse der Muskelfasern.
Kann man wegen der Lage der Geschwulst die drei letzteren

Regeln nicht alle befolgen, so muss man wenigstens die erste vor Augen haben, welche das Abfliessen des Blutes begünstigt, und sodann die, nach welcher man den Einschnitt parallel mit der Achse der Gefässe und Nerven macht.

Wenn man aber auch alle Vorschriften der Kunst befolgt, so wird doch oft die Stelle durch das Blut verdeckt und man kann die Gewebe nicht sehen, welche das Bistouri durchschneidet. Man leitet es dann mit der Spitze des Zeigefingers, mit dem man die Theile aufsucht, die man schonen, also nicht verletzen darf, und die, welche entfernt werden müssen.

Die Pinzette hat den Nachtheil, dass sie die Lappen quetscht und daher mehr Schmerzen verursacht; man wendet sie nur dann an, wenn man sie mit den Fingern nicht fassen kann. Dem Bistouri mit concaver Schneide giebt man den Vorzug und hält es in der ersten Position; seine Spitze schiebt man perpendiculär in ein Ende des Hautschnittes und neigt sodann seine Schneide, dass sie mit der Operationsfläche einen Winkel von vierzig bis fünf und vierzig Grad bildet. Aber in dem Augenblicke, wo man bemerkt, dass sie das andere Ende der Geschwulst berührt, bringt man sie wieder in die perpendiculäre Richtung, um dessen Berührung zu vermeiden. Nach diesem Grundsatze kommt das Instrument nicht mit dem Rete Malpighi in Contact und verursacht daher jedenfalls weniger Schmerzen. Liegt die Geschwulst in einem ziemlich reichlichen Zellgewebe, fürchtet man keine Verletzung der Nachbarorgane, so macht man einen grossen Schnitt, um die Operation abzukürzen und die Wunde frei und rein zu machen. Man beendet die Operation noch schneller, wenn der Operateur das Bistouri, statt es ohne Trennung der Gewebe aus dem Winkel, in den es gelangt ist, wieder in den zurückzuführen, von welchem es ausgegangen ist, schnell zwischen den Fingern rollt, es schnell aus der ersten in die zweite Position bringt und so umgekehrt; man schneidet dann abwechselnd vor sich hin und nach sich zu, oder auch zuerst von links nach rechts und dann von rechts nach links. Man darf mit der Spitze des Bistouris oder der Scheere nur kleine Schnitte machen, wenn die Umstände von den angegebenen ganz verschieden sind, nämlich wenn das Instrument dicht an

einer grossen Schlagader oder einem bedeutenden Nerven-
stamme hingehen muss, oder wenn man fürchtet, in die mit der
Geschwulst fest verwachsene Haut einzuschneiden u. s. w. Den
Schnitt führt man nicht über die Basis des Lappens hinweg; er
darf sich nicht über die Wundwinkel hinaus erstrecken, falls man
nicht etwa eine Eiteransammlung zu befürchten hat; dann müsste
nöthigenfalls bezüglich der obern Parthie der Continuitätslösung
von der in Rede stehenden Regel abgewichen werden, um die
Trennung der Haut in einer gewissen Ausdehnung zu vermeiden.
Sind die Schnitte nicht hinlänglich tief, so muss man sich bei
der Entfernung der kranken Theile hüten, dass man mit dem
Bistouri nicht über den Raum hinwegschneidet, den sie einnehmen. Eine Nichtberücksichtigung dieser wichtigen Vorschrift
wurde auf eine völlig nutzlose Weise den Umfang der Wunde
vergrössern.

Ist die Haut mit den darunter liegenden Theilen fest verwachsen, liegt unter der Haut nur sehr wenig Zellgewebe, so
macht man den Schnitt mit der Spitze und Fläche des Instrumentes und richtet aus grösserer Vorsicht die Schneide nicht nach
der Haut, sondern nach der Geschwulst zu. Ich bestehe auf
allen diesen Vorschriften, welche gleich vielen andern selbst
von neuern Schriftstellern gänzlich unberücksichtigt geblieben
sind. Uebrigens überlasse ich es den Practikern, ihren Werth
zu beurtheilen.

Die Lappen müssen dick genug sein, um mit den darunter
liegenden Theilen zu vernarben. Ist der Kranke sehr wohl beleibt, ist sehr viel Zellgewebe vorhanden, so muss man einen
Theil ihrer Dicke opfern, denn sonst verursacht das Fett eine
starke ölige Ausschwitzung und verhindert eine unmittelbare
Vereinigung, die ohnehin durch die grosse Menge Fett nicht
begünstigt wird.

Obgleich die behaarte Kopfhaut von ihrem Zellgewebe
gänzlich entblösst ist, so kann sie doch, da sie durch die in ihr
verlaufenden Arterien mit einer hinreichenden Vitalität begabt
ist, mit den darunter liegenden Theilen vernarben.

Man schlage die Lappen bei der Exstirpation nicht zu stark
nach aussen um, damit Hautfaltungen vermieden werden. Der

Chirurg oder dessen Assistent, welcher sie emporhebt und von der Geschwulst abwendet, halte sie so, dass sie mit ihren festen Punkten einen Winkel von vierzig bis fünf und vierzig Grad bilden.

Man exstirpire die Geschwulst vollständig, suche mit der grössesten Aufmerksamkeit nach den kleinsten Spuren und entferne sie entweder mit einer auf dem Blatte gekrümmten Scheere oder mit dem Bistouri. Gewöhnlich werden derlei Reste mit einem Haken oder einer Pinzette erfasst und erhoben, dann übergiebt man dies Instrument einem Gehülfen und umfasst wenn möglich mit dem Daumen und Zeigefinger der linken Hand die Geschwulst. Diese Finger müssen auch zu schützenden Führern dienen, wenn das Instrument die Theile nicht zu tief einschneiden darf. Im Nothfalle zerstört man sie durch Aetzmittel oder durch die Ligatur, denn wenn die beiden eben genannten Mittel die letzten Spuren des Uebels nicht vertilgen, so entwickelt sich darin eine Entzündung, in Folge deren zwar oft Zertheilung herbeigeführt wird, manchmal entsteht aber auch Brand. Thatsachen der beiden letztern Arten haben wir im Pitié-Hospitale öfter vorgeführt, wenn wir nicht gezwungen waren, die Reste des Uebels zu unterbinden oder zu cauterisiren.

Wir haben in der Clinique chirurgicale, im Kapitel vom Krebs, gesagt, dass man nach der Exstirpation der carcinomatösen Geschwulst oder eines derartigen Geschwüres sorgfältig die Tuberkeln, angeschwollenen lymphatischen Ganglien und Indurationen aufsuchen und hinwegnehmen muss und dass es nicht selten sei, solche krankhafte Veränderungen längs der Wundränder und unter ihnen in den Muskeln und dem darunter liegenden Zellgewebe vorzufinden.

Sind die Lappen, die man per primam intentionem vereinigen will, zu lang, könnte dadurch eine Difformität entstehen und braucht man kein Zerren der Narbe, etwa durch die Bewegungen eines Gliedes, wie z. B. an der Brust, zu fürchten, so schneidet man sie entsprechend ab. Dies Abschneiden kann vermieden werden, wenn man im Stande ist, nach der weiter oben angegebenen Weise die Breite der Basis der Geschwulst zu messen. Hierdurch werden dem Kranken auch die Schmerzen einer zu langen Operation erspart.

Vergessen wir jedoch nicht zu bemerken, dass wenn die Haut eine längere Zeit gezerrt und gespannt worden ist, sie viel von ihrer Contractilität einbüsst und sie sich im Momente der Operation bei weitem weniger zusammenzieht; ist aber seitdem ein längerer Zeitraum wieder verflossen, so erhält sie ihre Contractilität wieder und verkürzt sich auf eine wahrhaft erstaunliche Weise dermaassen, dass sie dann die Narbe stark zerrt. Aus diesem Grunde wird es zur Verhütung des letztern Uebelstandes nothwendig, noch ein oder zwei Drittel Zoll Haut zu dem oben angegebenen Maasse hinzuzugeben.

Diese Regel findet besonders noch Anwendung bei den Wunden nach der Exstirpation von Krebsen, denn dann ist das Zerren des Narbengewebes wegen eines Rückfalles der Krankheit höchst gefährlich.

Bei einer Frau im Pitié-Hospitale hatten wir eine enorme Geschwulst exstirpirt, die Lappen schienen zwei Zoll länger zu sein; ich versuchte die Vereinigung per primam intentionem, die jedoch nur längs der Hautränder eintrat; die Narbenbildung des übrigen Wundtheiles erfolgte erst nach Verlauf von sechs Wochen, binnen welcher Zeit auch die Haut ihre normale Länge erlangt hatte.

Ich bin auf Grund anderer Fälle, welche ich in von der Operation entferntern Epochen beobachtet habe, überzeugt, dass das Narbengewebe und die Nachbargebilde später so zu sagen die gewöhnliche Beschaffenheit zeigen. Auch habe ich ziemlich beträchtliche Hautwärzchen angetroffen, die nach der Exstirpation der Brustdrüse sich an den Winkeln der vereinigten Wundränder gebildet hatten.

Wenn die Lappen zu dünn sind, so räth man, sie zu entfernen. Ich glaube, dass man beim Anfange der Operation wahrnehmen muss, ob die Haut zu sehr von Zellgewebe entblösst ist, und ist dies überall in gleicher Weise der Fall, so unterlasse man die Exstirpation und mache sofort die Amputation der Geschwulst. Auf diese Weise erspart man dem Kranken Schmerzen.

Ist eine Geschwulst z. B. sehr fest mit dem Tarsus des Augenlides verwachsen und es ist nicht möglich, sie davon zu trennen, so schneidet man ein kleines Stück dieses Knorpels mit aus, um nicht eine unnütze Operation vorzunehmen, auf welche trotz der Cauterisation ein Rückfall erfolgen könnte.

Ich habe schon in meiner Clinique chirurgicale gesagt, dass beim Krebse oder Skirrhus zwischen den kranken und den die Geschwulst umgebenden gesund erscheinenden Theilen eine gewisse Aehnlichkeit hinsichtlich der vitalen Eigenschaften stattfindet, mit andern Worten, die Krankheit kann in den zunächst gelegenen anscheinend völlig normalen Geweben ihren Anfang nehmen. Verhindert es dann die Oertlichkeit nicht, so empfehle ich, etwa einen halben Zoll der benachbarten Gewebe mit hinweg zu nehmen. Ich besitze zu Gunsten dieser Ansicht viele Beobachtungen, die darthun, dass dann nur selten Recidive eintreten. (Loco citato.)

Nach der angegebenen Vorschrift scheint es, als müsse man, mit Ausnahme der Fälle, in denen man Missbildungen der Narbe oder Behinderung der Bewegung befürchtet, die Exstirpation der krebsigen oder skirrhösen Geschwülste verwerfen, weil sie mehr als die Amputation zu Rückfällen disponirt. Ist aber viel Haut an der Stelle geopfert, wo die Narbe gezerrt wird, wie z. B. nach der Amputation der Brustdrüse, so hat die Erfahrung gezeigt, dass das Carcinom häufig wieder erscheint; man muss dann der Exstirpation den Vorzug geben. Braucht man dagegen nur ein kleines Stück Haut mit wegzunehmen, vernarbt die Wunde an einer Stelle, die nicht gezerrt wird, so verdient die Amputation den Vorzug, obgleich man behauptet hat, dass die unmittelbare Vereinigung die durch die Wunde verursachte Reizung schnell hebt und Rückfällen vorbeugen könnte.

Martinet von La Creuse hat unmittelbar nach der Abtragung des Krebses in der Nähe der Wunde einen gesunden Hautlappen abgelöst und damit die entblösste Fläche bedeckt. Er hat auf diesem autoplastischen Wege einigen Erfolg erlangt. Ein Urtheil über diese Methode können wir übrigens erst nach längerer Zeit und wenn eine grössere Anzahl von Beobachtungen gesammelt ist, fällen.

Soll eine erectile Geschwulst entfernt werden und waren alle andern Mittel vergebens, so muss man wenigstens einen Drittelzoll von der umgebenden Haut mit hinwegnehmen, weil sonst die Krankheit stets fast ganz oder zum Theil wieder erscheint.

Eine Dame hatte auf der Hand einen weinhefenfarbenen Naevus; ich machte in die gesunden Theile und dicht an dem Uebel zwei halbmondförmige Einschnitte und löste nahe an der Basis des Males das normal erscheinende Zellgewebe ab. Die Breite der Wunde liess keine unmittelbare Vereinigung zu, die Wunde vernarbte auf gewöhnlichem Wege; nach Maassgabe aber, wie sich dieser Process entwickelte, entstanden zwei nur wenig von einander entfernte rothe Linien, die den Querdurchmesser der Narbenfläche einnahmen und noch in diesem Augenblicke vorhanden sind, obschon die Narbe überall weiss erscheint. Ich habe diese Operation vor zwölf Jahren verrichtet.

Ein junges Mädchen hatte an der äussern und untern Seite des Armes einen braunen Naevus von der Grösse eines Fünffrankenstuckes; ich entfernte ihn nach den allgemeinen Regeln, d. h. ich nahm so viel gesunde Haut hinweg, als ich zu opfern angerathen habe. Die Wundränder wurden nicht vereinigt; es trat kein Zufall ein; die Narbe kam zu der gewöhnlichen Zeit zu Stande, nahm aber ebenfalls eine braune Farbe an, die auch noch heute, es sind seitdem sechs Jahre verflossen, besteht. — Noch mehrere Fälle dieser Art anzuführen halte ich für unnütz und verweise in dieser Beziehung auf die Clinique chirurgicale de l'hôpital de la Pitié.

Obgleich eine Geschwulst an sich sehr beweglich sein kann, oder wenn, mit andern Worten, die Beweglichkeit derselben nicht von den darunter liegenden Organen abhängt, deren Lage man mit ihnen verändert, so darf man doch nicht glauben, dass sie stets leicht von den an ihrer Basis befindlichen Verwachsungen zu trennen sei; es sind diese letztern vielmehr zuweilen sehr fest und sehr schwer zu zerstören. Sie stellen meistens fibröse Brücken dar. Starkes Ziehen daran genügt nicht zu ihrer Entfernung, sie müssen glatt auf der Geschwulst mit der Scheere abgetragen werden. Bei einem andern Verfahren könnte man

wichtige Organe verletzen. Zuvor muss man jedoch genau nachsehen, ob diese Brücken keine grössern Nerven oder Blutgefässe einschliessen, die auch dadurch, dass man sie allein aufhebt und anzieht, ihnen ähnlich sein, mithin täuschen können.

Wenn Sehnen in einer Geschwulst liegen, so sind diese
entartet oder so mit ihr identificirt, dass sie bei der Entfernung
der kranken Masse nicht geschont werden können. Es ist dann
eine bestimmte Diagnose unmöglich. Beiläufig wollen wir bemerken, dass wir zuweilen die Zertheilung der Krankheit durch
Antiphlogistica und Resolventia erlangt haben.

Ein Kranker im Pitié-Hospitale hatte auf dem Fussrücken
eine anscheinend skirrhöse Geschwulst, in welcher die Sehnen
der Extensoren der vier letzten Zehen lagen und die wie eine
halbe Faust gross und abgeplattet war. Mittelst mit ihrer Achse
paralleler Einschnitte legte ich diese Sehnen bis etwas über die
kranken Parthien hinaus bloss, drang dann vorsichtig bis zu diesen Parthien selbst, wie wenn ich hätte auf einen Bruchsack
dringen und dabei eine wichtige Arterie schonen wollen. Ich
fand die Sehnenstränge in feines und elastisches Zellgewebe
eingehüllt, isolirte sie von diesem und erhielt sie allsammt.
Auch die Geschwulst wurde vollkommen hinweggenommen und
ein einfacher Verband angelegt. Es trat kein Zufall ein und die
Vernarbung erfolgte in kurzer Zeit. Die Zehen behielten ihre
volle Bewegungsfähigkeit.

Im ersten Bande meiner Clinique chirurgicale habe ich
einen ähnlichen Fall mitgetheilt; mehrere noch zu erwähnen
halte ich für unnöthig. Bemerken wir jedoch, dass trotzdem die
Sehnen häufig in einer grössern Strecke blossgelegt und isolirt
sind, doch die Vernarbung erfolgt, ohne dass sie sich exfoliiren, sie können im Gegentheile ihre Functionen wieder verrichten. Man hat daher im Allgemeinen Unrecht, sich darüber
zu beunruhigen, wenn sie in solchen Fällen blossliegen; werden
sie aber vom Eiter bespült, hat dies besonders eine längere Zeit
schon stattgefunden, so ist eher Gefahr vorhanden.

Das tendinöse Gewebe kann an sich auch anschwellen und
Nodositäten darbieten, wie ich dies in pathologisch-anatomischer
Beziehung dargethan habe. Es handelt sich hier um eine Ver-

härtung, welche hauptsächlich durch die Muskelaction oder durch Quetschungen zu entstehen scheint und theils mit einer Subinflammation, die durch die Pathologie, Therapie und Anatomie nachgewiesen worden, verbunden ist, theils auch nicht die geringste Spur hiervon offenbart. Den Beweis dafür haben ebenfalls noch die angeführten Mittel ergeben. Im erstern Falle sagen die umsichtig angewendeten Antiphlogistica zu, mit denen man Narcotica verbindet; ist hiernach das entzündliche Element beseitigt, so greift man zu den zertheilenden Mitteln, unter denen die Compression die erste Stelle einnimmt. Im zweiten Falle dagegen beginnt man mit den letztgenannten Mitteln, jedoch mit der Vorsicht, dass man ihren Gebrauch einstellt, sobald sie den beabsichtigten Zweck überschreiten, d. h. zu sehr excitiren. Dann ist man sogar oft genöthigt, örtliche Blutentziehungen, erweichende und narcotische Mittel anzuwenden. Nach diesen Grundsätzen habe ich eine der ausgezeichnetsten Tänzerinnen der Académie royale de musique radical geheilt. Die Anschwellung sass am obern Drittel der Achillessehne und hatte die Grösse eines Taubeneies. Sie war durch starke Muskelanstrengungen veranlasst worden. Die Kranke konnte kaum gehen. Der blinde Empirismus hatte constant und eine lange Zeit hindurch excitirende Mittel verordnet und die Krankheit für unheilbar erklärt; die rationelle Medizin erlangte aber einen vollständigen Triumph. Eine solche Heilung wird ihr nur schwer verziehen. Wir brauchen wohl keine Gründe dafür anzugeben.

Mit Hülfe dieser Vorschriften haben wir auch noch eine ebenfalls für incurabel ausgeschriene weisse Geschwulst beseitigt, die zuvor empirisch behandelt worden war und an der eine berühmte Tänzerin des kaiserlichen Theaters zu St. Petersburg gelitten hatte.

Liegt eine Hauptarterie in dem kranken Gewebe, so empfiehlt man, sie vorher zu unterbinden. Man befolgt diese Vorschrift z. B., wenn man einen Ast und theilweise den Körper der Unterkinnlade entfernen will. Es giebt jedoch Fälle, wo das Gefäss bei einer fibrösen Geschwulst von gesundem Zellgewebe umgeben ist und ohne Verletzung blossgelegt werden kann. Ich

habe an Sehnen, wie schon erwähnt, diesen glücklichen Umstand beobachtet. Die Aufklärung dieses wichtigen therapeutischen Gegenstandes überlasse ich der pathologischen Anatomie. Kann man verhärtete, weder skirrhöse noch carcinomatöse Parthien, die mit der Arterie verwachsen sind, von ihr
abtrennen, ohne die äussere Haut dieses Gefässes zu verletzen
oder in dasselbe einzudringen? Dieser Theil der Operation
schien mir wenigstens äusserst schwer. Man könnte versuch -
weise eine Ligatur anlegen. Die Hauptnerven muss man noch
mehr zu erhalten suchen, allein ehe man sich zur Operation ent-
schliesst, muss man bestimmen, ob die bleibende Geschwulst
grössere Nachtheile hat, als eine Paralyse.

Liegt aber eine Geschwulst auf einem grossen Nerven oder
einer grossen Arterie und schiebt man das Bistouri unter ihre
Basis, so ist die Verletzung der angegebenen wichtigen Organe
fast unvermeidlich. Ehe man sich dann zur Operation ent-
schliesst, muss man sich überzeugen, ob sie nicht im Zellgewebe liegen. Da dies nicht stets leicht ist, so könnte man in
zweifelhaften Fällen die Theile, die man schonen muss, oben
und unten blosslegen, um ihre Lage und Verbindungen besser
zu erkennen. Liegen sie nicht in fibrösen Körpern, so fasst man
sie mit einem oder mehreren doppelten Haken (von Müseux)
und zerstört, während man diesen anzieht, mit den Fingern, dem
gewöhnlichen Spatel oder dem Scapellhefte die Verwachsungen
der Basis der Geschwulst, die oft aus einem feinen und elastischen Zellgewebe bestehen.

Bei Tractionen kranker Gewebe werden die darunter liegenden Arterien und Nerven begreiflicher Weise oft gezerrt
und man läuft Gefahr sie zu zerreissen. Man muss dann langsam
verfahren und lieber von einem Gehülfen den Finger über und
unter der Geschwulst auf die Nerven und Gefässe legen lassen.

Bei Befolgung dieser Vorschrift lassen sich die neuern Practiker nicht mehr durch die Gefahren von Blutungen und Paralysen zurückschrecken, welche die Alten in den angegebenen
Fällen von der Operation abhielten. Ich sah auf diese Weise oft
die Carotiden, die Brachialis, die Cruralis u. s. w., den Plexus

brachialis, das achte Nervenpaar, den Sympathicus u. s. w. ohne die mindesten üblen Folgen blosslegen.

Die Ausschälung ist nicht immer hinreichend, um die Geschwulst von den Verbindungen mit der Haut oder andern Geweben loszutrennen; nicht selten findet man die schon weiter oben erwähnten fibrösen Brücken, die man auf die angegebene Weise abtragen muss. Trifft man aber auf sehr hartes, zusammengezogenes Zellgewebe, wodurch die kranke Masse mit wichtigen Organen fest verwachsen sein kann, so muss man, wie wir später bei einer andern Gelegenheit noch näher erörtern werden, zuerst die kranke Masse grösstentheils hinwegnehmen. Auf diese Weise wird der Operateur dann mit der stumpfspitzigen Scheere den Rest behutsamer lostrennen können.

Während der Tractionen und Ausschälung kann leicht Luft in das Zellgewebe dringen. Ich habe im Pitié‑Hospitale oft ein sehr bemerkenswerthes Emphysem auf der Wundfläche nach der Amputation der Brustdrüse vorgezeigt. Die atmosphärische Luft kann auch leicht in die Venen eindringen und die traurigen Folgen bedingen, wovon wir schon S. 66 gesprochen haben. Besonders wenn viele und grössere Gefässe vorhanden sind und man an einer von dem Mittelpuncte des Kreislaufes entferntern Stelle operirt, so erfordert es die Klugheit, dass gleich nachdem ein Venenrohr geöffnet worden und die Geschwulst hervorzutreten beginnt, ein Gehülfe auf die Wunde drückt und zwar so nahe als möglich dem Operationsorte, dem er auch damit folgen muss.

Liegen die Gefässe und Nerven nicht auf der Geschwulst, sondern sogar ziemlich entfernt von ihr, so zerre man die kranken Gewebe, vergesse aber nicht, dass die Arterien und Nerven nachfolgen, wenn man sie nicht zurückhalten lässt; ohne diese Vorschrift läuft man Gefahr, sie zu zerreissen oder mit dem Bistouri zu verletzen. Im Anfange meiner Praxis habe ich im Pitié‑Hospitale bei Exstirpation grosser lymphatischer Ganglien in der Nähe der Achselhöhle einen Theil des Plexus brachialis und der Arteria und Vena axillaris während der Operation einige Zoll herabsteigen sehen.

„Operirt man in der Achselhöhle, unter den Brustmuskeln

und zieht die angeschwollenen lymphatischen Drüsen, welche noch durch fibröse Stränge (Brücken), in denen ziemlich grosse Arterien liegen, mit dem Organismus zusammenhängen, nach sich hin, so reicht das Ausdehnen, das Zerren, selbst die Torsion nicht hin, um diese fibrösen Stränge zu zerreissen; man muss sie nothwendig durchschneiden. Hat man nun nicht vorher eine Ligatur angelegt, so springt das durchschnittene Gefäss zurück, man kann es nicht mehr sehen, fassen und weder die Torsion noch die Unterbindung machen; das Blut strömt reichlich; man muss dann eine feste Tamponade anlegen, welche die zelligen Verwachsungen der Organe zerstört, sie von einander trennt, die Wunde vergrössert und heftige Schmerzen hervorruft, deren Folgen nur zu oft verderblich sind.‟ (Loco citato.)

Wenn aber die Ligatur um gesunde Gewebe angelegt wird, mit andern Worten, auf die durch Entzündung oder gangränöse Schmelzung zu zerstörenden Verhärtungen nicht einwirkt, so muss man den Stiel, den man unterbinden will, falls er voluminös ist, in mehrere Portionen trennen, indem man durch ihn so viel mit Fäden versehene Nadeln hindurchführt, als es die Grösse der Parthien gestattet. Auf diese Weise bewirkt man partielle Unterbindungen und setzt sich nie der Gefahr aus, wie wenn man die ganze Masse zusammen unterbindet, Phlegmasien oder bedenkliche Putrificationen hervorzurufen, denn da, wir wiederholen es nochmals, die Theile gesund sind, so braucht man jene Zufälle nicht zu veranlassen, welche blos bei kranken Geweben nöthig wären. In den letztern Fällen muss man allerdings von zwei Uebeln das kleinste wählen und es ist wohl kaum zu bemerken nothwendig, dass es minder gefährlich ist, eine vielleicht heftige Entzündung und umfängliche Schorfe herbeizuführen, als den Rest einer Krankheit bestehen zu lassen, der tödtliche Folgen haben kann.

Wenn die angeschwollenen lymphatischen Ganglien in der Nähe der Wunde liegen, die durch die Entfernung einer Geschwulst bewirkt worden, so reicht es oft hin, von innen nach aussen an der Haut zu ziehen, um diese Ganglien blosszulegen und sie ohne eine neue Spaltung der Tegumente extrahiren zu können. Dasselbe Resultat erlangt man, wenn die entfernter gelegene Geschwulst beweglich ist und man, während dieselbe von der Peripherie nach dem Centrum zurückgedrängt wird, die Hauthülle auf die weiter oben angegebene Weise erhebt. Auch bewirken die Tractionen an dem kranken Gewebe mittelst Haken ein starkeres Hervortreten desselben nach aussen. Häufig muss man dann die über ihm liegenden Tegumente einschneiden, hütet sich aber die Wunde zu vergrössern. Liegt die Geschwulst zu entfernt und stellt sich das angegebene Verfahren als ungenügend dar, so darf man keinen Einschnitt machen, der sich mit der schon bestehenden Wunde verbindet, denn dadurch würde man die entblösste Fläche zu sehr vergrössern; jedenfalls ist es dann vorzuziehen, die angeschwollenen lymphatischen Ganglien so hinwegzunehmen, als wenn sie allein vorhanden wären.

Wiederholen wir, dass die Geschwülste und namentlich die angeschwollenen lymphatischen Ganglien um Krebse in einer Art Kyste enthalten sind, die aus fibrös gewordenem Zellgewebe bestehen und mit den Nachbargebilden schwer zu zerstörende Verwachsungen eingegangen sind. Ich empfehle folgendes Verfahren: Ich schneide zuerst auf die Geschwulst ein und sehe, ob eine solche einhüllende Kyste besteht; ist dies der Fall, so schäle ich sie aus, was gewöhnlich sehr leicht ist; ich vermeide hierdurch sehr grosse Schwierigkeiten.

Noch ist zu bemerken, dass wenn sich die lymphatischen Anschwellungen bei Erwachsenen und besonders am Halse entwickelt haben, man nicht vergesse, auch wenn kein Husten statt hat, an Lungentuberkeln zu denken, welche dann häufig vorhanden sind. In solchen Fällen muss man die Kranken sehr genau auscultiren, oft dürfen dann jene Anschwellungen gar nicht entfernt werden.

Bei grossen Geschwülsten, besonders wenn sie Wurzeln haben, die dicht an ihrem Centrum liegen und tief eindringen, ist es sehr schwer, die Krankheit bis in ihre letzten Verzweigungen zu verfolgen. Die krankhafte Masse verdeckt, wenigstens zum grossen Theil, die von ihr ausgehende Verlängerung; stülpt man sie um, so legt man sie kaum blos und die Operation wird dann sehr behindert, weil man sie in einem sehr verdeckten und tiefen Raume vornehmen muss, in den die Finger nicht ohne

Schwierigkeit gelangen und wo das Bistouri in einem Winkel wirken muss, welcher der Leichtigkeit, der Sicherheit und der Freiheit seiner Bewegung sehr ungünstig ist. Will man alle diese Nachtheile verhüten, so schneide man den Haupttheil der Geschwulst ab und operire dann wie in den gewöhnlichen Fällen. Diese Vorschrift ist um so nützlicher, wenn die kranken Gewebe auf einem grossen Gefässe, einem Nerven oder einem wichtigen Organe liegen.

Zuweilen muss man, um die Operation zu erleichtern, die Geschwulst in zwei Hälften theilen, um eine nach der andern vortheilhaft abtragen zu können.

Ein Sarkom sass auf der rechten Hälfte des Körpers der Unterkinnlade; eine grosse Verlängerung ging von seinem vordern Ende ab, die, ohne mit dem Knochen verwachsen zu sein, fast bis zum letzten Backenzahne der entgegengesetzten Seite ging. Bei der Operation musste man nothwendig die Säge einige Linien ausserhalb der Symphyse des Kinnes anbringen, weil die Entartung des Knochengewebes hier aufhörte. Um die Geschwulst von den umgebenden Weichtheilen zu trennen, muss man das Bistouri bekanntlich durch die Lücke zwischen den beiden Knochenenden in den Mund einbringen. Der Operateur würde sich ein grosses Hinderniss geschaffen haben, wenn er mit seinem Bistouri von rechts nach links zwischen den Kieferknochen und das Carcinom gekommen und dann längs ihres hintern Theiles wieder bis zur Mittellinie zurückgekehrt wäre. Die Kleinheit der Wunde, da die Kinnlade noch keinen Substanzverlust erlitten hatte; die starke Blutung, die Schwierigkeit oder Unmöglichkeit, das durchschnittene Gefäss zu erfassen, zu unterbinden oder zu torquiren, würde die Operation sehr in die Länge gezogen haben. Ich durchschnitt die Geschwulst dem Punkte gegenüber, wo der Knochen durchgesägt war, wendete mich dann zuerst zur rechten Seite, sägte den Knochen zum zweiten Male einen halben Zoll unter dem untern Winkel durch und nahm mit den umgebenden kranken Geweben den ganzen Theil hinweg, den ich mit der Säge getrennt hatte. Nun konnte ich meinen Ellenbogen frei bewegen, ich wurde durch den Körper der Kinnlade nicht mehr behindert, operirte in einer Wunde und konnte die linke Hälfte der Geschwulst, die ich absichtlich vorher geschont hatte, nun sehr leicht erreichen und abtragen.

Um den durch die Operation bedingten Schmerz zu vermindern, haben einige Practiker folgendes äusserst schnelles Verfahren empfohlen: Kern erfasste z. B. die Brustdrüse mit voller Hand, hob sie möglichst in die Höhe und schnitt sie dann mit einem Amputationsmesser in einem Zuge ab. Wie aber leicht zu erachten, darf diese Operationsweise nicht befolgt werden, weil nicht nur die Umgebung der Continuitätslösung sehr ungünstige Bedingungen darbietet, sondern auch weil es in den meisten Fällen wohl nicht gut möglich ist, die Brustdrüse von den darunter liegenden Geweben hinreichend zu isoliren, so dass nicht auch das Bistouri eine gewisse Menge von den letztern mit hinwegnimmt oder einen Theil der kranken Masse zurücklässt. Nach demselben Chirurgen soll man den Testikel auf folgende Weise amputiren: Er comprimirt von den Hautdecken aus den Saamenstrang, entfernt das Organ von der Tunica dartos, von den cavernösen Körpern und der Urethra, erfasst die Geschwulst mit den vier letzten Fingern auf der einen und mit dem Daumen auf der andern Seite und schneidet sie nun in einem Zuge und sehr schnell mit dem Messer ab, ebenso die sie bedeckenden Weichtheile. Wenn der Testikel gross ist und von den zu schonenden Organen hinreichend entfernt werden kann, so ist dies Verfahren vortheilhaft; da aber Ricord fürchtete, dass der von einem Assistenten festgehaltene Saamenstrang entschlüpfen könnte, so legt er ihn durch einen mit seiner Achse parallelen Einschnitt bloss, wodurch er weit leichter als bei den gewöhnlichen Methoden festgehalten werden kann.

M. Mayor amputirt die Geschwulst auf die Weise von Kern mit einer langen Scheere. Das Verfahren des genannten Lausanner Chirurgen hat die weiter oben bezeichneten Nachtheile, vorzüglich wenn die kranke Masse die auf ihr liegende und die sie umgebende Haut mit fortgezogen hat, weil dann die letztere sich sehr stark zurückzieht und so stets eine sehr grosse Wundfläche entsteht. Die Kern'sche von Mayor modificirte Methode ist nur anwendbar, wenn die Geschwulst wenig ent-

wickelt ist, von den darunter liegenden Theilen vollständig isolirt werden kann und nicht zu viel Haut mit abzutragen ist.

Sind die Geschwülste gestielt und senken sich ihre Wurzeln
nicht tief in die Haut ein oder liegen diese blos darin und ist es
möglich, die Haut zu falten, so kann man sie mittelst einer auf
dem Blatte gebogenen Scheere in Einem Zuge total abtragen.

Sitzen die Geschwülste in den Augenlidern, den Lippen,
Wangen, so müssen sie, um verunstaltende Narben zu vermeiden, von innen nach aussen entfernt und es darf nicht auf den
Hautdecken eingeschnitten werden, sie müssten denn zu tief
liegen und mit der verdünnten Haut verwachsen sein.

Bei Geschwülsten im Mastdarme oder der Scheide, besonders wenn diese sehr beweglich sind, muss man vorher den
Zeigefinger einbringen, ihn halb beugen und damit die Geschwulst festhalten.

Manche Personen haben eine grosse Anzahl von Geschwülsten, die dann nicht alle an einem Tage entfernt werden dürfen,
denn sonst möchte die zu sehr gesteigerte Innervation sehr
missliche Zufälle hervorrufen; auch würde man zu viele Wunden auf einmal bewirken, deren Entzündung und Eiterung nicht
ganz ungefährlich sein dürften.

Eine Frau hatte vier und zwanzig Lipome am Kopfe, von
denen das grösste den Umfang einer Kastanie besass. Wir un-
ternahmen vier Operationen, in denen wir jedesmal sechs dieser
Geschwülste exstirpirten. Je nachdem die Kranke mehr oder
minder gereizt erschien, wurden jene Exstirpationen entweder
früher oder später fortgesetzt. Gewöhnlich warteten wir, bis
die vorherigen Wunden so ziemlich verheilt waren.

Ein kleines Mädchen litt an vier Naevi, die immer grösser
wurden, und da alle andern Mittel ohne Wirkung blieben, so
amputirten wir diese Geschwülste in vier Malen und in längern Zeiträumen, denn nach jeder Operation trat bedeutende
Schwäche ein; es wurde jedoch die Kranke völlig geheilt.

Wenn bei einem noch kein Jahr alten Kinde eine Geschwulst
entfernt werden soll und dabei eine lebensgefährliche Blutung
eintreten kann, so muss man mit der Operation noch warten;
jedoch giebt es Fälle, wo das Uebel sich steigert und das Leben

bedroht oder so schnell vorschreitet, dass es nicht mehr zu operiren ist; hier darf der Arzt schon etwas wagen, da ohnehin der Patient einem gewissen Tode zueilt und die Operation Aussichten auf Erfolg darbietet.

Ein acht Monate altes Mädchen litt an einer erectilen Geschwulst, welche sehr hervorragend und so gross wie zwei Drittel der Hohlhand war. Die Krankheit griff schnell um sich. Mehrere Pariser Wundärzte hatten die Operation verworfen, die noch allein ein Rettungsmittel für das Kind sein konnte.

Ich liess es horizontal hinlegen und den Kopf von Zeit zu Zeit etwas tiefer als den Rumpf neigen. Wir haben wohl nicht zu bemerken nöthig, dass wir dadurch der Ohnmacht begegnen wollten. Zu demselben Behufe wurden auch kalte Clystire, sogar während der Operation, gegeben und die Glieder kreisförmig comprimirt. Wir operirten sehr schnell und liessen die zahlreichen Gefässe gleich nach ihrer Eröffnung durch Gehülfen comprimiren, und sowie der Tumor extrahirt war, wurden sie schleunigst torquirt. Unmittelbar nach der Operation war zwar das Kind sehr schwach und einer Ohnmacht nahe, es trat aber nach drei Stunden eine heilsame Reaction und nach drei Wochen ohne weitere üble Zufälle Heilung ein.

Beiläufig sei noch bemerkt, dass die Operationen während des ersten Zahnens im Allgemeinen sehr misslich sind.

Wenn man auf Aponevrosen einschneidet, so hüte man sich, diese anzustechen, weil sich sonst subaponevrotische oder durch Einklemmung erfolgende Entzündungen entwickeln könnten, die, wie man weiss, sehr gefährlich sind.

In manchen Fällen, z. B. bei der Brustdrüse, erfordert es die Krankheit, dass man die Hälfte des grossen und selbst des kleinen Pectoralis opfert. Bleiben diese Muskeln mit den Brustwandungen noch einigermaassen verbunden, so kann sich der Arm zwar bis zu einem gewissen Grade frei bewegen, aber er hat sehr an Kraft verloren. Ich habe drei Fälle dieser Art beobachtet.

Ist die carcinomatöse Geschwulst bis auf einen Knochen gedrungen, so räth Dupuytren, diesen Knochen ganz abzutragen, damit ein Rückfall des Uebels um so sicherer verhütet werde; denn es ist Thatsache, dass bei Nichtbefolgung dieser Vorschrift die Krankheit ungemein häufig recidivirt. Aber in manchen Fällen, z. B. bei den Rippen, möchte es schwer sein, die Knochen zu entfernen. Einige wollen, man solle den Knochen abschaben, Andere das Glüheisen darauf appliciren. Zuweilen muss die Resection gemacht werden. Richerand hatte bei einem Individuum mehrere Rippen resecirt und die Lethalität trat nur als Folge secundärer Zufälle ein.

Bei Schwangern sieht man nicht selten am Halse, an den Schaamlippen, an der innern und obern Fläche des Schenkels u. s. w. vielfache und grössere Vegetationen zum Vorschein kommen, deren Entfernung gewöhnlich dringend begehrt wird; allein die Excision oder Unterbindung derselben ist um so schmerzhafter, je öfter eine solche doch vorzunehmen ist; auch lassen diese Operationen Flecke zurück, die zuerst roth sind, dann aber weisser als die übrige Haut werden und somit eine Difformität bedingen. Uebrigens lehrt die Erfahrung, dass jene Wucherungen nach der Entbindung gänzlich verschwinden und nicht die geringsten Spuren zurücklassen. Jedenfalls müsste also mit dem operativen Einschreiten bis nach der Niederkunft gewartet werden.

Bisweilen bestehen tophische Concretionen, die bloss in einer, anscheinend aus einer Verbindung der Zellen mit dem laminösen Gewebe gebildeten, Tasche eingeschlossen sind; ich läugne die Möglichkeit dieser Thatsache nicht, behaupte jedoch, dass man es dann mit einem Pseudoproducte zu thun hat, das die Fähigkeit besitzt, jene Concretionen wieder zu erzeugen. Ich habe im vorigen Jahre bei einem vierjährigen Kinde eine bohnengrosse Geschwulst hinweggenommen, die eingesackt war und grösstentheils aus phosphorsaurem Kalke bestand. Ich hielt eine Cauterisation der Innenfläche für unnöthig; das Uebel kehrte wieder. Ich könnte noch mehrere solche Fälle beibringen.

Ist eine eingesackte Geschwulst klein, enthält sie eine Flüssigkeit oder eine breiartige Masse, so ist sie gewöhnlich sehr schwer auszuschälen; man öffne sie daher recht weit, entleere und cauterisire sie dann auf der Innenfläche mit Höllenstein. Hebt eine entstandene Blutung die Wirkung der Cauterisation auf, so warte man damit bis zum andern Tage. Die eben ertheilten Vorschriften haben sich sehr nützlich erwiesen.

Wenn eine Kyste bläulich, durchsichtig, dünn ist, so kann man sie leicht zerreissen, wenn man sie mit einer Pinzette und noch besser mit einem Haken erfasst. Ist dieselbe aber gross, so muss man sich wohl hüten, sie zu öffnen, denn es würde schwer oder unmöglich sein, sie, nachdem sie entleert worden, völlig zu entfernen.

Hat man eine Kyste entsprechend eingeschnitten und bemerkt man nun, dass sie undurchsichtig, perlenmutterweiss, dick, hart und sehr resistent ist, so versuche man zuerst, sie auszuschälen; meistens geschieht dies auch sehr leicht und schnell.

Bei Balggeschwülsten auf der behaarten Kopfhaut genügt es, auf ihnen einen Längeneinschnitt zu machen, zwischen sie und die umgebenden Parthien einen Spatel zu schieben und sie so auszuheben. Dieses Verfahren ist besser als jenes, wo man die Geschwulst öffnet, sie mit der Pinzette erfasst und mit Gewalt auszieht. Auch könnte bei fester Verwachsung der Geschwulst dies Verfahren gar nicht oder nur sehr schwer executirt werden. Indessen möchte auch dem von uns vorgezogenen Verfahren derselbe Vorwurf treffen können, aber wir entgegnen, man kann vorher die Kyste untersuchen, sich von ihrer Beschaffenheit und dem Grade ihrer Verwachsungen Kenntniss verschaffen und nun indicationsgemäss handeln, ein Vortheil, den die eben getadelte Methode nicht darbietet.

Ist die Kyste gross, hart und dick und kann sie nicht ausgeschält werden, so empfehle ich, gegen die allgemeine Ansicht, sie in einer grösseren Strecke zu öffnen und hat man sich dann durch ein weiteres Blosslegen derselben überzeugt, dass die angegebenen Bedingungen statthaben, so glaube ich, es werde nun ihre Lostrennung viel leichter vor sich gehen. Denn in der That, wenn man die Vorder- und Seitenwand des Unterleibes kreuzweise einschneidet, so wird man das Bauchfell weit leichter ablösen können, als wenn man diese seröse Membran vorher in eben derselben Ausdehnung mit durchschnitten hat. Ich appellire in dieser Beziehung an alle Anatomen. Ich habe den Vorzug dieser hier in Rede stehenden Methode im Pitié-Hospitale sattsam nachgewiesen.

Manchmal ist die Kyste sehr gross und es ist nicht möglich, sie vollständig hinwegzunehmen, entweder weil sie äusserst dünn ist oder weil sie Verwachsungen, in denen wichtige Nerven und Blutgefässe liegen, eingegangen ist, deren Zerstörung sehr schwer und selbst gefährlich sein würde. Dann legt man blosse Charpie in die Wunde, und genügte sie nicht, das Afterproduct zu exfoliiren oder eine entsprechende Granulation hervorzurufen, so ätze man mit Höllenstein nach den weiter oben angegebenen Prinzipien, vergesse aber dabei nicht, die Wundränder so lange auseinander zu halten, bis sich in allen Puncten und namentlich im Grunde der Wunde Fleischwärzchen entwickelt haben. Werden die Kysten zum grössten Theile am Orte belassen, so wird die Operation gewöhnlich eher gelingen, wenn diese Kysten dünne Wandungen haben.

„Kann man eine Geschwulst, die aus einer Flüssigkeit enthaltenden Kyste besteht, verkleinern, um die Operation zu vereinfachen? Wir wollen diesen wichtigen Punct der chirurgischen Therapie näher beleuchten. Diese Geschwulst hat während ihres Wachsthumes die sie umgebende Haut an sich gezogen, die also nach Verhältniss der Grösse des Afterproductes aus ihrer Lage gebracht worden ist. Was wird nun erfolgen, wenn man sie am höchsten Puncte öffnet, damit sie sich nicht vollkommen entleert und später der Exstirpation nicht entschlüpft? Wenigstens die Hälfte der Flüssigkeit wird ausfliessen, die Geschwulst wird einsinken, die Haut wird weniger gezerrt und fast dieselbe Stelle wieder einnehmen, die sie hatte, als die Geschwulst noch wenig entwickelt war. Macht man, ehe man dieses Mittel anwendet, einen Flecken mit Dinte einen Zoll von der Basis auf die Geschwulst, so liegt dieser Flecken nicht mehr auf der Geschwulst, wenn sie zum Theil entleert ist, sondern oft ziemlich entfernt von ihr.

Man muss also dann einen kleinen Einschnitt in die Haut machen, wodurch Schmerzen erspart werden, die Wunde kleiner und die Operation erleichtert wird." (Loco cit.) Ich halte diese Vorschriften für sehr wichtig und habe sie in den vortrefflichen Vorlesungen Dupuytren's sehr empfehlen hören.

Eine Kyste liegt zuweilen auf einer Geschwulst, die man vor der Operation nicht erkennen kann. Ich führe dieses an, damit man die nothwendigen Untersuchungen entweder vor oder nach der vollkommnen Abtragung der Geschwulst anstellt.

Wenn die Indurationen wegen der Localitäten weder durch die Cauterisation, noch durch die Unterbindung hinweggenommen werden können, so wende man nach den Indicationen die antiphlogistischen und zertheilenden Mittel an; sie leisten mitunter gute Dienste.

Im ersten Bande meiner Clinique chirurgicale habe ich durch Thatsachen dargethan, dass die Diagnose des Krebses zuweilen unmöglich sei, die Inoculation dieser Krankheit nicht gelinge, die Erblichkeit derselben nicht constant erscheine, der Krebs höchst selten von selbst heile, die Zeichen der Krebsdiathese zweifelhafter Natur sein können, ferner, dass die Carcinome der Haut und der Pseudoproducte weit weniger oft nach der Operation rückfällig werden, als unter übrigens gleichen Verhältnissen die andern, dass der Krebs der Drüsen am häufigsten wieder erscheine, dass es offenbar Krebse gäbe, die auf Geschwülsten und einfachen Geschwüren primitiv oder consecutiv entstehen können und dass der Wiederausbruch der Krankheit weit seltener nach der Operation stattfinde, wenn man hernach noch die Antiphlogistica und Fondantien, so wie die hygieinischen Mittel indicationsgemäss in Gebrauche zöge. (Vgl. Clinique chirurgicale etc. 1. 129 u. II. über die Geschwülste der Brustdrüse mit Ausnahme der Abscesse.)

Ich habe in den wissenschaftlichen Fachjournalen Thatsachen mitgetheilt, welche darthun, dass man zum wenigsten in manchen Fällen die Recidive des Krebses im Anfange siegreich zu bekämpfen vermag, ohne Caustica dabei anzuwenden, und habe diese Thatsachen in meiner Klinik im Pitié-Hospitale öffentlich vorgezeigt. Es wird wohl hinreichen, wenn ich nur einen solchen Fall hier anführe. Ich hatte einen melanotischen Krebs im Gesichte entfernt; als sich die Wunde gereinigt hatte, nahm sie zweimal die Schieferfarbe der Autoren an; es traten lancinirende Schmerzen auf; das Geschwür breitete sich aus und wurde tiefer. Ein erweichender Umschlag und zwanzig Blutegel unterhalb der Maxilla inferior. Nach einigen Tagen waren alle angeführten beunruhigenden Symptome verschwunden; die Wunde bekam ein sehr schönes Aussehen und vernarbte sich, als gleichsam plötzlich die nämlichen Erscheinungen einer Aufwucherung, wie vorher, sich einstellten und in der Fossa canina nahe der Continuitätslösung eine nussgrosse Anschwellung entstand. Wir griffen zu der oben erwähnten Behandlung. Sobald die Reizung bedeutend vermindert worden war, comprimirten wir die Induration mit Baumschwamm und einer Zirkelbinde und erlangten damit einen vollständigen Erfolg: die Anschwellung zertheilte sich, die Wunde vernarbte. Der Zufall wollte es, dass ich nach zehn Jahren das betreffende Individuum wieder zu Gesichte bekam; ich stellte es in meiner Klinik vor; die Heilung hatte sich behauptet.

Hippokrates, Galen, Houppewille, Triller, Monro glauben, wenn die Geschwulst veraltet, gross, mit varicösen Venen durchzogen, mit den Nachbargebilden verwachsen sei, wenn lancinirende Schmerzen und eine brennende Hitze vorhanden, wenn die lymphatischen Drüsen angeschwollen seien und die Haut zusammengeschrumpft zu sein scheine, so müsse man auf jede Operation unbedingt verzichten.

Lecat und Ledran sind der entgegengesetzten Ansicht und diese gründet sich auf Thatsachen. Wenn die innern Organe gesund und die Kranken nicht zu schwach sind, wenn man das ganze Uebel ohne eine zu grosse und zu tiefe Wunde entfernen kann, so muss man die Operation vornehmen. Ich habe in der Praxis von Dupuytren und in der meinigen den Beweis erhalten, dass man bisweilen noch Erfolg erlangen kann, während die Kranken, wenn ihnen die operative Medizin nicht zu Hülfe kommt, einem sichern Tode geweiht werden.

Will man aber einen Beweis, wie vorgefasste Meinungen zu Uebertreibungen verleiten, so folgt er hier: Monro, Boyer, Farlane, Rouzet u. A. halten das Wiedererscheinen des Krebses mit einigen geringen Ausnahmen für constant; Hill, North, Schmucker u. A. haben eine völlig entgegengesetzte Ansicht. Ich habe sehr viele Krebse entfernt; ich habe meine Kranken so viel als möglich nach der Heilung beobachtet und beobachten lassen und bin überzeugt, dass die Rückfälle nicht so häufig sind, als man gemeiniglich glaubt. Allein um über den in Rede stehenden Gegenstand ganz genaue Angaben zu erhalten, muss man dreissig oder vierzig Jahre die Statistik der Praxis von zehn bis fünfzehn Chirurgen betreiben können, ein Unternehmen, das nicht so leicht sein möchte, weil viele Personen zu einer spätern Untersuchung nicht wieder aufzufinden sind, besonders wenn ein so langer Zeitraum, wie wir ihn angeben, verflossen ist.

Sobald der Zustand der Organe, die Constitution, die Localitäten und der Umfang des Uebels es gestatten, schreite man zu einer abermaligen Operation des rückfällig gewordenen Krebses. Man hat diese schreckliche Krankheit cessiren sehen, nachdem sie sechs-, sieben-, achtmal und noch öfter operirt worden war. Ich besitze Beobachtungen dieser Art.

Diese Thatsachen bestätigen die von mir aufgestellte Hypothese, deren Wiederholung ich hier für nöthig erachte: „Könnte man nicht annehmen, dass der Krebs, wenigstens in gewissen Fällen, durch Tuberkeln entsteht, die sich gleich den übrigen Tuberkeln in unsern Geweben entwickeln? Diese letztern kamen bei vielen Individuen nur in den Testikeln oder in der Brustdrüse vor; wesshalb sollte nicht derselbe Fall sein, wenn sie carcinomatös sind? Sollte die Exstirpation des Krebses, wenn man sie mehrmals wiederholt, nicht glücklichen Erfolg haben, da doch Kranke durch eine mehrmals eintretende Eiterung gewöhnlicher Tuberkeln von ihnen befreit werden? Es sind mir ziemlich viele Fälle bekannt, die meine Ansicht unterstützen." (Loco cit.) Wiederholen wir, dass der Chirurg nach der Entfernung des Carcinomes mit ganz besonderer Sorgfalt und Gründlichkeit die Ursachen zu bekämpfen suchen muss, unter deren Einfluss es sich vielleicht entwickelt hatte.

Ich glaube, es lässt sich die Existenz des Krebses als Folge einfacher Anschwellungen und Geschwüre wohl nicht läugnen; allerdings ist, seitdem die Krankheiten der Gebärmutter entsprechender behandelt werden, die carcinomatöse Entartung seltener; Niemandem ist dies unbekannt, und dies Factum allein möchte schon zur Bewahrheitung meiner Behauptung hinreichen.

Regeln bei Eröffnung der Abscesse.

Heisse Abcesse.

Nach unserer Ansicht müssen diese, sobald die Eiteransammlung constatirt ist, geöffnet werden. Diese Ansicht habe ich schon vor langer Zeit (vgl. Gazette des Hôpitaux) ausgesprochen, sie gründet sich auf die Erfahrung. Ich habe den Beweis dafür in meiner Klinik im Pietié-Hospitale geliefert. Die Entleerung des Eiters, welcher entzündete Gewebe ausdehnte und heftige Schmerzen verursachte, erleichtert die Kranken, auch werden sie dadurch allen Gefahren entzogen, welche das Verweilen dieser Flüssigkeit im Organismus bedingt. Aber man wird uns einwerfen, dass die Punction der Geschwulst, bevor sie reif geworden, höchst schmerzhaft ist; doch hierauf erwiedern wir, dass dies Argument keinen Werth hat; denn der durch das Bistouri bedingte Schmerz dauert eine viel zu kurze Zeit, als dass er in Vergleich mit dem gebracht werden könnte, welcher durch das Vorhandensein eines Abscesses hervorgebracht wird, dessen Eröffnung man mehrere Tage aufschiebt. Man war der Meinung, der Einschnitt bewirke eine entstellendere Narbe; man scheint wirklich nicht zu wissen, dass es Instrumente mit schmaler Klinge giebt. Eine einfache Punction öffnet die Haut nicht breiter, als wenn die letztere unter den günstigsten Umständen von der Natur durchbrochen würde, und in beiden Fällen wird die Vernarbung die nämlichen Bedingungen nachweisen. Ohne Zweifel wird man fragen, was denn aus der Anschwellung werde, die nach der zu frühen Entleerung des Eiters noch fortbestehen wird? Dieser Einwurf ist nicht stichhaltig, denn ist die Geschwulst noch frisch und der Sitz einer acuten Entzündung, so wird sie sich leicht zertheilen lassen; bisweilen wird sie durch die in Folge erweichender Mittel noch fortwährende Eiterabsonderung zerstört, obgleich letztere in dem Heerde nicht mehr statt hat; am gewöhnlichsten besteht ohngefähr zehn Tage hindurch eine leichte Ausschwitzung; es bildet sich die Narbe und die Verhärtung mindert sich. Zeigt die Geschwulst aber Symptome einer ziemlich acuten Entzündung, so setzt man um ihre Basis fünfzehn bis zwanzig Blutegel an; sind dagegen die inflammatorischen Erscheinungen verschwunden, so lasse man Jodbleisalbe einreiben, führe mittelst Baumschwamm und einer Zirkelbinde die Compression aus und lege nöthigenfalls vier bis fünf Blutegel an, die man aber nur zehn bis fünfzehn Minuten nachbluten lässt; sie wirken wie zertheilende Mittel. (Man vergl. den Abschnitt: Ueber die Blutegel etc.) Bis auf den heutigen Tag habe ich, wenn die Patienten nicht scrophulös waren, die Krankheit diesen Mitteln stets weichen sehen und gar viele Fälle dieser Art aus meiner Klinik könnten Belege dafür abgeben.

Wenn die kleinen Abscesse oberflächlich und besonders unter einer feinen und dünnen Haut liegen, so öffnet man sie mit der Lanzette; im Allgemeinen verdient aber das Bistouri den Vorzug. Befinden sich die Eiteransammlungen etwas tiefer und hat man keine Verletzung wichtiger Organe zu befürchten, so entleere man sie mittelst der Punction, die man erforderlichen Falles dadurch vergrössern kann, dass man die Gewebe von innen nach aussen theilt.

Handelt es sich um eine kleine Eitermenge und sind die Tegumente schon von ihrem Zellgewebe an der Spitze der Geschwulst entblösst, so mache man die Oeffnung an diesem Punkte, weil sie hier mit weniger Schmerzen verbunden ist und ein mässiger Druk den Heerd leicht entleert. Gewöhnlich wählt man zur Eröffnung die niedrigste Stelle des Abscesses, sobald dem keine wichtigen Gefässe und Nerven entgegentreten. Hat der Abscess seinen Sitz in den Wangen, so macht man den Einschnitt im Innern des Mundes.

Was man auch sagen mag, es bleibt immerhin unklug, den Trokar auch in dem Scheidengrund anzuwenden, um eine Eiterkyste zu öffnen; man läuft offenbar grosse Gefahr, Organe zu verletzen.

Die Richtung des Einschnittes muss parallel der Achse der grossen Gefässe, Nerven und Muskelfasern geschehen, indessen ist es nicht immer möglich, diese Vorschriften zu befolgen; dann übertrete man die, welche den Muskelverlauf betrifft. Uebrigens giebt es auch noch Ausnahmen, wenn die Eiteransammlung auf gewöhnlich bloss getragenen Theilen liegt: so schneidet man auf der Stirn quer ein, um so viel als möglich eine Verunstaltung durch die Narbe zu vermeiden, die dann die Richtung der Hautfalten annehmen wird. Besteht der Abscess am Halse und ist er subcutan, so muss der Einschnitt nach demselben Prinzipe vorgenommen werden, aber man vergesse nicht, dass wenn dass Bistouri zur Eröffnung einer Eiterkyste, die unter einem etwas dicken Muskel liegt, parallel mit der Achse der Fasern dieses Muskels einschneidet, die darauf eintretende Entleerung der Flüssigkeit sehr schwierig von statten gehen wird. Ich muss übrigens hier einen höchst merkwürdigen Fall mittheilen, den ich im Pitié-Hospitale vorgeführt habe.

Eine sehr grosse Eiteransammlung an dem obern, äussern und vordern Theile des Schenkels schnitt ich nach der Länge des Gliedes in einer grössern Strecke und sehr tief ein; es kam keine Flüssigkeit zum Vorschein. Ich wendete eine Hohlsonde an und überzeugte mich, dass sie sich in einer Tasche befand, in der sie leicht bewegt werden konnte; indessen trat auch nun noch nicht die geringste Menge Eiter aus; es wurde eine andere Sonde in die Wunde eingeführt und mit diesen beiden Instrumenten drückte ich quer und in entgegengesetzten Richtungen auf die Wundränder und nun strömte eine sehr beträchtliche Menge Eiter aus. Offenbar hatte die Muskelcontraction diese Entleerung bisher verhindert. Um den Heerd völlig zu reinigen, bediente ich mich jetzt und auch bei den folgenden Verbänden einer Ringpinzette, die ich geschlossen einbrachte und dann mehr oder minder weit öffnete. In manchen Fällen muss man die Muskeln schief oder schräg einschneiden, um das gefährlich werdende Verbleiben der purulenten Masse zu verhindern.

Eine einfache Punction mit einem schmalen, in erster oder zweiter Position gehaltenen Bistouri ist hinreichend, wenn man auf bloss getragenen Theilen operirt, wo man eine hässliche Narbe zu fürchten hat; dieselbe wird dann nicht grösser, als die nach einem Blutegelbisse entstandene, sobald der Chirurg für die Niederhaltung der Granulation mittelst Höllensteins Sorge trägt. Aber die sehr kleinen Oeffnungen haben den Nachtheil, dass sie den Eiter nur schwierig austreten lassen, besonders wenn der Abscess sehr gross ist. Dann muss man von der zur Entleerung des Eiters bestimmten Compression einen längern und häufigern Gebrauch machen. Manchmal fliesst der Eiter, obschon man an der niedrigsten Stelle der Geschwulst die Eröffnung bewirkt hat, weiter und es wird hier freilich eine Gegenöffnung von der nämlichen Dimension erforderlich; aber wir brauchen wohl kaum darauf aufmerksam zu machen, dass man in Bezug der Vernarbung ein weit besseres Resultat erlangt, als wenn man zu einem gewöhnlichen Abschnitte seine Zuflucht genommen hätte; es sind ihm sogar eine zweite und eine dritte Gegenöffnung — obschon diese höchst selten nöthig sein werden — vorzuziehen. Ich bestehe auf diesen Vorschriften, weil man sie zu häufig vernachlässigt, indem bei deren Befolgung die Heilung etwas länger auf sich warten läst, ein Uebelstand, der dem angeführten Vortheil gegenüber nur von geringer Bedeutung ist und dem sich auch die Patienten, namentlich die weiblichen, recht gern fügen. Die Oeffnung eines Abscesses ist gewöhnlich zwei Drittel Zoll lang. Ist die Geschwulst gross, so ziehen viele Chirurgen mehrere kleinere vor, da nach ihrem Dafürhalten eine einzige grosse Incision gar leicht Luft in den Eiterheerd gelangen lässt. Gleich den meisten klinischen Aerzten theile auch ich diese Ansicht nicht, denn die Erfahrung zeigt, dass ein grosser Einschnitt den Eiter vollständig entleert, somit der Kranke vor den Nachtheilen, welche durch ein längeres Verweilen derselben im Organismus entstehen, bewahrt wird, und dass wenn auch dadurch weit leichter Luft in die Eitertasche tritt, diese eben so leicht wieder zu entweichen vermag, mithin nicht eingesperrt bleibt. Thatsachen bewahrheiten diese Behauptungen, denn seitdem man grosse Abscesse in einer längern Strecke öffnet, kommt die Eiterverderbniss (Viciation) weit seltener vor.

Liegt der Eitersack auf den Wandungen der Brust, des Unterleibes u. s. w., so ist die Haut oft sehr beweglich und vermag selbst der schärfsten Spitze des Instrumentes zu entschlüpfen; es müsste dasselbe dann, um ihre Elastizität gewissermaasen aufzuheben, schnell eingesenkt werden, wodurch man aber in manchen Fällen Gefahr laufen würde, die Pleura oder das Bauchfell zu durchdringen. Zuweilen liegt auch wohl der Eiter tief und dessen Ansammlung ist nur unbedeutend, obschon länger vorhanden; würde der Chirurg nur die Punction machen, so könnte er den Mangel des Widerstandes nicht wahrnehmen, welchen das Bistouri erleidet, wenn es in den Abscess eindringt, und so könnte er in die Brust- oder Unterleibshöhle gelangen. Diese Gefahr zeigt sich um so häufiger, als es durchaus nothwendig ist, die in jenen Gegenden vorkommenden Eiteransammlungen so früh als möglich zu entleeren und diese dann meistens noch nicht sehr bedeutend sind. Man gebraucht ein convexschneidiges Bistouri und macht damit auf der Geschwulst einen bloss die Hautdecken interessirenden Einschnitt; dann bringt man den Zeigefinger ein, der die tiefere Lage des Eiters besser zu ermitteln vermag, und nun durchschneidet man mit der Spitze des Bistouris Lage für Lage die über der Kyste liegenden Gewebe, so wie ihre entsprechende Wandung. Freilich geht wohl dies Verfahren minder schnell von Statten, allein es muss dennoch in Ausführung kommen, da bei Operationen die Sicherheit stets der Schnelligkeit voranzustellen ist.

Oft befinden sich die Abscesse auf dem Verlauf grosser Gefässe oder voluminöser Nerven; ihr Heerd kann sehr tief liegen, die Fluctuation kaum verspürt werden und die Anschwellung es verhindern, dass man die zu schonenden Organe zu ermitteln vermag. Die pathologische Anatomie zeigt, dass die letzteren bisweilen dislocirt sind. So sah ich die Arteria cruralis an der vordern und äussern Seite des Schenkels und in einem andern Falle an der Vereinigungsstelle der vordern mit der hintern Hälfte der innern Fläche dieses Gliedes. Viele Aerzte sagen dann, aus Furcht sie zu öffnen, die Geschwulst sei noch nicht reif genug geworden, sie warten und der Kranke wird allen den aus dem fernern Verbleiben des Eiters im Organismus entspringenden Nachtheilen ausgesetzt. Andere wieder zu kühne Practiker senken fast die ganze Klinge des Bistouris in die Gewebe ein. Wer möchte die dadurch bedingten Gefahren nicht begreifen? Zahlreiche sogar ganz neue Beispiele sprechen dafür. Es muss das nachstehende Verfahren, das ich bereits 1823 angegeben habe (s. die These des Dr. Créqui), in Gebrauch kommen; die Besucher meiner Klinik haben dessen Werth kennen gelernt. Ich habe es mit grossem Erfolge bei dem Dr. Gouindard angewendet, welcher an einer sehr heftigen Angina leidend, auf dem Verlauf der Carotiden einen Abscess bekam, dessen Eiter nach der Wirbelsäule zu drei Zoll tief lag.

Zur Ausführung dieses Verfahrens mache ich mit dem Bistouri nach den weiter oben angegebenen Prinzipien einen Einschnitt, der je nach den Indicationen bald nur die Haut, bald auch das subcutane Zellgewebe und die Aponevrose trennt; dann erfasse ich mit dem Daumen und Zeigefinger eine blind auslaufende Hohlsonde, womit man keine Nerven und Gefässe zerreissen kann; ihr Ende geht über die Finger in einer mit der vermuthlichen Tiefe der Eiteransammlung in Verhältniss stehenden Strecke hinaus; dann lege ich das Instrument auf die mittlere Parthie der Continuitätslösung und senke es nun langsam ein; ich fühle den Widerstandsmangel, den es in dem Augenblicke erleidet, wo es in die Kyste gelangt; der Eiter fliesst übrigens sehr bald in die Rinne und kommt nach aussen zum Vorschein; jetzt nun nehme ich die Sonde in die volle Hand und drücke auf sie abwechselnd nach rechts und nach links, vor mich und gegen mich hin; auf diese Weise erweitere ich die Oeffnung fast stets hinreichend; im entgegengesetzten Falle schneide ich in die Wunde ein und bediene mich des Zeigefingers zum Führer des geknöpften Instrumentes. Ist es nöthig, so könnte man auch die oben angegebene Gegenöffnung vornehmen, deren Unschädlichkeit wir dargethan haben.

Anstatt nach den angegebenen Prinzipien eine Hohlsonde in Gebrauch zu ziehen, trennen manche Chirurgen die Weichgebilde langsam, Lage für Lage, bis auf die Eiteransammlung hin; allein diese Operationsweise nimmt viel mehr Zeit in Anspruch und ist weit schmerzhafter, auch wird man wohl leicht einsehen, dass es bei entzündeten, verhärteten Geweben höchst schwierig sein wird, die wichtigern Arterien und Nerven zu erkennen und zu vermeiden.

Man hat empfohlen, bis zu einer gewissen Tiefe einzuschneiden, in einiger Entfernung von dem Eitersacke inne zu halten und Charpie in die Continuitätslösung einzulegen; dadurch würde der nur noch wenig unterstützte Sack in die Wunde treten und nachgerade sich öffnen, selbst wenn auch die Wunde seinem Mittelpuncte nicht entspricht. Dies Verfahren gestattet dem Eiter einen längern Aufenthalt im Organismus und setzt allen den hieraus entstehenden Gefahren aus, auch sind wohl Verletzungen wichtiger Organe zu befürchten. Graves hat es bei Leberabscessen angewendet. An einem andern Orte werden wir angeben, dass uns hier das Cauterium potentiale den Vorzug zu verdienen scheint.

Nach Malgaigne's Angabe soll Velpeau bei den in der Achselhöhle belegenen Abscessen zur Vermeidung der grossen Nerven und Gefässe den Rath ertheilen, den Arm so viel als möglich zu erheben, das Bistouri von oben nach unten einzusenken und den Einschnitt von innen nach aussen zu beenden. Dieses von Malgaigne übrigens nur beiläufig erwähnte Verfahren ist gefährlich, weil es meistens nicht möglich ist, die Tiefe der Eiteransammlung gehörig zu erfahren. Weiss Velpeau nicht, dass wenn sogar ein kleiner Abscess mit einer leichten Phlegmasie besteht, die in Rede stehende Position höchst schmerzhaft ist?

Um die Haut bei der Eröffnung der Abscesse besser anzuspannen, übe man auf sie entweder selbst oder wenn nöthig durch einen Andern einen entsprechenden Druck aus, damit man den Eiter möglichst nach der Stelle hindränge, wo man einschneiden muss, und diese gespannt ist. Wenn wir von den grossen kalten und von den Congestionsabscessen sprechen, soll noch von den successiven und subcutanen Punctionen, so wie von der Application des Causticum die Rede sein.

Nach der Eröffnung der Geschwulst ist es zuweilen wichtig, sich von dem Zustande des Heerdes zu überzeugen. Man bringe ein Stilet, eine gerinnte Sonde, eine gerade Sonde oder die Spitze des Ohrfingers ein, verzichte aber auf das letztere Mittel, wenn man Zerreissungen zu besorgen hat; oft sind Nerven und Gefässe bei der Narbenbildung betheiligt und deren Ruptur könnte viele Schmerzen verursachen. David und Garengeot haben mit Recht auf dieser trefflichen Vorschrift bestanden. Ist die Kyste sehr ausgedehnt und hat man eine bedeutende Entzündung zu befürchten, so verschiebe man das erwähnte Verfahren bis zu einer gelegenern Zeit. Wenn eine heftige Phlegmasie besteht, so drücke der Chirurg bei der Entleerung des Eiters nur ganz gelind auf die Geschwulst; dieses Verfahren muss jedoch unterbleiben, wenn der Aufenthalt des Eiters zu fürchten ist und die Entzündungserscheinungen nicht sehr ausgesprochen sind; dann verursacht die Compression keine so grossen Schmerzen. Man räth, in die Wunde eine Wieke einzulegen, damit sie sich nicht vernarbe, und diese Wieke von Zeit zu Zeit herauszunehmen; wenn die Eiterentleerung noch fortdauert, so ist eine solche Wieke zum Mindesten unnütz, ist die Eitertasche aber gross und droht sich eine Entzündung zu entwickeln, so kann der in einer gewissen Kyste liegende fremde Körper eben jenen misslichen Zufall erst recht herbeiführen und daneben hält er auch noch den Eiter zurück; in beiden Fällen also, wie in allen andern, lege man nichts in die Wunde ein. Es ist leicht, die etwa schon gebildete noch ganz frische Vernarbung der Wundränder mit einer Sonde zu zerstören; fürchtet man eine Eiterverbreitung, so verbinde man ein-, zwei-, dreiund selbst viermal binnen vierundzwanzig Stunden; gewöhnlich sind dann am andern Tage die zur Vernarbung nöthigen Bedingungen verschwunden.

Lamotte giebt den Rath, flach zu verbinden, d. h. die Theile nicht einzuschnüren, einzuhüllen, und etwaige fremde Körper auszuziehen; aber trotzdem der Eitersack eröffnet worden, bleibt der Eiter zurück, der Erethismus hat sich bedeutend vermindert; man verbindet öfter, man legt Charpietampons, graduirte Compressen auf den Heerd auf. Oft erfüllen die Cirkeltouren einer Expulsivbinde, die von dem Grunde der Kyste aus nach ihrer Mündung zu mehr oder minder stark angezogen werden, die Indication; zuweilen leisten auch, je nach dem Falle, erweichende oder leicht excitirende Einspritzungen gute Dienste, endlich kann man nöthigenfalls, mit Beobachtung der angegebenen Vorsichtsmaassregeln eine Gegenöffnung machen.

Recamier füllt den Eiterheerd von einem gewissen Umfange, nachdem er ihn vollständig entleert hat, zur Hälfte ohngefähr mit einer lauwarmen erweichenden Flüssigkeit aus. Dieses Mittel ist sehr vortheilhaft zur Verhütung oder zur Bekämpfung der Entzündung.

Die successiven Punctionen werden specieller bei den grossen kalten und bei den Congestionsabscessen abgehandelt werden, wovon weiter unten.

Aber es giebt Fälle, in welchen, obgleich sich in dem sehr grossen Eiterheerde eines heissen Abscesses keine purulente Masse aufhält, dieser Heerd dennoch nicht vernarbt und die Zufälle fortbestehen. Ich habe oft gesehen, dass der Contact des Eiters auf einer ziemlich beträchtlichen den geöffneten Abscess bedeckenden Hautfläche diesen Theil der Tegumente entzündete; mir schien es dann, dass diejenige Partie des Eiters, welcher an von der Abscessöffnung entfernten Puncten secernirt wurde, einen sehr langen Weg von der Kyste aus machte, um sich nach aussen zu entleeren, und so auf diesem langen Wege eben eine Reizung setzte. Zufolge dieser Ansicht gerieth ich auf die Idee, mehrere Einschnitte und zwar nach der Achse des Gliedes oder Rumpfes, etwa einen und einen Drittel Zoll von einander entfernt, zu machen, so kann der Eiter nach Maassgabe, wie er auf diese Einschnitte stösst, sich nach aussen begeben. Auf diese Weise bespült er weit weniger die Innenfläche des Abscesses. Dieses Mittel war fast immer erfolgreich, jedoch darf es nur in solchen Fällen in Anwendung kommen, wo das Uebel sich nach acht oder zehn Tagen nach der Eröffnung nicht gebessert hat. Wir werden sehr bald angeben, dass dieses Operationsverfahren, welches wir übrigens nach Umständen modificiren, uns sehr häufig treffliche Dienste leistete, um, sogar ziemlich schnell, alte Eiterheerde zu heilen, die bis dahin nicht vernarben wollten. Uebrigens vergesse man auch hier nicht, die Difformität der Narben an gewöhnlich bloss getragenen Körperstellen in Betracht zu ziehen.

Kalte Abscesse.

In manchen Büchern ist der kalte Abscess, dessen Eiter ohne vorherige Anschwellung der Gewebe abgesondert wird, nicht einmal angezeigt worden. Diese Art Abscess, welche mit dem sogenannten Congestionsabscesse vielfach verwechselt worden ist, muss so früh als möglich eröffnet werden. Ist der Heerd klein, so mache man einen gewöhnlichen Einschnitt, ist er aber umfänglich, so empfiehlt man die nachstehenden Mittel, die wir desshalb angeben wollen, weil sie noch von gar sehr vielen Chirurgen gebraucht werden, gewöhnlich sehr bedenkliche Folgen haben und endlich weil wir ihre bedeutenden Nachtheile bezeichnen müssen.

Eine einfache, sehr enge Punction, sagt man, werde unerlässlich, da man die vollständige Entleerung der Eitermasse und die Einwirkung des Lufteintrittes fürchten müsse; sohin extrahirt man nur eine kleine Menge Flüssigkeit; man legt in die Wunde eine Charpiewieke ein, welche, wie man hinzufügt, den doppelten Vortheil hat, zu verstopfen und die Vernarbung zu verhindern, und bedeckt sie mit einem Stück Diachylonpflaster. Jeden Tag nimmt man eine neue Entleerung vor; man vergisst diese Vorsichtsmaassregel nicht; man meint, dass die Heerdwandungen auf diese Weise zusammenfallen und die Indication erfüllt sei; man sagt, wenn der Eiter verderbt werde, so müsse man ihn vollständig herausschaffen, denn die dann für den Kranken hieraus erwachsenden Gefahren überwögen alle andern Bedenklichkeiten. Dieses Operationsverfahren ist gefährlich. Fast immer verändert sich in der That die Eiteransammlung; ich habe mich davon mehr als genug überzeugt. Es muss unbedingt verworfen werden. Manche Chirurgen wenden die erwähnte Wieke nicht an; sie bedecken die kleine Wunde mit Diachylonpflaster und lassen sie so vernarben; nach vier und zwanzig oder acht und vierzig Stunden zerstören sie diese frische Vernarbung mit einem geknöpften Stilet und fahren so weiter fort, bis sie durch den nämlichen Mechanismus die glücklichen Resultate erlangen, welche man von dem vorherigen Verfahren erwartet. Andere Aerzte machen dagegen jedesmal eine neue Punction und verfahren dann im Uebrigen so wie wir angegeben haben. Die Erfahrung hat gelehrt, dass diese beiden Verfahren sehr häufig schlimme Folgen herbeiführen. Man muss diese grossen kalten Abscesse wie die Congestionsabscesse, von denen noch die Rede sein wird, öffnen. Aus den weiter oben angeführten Gründen verzichten wir auf den Gebrauch der in die Kystenöffnung einzulegenden Wieken.

Der Heerd des kalten Abscesses kann oft nicht vernarben, weil die Constitution der Krankheit eine üble Beschaffenheit hat. Dann verordne man innerlich Jod. Häufig behindert die zufällig mucöse Organisation dieses Heerdes die Vernarbung; ist sein Rauminhalt gross, so führe man ein oder zwei Haarseile durch, um auf diese Weise eine adhäsive Entzündung hervorzurufen, die man durch die Compression begünstigt. Oft veranlassen solche Haarseile eine zu starke Irritation, dann muss man sofort von ihnen abstehen. In der Gazette des Hôpitaux kann man ersehen, wie wir dadurch, dass wir diese Eiterheerde in kleinen Parthien alle zehn bis fünfzehn Tage, je nach den Indicationen, öffnen und sie auf die nachstehende Weise verbinden, die Heilung in Fällen erlangen, wo die excitirenden Einspritzungen, die überdies nicht allenthalben anzuwenden sind, und auch die Compression gescheitert sind.

Ist die Kyste nicht zu gross und trotzt sie den gewöhnlichen Mitteln, so schneiden sie manche Practiker kreuzweise ein und legen dadurch ihre innere Fläche bloss; dann verbinden sie mit Charpie und cauterisiren wohl auch nöthigenfalls mit Lapis infernalis; gewöhnlich erlangen sie so eine schnelle Heilung. Es kann die Anwendung der salpetersauren Quecksilberlösuug (Liquor Bellostii) nothwendig werden; sie ist gewöhnlich höchst vortheilhaft. In manchen hartnäckigen Fällen bedient man sich der auf der Fläche gekrümmten Scheere, um so viel als möglich das mucöse Pseudogewebe hinwegzunehmen. Selten bleibt dieses Verfahren ohne Erfolg. Ausgezeichnete Chirurgen, wie unter andern Bouchet jun. in Lyon, haben bisweilen die Wandungen solcher Kysten exstirpirt.

Der kalte Abscess, welcher durch die Schmelzung einer chronischen Anschwellung entsteht, wird nur geöffnet, wenn jene Anschwellung fast völlig verschwunden ist oder wenn zu befürchten steht, dass die Haut zu sehr von ihrem Zellgewebe entblösst wird. Viele Practiker geben auch dem Aetzmittel den Vorzug vor dem Bistouri; sie glauben, es gewähre den Nutzen, dass es an der Basis der Geschwulst eine heilsame, die Zertheilung befördernde Reizung hervorrufe; aber man kann gar leicht die nämliche Wirkung durch Erweichung der Geschwulst, durch Application trockener Schröpfköpfe oder durch die Anlegung von drei bis vier Blutegeln, welche die Gewebe reizen, erzielen; man wird dadurch die zu grossen und unbedingt difformen Narben verhüten, welche nothwendig nach dem Causticum entstehen, dessen Einwirkung, was man auch dagegen sagen möge, unmöglich zu bemessen oder zu beherrschen ist. Ich verwerfe daher das Cauterium potentiale. Theilt man aber meine Ansicht nicht und will man durchaus dieses schlechte Mittel anwenden, so applicire man auf die Geschwulst einen nach den Indicationen mehr oder minder langen Streifen Kali causticum und vergesse dabei nicht, dass der Schorf dreimal grösser sein wird, als die in dem Pflaster gemachte Oeffnung (Fenster). Man lasse den Schorf entweder von selbst abfallen oder trage ihn auch mit dem Messer ab. Die heissen Abscesse mittelst der Cauterisation zu eröffnen, würde eine noch grössere Absurdität sein, denn es braucht wohl kaum bemerkt zu werden, dass man dadurch heftige Schmerzen erzeugt und fast ganz gewiss die Phlegmasie bedeutend steigert.

Welcher Art nun auch der kalte Abscess ist, so giebt es doch, wie wir schon gesagt haben, Fälle, in welchen der Eiterheerd sich nicht vernarbt. Hier haben wir die Heilung sehr häufig dadurch erlangt, dass wir mehrere Einschnitte gleichzeitig machten, wie wir es bereits bei den heissen Abscessen angaben; reichen diese Einschnitte nicht aus, so greife man zu den Hauteinschnitten, die bis in die Eitertasche dringen müssen.

Gewisse chronische Anschwellungen eitern bloss an ihrer Oberfläche; sehr bald schält der Eiter die Haut von dem Zellgewebe ab, es öffnen sich einer oder mehrere kleine Abscesse, welche heilen und wieder andern Platz machen; so zieht sich die Krankheit Monate, Jahre lang fort, es bilden sich selbst unendbare Fisteln aus. Gestatten es die Localitäten und ist die Ursache der Krankheit gehoben, so bildet die Exstirpation ein sehr treffliches Mittel. Man könnte die Anschwellung auch wohl durch Maturativa erwärmen, falls man nicht die Folgen einer zu starken Entzündung zu fürchten hat. Oft erreicht man die Heilung durch Hervorrufung einer geeigneten Phlegmone.

Manche Practiker rathen, den kalten Abscess mit einem Trokar anzustechen, ihn zu entleeren und dann, wie bei der Radicalkur einer Hydrocele, eine reizende Flüssigkeit einzuspritzen. Abernethy hat dies Mittel oft angewendet; es hat den Nachtheil, dass es sehr häufig bedeutende und gefährliche Entzündungen bedingt und nur selten sich erfolgreich zeigt.

Congestionsabscesse.

Manche Chirurgen öffnen keinen solchen, aber die Fälle, wo der Eiter spontan resorbirt wird, haben fast niemals statt; ich habe nicht einen einzigen dieser Art angetroffen. Man hat auch gesagt, dass der Eiterstoff fest werden und die Kranken genesen könnten; aber auch hiervon ist mir kein Beispiel vorgekommen. Ferner hat man behauptet, die von der Natur bewirkte Oeffnung sei bisweilen sehr klein gewesen und die Kranken wären nach und nach von dem Eiter ohne sonstige Zufälle befreit worden. Ich habe diesen glücklichen Umstand nur ein einziges Mal bei einem jungen Mädchen vorgefunden. Man muss demnach den Congestionsabscess öffnen, denn die Erfahrung hat gezeigt, dass dann die Heilungen minder selten sind.

Nach Ledran, Pott, Desault, Sabatier u. A. soll man den Eiter so spät als möglich entleeren, d. h. in der Zeit, wo die Geschwulst sich ihres Inhaltes durch eine grosse Continuitätslösung zu entledigen droht. Boyer hat diese Meinung lange getheilt, bis ihn endlich zahlreiche Thatsachen davon abgebracht haben. Dieser scharfsinnige und gelehrte Practiker sagt mit Recht, dass je bedeutender die Eiteransammlung sei, je gefährlicher dessen Verderbniss werde, und je länger man mit dem Oeffnen der Kyste warte, je mehr nähme sie an Volumen zu und um so mehr sei eine Entzündung zu befürchten. Bei einem nur wenig entwickelten Abscess ist die Ansicht des Oberwundarztes der Charité vorzugsweise ein scientifisches Dogma; wird man aber zu spät gerufen, ist der Eitersack schon sehr gross, so sind die Chancen der Operation ganz andere, denn schneidet man jetzt in die Geschwulst ein, so setzt man sich weit mehr noch einer Eiterinfection aus. Besteht eine grosse Entfernung zwischen dem Orte, wo der Eiter in kleiner Quantität angesammelt ist, und dem, wo er abgesondert wird, so muss man das Uebel in die Kategorie der umfänglichen metastatischen Abscesse bringen. Gleich den meisten Chirurgen trete ich vollkommen der Ansicht Boyer's bei.

Man hat den Rath gegeben, eine sehr kleine Oeffnung zu machen. Pelletan bewirkte sie mittelst eines feinen Trokars, entleerte dann die ganze Flüssigkeit und bedeckte die Wunde mit Heftpflaster. A. Petit in Lyon bediente sich einer Staarnadel, die er zum Weissglühen brachte; er wollte auf diese Weise die Vitalität der Kyste steigern; dann legte er Diachylonpflaster auf und darüber noch andere geeignete Verbandstücke. Boyer machte an dem untern Theile der Geschwulst eine schiefe Punction mit einem sehr schmalklingigen Bistouri, entleerte eine gewisse Quantität Eiter, übte nun entweder einen einfachen Druck aus oder setzte einen Schröpfkopf auf und bedeckte nachher die Wunde mit einem Stück Diachylonpflaster; fünf bis sechs Tage später und bevor der Abscess sein früheres

Volumen wieder erlangt hatte, machte er in der nämlichen Weise eine zweite Punction und verfuhr nun so noch mehrmals, je nach den Indicationen. Die Eitertasche wurde demnach allmälig entleert, ihren Wandungen ward Zeit vergönnt zusammenzusinken und oft verhinderte man auch den Lufteintritt in die Kyste.

Guérin's Verfahren verdient den Vorzug; es schützt den Kranken weit mehr vor dem letzterwähnten Zufalle. Wir haben dasselbe in dem Abschnitte: Punctionen, schon näher angegeben.

Ich habe eine sehr grosse Anzahl Individuen in Folge der Eröffnung der Congestionsabscesse sterben sehen und beobachtet, dass im Anfange der Verderbniss der Eiter gewöhnlich gelblich oder röthlich wurde; ich sah, dass die den Heerd bedeckende Haut an Wärme zunahm und hier selbst der leiseste Druck Schmerzen hervorrief; ich glaubte, die Entzündung könnte die Ursache der auftretenden bedenklichen Zufälle sein und wenn ich ihr zuvorkäme oder sie durch örtliche Blutentziehungen tilgte, so würde ich jene Zufälle entweder vermeiden oder beseitigen können. Baumes in Lyon hat auch in seinem trefflichen Werke bewiesen, dass die Reizungen und beginnenden Phlegmasien des Darmkanales eine sehr grosse Menge übelriechenden Gases zur Entwickelung bringen. Die Eitertasche enthält oft viel davon. Der Dr. Gervais in Caen sah nach der Application einer Moxa auf den Congestionsabscess eine Entzündung hervorbrechen und den Eiter verderbt werden. Der Abscess war vor dritthalb Monaten geöffnet worden, er befand sich an einem mit Caries der Wirbelsäule behafteten Kranken.

Bevor ich mich aber entschloss, die Congestionsabscesse in einer grössern Strecke zu öffnen, sie vollständig zu entleeren und eine grosse Anzahl Blutegel auf den Eiterheerd zu setzen, habe ich erst sehr umfassende Betrachtungen angestellt, weil meine Ansichten mit den über diesen wichtigen pathologischen und therapeutischen Punkt allgemein angenommenen Ideen in offenbarem Widerspruche standen. Um logisch zu verfahren nud, wenn ich scheiterte, möglichst wenige Nachtheile hervorzurufen, schritt ich vom Einfachen zum Zusammengesetzten und machte meine ersten Versuche an grossen kalten Abscessen, die in Bezug der Zufälle, welche ihrem Eröffnen folgen können, so viel Aehnlichkeit mit den metastatischen haben.

Ein Mensch mit lymphatischem Temperamente wurde aus unbekannten Ursachen von einem grossen kalten Abscesse ohne die geringste Anschwellung befallen. Der Abscess erstreckte sich von der Schulterhöhe bis zum Ellenbogen und nahm ausserdem zwei Drittel des Armumfanges ein. Ich machte an dem niedrigsten Theile der Geschwulst eine anderthalb Zoll lange Oeffnung, entleerte den Eiter vollständig, setzte längs der Eitertasche vierzig Blutegel, liess sie zwei Stunden nachbluten und umgab dann das Glied mit erweichenden Cataplasmen. Die Nahrung bestand blos in Hühnerbouillon. Ich empfand einige Unruhe; bei meinem Abendbesuche im Hospitale überzeugte ich mich, dass kein Eiter mehr zurückgeblieben war, doch zeigte das Cataplasma nur geringe Spuren davon, ebenso die andern Verbandstücke; Schmerzen waren nicht vorhanden. Auch am andern Morgen beklagte sich der Kranke nicht darüber; die Eitermasse bestand nur in geringer Menge und war von sehr guter Beschaffenheit; der Puls war nicht geschwächt, ebenso wenig die Muskelkraft; die Gesichtsfarbe hatte sich erhalten. Ich liess dreissig Blutegel anlegen. Den dritten Tag war der Kranke etwas schwächer; den vierten applicirte ich fünf und zwanzig Blutegel; den fünften war die Quelle des Eiters fast völlig versiegt, es flossen nur noch einige Tröpfchen aus. Den achten Tag bestand gar keine Eiterung mehr, die Oeffnung der Wunde war vernarbt. Ich habe das Individuum der Académie royale de médecine vorgestellt. Diese merkwürdige Thatsache machte mich dreist, denn es fand nicht nur keine Verderbniss des Eiters statt, sondern es war auch die purulente Absonderung nach der Operation weit geringer geworden und ich hatte endlich eine um Vieles schnellere Heilung erlangt, als ehe ich zu diesen Ansichten gekommen war. Sehr bald trafen wir Congestionsabscesse an, bei denen wir auf ähnliche Weise verfuhren.

Wir öffneten die Eiterheerde in einem grössern Umfange und applicirten je nach den Indicationen und den weiter oben angegebenen Prinzipien eine mehr oder minder grosse Anzahl Blutegel, sowie erweichende Umschläge. So haben wir bis heute durchgehends eine Eiterverderbniss vermieden.

Will man aber einen zweiten Beweis zu Gunsten unserer Methode, so führe ich ihn hier vor: Es wurden uns ins Pitié-Hospital Individuen gebracht, die so eben in der Stadt an einer Eiterverderbniss behandelt worden waren. Es lässt sich leicht begreifen, dass wenn man den Eiterheerd durch örtliche Blutentziehungen vor Ausbruch einer Entzündung geschützt hätte, man dem Verderbtwerden des Eiters zuvorgekommen wäre. Vielleicht konnte es möglich sein, durch eine nachhaltige Bekämpfung der Phlegmasie diesem Verderbtwerden ein Ende zu machen. Ein vollständiger Erfolg krönte unsere Erwartungen. Wir waren bei zehn Kranken glücklich und so viel hatten wir gerade behandelt. Wie ich erfahren, hat Robert durch unsere Mittel den nämlichen Erfolg bei einem Kranken, der auf der Abtheilung von Sanson im Pitié-Hospitale lag, erlangt.

Bekanntlich ist unsere Präservativmethode gegen die Eiterverderbniss in meiner Klinik im Pitié-Hospitale bei sehr vielen Kranken angewendet worden; ein Theil derselben ward radical geheilt, wenn man ausserdem auch die zur Bekämpfung der Ursachen der Suppuration geeignete Behandlungsweise in Gebrauch zog; der andere Theil wurde von wahrscheinlich unheilbaren Fisteln befallen; doch hatte sich ihr Zustand im Ganzen um Vieles gebessert, einige davon konnten sogar wieder ihre Berufsarbeiten anfangen. Man erinnere sich, dass ich in meiner Klinik einen Mann vorgeführt habe, dessen Fisteln ein Jahr nach seinem Austritte aus dem Hospitale verschwunden waren. Endlich sind mehrere Personen lange Zeit nach der Anwendung unserer Methode, einige zwei bis drei Monate nachher, gestorben, aber bei keinem von allen diesen Patienten hat sich eine Eiterverderbniss gezeigt. Seitdem man das Jod innerlich verabreicht, sind die Erfolge noch bedeutend zahlreicher und vollständiger. Man vergesse nicht, dass der Gebrauch von Moxen fortgesetzt werden muss.

In einem Concurse wurde behauptet, wir wendeten die Blutegel vor der Eröffnung des Abscesses an; wie man aber eben gesehen, ist dies ein Irrthum, und zwar ein eben so grosser, als der, dass wir uns anmaassen wollten, durch das genannte Mittel den Abscess zu heilen. Unser Zweck geht offenbar blos dahin, den thierischen Orgánismus mit möglichst geringen Nachtheilen von der in ihm enthaltenen Eiteransammlung zu befreien. Die erweichenden Injectionen in das Innere des Heerdes leisten sehr gute Dienste; im Anfange reinigt man blos damit, später lässt man sie darin verweilen.

In dem Abschnitte über Eiterresorption haben wir angegeben, warum die Anlegung von Blutegeln in dem hier in Rede stehenden Falle jene schreckliche Complication nicht herbeiführe; vergessen wir aber hier nicht zu empfehlen, dass wenn der Eiterheerd nicht vollständig entleert zu werden vermag, der Kranke zu schwach ist und der Eiter Spuren von Verderbniss nachweist, unsere Behandlungsweise nicht in Gebrauch kommen darf; sie hat dann keinen Erfolg, durchschnittlich wenigstens.

Wir haben Caries der Fuss-, Handwurzelknochen und der Wirbel geheilt; diese öffentlich beobachteten Thatsachen bekämpfen siegreich die Meinung gewisser Chirurgen, welche, weil in der Therapie höchst unwissend, die Möglichkeit der Heilung von Congestionsabscessen läugnen, die durch diese Knochenkrankheit entstanden sind. Uebrigens hat ja auch die pathologische Anatomie bewiesen (wir haben Präparate dieser Art vorgezeigt), dass bisweilen die Quelle des Eiters einzig und allein in den weichen Geweben sitzt, welche sich in dem Rückgrathe bilden, dessen Knochensystem weder necrosirt noch ulcerirt ist.

Wenn man nach der Methode von Boyer oder von Guérin in einen Eiterheerd gedrungen ist, so darf man sich nicht eines geknöpften Stilets oder einer Sonde bedienen, um abermals durch dieselbe Oeffnung, indem man etwa deren Narbe zerstört, Eiter herauszuschaffen, denn dann würde fast immer Luft eintreten und es könnten die von uns angegebenen bedenklichen Krankheitserscheinungen stattfinden, sondern man muss, wenn es nöthig ist — wir wiederholen dies — eine neue Punction vornehmen.

Aber häufig verlangen die Kranken mit grossen kalten und besonders mit Congestionsabscessen im Pitié-Hospitale erst sehr spät unsern Rath; sie sind dann oft in einer so heruntergekommenen Verfassung, dass die zur Entleerung des Eiters geeignete Operation wenig Aussicht auf Erfolg darbietet. Ich verschiebe daher auch, falls die Geschwulst keine gefährlichen Fortschritte macht, gewöhnlich noch die Operation, verordne innerlich Jodkali und bewirke erst später die Entleerung des Liquidum, wo ich nun mehr Glück zu erwarten habe. Ich fand in diesem Jahre mehrmals Gelegenheit, das Nützliche eines solchen Verfahrens in meiner Klinik darzuthun.

Haarseil.

So nennt man eine Operation, welche in einer in der Haut bewirkten doppelten Oeffnung besteht, in die man eine Wieke, auch Haarseil genannt, einführt.

Oft giebt man diesem Exutorium den Vorzug vor dem Cauterium. Ist das letztere einmal in Anwendung gekommen, so reizt es nur noch wenig, während der Verband des erstern, täglich wiederholt, eine ziemlich starke Irritation setzt. Wegen der Tiefe, in die diese beiden künstlichen Geschwüre eindringen, wirken sie energischer als das Vesicator ein.

Die chronischen Ophthalmien, die hartnäckigen Cephalalgien, gewisse Anschwellungen des Uterus, der Ovarien u. s. w. werden mittelst des Haarseiles vortheilhaft bekämpft, wenn der Erethismus nicht zu bedeutend entwickelt ist.

Man applicirt das Haarseil nicht auf den Verlauf der Gefässe, der Sehnen, grosser Nerven und oberflächlich liegender Knochen, eben so wenig in das Gesicht. Die dadurch entstehende Narbe verbietet seine Anwendung meisthin bei Frauen, besonders wenn es an einer gewöhnlich bloss getragenen Körperstelle gesetzt werden soll. Bei der Application desselben im Nacken lasse ich die Haare an der obern und hintern Halsgegend abrasiren und setze es auf diese Stelle, wo die nachher wieder hervorwachsenden Haare das Narbengewebe verdecken. Wenn die Natur zur Heilung oder Besserung mancher Brustkrankheiten häufig am Rande des Anus eine Suppuration hervorruft, warum soll sie der Arzt nicht durch die Erzeugung eines künstlichen Geschwüres nachahmen? Serres hat im Pitié-Hospitale mehrere Fälle vorgezeigt, wo er mit diesem Mittel glücklich war; auch in meiner Praxis habe ich einige gehabt. Wird es Erfolg haben, wenn man es etwas über und vor der einen Tuberositas ischii applicirt? Der Kranke könnte ohne weitere Unbequemlichkeiten sitzen; wir fürchteten nicht die ausgedehntere Entblössung des Mastdarmes, welche durch den Eiter bedingt wird; wir würden uns vor einer Verletzung der Arterien durch das Instrument schützen.

Das Haarseil kann über und unter gewisse chronische Geschwülste gelegt werden, ich würde aber nicht wagen, es in die Geschwülste selbst anzubringen, weil ich darnach höchst gefährliche Entzündungen habe auftreten sehen. Ich habe in Folge der Anwendung dieses Mittels, welches zu beiden Seiten zwischen die Spinae ilei anteriores, superiores und inferiores applicirt worden war, Blasencatarrhe heilen sehen. Bei sehr magern Personen hat die Wieke den Nachtheil, dass sie die Haut schnell durchschneidet und die beiden Oeffnungen des Exutoriums vereinigt, welches mit den von uns bezeichneten Ausnahmen eigentlich an allen Stellen, wo die Haut Falten zu bilden vermag, hergerichtet werden kann.

Bisweilen sind zwei bis drei Haarseile unerlässlich.

Operation.

Nachdem der Chirurg die Haut in Erschlaffung versetzt hat, bildet er mit ihr eine Längenfalte, deren eines Ende er einem Gehülfen übergiebt, während er das andere mit der linken Hand selbst hält; mit der rechten Hand versieht er sich mit einem gewöhnlichen Bistouri, das er in der dritten Position hält, es an den adhärenten Rand der Falte flach einsenkt und letztere damit durchbohrt. Man theilt dem Instrumente eine zurückschlagende Bewegung mit, wodurch die zweite Oeffnung mit der ersten eine gleiche Grösse erhält. Dann führt man ein mit einem Oehre (Auge) versehenes Stilet, in das eine Wieke (Fäden) eingefädelt ist, auf der Klinge durch die Continuitätslösung und lässt die Fäden (oder die Wieke) darin zurück. Die beiden Mündungen sind gewöhnlich zwei bis drei Zoll von einander entfernt. Diese Entfernung kann aber auch das Doppelte und noch mehr betragen, wenn die Continuitätslösung sich auf den Brust- oder Unterleibswandungen befindet. Muss das Exutorium etwa eine mit der Länge des Gliedes perpendiculäre Richtung annehmen, so durchdringe das Bistouri die Gewebe schief, damit die zuerst bewirkte Oeffnung einen halben Zoll höher liege als die zweite; man erleichtert dadurch den Abgang des Eiters, dessen Stagnation nicht ohne Nachtheile ist. Häufig wird das Haarseil parallel mit der Achse des Rumpfes, der Extremitäten u. s. w. angelegt; wir brauchen wohl kaum zu bemerken, dass es mit dieser Achse sehr verschiedene Winkel bilden kann. Das Instrument interessirt übrigens nur die Haut, das Zellgewebe und die subcutane Fascia; wollte man es durch die doch mehr zur Einhüllung der Muskeln bestimmten Aponevrosen hindurchführen, so würde man Gefahr laufen, diese Organe zu verletzen und Blutungen so wie Entzündungen durch Einklemmung hervorzurufen.

Man hat angegeben, die Breite der Haarseilswunde solle das Doppelte der Höhe der Hautfalte betragen. Die Angabe ist aber nicht genau, denn es ist sehr schwierig zu umgehen, dass die Basis dieser Falte nicht breiter als der übrige Theil derselben sei, auch ist es ja bekanntlich in vielen Fällen nicht möglich, die Haut gehörig zu falten. Reicht der schnelle Ueberblick mit dem Auge nicht hin, den Umfang der von dem Instrumente zu durchdringenden Parthien zu bemessen, so mache man sich auf den Hautdecken zwei Zeichen.

Boyer's Nadel ersetzt das Bistouri und Stilet. Sie wird von vielen Chirurgen vorgezogen. Mit ihr vollführt man zwar die Operation schneller, aber sie vermehrt die Arsenale der Chirurgie um ein Instrument mehr. Noch müssen wir bemerken, dass man bei der Anlegung des Haarseiles das Zellgewebe in einer ziemlichen Dicke mitfassen muss, denn sonst würde der Faden noch leichter die Tegumente blosslegen, sie weit eher durchschneiden und so in kurzer Zeit die beiden Wundmündungen vereinigen.

Bedeutende Corpulenz, die Anschwellung der Weichtheile, eine Narbe verhindern mehr oder minder vollständig die Bildung einer Hautfalte. Dann steche man die Tegumente perpendiculär an, lege das mit einer langen Klinge versehene Bistouri horizontal ein, führe es unter die Gewebe in einer entsprechenden Ausdehnung weiter und lasse es dann, indem man die Spitze etwas emporhebt, wieder heraustreten.

Das flache Haarseil besteht aus einer Wieke von Leinwand, die an ihren Rändern ausgefranzt, etwa einen Zoll breit und meistens eine Elle lang ist. Das cylinderförmige Haarseil ist gewöhnlich so dick wie der Ohrfinger und besteht aus Baumwollenfäden; es ist minder reizend als das vorige. Dupuytren hat es in seinen Vorlesungen sehr gerühmt.

Ich habe in Folge der Application eines Haarseiles in den Nacken Hämorrhagien erfolgen sehen. Graduirte Compressen und einige Touren mit einer Zirkelbinde brachten die Blutung zum Schweigen.

Das durch die Wunde gebrachte Ende der Wieke muss einige Zoll darüber hinausragen; man bringt es mit dem andern über die Wunde, damit es so wenig als möglich von Eiter befleckt werde, wickelt hier beide bis nahe an die Mündung der Wunde in eine Compresse ein und hält sie fest, ohne etwa an den Tegumenten zu zerren, weil dies Schmerzen bewirken und zum Durchschneiden der Haut beitragen könnte. Uebrigens verbindet man mit einem mit Cerat bestrichenen gefensterten Stück Leinwand, mit Charpie und einer Compresse. Das Ganze wird mit einer Leib- oder Zirkelbinde oder auch mit einer Art dreieckigen Tuches nach Mayor befestigt.

Am dritten oder vierten Tage, nach Einigen früher, nach Andern später, je nach der Constitution des Kranken und der Temperatur der Atmosphäre, nimmt man den ersten Verband ab; besteht eine zu starke Entzündung, so lässt man die Wieke am Platze, applicirt erweichende Umschläge und wenn nöthig Blutegel sowie Fettsalben. Ein etwa vorhandener übler Zustand des Darmkanales wird indicationsgemäss bekämpft. Bleiben die Zufälle fortbestehen und werden sie sehr heftig, so muss die Wieke entfernt werden. Hat dagegen das Haarseil die Gewebe nicht hinreichend in Reizung versetzt, so bestreiche man die neue durch die Wunde hindurchzuführende Parthie desselben mit Unguentum corticis mezerei; besteht nur der erforderliche Grad der Reizung, so wende man das gewöhnliche Cerat an. Man zieht an dem kürzern Kopf der Wieke so viel davon wieder durch, als bisher in der Wunde gelegen hatte und vermeidet dabei jede Reibung an der innern Fläche der Haut, um keine Blosslegung oder Durchschneidung zu veranlassen.

Häufig sammelt sich Blut und trocknet auf der Wieke an, wodurch diese dann weit reizender einwirken kann. In solchem Falle befeuchte man sie, um sie zu reinigen, mit Althäwasser. Durch einen gelinden Druck wird der etwa unter der Haut befindliche Eiter entleert werden. Bildet sich ein Abscess, so öffne man ihn auf der Stelle und zerstöre die Fleischwärzchen mit Höllenstein, so bald sie sich stark entwickeln; werden sie zu voluminös, so erfasse man sie mit der Sectionspinzette und trage sie mittelst einer auf der Fläche gebogenen Scheere ab; man könnte sich hiezu wohl auch des Bistouris bedienen. Ist die erste Wieke fast ganz aufgebraucht, so lege der Chirurg ein Ende des alten Haarseiles über ein neues und führe einen Faden kreisförmig darum, wodurch diese vereinigt werden und der Kranke kaum etwas davon verspürt.

Wenn das Haarseil herausgegangen ist, so führe man es mit dem geöhrten Stilet wieder vorsichtig und genau in den fistulösen Gang ein. Fürchtet man, dass der Kranke nicht folgsam sein möchte, so könnte man das eine Ende der Wieke mit einigen Nahtstichen befestigen.

Ist die Zeit gekommen, in der das Haarseil bei Seite gelegt werden soll, so vermindere man nach und nach während einiger Tage die Dicke oder Breite der Wieke, und ist diese nun gänzlich hinweggenommen worden, so trage man Sorge, den Eiterheerd täglich ein- oder mehrmals durch leichtes Drücken zu entleeren. Man kann auch zu demselben Zwecke zwischen die Mündungen des Geschwüres einige Compressen und darüber eine Binde anlegen. Man zerstöre sorgfältig die etwa zu stark entwickelte Granulation und hindere das Verschliessen der Oeffnungen des fistulösen Ganges, sobald man nicht Gewissheit erlangt hat, dass die tiefern Parthien vernarbt sind. Setzt sich der Cicatrisation ein mucöses Pseudogebilde entgegen, so wende man die Expulsivbinde, Einspritzungen von süssem, aromatischem Weine, von Chlornatron zu drei Graden u. s. w. an und

erweisen sich auch diese Mittel erfolglos, so schneide man auf
der Hohlsonde den Fistelgang ein, lege Charpie in die Wunde
und cauterisire mit Höllenstein oder Liquor Bellostii. Ist aber
die zu dünne Haut nicht im Stande, sich mit den darunter liegenden Parthien zu vernarben, so nehme man die von ihrem Zellgewebe abgelösten Tegumente ganz und gar hinweg. Zuweilen
muss man so viel als möglich mit einer auf der Fläche gebog-
nen Scheere das mucöse Pseudogebilde abtragen; oft gelingt es
dadurch den eben bezeichneten Substanzverlust zu vermeiden.

Vom Cauterium.

Das Cauterium bewirkt eine Continuitätslösung, deren Vernarbung man durch eine Excitation und Einlegung eines fremden Körpers verhindert. Es veranlasst und unterhält äusserlich eine Reizung und Eiterung, wodurch man eine Subinflammation chronischer Anschwellungen oder auch eine üble Disposition des thierischen Organismus zu bekämpfen sucht. In manchen Fällen beabsichtigt man es zu erneuern und es an verschiedenen Stellen abwechselnd anzuwenden; dann legt man keinen fremden Körper ein, sondern lässt es vernarben, ja befördert sogar dessen Vernarbung.

Der Ort, wo das Cauterium applicirt werden soll, kann nicht für alle Fälle angegeben werden; man wähle so viel als möglich die Muskelinterstitien, Stellen, wo reichliches Zellgewebe vorhanden ist, und ganz besonders solche, welche mit dem kranken Organe vorzugsweise sympathisiren. Man vermeide dagegen den Verlauf der Sehnen, Gefässe und grösseren Nerven, so wie die Puncte, wo die Knochen oberflächlich liegen. Im Allgemeinen findet diese Regel auch bei den Muskeln Anwendung, die eine ähnliche Lage nachweisen. Bei chronischen Phlegmasien der Brust räth man gewöhnlich das künstliche Geschwür am Arme herzurichten, aber in den neuesten Zeiten haben es Recamier, Waidy u. A. mit vielem Erfolge auf den Brustwandungen selbst applicirt. Bei der Behandlung indolenter weisser Geschwülste bringt man es ausserhalb der Krankheitssphäre an, denn auf dem afficirten Gewebe selbst würde es sehr gefährliche Entzündungen zur

Folge haben können. Wenn die genannten Affectionen von einem bedeutenden Schmerze begleitet sind, so muss man auf das Cauterium verzichten, denn hier würde es statt heilsam einzuwirken, eine das Uebel steigernde starke Reaction hervorrufen; man muss dann den umsichtig anzuwendenden antiphlogistischen Mitteln den Vorzug geben. Wenn die Stelle des krankhaften Zuflusses nicht genau festzustellen ist, so soll man nach Barthez das Exutorium auf der entsprechenden Hälfte des Körpers und zwar dem vermuthlich kranken Organe so nahe als möglich anbringen. Oft legt man Cauterien längs des Rückgrathes, auf den Unterleib; sie sind weniger lästig in den vordern und untern Seitengegenden des Bauches, als unterhalb der Nieren, woselbst sie von den Frauen, welche an Anschwellungen der Gebärmutter leiden, so schwer ertragen werden. Die clinischen Aerzte appliciren sie nicht an den Schädel, weil sie daselbst bisweilen subaponevrotische Entzündungen u. s. w. veranlassen. Es werden überhaupt die hier in Rede stehenden künstlichen Geschwüre besonders an folgenden Orten angebracht:

1) Am Arme; der linke wird in der Regel vorgezogen, weil dieser von den Kranken weniger gebraucht wird und sich leichter verbinden lässt. Man bewirkt hier das Exutorium zwischen der untern Insertion des Deltoideus, der obern des Brachialis anterior und den Köpfen des Biceps und Triceps; in dieser mit vielem Zellgewebe versehenen Vertiefung bleibt das Cauterium besser am Platze und verhindert die Functionen der Muskeln nicht, da es nicht auf ihnen liegt.

2) Am Schenkel. Hier wird das künstliche Geschwür ohngefähr einen Zoll über der Tuberositas interna, in dem Raume, der aussen von dem Vastus internus, innen vom Adductor tertius, Sartorius, Gracilis, Semimembranosus und Semitendinosus gebildet wird, angelegt. Auf diese Weise dehnt das Causticum seine Wirkung weder auf den Knochen, noch auf die Sehnen aus. Bei Personen, die viel zu Pferde sind, erzeugt dieses Cauterium mancherlei Beschwerlichkeiten.

3) Am Unterschenkel. Man setzt es hier ohngefähr einen Zoll vom innern Rande der Tibia, einen Zoll unter dem Con-

dylus internus dieses Knochens auf den Gemellus. Die Verletzung der Vena saphena interna und die Schwierigkeit, das Exutorium durch die Beinkleider (Culottes) zu verdecken, verhindern hier oft dessen Anlegung.

Das an der äussern und innern Seite des Oberschenkels, zwischen dem Biceps und Vastus externus bewirkte Cauterium scheint mir vor den beiden vorherigen den Vorzug zu verdienen, weil es keinen von deren Nachtheilen mit sich führt. Ohne Zweifel wird man mir einwerfen, dass das an der äussern Seite des Gliedes gelegene Fontanell weit mehr äusseren Beschädigungen ausgesetzt ist, was wir auch nicht bestreiten wollen; aber es scheint uns dieser Einwurf mit den angegebenen Nachtheilen keinen Vergleich aushalten zu können.

4) Endlich kann man für das Cauterium auch noch den Nacken auswählen und zwar die obere und hintere Parthie des Halses, welche von der Hinterhauptsportion des Trapezius und Complexus begrenzt wird. An dieser Stelle befindet sich viel Zellgewebe, auch steht sie mit dem Innern des Schädels in directerem Bezuge.

Will man das künstliche Geschwür schnell einwirken lassen, so mache man mit dem in der ersten Position gehaltenen Bistouri einen halben Zoll langen Einschnitt; ist aber die Haut hinreichend schlaff, so ist es besser, wenn der Chirurg eine Falte bildet und diese von ihrem adhärenten bis zu ihrem freien Rande, oder auch in einer diametral entgegengesetzten Richtung einschneidet. Abgesehen von dem eingeschlagenen Verfahren, so zieht man es vor, den Einschnitt perpendiculär mit der Achse des Theiles, wo er bewirkt werden soll, zu machen. Da der in die Wunde einzulegende fremde Körper immer die Neigung hat nach unten zu gehen, so wird er durch die unterste Lippe fester als durch den untern Winkel der Wunde gehalten werden. Der Verband ist ganz einfach. In die entblösste Fläche wird ein Charpiebäuschchen, und ist eine stärkere Reizung nothwendig, Baumwolle oder Werg eingelegt. Dann applicirt man ein mit Cerat bestrichenes gefenstertes Stück Leinwand, eine Compresse und eine Binde oder auch die dreieckige Bandage von Mayor. Der gewöhnliche Armschnürer und namentlich der von Leperdriel verdient den Vorzug. Man kann sich einer dünnen Metallplatte, deren Form dem Orte entspricht, als Schutzmittel des Fontanells gegen äussere Beschädigungen bedienen. Den Verband erneuert man den dritten oder vierten Tag, bald früher, bald später, je nach den Indicationen. Man substituirt dann der Charpie ein, zwei, drei, vier oder noch mehr Erbsen nach Maassgabe des Grades der Reizung und der Eiterabsonderung, welche man erzielen will. Dann legt man Epheu-, Kraut- oder Runkelrübenblätter, wovon man vorher die Ränder, Zacken etc. entfernt hat, auf. Das Diachylonpflaster hat den Uebelstand, dass es die Haut beschmutzt und zuweilen entzündet. Der von Leperdriel, Mauvage u. A. angegebene Taffent ist allen andern Mitteln vorzuziehen. Endlich applicirt man eine Compresse und hält das Ganze mit dem Armschnürer fest.

Man wendet das Aetz-Kali an, nach Vielen mit Alkohol, besser aber mit Kalk, obschon es dann minder energisch einwirkt. Es erzeugt einen sehr guten Schorf und fliesst nicht so leicht auf die zu schonenden Gewebe. Man legt zu diesem Behufe ein Stück mit einem etwa ein bis zwei Linien grossen Fenster versehenes Heftpflaster, das einen Durchmesser von ohngefähr zwei Zoll hat und an seinen Winkel ausgeschnitten ist, auf und in dessen Fenster ein ein Hanfkorn grosses Stück Aetzkali; darüber bringt man nun ein zweites um das Doppelte als das erstere grösseres Stück Heftpflaster, eine Compresse und befestigt das Ganze auf die vorher angegebene Weise. Gewöhnlich hat das Kali nach sechs Stunden hinreichend eingewirkt; der etwas heftige Schmerz hält nicht länger an. Man räth, sich beim Verbande eines mit Cerat oder Fett bestrichenen Plümasseau zu bedienen, aber der Taffent von Leperdriel oder Mauvage ist vorzuziehen. Der Verband wird den zweiten oder dritten Tag erneuert. Die Eiterung hat nun schon den Schorf etwas abgestossen, doch darf daran noch nicht gezerrt werden, es würde Schmerzen verursachen. Der Abfall desselben erfolgt gewöhnlich nach sieben Tagen; bisweilen muss man länger warten. Ist dies der Fall, so spalte man den brandigen Punct kreuzweise und

nehme ihn theilweise weg, hüte sich aber Schmerzen hervorzurufen. Besteht eine heftige Entzündung, so werden erweichende Cataplasmen nothwendig. Ist die Reizung nicht
stark genug, so steigere man sie durch excitirende Applicationen. Wenn der Schorf abgefallen ist, so legt man nach
den oben angegebenen Regeln Erbsen in das Geschwür ein.

Wenn man das Aetzkali auf die abgemagerten Brustwandungen applicirt, so muss dies ganz besonders nur in sehr
kleiner Quantität geschehen. Eine Nichtberücksichtigung dieser Vorschrift kann den Tod des Kranken zur Folge haben,
wie ich es leider bei einem Individuum beobachtete, dessen
Pleura blossgelegt war und sich entzündet hatte. Will man
eine starke Excitation und Eiterung hervorrufen, so kann das
Aetzmittel die Grösse einer starken Linse erhalten.

Aber man wirft dem Aetzsteine vor, dass er viele Schmerzen und zu grosse Schorfe bewirke; in dieser Beziehung ist
ihm im Allgemeinen das Wiener Pulver vorzuziehen, dessen
Composition folgende ist:

R. Kali caust.

Calc. viv. pulv. ana part. I.

Man zerreibt das Aetzkali in einem erhitzten eisernen Mörser
und mischt es darin innig mit dem Kalke zusammen, dann
thut man es schnell in ein Flacon und verschliesst dies hermetisch.

Will man nun ein Cauterium bilden, so verdünnt man
etwas von diesem Pulver mit Alkohol, so dass eine Paste wird,
und bringt diese ohngefähr zwei Linien dick in das Fenster
des Heftpflasters, welches aber hier so gross wie ein Franken-
stück sein muss. Im Uebrigen wird wie bei dem Aetzkali
verfahren.

Die Einwirkung der Wiener Paste ist heftig, sie dauert,
sagt man, eine halbe Stunde. Wir sind überzeugt, dass zehn
Minuten hinreichen einen die ganze Dicke der Tegumente beanspruchenden Schorf zu erzeugen. Wir können es nicht oft
genug wiederholen, dass dies Medicament die Haut um die
Stelle, wo es der Chirurg applicirt hat, nicht angreift. Findet
man etwa bei der Abnahme des Verbandes noch Stückchen von

der Paste auf den Tegumenten vor, so nehme man sie mit einem Spatel weg.

Die Ammoniaksalbe von Gondret wirkt schneller ein als die erwähnte Paste. Wir werden bald davon näher reden. Die anderweiten noch in Gebrauch gekommenen Caustica sind minder vortheilhaft, wesshalb wir ihre Angabe unterlassen wollen.

Will man anstatt eines Cauterium das Vesicator anwenden, so legt man auf ihn eine in einem gefensterten Stück Heftpflaster befindliche Erbse und darüber ein zweites nicht gefenstertes Pflaster, graduirte Compressen und befestigt das Ganze mittelst einer ziemlich stark angezogenen Binde. Drei oder vier Tage reichen zur Bildung des künstlichen Geschwüres hin. In schwierigen Fällen legt man ein in Leinen gewickeltes Geldstück auf die Erbse und umgiebt sie mit einigen festen Zirkelbindengängen. Manche Chirurgen nehmen anstatt des Heftpflasters ein Stück ebenfalls gefensterter mit Cerat bestrichener Leinwand und legen diese auf die excoriirte Hautstelle auf. Sie gewährt den Vortheil, dass sie jene Hautstelle nach Maassgabe wie sie das Cauterium bildet, vernarbt. Man erneuert sie jeden Tag.

Nachdem wir nun die hauptsächlichsten Mittel zur Bildung eines künstlichen Geschwüres genannt haben, wollen wir auch ihre Vortheile und Nachtheile angeben. — Das mit dem Bistouri wird am schnellsten bewirkt, man macht ihm aber den Vorwurf, dass darnach eine geringere Reizung wie nach dem Aetzkali entstehe, obschon man sich der erwähnten Baumwollen- oder Wergbourdonnets bediene. Dieser Vorwurf ist nicht ganz unbegründet, auch ist es allbekannt, welche grosse Abneigung die Leute gegen das schneidende Instrument hegen. Dagegen hat ein auf diese Weise gebildetes Exutorium nicht wie das Causticum den Nachtheil, dass es einen Schorf erzeugt, dessen sehr später Abfall den Arzt an der Erreichung des beabsichtigten Zweckes verhindert und dessen Grösse eine weit unangenehmere Narbe als die durch die Bistouriwunde bewirkte zur Folge hat. Die Bildung eines Cauterium auf einem Vesicator veranlasst häufig einen unerträglichen Schmerz und lässt sich nicht immer genau an der bestimmten Stelle einrichten,

weil die Erbse weiter rücken kann, auch ist, wenigstens in der
Regel, die nur von dem fremden Körper deprimirte Haut im
Stande sich wieder zu erheben und so kann, wenn die, ausserdem bisweilen ziemlich schmerzende, Compression nicht fortbestehen bleibt, das Fontanell wieder verschwinden. Ist indessen eine längere Zeit schon verflossen, so sind die Tegumente
hinreichend perforirt und der bezeichnete Uebelstand fällt weg.
Von der Wiener Paste haben wir schon geredet.

Das künstliche Geschwür darf nicht zu oft verbunden werden, denn sonst erhält es die Neigung zu vernarben; man erneuere den Verband blos einmal täglich, falls nicht etwa eine
sehr beträchtliche Eiterung eingetreten ist. Zur Verdeckung des
üblen Geruches nehme man anstatt gewöhnlicher Erbsen Kügelchen aus Radix Iridis florentinae. [Z. B. in folgender Formel:

$$\text{R}\!\!\!/. \quad \text{Rad. Irid. florent. } \bar{\text{z}}\beta$$
$$\text{Cer. flav. } \bar{\text{z}}\text{j}\beta$$
$$\text{Rad. Curcum. } \bar{\text{z}}\text{j}$$
$$\text{Terebinth. venet. q. s.}$$

Fiant pisae pro fonticulis. S. Fontanellkügelchen.]

Man besprenge die Verbandstücke öfter mit aromatischem,
z. B. Cölnischem Wasser und wickle auch zu demselben Behufe
den Arm in Gummitaffent oder wende die schon erwähnte Metallplatte an, die nebenbei auch vor Beschädigungen schützt.

Bewirkt die Erbse keine genügende Reizung, so bestreiche
man sie mit Ungt. styrac., Ungt. epispasticum, Mezerei. Die
heftige Entzündung, das Jucken, die kleinen Knötchen, welche
sich besonders im Sommer zeigen, werden je nach den Indicationen mit erweichenden oder adstringirenden Umschlägen
behandelt. Fetteinreibungen auf den erysipelatösen Stellen leisten oft sehr gute Dienste. Wie sie anzuwenden, ist schon von
uns angegeben worden. Eine sich zu stark entwickelnde Granulation halte man mit Höllenstein nieder und ragen die Wucherungen sehr hervor, so nehme man sie mittelst einer auf der
Fläche gebogenen Scheere hinweg; sind dieselben gleichzeitig
ziemlich breit geworden, so schliesse man sie durch zwei halbmondförmige Einschnitte ein und trage sie dann mit dem Bistouri
ab. Sehr vortheilhaft ist es, durch die Erbse einen Faden zu

ziehen, weil man sie so ohne Schwierigkeit herausnehmen kann, wenn sie in Folge ihrer tiefern Lage theilweise oder ganz von den Geweben überdeckt ist, was gar nicht so selten vorkommt. Ist jedoch diese Vorsichtsmaassregel ausser Acht gelassen worden, so drücke man mit dem Daumen und Zeigefinger von zwei entgegengesetzten Seiten auf die Parthien, in denen die Erbse eingekapselt ist; sie wird dann meistens ganz leicht hervorgetrieben werden. Ist dies Verfahren mit Schmerzen verbunden, so senke man in den fremden Körper eine hakenförmig gekrümmte Nadel ein, wodurch sie nun ohne weitere Schwierigkeit extrahirt werden wird.

Ein sehr grosser Uebelstand des Cauterium ist der, dass es die Neigung hat, sich nach dem untern Theile des Gliedes zu begeben; die Schwere der Erbse, des Eiters, der reizenden Stoffe, welcher man sich zum Verbande bedient, erzeugen ulceröse Gänge, die hässliche Narben zur Folge haben. Auf Muskeln oder einem Nervenzweige wird das künstliche Geschwür sehr schmerzhaft. Zuweilen dehnt es sich sogar bis zu dem nächsten Gelenke aus. Dann muss es unbedingt unterdrückt und ein anderes bewerkstelligt werden. Will man diese bedeutenden Uebelstände vermeiden, so muss man den durch den fremden Körper gezogenen Faden oberhalb der Continuitätslösung anbringen, wodurch dieser fremde Körper etwas aufwärts gezogen und somit die untere Wundlippe von seinem Gewichte befreit wird. Der genannte Faden wird mit Diachylonpflaster angeklebt, dann über dieses umgestülpt und mit einem zweiten Pflaster bedeckt. Um so viel als möglich die den untersten Theil des Cauterium begrenzenden Tegumente zu erhalten, führe man das Heftpflaster mit darüber hinweg, lege einen Charpiekuchen darauf und befestige den ganzen Verband mit Nadeln oder einigen Nahtstichen. Auf diese Weise wird er sich nicht verrücken und die Erbse mit fortziehen.

In manchen Fällen wird das Cauterium flechtenartig und diese Complication macht oft rasche Fortschritte, so dass die Beseitigung des Geschwüres unerlässlich wird; man bildet dann ein zweites an einer andern Stelle, wie es die Indicationen erheischen. Die nämliche Regel befolgt man auch, wenn das

Exutorium zu grosse Schmerzen verursacht oder die Erbse die Gewebe in einer zu ausgedehnten Weise aufgewühlt hat oder endlich wenn das Geschwür fast gar nicht mehr eitert und keine Reizung bewirkt, weil es sich auf einem Narbengewebe befindet, das nur eine höchst schwache Vitalität besitzt.

Gewöhnlich legt man nur Ein Cauterium an, aber in ziemlich vielen Fällen werden drei, sechs, zehn und noch mehr eingerichtet.

Sinapismus.

Dieses Topicum besteht aus Senfmehl und Wasser unter den weiter unten angegebenen Verhältnissen. Man bildet aus diesen beiden Substanzen einen Brei (Teig) und legt ihn auf die Haut. Er erzeugt entweder eine Röthung oder Blasen, kann aber auch Schorfe veranlassen.

„Der frische Senfsaamen giebt ein minder kräftiges Mehl. Man steigert seine Kraft besonders dadurch, dass man die Körner vor der Pulverisirung in einem Trockenofen trocknet. Es kann den Pharmazeuten nicht dringend genug anempfohlen werden, den Senf selbst zu pulverisiren; sein Mehl bildet eines jener energischen Medicamente, auf welche der Arzt sich ganz verlassen muss; das Leben des Kranken hängt oft von dessen Kraftgehalt ab, das im Handel vorkommende Senfmehl ist jedoch häufig verfälscht.

„Robinet hat den Rath ertheilt, das Oel des zu Sinapismen bestimmten Senfmehles durch Ausdrücken abzusondern, weil es dann weit weniger ranzig und seine Einwirkungskraft vermehrt wird." (Nouveau traité de pharmacie théorique et pratique, par E. Soubeiran.) Wir brauchen wohl kaum zu bemerken, dass das auf diese Weise präparirte Senfmehl nicht so lange aufgelegt bleiben darf; der Chirurg muss öfter nachsehen, was unter dem Sinapismus vorgeht.

„Gewöhnlich präparirt man die Sinapismen mit Essig, aber da die Säuren einen schädlichen Einfluss auf die Entwickelung ihres activen Theiles (des flüchtigen Oeles, Oleum Sinapis aetherum) haben, so ist es besser, sie aus einer Mischung von

Mehl und kaltem Wasser zu bilden. Man verwende dazu kein kochendes Wasser, weil sich dann, wie schon gesagt, der Kraftgehalt nicht gehörig entwickelt, aber man kann sich ohne Nachtheil Wasser von dreissig bis vierzig Grad bedienen. Manchmal setzt man den Sinapismen noch andere Stoffe hinzu, die durch ihre Schärfe deren Energie steigern können, wie Pfeffer, Knoblauch, Canthariden in Substanz oder in alkoholiger Tinctur. Den Pfeffer pulverisirt man und legt ihn auf die Fläche des Cataplasma. Der Knoblauch muss mit dem Senfteige selbst vermischt werden, nachdem er zuvor kalt zerquetscht worden ist. Die Cantharidentinctur setzt man entweder der Masse zu oder, was noch besser ist, feuchtet bloss die Oberfläche damit an." (Loco citato.)

Die weiter oben von uns angedeuteten Vorsichtsmaassregeln hinsichtlich der grössern Einwirkungsfähigkeit des Sinapismus finden auch hier ihre Anwendung.

Fauré hat eine Zubereitungsart des Senfteiges bekannt gemacht, die mir, wenn die Indication eine schnelle Einwirkung dieses Medicamentes erheischt, höchst nützlich erscheint. Hier die Formel:

      ℞. Olei Sinapis aetherei part. j

          Spir. vini rect. (25° Cartier) part. XX.

      M. filtr.

Diese Flüssigkeit erzeugt auf der Haut eine lebhafte Reizung. Man wendet sie mittelst eines Stückes feinen Flanelles oder feiner Leinwand an, welche man mehrmals damit befeuchten kann. Nach zwei bis drei Minuten ist die Wirkung erfolgt. Wenn man die Application dieses Mittels in entsprechender Weise regelt, so kann man nach Belieben eine Hautröthung oder auch Blasenbildung hervorrufen. (Loco citato.)

Ist das Senfmehl alt, so kann es gar keine Wirkung haben. So habe ich einen Sinapismus acht und vierzig Stunden aufliegen sehen, ohne dass er nur einmal die Haut geröthet hatte. Derselbe war mit Essig zubereitet worden.

Die Ammoniaksalbe von Gondret röthet die Haut oder bewirkt auch Phlyctänen und selbst Schorfe mit grosser Schnelligkeit. Man könnte sich derselben in dringenden Fällen bedienen.

Wir werden bald angeben, wie dies Medicament zu gebrauchen ist. (S. den Abschnitt: Ammoniaksalbe von Gondret.)

Wenn man etwa die zur Bereitung eines Sinapismus erforderlichen Substanzen nicht zur Hand hat, so bediene man sich des heissen Wassers oder jedes andern Körpers, der einen hinreichenden Hitzegrad besitzt. Man muss sie die den Umständen gemässe Zeit entweder in einer gewissen Entfernung von der Haut halten oder darauf appliciren, insofern sie nur eine Röthung oder Phlyctänen erzeugen sollen.

Der Sinapismus muss die Consistenz des Cataplasma haben und die Mischung des Wassers mit dem Senfmehl sehr genau stattfinden. Derselbe sei einen halben Zoll dick und in der Regel so breit wie eine oder zwei flache Hände. Die Ränder der dicken Leinwand, auf die er gestrichen ist, werden einige Linien weit umgeschlagen, damit er besser anschliesse und ganz allein die Hautstelle bedecke.

Er reizt weit mehr als das Vesicator, dessen Eigenschaften er übrigens als blasenziehendes Mittel theilt. Er ist demselben besonders dann vorzuziehen, wenn man schneller, stärker die niedergehaltene Vitalität anfachen, aufregen will. Man wendet es oft als ableitendes Exutorium gegen den Rheumatismus an, allein es erregt bei sehr nervenschwachen Personen zu starke Schmerzen und dann kann man die Functionen sehr stören und sogar Convulsionen herbeiführen. Man greife daher bei den in Rede stehenden Individuen nur zu diesem Mittel, wenn es die Umstände gebieterisch erheischen.

Die Sinapismen legt man auf die obern, untern Extremitäten, in den Nacken und auf den Rumpf auf, vermeidet aber die Stellen, wo Knochen, Schnen, Gefässe und grössere Nerven oberflächlich liegen, denn dieses Topicum erzeugt bisweilen Ulcerationen und sogar Brand, woran die genannten Organe Theil nehmen könnten. Die dicke Beschaffenheit der Epidermis in der Planta pedis und Palma manus verhindert daselbst oft die Einwirkung des Senfteiges. Behaarte Stellen werden vorher abrasirt.

Gewöhnlich legt man zwei, häufig aber auch nur einen Senfteig auf. Es können aber vier und noch mehr in Gebrauch kommen.

In allen Fällen wird dieses Topicum mit einer breiten mehrmals zusammengeschlagenen Compresse bedeckt. Hat man es auf die Extremitäten applicirt, so ist es besser, es mit ziemlich stark angezogenen Bindenzirkelgängen zu umgeben. Auf der Brust und dem Unterleibe gebrauche man eine Leibbinde oder den Achselträger. In den beiden Fällen müssen die Bindengänge ober- und unterhalb der Stelle, wo der Sinapismus liegt, stärker angezogen und die zur Befestigung des Verbandes verwendeten Nadeln quer gesteckt werden, weil sie nur so, wie jede Frau weiss, das Verrücken des Apparates verhüten. Beim Achselträger kann man die Nadeln auch parallel mit der Achse des Körpers und von unten nach oben einstecken, dann wird die etwaige Einwirkung auf die Bandage diese Nadeln eher noch mehr einsenken als herausziehen, wenn sie vielleicht sich schon etwas verschoben haben. Uebrigens befestige man zur grössern Sicherheit den Apparat, wenn möglich, auf die Wäsche des Kranken. Oft machen aber die Bewegungen des letztern, wenn er unfolgsam oder seiner Sinne nicht mächtig ist, die eben angegebenen Vorsichtsmaassregeln erfolglos; dann fixire man die Arme gegen den Rumpf und halte sie daselbst mittelst einer langen Serviette fest, welche man anderthalb Mal um den Körper führt und dann mit Nahtstichen befestigt. Einige Bindenkreisgänge um die Unterschenkel und eben solche um die Oberschenkel erhalten diese fest gegen einander. Zuweilen hängt von diesen Vorkehrungen das Leben eines Kranken ab. Eben so nöthig ist es auch, wenn Stückchen von dem Senfteige in das Bett gefallen sind, dasselbe gehörig zu reinigen oder dessen Wäsche zu wechseln, denn oft gerathen derlei Stückchen auf Stellen, die schon bei schwachem Drucke Neigung haben, brandig zu werden und nunmehr schorfig werden können.

Die Dauer der Application des Sinapismus ist je nach der Wirkung, welche damit erzielt werden soll, verschieden. Soll er nur die Haut röthen, so bleibt er gewöhnlich fünfzehn bis dreissig Minuten liegen und noch einmal so lange, wenn er Blasen ziehen soll. Um Schorfe zu erzeugen, muss er meistens zwei Stunden am Platze bleiben. Indessen können wir nicht unerwähnt lassen, dass alle die genannten Wirkungen bei dem

Einen früher, bei dem Andern später, je nach dem pathologischen Zustande und der vorwaltenden Idiosyncrasie, einzutreten vermögen. Weiter oben sprachen wir von der grössern oder geringern Einwirkungsfähigkeit des Senfteiges, je nachdem er zusammengesetzt ist; hier wollen wir noch dazu bemerken, dass er langsam einwirkt, wenn man ihm noch etwas Leinsaamenmehl beimengt oder ein aus letzterm bestehendes Cataplasma mit Senf bestreut.

Velpeau giebt an, das letztgenannte Topicum vermöge keine Blasen hervorzubringen, wirke nur ganz leicht ein und könnte die ganze Nacht und den ganzen Tag am Orte belassen werden. Diese Vorschrift ist sehr merkwürdig, denn es ist wohl in der That Niemandem unbekannt, dass man bei Befolgung derselben sehr schlimme Zufälle herbeiführen würde. Ferner ertheilt Velpeau den Rath, dass man den Sinapismus, wenn er blos die Haut röthen soll, durchschnittlich eine bis drei Stunden liegen lasse, und doch ist es weltbekannt, dass er in dieser Zeit zum allermindesten fast stets Blasen gezogen hat. Im Allgemeinen dienen die Reizung und der Grad der Schmerzen dem Chirurgen zur Anzeige, wie lange er den Senfteig aufliegen lässt, und in zweifelhaften Fällen erfordert es die Vorsicht, von Zeit zu Zeit den Zustand der Haut zu untersuchen, um sich zu überzeugen, ob der beabsichtigte Zweck erzielt oder ein Ueberschreiten desselben zu befürchten sei. Noch müssen wir auf einen Umstand aufmerksam machen, welcher den Practiker vorzugsweise zur Vorsicht antreiben dürfte: nämlich bei Ohnmachten, Eclampsie, gewissen Apoplexien scheinen die Sinapismen keine Wirkung zu haben; beginnen aber die Lebenskräfte wieder sich zu erheben, erlangen sie neue Energie, so ist man erstaunt, Hautröthung oder Blasen, ja selbst Schorfe vorzufinden.

Wenn der Organismus noch Reizung nöthig und das Topicum bloss die Haut geröthet hat, so verbindet man die Stelle nicht; im entgegengesetzten Falle aber wäscht man die entzündeten Parthien mit Althäawasser ab, legt etwas Cerat oder auch ein erweichendes Cataplasma zwischen zwei Leinwandstücken auf. Letzteres Mittel ist bei einer bedeutenden Entzündung unbedingt nothwendig.

Wenn der blasenziehende Sinapismus noch nicht hinreichend gereizt hat, so nehme man die von dem Rete Malphigi abgelösten Theile der Epidermis gleichzeitig mit hinweg und verbinde nicht; ist aber der erforderliche Grad der Irritation erreicht oder überschritten worden, so schone man die Blasen, öffne sie mit der Lanzette oder einer Nadel an der untersten Parthie und bedecke die Stelle mit einem mit Cerat bestrichenen Stück feiner Leinwand. Manchmal leistet ein erweichendes Cataplasma gute Dienste.

Bestehen Schorfe, so wende man erweichende oder auch antiseptische Umschläge an, je nachdem man entweder die Entzündung herabstimmen oder steigern will. Die mortificirten Gewebe stossen sich gewöhnlich in der ersten oder zweiten Woche ab; ist dies geschehen, so behandelt man die Continuitätslösung wie ein einfaches Geschwür.

Soll aber die Hautröthung oder Blasenbildung so schnell als möglich beseitigt werden, so wende man wie bei den Verbrennungen des ersten und zweiten Grades Chlornatron an, es wird die Indication vollkommen erfüllen. Wir haben durch eine grosse Anzahl von Thatsachen die beruhigende Wirkung dieses Mittels dargethan; es wird hier den nur schädlich einwirkenden Schmerz mildern und wohl auch ganz beseitigen. (Vgl. Clinique chirurgicale de l'hôpital de la Pitié. I. Das Kapitel: Verbrennungen.) Man wendet das Chlornatron im Allgemeinen zu drei Graden an, aber hier müssen der pathologische Zustand und die Idiosyncrasie mit in Anschlag gebracht werden, daher dieses Verhältniss bald zu schwach, bald zu stark erscheint. Soll es entsprechend einwirken, so muss es ohngefähr zehn Minuten lang eine leichte Wärme, ein gelindes Brennen, eine Art Jucken bewirken; haben diese Wirkungen nicht statt, so steigere man die Energie dieses Medicamentes, indem man ihm zwei oder drei Grade mehr ertheilt. Verlängern sich die Erscheinungen über den angegebenen Zeitraum, so nimmt man den Verband ab und verringert die Flüssigkeit um ein oder zwei Grade; in allen Fällen aber legt man ein mit Cerat bestrichenes

Leinwandstück und darüber eine dicke Lage mit Chlornatron getränkter Charpie auf; dann vervollständigt man den Verband durch Compressen und eine geeignete Binde. Alle zwei Stunden etwa wird er aufs Neue mit Chlornatron befeuchtet. Wenn sich Blasen gebildet haben, so nimmt man diese vorher mittelst einer auf dem Blatte gebogenen Scheere hinweg; dadurch wird man Schmerzen verhüten und die Einwirkung des Medicamentes, weil die Epidermis beseitigt worden, sehr befördern.

[Es sei hier schon aus der Clinique chirurgicale etc. des Verfassers Folgendes zur vorläufigen Benutzung und Erklärung mitgetheilt:

„Das concentrirte Chlornatron muss auf der Salzwage von Baume zwölf Grad zeigen und zwei und zwanzig Theile einer schwefelsauren Indigoauflösung entfärben. Dieses Chlorpräparat muss mit reinem Natron dargestellt werden. Folgende Tabelle giebt das Verhältniss an, welches in der Officin von Labarraque (an den sich Verf. wandte) befolgt wird. Man nimmt·

Chlornatron.	Reines Wasser.	Grad oder Quantität der Indigoflüssigkeit, die durch Chlornatron entfärbt wird.
1 Theil	0	22 Grad
1 „	1 Theil	14 „
1 „	2 Theile	10 „
1 „	3 „	8 „
1 „	4 „	7 „
1 „	5 „	6½ „
1 „	6 „	6 „
1 „	7 „	5½ „
1 „	8 „	5 „
1 „	9 „	4½ „
1 „	10 „	4 „
1 „	11 „	3¾ „
1 „	12 „	3¼ „
1 „	13 „	3 „
1 „	14 „	2½ „
1 „	15 „	2¼ „
1 „	19 „	1¾ „
1 „	24 „	1¼ „
1 „	29 „	1 „ schwach.

Wenn man also Chlorsalz im dreissigsten Grade verordnet, so erhält man Chlor zu einem Grade; will man es zu drei Graden haben, so kann man Chlor im vierzehnten verordnen, d. h. einen Theil mit dreizehn Theilen Wasser."]

Die Hautröthung wird binnen vier und zwanzig oder acht und vierzig Stunden aufgehoben und die entblösste Haut vernarbt in drei bis vier Tagen, wenn das Rete Malphigi nicht ulcerirt worden ist, im entgegengesetzten Falle aber in acht bis neun Tagen. Jeder weiss, dass bei dem Gebrauche anderer Mittel die Heilung erst nach einer um wenigstens die Hälfte längern Zeit erfolgt.

Ammoniaksalbe des Dr. Gondret.

Wenn im Sommer die Temperatur der Atmosphäre fünfzehn Grad (Réaumur) und darüber ist, so lässt sich diese Salbe aus gleichen Theilen Unschlitt und Ammoniakflüssigkeit sehr gut zubereiten; im Winter aber, wenn der Thermometer acht Grad über Null oder sechs unter Null zeigt, verfährt man auf folgende Weise: Fünf Drachmen Unschlitt und drei Drachmen süsses Mandelöl werden in einem Flacon mit weiter Oeffnung bei gelinder Wärme flüssig gemacht; dann wartet man, bis die Temperatur des Gefässes auf zehn Grad (Réaumur) gesunken ist, fügt nun eine Unze Ammoniakflüssigkeit zu zwei und zwanzig Graden hinzu und rührt die Mischung so lange um, bis sie fest geworden ist, worauf man das Flacon hermetisch verschliesst und verkittet. Das Verschliessen des Flacons mit Schmergel ist vorzuziehen. Zeigt der Thermometer zehn Grad (Réaumur) und darüber, so nimmt man sechs oder sieben Drachmen Unschlitt und ein oder zwei Drachmen Mandelöl, macht beide Stoffe flüssig, lässt das Gefäss bis zur atmosphärischen Temperatur erkalten und setzt nun eine Unze Ammoniakflüssigkeit zu zwei und zwanzig Graden hinzu. Das weitere Verfahren ist wie das vorige.

Anstatt des Unschlittes kann man auch Cacaobutter oder Wachs und anstatt des Mandelöles Eigelb, Schweinefett, Baumöl nehmen. Ich habe, nach der Abhandlung des Dr. Gondret, die Bereitungsweise seiner Salbe desshalb angezeigt, damit sie der Chirurg in dringenden Fällen selbst anzufertigen vermag.

Der Practiker wird diese Salbe selbst appliciren, damit er ihre Wirkungen bemessen und beherrschen kann. Bei Frauen und Kindern wirkt dies Topicum weit kräftiger und schneller ein. Hiebei spielt jedoch die Idiosyncrasie eine Hauptrolle mit.

In Fällen von Paralysen ist die Einwirkung der Salbe minder kräftig und dann wird sie in cauterisirender Dosis angewendet.

Will man bloss eine Reizung auf der Haut, eine Vermehrung oder Wiederherstellung der Hautausdünstung bezwecken, so reibe man die betreffende Stelle mittelst eines mit Ammoniaksalbe versehenen Leinwandstückes eine Secunde lang ein und wische sie dann unmittelbar nachher wieder ab. Beabsichtigt man eine Hautröthung, so wird die auf Leinwand ein bis zwei Linien dick aufgetragene Salbe fünf bis sechs Minuten aufgelegt; wird sie in derselben Dosis zehn bis fünfzehn Minuten angewendet, so veranlasst sie Blasen und in etwa einer halben Stunde einen Schorf. Alle diese Phänomene sind durch eine aus Portal, Thénard und Percy zusammengesetzte Commission der Académie des Sciences constatirt worden.

Man hat sich oft der Ammoniaksalbe des Dr. Gondret bedient, um die Erosion einer Hautstelle zu bewirken, auf die man, zur Bekämpfung der durch eine Nevralgie, Uterinkrankheit u. s. w. bedingten heftigen Schmerzen, Morphium muriaticum applicirt. Dann ist es höchst wichtig, dass die Salbe keinen Schorf erzeugt, denn so leicht dieser auch sein mag, so wird er doch unbedingt die Absorption des narcotischen Medicamentes verhindern. Indessen haben wir ja schon angegeben, dass je nach den Umständen die Vesication oder Mortification der Gewebe mehr oder minder schnell stattfinden kann und dass es somit der Chirurg in seiner Macht hat, die Wirkung der Salbe erforderlichen Falles zu beschränken oder zu erweitern. Er sehe desshalb von Minute zu Minute nach, welcher Vorgang statthabe und ob das Mittel den beabsichtigten Zweck nicht überschreite. Ich bestehe auf diesen Vorschriften, weil ich gar viele Kranke an sehr heftigen Schmerzen habe leiden sehen, bei denen ich mich überzeugte, dass die auf endermatischem Wege angewendeten Narcotica erfolglos geblieben waren. Ich selbst gebrauche das Topicum als Vesicans und das Morphium muriaticum reüssirt, weil die Schorfbildung vermieden wird. Wir haben wohl kaum zu bemerken nöthig, dass wenn man das in Rede stehende Medicament nur einen Augenblick lang in Anwendung bringt, man schon die Haut zur Aufnahme beruhigender Mittel geschickt machen kann, während hingegen, wie aller Welt bekannt, das Vesicator weit länger liegen bleiben muss.

Wenn man die Ammoniaksalbe oft hinter einander auf den Kopf applicirt, so entsteht daselbst eine ziemlich starke Reizung, welche bei dazu disponirten Kranken Apoplexie veranlassen kann. Wird sie, wie z. B. in der Amaurose, wieder auf die entblösste Stelle gebracht, so darf sie nur einen weit kürzern Zeitraum daselbst verbleiben; sobald die Gewebe etwas weiss geworden sind, muss sie hinweggenommen werden. Ihre Einwirkung muss dann noch mehr überwacht, die oben angegebene Vorsicht noch strenger beobachtet werden. Je öfter man sie wieder auflegt, je mehr höhlt sie die ihr unterstellten Weichtheile aus. Sie ist dann nothwendig an einer andern Stelle zu appliciren, damit die Haarzwiebeln, Aponevrosen, Knochen und sonstigen Organe geschont werden. Man vermeide dabei den Verlauf der Sehnen, Gefässe und grössern Nerven. Die excoriirte Stelle habe den Umfang eines Zweifrankenstückes. Behaarte Stellen werden vorher in einem halbmal grössern Umfange rasirt. Wenn erysipelatöse Epidemien herrschen, so verursacht die wiederholte Anwendung der Ammoniaksalbe bei vielen Kranken Hautentzündungen. Gegen Amaurose, besonders wenn diese mit einer Pupillenerweiterung verbunden ist, bildet diese Salbe ein heroisches Mittel. Wir haben viele höchst merkwürdige Fälle dieser Art in der Gazette des Hôpitaux mittheilen lassen. Es wirkt dies Topicum excitirend auf das fünfte Nervenpaar ein, dessen Einfluss auf den Gesichtssinn Petit in Namur, Vicq-Dazyr und Ribes durch Beobachtung und Versuch bewiesen haben. Auch ist es ja bekannt, dass die Durchschneidung dieses Nervenpaares die Entzündung des Auges veranlasst, die durchsichtige Cornea weiss wird und das Organ sich entleert.

Eine Frau in Serres Abtheilung im Pitié-Hospitale hatte auf der einen Seite das Gesicht, den Geruch und Geschmack verloren. Es waren von dem genannten gelehrten Arzte alle möglichen Versuche angestellt worden, den Verlust dieser drei Sinne zu constatiren. Die Kranke starb. Die in der Schädelhöhle belegene Portion des fünften Nervenpaares hatte bedeutend an Volumen zugenommen, war erweicht und zeisiggelb.

Beiläufig wollen wir noch bemerken, dass wenn sich Kopfschmerzen einstellen, man den Gebrauch der Salbe suspendirt, und halten diese Schmerzen an, so verordnet man Senfflussbäder und macht nöthigenfalls einen derivativen Aderlass am Fusse von etwa drei Unzen. Bei sehr blutreichen Personen kann man alle zwei Tage eine spoliative Phlebotomie vornehmen. In manchen Fällen werden lancinirende Schmerzen verspürt, die sich wie electrische Funken entladen, indem sie längs der Nervenäste verlaufen. Hier kann ganz besonders eine solche Photophobie eintreten, als ob man es mit einer Amaurose zu thun hätte. Dann ist mit den eben genannten Mitteln die Einreibung von sechzehn Gran Extractum Belladonnae alle Abende auf Stirn und Schläfe zu verbinden. Es ist höchst selten, dass dann diese Zufälle nicht überraschend schnell verschwinden und der Kranke nicht eine sehr merkliche Besserung empfindet. Je nach den Indicationen applicire man Blutegel oder blutige Schröpfköpfe entweder in den Nacken oder in die Regiones mastoideae und wäre etwa noch eine erhöhtere Reizung vonnöthen, so führe man mit der von uns vorgeschriebenen Schnelligkeit einen mit Ammoniaksalbe versehenen Pinsel über die geschlossenen Augenlider und wische sie unmittelbar nachher ab.

Wir haben bereits erwähnt, dass die bemerkenswerthe Schnelligkeit, mit der diese Salbe einwirkt, ihr oft den Vorzug vor den anderweiten langsamer eingreifenden hautröthenden und blasenziehenden Mitteln einräumen muss. Das Senfpräparat von Fauré (s. vorigen Abschnitt) kann mit ihr rivalisiren; unser Linimentum volatile, das von Pringle, welches mehr Ammoniak enthält, das Linimentum saponato-camphoratum (Balsamum Opodeldoc), der nach Verhältniss verdünnte oder in einem fetten Körper aufgelöste Phosphor sind Präparate, welche die Gondret'sche Salbe verdrängt hat. Das siedende Wasser, das Glüheisen u. s. w. dürfen, wie schon gesagt, nur in Gebrauch kommen, wenn es an den andern entsprechenden Mitteln gebricht. Man wende sie übrigens blos in Fällen an, wo der Tod im Herannahen ist und der Organismus eine schnelle und lebhafte Excitation erheischt.

V e s i c a t o r.

Dieses Topicum bringt auf der Haut eine Entzündung hervor und bewirkt unter der sich blasenförmig erhebenden Epidermis eine reichliche Ansammlung von Serum. Es besteht auch
in der durch blasenziehende Medicamente veranlassten Excoriation der Haut.

Hippokrates gab zuerst die Idee an, durch eine auf der
Haut hergestellte Reizung die Metastase der im Innern haften-
den Entzündungen zu erzeugen; indessen darf den Chirurgen
bei der Anwendung dieses Mittels kein blinder Empirismus leiten; er muss auch hier nach den Indicationen handeln. So ist es
bekannt, dass wenn eine Phlegmasie acut, wenn die Reaction
der vitalen Kräfte durch Blutentziehungen noch nicht geschwächt
oder die Krankheit noch nicht mehrere Wochen alt ist, die Vesicantien treffliche Dienste leisten und mächtige Ableitungsmittel
bilden.

Es giebt eine grosse Anzahl verschiedener Vesicatorien;
wir wollen blos die hauptsächlichsten angeben: Das gewöhnliche Vesicator besteht aus Wachs, weissem Pech, Fett und
Canthariden, wovon man eine Mischung macht, sie auf Leder
oder starkes Zeug streicht und noch mit Cantharidenpulver bestreut. An die Stelle dieses Pflasters kann auch eine mit Canthariden bedeckte Paste oder Sauerteig treten, ferner Leinsamen-
und Senfmehl, Daphne mezereum, Laureola, Gnidium, Oneorum,
Altaica, mehrere Arten von Euphorbien, von der Familie der
Urticarien, der Ranunkeln, Clematis, Anemonen, Helleborus
thalictrum, das Harz von Anacardium occidentale u. s. w., auch

Taffent, der mehrmals mit alkoholiger oder ätheriger Cantharidentinctur bestrichen worden. Pelletier hat folgende Salbe componirt: Ein Pfund Fett, zehn Unzen Wachs, zwei Unzen Baumöl, vier Unzen frische Blätter von Tanacetum und vier Drachmen Blätter von Rhus radicans. Diese Stoffe werden kunstgemäss gemischt und mit einem wesentlichen Oele aromatisirt. Uebrigens findet man in dem Abschnitte über den Sinapismus noch andere Substanzen, die hier in Gebrauch kommen können. Ein Tropfen Ammoniakflüssigkeit auf die dann mit einem Geldstück belegte Haut gebracht, erzeugt binnen zwei oder drei Minuten, und manchmal noch früher, eine entsprechend grosse Vesication. Aber das am meisten gebräuchlichste Vesicans ist das **englische Blasenpflaster** oder das Pflaster durch Incorporation. Seine Zusammensetzung ist folgende: Drei Theile weisses Wachs, sieben Theile Fett, drei Theile Unschlitt, ein Theil weisses Pech und sieben Theile Cantharidenpulver. Das weisse Pech, Wachs und Fett werden bei gelindem Feuer flüssig gemacht, durch Leinwand gedrückt und dann das Cantharidenpulver hinzugesetzt. Ein Drittel dieses Pflasters besteht aus der letztgenannten Substanz. Das Excipiens besitzt übrigens sehr viel Schmelzbarkeit, daher wirkt dies Topicum auch weit heftiger auf die Haut ein als das gewöhnliche Pflaster, bleibt nur sehr wenig auf ihr haften und verursacht beim Abnehmen wenig Schmerzen. Das englische Vesicator wird auf ein Diachylonpflaster applicirt, das ohngefähr zwei Drittel grösser ist. Gewöhnlich erzeugt es schon nach sechs Stunden die erwartete Wirkung.

Um die Wirkung der Canthariden auf die Harnblase zu neutralisiren, bestreut man das Vesicator mit Campher, welcher in der Regel auch die Indication vollkommen erfüllt; aber wie die Erfahrung lehrt, ist dies doch bisweilen nicht der Fall; daher vermeide man so viel als möglich die Anwendung des spanischen Fliegenpulvers bei Kindern und solchen Personen, deren Urinwege einen Reizungszustand nachweisen.

Man giebt dem Vesicator gewöhnlich eine runde oder ovale Form; seine Grösse ist sehr verschieden; sie beträgt im Durchschnitt etwa einen bis zwei, oft aber auch vier, sechs, acht und noch mehr Zoll. Ebenso variirt die Anzahl der Vesicatorien. Gewöhnlich legt man blos eins, zuweilen jedoch drei, vier und fünf zu gleicher Zeit. Manche Krankheiten machen successive fünfzehn bis zwanzig nothwendig. Dann wird gemeiniglich nur erst nach der Vernarbung des vorigen ein anderes gelegt.

Man applicirt die Vesicatorien auf die obern und untern Extremitäten, in den Nacken, auf den Rumpf u. s. w., zieht dabei die Innenflächen der Gliedmaassen vor und vermeidet gern die Stellen, wo die Knochen, Sehnen und Gefässe oberflachlich liegen, denn im Falle die Excoriation ulcerös würde und sich Brand entwickelte, so könnten jene Organe dabei mit betheiligt werden. Wenn die Vesicatorien nur ein Paar Wochen liegen geblieben sind, so lassen sie fast immer einen unvertilgbaren Fleck zurück; es ist dies sogar, wenn auch selten, bei dem fliegenden Vesicator der Fall. Dieser Jedermann bekannte Fleck ist oft daran Schuld, dass man das Mittel nicht anwenden kann. Wenn die entblösste Fläche nicht zu lange eitern soll, so legen wir den Mittelpunct des Blasenpflasters, anstatt unmittelbar unterhalb der untern Anheftestelle des Deltoideus, etwas höher auf. Soll es in den Nacken applicirt werden, so rasiren wir zuvor an der hintern und untern Kopfgegend die Haare ab und bringen es hier an. Die Erfahrung hat uns bewiesen, dass die Haarzwiebeln nach drei oder vier Wochen noch nicht verändert sind und die von ihnen ausgehende Wucherung sehr bald die fehlerhafte Färbung der Haut bedeckt.

Bevor man das Vesicator auflegt, rasirt man die behaarten Stellen ab und reibt sie mit einem mit Essig befeuchteten Leinwandstück, um sie zu reizen und die Röthung und Blasenbildung zu erleichtern. Diese letztere Maassnahme ist nur nützlich oder nöthig, wenn die vitalen Kräfte sehr darnieder liegen. Ist das Pflaster applicirt, so reicht eine mehrmals zusammengeschlagene Compresse und eine Binde zu dessen Befestigung hin. Im Uebrigen befolgt man auch hier die schon beim Sinapismus angegebenen Regeln. Wird das Vesicator auf den Rumpf gelegt, so möchten die Compresse, Leibbinde und Achselträger wohl schwerlich sein Verschieben verhüten; man unterstütze dann diese Contentivmittel mit verschiedentlich kreuzweise über das Pflaster gelegten Heftstreifen. Diese Verbandmethode leistet auch im Nacken und an dem obern Theile der Brustextremitäten gute Dienste. Fürchtet man, dass der Kranke unfolgsam sein wird, so muss man, besonders wenn man das Vesicator an der hintern Hals- oder Kopfgegend auflegt, es in einen Längenstreifen schneiden und den vom Pflaster freien Theil mittelst Nadeln oder Nahtstichen an die Kopfbedeckung des Kranken befestigen.

Noch ist zu erwähnen, dass wenn es der Ort erlaubt, man aus Vorsicht den Verband an die Wäsche des Kranken befestigt. Das Vesicator haftet weit besser, wenn man das Diachylonpflaster, auf welches das Vesicator angebracht ist, zwei Drittelzoll rings herum frei lässt. Das blasenziehende Cataplasma wird wie der Senfteig festgehalten. Die blasenziehenden Taffentarten können bei ihrer Anwendung entweder etwas erwärmt oder befeuchtet werden. Wie das englische Blasenpflaster zu befestigen sei, brauchen wir wohl nicht weiter anzugeben.

Die Practiker ertheilen den Rath, das Vesicator in der Regel nach zwölf bis vier und zwanzig Stunden abzunehmen. Ausgenommen bei Paralysen, Coma und Adynamie reichen gewöhnlich sechs bis acht Stunden zu seiner Einwirkung hin.

Ein fliegendes Vesicator nennt man ein solches, das man nicht eitern lässt. Man nehme das Pflaster recht vorsichtig ab, damit die Epidermis nicht mit abgehe. Falls die Blasen sich noch nicht von selbst geöffnet und entleert haben, so schneide man sie an ihrer tiefsten Stelle mit der Scheere auf. Täglich verbindet man die Stelle mit einer mit Cerat bestrichenen Compresse.

Will man ein Exutorium, d. h. soll das Vesicator unterhalten werden, so erfasst man das Pflaster so, dass es gleichzeitig auch die Epidermis mit hinwegnimmt. Dieses Verfahren ist schnell und nützlich, wenn der Organismus eine starke Excitation nöthig hat, aber es verursacht bedeutende Schmerzen, die manchmal nervöse Zufälle zur Folge haben und die in unserer Zeit so verweichlichten Leute fürchten gerade diese Verfahrungsweise am meisten; wir geben daher eine andere, minder schmerzhafte an: Man löse das Pflaster langsam von seiner Peripherie nach dem Centrum ab und nehme sich dabei insonders in Acht, die Epidermis weder zu zerreissen noch hinwegzunehmen. Ist die Blase noch nicht geöffnet, so steche ich sie erst mit der Spitze einer langen Scheere an, wobei wenig Flüssigkeit entweicht, bringe das eine Blatt des Instrumentes tief in die Blase ein, während das andere aussen bleibt, und schneide nun wenigstens die Hälfte der Blase und zwar so nahe als möglich an der Stelle ein, wo die Epidermis noch festsitzt; um die andere Hälfte zu trennen, führe ich das eine Scheerenblatt, das ich mit der Spitze des Zeigefingers der nicht zum Schnitte verwendeten Hand unterstütze, unter die Epidermis und in dem Maasse, als es vordringt, erhebt es die Haut mit Verschonung des Rete Malpighi; der Schnitt wird wie der vorige gemacht. Die auf diese Weise getrennte Epidermis bleibt auf der excoriirten Stelle und kann nöthigenfalls sanft bedeckt werden. Die auf sie applicirten eiterfördernden Mittel dringen langsam ein und gewöhnen so nach und nach die Hautpapillen an deren Contact. Die Eiterung geht ganz gut vor sich und führt jene Portion der Epidermis mit hinweg, doch muss dieselbe manchmal noch beseitigt werden, was nach vier und zwanzig oder acht und vierzig Stunden keine Schmerzen mehr verursacht.

Die Aerzte leiten aus der Untersuchung des Serums, Eiters und der Erosion, welche Wirkungen des Vesicators sind, sehr nützliche practische Folgerungen ab, auf die wir hier aber nicht eingehen, weil sie uns zu weit führen würden. Man streicht auf Leinwand oder Josephspapier ungesalzene Butter oder einfache Digestivsalbe, kann aber auch Runkelrübenblätter nehmen, nachdem man ihre Verästelungen beseitigt oder noch besser sie zuvor mit einer warmen Plätte zusammengedrückt und geglättet hat. Die erstgenannten Verbandgegenstände werden, nachdem sie auf das Exutorium angelagert sind, durch eine Compresse und mässig angezogene Binde festgehalten; am Arme erstrecken sich die Kreisgänge von der Achselhöhle bis zum Ellenbogengelenke; sie müssen zur bessern Befestigung in grösserer Anzahl angelegt werden. Oft leistet die dreieckige Bandage von Mayor gute Dienste. Der Armschnürer ist unbestritten sehr nützlich und bequem. Die trefflichen Taffente von Leperdriel und Mauvage können wir nicht genug empfehlen.

Bisweilen eitert das Vesicator schon beim zweiten oder dritten Verbande nicht mehr genügend; man verstösst oft gegen die Indication, weil man bei schon vorhandener starker Reizung immer noch mehr excitirt. Das beste Mittel ist dann ein erweichendes Cataplasma; waltet aber Asthenie ob, so greife man zu dem mit Campher verbundenen Unguentum epispasticum u. a. Man wische die Stelle so ab, dass man zugleich reizt, und wenn sie nicht viel Eiter liefert, so verbinde man sie nur einmal täglich, denn eine zu grosse Reinlichkeit würde hier schaden. Den üblen Geruch suche man durch Cöllnisches Wasser u. dergl. einigermaassen zu verdecken. Gummitaffent, eine Leder- oder Metallplatte bewirken das Nämliche.

Oefter ist das Exutorium von einer Art weisslicher Sülze bedeckt, die man durch ein bloss aufgelegtes Cataplasma oder durch leichte Reibungen entfernt. Ein Stück feine Leinewand, das man gespannt und horizontal darauf andrückt, thut dieselben Dienste, auch erweisen sich das Pulver von Centaurea minor, China hiergegen sehr nützlich. Bei einigen Personen gerathen die ausserdem sehr schmerzenden Vesicatorien gar nicht in Eiterung und verursachen Fieber, das auch ohne den vorigen Umstand sich trotz aller Kunsthülfe entwickeln kann. Dann nehme man seine Zuflucht zu einem Cauterium, falls es der pathologische Zustand gebieterisch erheischt.

Wenn man die gesunde Haut vor dem Contacte des Eiters und der reizenden Topica zu schützen sucht, so verhütet man das Jucken, die Knötchen und Röthungen, welche sich sonst daselbst zu entwickeln pflegen. Zu diesem Behufe bringe man ein Stück Diachylonpflaster oder mit Cerat bestrichener Leinwand, die man mit einer zu der Vesicatorstelle in Verhältniss stehenden Oeffnung versehen hat, auf die Excoriation, lege darum und besonders unter sie einen Charpiekuchen an und zur Vermeidung von Erysipel, das so oft durch die hier erwähnten Ursachen entsteht, rings um die Geschwürsstelle Compressen, die mit Aqua vegeto-mineralis oder einer Abkochung von Flieder getränkt sind. In manchen Fällen manifestiren sich ziemlich schlimme erysipelatöse Erscheinungen; dann unterdrückt man das Vesicator. Dass man den üblen Zustand des Darmkanales sehr berücksichtigen müsse, braucht wohl kaum erwähnt zu werden.

Der durch die Verbandstücke auf die Vesicatorstellen an den Extremitäten zu stark ausgeübte Druck verursacht fast immer Atrophien, die im Allgemeinen sehr lange bestehen bleiben. Ich habe junge Leute gesehen, bei denen der rechte Arm noch nach zehn Jahren nicht das Volumen des linken Armes wieder erlangt hatte, obwohl der Krankheitszustand, welcher das Exutorium nöthig gemacht hatte, weder in dem Gehirne, noch im Rückenmarke, sondern in der Brust vorhanden gewesen war.

Die durch lange liegen bleibende Vesicatorien bedingten Fleischwucherungen werden mit dem Höllenstein, dem Bistouri oder der Scheere, je nach ihrem Umfange und ihrer Form, in Angriff genommen. Wenn solche Vegetationen noch nicht gehörig organisirt sind, so können sie das Vesicator an der Zustandebringung einer hinreichenden Excitation und Eiterung hindern. Dann muss öfter die Geschwürsstelle wo anders hin verlegt werden, denn wollte man das Pseudoproduct gänzlich zerstören, so würde man viele Schmerzen und eine zu tiefe Wunde verursachen. Hier bieten sich dieselben Bedingungen dar, welche wir bei dem Cauterium auseinander gesetzt haben.

Man cauterisirt die Geschwüre auf der Excoriation mit Höllenstein, um sie entweder zur Vernarbung zu bringen oder ihr Fortschreiten zu hemmen. Bisweilen ist hier der Liquor Bellostii an seiner Stelle.

Das Exutorium besitzt eine grosse Neigung, z. B. am Arme, weiter zu gehen, namentlich wenn es längere Zeit unterhalten wird; so sieht man es oft sich bis zum Ellenbogengelenke herab erstrecken. In solchem Falle ist es hinderlicher, schmerzhafter und bewirkt einen grossen bräunlichen, gelblichen Fleck und häufig eine hässliche Narbe. Es muss dann unterdrückt und anderswo eingerichtet werden. Oft genügt es, die hier wirkenden Ursachen aufzusuchen und zu heben. Es kann eine fehlerhaft angelegte Binde, die Absonderung des Eiters und anderer reizender Stoffe, die in Folge ihres Gewichtes die tiefsten Stellen der gesunden Haut excoriiren, daran Schuld sein; dann applicire man einen breiten Heftpflaster- oder mit Cerat bestrichenen Leinwandstreifen und darüber einen Charpiekuchen auf jene Stellen und schütze sie so vor dem schädlichen Contacte, wodurch gleichzeitig auch das Vesicator am Platze festgehalten wird. Zu diesem Behufe leistet auch das weiter oben erwähnte, mit einer grossen Oeffnung versehene Leinwandstück gute Dienste.

Gestattet die Indication die Beseitigung des Vesicators, so verbindet man auf die gewöhnliche Weise, legt aber blos auf den Umkreis der Excoriation kreuzweise Heftpflasterstreifen an, damit die Reizung und Exsudation nicht zu jähe unterdrückt werden.

Das Vesicator und besonders das Haarseil und Cauterium können Phlegmone und Angioleucitis herbeiführen. Wenn derlei Complicationen den geeigneten Mitteln Widerstand leisten, so heilt man das Exutorium. Phlebitis und Eiterresorption finden nur äusserst selten statt.

Die Maassregeln, welche man, um eine Verschiebung des Vesicators oder Cauteriums zu verhindern, anwendet, kommen auch in Gebrauch, wenn ein solcher Zufall schon eingetreten ist und noch keine bedeutenderen Folgen gehabt hat; wenn nöthig verwechselt oder verbindet man sie mit den noch anderweitigen durch die Indicationen gebotenen Hülfsmitteln.

In vielen Fällen, namentlich in schweren Fiebern, wollen die an den Unterschenkeln applicirten Vesicatorien mittelst der allgemein gebräuchlichen Behandlungsweise nicht vernarben und die Kranken können dann nicht gehen, ja müssen sogar ihre Glieder in horizontaler Lage erhalten; dadurch verlängert sich das Stadium der Reconvalescenz und es ist ein Rückfall zu befürchten. Hier wende man das Chlornatron zu drei Graden an und in den meisten Fällen wird, wenn das Exutorium nur die gewöhnlichen Bedingungen nachweist, binnen fünf bis sechs Tagen eine gänzliche Vernarbung desselben eingetreten sein. Uebrigens handhabe man dieses Mittel nach den beim Sinapismus angegebenen Regeln. Bestehen Wucherungen und Exulcerationen, so greife man zu solchen Mitteln, welche die Granulation zur Narbenbildung geschickt machen. Auch hier erweist sich das Chlornatron als ein schnell wirkendes Medicament. Es muss nach den vorliegenden Umständen bald stärker, bald schwächer angewendet werden.

Unterdrückung der Exutorien.

Bestehen sie schon lange, währt die Krankheit, gegen die sie in Gebrauch gekommen, noch fort oder ist diese auch verschwunden, so darf man sie nicht eher, als bis das Allgemeinbefinden wieder völlig normal geworden, unterdrücken, denn sonst könnte man sehr schlimme Zufälle herbeiführen, wie dies leider die Erfahrung sattsam gelehrt hat. In Fallen aber, wo alle Functionen wieder gehörig von statten gehen, keine Spur der Krankheit mehr wahrzunehmen ist und namentlich bei Personen, wo die Pubertät eine heilsame Umwälzung zu Stande gebracht hat, kann man das Vesicator, Cauterium u. s. w. bei Seite legen; es sei jedoch der Arzt stets auf der Hut, dass sich keine Krankheit der Eingeweide einstelle. So habe ich bei Individuen, welche vor der Pubertät längere Zeit Fontanellen trugen und diese nun unter den besten Bedingungen ablegten, bis zu ihrem fünfzigsten Lebensjahre eine Prädisposition zu Krankheiten beobachtet, die gewöhnlich ein Exutorium nöthig machten; war dies aber vergessen oder nach einiger Besserung gleich vernarbt worden, so schwebte fast stets das Leben in Gefahr. Auch haben wir schon den Rath ertheilt, das künstliche Geschwür gradatim zu unterdrücken und ja keine hygieinische Vorsichtsmaassregel dabei ausser Acht zu lassen. Wenn der Zustand des Darmkanales es gestattet, so wende man Minorativa, Amara und Depurativa an.

Von einigen andern die Haut reizenden und röthenden Mitteln.

Man rechnet zu diesen die aromatischen Fumigationen, Douchen, Seebäder, trockenen Reibungen, mit Flanell, der mit einer reizenden Flüssigkeit getränkt ist, das Durchkneten des Körpers, die nicht zu sehr sich ausdehnende Kälte, wenn ihr

Reaction folgt u. s. w. Fürchtet man die Einwirkung des Senfmehles, wenn auch nur in kleiner Quantität, wegen der dadurch
bedingten zu starken und bisweilen gefährlichen Excitation, besonders bei manchen Individuen, so applicire man, z. B. in Form
von Halbstiefeln, auf die Füsse und untere Parthie der Unterschenkel sehr heisse erweichende Cataplasmen; diese wirken
zuerst wie Fussbäder, lässt man sie aber länger, vier und zwanzig bis acht und vierzig Stunden, liegen, so werden sie durch
die Gährung reizender und haben dann eine den Sinapismen
ähnliche, jedoch weit schwächere Wirkung. Sie leisten theilweise dieselben Dienste, ohne aber die in Rede stehenden
Uebelstände herbeizuführen, die namentlich bei Frauen und
Personen mit sehr reizbarer Haut leicht vorzukommen pflegen.
Nicht nur das in der Regel schlechte Leinsamenmehl entzündet
oftmals die Haut, sondern auch der zu gleichem Zwecke verwendete Kartoffelbrei und das Althäwasser; besonders findet
dies im Gesichte statt, wobei auch noch eine grosse Menge
Pusteln entstehen. Ich sah einige Male nach dem Gebrauche
des Laudanum Sydenhami Erysipel eintreten. Die Jodsalbe erzeugt häufig Prurigo, Hautröthung und Pusteleruptionen. Ich
habe Frauen angetroffen, deren Haut nicht einmal ganz frisches
und gereinigtes Fett vertragen konnte.

Schröpfköpfe.

Der Schröfkopf ist eine Art Recipient, der luftleer gemacht auf die Gewebe gesetzt wird und hier einen Zufluss der Flüssigkeiten bedingt. Die dadurch veranlasste Congestion wird noch von einer mehr oder minder starken Irritation begleitet. Dieses Mittel wird auch noch zu Blutentziehungen verwendet.

Man theilt die Schröpfköpfe in trockene und blutige ein. Die erstern sind solche, welche auf die unverletzte Haut gesetzt werden; dem Gebrauche der letztern geht eine Scarification der betreffenden Stelle voraus.

Man kann die Schröpfköpfe auf den vorher abrasirten Schädel, auf den hintern Theil des Halses, auf die obern und untern Extremitäten, den Unterleib mit Vermeidung des Nabels, um den After und auf die Brust mit Ausnahme der Mamellen setzen. Auf der Brustdrüse würden sie nach meiner Ansicht eine schwer zu beseitigende und Anschwellung veranlassende Reizung oder Entzündung zu Wege bringen. Dass man keine Scarificationen auf den Verlauf grösserer und oberflächlich liegender Nervenzweige und Gefässe machen dürfe, haben wir schon früher angegeben.

Trockene Schröpfköpfe.

Sie reizen, congestioniren und leiten ab; nur selten wirken sie, auf ziemlich stark entzündete Gewebe applicirt, nicht vortheilhaft auf die Phlegmasie ein. Werden sie dagegen in dem beregten Falle um das Becken herum aufgesetzt, so wirken sie schädlich ein. Sollen sie eine chronische Entzündung an einen andern Ort leiten, so muss man sie auf die dem kranken Organe entsprechenden Hautstellen appliciren, und sollen sie eine Blutung bekämpfen, so placirt man sie in von dem Krankheitssitze entfernte, jedoch mit diesem sympathisirende Gegenden, wenn dies übrigens möglich ist.

Früher bediente man sich zu Schröpfköpfen der Hörner eines Thieres, heutzutage haben sie die Form einer Glocke mit einem Knopfe in der Mitte. Man kann auch ein gewöhnliches Trinkglas dazu verwenden. Die Grösse des Schröpfkopfes ist verschieden und beträgt manchmal den Umfang eines Hutes. Junot kam auf den Gedanken, die Füsse und Unterschenkel in grosse Stiefeln zu stecken, diese hermetisch zu verschliessen und sie dann mittelst einer Saugpumpe luftleer zu machen. Auf diese Weise wirkt man auf eine sehr weite Fläche ein. Bei Varices möchte dies Mittel jedoch höchst gefährlich sein; es ist vielfach gegen Apoplexien und sonstige Blutcongestionen gerühmt worden. Ich überlasse es aber den Aerzten zu bestimmen, ob es nicht, wie gewisse Fussbäder, eine bedenkliche Reaction zur Folge haben kann; ich möchte nicht wagen, es an den obern Extremitäten in Gebrauch zu ziehen, selbst nicht bei Personen, deren Brust und Kopf keinen hervorstechenden Krankheitszustand darbieten.

Man hat den Rath ertheilt, den Schröpfkopf in sehr heisses Wasser zu tauchen, ihn daselbst recht warm werden zu lassen, dann herauszunehmen und möglichst schnell aufzusetzen. Man kann auch auf folgende Weisen verfahren: 1) Man bringt in den Schröpfkopf einige Secunden lang eine Weingeistflamme oder ein Licht und setzt ihn dann auf die Haut auf. 2) Man verdünnt die Luft im Schröpfkopfe durch Verbrennung, indem man in das Instrument Werg, Charpie, Baumwolle oder Seidenpapier bringt, mit Spiritus tränkt und anzündet; die eben erwähnten Stoffe müssen gehörig trocken, in kleiner Quantität und fein sein; sie brennen besser, wenn sie mit Brantwein oder Aether befeuchtet sind; man zündet sie entweder im Schröpfkopfe oder ausserhalb desselben an; im letztern Falle legt man sie ein und der Schröpfkopf wird dann, bevor der brennende Körper gänzlich erloschen ist, oder noch besser in dem Momente, wo er zu brennen aufhört, applicirt; doch wenn man auch noch so vorsichtig dabei zu Werke geht, so übt er dennoch meistens einen Einfluss auf die Haut aus. 3) Ein kleines Wachslicht, die geschwefelte Wieke, welche man auf ein Stück Pappe anbringt und mit dem Schröpfkopfe bedeckt, bilden sehr mangelhafte Mittel.

In Folge der eben angegebenen Verfahren wird die Haut injicirt, geröthet und erhebt sich im Schröpfkopfe, nicht selten bildet sie daselbst Ecchymosen. Die Dauer der Application des Schröpfkopfes schwankt zwischen einigen Minuten und einer Viertelstunde, je nach den obwaltenden Indicationen. Will man ihn mit Vermeidung erheblicher Schmerzen abnehmen, so comprimire man mit den drei mittelsten Fingern die Haut um ihn herum und mache mittelst der andern Hand mit dem Instrumente zurückschlagende Bewegungen nach verschiedenen Richtungen; sobald sich nur die geringste äussere Communication einstellt, so strömt die Luft schnell ein, die Leere verschwindet und der Schröpfkopf fällt ab. Man setzt ihn, je nachdem es der pathologische Zustand erforderlich macht, mehr oder minder oft hinter einander auf. Häufig werden mehrere gleichzeitig applicirt.

Blutige Schröpfköpfe.

Man setzt diese ganz so wie eben angegeben auf die Blutegelbisse, Scarificationen oder auch Hauteinschnitte auf. Letztere liefern selten eine hinreichende Menge Blut, oft sogar fast gar keines.

Man kann auch auf folgende Weise verfahren· Man applicirt einen trockenen Schröpfkopf, nimmt ihn ab und scarificirt schnell die betreffende Hautstelle mit einer Lanzette, einem Bistouri, Rasirmesser oder Schröpfschnepper (Scarificator), die kleinen Wunden können neben einander liegen oder sich auch durchkreuzen; dann wird sofort der Schröpfkopf wieder aufgesetzt. Dieselbe Regel wird an einer oder mehreren Stellen befolgt, falls man nicht zuvor eine mit einem Pumpenschröpfkopfe versehene grosse Glocke angewendet hat. Das nun aus den kleinen Wunden fliessende Blut häuft sich mehr oder minder reichlich in dem Recipienten an, der, wenn nichts mehr ausfliesst, abgenommen wird. Dann wischt man die Stelle ab und setzt den Kopf wieder auf, wenn man noch nicht Blut genug entzogen hat. Es ist räthlich, mehrere Schröpfköpfe auf einmal zu setzen.

Will man eine erhöhte Reizung bedingen, so lege man keinen Verband an, im andern Falle aber applicire man ein mit Cerat versehenes Leinwandstück, Compressen und eine geeignete Binde. Die sich etwa einstellenden Complicationen werden mit den entsprechenden Mitteln behandelt.

Pumpenschröpfkopf.

Er besteht aus einer gewöhnlichen Glasglocke, an der sich eine Saugpumpe befindet, die beliebig auf- und zugeschraubt werden kann. Soll das Instrument luftleer gemacht werden, so lässt man die Pumpe wirken, die nöthigenfalls weit energischer als die anderweiten Mittel einzugreifen vermag. Will man den Schröpfkopf abnehmen, so öffnet man eine an ihm angebrachte Schlossvorrichtung und lässt Luft einströmen. Wir brauchen wohl kaum darauf aufmerksam zu machen, dass diese Art von Instrument, wenn es auf Scarificationen gesetzt wird, weit mehr Blut entzieht, aber man muss dafür sorgen, dass es nicht zu jähe luftleer gemacht und in keiner zu grossen Ausdehnung angewendet wird, denn die dadurch bedingte übermässige Blutcongestion und Turgescenz der Gewebe könnte den Abgang des Blutes verhindern. Ist die Glocke abgenommen, so reinigt man die Haut und setzt erstere, wenn nöthig, nochmals auf. Man muss auf einmal nicht viel Blut anhäufen lassen, weil sonst das Gerinnsel die weitere Entleerung verhindern könnte.

Der Pumpenschröpfkopf lässt sich am bequemsten und leichtesten anwenden, mithin kann man mit der wenigsten Mühe die erforderliche Blutmenge entziehen; er ist weit eher luftleer zu machen und bewirkt keine Cauterisation der Haut. [Nur der hohe Preis möchte seiner Anwendung noch im Wege stehen.]

Bdellometer.

Eine Glocke, eine Pumpe, ein mit einem Scarificator aus fünf oder sechs Branchen versehener beweglicher Stiel bilden dieses Instrument, das, wie ich der Academie bewiesen, mit Unrecht Sarlandière zugeschrieben worden ist. Nachdem man es luftleer gemacht hat, schneidet man in die Haut ein und es soll dann eine Blutung entstehen. Ich habe dies Instrument mehrmals angewendet, es hat aber niemals die genügende Blutmenge geliefert. Nach meiner Ansicht muss es verworfen werden. [Es sind zu viele Complicationen für zu geringe Resultate.]

Man hat auch spindelförmige Schröpfköpfe mit engem Eingange angefertigt, an die man eine lange Röhre von Gummi elasticum angebracht und selbige an eine Art Pumpe befestigt hat. Sie können im Grunde zugänglicher Höhlen angewendet werden.

Gleich den Blutegeln entleeren auch die blutigen Schröpfköpfe arterielles und venöses Blut und somit gelten auch hier die dort angegebenen Vorschriften; indessen müssen wir nochmals in Erwähnung bringen, dass es trotz aller Mühe bisher nicht gelungen ist, diese Thiere im Allgemeinen dadurch zu ersetzen und dass sie immer noch ihren grossen Vorzug behaupten. Die durch Scarificationen bedingten Narben sind weit sichtbarer.

Cauterisationen.

Eine Operation, welche irgend einen Theil des Körpers desorganisirt. Man theilt sie in die actuelle und potentielle Cauterisation. Die erstere zerstört die Gewebe plötzlich durch die Einwirkung des Feuers, aus der sie besteht; die zweite wirkt mehr oder minder langsam ein, sie ist die chemische Wirkung von Medicamenten, welche man Caustica nennt.

Bonnet in Lyon hat über die Cauterisation wichtige Arbeiten veröffentlicht; er gibt an, dass sie niemals vagirende Erysipela oder Phlebitides, Eiterfäulniss und Eiterinfection veranlasse; er ist sogar der Meinung, dass sie ziemlich oft diese Krankheitszustände, wenn sie nicht zu weit vorgeschritten sind, heilen könne. Bei der Behandlung der Varices, Hämorrhoiden und fast aller Geschwülste giebt er ihr vor dem schneidenden Instrumente den Vorzug. Obgleich die Thatsachen, auf welche er seine Ansicht gründet, bezüglich gewisser Krankheiten schon ziemlich zahlreich sind, so glaube ich doch, dass man die Ideen unseres gelehrten Collegen noch eine längere Zeit der Erfahrung unterwerfen müsse, ehe man sie gänzlich annehmen darf. Ich habe nach Verbrennungen sowohl vagirende Erysipela als auch Eiterinfection und Absorption und selbst Phlebitis eintreten sehen; übrigens werden wir weiter unten noch angeben, dass die vom Chlorzink erzeugten heftigen Schmerzen nicht immer ohne Nachtheile sind, sehr schlimme Nervenzufälle veranlassen können und höchst schädlich auf die gesammten Functionen einwirken. Wir kennen Fälle, wo in Folge der Anwendung dieses Mittels der Tod eintrat. Bonnet versucht es, die Superiorität der Cauterisation durch die Austrocknung der Gewebe und durch den eigenthümlichen Entzündungsmodus, den sie bedingt, zu erklären. Wir werden bei den Hämorrhoiden, Geschwülsten, Varices u. s. w. darauf zurückkommen. Die Moxa gehört der actuellen Cauterisation an; wir wollen uns mit ihr zuerst beschäftigen.

Die Moxa.

So nennt man einen Cylinder aus Baumwolle oder irgend einer andern brennbaren Substanz, die auf der Haut angezündet und verbrannt wird, um daselbst eine Blasenbildung und in den meisten Fällen den Tod der Gewebe zu bewirken. Auch nennt man das Geschwür oder den Schorf selbst, welcher zufolge dieser Operation entsteht, Moxa.

Die Moxa wirkt wie das Cauterium, nur mit dem Unterschiede, dass erstere weit mehr als letzteres reizt.

Man kann die Moxa an jedwedem Theil des Körpers abbrennen; ausgenommen hiervon sind das Gesicht, die Gegend des Kehlkopfes, der Luftröhre, die äussern Geschlechtsorgane und der Umkreis des Afters. Man halte sie auch entfernt von den oberflächlich liegenden Sehnen, grössern Nerven- und Gefässzweigen, sowie von den Stellen, wo die Knochen ganz dicht unter der Haut liegen. Sollen wir auch die Bedeckungen des Schädels zu den Ausnahmen zählen? Percy, Gondret und viele andere Practiker stehen nicht an, dies zu bejahen; indessen haben sehr ausgezeichnete Beobachter bisweilen Phlegmasien des Gehirnes und seiner Anhänge, Entblössung des Knochengewebes, mehr oder minder tiefe Necrosen und sehr beträchtliche inflammatorische Anschwellungen auftreten sehen; diese Zufälle sind noch mehr bei Kindern zu befürchten, bei welchen die Vesicantien auch den Vorzug verdienen. Uebrigens muss ich noch bemerken, dass die Anwendung des Feuers bei jungen Individuen Convulsionen bewirken kann und dass man in der Regel das Cauterium potentiale vorzieht, gleichviel in welcher Gegend auch eingewirkt werden soll.

Die Moxa der Chinesen wird aus getrockneten und zerriebenen Blättern der Arthemisia japonensis zubereitet, indem man diese Substanz zwischen den Hohlhänden hin- und herwälzt, daraus einen Kegel bildet und dessen Basis auf die zuvor etwas befeuchtete Haut applicirt. Diese Basis hat dieselbe Grösse wie die der andern Moxen, denn ich habe sogar am Cadaver beobachtet, dass der Schorf sich immer einige Linien um die Stelle erstreckte, auf welcher der Kegel geruht hatte. Seine Spitze wird mit einem Kerzenlicht angezündet; die Verbrennung geht langsam vor sich, ohne dass man zu blasen nöthig hat. Der dabei sich verbreitende aromatische Rauch belästigt den Kranken gar nicht. Diese Moxa, welche, was man auch dagegen sagen mag, in einer sehr entsprechenden Tiefe cauterisirt, würde unbedingt höchst vortheilhaft sein, wenn man sie bei unfolgsamen Kranken gehörig fixiren könnte. Ich bin überzeugt, dass wenn man den Stoff, aus dem sie besteht, in ein Kartenblatt einwickelt, sie ohne Blasen nicht weiter brennt. Man könnte sich einer Art baumwollenen Propfes bedienen, der mit Absinthblättern versetzt ist. Percy hat die Lunte der Kanoniere vorgeschlagen; dieselbe verbrennt aber zu schnell. Viricel wandte im Hôtel-Dieu zu Lyon eine zusammengerollte Binde an; bisweilen hat man auch dazu Leinwand oder gehackte Charpie, sowie gekrämpelte Baumwolle genommen. Letztere wird im Allgemeinen vorgezogen.

Zur Anfertigung der Moxa aus den letztgenannten Stoffen bedient man sich eines Stückes Pappe von der Dicke einer Linie; dieses rollt man um einen zolllangen Baumwollencylinder; die Breite der Moxa variirt gewöhnlich von zwei Drittel bis zwei Zoll und selbst noch mehr; oft beträgt sie blos zwei bis drei Linien und dann hat der Chirurg den sehr grossen Vortheil, das langsame Verbrennen weit mehr vervielfältigen zu können, ohne zu grosse Flächen blosszulegen und ohne die Indication aus dem Auge zu verlieren, da die Narbenbildung ungemein langsam vor sich geht. Um den mittlern Theil des Cylinders schlingt man einige Mal feinen Bindfaden, den man ziemlich fest anzieht, und sieht darauf, dass die Baumwolle trocken und nicht zu stark zusammengepresst ist. Die genähte Leinwand, in die man die zum langsamen Verbrennen bestimmten Gewebe thun soll, ist nicht so gut, wie die Baumwolle, weil sie leichter als diese verbrennt.

Einige Practiker wollen, man solle die Baumwolle äusserlich mit einer Lösung von Gummi arabicum überziehen und trocknen lassen; sie kann dann ohne jedwede andere Einhüllung angewendet werden, allein sie ist nicht consistent genug und muss im Allgemeinen verworfen werden. Larrey hat fünf bis sechs Federspulen vereinigt, sie mit Schiesspulver angefüllt und angezündet, worauf eine äusserst schnelle Verbrennung erfolgte. Dieses Mittel ist schlecht und darf nur, wenn alle andern fehlen, in Anwendung kommen.

Percy hat salpetrisirte Moxen angegeben, welche, ohne dass man zu blasen nöthig hat, brennen. Er räth, Flachs, Hanf oder noch besser Baumwolle (ein Pfund) in Wasser, das zwei Unzen Salpeter enthält, digeriren zu lassen. Wenn das Wasser gänzlich verdampft ist, so ist die pharmazeutische Operation vollendet. Percy hat auf dieselbe Weise salpetrisirte Leinwand zubereitet.

„Die salpetrisirte Baumwolle kann in eben der Weise wie die Moxa von Arthemisia auf die Haut gesetzt werden, wenn man eine nicht sehr tiefe Verbrennung beabsichtigt. Man bildet daraus cylinderförmige Moxen, wenn die Wirkung stärker sein soll. Endlich construirte Percy Feuerdocken, indem er zu diesem Behufe salpetrisirte Leinwand auf einen Zapfen rollte, daraus einen daumengrossen Kegel bildete, diesen mit etwas salpetrisirter Baumwolle umgab und dann das Ganze mit Zeug einhüllte, dessen Ränder verklebt wurden. Nun wurde der Zapfen ausgezogen, der nun die Docke in der Mitte hohl liess, wodurch die Verbrennung erleichtert wurde." (Nouveau traité de pharmacie par E. Soubeiran.)

Percy hat noch ein anderes Markmoxa genanntes Mittel vorgeschlagen. Da es so leicht zu bereiten und anzuwenden ist und nicht tief einwirkt, so kann es in einigen Fällen mit Vortheil benutzt werden. Man nimmt nämlich die sehr reifen Stengel der Sonnenblume (Helianthus annuus) und schneidet sie in Cylinder von ungefähr zehn Linien Länge. Sie enthalten ein salpetriges, schwammiges Mark, das man anzündet und welches ununterbrochen, ohne dass man zu blasen braucht, verbrennt.

Wendet man die Sonnenblumenstengel oder die in einem

Pappenstücke eingeschlossenen verbrennbaren Stoffe an, so hält man die Moxa entweder mit einer Verbandpinzette oder mit Heftpflaster oder einer ziemlich dicken Platte von Pappe fest, indem man die letztern beiden Hülfsmittel mit einer Oeffnung versieht. Man bedient sich auch wohl eines besondern Instrumentes, das man Moxenträger nennt. Aus leicht zu begreifenden Gründen giebt man dem ersten der angeführten Mittel den Vorzug. Die Moxa kann an einem ihrer Enden, ehe sie aufgesetzt worden, angezündet werden; man verfährt jedoch in der Regel auf folgende Weise: Nachdem der Chirurg den untern Theil des Cylinders genau auf die Haut angebracht hat, wird eine brennende Kohle einen Augenblick auf den obern Theil des Cylinders aufgesetzt und das Verbrennen mittelst eines Blasebalges langsam unterhalten, namentlich wenn das Feuer schon den Tegumenten nahe rückt. Das Blasen darf nicht immer auf einen und denselben Punkt geschehen, sonst würde die Verbrennung ungleich werden. Man kann auch mit dem Munde blasen, aber dies ist wegen des Rauches und der Funken unbequem.

Larrey hat eine Röhre angegeben, wovon man das eine Ende in den Mund steckt und das andere gekrümmte so zu sagen auf die Moxa applicirt. Auf diese Weise wird das Blasen sehr erleichtert. Das Instrument ist somit empfehlenswerth. Der Kranke empfindet zuerst eine gelinde Wärme, die sich mit jedem Augenblicke steigert, besonders wenn das Feuer nur noch sechs bis acht Linien von der Haut entfernt ist; sie verwandelt sich sehr bald in einen heftigen Schmerz, und ist die Verbrennung dem Ende nahe, so nimmt man eine Art Knistern, Krachen wahr. Damit bei der Moxibustion keine Funken auf die andern Theile spritzen, bedecke man diese zuvor mit Leinwand.

Es entsteht ein bräunlicher, manchmal gelblicher Schorf, der sich entweder blos in die Haut oder auch bis in das subcutane Zellgewebe erstreckt. Es würde ein Fehler sein, wollte man auch die Fascien daran Theil nehmen lassen.

Oft bedient man sich blos einer, oft aber auch mehrerer Moxen unmittelbar nach einander. Man kann in ungefähr zwei Wochen fünfzehn bis zwanzig appliciren. Wir brauchen wohl nicht zu erinnern, dass man die Moxa nicht auf eine Stelle setzen soll, wo schon eine befindlich war, oder wenigstens ehe daselbst die Vernarbung vollkommen zu Stande gekommen ist. Wenn es angeht, so vermeide man das Narbengewebe, weil hier die Empfindlichkeit geringer ist und im Allgemeinen eine dürftigere Eiterung eintritt. Der Schorf fällt zwischen dem achten bis fünfzehnten oder wohl auch zwanzigsten Tage ab.

Wird eine starke Reizung beabsichtigt, so lege man keinen Verband an; offenbart sich aber eine sehr heftige Entzündung, so greife man zu erweichenden Cataplasmen, die man bei sehr entwickeltem Schmerze mit einigen Tropfen Laudanum befeuchtet. Zum Abfallen des Schorfes bediene man sich der Styrax- oder Muttersalbe, je nach der Indication u. s. w. (Vgl. Cauterium.) Sind die mortificirten Parthien von den lebenden Geweben abgestossen und soll die Eiterung unterhalten werden, so lege man Erbsen ein. Oft verlangt der pathologische Zustand die Vernarbung der Moxa; dann wird die Stelle wie ein einfaches Geschwür verbunden. Ich theile nicht die Ansicht derjenigen, welche behaupten, dass das Glüheisen oder der in siedendes Wasser getauchte Hammer die Moxa ersetzen könnte. Den klinischen Chirurgen ist die grosse Wichtigkeit der langsamen Verbrennung, welche man durch die beiden Mittel nicht erlangt, bekannt.

Die durch Metallinstrumente bewirkte actuelle Cauterisation.

Im Nothfalle können dazu alle eine grössere Menge Wärmestoff in sich aufnehmbaren Körper verwendet werden. Die Instrumente, deren man sich bedient, nennt man Cauterien. Die Metalle sind sehr gute Wärmeleiter. Als der Luxus der Araber in die Arsenale der Chirurgie eingedrungen war, gebrauchte man Gold und Silber, welchen man die genannte Eigenschaft (virtus) in einem höhern Grade zuschrieb.

Aus der nachstehenden Tabelle wird man ersehen, dass die neuern Arbeiten der Physiker bis zu einem gewissen Grade die eben erwähnte Ansicht rechtfertigen, welche Seitens der Chirurgen so vielfach der Gegenstand von Sarcasmen geworden ist:

denn sagen wir es schon im Voraus, das erste der genannten Metalle besitzt die grösste Wärmeleitungsfähigkeit. Ein gewisser Chirurg der Neuzeit hat darüber nichts gesagt; wie in vielen andern Dingen ist auch hierin seine Gelehrsamkeit lückenhaft.

Wärmeleitungsfähigkeit.

	Zahlenverhältniss der Leitungsfähigkeit.
Gold	1000
Platina	981
Silber	973
Kupfer	898,2
Eisen	374,3
Zink	363
Zinn	303,9
Blei	179,6
Marmor	23,6
Porzellan	12,2
Ofenerde	11,4

(Traité de physique von C. Desprez. 4. Aufl. p. 202.)

„Diese Resultate sind, mit Ausnahme der sich auf die Platina beziehenden, durch die Versuche von James Forbes bestätigt worden." (Loco citato.)

Wärmecapacität.

„Dulon und Petit haben auf dem Wege der Erkaltung die Wärmecapacität der vorzüglichsten Metalle untersucht und nachstehende Resultate erlangt:

	Zahlenverhältniss der Leitungsfähigkeit.
Wasser	1000
Blei	0,0293
Gold	0,0298
Platina	0,0314
Zinn	0,0314
Silber	0,0557
Zink	0,0927
Kupfer	0,0949
Eisen	0,1100

(Traité de physique von C. Desprez. 4. Aufl.)

Das gekohlte Eisen, d. h. der Stahl, wird nicht mehr zu Cauterien angewendet (Charrière).

Man bedient sich am gewöhnlichsten des gehärteten Eisens (Charrière).

Das Glüheisen besteht aus drei Haupttheilen: dem Griffe, Stabe und cauterisirenden Endstücke. 1) Der Griff ist aus Buchsbaum- oder Ebenholz, kantenförmig geschnitten, drei und einen halben Zoll lang und mit einer eisernen, kupfernen u. s. w. Zwinge versehen. 2) Der Stab oder die Ruthe aus Eisen ist gewöhnlich neun Zoll lang, stockförmig abgerundet und vier Linien dick; er ist bald gerade, bald mehr oder minder nach dem cauterisirenden Endstücke zu winkelig gebogen. Diese Biegung erstreckt sich verschiedentlich weit. Der Stab kann unabnehmbar an den Griff befestigt sein, hat aber dann den Nachtheil, dass er letztern leicht verbrennen kann, wenn dieser auch noch so viel mit befeuchteten Compressen eingewickelt worden ist. Die abnehmbaren Stäbe sind daher vorzuziehen; sie werden mit dem Griffe mittelst einer Fuge und Druckschraube verbunden. Es werden dann zwei Griffe nöthig sein, einen, den der Chirurg gebraucht, und einen, den der Assistent in den Stand setzt. 3) Das cauterisirende Endstück hat die verschiedensten Formen erhalten. Percy hat ihre Zahl sehr verringert. Heutzutage braucht man folgende Glüheisen: das rohrförmige, konische, münzenförmige, messerförmige, achteckige, kugel-ringförmige und vogelschnabelartige. Diese Eintheilung ist ziemlich allgemein angenommen worden, wesshalb wir ihr folgen wollen.

1. Das rohrförmige Glüheisen. Es hat einen Stab, der sich in einen geradlinigen, zwei Zoll langen und sechs Linien im Durchmesser habenden Cylinder endet.

2. Das konische Glüheisen. Sein Stab läuft in einen stumpfen Kegel aus, dessen Achse einen Zoll beträgt und dessen Basis gewöhnlich acht Linien im Durchmesser hat.

3. Das münzenförmige Glüheisen hat an seinem Ende eine ziemlich ovale Platte, die auf ihrer freien Fläche bisweilen convex ist.

4. Das messerförmige Glüheisen. Sein cauterisirendes Endstück zeigt ein sehr kleines Beil, dessen Rücken

vier und eine halbe Linie dick ist und dessen stumpfe Schneide ein Viertel von dem Umkreise von anderthalb Zoll darbietet.

5. Das achteckige Glüheisen. Eine grosse Platte in Quadratform mit abgestumpften Winkeln, die gewöhnlich auf einem gekrümmten Stabe ruht.

6. Das kugel-ringförmige Glüheisen. Dessen Stab trägt eine Kugelmasse, die sich ringförmig endet und eine verschiedentlich tiefe Höhlung hat.

7. Das vogelschnabelartige Glüheisen. Der Schnabel eines Sperlings giebt davon eine genaue Vorstellung.

Der Dr. Champesme hat folgendes Instrument angegeben, dessen cauterisirendes Endstück weit feiner ist: Eine zwei bis drei Zoll lange gekrümmte Nadel ruht auf einem kurzen Stiele, wodurch der Glühpunct der Hand des Operateurs näher gebracht und sicherer dirigirt werden kann. Damit die Nadel mit einem grössern Wärmegehalte eindringe und diesen länger behalte, hat der Erfinder des Instrumentes vier Linien von dessen sehr dünnem Ende ein sphärisches Knöpfchen von sechs Linien im Durchmesser angebracht, das abgestumpft werden kann, wenn man etwa beim Operiren in der Nähe der Augen den Kranken zu sehr zu erschrecken fürchtet. Bei der Erörterung der Cauterisation an den Augenwimpern werden wir noch die von Champesme erlangten herrlichen Resultate näher angeben.

Die sieben Arten der Brenneisen, wie wir sie im Obigen angedeutet haben, sind hinsichtlich ihrer Dicke, Breite und Länge sehr verschieden, bieten aber alle diejenigen Formen dar, welche der Chirurg nöthig hat, und sind völlig ausreichend. Ihre Stäbe sind bald gerade, bald gekrümmt.

Je nach der Art und Weise, wie das Glüheisen gehandhabt wird, theilt man die Cauterisation damit ein: 1) in die objective; man hält das Instrument bloss über dem kranken Theile, mehr oder minder entfernt davon, je nach dem Grade der Excitation und Entzündung, den man beabsichtigen will; 2) in die transcurrente; hier wird das Eisen leicht über die betreffende Fläche geführt, um einen ganz oberflächlichen Schorf zu veranlassen; 3) in die inhärirende; das Eisen bleibt entweder unverrückt auf den Geweben oder geht ganz langsam über sie hin.

Mit der **objectiven Cauterisation** will man einige leichte Blutungen gestillt, fungöse, atonische Geschwüre, offene und hartnäckige Frostbeulen, scrophulöse und scorbutische Continuitätslösungen geheilt haben. Auch giebt man an, dass diese Anwendungsweise des Glüheisens bei kalten Anschwellungen und indololenten Geschwülsten die Wirkung der andern Medicamente zu unterstützen vermöge und dass sie bisweilen drüsige Affectionen und lymphatische Congestionen zertheilt habe. Dass das Glüheisen als Excitans wirke, braucht wohl kaum bemerkt zu werden. Es wird jetzt höchst selten als solches in Gebrauch gezogen. Soll dies geschehen, so bringt man das münzenförmige oder achteckige oder kugel-ringförmige Eisen bis zum Weissglühen und hält es fünf bis sechs Zoll von den Theilen, die man irritiren will; man kann es aber auch, indem man es nach verschiedenen Richtungen hinführt, so nahe als es der Kranke ertragen kann, bringen.

Die **transcurrente Cauterisation** ist an ihrem Platze, wenn man oberflächliche, aber ziemlich grosse Schorfe verursachen will. Man glaubt, sie müssen die Hälfte der Hautdicke einnehmen, und räth, die von dem Eisen bewirkten Furchen einen halben Zoll von einander anzubringen. Es ist diese Cauterisationsweise gegen die Rheumatismen, Hydropsien der Gelenke u. s. w. vorgeschlagen worden. Wir haben mittelst dieses auf das Epigastrium applicirten Mittels gleichsam wie durch Zaubermacht Dupuytren ein habituelles Schluchzen beseitigen sehen, das durch nichts zu hemmen gewesen war. Eine einzige Application reichte dazu hin. Bei einem andern Individuum, das an derselben Krankheit litt, musste man es zweimal anwenden, hatte dann aber einen vollständigen Erfolg. Ich habe mit der auf das Hypogastrium applicirten Cauterisation eine Hysterie gänzlich geheilt, die zuvor allen andern Kunstmitteln getrotzt hatte. Zur Bewerkstelligung dieser Cauterisationsweise bediene man sich des messerförmigen Glüheisens, das man bis zur dunkeln oder kirschfarbenen Röthe erhitzt. Man führt es schnell und leicht über die Haut hin. Man unterlasse die damit gebildeten Linien zu durchkreuzen, weil dadurch manche Stellen zweimal berührt und somit zu tief gebrannt werden. Nach vollendeter Operation wickelt man die cauterisirten Theile in trocknen Flanell ein. Wenn man eine zu starke Entzündung bewirkt hat, so nimmt man zu den Calmantien in Verbindung mit Antiphlogisticis seine Zuflucht.

Die inhärirende Cauterisation ist gegen fast alle Krankheiten gebraucht worden. Sie hat Nevralgien, Caries, Hämorrhagien, weisse Geschwülste, spontane Luxationen u. s. w. beseitigt oder doch gebessert; oft ist sie auch als desorganisirendes Mittel angewendet worden. Dann muss die Geschwulst nach zwei oder drei in kurzen Zwischenräumen vorgenommenen Applicationen verzehrt sein. Man hat angegeben, es erzeuge diese Cauterisation immer nur oberflächliche Schorfe; dies ist aber ein Irrthum, denn wiederholte unmittelbar sich folgende Cauterisationen geben diesen Schorfen die von dem Chirurgen gewünschte Tiefe. Nach einigen Practikern zerstört oder fixirt die inhärirende Cauterisation ein bösartiges Krankheitsprinzip, nach andern dagegen erregt oder concentrirt sie die Lebenskräfte, welche durch ein septisches Gift, wie bei der Pustula maligna, festgebannt oder vernichtet sind.

Die actuelle Cauterisation gegen die durch wüthende Thiere bewirkten Bisswunden.

Die Anwendung des Glüheisens gegen die Bisse wasserscheuer Thiere ist von sehr grossem Nutzen. Viele ausgezeichnete Aerzte haben behauptet und behaupten noch, dass die Aetzmittel vorzuziehen seien, da man mit ihnen in sehr engen Wunden tiefer einzuwirken vermöge. Dieser Einwand ist jedoch nicht stichhaltig, denn man kann mit dem Feuer dasselbe Resultat erzielen, wenn man die Continuitätslösung zuvor erweitert und abtrocknet. Auch lässt sich unbestreitbar die Wirkung des Feuers weit besser bemessen und bringt eine eben so grosse Reizung wie die Aetzmittel hervor. Nach unserer Ansicht verdient es jedenfalls den Vorzug. Von den vielen Fällen, welche ich anführen könnte, will ich bloss einen erwähnen, bei dem ich als Interne des Pariser Hôtel-Dieu Augenzeuge war. Ein wüthender Hund hatte mehrere Stadtviertel durchlaufen und etwa zwanzig Personen gebissen. Nach der Schilderung, die man angab, war es nur dieses Thier allein gewesen. Fast alle Kranke kamen nach dem Hôtel-Dieu. Dupuytren oder unter seiner Leitung die diensthabenden Internen cauterisirten sie mit dem Glüheisen und kein einziger dieser Kranken wurde von der Hydrophobie befallen. Ich wurde beauftragt, mich von Zeit zu Zeit nach dem Gesundheitszustand derselben zu erkundigen und ich habe dies zwei Jahre lang gethan. Ein von dem nämlichen Hunde gebissenes Individuum wurde in einem andern Hospitale mit Spiessglanzbutter behandelt und war nach acht Tagen die Beute einer symptomatisch sehr ausgesprochenen Rabies. Es starb im Hôtel-Dieu.

Die Application des Glüheisens muss in demselben Momente drei bis vier Mal dreist wiederholt werden, es darf sich der Chirurg für gewöhnlich von keinem anatomischen Umstande abschrecken lassen. Der Schorf muss sich über die Wunde hinaus erstrecken. Ist durch die Zähne des Thieres Wuthspeichel auf die betreffenden Tegumente gekommen, so muss dieser abgewischt und jedwede Furcht verbannt werden, denn es ist erwiesen, dass der wasserscheue Mensch nicht beisst, man müsste ihn denn etwa reizen. Dupuytren hat über dieses sehr wichtige Factum eine grosse Anzahl von Beweisen geliefert. Er gab uns oft den Auftrag, bei den Kranken zu bleiben, um ihnen die verordneten Medicamente zu verabreichen und sie zu beruhigen; niemals hat weder bei uns noch bei den Wärtern der Contact der schaumigen Flüssigkeit, welche aus ihrem entzündeten Munde hervortrat, das geringste Symptom der Krankheit veranlasst. Indessen ist es doch räthlich, in dem beregten Falle furchtsame Personen dadurch zu beruhigen, dass man sie leicht cautersirt und zwar, der Vorsicht halber, auf ecchymosirten Stellen. Ich habe das Glüheisen bei fünfzehn Kranken theils in der Stadt, theils im Pitié-Hospitale und immer mit glücklichem Erfolge angewendet.

Je schneller das Eisen applicirt wird, je gewisser ist auch sein Erfolg. Man vergeude keine Zeit mit Blutlassen. Man reinige die Wunde, comprimire die umgebenden Parthien und

wende nun sofort das Feuer an. Die erste oder zweite Cauterisation wird die Blutung hemmen und die dann folgenden werden
eine geeignete Reizung und Schorfbildung bewirken.

Ist die Haut blossgelegt und hat der Biss Lappen gebildet,
so nehme man sie weg und zaudere nicht, das Glied entfernt
von der Verletzung zu amputiren, wenn es die pathologischen
Umstände verlangen. Befinden sich die Wunden am Kopfe, so
muss man das ganze Haar abrasiren, die Tegumente des Schädels sorgfältig untersuchen und nicht blos die Continuitätslösung, sondern auch alle zweifelhaften Stellen cauterisiren.
Nochmals erinnern wir, dass zu enge Wunden gehörig erweitert
werden müssen.

Sind die Schorfe abgefallen, so unterhält man die Eiterung
wenigstens fünfzig Tage, d. h. bis über den gewöhnlichen Termin der Incubation des Wuthgiftes hinaus. Man kann die Wunden noch durch die Application eines Vesicators und durch
aromatische oder alkalische Fomentationen excitiren. Bestände
eine zu hohe Entzündung, so würde man sie mittelst erweichender Topica herabstimmen. Die Cauterisation muss sogar noch
im Anfange der Wasserscheu in Gebrauch kommen. Boyer
erzählt einen Fall dieser Art, der glücklich abgelaufen war. Es
ist besser zu tief als zu oberflichlich zu cauterisiren.

Die andern sehr schlimmen vergifteten Wunden werden
nach denselben Prinzipien behandelt.

Die actuelle Cauterisation gegen die bösartigen Entzündungen.

Der Chirurg trocknet zuerst die Feuchtigkeit ab, da diese die
Wirkung des Feuers schwächen würde; dann schneidet er die
Schorfe kreuzweise ein oder nimmt sie ganz weg, wenn er
glaubt, dass sie die Einwirkung des Cauterium actuale behindern könnten. Wir ziehen dieses Cauterium dem potentiellen
auch dann noch vor, wenn man auf gewöhnlich bloss getragene
Theile einwirken will. Bekanntlich kann man die Wirkung des
Glüheisens weit besser als die der Aetzmittel beherrschen und,
wie schon gesagt, das septische Prinzip an der Stelle, wo es
sich befindet, concentriren, sowie auch in deren Umfange einen

Entzündungskreis bilden, der für dasselbe eine unübersteigliche
Schranke darstellt, und es neutralisiren, indem man auch in
einiger Entfernung von den mortificirten Parthien cauterisirt.
Gar oft scheitert man aber damit, besonders in schlimmen Fällen. Die Reaction ist in der That nicht genügend, denn die den
Schorf begrenzenden Gewebe leben zwar, aber ihr Leben ist
ein sehr schwaches; es wird oft schwierig und selbst unmöglich, die zur Hemmung der Giftfortschritte nothwendige Energie
darin anzufachen. Ich habe sehr häufig hiervon im Pitié-Hospitale den Beweis geliefert. Nachdem ich, wie man allgemein angerathen, cauterisirt hatte, gerieth ich auf den Einfall, je nach
der Schwere des Falles die Cauterisation zwei, drei, vier Zoll
und noch mehr um den Schorf hin einwirken zu lassen; ich erzeugte eine Verbrennung zweiten Grades. Auf diese Weise ist
die transcurrente Cauterisation weit wirksamer, breitet sich
über eine grössere Fläche aus und veranlasst eine weit stärkere
Reizung. Applicirt man das Glüheisen fern von der Krankheit,
so excitirt es um so mehr die Gewebe, je weniger diese von dem
septischen Prinzipe ergriffen und eine je grössere Vitalität noch
in ihnen waltet. Die dadurch erlangten Resultate überstiegen
meine Erwartungen. (Man sehe in der Clinique chirurgicale de
l'hôpital de la Pitié das Kapitel: Pustula maligna I. p. 163.)

Die benachbarten Theile vor der Einwirkung des Glüheisens zu bewahren.

Bei der Anwendung der inhärirenden Cauterisation ist es
höchst wichtig, die Einwirkung des Feuers auf die nahe liegenden Theile zu verhüten, besonders wenn man tief gelegene
Knochen cauterisirt oder das Glüheisen in den Mund, den Mastdarm, den Scheidenkanal bringt. Man hat den Rath ertheilt, die
zu brennenden Parthien mit feuchten Schwämmen zu umgeben;
diese sind aber höchst schwierig am Platze zu erhalten und nehmen zu viel Raum ein. Die Charpie und Compressen sind schon
besser; am allereinfachsten und sichersten jedoch ist ein dünnes
auf beiden Flächen glattes und mit einer der Oertlichkeit entsprechenden Form und Oeffnung versehenes Stück Pappe, dessen sich Camper zuerst bedient hat. Es kann auch Filz dazu

verwendet werden. Die etwa nöthigen Specula werden ebenfalls mit schlechten Wärmeleitern ausgekleidet oder daraus angefertigt. Bei fistulösen Gängen bedient man sich Röhren dieser Art. Man kann sie in feuchte Leinwand einschlagen. Will man mittelst der letztern Instrumente die Intensität der Hitze mindern, so müssen sie sich blind endigen. Sie werden in gewissen Fällen zur Betupfung von Hämorrhoidalknoten gebraucht. Bringt man das Glüheisen etwa in den Mund, so muss man, ausser der Benützung von Pappe und Compressen, von einem Gehülfen die Lippen von einander halten und die Zunge mit einem Spatel niederdrücken oder emporheben lassen.

Wie und in welchem Grade das Glüheisen zu erhitzen ist.

Um das Brenneisen zu erhitzen, bedient man sich eines Kohlenbeckens und umgiebt es daselbst mit Kohlen, bis es eine hinreichende Menge Wärmestoff in sich aufgenommen hat. Es ist Sache des Practikers, dies je nach der von ihm beabsichtigten Wirkung und der nervösen Stimmung des Kranken jedesmal zu bestimmen. Die Erfahrung lehrt, dass je heisser das Eisen ist, desto weniger Schmerzen verursacht es, weil dann die Gewebe ausserordentlich schnell desorganisirt werden; es verkohlt sie unmittelbar; sie werden so schlechte Wärmeleiter und die Nachbartheile werden dann nur wenig mitergriffen. Wenn man daher bei der Zerstörung von Geschwülsten darauf zu sehen hat, so wenig Schmerzen als möglich hervorzurufen, so wendet man ein bis zum Weissglühen erhitztes Eisen an. Es ist dies der höchste Grad der Incandescenz. Hierauf folgen die andern Farben, die stufenweise an Hitzegrad abnehmen: rothgelb, kirschroth, dunkel und rothgrau. Will der Chirurg die Lebensthätigkeit anfachen, sie mehr concentriren, so wende er einen minder hohen Hitzegrad an; das Eisen sei dann kirschroth oder dunkel und selbst grau.

Bedient man sich des bis zum Weissglühen erhitzten Eisens, so reichen ungefähr fünfzehn Secunden zur Bewirkung eines tiefen Schorfes hin; sowie das erste Cauterium die andern Farben zu zeigen anfängt, ersetzt man es durch ein zweites und fährt so weiter fort, bis man die beabsichtigte Tiefe erreicht hat. Liesse man es etwa bis zum Erkalten auf den Geweben, so könnte es daselbst ankleben und beim Abnehmen Zerreissungen verursachen.

Die dünnen Cauterien passen für schmale, entblösste Flächen, die konischen bei engen Continuitätslösungen, die mit breiten Flächen zur Zerstörung grosser Geschwülste, grosser Wunden, umfanglicher Geschwüre u. s. w.

Die von Celsus ertheilten Vorschläge und Regeln, am Schädel zu cauterisiren, können uns nicht dazu veranlassen, ausgenommen es müssten sich denn daselbst Bisse von wüthenden Thieren befinden. Wir haben die von Dehaen und Pouteau mitgetheilten unglücklich abgelaufenen Fälle nicht vergessen. Die Anwendung des Glüheisens bewirkte die Entzündung des Gehirnes und seiner Häute, wie die Autopsie nachgewiesen hatte.

Beabsichtigt man eine starke Excitation, so legt man keinen Verband an, im andern Falle bedeckt man den Schorf mit einem mit Cerat oder frischer Butter bestrichenen Leinwandläppchen und erneuert den Verband jeden Tag bis nach Abfall der mortificirten Parthien. Lässt dieser zu lange auf sich warten und besteht ein Mangel an Tonus, so gebrauche man reizende Salben oder schneide auch die betreffenden Theile kreuzweise ein. Bei einer zu heftigen Entzündung greife man zur Abstossung der Schorfe zu dem Chlornatron oder Chlorkalk. Aber die Männer des Tages haben nach ihrer löblichen Gewohnheit noch nicht einmal den Grad dieser Medicamente angezeigt; sie wenden diese Chlorpräparate ohne Unterschied in allen Fällen an. Bedient man sich bei einer leichten Entzündung, wo die mortificirten Gewebe sich nicht abstossen, der Chlormittel, so nimmt man sie gewöhnlich zu drei Graden; sie löschen oder vermindern dann fast immer jene eliminatorische Entzündung und verzögern auffällig den Abfall des Schorfes; bei einer mehr als die Haut beanspruchenden gesteigerten Entzündung werden dagegen diese Medicamente den Erethismus erhöhen und somit ebenfalls keinen glücklichern Erfolg erzielen. Es muss daher die Irritation weder zu stark noch zu schwach sein. Das nenne ich rationell verfahren, wie es eben viele Männer nie thun, die sich nichts desto weniger als höher begabte Wesen geberden und doch nicht, weil es ihnen durchaus an Logik gebricht, zwei Ideen mit einander verbinden oder vergleichen können.

Die potentielle Cauterisation.

Nicht alle Aetzmittel haben einen gleichen Grad von Energie, aber alle vereinigen sich mit unsern Geweben. Es entsteht dann eine doppelte Zersetzung und dadurch ein Schorf als Product der innigen Verbindung des Medicamentes mit den cauterisirten Stellen. Die Lebensthätigkeit wird im Umkreise der mortificirten Theile mehr oder minder erhöht, es tritt Suppuration ein und die entarteten Gewebe fallen (stossen sich) in Folge derselben ab.

Wir haben bereits erwähnt, dass man die Caustica zur Bildung eines künstlichen Geschwüres verwenden kann. Sie dienen auch zur Verbrennung der zu stark entwickelten Fleischwärzchen und beleben die Ränder eines callösen Geschwüres. Wird das Medicament in trocknem Zustande angewendet, so braucht man es bloss über die Theile hinzuführen oder darauf festzuhalten; ist es flüssig, so füllt man einen kleinen Pinsel aus feiner Charpie oder Haaren damit an und betupft mit diesem die kranken Parthien. Ziemlich oft cauterisirt man die zweifelhaften und selbst einfachen Geschwüre, wenn sie hartnäckig sind; man bedient sich dann besonders der salpetersauren Quecksilberlösung (Liquor Bellostii). Meistens führt man das Aetzmittel sehr schnell über die Gewebe hin, falls man mehr deren Vitalität modificiren, als sie selbst entarten, zerstören will. Sind die Wucherungen sehr gross, so müssen sie mittelst der Scheere oder des Bistouris hinweggenommen werden.

Gebrauch der Aetzmittel bei Bissen von wüthenden Thieren.

Wir haben uns bereits über die Anwendung der Aetzmittel gegen die Bisse wüthender Thiere ausgesprochen; will man indessen dennoch zu diesen treulosen Mitteln seine Zuflucht neh-

men, so berücksichtige man auch hier alle die Vorsichtsmaassregeln, welche die actuelle Cauterisation vor und nach ihrer
Anwendung verlangt. Man vergesse besonders nicht die entblösste Fläche abzutrocknen und halte dann das Aetzkali wie
bei der Einrichtung eines Cauteriums fest. Man kann auch einen
Stab oder eine Glasröhre mit Spiessglanzbutter versehen und
sie in die kleinen Wunden fliessen lassen, oder ein Charpiebourdonnet mit diesem Chlorür befeuchten, auf die Continuitätslösung legen und trockne Charpie darüber breiten. Die Sal-
peter-, Schwefel-, Salzsäure kommen wohl nicht leicht in
Gebrauch, weil es weit schwieriger ist, den Umfang ihrer Einwirkung zu bemessen und sie oft bis zu einer gefährlichen Tiefe
vordringen.

Die andern vergifteten und sehr schlimmen Wunden müssten auf die nämliche Weise behandelt werden.

Anwendung der Aetzmittel gegen die bösartigen Entzündungen.

Die Cauterisation bildet auch das mächtigste Mittel zur Bekämpfung des Carbunkels und der Pustula maligna; aber zufolge
einiger in dem mittäglichen Frankreich beobachteten Thatsachen
glauben wir, dass wenn in der ersten dieser Krankheiten ziemlich ausgesprochene Entzündungssymptome sich einstellen und
eine heilsame Reaction der Natur gegen das Gift anzeigen, so
muss man auf die Anwendung des Feuers oder der Aetzmittel
Verzicht leisten. Wie weiter oben zu ersehen, geben wir dem
ersten der genannten Mittel den Vorzug. Sind die Phlyctänen
aufgebrochen, hat sich die kranke Stelle gereinigt und existirt
fast kein Schorf mehr, so bediene man sich des Glüheisens oder
der Caustica nach den angegebenen Regeln. Man untersuche
das Uebel alle zwei bis drei Stunden. Hat das Cauterium Erfolg,
so bilden sich keine neuen Phlyctänen; es tritt ein drückender,
pochender Schmerz, eine phlegmonöse Entzündung ein. Bessern sich die allgemeinen Symptome, so lasse man den Verband
liegen. Nach acht oder zehn Tagen greife man zu den antisepti-
schen Mitteln, die nur weggelassen werden, wenn die Entzündung einen zu hohen Grad erreicht hat und dann indications-

gemäss mit einem erweichenden Cataplasma vertauscht werden können. Gewöhnlich giebt man hier den Fomentationen derselben Art den Vorzug.

Stellen sich die eben angegebenen günstigen Erscheinungen nicht ein, so spalte man den Schorf durch einen Kreuzschnitt, wie in dem zweiten, dritten und vierten Stadium der Krankheit, wobei man jedoch die lebenden Gewebe zu schonen hat. Falls nur die geringste Blutung dabei eintritt, so muss diese sofort gestillt, der brandige Theil entfernt, die Stelle abgetrocknet werden. Der cauterisirte Punct ist, um ihn abzutrocknen, zu comprimiren. Bisweilen sind drei bis vier Cauterisationen nothwendig. Uebrigens müssen auch hier die Antiseptica in Gebrauch kommen.

Arsenikpulver von Côme oder Rousselot.

Es besteht aus einem Theile fein zerriebenem Arsenik, zwei Theilen Drachenblut und zwei Theilen fein zerriebenem Zinnober. Will man sich dieses Aetzmittels bedienen, so bildet man daraus mittelst Speichels oder eines gummihaltigen Wassers eine Paste.

„Der Practiker vergesse nicht, dass die Formel des Codex eine starke Dosis Arsenik enthält; in der Formel von Côme waren bloss ein Theil arsenige Säure, fünf Theile Zinnober und zwei Theile Asche von alten Sohlen angegeben. Die Formel von Rousselot enthält einen Theil arsenige Säure, acht Theile Drachenblut und acht Theile Zinnober, und endlich die vom Dr. Patrix einen Theil arsenige Säure, acht Theile Drachenblut und sechzehn Theile Zinnober." (Soubeiran loco citato.)

Die Anwendung des in Rede stehenden Aetzmittels.

Es kommt nur bei bösartigen, oberflächlichen Geschwüren, die auf keinen, selbst den geringsten Anschwellungen sitzen, in Gebrauch. Bei Krebsen, welche eine grössere Fläche einnehmen, darf man das Causticum nur in dem Umfange eines Fünffrankenstückes und in mehreren Zwischenräumen auflegen, denn sonst könnte, wie Fernel beobachtet hat, die Absorption des Medicaments Vergiltungssymptome und bisweilen den Tod herbeiführen. Vielleicht wird man uns bei der Anwendung des Arseniks der Verzagtheit bezüchtigen, aber wir entgegnen, dass bei manchen Personen die Absorption mit einer erstaunlichen Leichtigkeit vor sich geht und dass wir grosses Unglück damit haben anrichten sehen. Der günstigste Moment für das Gelingen der in Rede stehenden Mittel ist der, wo die Reizung und Entzündung noch nicht stark ausgesprochen sind. Man behandelt diese Complicationen sehr vortheilhaft mit den örtlichen Blutentziehungen, welche überhaupt in vielen Fällen allein schon hinreichen, gewisse Hautkrebse vollständig zu heilen. Es wird diese Behauptung von den Beobachtungen bestätigt, welche Broussais, Lallemand in Montpellier und wir selbst mitgetheilt haben. Wir haben noch ganz vor Kurzem im Pitié-Hospitale den Beweis geliefert, dass das innerlich verabreichte Jodkalium ohne jede andere Medication sehr oft oberflächliche Continuitätslösungen zu heilen im Stande war, die alle Merkmale des Carcinomes darboten, und welche in einigen Fällen nach amputirten Krebsen entstanden waren, über deren Natur kein Zweifel obwalten konnte, da wir sie pathologisch-anatomisch untersucht und die Existenz des carcinomatösen Gewebes constatirt hatten. Ist das Geschwür mit schwammigen Vegetationen bedeckt, so muss man diese vorher entfernen.

Wir wiederholen es, will man sich einer der in Rede stehenden Compositionen bedienen, so befeuchte man eine hinreichende Menge mit Speichel oder Gummiwasser und bilde einen Brei. Ist die Continuitätslösung nicht zu gross, so applicirt man das Mittel über deren ganzen Umfang und selbst noch einige Linien weiter. Die Paste wird zwei Linien dick aufgetragen und mit Spinnengewebe, gekrempelter Charpie oder feiner Leinwand bedeckt. Der erstere Stoff verdient den Vorzug, weil er sich besser mit der Paste verbindet, diese dadurch schneller trocknet und eine äusserst fest anklebende Masse wird. Wenn man z. B. an den Lippen operirt, so ist es sehr wichtig, dass man durch einen geeigneten Verband die Verdünnung des Giftes durch die Speichelbenetzung verhindert. In der Regel stösst sich nach sechs, acht oder zehn Tagen die Arsenikpaste ab; ist dies aber dann noch nicht der Fall, so zieht man leicht daran oder spaltet sie nöthigenfalls mit der Scheere. Man befeuchte sie mit Gummiwasser, nehme sie in kleinen Parthien weg. Es kann sich wohl auch unter ihr die Vernarbung bilden, aber es ist jedenfalls weit besser zu wissen, was das Causticum für eine Wirkung gehabt hat. Gewöhnlich zeigt sich ein gräulicher, bisweilen bräunlicher Schorf, der sehr bald abfällt. Man wendet das Cerat oder einen erweichenden Umschlag an. Mitunter kommen die Antiseptica in Gebrauch, was von dem Grade der hervorgebrachten Entzündung abhängt. Sind die brandigen Gewebe entfernt, so ist das Geschwür entweder einfach oder noch carcinomatös. Im letztern Falle ist der Arsenik zum zweiten, ja zum dritten und vierten Male zu appliciren. Zeigt er aber auch jetzt keinen Erfolg, so muss davon abgestanden werden, weil dadurch das Uebel nur verschlimmert werden und tiefere Wurzeln schlagen würde.

Manec's Arsenikpaste.

Aus fünf Theilen arseniger Säure, fünf und zwanzig Theilen Zinnober und fünfzehn Theilen calcinirtem Schwamm bereitet man auf die oben angegebene Weise eine Paste, die, in der Grösse eines Fünffrankenstückes und einige Linien dick aufgetragen auf das Geschwür gelegt wird. Der Autor dieses Präparates hat es häufig angewendet und niemals bis jetzt irgend einen Zufall darnach eintreten sehen, wenn die angegebenen Vorschriften dabei befolgt wurden. Dieses Aetzmittel wirkt tief ein und erzeugt fast keine Schmerzen. Ich habe diese Facta selbst in den vorigen Monaten September und October beobachtet, als ich meinen auf Urlaub befindlichen Collegen vertrat. Manec ist der Ansicht, sein Medicament zerstöre nicht nur weit mehr die Krebse bis in ihre letzten Verzweigungen, sondern schone auch mehr die zu erhaltenden gesunden Gewebe. Ich habe mit diesem Mittel ausgedehnte tiefe und oberflächliche Carcinome entfernen sehen; ich zog es an dem Gebärmutterhalse in Gebrauch; da es aber daselbst nur sehr schwer zu fixiren ist, so hatte ich damit keinen Erfolg. Wenn nöthig, so applicirt man die Manec'sche Arsenikpaste zu wiederholten Malen entweder auf die nämliche Stelle oder auf das benachbarte carcinomatöse

Gewebe, das wegen seiner zu grossen Ausdehnung nicht auf ein, zwei oder drei Mal zerstört werden konnte.

Die chemische Analyse hat dargethan, dass in den ersten fünf Tagen nach der Application dieses Medicamentes der Harn der Kranken Arsenik enthält.

Bei der Erörterung des Sinapismus, Vesicators und Cauteriums haben wir schon einige andere Aetzmittel besprochen und wir verweisen daher auf jene Abschnitte.

Höllenstein.

Er ist das am allermeisten angewendete Aetzmittel. Zuweilen bedient man sich desselben in einer Auflösung von destillirtem Wasser und füllt dann einen Pinsel damit an, gewöhnlich aber wird er im festen Zustande verwendet. Soll er auf ganz schmale Stellen wirken, so schneidet man ihn zuvor in Stiftform. Man führt ihn leicht über die Bögen des Velum palatinum, über die Mandeln und in die Tiefe des Pharynx zur Bekämpfung chronischer Anginen hin. Gleich nach beendigter Operation lässt man den Kranken gurgeln. Er verursacht fast gar keinen Schmerz. Zuweilen erregt er Erbrechen. Man hat dieses Mittel gegen Aphonie vorgeschlagen und im Allgemeinen wirkt es hier sehr vortheilhaft ein. Ich habe damit Erfolg gehabt, obschon ich keine Spur von Entzündung zu ermitteln vermochte. Es wird in derselben Weise auch gegen Taubheit angewendet. Ich kenne einige Personen, bei denen es einen wahrhaft ausserordentlichen Erfolg gehabt hat. Ferner kann man den Höllenstein auf die Innenfläche der Eiterheerde und in Fisteln bringen und damit seine Wirkung nicht durch die Feuchtigkeit der Gewebe neutralisirt werde, so muss man diese so viel als möglich vorher abtrocknen. Hat man eine Kyste geöffnet und soll diese cauterisirt werden, so verschiebt man die Aetzung oft auf den andern Tag, weil die vorhandene Blutung seine Einwirkung lähmt, mag man auch jedes von der Kunst gebotene Hülfsmittel dagegen in Gebrauch nehmen. Auch die Harnröhre und die Innenfläche der Blase, sowie der Nasenkanal und die Schleimhaut des Auges werden damit der Cauterisation unterworfen, die letztere, wenn sie von einer hartnäckigen chronischen Entzündung befallen ist.

Ich habe durch viele Thatsachen dargethan, dass der auf den Hals der Gebärmutter applicirte Höllenstein häufig Blutungen hervorrief. Serres vom Institut hat vorgeschlagen, dieses Mittel beim Zoster, theils im festen, theils im flüssigen Zustande, je nachdem die rosenartigen Pusteln confluent oder isolirt stehen, anzuwenden. Wie man in der Gazette des Hôpitaux ersehen kann, habe ich dieses Mittel in solchen Fällen oft und bis heute immer mit Erfolg angewendet. Mit der Beseitigung der Hautentzündung waren gewöhnlich auch die damit verbundenen allgemeinen, sowie die sehr entwickelten gastrischen Erscheinungen verschwunden. Serres in Uzès cauterisirte mit Höllenstein den ganzen Umfang der durchsichtigen Hornhaut in einem Falle von Amaurose. Sowohl bei Geschwüren und Pusteln auf der Cornea, als auch auf der Conjunctiva muss das Causticum sehr schnell applicirt werden, damit es nur möglichst kurze Zeit auf den Geweben verweilt. Unmittelbar nachher wird das Auge, ohne es zu reizen, mit Wasser ausgewaschen.

Uebrigens wendet man den Höllenstein mehr in der Absicht, die Theile zu reizen, als sie zu mortificiren, an; indessen sind wir weit entfernt, der Meinung eines neuern Schriftstellers beizutreten, welcher behauptet, der Lapis infernalis sei nicht im Stande, tiefe Schorfe zu bewirken. Der geneigte Leser möge über diese gelehrte Behauptung nicht erstaunt sein. Bei manchen Ulcerationen des Zahnfleisches, der Genitalien und des Afters ist durchaus keine Stimulation, wohl aber eine tiefere Zerstörung der entblössten Fläche nothwendig. Dann lasse man das Aetzmittel fünfzehn bis zwanzig Secunden und noch länger darauf verweilen. Nach der Methode von Serres, Mitgliede des Institutes, wirkt das auf die Pockenpusteln applicirte salpetersaure Silber abortiv ein. Es wird bekanntlich auch zur Unterdrückung der Caro luxurians, wie sich die Alten ausdrücken, angewendet. Zu diesem Behufe führt man es über die entblösste Fläche hin, hält sich aber dabei eine Linie breit von den Rändern entfernt, um den Vernarbungsprocess nicht zu stören. Wir wiederholen nochmals, dass wenn sich auf einem indurirten Gewebe mit geringer Lebensthätigkeit Fleischwärzchen entwickelt haben, so cauterisire man sie nicht, mögen sie auch üppig, weich und selbst mattweiss sein, denn wenn man sie ätzt, so wird wegen der vorhandenen schwachen Vitalität eine sehr lange Zeit zu ihrem Wiedererscheinen nothwendig werden und man wird dadurch, wie ich oftmals im Pitié-Hospitale nachgewiesen habe, die Narbenbildung bedeutend verzögern, die man hingegen minder schwierig macht und in die Länge zieht, wenn man nicht cauterisirt, sondern vielmehr excitirende Lösungen oder Salben oder auch folgende Mischung, mit der wir fast stets einen grossen Erfolg erzielten, in Gebrauch zieht: Fünf Theile Amidon und ein Theil Alaun werden innig vermengt und die auf gewöhnlich entblösst getragenen Theilen befindlichen Wunden oder Geschwüre damit sehr oft betupft. Freilich verzögert man auch dadurch die Vernarbung, aber es bildet sich eine sehr schöne und völlig ebene Narbe; desgleichen erhält man ein unter dem Niveau des Nagels bleibendes inoduläres Gewebe, wenn man das Fleisch, in das er eingedrungen war, hinweggenommen hatte. Ferner verhindert man mittelst dieses Verfahrens die Formation von Brücken, welche das Zusammenziehen der weiter vorgeschrittenen Narben in einem so hohen Grade begünstigt. Endlich je mehr man cauterisirt, desto mehr giebt man dem von der Peripherie nach dem Centrum vorschreitenden Narbengewebe Zeit, die Ränder der Continuitätslösung heranzuziehen und den Umfang der Difformität zu vermindern. Nach meiner Ansicht ist es von Nutzen, an dem Unterschenkel eine etwas hervorragende Narbe herzustellen, da mir die Erfahrung bewiesen, dass eine solche weit mehr Widerstand zu leisten vermochte. Nach Dupuytren's Rath soll man die nach Verbrennungen entstehenden grossen Wunden, welche sich nicht leicht vernarben, nicht zu oft ätzen, weil sie sonst am Ende sich gar nicht vernarben könnten.

Um Verletzungen und Zerreissungen der Gewebe zu verhüten, stumpfe man stets die Spitze des stiftförmig zugeschnittenen Höllensteines vorher ab. Man vergesse nicht, dass schon eine leise Berührung der Haut damit diese auf fünf, sechs Tage schwärzt und somit jene Berührung bei gewöhnlich bloss getragenen Theilen sorgfältig vermieden werden muss. Die Feuchtigkeit löst den Höllenstein auf; man trockne ihn daher nach dem Gebrauche ab. Oft bleibt Schleim, Blut daran kleben und wenn diese Stoffe nicht entfernt werden, so verhindern sie später die Cauterisation. Ich bediene mich des in Rede stehenden Aetzmittels oft, um die Puncte auf der Haut zu bezeichnen, auf die ich gewöhnlich circuläre Bänder lege, um besser, als es mit dem blossen Auge geschehen kann, den stationären Zustand, die Vergrösserung oder Verminderung gewisser Geschwülste bemessen zu können. Man wird sich erinnern, dass die Salben aus Kali hydrojodicum oder Plumbum jodatum, welche man dann so häufig anwendet, diese Flecken sehr rasch entfernen; es ist daher eine gewisse Aufmerksamkeit nöthig.

Wenn der Höllenstein über eine entblösste Fläche geführt wird, so färbt er sie sofort weiss; es bildet sich eine Art Kruste, ein oberflächlicher Schorf, der gewöhnlich nach vier und zwanzig bis acht und vierzig Stunden abfällt.

Salpetersaure Quecksilberlösung (Liquor Bellostii).

Ein neuerer Schriftsteller, der trotz aller seiner Anstrengungen hinter den Erfindern herhinkt, versucht es auch die Anwendung dieses trefflichen Aetzmittels sich anzueignen, das nach Einigen von Richerand, nach Andern von Alibert zuerst gebraucht worden sein soll. Es gewährt nicht nur den Vortheil, in dem Augenblicke seiner Anwendung Schorfe zu erzeugen, sondern es besitzt auch noch in einem hohen Grade die Eigenschaft, in den nicht oder mässig chronisch entzündeten Anschwellungen eine sehr heilsame Excitation hervorzurufen, die in den meisten Fällen deren Zertheilung sehr beschleunigt. Die indurirten nicht krebsigen Hypertrophien der Gebärmutter, die callösen Geschwüre u. s. w. liefern hierzu Beweise. Es bewirkt oder beschleunigt sehr oft die Vernarbung alter scrophulöser oder scorbutischer Continuitätslösungen; es heilt die fressenden Flechten und gewisse oberflächliche Krebsgeschwüre, man muss aber in diesen beiden Fällen mit seiner Anwendung so lange warten, bis die etwa vorhandene zu starke Reizung mittelst örtlicher Blutentziehungen nachhaltig bekämpft worden ist. Veranlasst die Application dieses Aetzmittels, wie oft be-

obachtet worden, einen zu hohen Grad von Excitation, so muss
man diesen mit dem nämlichen Mittel herabzustimmen suchen.
Hält man auf diese Weise stets die Indicationen im Auge, so erlangt man wahrhaft aussergewöhnliche Erfolge. (Man vergl. im
ersten Bande der Clinique chirurgicale etc. das Kapitel über den
Esthiomenus oder Herpes exedens.)

In einigen jedoch äusserst seltenen Fällen hat die Application dieses Medicamentes auf eine sehr schmale entblösste
Fläche des Gebärmutterhalses einige Stunden nachher oder am
andern Tage einen leichten Speichelfluss hervorgerufen. Man
darf mit der salpetersauren Quecksilberlösung eine grosse
Wunde nicht in ihrem ganzen Umfange betupfen, denn sonst
möchten sehr schlimme Zufälle in die Erscheinung treten. Die
Gazette des Hôpitaux enthält einen solchen Fall aus der Abtheilung von Velpeau. Nach meiner Ansicht darf die Cauterisation
nur den Umfang eines Fünffrankenstückes einnehmen. Ich habe
in meiner Klinik im Pitié-Hospitale gezeigt, dass die von dem
Aetzmittel nicht berührten Theile der entblössten Fläche in der
Regel eben so vortheilhaft modificirt wurden, als die damit in
Contact gebrachten.

Ein Kranker hatte zwei bösartige Geschwüre, eines auf dem
Oberschenkel, das andere auf dem Unterleibe. Ich betupfte nur
das erste mit dem Aetzmittel, das zweite, welches seit langer
Zeit sich nicht verändert hatte, wurde zuerst sehr gebessert und
vernarbte sodann.

Bei einigen Individuen bestanden äusserst heftige Schmerzen; ich touchirte die Continuitätslösung und sobald sich die
dadurch bewirkte Modification zeigte, verschwanden auch jene
Schmerzen. Es darf jedoch nicht verschwiegen werden, dass
die Schmerzen des Kranken sehr gesteigert und sogar in vielen
Fällen von dem Causticum erst bewirkt werden. Aeusserst selten verursacht die Application der salpetersauren Quecksilberlösung auf einfache Geschwüre des Gebärmutterhalses *im Anfange* Schmerzen; die Frauen empfinden erst gar nichts davon;
nach einer halben oder ganzen Stunde oder auch nach zwei
Stunden verspüren sie etwas Wärme und der Fluor albus ist ein
oder zwei Tage bedeutender. Auf einfachen Indurationen mit

nur geringer Vitalität bewirkt das Mittel bloss einen leichten oder gar keinen Schmerz; auf Pseudoproducten macht es keine Empfindung, aber bei etwas tiefen Krebsen, sowohl des Uterus als auch anderer Theile, wenn keine Wucherungen, keine Fungositäten zugleich bestehen, ist das Aetzen sehr oft so schmerzhaft, dass man es einstellen muss, was sehr zu beklagen ist, da es in der Regel das Weiterschreiten des Uebels sehr verzögert, indem es die Schwammgebilde niederhält, die eine so grosse Neigung besitzen, sich auszubreiten und eine äusserst reichliche Absonderung zu liefern. Auch ist es ja bekannt, dass die Cauterisation gegen Blutungen schützt, wenn sie zur rechten Zeit dabei in Anwendung kommt. Wir haben anderwärts den grossen Nutzen angedeutet, den sie uns bei den Gebärmutterpolypen, wo die Kranken durch die Blutungen fast anämisch geworden waren, geleistet haben.

Wenn die salpetersaure Quecksilberlösung auf die Scheide und Vulva gebracht wird, so erzeugt sie schreckliche Schmerzen; es muss daher gleich nachher lauwarmes Wasser durch das Speculum eingegossen werden. Diese Meinung theilt ein neuerer Schriftsteller nicht, ich habe aber im Pitié-Hospitale öffentlich Thatsachen vorgeführt, welche die eben angegebene Regel unterstützen. Die oberflächlichen Ulcerationen cauterisire ich ganz leicht, die tiefen und besonders callösen oder auf Anschwellungen befindlichen Continuitätslösungen etwas stark. Man applicirt das Aetzmittel mit einem Pinsel, so wie wir ihn beim Höllenstein angezeigt haben. Ich gebe gewöhnlich dem Haarpinsel den Vorzug. Man wiederholt die Cauterisation etwa alle acht Tage. Hat man zehn bis fünfzehn Mal das einfache Geschwür geätzt, und ist es noch nicht vernarbt, so muss man wenigstens auf einige Zeit damit aufhören; oft erhält man auf diese Weise die Vernarbung, besonders wenn man tonische oder leicht adstringirende Flüssigkeiten anwendet. Dabei muss jedoch der Krankheitszustand sehr genau überwacht werden, denn wenn er sich steigerte, so müsste man sofort wieder zu der salpetersauren Quecksilberlösung greifen, die nach meinem Dafürhalten das kräftigste Aetzmittel zur Bekämpfung der

Continuitätslösungen der Gebärmutter bildet. (Man sehe Clinique chirurgicale de l'hôpital de la Pitié.)

Das in Rede stehende Causticum erzeugt augenblicklich einen weissen Schorf und wirkt längere Zeit ein, ohne dass es im Allgemeinen in den meisten Geweben einen zu unerträglichen Schmerz hervorruft. Ich habe im dritten Bande meiner Klinik erwähnt, dass ich manchmal einen Tropfen dieser Säure auf die Hand bekam und den ganzen Tag hindurch ein starkes Brennen, ein Gefühl von Jucken, Fressen empfand und eine leidliche Erosion hatte. Ich weiss nicht, ob die andern Caustica die nämlichen Erscheinungen hervorrufen, welchen Erscheinungen ohne Zweifel die so eminenten und, ich wage es zu sagen, specifischen Eigenschaften des herrlichen Mittels zuzuschreiben sind.

Will man Wucherungen, Tuberkeln zerstören, so fülle man den Pinsel stärker an und lasse diesen längere Zeit mit der Krankheit in Contact. Die Nachbartheile sichert man durch Application von Charpie, Baumwolle, Pflaster u. s. w.

Ich habe zuerst angegeben (vgl. Gaz. des Hôpit.), dass die salpetersaure Quecksilberlösung zur Vitalitätserhöhung der von ihrem Zellgewebe abgelösten Haut und Verheilung derselben mit den darunter liegenden Geweben gebraucht werden könne. Mir ist dies damit oft gelungen. Allein ich habe gleichzeitig den Rath ertheilt, die Innenfläche der Tegumente sehr leise und in einem nur kleinen Umfange zu berühren, damit sie nicht in Schorfe verwandelt werden. Das sind die Regeln, welche, wie so viele andere, noch nicht einmal erwähnt worden sind. Man lässt die Quecksilberlösung in derselben Weise, wie bei dem Höllensteine angegeben worden, in die engen Continuitätstrennungen fliessen. Der dadurch bewirkte Schorf fällt nicht so schnell als der durch den Lapis infernalis hervorgerufene ab. Den Pinsel muss man gleich nachher reinigen, sonst wird er verbrannt. Hat das Aetzen eine zu starke Reizung gesetzt, so verbindet man mit den örtlichen Blutentziehungen erweichende und narcotische Cataplasmen oder mit einer derartigen Flüssigkeit befeuchtete Compressen.

Salzsäure.

Sie kommt besonders und zwar verdünnt in Gebrauch bei häutigen Bräunen, Aphthen, durch den Speichelfluss erzeugten Ulcerationen u. s. w.

Wiener Paste.

Von dieser ist schon bei dem Cauterium gesprochen worden. Man kann sie zur Zerstörung von Varices anwenden; auch hat man gerathen, die Geschwülste damit in Schorfe zu verwandeln.

Chlorzink, Zinkpaste.

Wird dieses Chlorür rein und in Pulverform auf die Epidermis gebracht, so entzündet es die Tegumente und veranlasst nach sechs bis acht Stunden einen gräulichen Schorf, der etwas schneller als der von den alkalischen Causticis bewirkte abfällt. Hanke in Breslau hat mit diesem Mittel Naevi materni, syphilitische anschneinend carcinomatöse Geschwüre, Fungus haematodes zerstört; er hat sogar damit Pustulae malignae geheilt. (Bulletin des sciences médicales par Ferussac, T. X. p. 74. Journal de Pharmacie, T. XVI. p. 549.) Später behauptete Canquoin*) ein neues Heilmittel angegeben zu haben, aber wie zu ersehen, wurde man gar bald eines Bessern belehrt. Er wendete eine also zusammengesetzte Aetzpaste an: Nachdem er das Chlorzink in etwas Wasser gelöst hatte, that er Mehl hinzu, knetete diese Masse durch einander und verwandelte sie in eine wirkliche Paste von beliebiger Dicke. Die Grösse und Form derselben richtet sich nach dem zu zerstörenden Tumor oder Geschwür. Auf die mit Epidermis noch versehenen Hautstellen äussert die Paste gar keine Wirkung, es muss daher die Epidermis vorher durch ein Vesicans hinweggenommen werden, wozu man sich vorzugsweise der Ammoniaksalbe des Dr. Gondret bedient. Die Zinkpaste kann entweder bloss sehr

---

*) Die Behandlung des Krebses. Eine ausführliche Darstellung der jede Operation mit dem schneidenden Instrumente ausschliessenden Methode des Dr. Canquoin etc. Nach der zweiten Auflage deutsch bearbeitet von Siegmund Frankenberg. Braunschweig 1839.

oberflächliche, etwa zwei Linien dicke, oder auch weit stärkere Schorfe von einem Zoll und noch darüber bewirken. Im letztern Falle muss sie dann nach Trousseau ein oder zwei Tage liegen bleiben. Sie gewährt den Vortheil, die Gewebe eben so rein wie das Messer hinwegzunehmen. Man behauptet, dass man mit diesem Aetzmittel oder mit der Wiener Paste vollkommen die Ausdehnung der Cauterisation in seiner Macht habe, nach meinem Dafürhalten ist dies aber nur approximativ der Fall, selbst wenn es sich um normale Gewebe handelt; sind dagegen diese Gewebe krankhaft ergriffen, so bieten sie hinsichtlich ihrer Consistenz, Natur, Feuchtigkeit, des Vorhandenseins einer Geschwulst von mehr oder weniger kleinen zusammenstehenden oder zerstreuten Kysten so viele Verschiedenheiten dar, dass selbst der erfahrenste Chirurg in der in Rede stehenden Beziehung keinen sichern Anhaltepunct hat. Wenn nöthig, so applicirt man die Zinkpaste mehrmals nach einander. Sie erzeugt solche schreckliche Schmerzen, dass die Kranken sehr oft eine zweite Application des Mittels verweigern. Ich selbst kenne Fälle, wo es sehr schlimme nervöse Erscheinungen, sehr gefährliche Störungen der gesammten Functionen und bisweilen sogar den Tod hervorgerufen hat. Selbst seine Anhänger werfen ihm vor, dass es sich auf die Runzeln, Hervorragungen, in die Vertiefungen und Spalten, welche die Geschwüre oder Geschwülste darbieten, schlecht auflegen lasse, und namentlich in solchen Fällen giebt man der Wiener Paste den Vorzug, die überdies weit weniger Schmerzen verursacht.

Die Wiener und die Zinkpaste führen den grossen Uebelstand mit sich, dass sie die oft sehr gesunde Haut auf Geschwülsten, welche sich an gewöhnlich bloss getragenen Theilen befinden, zerstören, die das Bistouri entweder geschont oder doch daselbst eine weit schöner vernarbende Wunde gebildet hätte. Uebrigens können bekanntlich grosse Continuitätslösungen, besonders an gewissen Stellen, nachtheilige Difformitäten erzeugen, wenn das Narbengewebe die Wundränder nach dem Mittelpunct hinzieht. Es wird dadurch, wie Jeder weiss, die Bewegungsfähigkeit vermindert und durch das Zerren an den zu engen Vernarbungen kann ein Rückfall des Krebses erfolgen.

Liegt die krankhafte Masse unmittelbar auf den Rippen oder ihren Knorpeln, auf Sehnen, Gefässen und grössern Nervenästen, so wird das Aetzmittel ganz gewiss höchst bedenkliche Zufälle herbeiführen. Dasselbe wird auch der Fall sein, wenn der Krebs zwischen die Intercostalräume vorgedrungen ist und sich der Pleura, dem Bauchfelle oder einer Gelenkkapsel genähert hat. Bonnet in Lyon giebt zu, dass dass Hanke'sche Medicament schlimme Symptome veranlasse, wenn es beträchtliche Höhlen öffnet, ohne sie auszutrocknen, und wenn es eine übel geartete krankhafte Masse nicht ganz zerstört.

Es ist unnöthig zu bemerken, dass die eben genannten Zustände meistens schwierig oder auch gar nicht vor der Anwendung des Messers oder Aetzmittels zu constatiren sind.

Ziemlich selten finden wir z. B. nach der Amputation einer skirrhösen oder carcinomatösen Brustdrüse in oder zwischen den übrigens gesunden Pectorales majores und minores oder auch unter den Wundrändern keine Tuberkeln, Indurationen, Granulationen oder lymphatische Ganglien, welche, wenn sie es noch nicht sind, krebsig werden können. Ihre Beseitigung (mit dem Messer) ist ungemein leicht zu bewerkstelligen und man wird sich dadurch weit eher vor einem Rückfalle des Uebels sichern. Wendet man aber die Caustica an, so ist man unbedingt des eben bezeichneten sehr grossen Vortheiles beraubt. Hat nun noch dazu die Geschwulst, was man vor ihrer ausgedehnten Blosslegung niemals wissen kann, weithin dünne Wurzeln ausgeschickt, so kann man diese mit dem Bistouri bis auf die letzte Spur verfolgen; was geschieht aber mit den Aetzmitteln? Eine sehr schlimme und oft gefährliche Operation! Sie haben freilich weniger als das empirisch angewendete Messer den Uebelstand, Phlebitis und Eiterinfection zu veranlassen, aber wie ich schon gesagt, stellen sie doch auch nicht ganz dagegen sicher, und wenn man nach der Anwendung des Bistouris örtliche präventive Blutentziehungen zu Hülfe ruft, so treten, wie ich dargethan, jene schrecklichen Zufälle äusserst selten in die Erscheinung. Ich ziehe daher den Schluss, dass man bei wenig entwickelten und sehr oberflächlichen Geschwülsten oder auch Geschwüren, wenn man es dabei mit kleinmüthigen, verzagten

Personen zu thun hat, die Aetzmittel anwenden kann. Wir werden sehr bald ein Mehreres über den Gebrauch derselben am Gebärmutterhalse sprechen. Jeder weiss sattsam, dass sie ein blindes Mittel bilden, mit dem man nothwendig zu schonende wichtige Organe nicht vermeiden kann, was aber ein geschickter und gewandter Chirurg mit dem Messer vollkommen im Stande ist.

Wenn ich mich hier gegen die Cauterisation etwas weitläufiger ausgesprochen habe, so geschah es lediglich desshalb, weil man diesen Gegenstand selbst in den neuesten Werken mit einer grossen Nachlässigkeit, ja sogar Unerfahrenheit behandelt hat. Warum dies geschehen, ist leicht zu erklären: man fand nichts zum Abschreiben vor, denn es ist über diesen wichtigen Punct fast gar nichts veröffentlicht worden.

Man hat das Cauterium als Zerstörungsmittel der Varices sehr gerühmt; erwägt man aber die Thatsachen genau, so ergiebt sich, dass das Frank'sche Verfahren, welches Velpeau, wie wir es ihm in unserer Clinique chirurgicale nachgewiesen haben, sich aneignen wollte, eben so selten wie die Cauterisation Phlebitis und Eiterinfection im Gefolge habe. Uebrigens wird man, wenn man nicht ätzt, den, wie ich glaube, unbestreitbaren Vortheil haben, eine weit kleinere und mithin minder hinderliche Narbe zu erzeugen.

Was die auf den Gebärmutterhals applicirten Caustica betrifft, so müssen sie insgesammt verworfen werden, weil sie daselbst schwer zu fixiren sind und die in dem Scheidenkanale vorhandene durch Afterproducte oder von dem Kanale selbst gelieferte Feuchtigkeit durch ihr Weiterfliessen es nicht zulässt, wichtige Organe zu schonen. Ich bekenne offen, ich habe hier die Aetzmittel stets ohne Erfolg angewendet.

Bei Hämorrhoiden fürchtet man bei dem Gebrauche des Messers Blutungen, aber wir haben im dritten Bande der Clinique chirurgicale ein Operationsverfahren angegeben, das den Arzt und Kranken gegen die Blutungen eben so sicher stellt, als wenn man unter den günstigsten Umständen die Zirkelamputation des Oberschenkels gemacht hätte. Ich habe dieses Verfahren häufig in Anwendung gebracht; es ist weder eine

starke Blutung noch Phlebitis darauf erfolgt. Freilich verordnete ich, ich wiederhole es, an dem andern Tage nach der Operation örtliche präventive Blutentziehungen um den untern
Wundtheil. Man kennt den grossen Nutzen, den sie uns nach
schwierigen, ja höchst gefährlichen Amputationen des Penis
geleistet haben.

Die Fälle, wo man zuerst die Wiener und unmittelbar nachher die Zinkpaste applicirt, sind noch nicht so zahlreich, dass
sich darüber ein Urtheil abgeben lässt. Es versteht sich wohl
von selbst, dass die eben angestellten Betrachtungen über das
Cauterium potentiale auch auf das Cauterium actuale Anwendung
finden.

Einige Betrachtungen über die actuelle Cauterisation des Gebärmutterhalses.

Celsus räth, mittelst des Glüheisens hartnäckige Geschwülste des Gebärmutterhalses zu zerstören. Percy meint,
es könne dieses Mittel Erfolg haben. Larrey heilte durch Anwendung des Glüheisens einen Krebs des Uterus; ich habe die
Kranke gesehen; Ribes der Vater war bei der Operation
gegenwärtig gewesen. Wenn man bei der Amputation des untern Endes der Gebärmutter nicht Alles hinwegnehmen kann,
so versucht man den Gebrauch des Cauterium actuale; mithin ist
die wieder erneute Anwendung dieses Mittels gewiss nicht neu.

Die Anhänger der Cauterisation des Collum uteri gründen
ihre Ansicht auf die Unempfindlichkeit dieses Theiles des Gebärorganes. Man hat in der That angegeben, dass die Bisse der
Blutegel an der untern Mündung des Uterus keine Schmerzen
verursachten und eben so wenig das schneidende Instrument.
Ich war der Erste, welcher die letztere Thatsache bewiesen
hat, aber es ist dies hier sowohl wie bei der erstern Thatsache
nicht immer der Fall. Ich habe mich davon erst noch vor
Kurzem überzeugt und werde sehr bald auf diesen wichtigen
Punct zurückkommen. Da die an der Scheidenportion (Os
tincae) bewirkten Continuitätslösungen im Allgemeinen keine
Schmerzen verursachen, so lag der Gedanke sehr nahe, dass

das anatomische Messer keine Nerven darin aufzufinden vermöge; offenbar sind aber dennoch solche daselbst vorhanden,
denn wäre dies nicht der Fall, so würde dieser Theil niemals in
Empfindung versetzt werden können, was doch unter folgenden
Umständen geschieht: 1) Jeder weiss, dass der auf das untere
Ende der Gebärmutter bewirkte Druck selbst im normalen Zustande Schmerzen verursacht; 2) diese Schmerzen sind sehr
heftig, wenn ein krankhafter Zustand, z. B. eine acute Phlegmasie oder auch eine Subinflammation, besteht; es findet nämlich derselbe Vorgang wie bei den entzündeten Bändern, Knochen u. s. w. statt, welche ein gleiches Nervenverhältniss, wie
hier in Rede steht, darbieten. Im letztern Falle verursachen die
Blutegelbisse und namentlich das Messer oder Feuer Schmerzen. Wie kann man überhaupt annehmen, dass das letztgenannte
Mittel niemals Schmerzen errege, da wir öffentlich bewiesen
haben, dass die salpetersaure Quecksilberlösung, zuweilen sogar unmittelbar nachher, bedeutende Schmerzen hervorruft?
Die Pathologie, Physiologie und der gesunde Menschenverstand
müssen daher unbedingt die constante Unempfindlichkeit
des Gebärmutterhalses verwerfen; auch ist ferner noch zu bedenken, dass die Scheide bei den Frauenzimmern, die noch
nicht menstruirt haben, sich an das untere Ende der Gebärmutter zum wenigsten in einer Strecke von sechs Linien nach
vorn und von fünf Linien nach hinten inserirt und dass die Verbrennung, da sie sehr häufig auf einen Theil dieser Insertion mit
einwirkt, nothwendig Schmerzen bedingen muss. Uebrigens
ist die Scheidenportion des Uterus bekanntermaassen oft, ohne
ulcerirt zu sein, kurz.

Man hat behauptet, der Gebärmutterhals sei stets gegen die
Einwirkung des Feuers vollständig unempfindlich. Diese Behauptung ist ungenau, wenn die Hitze nicht auf neu entstandene
und fast immer unempfindliche oder auch auf Gewebe einwirkt,
die erst normal waren und später organische Verwandlungen
eingingen, die sie verhindern, Schmerzen zu veranlassen. Aber
auch wir haben den Gebärmutterhals geätzt und wenn wir keine
von den eben erwähnten anomalen oder verwandelten Geweben
vorfanden, so entstanden in der Regel Schmerzen, oft sogar in

dem Grade, dass die Kranken laut aufschrien. Es ist somit der von mir angeführte Unterschied höchst wichtig und ich wundere mich, ihn noch nicht angegeben zu finden. Ich empfehle den Practikern, ihn wohl zu erwägen. Uebrigens ist es nicht leicht möglich, dass die zur gänzlichen Zerstörung der kranken Theile angewendete Verbrennung sich bloss auf diese allein erstrecke.

Ich habe bisweilen das Glüheisen mittelst eines Speculums von Elfenbein, das kein guter Wärmeleiter ist, auf Gebärmutterkrebse appliciren sehen, so dass seine Einwirkung auf die fast gar nicht oder nur wenig empfindlichen Pseudoproducte beschränkt blieb; der Ausfluss aus den Genitalien verschwand und man verkündete schon den Erfolg; als man aber auf das Uteringewebe, sogar ziemlich entfernt von den obern Grenzen des Gebärmutterhalses, gerieth, so entwickelte sich eine Metro-Peritonitis, die allen Mitteln trotzte und woran die Kranke nach einigen Tagen starb.

Ich bin weit entfernt anzunehmen, dass diese schlimmen und lethal ausgehenden Zufälle immer eintreten, aber ich behaupte, wenn man mit dem Glüheisen das ganze Uebel beseitigen will, so läuft man weit mehr Gefahr, acute Entzündungen hervorzurufen, als wenn man das Bistouri und besonders die salpetersaure Quecksilberlösung in Gebrauch zieht.

Ueberhaupt wenn ein Uterinkrebs schon eine grosse Entwickelung erlangt hat, so ist es gewiss unmöglich zu ermitteln, ob er nicht bis in den Körper des Organes Wurzeln gesendet hat, dagegen ist es eine bekannte Sache, dass diese bis in ihre letzten Verzweigungen blossgelegt und mit Erfolg entfernt worden sind, wenn man die Gebärmutter an ihrer innern Fläche schräg eingeschnitten hatte. Könnte man dann das Glüheisen anwenden? Die rationelle Therapie, die Erfahrung und die Humanität verwerfen es. Alle Lehrer der pathologischen Anatomie stimmen mit uns darin überein, dass die Krebse leider die eben angegebene Beschaffenheit sehr häufig darbieten.

Wenn der Chirurg bei der Vollführung der Resection des Gebärmutterhalses nicht im Stande ist, das Uebel in seiner Totalität zu entfernen, so ist er so zu sagen aus Verzweiflung gezwungen, das Glüheisen anzuwenden, in Folge dessen, da es jedenfalls auf das Collum uteri einwirkt, gar oft der Tod erfolgt.

Man ist auch noch dreist genug gewesen zu behaupten, der Operateur könne die Einwirkung des Glüheisens beherrschen. Wir brauchen wohl nicht zu erinnern, dass die verschiedene Beschaffenheit der Gewebe, ihr grösseres oder geringeres Feucht- oder Trockensein und ihre Consistenz diese Behauptung nothwendig Lügen strafen. Ich appellire an alle klinischen Chirurgen. Uebrigens genügt es, um von der Wahrheit des Ebengesagten überzeugt zu werden, die Versuche, welche ich an Leichen angestellt habe, selbst zu wiederholen. Kann man demnach die Wirkung eines Mittels, das man fast wie mit verbundenen Augen anwendet, in Vergleich bringen mit der des Bistouris, das in den Händen eines tüchtigen Chirurgen die Gewebe zu schonen vermag, welche erhalten werden müssen?

Zur Zerstörung der Krankheit sind oft mehrere Applicationen des Glüheisens nothwendig und dadurch kann eine acute Entzündung zu der leichten hinzutreten, die man wegen der Nähe der gesunden Uteringewebe schon erzeugt hat. Ich glaube, dass einige unglücklich abgelaufene Fälle, von denen ich Augenzeuge war, auf diese Weise erklärt werden müssen.

Wir haben schon gesagt, es sei nicht gut möglich, das Carcinom in seiner Totalität zu zerstören, ohne auch gesunde Parthien des Uterinhalses mit zu verbrennen. Nach meiner ganz festen Ansicht werden dann die Kranken weit eher als bei dem Gebrauche des Bistouris Phlegmasien ausgesetzt. Jedoch muss bevorwortet werden, dass es sich hier um Fälle handelt, die dasselbe erforderlich machen.

Ich folgere daher, dass das Glüheisen bei dem Gebärmutterhalse nur anzuwenden ist, 1) wenn es der Chirurg, weil er mit dem Bistouri nicht Alles beseitigen kann, als letztes schwaches Hülfsmittel gebraucht; 2) wenn die zu zerstörenden kranken Gewebe von den Aetzmitteln nicht allein überwunden werden können und es ergänzend auftritt. Die salpetersaure Quecksilberlösung kann dann vollends das Uebel beseitigen und die Heilung ermöglichen. 3) Greife ich noch zu dem Glüheisen, um die anomalen oder entarteten und unheilbaren Gewebe theilweise zu desorganisiren, welche Blutungen oder sonstige starke Ausflüsse verursachen und den gewöhnlichen Mitteln, zu denen ich auch den Liquor Bellostii rechne, widerstanden haben. 4) Rathe ich das Brennen, wenn es unmöglich ist, die Gebärmutter herabzuziehen und die salpetersaure Quecksilberlösung ohne Erfolg geblieben ist.

Die Erfahrung hat mich gelehrt, dass die actuelle Cauterisation bald die Schmerzen beseitigte, bald sie aber auch steigerte, ja sie sogar erst hervorzurufen vermochte. Wir brauchen wohl kaum zu sagen, dass man in den beiden letzten Fällen darauf verzichten müsse. Gewährt das Glüheisen immer bloss den angegebenen Vortheil? Ich habe Fälle beobachtet, welche das Gegentheil beweisen.

Bei unheilbaren und noch nicht zu sehr geschwächten Kranken habe ich oft zum grossen Theile ausgedehnte Vegetationen am Gebärmutterhalse hinweggenommen, welche stark bluteten oder sonstige reichliche Absonderungen lieferten, die die Kranken sehr schwächten und belästigten. Den andern oder auch noch den nämlichen Tag wendete ich gewöhnlich mit Erfolg die salpetersaure Quecksilberlösung zur gänzlichen Beseitigung dieser Zufälle an.

Wenn keine bedeutenden Vegetationen bestehen und man es mit einfachen Ulcerationen zu thun hat, so kann bisweilen die salpetersaure Quecksilberlösung, die hier nach der Annahme aller unbefangenen Practiker in dreifacher Hinsicht — ätzend, schmelzend und vernarbend — einwirkt, die Heilung der bösartigen und anscheinend unheilbaren Continuitätslösung herbeiführen. Dieses Medicament gewährt auch noch den Vortheil, dass es den erweichten und nicht zu sehr entarteten Geweben ihre normale Consistenz wieder verleiht.

Eine Frau in dem St. Augustin-Saale des Pitié-Hospitales hatte an dem Gebärmutterhalse ein fressendes carcinomatöses Geschwür, das sich äusserlich fast bis zur obern Parthie der Uterininsertion der Scheide erstreckte. Es war unmöglich, das Collum uteri mittelst Haken in die Vulva herabzuziehen. Die Ulceration dehnte sich sehr hoch in das Innere des Organes hin. Ich nahm mit der salpetersauren Quecksilberlösung starke Cauterisationen vor, die keinen Zufall veranlassten, und nach drei Monaten erfolgte die Heilung.

Wir haben im Consultations-Saale des Pitié-Hospitales eine Frau mit einem eben so weit, wie das erwähnte, vorgeschrittenen Geschwüre vorgestellt, bei der wir mit dem nämlichen Mittel nach Verlauf von vier Monaten ein gleiches Resultat erlangt haben.

Ich habe einen Gebärmutterhals dicht an der untern Parthie der Scheideninsertion an den Uterus amputirt. Ohngefähr nach zwei Jahren erfolgte ein Rückfall des Krebses; es bestanden wie in den beiden vorigen Fällen, welche ich, weil es der Raum dieses Werkes nicht anders gestattet, nur in der Kürze mitgetheilt habe, — sehr tiefe Ulcerationen. Das Gebärorgan bot keine hinlänglichen Anhaltepuncte dar, um mit Haken herabgezogen werden zu können. Eben so wenig würde es rationell gewesen sein, zur Erreichung dieses Zweckes das Instrument einzubringen, welches an seinem Uterinende, wie ich dies genannt habe, so construirt ist, dass es, wenn man es entsprechend wirken lässt, einen recht nützlichen Haken bildet. Ich nahm vielmehr zu der salpetersauren Quecksilberlösung meine Zuflucht; es zeigte sich kein Zufall und in sechs Wochen war die Heilung erlangt. Ich könnte noch gar viele derartige Fälle angeben.

Wenn man den Gebärmutterhals mit dem Glüheisen cauterisirt, so muss das Instrument bis zum Weissglühen erhitzt sein, damit nicht die Gewebe, welche es berührt, daran ankleben und hinweggenommen werden. In den ersten Tagen ist der Ausfluss vermehrt und von verschiedener Beschaffenheit. Er kann sanguinolent sein. Der Schorf fällt vom vierten bis siebenten oder zehnten Tage ab. Man wiederholt die Cauterisation zwischen der ersten und zweiten Woche.

Alle klinischen Chirurgen wissen, wie selten man bei einer Induration der Gebärmutter eine genaue Diagnose zu stellen vermag. In der That bleiben die in jedweder Weise unbefangenen Practiker, ich wiederhole es, bei einer einfachen verhärteten Anschwellung oder auch einem Skirrhus fast immer in einem durch die strenge Beobachtung der Thatsachen gerechtfertigten

Zweifel. Sie wenden dann die von einer rationellen Therapie gebotenen Mittel an, erlangen dadurch häufig Heilung, und wo dies nicht der Fall ist, haben sie doch dem Kranken nicht geschadet. Denn wenn in den hier in Rede stehenden Hypertrophien die Cauterisation in Anwendung kommt, so kann sie zwar Erfolg haben, aber weiss man nicht, dass wenn ein Skirrhus geöffnet, blossgelegt wird, er sich sofort in ein Krebsgeschwür verwandelt, dessen gewöhnlich sehr schnelles Umsichgreifen gar bald den Tod herbeiführen kann? Wird nicht derselbe Fall eintreten, frage ich, wenn die Anschwellung beträchtlich war und *nicht* dem Bereiche der operativen Medizin anheimfiel? Somit liegt denn der Schluss sehr nahe, dass die Cauterisation bei indurirten und nicht ulcerirten Hypertrophien durchaus verworfen werden muss, wenigstens so lange, als noch keine ganz sichere Diagnose zu ermöglichen ist. Ich kenne Fälle genug, wo sie tödtliche Folgen hatte.

Früher wurde die Cauterisation bis zur Uebertreibung angewendet, später kam man ganz davon ab und verbannte sie mit einer Art Verachtung, seit einigen Jahren schiesst sie aber gleichsam wieder wie aus der Asche empor. Ich fürchte, dass die zu grosse Vorliebe, welche man für sie hegt, ihr wieder das nämliche Schicksal bereitet. Wie man gesehen, habe ich deren Anwendung enge Grenzen gezogen. Man weiss, ich bin gewohnt, mich unverholen auszusprechen. Ich erkenne dies als eine heilige Pflicht gegen die Wissenschaft an.

Einschnitte in das Zahnfleisch zur Erleichterung des Durchbruches der Zähne.

In dem Maasse als die Zähne wachsen, drücken, zerren und zerreissen sie die sie bedeckenden und von ihnen zu durchbohrenden Weichtheile; oft entwickeln sich dann Entzündungen, Convulsionen, Diarrhöen u. s. w., die häufig sehr ernster Natur sind und lethal ausgehen können. Untersucht man aufmerksam die beiden Kinnladen, so findet man, dass das Zahngewebe unter dem Zahnfleische eine Hervorragung bildet. Man trennt das Fleisch mit einem Dieffenbach schen Bistouri, das convexschneidig ist. Für die Schneide- und Hundszähne genügt ein Längenschnitt, für die Backzähne meistens ein Kreuzschnitt. Die Continuitätslösung muss sich durch das ganze Zahnfleisch erstrecken, sonst möchte sie schwerlich dem beabsichtigten Zwecke entsprechen. Dabei muss jedoch so viel als möglich der Zahnschmelz geschont werden, welcher vielleicht noch keine hinreichende Festigkeit erlangt hat und dessen Verletzung Zufälle zur Folge haben könnte, die wir wohl nicht näher anzugeben brauchen.

Der letzte Backenzahn, welcher sehr spät durchbricht, findet ein viel dickeres und härteres Zahnfleisch vor, als in einem frühern Lebensalter; auch ist er nicht zu dessen Zerreissung sehr günstig disponirt. Häufig tritt dann eine Entzündung auf, die sich, selbst wenn sie wenig entwickelt ist, bisweilen bis in den Pharynx erstreckt, wo ihre Ursache gar oft verkannt wird. Bekanntlich können dabei sehr heftige, sich weithin verbreitende Schmerzen entstehen. Man hat Ulcerationen und ziemlich grosse

Anschwellungen beobachtet, die sehr starke Schmerzen und, wenn vernachlässigt, höchst bedenkliche Entartungen hervorriefen. Durch einen Längenschnitt können diese Zufälle insgesammt beseitigt werden. Der Kreuzschnitt verdient den Vorzug. Manche Practiker loben den Schnitt in V-Form, dessen Spitze nach vorn fällt. Man hat den Rath ertheilt, damit sich die Wunde nicht verengere, Charpie oder Baumwolle einzulegen; aber da der fremde Körper nicht gehörig festgehalten werden kann, so verschiebt er sich leicht. Die Wundlappen verkürzen sich nur langsam; der Zahn treibt nicht schnell hervor. Oft werden die Kranken davon belästigt und es bilden sich in einer spätern Zeit Erhabenheiten aus, welche, gereitzt durch das Kauen fester Nahrungsmittel, manchmal sehr gross werden, sich ulceriren und bisweilen krebsig werden, wie ich einige Male zu beobachten Gelegenheit hatte. Nach meiner Ansicht muss das zuvor durchschnittene Zahnfleisch, welches den Weisheitszahn bedeckt, mit einer Pinzette erfasst und dann mit dem Bistouri oder einer auf der Fläche gebogenen Scheere abgetragen werden. Das Cauterium actuale, welches man zu diesem Behufe in einem gewissen Werke vorzuschlagen gewagt hat, ist eine chirurgische Häresie; denn dasselbe würde nicht nur bedeutendere Schmerzen verursachen, sondern auch den Zahnschmelz mehr oder minder tief verbrennen. In manchen Fällen bleiben die heftigen Schmerzen dennoch fortbestehen, obschon dieser Zahn vollkommen von seiner Fleischdecke befreit worden ist. Die gewöhnlichen Mittel leisten sammt und sonders keine Abhülfe. Dann muss der Zahn ausgezogen werden. Wenn derselbe, wie die meisten ausgezeichneten Dentisten annehmen, nicht ausgezogen werden kann, so nimmt man den nächsten Zahn heraus, wodurch man die Hindernisse der Weiterentwickelung des betreffenden Zahnes aus dem Wege räumt und also den beabsichtigten Zweck erreicht. Die Erfahrung hat mir gezeigt, dass sich dieser Zahn nach vorn begiebt (die Lücke mithin ziemlich ausgefüllt wird).

Man vergesse nicht, dass wenn man zur Entblössung eines noch ziemlich tiefgelegenen Zahnes einen Längenschnitt gemacht hat, die Gewebe sich schnell über ihm vernarben können und die Operation dann ihren Zweck verfehlt. Man muss daher

in den ersten Tagen ein geknöpftes Stilet in die Continuitätslösung bringen und damit die frischen Narben zerreissen. Entsteht eine etwas stärkere Entzündung, die übrigens eine Narbenbildung verhindern wird, so darf das eben erwähnte Verfahren nicht in Anwendung kommen.

Den jungen Practikern müssen wir bemerken, dass das erste
Zahnen oft eine Anschwellung der lymphatischen Submaxillargan-
glien bei sehr gesunden Kindern veranlasst und dass man diese Anschwellung sehr lange für scrophulösen Ursprungs gehalten hat.
Aphthen, leichte Ulcerationen und kleine durch Caries der Zähne
erzeugte Abscesse können eine ähnliche Wirkung hervorbringen.

Zur Erleichterung des Zahndurchbruches räth man, wenn
das Einschneiden nicht dringend nöthig ist und nur eine geringe Anschwellung besteht, die Kinder an einem Stücke Süss-
holz oder besser Althäwurzel kauen zu lassen; aber können diese Mittel die Reizung nicht noch vermehren und wenigstens mit zu dem Auftreten der befürchteten Zufälle beitragen? Nach meinem Dafürhalten darf man sie nicht anwenden.
Die noch härtern Körper, die man gebraucht, wenn das Zahnfleisch noch gar nicht angeschwollen, der freie Rand desselben
schneidend ist, verwerfe ich ebenfalls. Es lässt sich in der
That leicht begreifen, dass das Kind, welches dann immer etwas
irritirt ist, mit aller Macht auf den fremden Körper kaut und mit
der scharfen Spitze der Vorderzähne die Gewebe trennt, ohne
sie vollständig zu durchdringen, wodurch eine gefährliche Entzündung erzeugt werden kann.

Die schon erwähnten Ulcerationen und Geschwülste, welche
sich auf oder um den Weisheitszahn spontan bilden können,
behandelt man mit dem Höllensteine. Oft habe ich mit Erfolg
die salpetersaure Quecksilberlösung in Gebrauch gezogen. Die
innerliche Verabreichung des Jods darf nicht vernachlässigt
werden, wenn die Constitution des Individuums geschwächt oder
scrophulös ist. Es kann die Beseitigung der zu üppig wuchern-
den Gewebe oder auch, wenn eine Continuitätslösung vorhanden, die Ausziehung des Zahnes nothwendig werden.

Alle Aerzte wissen, wie sehr die strenge Beobachtung
der hygieinischen Maassregeln das erste Zahnen begünstigt.

Uebrigens überlasse ich die anderweitigen hiebei eintretenden Zufälle den Pathologen von Fach; denn in einem Werke der operativen Medizin kann füglich davon keine Rede sein.

Schliesslich wollen wir noch bemerken, dass der Durchbruch des Weisheitszahnes bisweilen sehr langsam und höchst schwierig stattfindet. D e s i r a b o d e, der Vater, nahm diesen Zahn dem Dr. Sainte-Marie in einem Alter von vier und siebenzig Jahren 1804 in Moskau heraus; er war erst vor Kurzem durch das Zahnfleisch getreten und hatte zu diesem Geschäfte fünf und dreissig Jahre gebraucht, während welcher Zeit der Kranke dadurch oftmals viel ausgestanden hatte. Bei manchen Personen kommt der letzte Backenzahn gar nicht zum Vorschein und er kann dann Zufälle veranlassen, welche wir in dem Abschnitte über v e r b o r g e n e Zähne noch erwähnen wollen.

Vom Reinigen der Zähne.

Der Schmutz und Weinstein, welcher sich auf den Zähnen anhäuft, verunziert nicht nur, sondern schadet auch in bedeutender Weise diesen Knochen und dem Zahnfleische. Ein Pariser Spitalarzt hatte sich seit lange die Zähne nicht gereinigt; es entstand ein ausserordentlicher starker Speichelfluss, welcher in vier und zwanzig Stunden mehrere Pfund Flüssigkeit lieferte. Die Entzündung des Zahnfleisches theilte sich der ganzen Mundhöhle so wie dem Pharynx mit; es bestand Fieber, Schlaf- und Appetitlosigkeit. Der verfallene Zustand des Kranken machte reissende Fortschritte; die hinzugerufenen Collegen dieses Arztes wandten die zur Bekämpfung des Ptyalismus gewöhnlichen Mittel aber ohne Erfolg an. Als ich um diese Zeit den Kranken besuchte, rieth ich einen Zahnarzt zu consultiren und nun wurde D e s i r a b o d e gerufen, welcher als Ursache des Speichelflusses den vorhandenen Weinstein bezeichnete und versicherte, dass wenn die Zähne gereinigt, die Zufälle sehr schnell aufhören würden. Es geschah und schon am ersten Tage verminderte sich die Menge des Speichels um die Halfte; in der folgenden Nacht war der Schlaf sehr gut; den andern Tag trat Esslust ein, es bestand nur eine ganz geringe Salivation und am fünften

Tage erfolgte die vollständige Genesung. Es würde unnütz sein, diese interessante Beobachtung commentiren zu wollen.

Die Instrumente zum Reinigen der Zähne sind ziemlich zahlreich; wir werden bloss die folgenden als die unerlässlichsten angeben:

1. Das Schabeisen in Form einer Karpfenzunge, eine Art Kratzer, mit zwei schneidenden Seiten.

2. Das Schabeisen in Form eines Meissels oder Reisshakens.

3. Das rinnenartige oder ohrmuschelförmige Schabeisen.

4. Ein viereckiger Spitzmeissel, der schräg in eine einzige Spitze ausläuft.

5. Ein viereckiger schräg ab verlaufender Meissel, der nach dem Stiele zu, auf dem er ruht, zu einem rechten Winkel gebogen ist; und damit man die Hinterseite der Zähne besser sehen kann, bediene man sich des Spiegels der Dentisten, der sehr klein und im Munde leicht zu handhaben ist.

Das Reinigen der Zähne gründet sich auf allgemeine Regeln, welche wir in folgendem angeben wollen:

1. Man muss die lockern Zähne festhalten und den Weinstein dann auf den Zähnen selbst in mehrere Stücke zerschneiden, ohne grosse Erschütterung und ohne die Instrumente etwa ausgleiten zu lassen.

2. Die Instrumente müssen so viel als möglich von dem Halse nach dem freien Rande der Zähne hinwirken, wobei man das Bluten des Zahnfleisches nicht zu fürchten braucht, denn dieser Umstand ist meistens nur von Nutzen. Es legt sich dadurch das entleerte Zahnfleisch weit besser wieder an.

Wenn keine entzündlichen Zufälle bestehen, so muss der Mund jeden Morgen mit einer etwas starken Bürste gereinigt werden, wobei ebenfalls das Zahnfleisch blutet und wodurch in Verbindung mit einer entsprechenden innern Medication dessen Gesundwerden sehr wesentlich befördert wird.

3. Die Schneidezähne sind fast immer weisser als die Spitz-(Hunds-)zähne, und man würde sich sehr irren, wenn man diese so weiss als jene putzen wollte.

4. Man kann nicht dieselbe Weise und denselben Glanz

der Zähne bei allen Individuen erlangen. Denn vor Allem ist der Schmelz zu berücksichtigen, welcher oft unvertilgbare Flecken hat, und versuchte man diese zu beseitigen, so würde man dem darunter liegenden Gewebe bedeutenden Schaden zufügen.

5. Ist der Zahn erweicht oder des Schmelzes beraubt, so muss man mit der äussersten Vorsicht verfahren. In solchem Falle soll man den Weinstein nicht ganz wegnehmen; aber es lässt sich diese Vorschrift wohl nur höchst schwierig befolgen; gerathener scheint es zu sein, sich dann in den meisten Fällen gar keiner Instrumente zu bedienen; sie möchten nach meinem Dafürhalten nur dann anzuwenden sein, wenn bei einer jungen Person der Weinstein die Existenz des Zahnes wesentlich bedroht oder auch eine auffallende Verunstaltung bedingt.

6. Wenn man die Operation vollendet glaubt, so fährt man mit einem Zahnstocher aus einer Federspule zwischen die Zähne, reibt sie mit einer mit Zahnpulver oder einer entsprechenden Flüssigkeit angefüllten Bürste, wendet nöthigenfalls auch einen Schwamm u. dergl. an, spült den Mund mehrmals aus und untersucht mit dem Spiegel, ob an der hintern Wand nichts hängen geblieben ist.

7. Ist der Schmutz mit dem Schabeisen schwer zu entfernen, weil er nahe an dem Zahnfleische, am Halse oder auch in den Zahnrinnen sitzt, so kann man sich eines spitzen Holzstäbchens bedienen, das man in ein Gemisch von einem Theile Salzsäure und fünf Theilen Wasser taucht, es auf die hervorragenden Stellen des Emails bringt und diese damit reibt, worauf sich der Schmutz sehr bald zersetzt. Ist dies geschehen, so bringt man schnell auf die Stellen frisches Wasser, um die Säure abzuspülen und ihren Eingriff auf den Zahn selbst zu verhindern. Mir erscheint indessen diese Säure zu stark einwirkend; ich glaube, sie greift trotz der eben erwähnten Maassnahmen dennoch das Zahngewebe an. Nach meinem Dafürhalten verdient die Flüssigkeit von Desirabode, in die man eine Bürste taucht, den Vorzug. Ich habe sie oft ohne die geringsten üblen Folgen anwenden sehen. Indessen kann man sich auch noch anderer Präparate mit Nutzen bedienen.

8. Man lässt von Zeit zu Zeit den Mund ausspülen, damit die noch etwa zurückgebliebenen Reste des Weinsteins, sowie das von dem erweichten Zahnfleische herrührende Blut vollends entfernt wird.

Der Chirurg stellt sich vor oder hinter die Person, wie es ihm gerade bequem ist.

Der Kranke sitzt in einem Armstuhle, den Kopf an dessen Rücklehne gestützt; man legt eine Serviette auf seine Schulter, um die Instrumente damit zu reinigen, stellt Wasser zurecht und ein Becken, um gelegentlich den Mund ausspülen zu lassen. Soll die Vorderseite der Schneide- und der obern Spitzzähne gereinigt werden, so stellt sich der Operateur vor die Person und erhebt die Oberlippe mit dem linken Daumen und Zeigefinger. Mit dem letztern schiebt er auch die rechte Commissur etwas nach hinten. Der Mund wird ohngefähr zum Viertel geöffnet. Man nimmt das karpfenzungenförmige Schabeisen in die rechte Hand; die vier letzten Finger werden darum eingeschlagen. Der Chirurg verfährt von rechts nach links. Jeden Zahn, den er reinigt, hält er mit dem rechten Daumen, der auf dessen freien Rand gesetzt wird. Kommt er auf die entgegengesetzte Seite, so vertauscht er den Zeige- mit dem Mittelfinger; ersterer geht mit dem Instrumente weiter und tritt dann vor dieses, um die linke Commissur zu entfernen. Der Daumen dieser Seite ist dann nicht mehr nöthig und wird aus dem Munde genommen.

Soll die hintere Seite der Schneide- und obern Spitzzähne gereinigt werden, so bedient man sich des knieförmig gebogenen Schabeisens; die Hand nimmt ihren Stützpunkt auf und unter dem Kinn; der Mund wird halb geöffnet; mit dem Daumen der Hand, die das Instrument nicht führt, schiebt man die rechte und mit dem Zeigefinger die linke Commissur zurück.

Die äussere Fläche der obern und untern Backenzähne reinigt man mit dem meisselförmigen Schabeisen (2.), indem man es theils vom Halse nach dem freien Rande des Zahnes, theils von vorn nach hinten und umgekehrt hinführt.

Die innere Fläche aller Backenzähne reinigt man mit dem knieförmig gebogenen Schabeisen. Bei den obern Zähnen stützt sich die Hand auf das Centrum des Unterkiefers, bei den untern auf das Os maxillare superius. Der linke Zeigefinger dient erforderlichen Falles zur Entfernung der Lippen oder Commissuren.

Zur Reinigung der vordern Fläche der Schneide- und der untern Spitzzähne stellt sich der Chirurg hinter den Kranken, entfernt mit dem linken Daumen und Zeigefinger, je nach dem Orte, wo er manövrirt, bald die Unterlippe, bald eine der Commissuren, und nimmt seinen Stützpunkt mit dem rechten Daumen auf dem Oberkiefer. Sind die Zähne locker, so tritt der Mittelfinger an die Stelle des Daumens, der nunmehr diese festhält.

Bei der hintern Fläche der in Rede stehenden Zähne wendet man das knieförmig gebogene Schabeisen an; den Stützpunkt giebt der auf das vorher mit Leinwand bedeckte Kinn gebrachte Daumen ab.

Während des angegebenen Verfahren giebt der Operateur dem Kopfe auf eine sanfte Weise die entsprechende Lage. Man vermeide das Gesicht zu berühren. Wir müssen noch bemerken, dass man bisweilen die Karpfenzunge wie eine Schreibfeder halten kann. Uebrigens wird es bei nur einiger Intelligenz leicht sein, die eben angedeuteten Regeln zu modificiren.

Den viereckigen Spitzmeissel gebraucht man, um den in den Zwischenräumen der Zähne abgesetzten Weinstein zu entfernen. Man lässt die Spitze des Instrumentes fast bis auf den Schmelz eindringen, macht dann damit eine rotirende Bewegung um seine Achse und sprengt so die Weinsteinmasse ab. Der Meissel mit schräg ablaufender Fläche kann ebenfalls hierzu verwendet werden.

Der Weinstein am Halse des Zahnes ist leichter mit dem ohrmuschelförmigen Schabeisen hinwegzunehmen.

„Wenn sich an den Zähnen eine sehr grosse Masse von Weinstein angesetzt hat, so ist es bisweilen gerathen, die Zähne nicht in einer Sitzung vollständig zu reinigen, namentlich bei kalter Witterung; denn die ihrer kalkigen Umhüllung plötzlich beraubten Zähne erlangen eine Empfindlichkeit, die sich bei nervösen Personen bis zu einem hohen Schmerze steigern kann.“

(Nouveaux éléments complets de la science et de l'art du dentiste par Desirabode. T. I. p. 180.)

Hat sich etwa eine grössere Menge Weinstein in eine durch Caries entstandene Höhlung abgelagert, ist diese ziemlich fest geworden, und kann sie den Zutritt der Luft verhindern, so lasse man sie unberührt.

Von dem Näherrücken der Zähne.

Wenn die Zähne zu dicht bei einander stehen und man einen auszieht, so geschieht es selten, die Person müsste denn sehr alt sein, dass die entstandene Lücke nicht durch die benachbarten Zähne grösstentheils wieder ausgefüllt würde. Wahrscheinlich sind die Zahnärzte in Folge dieses Phänomens darauf gekommen, die Zähne aneinander zu rücken, wenn einer davon fehlt, besonders vorn, und wenn die zurückbleibenden ausserdem unter sich eine normale Stellung haben. Man ist der Meinung, das Näherrücken müsse nur bei Personen zwischen dreissig und sechszig Jahren versucht werden; nach diesem Alter sei diese Operation unnütz. In der That wird sie dann bloss die Zähne locker machen.

Nachdem man die etwa noch vorhandenen Wurzeln ausgezogen hat, umschlingt man die der Lücke zunächst stehenden Zähne mit einem gewichsten Seidenfaden mittlerer Stärke, führt diesen in zwei Touren um den Hals und befestigt ihn dann durch drei Knoten. Nach zwei Tagen ersetzt man ihn durch einen andern und fährt so fort, bis die Operation Erfolg gehabt hat, was gewöhnlich nach Verlauf eines Monates der Fall ist. Dann vertauscht man den Seidenfaden mit einer Schlinge von weissem Draht, der die Zähne so lange festhalten soll, bis sich die Alveolen consolidirt haben, wozu gewöhnlich noch ein Monat nöthig ist.

Von dem Geraderichten der Zähne.

Wenn die von den Zahnhöhlenrändern beschriebene Curve enge ist und sie nach vorn einen grössern Vorsprung als gewöhnlich bildet, so wie wenn die Zähne klein sind und dicht bei einander stehen, so fällt höchst selten die zweite Dentition schön aus.

Wenn man die Milchzähne bevor sie sehr locker geworden sind auszieht, so setzt man sich der Gefahr aus, den Keim der zweiten Dentition entweder wegzunehmen oder zu zerstören. Auch können Knochennarben entstehen, die das äussere Hervortreten des zweiten Zahnes sehr erschweren.

Zuweilen muss man die eben ertheilte Vorschrift übertreten, namentlich wenn man voraussetzen darf, dass das zweite Zahnen sehr schlecht von statten gehen wird. Man zieht dann einige Milchzähne aus. Es giebt aber auch Fälle, wo man einen oder zwei Zähne der zweiten Dentition opfern muss.

Stehen die Zähne nicht in der Reihe und ist noch Raum genug vorhanden, so bediene man sich nach Umständen des Seidenfadens oder Drahtes oder auch verschiedentlich geformter Platten, mit denen man ihnen die von der Indication gebotene Stellung giebt.

Steht ein Schneidezahn zu sehr nach vorn, so legt man um seinen Hals von aussen nach innen eine Schlinge von Seidenschnur an, führt diese von hinten nach vorn um die zunächst stehenden Zähne und bringt sie endlich zwischen den Spitz- und kleinen Backenzahn, wo sie verknüpft wird. Steht der Zahn zu sehr nach hinten, so verfährt man auf die umgekehrte Weise.

Wenn die Zähne der Oberkinnlade mit denen der Unterkinnlade vorn quer stehen, so muss man zu einer geneigten Ebene seine Zuflucht nehmen, denn ohne dieses Mittel würde die Operation wegen des Hindernisses, welches die Zahnreihen gegenseitig entgegenstellen, scheitern.

In manchen Fällen muss man, um dem örtlich abgewichenen Zahn Platz zu machen, den benachbarten ausziehen. Man muss den kleinen Backenzahn dem Spitzzahne opfern.

Die Gold- oder Elfenbeinplatten sind im Allgemeinen den blossen Fäden zum Geraderichten der Zähne vorzuziehen; sie sind mit Löchern versehen, durch die man Fäden führt. Steht der Zahn nach innen vor, so legt man die Platte auf die äussere Seite des Zahnbogens an und schlingt um den Hals des falsch stehenden Zahnes einen starken Seidenfaden, dessen beide Enden durch die Löcher der Platte gezogen werden und so von innen nach aussen wirken. Zuweilen ist es nöthig die Platte noch durch andere Ligaturen an die benachbarten Zähne zu befestigen. Steht der Zahn nach aussen hervor, so legt man die Platte innen an.

Nach D e s i r a b o d e ' s Ansicht ist es besser, eine vordere und hintere Platte zu gebrauchen, wodurch man ein Verschieben des Fadens auf die Krone oder nach dem Halse des Zahnes vermeidet. Wie leicht zu begreifen, darf man diese Platten nur anwenden, wenn die fehlerhafte Stellung direct nach innen oder nach aussen gerichtet ist. Seitliche Verrückungen werden mit Fäden verbessert.

„Die Abweichungen durch Rotation verbessert man gewöhnlich dadurch, dass man den Zahn mit einem starken Seidenfaden umgiebt, dessen eines Ende man in den Mund, das andere aber aus dem Mund führt und sie dann beide an die hintersten Backenzähne befestigt. Da solche Zähne, besonders wenn es Schneidezähne sind, für die zu ihrer Zurückführung in die Zahnreihe geeigneten Mittel Spielraum genug gewähren, so umgiebt man sie zuweilen mit einem kleinen Ringe, der sie genau umfasst, und bringt vorn und hinten einen kleinen Haken an, in welchem sich ein Faden befindet, der sich an jeder Seite theils direct, theils mittelst einer kleinen daselbst angebrachten Calotte an die Backenzähne begiebt und dort befestigt wird, indem hier ebenfalls ein kleiner Haken oder Ring liegt, auf dem der Faden verknüpft wird." (Nouv. élém. compl. etc. par D e s i r a b o d e Th. 1. S. 188.)

Man hat gerathen, um die s c h i e f s t e h e n d e n Schneide- und Spitzzähne gerade zu richten, sie mittelst der Zahnzange um ihre Achse zu drehen und dann sich der Fäden und Platten zu bedienen. Dies Verfahren gewährt keinen Nutzen. L a f o r g u e verwirft es.

Vom Abfeilen der Zähne.

Man bedient sich zum Feilen der Zähne sehr feiner Uhrmacherfeilen; einige sind nur auf einer Seite gefurcht, andere dagegen auf beiden. In manchen Fällen leisten sehr feine kleine Sägen gute Dienste. Die Feilen müssen gleich gearbeitet und durchaus ohne Fehler sein, damit sie keine Erschütterungen verursachen. Operirt man an den hintersten Zähnen, so fixirt man das Instrument an einen Griff und umwickelt zur Sicherung der Wangen den Theil des Instrumentes, welcher auf den betreffenden Zahn nicht einwirken soll, mit Leinwand. Bei der mehr vorn liegenden Portion des Zahnbogens ist es besser die Leinwand wegzulassen, weil dann die Feile sicherer gehandhabt werden kann und nicht so leicht zerbricht.

Der Kranke muss sitzen, den Kopf an die Rückseite eines Sessels oder an die Brust eines Gehülfen gelehnt, der seine Hände auf der Stirn des Kranken kreuzt und seine Füsse auseinander spreizt, um dadurch einen recht nachhaltigen Stützpunkt abzugeben. Es ist warmes Wasser nöthig, um die Feilen darin zu reinigen. Der Operateur stellt sich bald vor, bald hinter den Kranken, je nach dem es erforderlich ist. Er bringt mit den Fingern der linken Hand die Lippen, Commissuren und Wangen zurück. Diese Finger liefern zugleich auch einen Stützpunkt für die rechte Hand. Man vermeide hastige Bewegungen und bleibt die Feile irgendwo hängen, so halte man damit still und suche sie sanft loszumachen. Werden diese Vorschriften nicht beachtet, so läuft man Gefahr den Zahn oder das Instrument zu zerbrechen.

Wenn man die Zähne abfeilt, um Caries oder Rauhheiten zu beseitigen oder um einen zu langen Zahn zu verkürzen, so sind die folgenden Regeln zu beobachten.

Ist die Caries oberflächlich, so nimmt man sie ganz weg; ist sie zu tief, so isolire man den kranken Zahn von dem einen oder den beiden benachbarten Zähnen, wie es gerade die Indication verlangt.

Wenn man den Zahn an den Seiten abfeilt und der Kranke ist noch nicht über sechs und dreissig Jahre alt, so muss man den nahe am Zahnhalse befindlichen Theil unberührt lassen, damit die daneben stehenden Zähne ihren Stützpunkt nicht verlieren und ihr Näherrücken vermieden wird.

Bei den Schneidezähnen muss man die Feile so handhaben, dass ihre vordere Fläche so viel als möglich geschont wird.

Man wendet die doppelte Feile an, wenn die entsprechenden (beiden) Ränder der Zähne cariös sind. Besteht bloss an einem Rande Knochenfrass, so macht man von der einfachen, auf der einen Seite rauhen Feile Gebrauch.

Sollen Rauhigkeiten hinweggenommen oder ein Zahn kürzer gemacht werden, so wirkt die feine Säge schneller als die Feile. Wenn man in diesen Fällen die Instrumente nicht quer richten kann, so bilde man mit der Achse der Stelle, auf den sie wirken, verschiedene Winkel, je nach den Indicationen (halte sie verschiedentlich schräg) und entferne in mehreren Stücken, was man mit einem Male nicht wegschaffen kann.

Ist der abzutragende Theil von grösserm Umfange, so soll man ihn in einzeln Stücken und Vorsprüngen lostrennen, anstatt ihn im Ganzen abzufeilen. Auf diese Weise geht die Operation schneller von Statten.

Ist ein Zahn sehr lang, so darf man höchstens eine Viertellinie auf ein Mal abfeilen und die Operation nur nach einigen Monaten wieder vornehmen. Auf diese Weise greift man nicht mit einem Male zu tief ein, der gefeilte Zahn gewöhnt sich nach und nach an den Luftcontact und andere fremde Körper und ist minder leicht der Caries ausgesetzt. Ich sage m i n d e r leicht, da ich diese Krankheit öfter danach habe erfolgen sehen, und bin daher der Meinung, dass wenn der Zahn keine zu bedeutende Difformität bildet oder Hindernisse abgiebt, er lieber so wie er ist gelassen werden kann.

Sehr häufig steigert das Feilen der Zähne, wenn es auch nur eine ganz kurze Zeit dauert, die Innervation, besonders bei sehr reizbaren Personen, wie es deren in grössern Städten so viele giebt. Dann muss die Operation in Zwischenräumen von mehreren Tagen erst wiederholt oder fortgesetzt werden. Bekanntlich können sie viele Frauen gar nicht ertragen.

Sind namentlich die Backenzähne sehr cariös, ist gleichsam

der Schmelz nur noch davon übrig, so schneidet man sie, ehe man sie abfeilt, mit einer guten Zange oder besser einer starken Scheere weg. Man beobachtet dieselbe Vorschrift, wenn das Zahngewebe einen bedeutenden Substanzverlust erlitten hat und scharfe Spitzen bildet, die die Wangen oder Zunge verwunden, was, wie bekannt, mannichfache Nachtheile haben kann.

Um eine Verunstaltung und später Caries zu vermeiden, soll man die etwas quer stehenden Zähne abfeilen. Wenn das Instrument den Schmelz völlig zerstört, so erkranken sehr bald die darunter liegenden Parthien und der Zahn geht gewöhnlich bald darauf verloren.

Von der Zermalmung des Zahnmarkes.

Man reinigt mit einer krummen, sehr spitzig auslaufenden Stahlsonde die durch Caries in dem Zahne gebildete Höhle. Dann sucht man die Spitze des Instrumentes in die Canäle des Zahnes zu bringen, und dreht sie darin in verschiedenen Richtungen herum, so dass man den Nerven vollständig zermalmt.

Oft ist die Sonde zu dick, dann bedient man sich einer Nadel oder eines Stabes von Stahl, die hinreichend dünn sein müssen, um so weit als nöthig einzudringen. Soll man, wenn dies mit den genannten Instrumenten nicht zu ermöglichen ist, eine starke Schweinsborste nehmen? Man hat gerathen, wenn sie in die Höhle gekommen, sie so lange hin und her zu bewegen, bis der Kranke Schmerzen empfindet; dies Mittel ist lächerlich verfehlt zu nennen. Ich erwähne es blos, um es zu proscribiren und weil es noch manche Dentisten gebrauchen. Denn man kann damit wohl unmöglich den Nerven zermalmen und wenn dies auch, was ich eben nicht glaube, geschähe, so würde dadurch ein sehr lang anhaltender Schmerz entstehen; auch müsste das Verfahren ungemein lange in Anwendung kommen.

Das Zermalmen des Zahnmarkes ist äusserst schmerzhaft und hat nur höchst selten einigen Erfolg.

Vor einigen Jahren hat man den Rath ertheilt, den Zahnnerven der Schneide- und Spitzzähne mit einem kleinen Haken zu fassen; man hat sich überzeugt, dass die Operation ziemlich schnell geschieht, keine grossen Schmerzen verursacht und die Zähne erhalten werden. Es scheint diese Operation aufgegeben worden zu sein.

Vom Plombiren der Zähne.

Man plombirt die Zähne entweder mit Metallblättchen oder mittelst eines schmelzbaren Metalles, das in Körner gegossen ist.

Alte Methode. — Die hiezu nothwendigen Instrumente sind: ein krummes Schabeisen, ein krummer Stampfer mit scharfer Spitze, ein anderer mit stumpfer Spitze, ein Polirstahl, gekrempelte Baumwolle, Blei-, Silber- oder Goldblättchen, die etwas dicker sein müssen, als die zum Vergolden. Das Gold muss ausserdem ausgeglüht sein; ohne diese Vorsichtsmaassregel würde es in dem Momente, wo es gestossen wird, in Staub zerfallen.

Man wartet so lange bis die oft vorhandenen Schmerzen aufgehört haben und verzichtet überhaupt so lange auf das Plombiren, bis der mit einem Stilet vollführte Druck auf die Zahncavität keine Schmerzen mehr verursacht; ferner soll man nicht plombiren, wenn die Oeffnung dieser Cavität den breitesten Theil bildet. Man fängt damit an den Zahn zu putzen, wozu man seine Höhle mit dem krummen Schabeisen auskratzt und nimmt alle Feuchtigkeit mit den Baumwollenkügelchen weg. Bei manchen Personen fliesst eine sich immer wieder erneuernde Menge Speichel aus; dann muss man um die Operationsstelle Baumwolle anlagern. Erscheint etwa die zu plombirende Höhle zu glatt, so muss man einige Unebenheiten anbringen, damit das Metall besser haften kann. Man lässt den Kranken den Mund offen halten, um ein Wiedernasswerden der betreffenden Stelle zu verhindern. Die Zunge bleibt unbeweglich. Man bildet dann zwischen den Fingern aus den Metallblättchen eine Kugel, die dreimal so gross als die Höhle ist, die ausgefüllt werden soll, und bringt sie mit dem spitzen Stampfer so ein, dass zuerst die tiefsten Windungen angefüllt werden, indem man auf das Metall drückt und sticht, um es besser zum festen Anhängen zu bringen. Das zweite, stumpfe Stampfeisen dient nun dazu, die Compression stärker zu machen. Die nachher über die Höhle herausragende Metallportion schneidet man mit einem Schabeisen ab und polirt dann die Metallfläche mit dem Polirstahl. Man macht dieses Instrument heiss, damit es besser glätte, vorzüglich wenn man Bleiblätter benutzt hat.

Wenn man zur völligen Ausfüllung der Zahnhöhle zu dem erstern noch ein zweites Metallblättchen hinzuthun muss, so schliessen sich diese gewöhnlich nicht genau an und fallen leicht wieder aus, es müsste denn die Oeffnung kleiner als das Innere der Höhle sein. Es muss daher im Allgemeinen die Kugel eher zu gross als zu klein gemacht werden.

Uebrigens dürfen wir nicht unerwähnt lassen, dass wenn man beim Reinigen der zu plombirenden Höhle mit dem Schabeisen nicht ganz vorsichtig zu Werke geht, man oft eine länger andauernde Odontalgie verursacht, wie ich vielmals beobachtet habe; ich glaube, man müsse vor dem Plombiren zum Austrocknen der cariösen Stelle mit Kampherspiritus befeuchtete Baumwollenkügelchen in die Oeffnung legen. Ich habe mehrmals die schmerzhaften Zähne mit dem Glüheisen gebrannt und unmittelbar nachher plombirt. Der bisher ungemein heftige Schmerz legte sich dann nach einem ziemlich kurzen Zeitraume und war nach acht und vierzig Stunden ganz verschwunden. Dabei gelang die Operation eben so gut, wenn nicht besser, wie in den gewöhnlichen Fällen. Uebrigens meine ich, es möchte gerathener sein, erst einige Tage nach der Anwendung des Cauterium actuale das Plombiren vorzunehmen, weil dann nicht solche starke Zahnschmerzen erfolgen werden. Noch ist wohl zu merken, dass man das Metall sofort wieder entfernen muss, wenn sich starke Schmerzen nach der Operation einstellen.

Um den Nerven vor Druck zu sichern und dem Schmerze zuvorzukommen bringt D e l a b a r r e, w e n n d i e H ö h l e z i e m- l i c h g r o s s i s t, in den Grund derselben über dem Nerven eine kleine concave Goldplatte und plombirt über dieser Platte.

N e u e M e t h o d e. — Man kann dieselben Instrumente wie bei der vorigen anwenden, nur müssen sie, da sie in einem hinreichenden Grade zu erwärmen sind, einige Linien von ihrem Ende, wie das Cauterium des Dr. C h a m p e s m e, eine Ausbauchung oder eine Art von kleiner Kugel haben, die den nöthigen Wärmestoff zu erhalten vermag.

Ist die Zahnhöhle gereinigt und abgetrocknet, so bringt man in diese oder bloss in ihre Oeffnung, wenn sie eng ist, ein Korn schmelzbares Metall mittelst der Pinzette oder eines spitzigen, krummen Stampfeisens oder auch mittelst einer krummen Sonde. Nun setzt man auf das Metall das Ende eines am Lichte erhitzten Glüheisens; das Metall zerfliesst und füllt die Höhle aus. Das Ueberflüssige nimmt man mit dem Glüheisen oder dem ebenfalls erwärmten Polirstahle oder wenn nöthig mit dem Schabeisen hinweg.

Diese Methode ist der vorigen an der untern Kinnlade vorzuziehen, an der obern dagegen lässt sie sich nicht immer anwenden. Der fremde Körper wird durch sie besser befestigt und die Operation geht schneller vor sich. Uebrigens schliesst sie das Verfahren von Delabarre nicht aus.

Das Kauen, das Fortschreiten der Caries, das Lockerwerden, Verschieben, Ausfallen einiger necrotischer Theile, der Gebrauch der Zahnstocher u. s. w. können das zerschmolzene Metall oder die Metallblättchen von Blei, Silber, Gold dislociren und locker machen, in Folge dessen sie dann nicht mehr die Indication vollkommen erfüllen und Luft und Nahrungsmittel eindringen lassen. Der Knochenfrass greift aufs Neue um sich und sehr bald offenbaren sich Zahnschmerzen. In solchen Fällen muss eine neue Plombirung unternommen werden.

Man muss aber den Personen, welche keine guten Zähne haben, den Rath geben, sich einer an beiden Enden offenen Federspule wie einer Cigarre zu bedienen, in die man jederseits ein Röllchen Papier bringt, welche die Röhre aber nicht ganz verschliessen; in den zwischen ihnen befindlichen Raum legt man einige Stückchen Kampher. Dieses von Raspail angerathene treffliche Mittel schützt gewöhnlich vor Zahnschmerzen. Bei mehreren Personen habe ich es sehr hartnäckige chronische Entzündungen des Pharynx heilen sehen. Man könnte auch in einem Litre Brunnenwasser, das in ein genau zu verschliessendes Gefäss gethan worden, ein Stück Kampher von der Grösse eines Hühnereies auflösen. Man reinigt dann mit dieser Flüssigkeit, nachdem man den Kampher einige Tage hat maceriren lassen, jeden Morgen die Zähne mittelst einer Bürste. Dabei können aber noch die anderweitigen zur Erhaltung des Zahnfleisches u. s. w. gebräuchlichen Mittel in Anwendung kommen.

Von der Cauterisation der Zähne.

Ich glaube, dass diese Operation noch nicht gehörig studirt worden ist und man die Gefahren, die sie haben soll, viel zu sehr übertrieben hat. Ich habe die Wirkungen derselben oftmals beobachtet und höchst selten eine Entzündung des Periosteum der Zahnhöhlen entstehen sehen, wenn dabei gehörig nach den Indicationen gehandelt wurde. Uebrigens meine ich, dass man mittelst der mehr oder minder energisch angewendeten Antiphlogistica diese an sich traumatische Entzündung ohne grosse Schwierigkeiten beseitigen kann.

Ich rathe, bei scrophulösen, syphilitischen oder mit einer sonstwie schlechten Constitution begabten Personen die Zähne nicht zu cauterisiren, denn unter solchen Verhältnissen sind gewöhnlich die Entzündungen hartnäckig und können bei längerm Bestehen an den Kinnladen schlimme Entartungen bewirken, die gar häufig grosse Operationen erforderlich machen. Alle Chirurgen, die sich mit den Krankheiten dieser Knochen ernstlich beschäftigt haben, werden von der Wahrheit dessen, was ich eben behauptet oder vielmehr vorgeschlagen, überzeugt sein. Ist aber der Allgemeinzustand befriedigender Art, ist in dem Organismus keine Spur einer Discrasie oder eines Giftes zu erkennen, so bildet die Cauterisation der Zähne, wenn sie nach den gleich folgenden Regeln ausgeführt wird, ein sehr vortheilhaftes therapeutisches Mittel. Uebrigens gebe ich den Personen, welche sie fast durchgehends verwerfen, sie unter allen Umständen ohne Weiteres verbannt wissen wollen, zu bedenken, dass das Ausziehen der Zähne, selbst wenn es von sehr gewandten Händen geschieht, durchaus nicht immer von bedeutenden Nachtheilen frei ist. Ich habe gar viele Individuen angetroffen, bei denen es sehr bedenkliche Krankheiten der Kinnladen hervorgerufen hatte, und die Annalen der Kunst weisen ebenfalls derartige Fälle nach. Wenn übrigens Caries besteht, wenn mit andern Worten der Zahn nicht cauterisirt oder ausgezogen wird, so sind die Zahnschmerzen nicht bloss mehr oder minder häufig, sondern sie veranlassen auch fast stets Ansammlungen, Abscesse, entzünden das Periosteum der Alveolen und können so tiefe Veränderungen bewirken, dass die operative Medizin einschreiten muss und der Kranke Verstümmelungen erleidet. In der Regel werden auch die daneben stehenden Zähne von Caries ergriffen. Daher wiederhole ich, wenn die Cauterisation gehörig unternommen wird und der Chirurg dabei die Indicationen festhält, so ist sie in den meisten Fällen fast mit gar keinen Nachtheilen verbunden, und treten auch solche ein, so sind sie durchschnittlich nur unbedeutend und können mit Erfolg bekämpft werden. Das genannte Mittel beseitigt sehr nachhaltig die Zahnschmerzen, die weit seltener wiederkehren, als es sehr viele Zahnärzte annehmen; es gewährt den grossen Nutzen, die Caries in Necrose zu verwandeln. Freilich spaltet sich nach längerer oder kürzerer Zeit das Zahngewebe, es zerbricht, löst sich von dem Halse oder der Wurzel des Zahnes ab und es entstehen Unebenheiten, welche lange bleiben können, wenn sie nicht durch die Feile oder Zange beseitigt werden; indessen leistet der Rest des Zahnes bei dem Kauen sehr vielen Nutzen und verhindert das Einfallen der Kinnlade mit. Wird derselbe von Schmerz befallen und widersteht dieser den geeigneten Mitteln, so muss man ihn ausziehen, und in den meisten Fällen ist er schon so locker, dass die Operation leicht und nicht sehr schmerzhaft ist. Die Abscesse, welche der cauterisirte Zahn veranlassen kann, äussern so zu sagen auf die Oberkinnlade keine und auf die Unterkinnlade nur unbedeutende nachtheilige Folgen, die man überdies durch eine etwas minder eingreifende Cauterisation beherrschen kann. Der Kranke wird von keinen Schmerzen geplagt. Wir wiederholen es: die Cauterisation ist bei gesunden Personen weit vortheilhafter.

Wenn Zahnschmerz besteht, so haben die schwachen Caustica keinen so nachhaltigen Erfolg als die stärker einwirkenden.

Wenn der Zahn nicht schmerzt, so legt man ein mit Kampherspiritus getränktes Charpiekügelchen ein. Der genannte

Arzneistoff hat den Vortheil, dass er das Zahngewebe meistens nicht tief verändert. Man kann auch das Wasser von Desirabode, Nelkenessenz anwenden. Das letztere Mittel besonders beruhigt und beseitigt ziemlich oft die Odontalgie, aber es greift auch das Zahngewebe sehr an.

Wenn man in die Höhle eines Zahnes ein mit einem Causticum getränktes Kügelchen einlegt, so bedeckt man stets vorher das benachbarte Zahnfleisch, um es vor dem Contacte des Aetzmittels zu schützen.

Man kann mit einer gerinnten Sonde, einem Zahnstocher oder einem kleinen Pinsel einen Tropfen Aetzflüssigkeit in das Loch des Zahnes bringen.

Oft gebraucht man nach den oben angegebenen Prinzipien die Spiessglanzbutter in flüssigem Zustande; man vergesse aber dabei nicht, dass sie sehr stark einwirkt; auch hat man die Salpeter- oder Salzsäure, bald rein, bald verdünnt, angerathen. Diese drei Flüssigkeiten greifen weit mehr die nebenstehenden Zähne an, können zu tief eindringen und Zufälle veranlassen. Die actuelle Cauterisation ist ihnen vorzuziehen. Von sehr grossem Nachtheile sind auch noch die hängen bleibenden Stückchen von Aetzkali u. s. w., welches man in die Zahnhöhle bringt. Wenn man glaubt, dass die erwartete Wirkung zu Stande gekommen ist, so nimmt man das Charpiekügelchen oder Leinwandläppchen, mit dem man das Topicum bedeckt hat, wieder heraus. Nöthigenfalls wird die Aetzflüssigkeit auf diese Weise mehrmals angewendet.

Die flüssigen Aetzmittel, von denen man einen Tropfen auf den cariösen Zahn bringt, passen nur für den untern Zahnbogen; an dem obern halten sie nicht fest, sondern fallen in den Mund und ätzen diesen.

Turck in Nancy bedient sich einer sehr dünnwandigen Glasröhre von sechs bis sieben Linien im Durchmesser, die an einem Ende zu einer Kugel anschwillt, an dem andern äusserst fein ausläuft und entsprechend gekrümmt ist. Hat man die Röhre an dem kugeligen Ende mit der vollen Hand erfasst, so erwärmt man die darin enthaltene Luft hinreichend, um eine kleine Menge derselben auszutreiben. Dann taucht man das fein

auslaufende Ende in eine Aetzflüssigkeit, während man das In=
strument erkalten lässt, und nun steigen einige Tropfen in die
Röhre. Das so angefüllte Instrument bringt man hierauf in die
zu cauterisirende Oeffnung und indem man es mit der Hand
wieder erwärmt, treibt man in demselben Augenblicke die Flüssigkeit aus.

Die Turck'sche Röhre verdient der gerinnten Sonde, dem
Zahnstocher und kleinen Pinsel vorgezogen zu werden.

Will man das Glüheisen anwenden, so lässt man an der
Flamme eines Lichtes eine Metallsonde mit feiner Spitze oder
ganz einfach das Ende einer dünnen Stricknadel glühend werden, die je nach der Oeffnung der cariösen Stelle oder des Kanales zugespitzt und in einen Bleistifthalter eingesetzt ist. Aber
wegen der Dünne dieser Instrumente haftet gewöhnlich in ihnen
die zum Gelingen der Operation erforderliche Menge Wärmestoff nicht; fast immer kommen sie nicht heiss genug auf die zu
cauterisirende Stelle und so verfehlt das Verfahren seinen
Zweck, obschon es mehrere Male hinter einander in Gebrauch
gezogen wird. Es reizt, entzündet nur die Gewebe, steigert
den Schmerz oder ruft ihn erst hervor. Es darf demnach nicht
Wunder nehmen, dass das Glüheisen nach den von uns angegebenen Prinzipien so wenig angewendet worden ist. Will man
aber den bezeichneten Uebelstand vermeiden, so müssen die
Instrumente in einer entsprechenden Entfernung von ihrer
Spitze zu einer Kugel anschwellen, gerade so wie das Glüheisen des Dr. Champesme.

Wenn Zahnschmerz besteht und die verdünnten Caustica
keinen Erfolg gehabt haben, so ziehe ich das Glüheisen den
unverdünnten Aetzmitteln vor; man kann dabei weit leichter die
Tiefe der Einwirkung bemessen und läuft weniger Gefahr, zu
schonende Theile zu verletzen. Freilich entsteht im Momente
der Anwendung ein sehr heftiger Schmerz, aber es legt sich
dieser, wie wir schon gesagt, sehr bald und ist nach etwa drei
Tagen meist völlig verschwunden. Wenn bei der Cauterisation
die von uns angegebenen Prinzipien befolgt werden, so kann
sie, glaube ich, sehr häufig in Gebrauch kommen und dadurch
gar vielmals das Ausziehen des Zahnes vermieden werden, das

ebenfalls nicht immer ohne Gefahren und mit bedeutenden Schmerzen verbunden ist. Ich habe oft die Unterkinnlade an der einen Seite desarticulirt und den Körper dieses Knochens nahe an der Symphyse durchsägt, habe aber bis heute immer gefunden, dass der schmerzhafteste Act der Operation der war, wo ich einen oder zwei Zähne ausziehen musste, damit die Säge dadurch nicht behindert würde. Ich bin von dieser Thatsache durch das heftige Geschrei, welches die Kranken erhoben, überzeugt worden; ich habe sogar einige Individuen operirt, die nur bei dem Zahnausziehen allein merkliche Zeichen von Schmerzen gaben.

Beiläufig sei noch erwähnt, dass man gerathen hat, die Zähne zu reseciren, um ihr Ausziehen zu vermeiden. Wir werden bald darauf näher zurückkommen.

***

Vom Zahnausziehen.

Die Instrumente zum Ausziehen der Zähne sind in grosser Anzahl vorhanden. Wir werden nur die hauptsächlichsten, die für alle Fälle ausreichen, anzeigen.

1. **Der Ablöser** (Déchaussoir). Er dient dazu, den Zahn von dem Zahnfleische, das zu fest an ihm hängt oder ihn in einer zu grossen Ausdehnung bedeckt, wenn er durch Caries zu sehr ausgehöhlt ist, abzulösen. Er hat an seinem Ende eine kleine Klinge mit stumpfer und concaver Schneide.

2. **Der von Garengeot modificirte Schlüssel.** Er muss zwei Krümmungen haben, damit er bei der Anwendung nicht durch die vordere Parthie des Zahnbogens behindert werde, wenn er an den hintern Zähnen wirken soll. Die Krümmung des Hakens darf zwar nicht zu stark, muss aber doch so beschaffen sein, dass seine Mitte nicht auf dem Zahne ruht, denn sonst könnte man weit eher Gefahr laufen, diesen abzubrechen. Die Knieform, welche Delabarre seinen Haken gegeben hat, scheint mir sehr vortheilhaft. Man muss deren mehrere und von verschiedener Grösse haben. Der in Form eines Z ist zum Ausziehen der hintersten Backenzähne höchst nützlich. Der Stab des Garengeot'schen Schlüssels hat an der Seite desjenigen seiner Enden, an dem der Haken mittelst einer

beweglichen Schraube befestigt ist, einen Schlüsselbart oder eine vierseitige Platte.

8. Die Zahnzange (Davier) ist eine Art gerader oder krummer Zange von verschiedener Grösse und verschiedenem Gebiss. Wenn die freien Enden dieses Gebisses schneidend sind, so tragen sie leicht den Zahn ab, auf den sie applicirt werden. In dieser Beziehung ist der neuen Zahnzange zu misstrauen, man lasse sie wenigstens minder scharf anfertigen.

4. Der knieförmige Hebel. Das eine seiner Enden ist viereckig, zwei der Flächen grösser als die andern; er läuft spitz aus oder hat auch wohl einen schneidenden Rand.

Wir haben es nicht für nöthig erachtet, diese Instrumente bis ins Einzelne zu beschreiben. Bei nur einigermaassen technischem Talente und mit Hülfe dessen, was wir darüber gesagt haben, wird man sie, wenn man sie sieht, wohl leicht zu erkennen vermögen.

Behufs der Operation lässt man den Kranken sich (dem Lichte gegenüber) auf einen Stuhl mit einer Rücklehne setzen, damit er den Kopf anlegen kann; fehlt diese Lehne, so muss sich der Patient an einen Gehülfen, eine Mauer, ein Möbel u. s. w. lehnen, nöthigenfalls kann man ihn auch in Suppination lagern. Der Operateur stellt sich vor den Kranken oder an die Seite desselben. Wenn es die Zähne des Oberkiefers betrifft, so soll er angeblich hinter den Kranken treten.

Man sucht nun erst den kranken Zahn aus und überzeugt sich von seiner Festigkeit oder seinem Lockersein. Man führt die Zeigefinger über die vordern und hintern Flächen der Alveolen und erkennt so die Richtung der Zahnwurzeln, die Erhabenheiten, die sie bilden können und welche in der Regel die an ihnen vorhandenen Verwachsungen anzeigen. Fürchtet man das Zahnfleisch zu zerreissen oder mit wegzunehmen, so löse man es zuvor ab, wodurch jedoch dieser Umstand nicht immer vermieden werden kann. Sind die Zähne sehr fest, haben sie lange Wurzeln, was gewöhnlich der Fall ist, wenn sie äusserlich nicht sehr hervorragen, so muss man unbedingt etwas langsam verfahren, will man den Zahn nicht abbrechen.

Die Schneide- und Spitzzähne müssen mit der Zahnzange

ausgezogen werden; man erfasst sie unmittelbar über dem Zahnfleische und drückt die Zange nicht zu stark zusammen, um die Zähne nicht abzuschneiden, halte sie aber fest genug, damit sie nicht ausgleite. Man macht erst mit dem Instrumente rotirende Bewegungen nach rechts und links, deren Anzahl sich nach dem grössern oder geringern Widerstande richtet, welcher sich bei dem Verfahren zeigt; ist dieser Widerstand bedeutend, so muss man langsam handeln. Dann macht man mit dem Instrumente eine mit der Achse des betreffenden Zahnes parallele Traction und das Ausziehen ist vollendet. Wir haben dieses Verfahren mit sehr vielen Schülern am Cadaver eingeübt; es gelang stets vollkommen; auch ist es von vielen sehr ausgezeichneten Zahnärzten ausschliesslich gebraucht worden. Es kann bei den in Rede stehenden Zähnen stets in Anwendung kommen, gleichviel welche Richtung sie auch haben mögen. Bietet die Wurzel eine Concavität dar, so wird der Zahn an der Seite dieser Concavität ausgezogen. Wir wiederholen es, hier wie in allen andern Fällen macht man mit der Achse des Zahnes parallele Tractionen. Die eben erwähnte Beschaffenheit des Zahnes wird durch Touchiren ermittelt; der Zeigefinger verspürt in der That an der einen Seite eine Vertiefung und an der andern eine Erhabenheit.

Nach einigen Zahnärzten soll man zuerst den Zahn leicht luxiren und dann mit der Zange die Extraction vollbringen. Ich verwerfe dies Verfahren, weil dabei oft die Alveola gebrochen wird, wie ich mich in meinen Cursen über operative Medizin vielmals zu überzeugen Gelegenheit hatte. Es braucht wohl kaum erwähnt zu werden, wie höchst wichtig es ist, diese Alveola unversehrt zu erhalten, damit keine Verunstaltung entstehe und die künstliche Ersetzung des Zahnes leichter und schöner stattfinden kann. Hier besonders würde das Abreissen eines Stückchens Zahnfleisch in der erwähnten Beziehung unangenehme Folgen haben und es muss daher die Ablösung des Zahnfleisches vorzugsweise in Gebrauch kommen. Wir brauchen wohl nicht darauf aufmerksam zu machen, dass, gleichviel welche Zähne man auszieht, der Kranke dem Lichte gegenüber sitzen und den Mund weit öffnen muss. Der Operateur hält die Unterkinnlade, falls es diese betrifft; das Gebiss der Zange darf die neben stehenden Zähne nicht mit berühren, sonst könnten sie lose oder wohl gar mit ausgezogen werden.

Die Zange genügt gewöhnlich auch zum Ausziehen der kleinen Backenzähne; sind diese zu fest, ragen sie nach aussen wenig vor, ist der Kranke stark und sind die Zahnbögen schön gebildet, so müssen sie bisweilen mit dem Schlüssel oder noch besser mit dem Hebel auf die weiter unten angegebene Weise lose gemacht und dann erst mit der Zange ausgezogen werden.

Sind die Schneide- und Spitzzähne bis auf ihren Hals zerstört oder hat man es mit Stumpfen (Stiften) zu thun, so muss man das Zahnfleisch zuvor ablösen und dann die Zange anwenden, mit der das Ausziehen fast stets gelingt. Oft müssen hiebei die greifenden Spitzen des Instruments ziemlich enge neben einander stehen. Der Hebel würde den Nachtheil haben, die Alveola zu zerbrechen und eine Difformität zu bewirken, die durch Einsetzung künstlicher Zähne nur unvollkommen zu verbessern sein dürfte. Doch geben wir nun an, wie mit diesem Werkzeuge verfahren werden muss.

Man schiebt die Spitze des Hebels zwischen zwei Zähne nach der Wurzel des kranken zu, indem man auf dem Zeigefinger der rechten Hand und auf dem gesunden Zahne, der mit dem linken Zeigefinger festgehalten wird, seinen Stützpunct nimmt. Dann macht man mit dem Instrumente rotirende und umkippende Bewegungen, um den cariösen Zahn locker zu machen und auszuheben. Ist dies geschehen, so vollendet man das Ausziehen mit der Zange auf die schon beschriebene Weise. Eben so verfährt man bei der Entfernung eines Stiftes. Steht derselbe isolirt, so schiebt man das Instrument in die Zahnhöhle, in der er steckt, und stützt sich dabei etwas auf diese, mehr aber auf den einen oder beide Zeigefinger. Uebrigens verfährt man dabei etwas langsam. Oft muss man das Manöver mehrmals wiederholen. Bisweilen lässt sich die Spitze des Hebels zwischen die Wurzeln eines Zahnes bringen und dann wird, wie sich leicht begreifen lässt, dessen Lockermachen und Ausheben leicht. Welches Verfahren man auch angewendet hat und welche Zähne Gegenstand desselben sein mögen, sieht man, dass das Zahnfleisch dem zu extrahirenden Zahne mitfolgt, so löse man es sofort mit dem Ablöser ab, um dessen Abreissen zu verhüten. Noch ist anzurathen, nach der Operation mit dem Daumen und Zeigefinger das Zahnfleisch von aussen nach innen und umgekehrt zusammenzudrücken, wodurch das Auseinanderstehen des Fleisches und der Alveolarwände verringert und eine bessere Vernarbung erzielt wird. Dann lässt man den Mund mit kaltem Wasser oder mit Essig und Wasser ausspülen, um ihn zu reinigen und die Blutung zu stillen.

Manche Zahnärzte machen die grossen Backenzähne erst mit dem Hebel auf die beschriebene Art locker und vollenden dann die Extraction mit der Zange. Durch dieses Verfahren werden freilich die Alveolen mehr geschont, aber es ist mit grossen Schmerzen verbunden, denn nicht immer werden beim Lockern des Zahnes die Nerven zerrissen, sondern während der zum Wechseln der Instrumente erforderlichen Zeit nur ausgedehnt und gezerrt. Im Allgemeinen giebt man dem von Garengeot modificirten Schlüssel den Vorzug.

Hat man diesen mit dem passenden Haken versehen und die Puncte, auf die man wirken muss, bestimmt, so führt man das Instrument mit der rechten Hand ein, indem man den Zeigefinger längs des Stabes anlegt und der Mittelfinger den Haken aufgehoben erhält, oder auch umgekehrt; darauf bringt man unter Beihülfe des linken Zeigefingers das Ende des Hakens auf den kranken Zahn unter die Krone, so nahe als möglich an den Zahnhöhlenrand, mit der Vorsicht, dass der Mittelpunct des Hakens den Zahn nicht berührt. Bei der geringsten Uebertretung dieser Vorschriften läuft man Gefahr, den Zahn abzubrechen. Man nimmt nun einen Stützpunct mit dem Barte auf dem Zahnfleische der andern Seite. Häufig umwickelt man diesen mit Leinwand, um die Gewebe mehr zu schonen. Der linke Zeigefinger bleibt auf dem Haken und hält ihn fest. Er giebt dem Operateur Kunde, ob er sich während der Operation verrückt hat. Die andern Finger fixiren die Kinnlade und den Zahnbogen. Ist das Instrument gehörig festgestellt, so macht man mit demselben eine rotirende Bewegung um seine Achse, die langsam, abgemessen, ohne Ungestüm geschehen muss und den Zahn nach der Seite des Bartes umlegt. Sobald man bemerkt, dass der Zahn nachgiebt, kann man eine Hebungsbewegung damit verbinden, die den Zahn aus der Zahnhöhle herauswirft, zuweilen selbst aus dem Munde; aber dazu gehört eine gewisse Geschicklichkeit, die man sich durch Einübung am Cadaver zu verschaffen suchen muss. Aber wie exact man auch zu Werke gegangen sein mag, fast immer zerbricht ein Theil der Zahnhöhle an der Stelle, wo das Instrument seinen Stützpunct nimmt. Dieses Zerbrechen scheint mir unvermeidlich, wenn der Zahn sehr fest ist und lange Wurzeln hat. Manche Dentisten luxiren zur Vermeidung dieses Uebelstandes den Zahn unvollständig und beendigen dann das Ausziehen mit der Zange.

Bei den grossen Backenzähnen der Oberkinnlade stellt sich der Chirurg hinter den Kranken oder an eine Seite, dann braucht er sich nicht der linken Hand zu bedienen. Der Stützpunct wird aussen genommen, wegen der sich inwendig darbietenden Schwierigkeiten und der Richtung der Zahnwurzeln. Man soll den Stützpunct inwendig nur dann annehmen, wenn das andere Verfahren durchaus unmöglich ist. Der innen angelegte Schlüsselbart setzt weit eher einer Fractur und einem Eindrücken des Gaumengewölbes aus. Es ist besser den Hebel und die Zange nach den oben angegebenen Prinzipien anzuwenden. Bisweilen befindet sich der Processus pterygoideus so nahe an dem vorletzten Backenzahne, dass es ungemein schwierig ist, besonders wenn das Individuum dicke Wangen hat, den Stützpunct ausserhalb mit den gewöhnlichen Haken zu nehmen. Man bedient sich dann des Hakens mit der Form eines Z, wodurch der Bart mehr nach vorn zu ruhen kommt.

Operirt der Chirurg an der Unterkinnlade, so stellt er sich vor den Kranken. Im Allgemeinen räth man auch hier die Zähne nach aussen umzulegen (den Stützpunct ausserhalb zu nehmen), aber oft ist in Bezug auf den zweiten Zahn die schräge Linie des Unterkiefers zu vorstehend und macht diese Zahnhöhle nach aussen dicker, der Stützpunct gleitet gern ab, der Zahn bricht leicht wegen des Widerstandes der Zahnhöhle selbst; es ist daher besser ihn nach innen umzulegen. Die einzig zu empfehlende Vorsicht ist, dass man sich überzeugt, ob die Zähne nicht zu dicht an einander stehen, dass die äussere Fläche dieses

Zahnes, die immer breiter als die innere ist, nach innen umgelegt werden kann, ohne die benachbarten Zähne locker zu machen, denn sonst müsste man den Zahn nach aussen luxiren.

Die Weisheitszähne des Oberkiefers sind oft nach aussen gerichtet und gewöhnlich verhindert dann der Processus coronoideus den Stützpunct an dieser Seite zu nehmen. Es ist aber eben so unmöglich, innerhalb einen Stützpunct zu finden. Unter solchen Umständen muss man zum Schlüssel mit Z-förmigem Haken greifen, dessen Bart seinen Stützpunct mehr nach vorn nimmt. Manche Chirurgen ziehen es vor, den Hebel zwischen diesen und den daneben stehenden Zahn zu drängen und damit von vorn nach hinten und etwas von aussen nach innen zu wirken. Sehr ausgezeichnete Zahnärzte haben mir, ich wiederhole es, versichert, dass bisweilen das Ausziehen des letzten Zahnes unmöglich war.

Die Weisheitszähne der untern Kinnlade sind leichter auszuziehen. Man kann sie mit dem Schlüssel und dem einfachen Haken fassen, wobei man den Stützpunct innerhalb nimmt, oder auch mit dem Hebel und der Zange.

Wenn das Ausziehen der Wurzeln der Vorderzähne, nachdem sie nöthigenfalls vom Zahnfleische abgelöst worden, mit der Zange sehr schwierig ist, so scheint mir der Auszieher (Tirtoir), der in Vielem dem Garengeot'schen Schlüssel gleicht, weit minder vortheilhaft, als das letztgenannte Instrument. Ich habe mich davon sehr oft an Leichen zu überzeugen gesucht und glaube, es müsse dieser Auszieher verworfen werden. Bei den hintern Zähnen bedient man sich, wenn der Zahnhals einen genügenden Anhaltepunct darbietet, des Schlüssels und spitzen Hakens. Sind die Wurzeln locker, so erreicht sie schon die Zange; die, welche nicht zu fest, nicht zu tief in den Zahnhöhlen stecken und neben einem festen Zahne stehen, sollen mit dem Hebel entfernt werden. Kann die Zange nicht nach den oben gegebenen Regeln in Anwendung kommen, so zeigt sich bisweilen der Geissfuss (pied-de-biche) recht nützlich.

Stehen die Zähne auf der äussern oder innern Seite des Alveolarrandes und können sie nicht in die gehörige Richtung gebracht werden, so muss man sie herausnehmen. Gewöhnlich sind es die Schneide-, Spitz- und Backenzähne, die so ausser der Reihe stehen; sind sie ausserhalb, so ist ihr Ausziehen leicht; man muss sie dann bisweilen mit dem Hebel locker machen und mit der Zange die Operation vollenden. Wir kommen darauf noch einmal zurück.

Manche Zähne sind mit der Umgebung fest verwachsen; es ist unmöglich, sie mit dem Instrumente anzugreifen, ohne wenigstens ihre Wurzeln abzubrechen, ohne gleichzeitig andere mit auszuziehen oder eine Fractur der Kinnlade oder Hinwegnahme eines Stückes derselben zu veranlassen. Gewöhnlich bilden solche Zähne in geringer Entfernung von ihrem Halse und unter dem Zahnfleische einen Vorsprung oder eine kugelige Erhabenheit mit ziemlich kurzem Querdurchmesser. Man überzeugt sich hiervon durch das Zufühlen. Die Wurzeln gehen erst auseinander und dann wieder zusammen, sie umfassen so eine gewisse Dicke des Knochengewebes. Man darf es nicht versuchen, sie auszuziehen, man wende vielmehr nach den oben aufgestellten Prinzipien die Cauterisation oder auch die Resection an.

Wir haben bereits gesagt, dass wenn eine Zahnwurzel, die nicht örtlich abgewichen ist, unter dem Zahnfleische einen ziemlich grossen Vorsprung bildet, sie selten nicht mit der ihr entsprechenden Zahnhöhle verwachsen sein wird. Wie leicht zu erachten, ist es dann bei dem Ausziehen unmöglich zu vermeiden, dass nicht auch ein Stück Alveola oder selbst von der Kinnlade mit abgebrochen und entfernt wird.

Das Ausziehen der Milchzähne ist leicht. Wir haben davon schon früher gesprochen. Man wendet die Zange an und sind sie sehr locker, so räth man, sie mit dem Daumen nach aussen umzulegen.

Wenn man einen Zahn abbricht, so muss man ihn nur dann sogleich ausziehen, wenn er viel Schmerzen verursacht und man die Cauterisation nicht anwenden will. Wartet man, so wird gewöhnlich die Wurzel sehr bald lose und ihr Ausziehen ist weit minder schwierig.

Die Fractur der Zahnhöhle und Hinwegnahme eines Stückes

der Unterkiunlade erfordern eine ganz besondere Berücksichtigung, besonders bei scrophulösen, syphilitischen oder sonst
kachectischen Individuen. Die Erfahrung hat mich gelehrt,
dass sich an den Kieferknochen sehr schlimme Krankheiten entwickeln können. Je nach den Indicationen greift man zu den
antiphlogistischen, reinigenden, adstringirenden, tonischen Mitteln oder nöthigenfalls auch zur Cauterisation mit Höllenstein.
In manchen Fällen verordnet man mit gutem Erfolge innerlich
die Specifica oder Amara. Man vergesse dabei das Jod nicht.
Ist der Knochen angeschwollen, so erweisen sich die Jodblei-
salben höchst vortheilhaft, wenn die Subinflammation verschwunden ist oder in einem nur milden Grade besteht. Wir
kommen noch auf die Fractur der Alveola und des Maxillar-
knochens zurück.

Die Zerquetschung, die Abreissung des Zahnfleisches werden sehr häufig vernachlässigt und eben in
Folge derselben entstehen gar oft hartnäckige Geschwülste,
deren Gefahren genugsam bekannt sind. Hier passen zuerst erweichende und dann zertheilende Gargarismen. Der Höllenstein
und entsprechende innere Mittel können ebenfalls mit Nutzen in
Gebrauch kommen.

Ist ein gesunder Zahn locker geworden, luxirt,
so beeile man sich, ihn sofort wieder einzurichten. Man befestige ihn mit weissem Drahte, der auch die daneben stehenden
Zähne umfasst. Uebrigens soll von der Transplantation noch
weiter unten die Rede sein.

Die Blutung ist in den meisten Fällen durch ein adstrin-
girendes Gargarisma zu stillen. Manche Personen speien etwa
vier und zwanzig Stunden lang Speichel und sanguinolenten
Schleim aus und diese müssen das Mundausspülen noch weiter
fortsetzen. Würde jedoch eine, wenn auch leichte Blutung
längere Zeit andauern, so könnte sie gefährlich werden, wie
wir erst kürzlich einen Fall dieser Art in der Poliklinik des
Pitié-Hospitales bei einem Fleischerburschen erlebten, dem
neun Tage zuvor der vorletzte Backenzahn ausgezogen worden
war. Das Blut hatte zu fliessen nicht aufgehört und den Kranken
sehr bleich und schwach gemacht; er bekam heftiges Erbrechen,

das er dem Verschlucken einer gewissen Menge Blutes zuschrieb; es traten Ohnmachten ein. Die nach den folgenden Regeln bewerkstelligte Compression brachte die Blutung zum Schweigen.

Kommt das Blut aus dem Grunde der Zahnhöhle, so fülle man diese mit Wachs aus, lege ein Stückchen Kork darüber und lasse den Mund schliessen. Auf diese Weise wird die Annäherung der Kinnladen die fast stets heilsame Compression vervollständigen. Kommt dagegen das Blut von einem andern Orte her und hört es nach der Anwendung des eben genannten Mittels nicht auf zu fliessen, so nehme man zu Charpie und Baumschwamm seine Zuflucht, die auf die von uns angegebene Weise befestigt und als Compressionsmittel benützt werden. Hierbei erfordert es die Vorsicht, dass der untere Zahnbogen an den obern mittelst eines Kinnbandes (Binde, Mentonniére) gehörig angedrückt und befestigt werde. Bis heute bin ich solchermaassen stets zum Ziele gelangt. Richtet man aber etwa mit diesem Verbande nichts aus und droht dem Leben des Kranken einige Gefahr, so muss man zur Application des Glüheisens greifen. Noch ist zu erinnern, dass die Blutung häufiger an der untern als obern Kinnlade stattfindet und dass besonders an der erstern die durch die Einwirkung des Feuers nothwendig erzeugte Necrose weit mehr Nachtheile hat als anderswo. Der Eiter findet hier allerdings weit schwieriger einen Ausweg. Die Entzündung und Suppuration können in den untern Zahnkanal eindringen, mehr oder minder viele Zähne locker machen und deren Ausfallen veranlassen; auch können sich in diesem Kanale Fungositäten ausbilden, die bekanntlich sehr gefährlich sind. In manchen Fällen zeigen sich sogar Exostosen und Osteosarcomata. Uebrigens nimmt das Ausstossen der mortificirten Knochenstückchen eine sehr lange Zeit in Anspruch und es bleibt nach dem Abgange des Knochenschorfes eine lästige, ekelhafte und langwierige Eiterung bestehen.

Von der Luxation der Zähne.

Diese Operation ist nur bei den zwanzig Vorderzähnen anwendbar und man ist der Meinung, dass das Subject jung, das Zahnfleisch in gutem Zustande und der Zahn wenig verdorben, cariös sein müsse, wenn sie gelingen soll.

Das Verfahren ist dasselbe wie bei der Extraction; man beschränkt sich nur darauf, den Zahn halb umzulegen, ohne ihn aus der Zahnhöhle herauszunehmen; dann bringt man ihn durch einen mit seiner Achse parallelen Druck auf die Krone wieder an seinen Ort zurück und befestigt ihn an die benachbarten Zähne. Man hat auch gerathen, ihn selbst mit einer kleinen Korkplatte zu bedecken und diese durch Schliessen der Kinnladen zu fixiren. Der Kranke darf in der ersten Zeit nur flüssige Nahrungsmittel geniessen.

Man wendet die Luxation der Zähne zur Beseitigung von Schmerzen an; es ist daher unerlässlich, dass das Umlegen in solcher Ausdehnung geschehe, dass der in das Zahngewebe verlaufende Nerv zerrissen wird. Ich glaube, diese Operation wird nicht oft angewendet und wohl gar von den meisten Dentisten verworfen. Sie soll in einem hohen Grade Fractur der Alveolen bedingen, die nach meiner Ansicht allerdings schwierig zu umgehen sein möchte, besonders wenn man die Gewissheit haben will, dass der Nervenzweig wirklich zerrissen ist.

Von der Transplantation der Zähne.

Diese Operation besteht darin, dass man den eben ausgezogenen Zahn sofort wieder einsetzt, oder an die Stelle desselben einen möglichst ähnlichen von einem andern Individuum bringt. Das letztere Verfahren war ehedem in Gebrauch, ist aber glücklicher Weise seit lange verbannt. Abgesehen von der Barbarei der Operation, so begreift sich leicht, dass die Verschiedenheit der Wurzelform dem glücklichen Erfolge Eintrag thun muss.

Dupont schrieb 1636, dass ein gleich nach dem Ausziehen wieder in seine Alveola eingesetzter Zahn mit dieser Höhle aufs Neue verwachsen könne. Fauchard ist derselben Meinung.

Dionis und Verduc theilen sie nicht. Hunter und Calli-
sen nehmen sie an, aber mit der Bedingung, dass das Zahngewebe zu leben aufhöre. Maury, Lefoulon, Delabarre
u. s. w. glauben, der transplantirte Zahn könne eine zur Erfüllung seiner Functionen hinreichende Festigkeit erlangen, während Richard, Loude, Desirabode u. A. der entgegengesetzten Meinung sind, indem sie die transplantirten Zähne für
fremde Körper ansehen, welche bald primitiv, bald consecutiv,
selbst noch nach mehreren Jahren heftige Schmerzen, Entzündungen, Abscesse und Caries der Kinnlade verursachen können:
nach diesen Autoren fallen solche Zähne immer wieder mehr
oder minder schnell aus.

Um die in Rede stehende wichtige Frage zu entscheiden,
muss man eine sehr grosse Anzahl von Thatsachen beobachtet
haben; bekanntlich enthalten die Annalen der Kunst nur wenige
davon. Auch ist es oft schwer, die Personen, an denen diese
Operation unternommen wurde, eine längere Zeit hindurch beobachten zu können; man verliert sie fast stets aus den Augen.
Bei einigen, die ich beobachtet habe, schien die Operation gelungen zu sein. Ich glaube nicht, dass der Zahn weiter fortlebt.
Man befestigt ihn mit einem goldenen oder seidenen Faden an
die benachbarten Zähne; stehen sie zu weit von einander, so
füllt man den Zwischenraum mit kleinen Stücken Kork aus, die
dann in der angegebenen Weise in die Ligatur mit eingeschlossen werden.

Von dem gegenseitigen Verwachsen der Zähne.

Fauchard erzählt mehrere Fälle dieser Art. Hier folgt
ein solcher:

„Im Jahre 1705 kam ein Barfüssermönch aus dem Dorfe
Luden in Anjou zu mir, um sich einen grossen Backenzahn ausziehen zu lassen, der ihm viele Schmerzen verursachte. Ich
fand bei der Untersuchung die Zähne in sehr verdorbenem Zustande und kein anderes Erleichterungsmittel, als das in dem
Wunsche des Kranken bezeichnete. Obgleich ich den betreffenden Zahn nur mit dem Instrumente, dessen ich mich gewöhnlich

bediene, erfasste, so zog ich doch zwei auf ein Mal aus. Anfangs glaubte ich einen grossen Fehler begangen zu haben,
aber ich fand gar bald, dass der Zahn, welcher mitgefolgt,
eben so verdorben als der erste war und dass sie beide an ihren
Wurzeln eine so feste Verwachsung und Vereinigung eingegangen hatten, dass sie fast nur Einen Körper bildeten. Da der
Mönch, welcher immer noch glaubte, ich täusche ihn, sonderbar
genug durchaus die Wahrheit wissen wollte, so setzten wir eine
Messerklinge auf die beiden Zähne und schlugen mit einem
Steine darauf, wodurch wir dieselben jedoch nicht trennen
konnten, sondern sie zersprangen in mehrere Stücke."

In Folge dieser Thatsache ertheilt Fauchard die folgenden Regeln: „Trifft man beim Zahnausziehen auf unvorher-
gesehene Schwierigkeiten, so kann man die möglichen Folgen
nur dadurch verhüten, dass man vorsichtig und sonder Ueber-
eilung operirt. Man muss bei den ersten Erschütterungen, die
man an dem Zahne verursacht, behutsam sein und zugleich Acht
geben, welchen Widerstand der Zahn diesen Bemühungen ent-
gegensetzt. Besonders berücksichtige man hiebei die daneben
stehenden Zähne; sieht man, dass diese locker werden, so muss
man daraus schliessen, dass die Zähne sich an irgend einer
Stelle berühren; werden sie bedeutend locker, so stehen wahrscheinlich die benachbarten Zähne unter einander in Verbindung und sind mit einem Theile der Alveola verwachsen. In
einem solchen Falle muss man auf die angegebene Weise verfahren. Hat man sich gehörig unterrichtet, ist man umsichtig
und erfinderisch, so ist man im Stande, nicht bloss mehrere
Zufälle zu vermeiden, sondern auch einen neuen Operationsweg
einzuschlagen, aus dem das Publicum sehr grossen Nutzen ziehen kann."

Wenn man mittelst der eben angeführten Vorschriften eine
gegenseitige Verwachsung der Zahnwurzeln erkannt hat, so
muss man sofort die Operation einstellen, die locker gemachten
Zähne wieder befestigen und die schon von uns angegebenen
Mittel anwenden, um die Zahncaries und Odontalgie zu entfernen, ohne den Zahn auszuziehen.

Die Zähne sind bisweilen bloss an ihren Kronen, nicht aber

an ihren Wurzeln mit einander verwachsen. Dann zerstört man die Adhärenz mittelst der Feile an demjenigen Zahne, der ausgezogen werden soll, und geht bei der Extraction höchst behutsam zu Werke. „Wir haben auf diese Wei-e", sagt Desirabode, „vor fünf oder sechs Jahren einen grossen von einem kleinen Backenzahne separirt und dann den erstern ausgezogen, ohne dass der zweite nur im Mindesten locker wurde. Bestände die Verwachsung gleichzeitig an der Krone und an der Wurzel, so müsste der Operateur gewiss bei der Beseitigung der ersten möglichst vorsichtig verfahren. Was mit den Wurzeln vorgeht, könnte ihm nicht zur Last gelegt werden." (Nouveau éléments compl. de la science et de l'art du dentiste par Desirabode.)

Beiläufig sei noch bemerkt, dass das Ausziehen eines Zahnes eine Anschwellung der lymphatischen Drüsen des Halses hervorrufen kann. In manchen Fällen wird auch der untere Zahnnerv sehr stark erschüttert; bisweilen erfolgt eine Paralyse der Lippe. Charles Bell erzählt einen solchen Fall. Man sagt, die Anastomosen des fünften Nervenpaares mit dem siebenten vermögen die Taubheit zu erklären, die sich nach dem Ausziehen mancher Zähne einstellen kann. Desirabode theilt zwei und Toirac einen Fall dieser Art mit. Valleix hat mehrere Fälle von Nevralgien des Trigeminus bekannt gemacht, von denen eine durch Ausziehen einiger Zähne entstanden sein soll. Einen Fall von Nevralgia facialis, die durch eben diese Ursache erfolgt war, hat der Dr. Mulin beschrieben.

Entblössung und Bruch der Zahnhöhlen.

Ist die Zahnhöhle nur entblösst, so kann die Heilung ohne irgend einen Zufall statt haben; sind dagegen die Wandungen derselben zerbrochen, hat der ausgezogene Zahn ein Stück davon mitgenommen, so kann sich eine congestive Anschwellung und als deren nächste Folge ein heftiges Fieber entwickeln. Man muss sich beeilen, die an dem Zahne hängenden Knochensplitter abzulösen, ehe sie der Kranke wahrnimmt, denn sonst würde er sich beunruhigen und von dem Arzte eine schlechte Meinung gewinnen. Ist das erwähnte Anhängen eine anatot mische Unregelmässigkeit und hat man es mit einem gebildeten Individuum zu thun, so muss man ihm dies erklären und zeigen, dass das Operativverfahren gehörig ausgeführt worden ist.

Die Fragmente der Alveolen werden nicht immer mit dem Zahne ausgezogen; bestehen sie für sich, sind sie sehr gross und mittelst einer breiten Fläche an dem Zahnfleische befestigt, so trenne man sie wo möglich mit Erhaltung des letztern; ohne diese Vorsicht würde man die Zahnhöhlen entblössen und sich verschiedentlich grossen Exfoliationen aussetzen. Diese Trennung wird schwer zu bewirken sein, wenn das Alveolargewebe in einem grössern Umfange mit der Zahnwurzel verwachsen, die Fractur beträchtlich und mit dem Zahne ein ziemlich grosser Splitter abgelöst worden ist. Dieser Zufall erfolgt vorzugsweise bei den letzten Backenzähnen und von diesen wieder besonders an denen des Oberkiefers. Vom Schmerze bewältigt, wird der Kranke gewöhnlich während des Ausziehens des Zahnes unfolgsam und macht so die Operation verwickelt. Der Chirurg muss sie daher zu beschleunigen suchen. Ist der Zahn luxirt, so lege er ihn durch Tractionen leicht um und suche wo möglich das Zerreissen des Zahnfleisches zu vermeiden. Bei einem folgsamen Kranken entferne man es mit dem Ablöser; der Substanzverlust desselben hat selten schlimme Folgen. Wichtig ist es, dass sich der Kranke weder der Kälte, noch dem Luftzuge aussetzt, sonst können heftige Anschwellungen entstehen. In manchen Fällen entsteht erst später die Ablösung der Knochensplitter von den Weichtheilen, die dann extrahirt werden müssen. Zuweilen muss man sie wiederholt locker machen, ehe man ihr Ausziehen bewerkstelligen kann. Mitunter ist auch ein Einschneiden in das Fleisch erforderlich.

Man vergesse nicht, dass sogar bei Fracturen langer Knochen die pathologische Anatomie dargethan hat, dass ziemlich kleine und mit den Weichtheilen noch verbundene Splitter sich mit dem Rest des Knochencylinders vernarbt haben. (Man vgl. in der Clinique chirurgicale etc. das Kapitel: Einige Betrachtungen über die Fracturen und ihre Behandlung.) Ich habe in Uebereinstimmung mit den Zahnäzten den Rath ertheilt, die an dem Zahnfleische hängenden grössern Portionen der Alveolen abzulösen, könnte dies Verfahren nicht, wenn auch modificirt, besonders an der Oberkinnlade angewendet werden, wo die schädliche Einwirkung des Eiters nicht so sehr zu fürchten ist?

Theilweise Brüche der Kieferknochen.

Fox hat zwei solche Fälle mitgetheilt; Desirabode besitzt mehrere pathologisch-anatomische Präparate, die die Möglichkeit solcher Fracturen darthun. Der Dr. Fournier war Gegenstand eines Falles dieser Art. Den folgenden erwähnt Maury in seinem Werke: „Wir behandelten 1815 in Calais einen Arbeiter, bei dem beim Ausziehen eines grossen Backenzahnes, mittelst eines geradstäbigen Schlüssels, ein Theil des Unterkiefers abgebrochen war. Die Operation geschah von aussen nach innen und der Chirurg musste in Folge der Construction des Instrumentes mit einem Winkel des Schlüsselbartes auf dem nebenstehenden Zahn seinen Stützpunct nehmen, wodurch eben dieser abgebrochen und die Kinnlade fracturirt wurde. Neun Monate waren seit diesem Zufalle verstrichen, als wir zu Rathe gezogen wurden. Bei der Untersuchung des Kranken, dessen Zustand uns übrigens sehr bedenklich erschien, erkannten wir eine beträchtliche Fractur an der rechten Seite des Os maxillare inferius, die nothwendig beim Ausziehen des Zahnes erfolgt sein musste. Der Theil des Knochens, auf dem andere Zähne sassen, war vom Winkel der Kinnlade bis zum Spitzzahne necrosirt und veranlasste wie ein fremder Körper eine mechanische Reizung, die noch durch das Vorhandensein mehrerer Splitter, welche sich von Zeit zu Zeit in den vielfach bestehenden Fistelmündungen zeigten, gesteigert wurde. Eine spitz auslaufende Knochenlamelle, einen Zoll drei Linien lang und acht Linien breit, lehnte an der äussern Parthie des Hundszahnes.

„So war die Situation des Kranken, als wir ihm die Extraction dieser verschiedenen Knochensplitter vorschlugen, was er gern bewilligte. Nachdem wir von dem Hauptsequester eine ziemlich beträchtliche damit verbundene Parthie Weichtheile losgetrennt hatten, gelang es uns ohne grosse Mühe diesen selbst hinwegzunehmen. Die zweite einen Zoll neun Linien lange, acht Linien breite und wie die erste die ganze rechte Seite des Kiefers, aus dem die Zähne ausgefallen waren, einnehmende Knochenportion wurde einige Tage nachher mit demselben Erfolge extrahirt. Von da an hörten Reizung und Entzündung auf, die Fisteln vernarbten nach fünfzehn bis zwanzig Tagen, das Kauen ging leichter von Statten, die Verdauung besserte sich wieder und binnen kaum drei Wochen war die Heilung beendigt. Bei einer nachmaligen Reise nach England hatten wir Gelegenheit, den Kranken wieder zu sehen; er war, trotzdem er einen grossen Theil des rechten Astes der Kinnlade eingebüsst hatte und der Hundszahn mit dem zweiten grossen Backenzahne des Oberkiefers derselben Seite correspondirte, nur wenig entstellt."

Bei dem Ausziehen der obern Zähne kann man den Sinus maxillaris superior mehr oder minder weit öffnen. Hyghmore erzählt, bei einer Dame habe man beim Ausziehen des obern Hundszahnes gleichzeitig ein Stück Kieferknochen mit hinweggenommen, in Folge dessen eine Oeffnung entstand, aus der eine seröse Flüssigkeit abging. Hoffmann beobachtete denselben Zufall nach dem Ausziehen des zweiten grossen Backenzahnes. Desirabode hat eine Person gesehen, bei der man den letztgenannten Zahn mit dem Garengeot'schen Schlüssel, mit dessen Bart man einen übel angebrachten Druck ausgeübt, ausgezogen hatte. Es fehlten hier der erste grosse und die zwei kleinen Backenzähne.

Man bekämpft mit antiphlogistischen Mitteln die inflammatorischen Zufälle, welche sich in der grossen Höhle des Os maxillare superius entwickeln können. Ist gar keine Entzündung vorhanden oder selbige verschwunden, so macht man adstringirende oder tonische Einspritzungen. Das Infusum und dann das Decoctum corticis chinae scheinen mir den Vorzug zu verdienen. Bei mehreren von mir behandelten Kranken ist mir mit diesen beiden Flüssigkeiten die Heilung vollkommen gelungen. Neben dem, dass die genannten Mittel die Phlegmasie beseitigen, verstopfen sie auch in der Regel die Quelle der Eiterung. Die den Sinus auskleidende Membran gewöhnt sich an den Contact der fremden Körper, sie wird nicht mehr gereizt und sondert sehr wenig ab; wenn dann die Fistel ziemlich enge ist, so schliesse man sie ja nicht mit einem Obturator, weil dadurch ihre Obliteration verhindert werden würde, die in den meisten Fällen zu ermöglichen ist, wenn man die Vorsicht gebraucht, die Injectionen einzustellen, sobald man sieht, dass der Fistelgang nur noch eine sehr kleine Quantität oder auch wohl gar keinen Eiter mehr absondert; ist aber die Oeffnung sehr gross und die Suppuration bedeutend, so würde man durch ein Verschliessen derselben eine gefährliche Ansammlung erzeugen. Man muss dann warten, bis die therapeutischen Mittel die Absonderung vollständig unterdrückt haben. Uebrigens darf man sich nicht zu sehr mit der Anwendung der Obturatoren beeilen, denn die Erfahrung lehrt, dass in den meisten Fällen in dem Grade als die Eiterung abnimmt auch die Oeffnung kleiner wird.

Ist bloss von einem der Kieferknochen ein etwa acht Linien bis einen Zoll langes, dünnes Stück abgelöst worden, so empfehlen die Regeln der Kunst im Allgemeinen, es hinwegzunehmen. Dieser Splitter ist in der That zu klein, um ferner fortleben und mit dem Reste des Knochens verheilen zu können; es würde wahrscheinlich ein Ausfallen der Zähne und eine verschiedentlich starke Eiterung veranlassen, die, ziemlich oft durch verschliessungsfähige Fistelgänge ausfliessend, zurückbleiben und mitunter gefährliche Entzündungszufälle herbeiführen könnte. Diese Betrachtungen finden besonders auf die Unterkinnlade Anwendung. Namentlich wenn das das abgelöste Knochenstück bedeckende Zahnfleisch eine violette Röthe erhält, wenn jenes Knochenstück sehr beweglich ist und man mittelst des Druckes erkennt, dass sich zwischen ihm und dem Körper des Knochens Eiter angehäuft hat, so muss der Splitter mittelst einer kleinen Zange locker gemacht und ausgezogen werden. Bisweilen ist man gezwungen, die Weichtheile zu trennen, um deren Zerreissung zu vermeiden. Auch treffe man Vorkehrungen gegen eine Blutung, die bedenkliche Folgen haben könnte. Die erweichenden und narcotischen Umschläge und Gargarismen verhindern oder beseitigen die Entzündung. Man beachte genau die Narbe, um anomalen Verwachsungen vorzubeugen, deren Zerstörung leicht Rückfälle zur Folge haben könnte.

Zuweilen ist die abgelöste Parthie des Kieferknochens grösser als 'oben angegeben; dann muss man deren Vereinigung mit dem Körper der Maxilla zu befördern suchen. Erfahrungsgemäss kann dies dadurch geschehen, dass man in die Mundhöhle Charpie und eine Compresse entsprechend einbringt und dann die Kinnlade durch eine Kinnbinde aneinander gedrückt erhält. Absolute Unbeweglichkeit von längerer Dauer ist wie bei allen Fracturen eine unerlässliche Bedingung zum Gelingen. Man entfernt das Knochenstück, wenn die dadurch bedingten schlimmen Zufälle nicht anders zu beseitigen möglich sind und wenn man eine Verheilung desselben mit den andern Parthien nicht erzielen kann. Paré bewirkte die Verheilung ziemlich kleiner Stücke mit dem Körper des Knochens. Ich habe der Académie royale de médecine ein pathologisch-anatomisches Präparat vorgezeigt, das in dieser Beziehung merkwürdig war. (Man sehe in der Clinique chirurgicale etc. das vorhin schon genannte Kapitel über die Fracturen.)

Je voluminöser das abgebrochene Knochenstück ist, je mehr Sorgfalt muss der Chirurg auf die Anwendung der Mittel verwenden, welche zur Bekämpfung und Verhütung der mitunter sehr heftigen Zufälle geeignet sind.

Fractur des auszuziehenden Zahnes.

Ursachen. — Die Caries, welche das Innere der Krone des Zahnes zerstört und diesem den nothwendigen Widerstand gegen das Eingreifen des Instrumentes entzogen hat, die bedeutende Länge der Wurzeln, ihre Convergenz, wodurch sie einen Theil der Kinnlade zwischen sich nehmen, ihre Hakenform, ihr exostotisches Ende, die Anwendung eines nicht entsprechenden Operativverfahrens, die Anbringung des Stützpunctes auf die der Kraft diametral entgegengesetzte Seite, welche dann mehr horizontal als schief einwirkt, die Bewegungen des Kranken, die Unklugheit desselben, indem er die Hand oder das Instrument des Chirurgen ergreift, besonders in dem Augenblicke, wo das Ausziehen begonnen hat, geben eben so viele Umstände ab, welche den in Rede stehenden Zufall herbeiführen können.

Gariot meinte, die Fractur eines Zahnes habe wenig Nachtheile; aber weiss man nicht, dass die zurückbleibende kranke Wurzel gar oft ungeheure Schmerzen verursacht? Viele Zahnärzte können solche Wurzeln nur ausziehen, wenn noch irgend ein Anhaltepunct vorhanden ist und sie nicht anomal gebildet und placirt sind. Fournier sagt, er habe sich drei Jahre lang mit einer Wurzel herumgeschleppt, die ihm unerhörte Schmerzen bereitet habe und die, was wir noch bemerken wollen, dem Backenzahne der Unterkinnlade angehörte. Mehrere Zahnärzte hatten deren Entfernung vergeblich versucht, erst Catalon gelang es. Die grossen Schwierigkeiten, welche sich dabei gezeigt hatten, lagen in der schiefen Implantation des Zahnes und in einer ungemeinen Exostose eines Astes seiner Wurzel, der sich nach dem Processus coronideus zu krümmte.

Hat die Fractur ziemlich entfernt von der Alveola stattgefunden und können die Instrumente den Zahn noch erfassen, so muss man das Ausziehen noch versuchen. Bildet aber der mit der Kinnlade verbundene Zahnrest keinen hinreichenden Vorsprung (Anhaltepunct) mehr, so verfährt man wie bei der Entfernung einer blossen Wurzel, wofern jedoch der auszuziehende Theil nicht zu klein ist oder zu tief liegt. Ist eine Wurzel schon lange der Krone beraubt, weich, zerbröcklich, was besonders bei den obern und Spitzzähnen der Fall zu sein pflegt, so muss man sie mit dem Hebel herauswerfen, und wenn sie dabei zerbricht, die Fragmente entfernen.

Nicht selten ist es unmöglich, einen abgebrochenen Zahn auf einmal auszuziehen; dann wende man erweichende und beruhigende Topica an, lasse kühlende Tisanen und Fussbäder nehmen und nach Erforderniss Blut entziehen. Später wird die Zahnhöhle zum Theil zerstört, das Zahnfleisch löst sich ab, die Wurzel wird frei und die Herausnahme derselben viel leichter. Oft bemerkt man aber auch, dass zwei oder drei Tage nach dem Vorfalle der abgebrochene Zahn lose wird und begreiflicher Weise sonder grosse Schwierigkeiten extrahirt werden kann.

Ist dieser Zeitraum verflossen und eine solche günstige Bedingung nicht eingetreten, so bleiben die Schmerzen bestehen, sie können weder beschwichtigt noch beseitigt werden und man muss sich zum Ausziehen entschliessen.

Beim Ausziehen des Zahnes kann auch **die vollständige Fractur der untern Kinnlade** erfolgen. Es ist dies jedoch nur äusserst selten der Fall und wir glauben genug gethan zu haben, wenn wir dies bloss andeuten, im Uebrigen aber auf die speciellen Werke über die Knochenkrankheiten und über äussere Pathologie verweisen.

Bisweilen wird **die Luxation der untern Kinnlade** durch das beträchtliche Einsinken dieses Knochens, manchmal auch durch das Ausziehen eines Zahnes veranlasst. **Fox** hat einen solchen Fall mitgetheilt. Wir finden es ebenfalls nicht für nöthig, uns darüber hier weitläufiger auszulassen.

Wir wollen noch anführen, dass **Desirabode** den Gebrauch des **Garengeot**'schen Schlüssels zum Ausziehen der Zähne verwirft, indem er ihn für gefährlich hält. Ich weiss, es ist dieser ausgezeichnete Zahnarzt reich an Erfahrungen, mithin bedaure ich, ihm hierin widersprechen und seine Besorgniss für zu übertrieben ansehen zu müssen. Gar viele Kranke kommen in die Hospitäler, um sich Zähne ausziehen zu lassen und die Operation mit dem **Garengeot**'schen Schlüssel gelingt fast durchgehends.

Vom Ausziehen der ausserhalb des Alveolarrandes stehenden Zähne.

Wenn die Zähne theils vor, theils hinter und neben der Zahnreihe stehen, so muss man sie sehr vorsichtig ausziehen, damit man die zu schonenden nicht locker mache. Man vermeide jedwede umkippende Bewegung mit dem Instrumente, es muss dies vielmehr parallel mit der Achse des zu extrahirenden Zahnes wirken. Bietet der Letztere Anhalt genug, so gebrauche man die Zange, die, wenn man vorn operirt, gerade, wenn hinten und namentlich an dem Unterkiefer, krumm sein muss. Man vergesse jedoch nicht, die nebenstehenden Zähne dabei festzuhalten und ihr Lockermachen möglichst zu verhüten, zu welchem Behufe man die Finger auf ihre Krone legt.

Bilden die ausser der Reihe stehenden Zähne äusserlich einen Vorsprung, gleichviel von welcher Art dieser auch sein mag, so kann sie die Zange selten fassen und sie müssen dann mit dem Hebel entfernt werden, welchen man zwischen sie und den Zahnbogen schiebt, wenn der letztere nahe genug daran liegt; im entgegengesetzten Falle bringt man das Instrument in das Fach, in welchem sich der supernumeräre Zahn befindet, und macht damit zur Beendigung der Operation eine umschlagende Bewegung, weil es hier nicht wie in dem vorigen Falle möglich ist, einen festen Stützpunct auf dem Zahnbogen zu nehmen, dessen Entfernung nach Desirabode der Excision den Vorzug vor dem Ausziehen des ausser der Reihe stehenden Zahnes giebt. Dieser Stützpunct verlangt, dass man die Stelle, die er einnimmt, mit den Fingern festhält.

Wohl zu beachten ist noch, dass man die ausser der Reihe stehenden Zähne nur auszieht, wenn sie Schmerzen, grosse Hindernisse und Verunstaltungen bedingen.

Vom Ausziehen der verborgenen Zähne.

Die pathologische Anatomie hat dargethan, dass die Zähne sich nicht immer in dem Alveolarrande entwickeln und oft in den Geweben, welche sich in der Nähe derjenigen, worin sie eigentlich sein müssten, befinden, vergraben bleiben. Selten kommen sie gar nicht zum Vorschein. Ihr Heraustreten ist gewöhnlich ziemlich schmerzhaft und kann sogar bedenkliche Zufälle mit sich führen, deren Ursache häufig nicht erkannt worden ist. Albinus, Gavard, Desault und Laforgue führen Fälle dieser Art an.

Nach den in dem Werke von Disirabode mitgetheilten Thatsachen ist die Diagnose der in Rede stehenden Krankheit ungemein schwierig. Der Kranke empfindet an einer der Kinnladen oder in der Nähe derselben einen sehr heftigen Schmerz mit Exacerbationen und Remissionen, zuweilen auch mit unregelmässigen Intermissionen. Einige bezeichnen als Ursache desselben eine übrigens allen Kunstmitteln trotzende Nevralgie, Andere glauben, er hänge von einem Rheumatismus ab und die von ihnen dagegen angeordnete Behandlung hat ebenfalls keinen Erfolg. Die Continuirlichkeit und Dauer der Leiden regen in hohem Grade das Nervensystem auf und untergraben die Constitution des Patienten. Die erste Maassnahme muss darin bestehen, die Zähne zu zählen; fehlt einer, so erforsche man, ob er etwa ausgezogen worden; ist dies nicht der Fall und existirt eine Anschwellung unter dem Zahnfleische, so muss man es einschneiden; oft entdeckt man dann einen verborgenen Zahn, den man mit der Karpfenzunge locker macht und ihn mit der Zange erfasst, worauf er gewöhnlich leicht herausgeht. Ist auf diese Weise die Ursache der Krankheit beseitigt, so verschwinden auch die Schmerzen. Nach wenigen Tagen ist die Vernarbung und mit ihr die radicale Heilung bewirkt.

Fauchard theilt einen Fall mit, wo ein Laie einen in dem Zahnfleische verborgenen Zahn in dasselbe gewaltsam eintrieb und vorgab, er wäre verschluckt worden. Es traten Zufälle ein, Fisteln, und die Beschaffenheit des Uebels wurde lange Zeit verkannt; da zog man Arnault und Petit zu Rathe; es wurde ein Einschnitt gemacht, der fremde Körper ermittelt, nach den angegebenen Regeln ausgezogen und bald trat die Heilung ein.

Von der Resection der Zähne.

Diese Operation besteht in dem völligen Abschneiden der Zähne an ihrem Halse dicht an dem Zahnfleische. Sie kommt namentlich in Anwendung, wenn ein Hunds- oder Schneidezahn über seiner Alveola cariös geworden ist und man seine Wurzel desshalb nicht mit opfern will, damit sich die nebenanstehenden Zähne nicht nähern oder um darauf den Stift eines künstlichen Zahnes zu fixiren oder endlich um einer Platte, auf die irgend ein Zahnersatzmittel angebracht werden soll, einen Stützpunct zu verschaffen. In vielen Fällen wird ein sehr verdorbener Zahn durch das Kauen abgebrochen, wodurch Rauhigkeiten entstehen, oder der Bruch ist noch nicht weit genug geschehen; dann muss der Zahn bis an die Wurzel abgefeilt werden. Dadurch wird auch die Ferse der künstlichen Zähne mit Zahnfleisch bedeckt. Bisweilen ist die Säge oder Zahnzange nothwendig.

Die Resection darf vor dem achtzehnten bis zwanzigsten Jahre nicht unternommen werden, weil erst in dieser Zeit der Zahnkanal genügend verengert ist und die Luft und Nahrungsmittel dann schwerer eindringen können. Haben diese leichten Zugang, so werden sie die Nerven und das Centralnervenmark reizen.

Man hat zur Ausführung der Operation die Säge, Feile oder auch eine starke schneidende Zange vorgeschlagen. Die beiden erstern Instrumente führen den Uebelstand mit sich, dass sie den Zahn locker, scharf machen und auch wohl Schmerzen verursachen. Das Sägenblatt bringt man auf einen knieförmigen Sägenträger, wo es mit seinen beiden Enden so befestigt ist, dass es horizontal einwirken kann. Es existirt noch eine andere, die gleichsam nur so dick wie ein Papierblatt und eine Linie breit ist. Man kann sie in die sehr engen Zahninterstitien einbringen.

„Wenn die Sägen direct angebracht werden, d. h. wenn sie den Raum, in dem sie wirken sollen, der ganzen Länge nach durchlaufen können, so schiebt man sie, wenn möglich, gleich mit nach der betreffenden Stelle gerichteter Klinge ein, im entgegengesetzten Falle hält man letztere erst gerade, bis sie an den Zahnhals gelangt ist, wo der Zwischenraum, besonders vorn, grösser ist, und dann dreht man sie. Kann auf diese Weise die Klinge nicht eindringen, so muss man sie an einem Ende abnehmen, sie mit ihren Zähnen nach der dem Zahnfleische entgegengesetzten Richtung bringen, sie dann drehen und in dem Munde wieder befestigen. Aber es ist dies wohl selten nöthig, da man bei einem Zahne, der nach dem Ausdrucke der Alten „enthauptet“ werden soll, nicht anzustehen braucht, sich auf seine Kosten mittelst der Feile einen Weg zu bahnen, auf dem dann die Säge zum Halse gelangen kann.“ (Desirabode, Nouv. élém. compl. etc. T. II. p. 417.)

Die Feile wird fast sets nur zur Bildung einer Rinne angewendet, in welche man die zur Resection des Zahnes bestimmte starke Zange fixiren muss. Es ist diese Zange eine Art Blechscheere, die bald krumm, bald gerade construirt ist. Ihre Enden sind concav, wodurch sie den Zahnhals, den sie durchschneiden sollen, besser einschliessen können. Die Branchen des Instrumentes sind stark und so lang, dass sie von der Hand gehörig umfasst zu werden vermögen; demzufolge kann der Chirurg auf sie dermaasen einen Druck äussern, dass sie mit einem einzigen Schnitte die ganze Resection ohne Knochensplitter beenden. Man hat überhaupt beobachtet, dass ein lebender Zahn weit leichter als ein mortificirter abzuschneiden ist. Die in dem erstern enthaltenen Säfte machen das Gewebe minder zerbrechlich; es ist elastischer.

Fay machte 1827 den Vorschlag, fast durchgehends dem Ausziehen die Resection der Zähne zu substituiren, wenn der Zweck bloss die Beseitigung der Odontalgie ist. Der genannte Schriftsteller behauptet mit einigen andern Chirurgen, unter hundert Fällen von Zahnschmerzen gingen mindestens bei neunzig jene Schmerzen von der Krone aus. Ferner sagt man, die Resection sei nicht so schmerzhaft, auf die zurückbleibenden Wurzeln könnten künstliche Zähne eingezapft werden, sie verhinderten das Einsinken der Alveolen, der Wangen und das Verschieben der benachbarten Zähne.

Man hat der zur Beseitigung der Odontalgie ausgeführten Resection der Zähne den Vorwurf gemacht, dass sie den Nerv nicht vollständig zerstört und dass der Contact der Luft und fremden Körper, das Gefühl der Kälte und Wärme heftige Schmerzen verursachen könne, aber es möchten diese Vorwürfe in der Regel zu beseitigen sein, wenn man nach der Resection die Cauterisation anwendet, namentlich bei Individuen, die noch nicht über zwanzig Jahre alt sind und bei denen der Zahnkanal noch nicht hinreichend eng ist. Wir wiederholen es, Desirabode meint, dass die englischen Chirurgen die Resection zu sehr gepriesen, die Franzosen sie dagegen zu sehr vernachlässigt haben. Dieser Autor ist der Ansicht, man könnte bei strenger Berücksichtigung der Indicationen, nach seiner eigenen Erfahrung, damit wichtige Dienste leisten.

Bestehen indessen nach der Resection die Schmerzen noch fort, so ist offenbar das Ausziehen des Zahnes durchgängig weit schwieriger als bei Personen, wo die Zahnkrone noch erhalten ist. Es ist daher wichtig die Fälle zu unterscheiden, in welchen die Wurzel krank ist. Dies steht zu vermuthen, wenn die Odontalgie oft Anschwellungen und besonders Abscesse des Zahnfleisches veranlasst hat und wenn der Umfang der Caries die Heftigkeit der Schmerzen nicht zu rechtfertigen vermag. Diese können dann ihren Sitz in einer Exostose der Zahnwurzel oder ihrer Alveola u. s. w. haben.

Die Resection ist besonders bei Kranken anwendbar, bei denen vermuthet werden darf, dass das Ausziehen schwierig und gefährlich sein dürfte, weil die bereits herausgenommenen Zähne divergirende oder convergirende Wurzeln, oder die erstere dieser Beschaffenheiten an ihrem Ursprunge, die zweite an ihrem freien Ende haben. Oft können solche Zustände durch Betasten des Zahnfleisches u. s. w. festgestellt werden.

Künstliche Wiederersetzung der Zähne.

Wir überlassen es den Zahnärzten von Fach, sich mit der künstlichen Wiederersetzung im Einzelnen zu beschäftigen und wollen nur bemerken, dass sie bei den Griechen in Gebrauch gewesen zu sein scheint, von denen sie die Römer entlehnten. Bontius erzählt, die Einwohner von Java und einigen andern indischen Gegenden ersetzten ihre verloren gegangenen Zähne mit andern von Gold. Noch ist zu erwähnen, dass wenn die Wiederersetzung der Zähne nach den Regeln der Kunst geschieht, sie keinerlei Nachtheil hat und nicht nur Entstellungen beseitigt, sondern auch das Kauen erleichtet. Ich hebe diese Puncte hervor, weil hierüber noch vielfache Irrthümer und Vorurtheile bestehen. Auch sei schliesslich noch erwähnt, dass, Dank den stets wachsenden Fortschritten der medizinisch-chirurgischen Wissenschaften, die Zahnärzte die Natur nachzuahmen erreicht haben. Uebrigens existiren nur wenig Werke über die künstliche Wiederersetzung der Zähne und unter diesen scheint mir das von Desirabode den ersten Rang zu behaupten.

Mittel, die Wunden zu vereinigen.

Diese Mittel sind: die Lage, die Binden, die Heftpflaster und die blutigen Nähte.

Von der Lage.

Selten reicht sie allein aus, wie z. B. in der Palma manus. Im Allgemeinen hat sie den Zweck, die getrennten Parthien in Erschlaffung zu versetzen und die Wundränder einander zu nähern und in Contact zu erhalten. Fast immer wird ihre Wirkung theils durch die Bandagen, theils durch Heftpflasterstreifen, theils auch durch die blutigen Nähte, zuweilen sogar von mehreren dieser Mittel gleichzeitig unterstützt. Die Lage muss natürlich je nach dem Orte der Wunde verschieden sein. Besteht eine mit der Achse des Schenkels perpendiculäre Verletzung, befindet sich diese an der Vorderseite, so wird das Glied je nach der Indication mehr oder minder gebeugt; hingegen wird es gestreckt, wenn der Semitendinosus, Semimembranosus und Biceps in der angegebenen Richtung getrennt worden sind. Ist die Continuitätslösung schief und liegt sie an der vordern oder innern Fläche des genannten Gliedes, so bringt man es in Flexion und auch in Adduction. Diese Beispiele geben eine hinreichend genaue Vorstellung von den Prinzipien, welche wir aufstellen, daher wir es unterlassen, noch andere anzuführen.

Die Längenwunden, welche die Muskeln interessiren und die man an den eben bezeichneten Gegenden beobachtet, verlangen ebenfalls, dass die dem Gliede gegebene Lage die verletzten Theile in Erschlaffung erhalte; existirt aber bloss eine Hautwunde, ist das subcutane Zellgewebe nicht reichlich, legt sich dasselbe nicht zwischen die Wundlippen, so muss nach ganz andern als den angeführten Prinzipien verfahren werden. Wenn man unter solchen Umständen den Schenkel ausstreckt und die Verletzung an der Vorderseite ist, so werden deren Ränder ziemlich oft in unmittelbaren Contact gebracht und erhalten; ich sage ziemlich oft, denn sieht man, dass diese Lagerung die Indication nicht erfüllt, so giebt man sie auf.

Indessen sei noch bemerkt, dass wenn man z. B. bei einer Querwunde an der Vorderseite des Ellenbogengelenkes den Vorderarm nach dem Oberarme zu vollkommen beugt, die Narbe lange nach der Heilung noch ein schmerzhaftes Zerren verursachen wird; übrigens könnte sich auch eine Ankylose bilden und die freie Bewegung des Gliedes längere Zeit gestört werden.

Man vergesse nicht, dass die weiter oben angegebenen Vorschriften sich fast ausschliesslich auf die Wunden ohne Substanzverlust beziehen, denn sind in einer gewissen Ausdehnung Gewebe geopfert worden, so würde die Befolgung jener Vorschriften den sehr grossen Nachtheil haben, fehlerhafte Narben zu erzeugen, welche die Freiheit der Bewegungen gänzlich aufheben dürften und was nicht immer zu verbessern sein möchte. In den letztern Fällen muss man daher die Wundränder von einander entfernt halten und folglich die angegebenen Vorschriften gerade umgekehrt in Anwendung bringen. Mithin muss man bei einer Querwunde an der Vorderseite des Vorderarmes, anstatt das Glied zu beugen, es ausstrecken; freilich wird dadurch die Vernarbung weit langsamer vor sich gehen; trägt man aber Sorge, die Granulation häufig niederzuhalten und sucht man ein Narbengewebe zu erlangen, das sich nicht über dem Niveau der entfernten Haut erhebt, so wird dieses Gewebe fast dieselben Dimensionen nachweisen, wie sie die fehlenden Theile hatten. Je mehr es sich aber organisirt, wird es sich verengern und wenn dann noch einige Zeit die nämliche Lage beibehalten wird, so ist die fehlerhafte Narbe vermieden und es hat keine Beeinträchtigung der Bewegung des Gliedes statt. Wir haben analoge Fälle in der Clinique chirurgicale etc. in dem Kapitel über Verbrennungen mitgetheilt.

Die Heftpflasterstreifen werden sehr oft angewendet. Wir haben uns damit schon bei dem Verbande der Wunden (S. 159) beschäftigt und dort auch die betreffenden Regeln angegeben, daher mag hier von ihnen keine Rede weiter sein.

Binden.

Sie wirken ausgedehnter als die Pflasterstreifen und sogar bis in den Grund ziemlich tiefer Continuitätslösungen ein, namentlich wenn mit ihnen unmittelbar über und unter die Wunde angelagerte, graduirte Compressen verbunden werden, wodurch die betreffende Ebene in einem gewissen Umfange erhöht und somit die Wirksamkeit der Binden nothwendig gesteigert wird.

Die Binden werden die Indication nicht erfüllen, wenn unter ihnen kein Stützpunct vorhanden ist. Will man die Ränder einer mit der Achse des Gesichts parallel verlaufenden Wunde an der Oberlippe in Contact erhalten und fehlen die Zähne, so könnte man diesen Zweck nur durch künstliche Ersatzmittel, die wir hier wohl nicht näher anzugeben brauchen, erreichen.

Die Binden sind je nach den Localitäten verschieden. Es ist hier nicht der Ort, sie allsammt zu beschreiben. Wir wollen nur *zwei* davon näher angeben:

1. Die vereinigende Binde für Querwunden.
2. Die vereinigende Binde für Längenwunden.

Wohl zu beachten ist, dass sie vorzugsweise bei Individuen anwendbar sind, deren Haut die Heftpflaster nicht zu ertragen vermag.

Vereinigende Binde für Querwunden.

Nehmen wir eine Querwunde an dem vordern und untern Theile des Schenkels über dem Kniegelenke an. Zwei Stücke Leinwand, welche man, damit sie dauerhafter werden, verdoppeln kann — dann wird diese Verdoppelung mittelst Nahtstichen befestigt — haben jedes eine Länge von dreissig Zoll, ihre Breite steht in Verhältniss zu dem grössten Durchmesser der Continuitätslösung. Eines ihrer Enden wird in so viele Streifen (Köpfe) getheilt als es die Indication erfordert; sie sind ohngefähr fünfzehn Zoll lang und je nach dem Umfange der Wunde verschiedentlich, gewöhnlich ein und einen drittel Zoll breit. Eines dieser Leinwandstücke wird über das andere unter die Wunde parallel mit der Achse des Gliedes angelegt. Die Spitze dieser Leinwand, an der sich die Streifen befinden, wird in einer Entfernung angebracht, welche der von den graduirten Compressen, die, wie wir gesagt, zur Vermehrung der Wirkung der Binde bestimmt sind, eingenommene Raum anzeigt.

Mehrere ziemlich stark angezogene Zirkeltouren befestigen die genannten Compressen; dann werden zu noch besserer Befestigung die beiden nicht eingeschnittenen Enden dieser Leinwandstücke um die Zirkeltouren geschlagen und wieder von andern bedeckt.

Nun kreuzt der Chirurg die obern Streifen mit den untern, indem er die einen in die Spalten der andern steckt und sie nach entgegengesetzter Richtung anzieht. Hat er so die Ränder der Continuitätslösung in Contact gebracht, so befestigt er die Streifen gerade so wie die Leinwand, von der sie ausgehen. Viele Practiker rathen, den Theil der Streifen, welcher in Bezug zur Wunde steht, mit Kreisgängen zu bedecken, welche Ansicht ich aber nicht theile, weil man sich so des Vortheils beraubt, ohne Verrückung des Verbandes die in der Wunde stattfindenden Vorgänge prüfen zu können. Wohl zu merken ist noch, dass der Gebrauch der vereinigenden Binde es nothwendig macht, erst am sechsten Tage den zweiten Verband anzulegen, falls nicht Zufälle eintreten; denn wollte man diese Vorschrift nicht befolgen, so würde man Gefahr laufen, die noch frische Narbe zu zerreissen.

Manche Chirurgen schneiden anstatt an den beiden nur an einem Leinwandstücke Streifen und bringen in dem andern Fenster an, durch welches sie dann die Streifen stecken. Das mit Fenstern versehene Ende entspricht dem Rande der von der Wunde am entferntesten liegenden graduirten Compresse.

Vereinigende Binde für Längenwunden.

Man bedient sich einer langen Binde, deren Breite sich nach dem grossen Durchmesser der Wunde richtet; sie wird bis zu einer gewissen Entfernung von einem ihrer Enden (Köpfe) aufgerollt und dieses Ende in Streifen, wie weiter oben angegeben, geschnitten. Diese müssen übrigens das Glied ohngefähr anderthalb Mal umfassen. An der Bindenrolle bringt man eben so viele Fenster als Streifen vorhanden sind an, und zwar so weit davon entfernt, dass der mittlere Theil der Binde, wodurch sie getrennt sind und welcher auf der der Wunde entgegengesetzten Seite angelegt wird, gerade auf der Wunde zusammentrifft. Die Wurzeln dieser Streifen und das mit Fenstern versehene Ende ruhen jederseits auf dem Rande der der Wunde am entferntesten liegenden graduirten Compresse.

Hierauf steckt der Chirurg jeden Streifen in das entsprechende Fenster und zieht nach entgegengesetzten Richtungen an. Sobald er sieht, dass die Wundlippen sich gegenseitig berühren, fährt er mit den Zirkeltouren um das Glied weiter fort und bedeckt damit die Streifen. Es versteht sich von selbst, dass auch sie den Schenkel umgeben müssen. Damit sich der Unterschenkel und Fuss nicht infiltriren, müssen sich diese Kreisgänge ohne Unterbrechung bis zu den Knöcheln erstrecken, gerade so wie bei der vorigen Binde. Um ein Verschieben derselben zu verhüten, lege man sie in grösserer Anzahl an. Wir haben schon bei der Erörterung des Verbandes der Wunden (S. 153) diese Vorschriften hervorgehoben.

Blutige Nähte.

Es giebt sieben Arten: 1) Die Knopfnaht; 2) die Naht mit durchgezogenen Stichen; 3) die Schlingennaht; 4) die überwendliche Naht; 5) die Zapfennath; 6) die umwundene (umschlungene) Naht; 7) die Naht von Rigal von Gaillac.

Die Nadeln, deren man sich bedient, haben eine verschiedene Grösse, je nach der Dicke und Breite der Gewebe, die sie durchdringen sollen; so sind diejenigen, welche man an den Augenlidern anwendet, weit kleiner als die zur Naht an dem Unterleibe erforderlichen. Ihre Länge ist ebenfalls in den beiden hier als Beispiele aufgestellten Fällen nicht die nämliche. Die jetzt am meisten gebrauchten Nadeln sind die, welche Boyer anempfohlen hat; sie sind platt, auf ihrer Fläche fast halbkreisförmig gebogen und laufen an der einen Seite in eine schneidende Spitze, an der andern in eine Ferse aus, in deren Nähe sich das Oehr befindet und das mit dem Anfange des Fadens, der eingezogen werden soll, in Verhältniss stehen muss, was viele Instrumentenmacher ausser Acht lassen. Es ist daher wichtig, die angehenden Wundärzte darauf aufmerksam zu machen, damit sie gute Nadeln auswählen, womit sie sich keine Schwierigkeiten und keinen Zeitverlust zuziehen. Die krummen Nadeln müssen durchaus in Gebrauch kommen, wenn man die Naht tief, in einer Höhle oder auf Puncten anlegt, welche eine ziemlich grosse Aushöhlung darbieten. Die Krümmung der Nadel erschwert das Hindurchgehen derselben durch die Gewebe, sobald der darauf geäusserte Druck nicht parallel mit ihrer Achse ist. Um dies gehörig zu bewerkstelligen, ist viel Geschicklichkeit nothwendig, die oft, besonders jungen Practikern, fehlt. Diejenigen Nadeln, welche an der der Spitze nicht angehörenden Hälfte ohne Krümmung angefertigt sind, scheinen im Allgemeinen den Vorzug zu verdienen.

Die zur Vollführung der Naht verwendeten Fäden sind meistens ganz einfach und richten sich dann hinsichtlich ihrer Stärke nach der Dicke, Breite oder Dünne der Gewebe, die sie durchdringen und umschliessen sollen. Sie sind z. B. sehr fein, wenn man die zuvor losgetrennte Schleimhaut zurückbringt und sie an einen der Ränder der Lappen befestigt, mit welchen man die Oberlippe reparirt hat. Oft werden diese Fäden doppelt, drei-, ja vierfach genommen, je nach dem Grade des Widerstandes, der durch sie erzielt werden soll. Man giebt ihnen dann eine platte Form, damit sie die betreffenden Weichtheile nicht so leicht zerreissen.

In welcher Entfernung von den Wundrändern soll die Nadel eingesenkt werden? Die Meinungen sind in diesem Bezuge sehr getheilt. Nach den Einen sollte diese Entfernung einen Zoll, nach den Andern anderthalb, zwei und noch mehr Zoll betragen. Im Allgemeinen enthalte sie drei bis sechs Linien. Die Dicke, Beschaffenheit, Schwere, Resistenz und Contractilität der Gewebe müssen dem Chirurgen zur Richtschnur dienen. Soll im Gesichte operirt werden, so werden die Nahtstiche gewöhnlich ein oder zwei Linien von der Wunde und bisweilen noch weit näher, wie z. B. auf der Haut der Augenlider, angelegt. Applicirt man die Naht bei einer penetrirenden Bauchwunde, so kann die Länge der von den Fäden an jeder Seite eingeschlossenen Weichtheile einen Zoll betragen.

Manche Practiker ertheilen den Rath, die ganze Dicke der Wundränder zu durchdringen, während andere dagegen wollen, man solle nur die Hälfte oder ein Drittel davon umfassen. Nach Delpech soll die Sutur nur die Hautdecken in Anspruch nehmen; er ist mit Recht der Meinung, dass wenn sie in die Muskeln gehe, eine Durchschneidung weit leichter und schneller zu Stande komme. Allein das Verfahren des Professors in Montpellier hat den Nachtheil, zu oberflächlich einzuwirken und in den meisten Fällen die Wundlippen nicht hinreichend tief in unmittelbarer Berührung zu erhalten. Ich glaube, man müsse im Allgemeinen, und wo es angeht, mit dem Faden die Hälfte der Dicke der Wundlippen umfassen; dadurch werden ihre Ränder weit genauer aneinander gelegt werden. Handelt es sich um penetrirende Bauchwunden, so werde ein Theil des Peritonäums selbst mit in die vom Faden gebildete Schlinge eingeschlossen.

Der erste Nahtstich (besser das Heft) muss an einem der Wundwinkel und zwar eine Linie davon gemacht werden, wofern man nicht die Absicht hat, die Wundränder an der geeignetsten Stelle nicht zu vereinigen, um etwa den Abgang von Eiter oder sonstigen Secreten zu erleichtern. In manchen Fällen wird diese Regel zu übertreten sein; dann muss der erste Nahtstich (Heft) in der Mitte der Wunde angelegt werden, z. B. wenn man nur zwei oder drei solcher Stiche anlegen will, um vielleicht einen grossen Lappen am Kopfe, dessen Stiel oder Basis die tiefste Stelle der Continuitätslösung einnimmt, festzuhalten oder auch bei sehr schlaffen Geweben, die grösstentheils abgelöst sind und wenn besonders deren freier Rand in einem Halbkreise geschnitten ist.

Der Zwischenraum zwischen jedem Nahthefte ist sehr verschieden; ist er zu lang, so werden die Wundränder nicht genau genug in Contact erhalten und oft scheitert dann die unmittelbare Vereinigung; ist er dagegen zu kurz, so reizen die Fäden

die Weichtheile übermässig und es kann sich eine oft gefährliche Entzündung entwickeln, welche die Vernarbung verhindert oder diese auch wohl zerreisst, wenn sie sich schon ziemlich vollständig gebildet hat. Dass der Schmerz um so länger
andauern wird, je zahlreicher die vorhandenen Hefte sind,
braucht wohl kaum erwähnt zu werden. Wenn die Schwere
des zu befestigenden Lappens beträchtlich ist, die vereinigten
Wundränder stark angespannt sind, wenn eine bedeutende
Schlaffheit der Gewebe besteht, so müssen die Hefte vervielfältigt werden. In den gewöhnlichen Fällen liegen sie fast immer einen halben Zoll von einander entfernt. Bei der Zapfennaht beträgt die Entfernung im Allgemeinen drei bis vier Linien.
Falls man nicht das Verfahren von Rigal eingeschlagen hat,
halte ich es nicht für gerathen, das zuerst angegebene Maass zu
überschreiten. Bei Gesichtswunden z. B. wird dieses Maass zwei
bis drei Linien betragen. Ich habe dasselbe im Pitié-Hospitale
von Dieffenbach bei einer gänzlichen Neubildung des untern
Augenlides (Blepharoplastik) um Vieles verringern sehen.

Das Verfahren, bei dem man mit der Nadel die Wundränder
nach einander durchdringt, ist sicherer und leichter auszuführen. Das in der rechten Hand gehaltene Instrument durchstösst
den ersten Rand, der sich an der Seite dieser Hand befindet,
von aussen nach innen, der zweite dagegen wird von innen
nach aussen durchdrungen.

Sehr wichtig ist es, alle Nahtstiche in gleicher Entfernung
von den Wundrändern anzubringen, denn ohne diese Bedingung
würden sie nicht alle dem Auseinanderweichen dieser Ränder
einen gleichmässigen Widerstand darbieten und die von den
Fäden eingeschlossenen Gewebe weit schneller und leichter
durch die am entferntesten liegenden Hefte durchschnitten
werden.

Soviel als möglich muss man es stets vermeiden, die Wundlippen dadurch zu vereinigen, dass man an den Fäden zieht,
denn sonst würde man die Gewebe reizen und Einrisse verursachen, welche sich gar bald vergrössern dürften. Es ist daher
sehr nützlich, die Annäherung durch Druck auf die Weichtheile,
so dass sie sich nachgerade an einander legen, zu bewerkstelli-

gen. Sind die blutenden Flächen in unmittelbaren Contact gebracht, so verknüpft der Chirurg die Fäden. Der erste Knoten wird von einem Gehülfen mit der Spitze des Zeigefingers so lange festgehalten, bis der zweite zu Stande gekommen ist; dann werden die beiden Enden derselben dicht daran abgeschnitten. Aber in manchen Fällen muss man, nachdem wie eben angegeben verfahren worden, die Naht wieder vollständig entfernen, weil sie eine zu starke Reizung setzt oder sich die Wundlippen durch eine bedeutende Anschwellung sperren. Dann fällt die unmittelbare Vereinigung weg. Hat man dagegen einen Knoten und eine Schleife (Rosette) gemacht, so ist es leicht, während die Wundränder von einem Gehülfen festgehalten werden, die Fäden beliebig locker zu machen, die dann am Platze bleiben und die Indication vollkommen erfüllen.

Der Grad der Einschnürung, welchen man den Nähten giebt, muss der Art sein, dass die Wundränder nicht mit zu grosser Gewalt vereinigt sind, denn sonst würde die obschon nur mässige Anschwellung, welche die zur Vernarbung nothwendige Entzündung begleitet, häufig die Wundränder gegen einander krümmen, wodurch eine Irritation entstehen würde, deren nachtheilige Folgen wir wohl nicht näher zu bezeichnen brauchen.

Zerrt die Naht die Wundlippen, fürchtet man überhaupt die Einwirkung der Muskeln auf diese Lippen, wie bei gewissen Hasenscharten, so wendet man gleichzeitig eine geeignete Binde an, nicht bloss um die Gewebe in Erschlaffung zu versetzen, sondern auch um der Muskelkraft durch die Compression möglichst zu begegnen.

Bisweilen unterstützt man auch noch die Naht mit Heftpflasterstreifen; sie wird dann entweder wie gewöhnlich angelegt oder ihre Hefte werden weiter von einander entfernt. Im letztern Falle kommt der Pflasterstreifen zwischen die Hefte zu liegen.

In manchen Fällen haben die Nahthefte die von ihnen eingeschlossenen Gewebe zerrissen und die Vernarbung fehlt an einer oder auch mehrern Stellen; dann leisten die Pflasterstreifen einen sehr grossen und unbestreitbaren Nutzen. Sie führen sehr oft zum Ziele. Ich bestehe auf diesen Vorschriften; sie sind von einem neuern Autor, der sie vielleicht selbst nicht immer beobachtet hat, vergessen worden.

Die zuvor mit Cerat bestrichene Nadel durchdringt gewöhnlich ohne sonderliche Mühe die erste Wundlippe; bei der zweiten erfährt sie dagegen oft einen grossen Widerstand, obschon sie ganz regelrecht gehalten wird. Ich habe sehr lange nach der Ursache dieses Uebelstandes geforscht; sie ist folgende: Es reicht in der That hin, auf die Spitze dieser Nadel und in einiger Entfernung von ihr nochmals etwas Cerat zu bringen, dann wird die zweite Wundlippe von dem Instrumente eben so leicht durchbohrt werden; die erwähnte Schwierigkeit hängt sonach von der Abwesenheit des fetten Körpers an der Nadel bei der Vollführung des zweiten Operationsactes ab. Das Fett ist im ersten Acte abgewischt worden.

Der Nadelträger ist eine Art Griff, an dessen eines Ende man die Ferse der Nadel befestigt. Der Chirurg erlangt dadurch mehr Kraft zum Einführen.

Wendet man gerade Nadeln an, so kann ein Fingerhut das Einbringen sehr erleichtern.

Erfährt das Instrument beim Heraustreten aus den Geweben, in die es eingedrungen, vielen Widerstand, so soll man vor ihr rechts und links die Branchen einer mässig geöffneten Pinzette auf die Haut bringen; sie giebt für die Tegumente einen sehr vortheilhaften Stützpunct ab. Ich glaube, der Daumen und Zeigefinger dürften die Indicationen besser erfüllen.

Wendet man eine krumme Nadel an, so kann man ihre Ferse mit Leinwand umwickeln, damit man den Finger vor Verletzung schützt.

Will man die beiden Wundlippen von innen nach aussen durchstechen, so bediene man sich zweier krummer Nadeln, von denen durch jede ein Ende des Fadens gezogen wird.

Die mit einem Faden versehene krumme Nadel wird folgendermaassen gehalten: Die Palmarfläche des rechten Zeigefingers und bisweilen gleichzeitig die des Mittelfingers ruht auf der Convexität des Instrumentes, das Ende des Daumens auf der Concavität; der Chirurg erfasst mit dem Daumen und Zeigefinger der linken Hand eine Wundlippe und durchsticht sie, indem er mit dem Instrumente eine halbkreisförmige Bewegung macht, die der Krümmung gleicht, die dasselbe darbietet, damit der ausgeübte Druck stets mit der Achse der Nadel parallel sei. Auf diese Weise wird diese, wir brauchen es wohl kaum zu sagen, viel leichter vordringen. Ist sie von aussen nach innen wirkend in der Wunde zum Vorschein gekommen und ragt sie daselbst ziemlich hervor, so verlässt sie der Operateur, erfasst sie aber bald wieder in der Wunde und zwar legt er diesmal den Daumen auf die Convexität, den Zeige- und oft auch den Mittelfinger auf die Concavität, worauf sie dann mit dem ihr folgenden Faden in einer gewissen Strecke ausgezogen wird. In manchen Fällen lässt sich die Nadel schwer ausziehen, weil sie mit Blut befleckt ist und die Finger abgleiten. Dann erfasst man sie mit einer Pinzette, die sie fester hält.

Die zweite Wundlippe wird mit der Nadel von innen nach aussen durchstochen. Diese Lippe wird ganz so wie die vorige festgehalten und das Instrument von den Fingern der rechten Hand in derselben Weise umfasst.

Ist jedes der beiden Fadenenden mit einer Nadel versehen, so durchbohrt man die Wundränder nach einander von innen nach aussen, indem man dabei wie angegeben verfährt.

Wendet man die krumme Nadel an, so ist es bei vielen Näthen erforderlich, eben so viele Instrumente mit Fäden, als man Hefte anlegen will, zur Disposition zu haben; dadurch wird das Verfahren sehr abgekürzt, während es, was wohl kaum zu bemerken, mit einer Nadel sehr in die Länge gezogen werden würde.

Wir wollen uns nun mit den einzelnen Nähten beschäftigen und bei ihnen noch die anderweitigen Ausnahmen bezeichnen, welche die eben aufgestellten allgemeinen Prinzipien darbieten, zuvor jedoch noch bemerken, dass es manchmal schwer, ja unmöglich ist, bei Anlegung der Naht die Wundränder mit den Fingern zu erhalten, wo dann eine Pinzette substituirt wird.

Die Knopfnaht.

Man durchsticht mit einer krummen Nadel die erste Wundlippe von aussen nach innen und die zweite von innen nach aussen; sobald das erste Heft angelegt ist, schreitet man zu einem zweiten mit einem neuen Faden und fährt so fort bis nahe an den entgegengesetzten Wundwinkel. Auf diese Weise liegen alle Hefte von einander gesondert. Die obern Enden der Fäden werden mit den entsprechenden untern verknüpft.

Dieffenbach bewirkt mit einem und demselben Faden alle Hefte der Knopfnaht. Sobald der erste Stich gemacht ist, wird der Faden abgeschnitten und verknüpft; dann schneidet man ihn nochmals ab und verknüpft ihn. Ebenso verfährt man auch bei den übrigen Heften. Man glaubt, es werde auf solche Weise das Verfahren abgekürzt, welche Meinung ich aber nicht theile, denn da, während man die Fäden verknüpft, ein Gehülfe die Wundränder wiederholt in Contact erhalten muss, wie schon weiter oben gesagt worden, so wird nicht nur keine Zeit gewonnen, sondern vielmehr verloren werden. Es ist vorzuziehen, eine hinreichende Anzahl von mit Fäden versehenen Nadeln gleichzeitig anzuwenden. Es ist dies weit schnellere Verfahren von uns schon angezeigt worden.

Man hat auch vorgeschlagen, alle Nahthefte mit demselben Faden und derselben Nadel anzulegen, ohne den Faden zu durchschneiden und zu verknüpfen, der dann in den Intervallen zwischen den einzelnen Stichkanälen mehrere Zoll lange Schlingen (Ansen) bildet. Ist die Nadel vom rechten zum linken Ende der Wunde gekommen, so durchschneidet man diese Schlingen in der Mitte mit einer Scheere und erhält so zwei Enden, je eins für einen Stich, die man dann wie oben angegeben verknüpft. Damit die in Rede stehenden Schlingen sich so wenig als möglich verkürzen können, muss sie ein Gehülfe während des Verfahrens festhalten, sonst möchten üble Folgen daraus entstehen. Auch hier halten wir es für besser, mehrere mit Fäden versehene Nadeln gleichzeitig anzuwenden.

De Lafaye brachte die Wundränder in Contact, liess sie dann von einem Gehülfen so festhalten und durchstiess sie nun mit einem Male mit der Nadel. Wir haben an einem andern Orte angegeben, dass dieses Verfahren schwerer auszuführen sei.

Man hat den Rath ertheilt, die Fäden an der am wenigsten geneigten Seite der Wundränder zu verknüpfen. Einige Chirurgen wollen die Knoten auf die Verletzung selbst angebracht wissen, nach ihrer Meinung werde dadurch überall ein gleichmässigerer Druck ausgeübt; sie scheinen aber nicht die Reizung in Anschlag gebracht zu haben, welche die Gegenwart dieser Knoten auf der Wunde veranlassen kann.

Die Charpie, welche man bisweilen zwischen den Faden und die Haut legt, scheint mir mindestens unnütz zu sein.

Die hier erörterte Naht wird jetzt meistens nur bei den Wunden der Augenlider, der Nase, der Ohren, bei gewissen Lappenwunden und einigen Continuitätslösungen der Zunge angewendet. Ein Kranker hatte sich an der vordern Parthie des Halses eine Verletzung zugezogen, die Luft- und Speiseröhre waren in ihrer ganzen Dicke und im ganzen Umfange getrennt worden; die Lage reichte nicht aus, die Enden dieser Kauäle in gegenseitige Berührung zu bringen. Dupuytren nahm zu der Knopfnaht seine Zuflucht. Bloss zwei an der Luftröhre angelegte Hefte genügten vollkommen zur Erfüllung der Indication.

Die Knopfnaht wurde ehedem sehr viel gebraucht; jetzt ist ihre Anwendung sehr beschränkt. Der Faden hat in der That den Nachtheil, die vordern und hintern Flächen der Continuitätslösung zu berühren, wodurch diese weit leichter zerreissen kann.

Soll diese Naht die Ränder der Wunden der Nase, des Ohres, der Haut des Augenlides in gegenseitigem Contact erhalten, so muss sie die ganze Dicke dieser Ränder einschliessen. Sie wird auf dieselbe Weise bei dem Wiederersatze des untern Augenlides ausgeführt. Will man einen ziemlich langen Lappen befestigen und existirt eine Wunde, welche dieses Lid in seinem vordern hintern Durchmesser ganz spaltet, oder eine solche, welche tief in das Zungengewebe eingedrungen ist, so darf die Nadel nur ohngefähr die Hälfte der Wundlippen in Anspruch nehmen. Bezüglich der Entfernung, in welcher die Stiche an den Wundrändern liegen und welchen Zwischenraum sie zwischen sich lassen sollen, gelten die oben angegebenen allgemeinen Regeln.

Die Schlingennaht.

Ledran hat sie für den Darmkanal angegeben; er vollführte sie mit einer geraden und feinen Nadel, indem er dabei
wie bei der Knopfnaht verfuhr. Er vereinigte alle Fäden in
einen einzigen Bündel, den er nach aussen führte. Er machte
keinen Knoten, um sie, wenn es die Indication verlangte, isoliren und einzeln ausziehen zu können, ohne sie zu durchschneiden, aber dieses Verfahren hat den Nachtheil, den Darmkanal
zu falten und muss verworfen werden, es müsste denn nur ein
Heft nothwendig oder auch es zulässig sein, die Fäden einzeln
auf der äussern Hautfläche zu befestigen. Was man aber auch
sagen mag, ich glaube, diese beiden Applicationsweisen der
Ledran'schen Naht gewähren keine sehr grosse Sicherheit
und möchten den Durchgang der Stercoralmassen in das Bauchfell gestatten. Es haben daher die meisten Practiker dieses
Vereinigungsmittel aufgegeben. Die mit dem Faden versehene
Nadel durchsticht die ganze Darmwand.

Die Naht mit durchgezogenen Stichen.

Man schreibt sie Bertrandi zu, aber Decourcelles
hat sie schon angegeben. Sind die Wundränder in gegenseitige
Berührung gebracht, so bildet man mit ihnen eine Falte, die ein
Gehülfe hält. Sodann wird eine gerade Nadel, die man vorziehen zu müssen glaubt, an dem Wundwinkel, welcher der
rechten Hand entspricht, von rechts nach links durchgestossen
und zwar wo möglich mit einem Zuge durch die ganze Dicke
der Wundlippen, wobei diese vom Daumen, Zeige- und oft auch
vom Mittelfinger der linken Hand festgehalten werden. Die
Nadel tritt drei Linien von der Verletzung in und aus den Geweben. Ein Knoten an dem Ende des Fadens hemmt dieses
erste Heft; dann durchdringt das Instrument abermals auf die
nämliche Weise, aber von links nach rechts und einen halben
Zoll ohngefähr entfernter die Weichtheile und tritt an derselben
Seite, von wo es zuerst ausgegangen, wieder heraus; hierauf
wird es zum dritten Male eingesenkt, wo es wieder links hingeführt wird, und so fährt man bis zum andern Ende der Continuitätslösung fort, so dass die Fäden sich nicht mit den Wund-

rändern kreuzen, sondern sie befinden sich eines Theils in deren Dicke und perpendiculär mit ihrer Achse und andern Theils abwechselnd an ihren beiden Seitenflächen und parallel mit diesen Flächen. Auf diese Weise bildet der Faden wirkliche Zickzacks. Man ist allgemein der Ansicht, die in Rede stehende Naht habe weniger als die überwendliche den Nachtheil, die von ihr eingeschlossenen Gewebe einzuschnüren und zu durchschneiden, weil sich die Fäden fast ausschliesslich an den äussern Theil der Wundlippen anlegen und, wir wiederholen es, sich nicht kreuzen Champion glaubt, die Naht mit durchgezogenen Stichen erzeuge weit besser die Verwachsung der Darmwunde mit dem Bauchfelle. Wollte man dieser Meinung definitiv beitreten, so müsste sie sich auf viele an Menschen beobachtete Thatsachen und auf eine grössere Reihe von Versuchen an lebenden Thieren gründen. Ausserdem wirft man der Naht mit durchgezogenen Stichen vor, dass sie an den getrennten Weichtheilen ungleiche Tractionen ausübe, die vordere Fläche der Continuitätslösung nicht festhalte und an gewöhnlich bloss getragenen Stellen sehr hässliche Narben bewirke. Auch wenden sie die Practiker, welche sie adoptiren, fast insgesammt nur bei Darmwunden an. Hier muss die Nadel eine Linie weit von den Wundrändern in die Gewebe eingesenkt und zwischen den einzelnen Stichen ein fast eine halbe Linie breiter Raum gelassen werden.

Um die zwei Fäden auf einmal ausziehen zu können, indem man an dem einen von links nach rechts und an dem andern von rechts nach links zieht, soll man nach Béclard diesen beiden Fäden eine verschiedene Farbe geben, wodurch man nicht in den Fall kommen würde, die beiden zu dem nämlichen Faden gehörenden Enden zu erfassen. Aber können das Blut und der Eiter diese verschiedene Farbe nicht maskiren? Das Verfahren von Champion ist vorzuziehen; er räth, an jedem Ende des einen Fadens einen Knoten zu machen.

Zieht man die beiden Fäden auf die eben angegebene Weise aus, so erzeugt man kein Zerren und keine Zerreissung, was aber geschehen würde, wenn man die beiden Fäden zugleich erfasst und sie durch Ziehen an der einen Seite entfernen will.

Man meint, die Naht mit durchgezogenen Stichen könne durch

die Knopfnaht ersetzt werden, wenn es sich um den Darmkanal handelt.

Die überwendliche oder Kürschnernaht.

Wenn möglich, so bildet man eine Hautfalte und durchsticht sie in einem einzigen Tempo, wobei eine gerade Nadel den Vorzug verdient; kann eine solche Falte nicht bewirkt werden, so verfährt man wie bei der Knopfnaht und verwendet dabei eine krumme Nadel. Das letztere Verfahren ist besser. Die Entfernung der einzelnen Stiche von den Wundrändern und wie tief letztere zu umfassen sind, unterliegt denselben Verhältnissen wie bei der Naht mit durchgezogenen Stichen.

Die Nadel wird an derjenigen Seite der Wunde, welche der rechten Hand entspricht, eingestochen und an der diametral entgegengesetzten Seite ausgestossen. So ist das erste Heft zu Stande gebracht. Um das zweite sowie die folgenden mit demselben Faden anzulegen, dringt das Instrument abermals durch die Weichtheile an der Fläche der Falte, an welcher die Operation begonnen hat, so dass der Faden sich mit der Richtung der Wunde schief kreuzt, bis man dergestalt zu dem andern Wundwinkel gelangt ist. Die beiden Enden des Fadens können durch einen Knoten gehemmt werden, oder man verknüpft sie auch auf der nächsten Schlinge. Verfährt man auf die letztere Weise, so muss ein Gehülfe im Anfange der Operation das Ende des Fadens, welches der Nadel nicht mit durch die Weichtheile folgt, festhalten. Es ist jedoch anzurathen, vor der Fixirung des Fadens alle etwaigen Falten der Wundlippen, wenn nöthig durch Druck, zu verstreichen. Wie man sieht, unterscheidet sich die überwendliche Naht von der mit durchgezogenen Stichen nur dadurch, dass die erstere ihre Stiche immer an der nämlichen Seite anfängt, während die zweite diese Stiche abwechselnd bald an der einen, bald an der andern Seite der von einem Gehülfen oder dem Chirurgen festgehaltenen Hautfalte beginnt.

Vergessen wir nicht zu erwähnen, dass der Operateur bei der Anlegung der überwendlichen Naht die Gewebe mit dem Daumen, Zeige- und Mittelfinger nahe dem Puncte festhält, wo diese Gewebe durchbohrt werden sollen.

Bei der überwendlichen Naht werden die Stiche in einer gleichen Entfernung von einander gemacht, wie bei der mit durchgezogenen Stichen. Die Dicke und Breite der Gewebe, welche vom Faden eingeschlossen werden, sind in beiden Fällen die nämlichen.

Die Kürschnernaht wurde früher sehr oft, jetzt wird sie dagegen nur noch von wenigen Chirurgen angewendet. Ich habe sie bisweilen bei der Armee in Gebrauch kommen sehen und mich überzeugt, dass der ihr gemachte Vorwurf, die Gewebe einzuschnüren und deren Durchschneidung sehr zu begünstigen, wohlbegründet ist.

Ein berittener Chasseur von der kaiserlichen Garde hatte sich eine penetrirende Bauchwunde in der rechten Inguinalgegend zugezogen, die parallel mit der Achse des Rumpfes verlief. Der Dünndarm war in einer ziemlichen Strecke aus dem Bauche getreten. Nachdem man diesen reponirt hatte, legte man die Kürschnernaht an, da es an den nothwendigen Mitteln gebrach, die Zapfennath zu bewerkstelligen. Ohne dass sich Anfangs irgendwie Complicationen einstellten, hatten die Fäden doch schon am dritten Tage die von ihnen eingeschlossenen Gewebe grösstentheils zerrissen. Am vierten Tage entwickelte sich eine sehr heftige Peritonitis und am sechsten starb der Kranke.

Ein Officier erhielt eine Wunde durch die ganze Wange; sie erstreckte sich schief vom untern Rande des linken Wangenbeines bis acht Linien unter der linken Commissur der Lippen. Man machte die überwendliche Naht. Den ersten Tag zeigte sich kein Zufall, den zweiten bestand schon eine leichte Röthung in der Gegend der Stiche, welche mit der Concavität der die Gewebe einschliessenden Schlinge correspondirte. Die sich über der Wunde kreuzenden Fäden begannen von den nahe gelegenen Weichtheilen bedeckt zu werden, ohgleich kein Erypel bestand; es zeigte sich eine ziemlich markirte Anschwellung; sie nahm am dritten Tage zu, war aber weder phlegmonös noch rosenartig. An mehrern Stellen hatten die Fäden die Gewebe ohngefähr in der Strecke von einer Linie eingerissen. Man beeilte sich nun, alle diese Fäden durchzuschneiden und zu entfernen, und während die Hände eines Assistenten die übrigens sich schon vernarbenden Wundränder in Erschlaffung erhielten, wurden Heftpflasterstreifen applicirt, die der Indication vollkommen entsprachen und der Geheilte behielt bloss eine linienartige Narbe.

Ein Dragoner erhielt an dem rechten Schenkel durch einen Säbelhieb eine schiefe Wunde von ohngefähr vier Zoll Länge. Sie befand sich an der vordern und äussern Seitengegend des Gliedes und erstreckte sich durch die Haut, das subcutane Zellgewebe bis zum Musculus rectus und Vastus externus, deren Fasern oberflächlich getrennt waren. Man legte die überwendliche Naht an. Der Kranke musste wie die beiden vorigen die verletzten Parthien in Ruhe und Erschlaffung erhalten. Am ersten Tage kein Zufall; am zweiten ebenso; aber beim Beginn des dritten hatten die Fäden schon die Weichtheile in einer Strecke von einer halben Linie eingerissen und am Abend sich diese Einrisse noch vergrössert. Es wurden nun sofort die Hefte durchgeschnitten und die Fadenschlingen herausgezogen. Man legte Heftpflasterstreifen an. Es erfolgten keine weitern Zufälle, als dass die Stichkanäle und Einrisse wie bei dem vorigen Falle eiterten. Die Vernarbung der Wundränder schritt vor und der Kranke wurde geheilt.

Die umwundene Naht.

Man durchsticht die Wundlippen und lässt darin die Nadeln, die man mehrmals mit einer Schnur oder mit durch Wachs verbundenen Fäden umwindet. Diese Nadeln sind von Eisen, Stahl, Gold, Silber, Blei, Kupfer u. s. w.; man hat sie bald gerade oder krumm, bald stark oder fein, bald lang oder kurz, bald rund oder platt angewendet. Jetzt bedienen sich fast alle Chirurgen ausschliesslich der Stecknadeln (Metallstifte, Insectennadeln). Die Erfahrung hat gelehrt, dass sie vollkommen der Indication entsprechen. Sind sie gut, namentlich dünn, so ist es unnöthig, ihre Spitze zu schärfen. Man verwendet sie bei Geweben, welche nicht sehr dick sind. Sie gewähren den Vortheil, minder sichtbare Narben zu erzeugen, die Theile besser in gegenseitigem Contact zu erhalten und sie vor Entzündung und Einrissen mehr zu sichern. Bei der Hasenscharte oder bei einer Wunde der Augenlider ist es unerlässlich, das erste Nahtheft eine Viertellinie von dem Ende der Wunde, welches den freien Rändern dieser Theile entspricht, anzulegen. Uebrigens befolgt man in allen andern Fällen die von uns aufgestellten Prinzipien.

Hat man es mit einem nicht sehr dicken Lappen zu thun, so durchbohrt man die Wundränder ganz, in vielen andern Fällen aber umfasst das Instrument bloss die Hälfte von der Dicke derselben. Diese Regel gilt vorzüglich bei den Continuitätslösungen der Lippen, Wangen und Augenlider. Bei den letztern scheint uns übrigens die Knopfnaht vorgezogen werden zu müssen.

Die umwundene Naht wird sehr häufig angewendet; es unterbleibt dies aber, wenn dicke Wundlippen in Vereinigung erhalten werden sollen, wie z. B. bei penetrirenden Bauchwunden, bei Dammrissen u. s. w. Diese Naht wird ferner bei Wunden der Zunge, des Gaumensegels, der Scheiden-Mastdarm- oder Scheiden-Blasenwand und des Darmkanales nicht gemacht. Ein Gleiches geschieht auch bei Amputationen, mögen diese mit dem Lappen- oder Zirkelschnitt unternommen sein. Die umwundene Naht passt besonders bei Wunden des Gesichtes oder solcher Theile, die gewöhnlich bloss getragen werden. Wie die Zapfen- und die Naht mit durchgezogenen Stichen zerreisst auch sie die Gewebe minder leicht. Allein die Naht von Rigal besitzt mehr als alle anderen den Vortheil, eine recht schöne Vernarbung zu bewirken.

Der Operateur erfasst mit dem Daumen und Zeigefinger der linken Hand oder auch, wenn es nicht anders möglich ist, mit einer Sectionspinzette den der rechten Hand entsprechenden Rand der Wunde und durchsticht ihn von aussen nach innen. Ist die Spitze des Instrumentes in die Wunde gekommen, so durchdringt er den gegenüber liegenden Rand von innen nach aussen und befolgt im Uebrigen bei diesen beiden Operationsacten die angegebenen allgemeinen Regeln. Bloss die Nadel oder vielmehr Stecknadel bleibt in der Dicke der Gewebe und zwar so, dass sie rechts und links in einer gewissen Länge herausragt. Um diese herausragenden Enden windet er nun den

Mitteltheil eines Fadens und bildet so eine Schlinge, an welcher man Tractionen macht und sie auf dem Instrumente und den davon eingeschlossenen Geweben befestigt. Wir brauchen wohl nicht zu bemerken, dass man, damit die Nadel keine zurückschlagenden Bewegungen mache und die Wundränder gleichmässig erhalten werden, jene Tractionen nur ganz leicht und sowohl rechts als links, nach der ganzen Richtung der Wunde hin, mit gleicher Kraft bewirken muss. Die erste Nadel wird nahe an dem Wundwinkel fixirt, die Umwindung geschieht von einem Gehülfen.

Der Chirurg senkt dann die andern Nadeln nach denselben Regeln ein, legt den mittlern Theil eines sehr langen Fadens unter die letzte, führt die Enden desselben einmal um sie herum, kreuzt sie dann auf der Wunde, so dass das linke Fadenende unter dem Nadelende, welches der rechten Hand entspricht, und das rechte unter dem Nadelende, welches der linken Hand entspricht, weggeht. Auf diese Weise bildet er mit den Fadenenden mehrmals eine 8; dann bringt er den Faden von der ersten Nadel auf die zweite, bevor er ihn aber rechts und links darunter hinführt, kreuzt er die Enden X-förmig und nun verfährt er wieder so wie bei der ersten Nadel. Ist endlich die letzte Nadel umwickelt, so vereint man die beiden Enden durch einen Knoten und eine Schleife.

Sehr wichtig ist es, dass der Faden die Gewebe nicht einschnürt, nicht entzündet oder mortificirt und dass die ersten sowie die folgenden Zirkeltouren des Fadens möglichst parallel mit der Achse der Nadel liegen. Bei Nichtbeachtung dieser Vorschrift bilden die von dem Faden eingeschlossenen Weichtheile einen Vorsprung, eine Art Warze, die durch den gefährlichen Druck entsteht, dessen Vermeidung wir eben gelehrt haben.

Damit die umwundene Naht die Indication besser erfüllt, müssen die Zirkeltouren mit dem Faden um die Nadeln vervielfältigt werden, so dass sie grösstentheils die zwischen diesen Metallstiften befindlichen Räume bedecken.

Manche Chirurgen gebrauchen für jede Nadel einen besondern Faden. Dieser Faden wird somit nicht von einer Nadel auf die andere übergeführt. Dann müssen die 8-förmigen Fadengänge noch weit zahlreicher sein, als wir angegeben haben. Diese Chirurgen sind der Ansicht, es gewähre das gedachte Verfahren den Vortheil, wenn sich ein Nahtheft aufgelockert oder eine Nadel die Gewebe völlig getrennt habe, so bliebe der Faden doch noch an den Stellen festliegen, allein dieser Vortheil ist nur ein scheinbarer, denn treten die eben erwähnten Zufälle ein, so ist die dem Faden gegebene Lage, indem man ihn von einer zur andern Nadel übergeführt hat, der Art, dass ein Lockerwerden desselben nicht gut möglich ist, weil die in ihn eingedrungene Feuchtigkeit mehr oder minder verschwindet, wodurch eine Agglomeration, ein sogar sehr schwer zu zerstörendes Ankleben an die Haut entsteht. Was man daher auch sagen mag, die X-Form der Schnur verhindert dadurch, dass sie von aussen nach innen einen leichten Druck auf die Wunde äussert, das Klaffen der Ränder weit besser, gestattet den Abgang des Eiters und trägt zu einer schönern Narbe mit bei.

Einige Practiker machen zwar auch die X-Gänge, vervielfältigen aber dann noch die 8-Windungen so, dass über und unter der Nadel eine gleiche Anzahl zu liegen kommt. Ich gebe dem X-Verfahren den Vorzug; ich bin immer damit glücklich gewesen. Es hält die Wundränder genauer aneinander; lässt man aber nicht zwischen jedem der Fadenbündel einen Raum von einer Linie für den Abgang der Wundsecrete, so werden diese daselbst stagniren; es ist nicht möglich, ihre Gegenwart eher als bis sie sich in einer gewissen Quantität angehäuft haben, zu constatiren und sie können dann schon Zufälle erzeugt haben, in Folge deren die unmittelbare Vereinigung verhindert oder zerstört wird, mag man auch noch so viele Vorkehrungen treffen.

Es genügt nicht, wie ein neuerer Autor glaubt, unter die Nadelenden, damit sie die Haut nicht verletzen, entweder Heftpflaster- oder schmale mit Cerat bestrichene Leinwandstreifen zu legen. Die Practiker ertheilen in der That den Rath, mit einer starken Scheere die Enden der Nadeln abzuschneiden. Auch bieten manche Stellen Vertiefungen dar, wo die Metallstifte, ohne die Tegumente zu verletzen, nicht placirt werden können, obwohl die eben ertheilten Vorschriften befolgt worden sind. Dann muss man die Nadelenden umbiegen, so dass ihre Convexität nach den Geweben hinsieht, die sie verletzen könnten. Um ihnen diese Beschaffenheit zu verleihen, muss der Chirurg eine Nadel nach der andern mit einer Pinzette nahe an der Spitze erfassen und gleichzeitig mit dem Zeigefinger den mittlern Theil derselben festhalten. Sollte es ihm etwa an den nöthigen Instrumenten fehlen, so halte ich dafür, gleich von vorn herein umgebogene Nadeln einzulegen. Freilich darf nicht unerwähnt bleiben, dass solche Nadeln nicht so leicht als gerade eindringen und nur sehr dünne oder sehr weiche Gewebe durchzubohren vermögen.

Die Fäden werden um so leichter die Weichtheile in der Nähe der Nadeln drücken und kneipen, je feiner sie sind, auch können sie die Irritation steigern und an den Wundrändern Einrisse verursachen, namentlich nahe an der Nadel. Ich rathe daher, eine ziemlich dicke Schnur zu nehmen oder noch besser drei bis vier Fäden mit Wachs zu vereinigen und eine fast platte Schnur daraus zu formiren. Es ist Regel, dass die Ligatur minder voluminös sei, wenn die Nadeln dichter neben einander liegen, feiner sind und sehr dünne Wundlippen umfassen. Ich bestehe auf dieser Vorschrift, welche wie so viele andere der Mehrzahl der Chirurgen entgangen ist. Es ist klar, dass wenn der Faden auf einer grössern Fläche einwirkt, der durch ihn entstehende Druck die Weichtheile minder angreifen und, ich wiederhole es, weit seltener einschnüren wird.

Rigal's Naht.

Ich will sie so beschreiben, wie sie mir dieser ausgezeichnete Chirurg selbst vor einigen Jahren im Pitié-Hospitale gezeigt hat, als wir ihn ersuchten, unsern Schülern einen Vortrag über den chirurgischen Verband zu halten.

Die Nadeln oder Stecknadeln werden wie bei der umwundenen Naht eingelegt, nur mit dem Unterschiede, in kleinerer Anzahl, denn es muss zwischen ihnen ein halbmal grösserer Raum bleiben, als wenn Fäden gebraucht würden. Heftpflasterstreifen von gewöhnlicher Länge und Breite werden parallel mit ihrer Achse in einer Strecke von einem halben Zoll in zwei gleiche Theile gespalten und dann folgendermaassen aufgelegt: Unter den Kopf der Stecknadel bringt man den Winkel, welcher von den Wurzeln der beiden durch die Spaltung entstandenen Streifen des Pflasters gebildet ist; mit einem zweiten Heftpflaster geschieht dasselbe an der Spitze der Nadel. An diesen so placirten zwei Heftpflasterstreifen macht man nun Tractionen nach entgegengesetzten Richtungen hin. Hat man sich überzeugt, dass die Wundlippen in gegenseitigen Contact gebracht und erhalten sind, so dehnt man die beiden Pflasterstreifen auf die Haut aus, auf der sie sich adhäriren. Nachdem sie einem Gehülfen zum Festhalten übergeben worden sind, legt man nöthigenfalls noch andere Nadeln ein und verfährt ebenso dabei. Diese Heftpflasterstreifen werden ober- und unterhalb der Wunde durch andere mit ihrer Achse perpendiculär aufgelegte Pflasterstreifen noch mehr befestigt.

Aber oft scheitert die unmittelbare Vereinigung oder kommt nicht vollständig zu Stande. Es wird dann nothwendig Eiter abgesondert und bekanntlich können sich auch noch anderartige Secrete in der Wunde ansammeln. Wenn demnach die bei der R i g a l'schen Naht aufgelegten Heftpflasterstreifen keinen Zwischenraum für den Abgang dieser Secrete gelassen haben, letztere vielmehr zurückgehalten werden, so treten ganz gewiss Reizung, Entzündung und deren örtliche und allgemeine Folgen in die Erscheinung. Man darf daher bei der Application der Heftpflasterstreifen diese Zwischenräume nicht sparen wollen, sondern erforderlichen Falles die entsprechenden Ränder der Pflasterstreifen nach der Wunde hin mit Ausschnitten versehen, damit sie, nun schmäler geworden, nicht die eben bezeichneten Nachtheile erzeugen.

Im Allgemeinen muss die R i g a l'sche Naht der umwundenen vorgezogen werden. Es lässt sich in der That sehr leicht begreifen, dass sie auf die sonst von den Fäden umfassten Gewebe keinen circulären Druck äussert, der gar oft diese Gewebe reizt und entzündet. Ueberhaupt wendet der Chirurg von Gaïllac, wie wir schon gesagt, bei Weitem weniger Nadeln an und somit stellt sich seine Naht als minder schmerzhaft heraus, auch werden dadurch, dass nicht so viele fremde Körper in die Wundlippen eingelegt werden, weit seltener Phlegmasien hervorgerufen, ein ungemeiner, wohl bezeichnenswerther Vortheil. Ferner ist noch hinzuzufügen, dass alle andern Arten von Nähten fast immer verschiedentlich grosse Einrisse verursacht haben, wenn sie drei, vier oder sechs Tage gebraucht worden sind, und selbst früher noch, wenn sich nur eine geringe Entzündung entwickelt hatte. Ich habe häufig ausgeschnittene Heftpflasterstreifen, die, um die Wunde in gegenseitigem Contact zu erhalten, nach entgegengesetzten Richtungen hin einwirken, in Gebrauch gezogen und mich überzeugt, dass dann die Nadeln weit später die vor ihnen gelegenen Weichtheile trennten. Ich habe gezeigt, dass diese fremden Körper eine, auch zwei Wochen am Platze blieben, falls sich nicht eine acute Phlegmasie offenbarte. Die Stichkanäle hatten gleichsam ihr ursprüngliches Lumen behalten. Man hat mehrmals im Pitié-Hospitale ähnliche Erscheinungen nach dem achtzehnten Tage gesehen, obwohl die Verletzungen seit dem zweiten oder dritten Tage mit intensivem Erysipelas complicirt waren, welches trotz der geeigneten Behandlung seine Perioden im Umfange der Wunde, die sich im Gesichte befand, durchlief. Wenn aber ungeachtet aller Vorkehrungen ein Blutsickern besteht, so lösen sich die Heftpflasterstreifen ab und die Rigal'sche Naht kann dann die Indication nicht erfüllen; sie muss unterbleiben. Ein mehr oder minder reichlicher Ausfluss von Speichel, Thränen u. dergl. erzeugt hier dieselben Wirkungen. Uebrigens haben wir uns überzeugt, dass wenn die unmittelbare Vereinigung nicht vollkommen gelingt, der von der Wunde abgesonderte Eiter die Pflasterstreifen nicht hindern kann, die schon vernarbten Stellen festzuhalten. Die in Rede stehende Naht darf man auch an solchen Stellen nicht anlegen, die viel und unbedingt bewegt werden müssen, denn dadurch würden sich die Pflasterstreifen verschieben und der beabsichtigte Zweck des Chirurgen unerreicht bleiben.

Bei der Application der Heftpflasterstreifen sind übrigens die schon über diese Contentivmittel Seite 159 aufgestellten Regeln zu beobachten. Alle eben erwähnten Prinzipien bezüglich der Naht von **Rigal** gründen sich auf Resultate, welche ich im Pitié-Hospitale erlangte, allwo ich sie sehr oft mit unbestreitbarem Nutzen in Anwendung brachte.

Die Zapfennaht.

Man perforirt die Wundlippen in der gewöhnlichen Weise; besteht eine tiefe Continuitätslösung und muss die Nadel eine ziemlich beträchtliche Dicke der Gewebe umfassen, so wird diese stets krumm sein müssen. Die beiden Enden des Fadens, welchen man gebraucht und der aus drei oder vier mit Wachs verbundenen Fäden zusammengesetzt ist, werden durch das Nadelöhr gezogen; so sind alle Ligaturen doppelt. Sind sie durch die beiden Wundlippen hindurchgekommen, so zeigt jede auf der einen Seite eine Schlinge und auf der andern zwei Enden; in diese Schlinge legt man parallel mit der Achse der Wunde einen Holzcylinder, eine Federspule, eine Pflasterrolle u. dergl. Der Umfang dieser Gegenstände, die im Allgemeinen wohl zwei Drittel des Ohrfingers betragen mögen, ist je nach der Tiefe, in welcher die Naht einwirken soll, je nach der Dicke der davon umfassten Gewebe und endlich je nach deren Resistenz verschieden. Die beiden Enden des in Rede stehenden Stabes (Cylinders) müssen sich ohngefähr zwei Linien über die Wundwinkel hinaus erstrecken. Dann nähert man, wenn es möglich, die Wundränder mit den Händen und lässt sie von einem Gehülfen in gegenseitigem Contact erhalten, bringt die beiden Fäden an der andern Seite auseinander, legt in diese Ausweichung einen zweiten Stab ein und verknüpft nun die betreffenden Enden darauf, wobei man in der Mitte der Wunde anfängt. Man macht einen Knoten und eine Schleife.

Bei der Bauchnaht durchdringt die Nadel die ganze Dicke der Wundränder. Man hat auch den Rath ertheilt, wenn das Bauchfell abgelöst und zurückgeschoben ist, es nach den Rändern der Continuitätslösung zu führen. Man perforirt den an der rechten Hand gelegenen Wundrand von aussen nach innen; der Zeigefinger der linken Hand ist in das Abdomen gedrungen und hat sich hinter der Stelle placirt, auf der man operirt, um diese zu erheben, festzuhalten und die Eingeweide vor dem Instrumente zu schützen. Die entgegengesetzte Wundlippe wird von innen nach aussen durchstossen; die Nadel führt man längs desselben Fingers, der hierbei die nämlichen Functionen zu versehen hat, hin.

In den andern Fällen richtet sich die Tiefe, in der das Instrument die Gewebe zu durchdringen hat, nach der, welche die Wunde darbietet, und nach dem Widerstande, welchen die Weichtheile der Naht entgegenstellen können.

Was die Entfernung der Stiche von einander betrifft, so muss diese im Allgemeinen grösser als bei der Knopfnaht sein. Nach einigen Chirurgen soll sie bei Abdominalwunden geringer ausfallen. Das ist auch unsere Ansicht. Man vergleiche die allgemeinen Regeln über die Nähte zu Anfange dieses Abschnittes.

Der Raum zwischen den Wundrändern und den Nahtstichen variirt ebenfalls je nach der Tiefe, in welche die Nadel eindringen muss, und der Widerstandsfähigkeit der .Gewebe. Er kann sechs Linien und darüber betragen.

Im Allgemeinen zieht man die Pflasterrolle den andern erwähnten Cylindern (Stäben) vor. Sie legt sich bei gewissen Wunden sehr gut an. Ravaton perforirte diese Cylinder, um die Fäden hindurchzuziehen und damit diese nicht den ganzen Umfang derselben einschlössen; er erhielt dadurch weit engere Schlingen. Nach meinem Dafürhalten entsteht dadurch nur ein höchst unbedeutender Vortheil, wenn überhaupt ein solcher. Ich glaube demnach, dass diese Modification keine weitere Berücksichtigung verdient; sie scheint mir ganz werthlos zu sein, denn die von den Fäden auf die Pflasterrolle bewirkte Depression genügt.

Bei penetrirenden Bauchwunden ist nur allein die Zapfennaht anwendbar. Sie verdient den Vorzug bei einer Ruptur des Dammes. Bisweilen ist es mir gelungen, damit künstliche After zu heilen, deren vollständige Beseitigung durch das Enterotom von Dupuytren nicht zu ermöglichen war. Bei den übrigen langen und tiefen Wunden, wenn sie auch keine Sinuositäten darbieten, möchte das in Rede stehende Contentivmittel nicht leicht in Anwendung kommen.

Wenn namentlich die Zapfennaht tief eingedrungen ist, gewährt sie den Vortheil, die getrennten Gewebe dadurch in gegenseitigem Contact zu erhalten, dass sie vom Grunde nach der Oberfläche der Wunde hin einwirkt. Der Faden steht so zu sagen nur mit der hintern Fläche ihrer Lippen in Bezug, wenn er durch die ganze Dicke der Theile gegangen ist. Der von den Fäden auf die beiden Cylinder ausgeübte Druck wird durch diese auf eine grosse Strecke vertheilt und dadurch werden die Wundränder besser zusammengehalten und die Weichtheile weit schwerer eingerissen. Aber es hat wiederum diese Naht den Nachtheil, hässliche Narben zu erzeugen, weil die Oberfläche der Wunde nicht vereinigt ist und hier die Wundlippen klaffen und sich gewöhnlich mehr oder minder nach aussen umlegen (umstülpen). Um diesem Uebelstande zu begegnen, applicire man Heftpflasterstreifen. Man hat auch den Rath ertheilt, unter die Pflasterrollen Fäden einzuführen und sie wie bei der Knopfnaht zu verknüpfen. Dieses Verfahren scheint mir dem vorigen nachzustehen. Welche Mittel man aber auch in dieser Beziehung zu Hülfe nimmt, sie haben fast immer nur einen sehr unvollständigen Erfolg.

Verbände nach Anlegung der Nähte.

Wie wir bereits gesagt haben, kann man die Wirkung der Nahthefte durch Heftpflaster oder geeignete Binden unterstützen.

Bedeckt bei der umwundenen Naht der Faden die Wunde in ihrer ganzen Ausdehnung, genügt diese Naht zur Erhaltung des gegenseitigen Contactes der Wundränder, so ist jeder weitere Verbandapparat zum Mindesten unnütz. Wir müssen bemerken, dass die Heftpflasterstreifen und die Binden nicht über die Nadeln selbst hinweggehen dürfen, im Gegentheile müssen sie sich über die Zwischenräume derselben hinerstrecken, denn ohne diese Vorsicht würden sie auf die Nadeln drücken, deren Mitteltheil nach vorn richten und nicht wenig zu Einrissen beitragen, wobei auch, wie leicht zu begreifen, die Spitzen der Nadeln nach hinten geneigt und die Gewebe verletzt werden. Man wendet hier kleine gefensterte und mit Cerat bestrichene Leinwandstücken an, die man zwischen den Fadenbündeln auf die Wunde

legt, mit Charpie bedeckt und mittelst schmaler Heftpflasterstreifen befestigt. Das englische Pflaster wird gewöhnlich vorgezogen.

Bei den andern Nähten bedient man sich der gefensterten
Compresse, über die man die gewöhnlichen Verbandstücke anbringt.

Es ist unerlässlich, dass die betreffenden Theile der absoluten Ruhe unterworfen werden. Die Wirksamkeit dieses Vereini-
gungsmittels kann man noch durch eine entsprechende Lagerung
der Operationsstelle unterstützen.

Wann und wie müssen die Nähte entfernt werden?

Gewöhnlich befreit man am dritten oder vierten Tage die
Gewebe von den Fäden oder Nadeln, die in ihnen verweilt
haben. Sieht man jedoch bei der Erneuerung des Verbandes
aller vier und zwanzig Stunden, dass die Vernarbung noch nicht
gehörig vorgeschritten ist und die Nadeln oder Fäden die
Weichtheile nicht zerrissen haben, so lasse man die Naht noch
unberührt.

Hat man keine Gewissheit, dass das Narbengewebe hinreichend fest ist, so zieht man nicht alle Nadeln oder Hefte,
sondern nur die minder wichtigen heraus. Hat man es etwa mit
einem grossen halbzirkelförmigen Lappen an der Seitengegend
des Kopfes zu thun und ist dieser mit einer Basis an dem tiefsten
Puncte der Wunde an dem Körper befestigt, so muss das Contentivmittel zuerst an den Wundwinkeln entfernt werden; bei
einer schiefen, Längen- oder Querwunde hingegen nimmt man
zuerst die in der Mitte befindlichen Nadeln oder Hefte weg. Um
der Indication besser Genüge zu leisten, entfernt man die Fäden
nicht so wie sie auf einander folgen, sondern durchschneidet
bald hier bald dort einen, so dass die davon befreiten Gewebe
immer durch die dazwischen liegenden festgehalten werden.

Wohl zu merken ist, dass die Narbe beim Ausziehen der
Fäden oder Nadeln durch einen von verschiedenen entgegengesetzten Richtungen ausgehenden Druck auf die Gewebe, die
dadurch leicht zusammengeschoben werden, in Erschlaffung
versetzt werde.

Sind alle oder doch mehrere Nahthefte entfernt worden und besorgt man ein Zerreissen des noch zu frischen Narbengewebes, so applicire man mehrere Tage lang Heftpflasterstreifen oder eine geeignete Binde; bisweilen wendet man diese beiden Mittel gleichzeitig an. Die an der Haut klebenden Fäden lässt man liegen, sie tragen dadurch zur Befestigung der Wundlippen bei. Sind sie aber nach acht und vierzig Stunden noch am Platze geblieben, so könnte sich unter ihnen Eiter anhäufen, welcher an einigen nicht vernarbten Stellen oder auch, und zwar nicht selten, in den Stichkanälen entsteht, in Folge dessen die Weichtheile gereizt, entzündet und die Vernarbung theilweise oder gänzlich zerstört werden dürfte. Die Fäden müssen dann entfernt werden. Oft sind sie sehr fest angeklebt und ein Ziehen daran würde nicht ohne Nachtheile sein; sie sind daher mit Althäawasser oder mit Oel, das mit Wasser zusammengeschlagen worden, zu befeuchten.

Ist die Narbe noch frisch und sind besonders noch nicht alle Nahthefte hinweggenommen, so muss der Kranke noch ferner strenge Ruhe und die entsprechende Lage beobachten.

Wir haben bei der Naht mit durchgezogenen Stichen, an dem Darmkanale angewendet, bemerkt, wie man die Fäden ausziehen müsse; wir unterlassen es daher, hierauf noch einmal zurückzukommen.

Die Fäden der Schlingennaht zieht man nach einander aus.

Bei den andern Nähten derselben Art soll man unter die Fäden eine Hohlsonde bringen, um sie etwas von der Haut zu entfernen und ihr Durchschneiden zu erleichtern. Manche Chirurgen wollen, dass der Faden mit der Sectionspinzette leicht emporgehoben werde; sie meinen, so würden die Tegumente isolirt und die Trennung der Hefte leichter. Allein diese Verfahrungsweisen zerren die Narbe und reizen den Stichkanal. Ich ziehe es vor, den Faden mit einer sehr feinen, an den Spitzen stumpfen Scheere, wenn möglich ohne ihn zu verschieben, zu durchschneiden. Man wird auf diese Weise alle die angegebenen Nachtheile vermeiden, die gar oft bedenkliche Folgen haben. Dann ergreift man mit dem Daumen und Zeigefinger oder mit einer Pinzette den Knoten des Fadens und zieht ihn langsam aus, indem man dabei mit seiner Achse parallele Tractionen macht.

Bei der Zapfennaht durchschneidet man rechts und links die Fäden mittelst des Bistouris auf den Cylindern, welche vorher festgehalten werden.

Die Fäden der umwundenen Naht können mit dem Daumen und Zeigefinger an den Köpfen erfasst und ausgezogen werden, man giebt aber gewöhnlich der Ring- oder Sectionspinzette den Vorzug. Aber abgesehen von diesen Hülfsmitteln muss man dabei langsame und graduirte Tractionen vornehmen, die mit der Achse des Instrumentes parallel gehen. Mit letzterm macht man zuweilen rotirende Bewegungen, um dadurch das Ausziehen zu erleichtern.

Nicht selten sieht man um die Fäden oder Nadeln sehr umschriebene Entzündungen hervorbrechen, welche eine oder mehrere kleine Phlegmonen constituiren, die dadurch, dass sie Eiter in den Geweben ansammeln lassen, grosse Nachtheile haben könnten, wenn man das Secret nicht früh und Abend durch leichten Druck und durch ganz kleine Einstiche entleerte.

Ein Pariser Chirurg hat geschrieben, dass sich die Stichkanäle (Nahtwunden) nach zwei bis drei Tagen vernarben, aber wie allbekannt eitern sie in den meisten Fällen lange Zeit. Die zur Entleerung des Eiters von uns angegebene Vorsichtsmaassregel darf mithin nicht unbeachtet bleiben.

Selbst wenn auch die Stichkanäle nicht eitern, so können sich doch auf ihren Mündungen Krusten bilden, welche sehr fest auf den Weichtheilen ankleben. Mag auch eine noch so kleine Menge Eiter abgesondert werden, so wird er doch durch diese Art Pfröpfe zurückgehalten. Im Anfange erregt er gar keinen Zufall, aber sehr bald reizt er, dehnt sich weiter aus und wird reichlicher; dann macht die Phlegmasie rasche Fortschritte und kann einen solchen Grad von Intensität erreichen, dass sie die Narbe in dem Raume zwischen zwei Verbänden zerreisst. Um nun den Kranken vor solchen Zufällen sicher zu stellen, muss man die Bildung jener Krusten sehr berücksichtigen und diese, sowie man sie gewahr wird, hinwegnehmen. Wollte man dies unterlassen, so würde man, wie wir schon gesagt haben, die Narbe verhindern, die Wundränder nach dem Mittelpuncte heranzuziehen und es würde ein grösseres inoduläres Gewebe entstehen.

Häufig entwickeln sich in den Stichkanälen übermässige Granulationen; man cauterisirt sie mit Höllenstein oder trägt sie wenn nöthig mit der auf der Fläche gekrümmten Scheere ab. Eine Nichtbeachtung dieser Vorschrift setzt Missbildungen aus.

Es können einer oder mehrere oder auch wohl alle Naht-hefte die Weichtheile partiell oder total zerreissen; die hieraus entstehenden und unbedingt eiternden Wunden müssen sorg-fältig überwacht werden. Wir wiederholen es, oft sind Heft-pflasterstreifen und geeignete Binden unerlässlich. Selten wird sich die öftere Anwendung des Höllensteines nicht sehr nützlich erweisen. Ich habe in Dupuytren's Abtheilung im Hôtel-Dieu zwei Individuen gesehen, bei denen die umwundene Naht nach der Hasenschartenoperation völlig scheiterte und sofort durch eine entsprechende Binde und Heftpflasterstreifen ersetzt ward. Man erlangte die consecutive oder secundäre unmittelbare Ver-einigung. Indem die Fleischwucherungen fleissig mit Höllen-stein niedergehalten wurden, bildete sich eine eben so schöne Vernarbung, wie wenn der erwähnte Zufall nicht stattgefunden hätte. Ich könnte noch einige Thatsachen dieser Art aus meiner Praxis anführen. Man weiss, dass bei Kindern die Nahthefte im Allgemeinen die Weichtheile früher und leichter durchschnei-den, doch kommt dies auch bei Erwachsenen und selbst Greisen mitunter vor. Die Idiosyncrasie ist hieran schuld; oft trägt auch die Unfolgsamkeit des Patienten mit dazu bei.

Wir erinnern, dass bei der Rigal'schen Naht die Weich-theile bei Weitem nicht so leicht und schnell durch die Nadeln zerrissen werden. Wir brauchen wohl nicht zu bemerken, dass man sie nach den bei der umwundenen Naht geltenden Regeln auszieht. Ist dies geschehen, so entfernt man auch die Heft-pflaster, indem man dabei die schon S. 159 ff. angegebenen Vor-sichtsmaassregeln beobachtet. Offenbar müssen die Metallstifte bei etwa zu schwacher Vernarbung noch einige Tage entweder gänzlich liegen bleiben oder doch nur zum Theil entfernt werden.

Bekanntlich zerreissen die entzündeten Gewebe weit leichter; die Erysipelata liefern hiervon Beweise. Man operire demnach nicht, während erysipelatöse Epidemien herrschen. Aber welcher Art auch die vorhandene Phlegmasie sei, sie muss von allem Anfange an mit dem ganzen antiphlogistischen Heilapparate, und wenn sie innerlich besteht, mit den zur Beseitigung ihrer Ursache geeigneten Mitteln bekämpft werden. Auf diese Weise können die Zufälle gehemmt oder auch entfernt werden. Im letztern Falle habe ich vielmals die Naht vollkommen gelingen sehen.

Wir wollen jedoch noch einige allgemeine Ideen über den Gebrauch der Nähte folgen lassen.

Allgemeine Betrachtungen über die Nähte.

Die Alten bedienten sich dieses Mittels zur Vereinigung fast aller Wunden. Pibrac und Louis wollten es ganz bei Seite gestellt wissen und diese Ansicht hegte so ziemlich auch die Académie royale de Chirurgie. Wir haben oft schon gesagt, müssen aber wegen der grossen Wichtigkeit hier nochmals darauf zurückkommen: es liegt im menschlichen Wesen, zu den entgegengesetztesten Extremen überzugehen und so in vielen Dingen Alles unter einander zu mengen und zu verderben. Offenbar hat die Naht weder die zu grosse Gunst, welche man ihr lange Zeit zu Theil werden liess, noch jene Art der Verbannung, die ihr ebenfalls geworden, verdient. Um sich von der Richtigkeit dieser Ideen zu überzeugen, braucht man bloss die grosse Anzahl von Thatsachen zu Rathe zu ziehen, auf die sich eine weise Erfahrung gestützt hat. Ich habe zehn Jahre lang die öffentliche und Privatpraxis von Dupuytren verfolgt und bin selbst seit fast zwanzig Jahren Oberwundarzt (Chirurge en chef) eines der bedeutendsten Hospitäler von Paris; einige meiner ehrenwerthen Freunde, deren Meinung ich um so höher stelle, als sie an andern Orten wie ich practiziren, haben mich oft aufgefordert, die Fäden oder Nadeln zur unmittelbaren Vereinigung der Wunden recht fleissig anzuwenden; ich habe ihrem Wunsche genügt und demnach die Anwendung dieser Mittel in sehr vielen Fällen beobachtet; ich will daher hier ganz offen und frei meine vollkommne Ueberzeugung wiedergeben. Aber vor Allem wollen wir die der Naht zugeschriebenen Nachtheile und die ihr gezollten Lobeserhebungen angeben.

Man darf es sich nicht verhehlen, die Einlegung von Nadeln in die Gewebe ist fast immer mit vielen Schmerzen verbunden und diese müssen besonders in Betracht gezogen werden, wenn das Subject sehr reizbar ist und wenn eine schwere und langwierige Operation das Nervensystem bedeutend exaltirt hat, wodurch wie bekannt schlimme Folgen herbeigeführt werden können. Sind daher die genannten Umstände vereinigt vorhanden und handelt es sich nicht um eine Gesichtswunde oder nur um die Befestigung eines grossen Lappens, so verwerfe ich die Naht.

Die Zeit, welche die Anwendung der Naht in Anspruch nimmt, ist ein Uebelstand, vor dem der Chirurg nicht zurückschrecken darf, wenn sie in gewissen Fällen und an gewissen Oertlichkeiten die Vortheile darbietet, die wir bald näher angeben werden.

Die durch die Gegenwart der Fäden oder Nadeln in den Weichtheilen veranlasste Entzündung und Eiterung sind selten; auch können sie, wie wir schon gesagt haben, durch die umfassende Anwendung der Antiphlogistica und der anderweitigen zur Hebung der Ursache der Phlegmasie geeigneten Mittel beseitigt werden. Das in Rede stehende Contentivverfahren ist also auch hier im Stande, einen entsprechenden Erfolg herbeizuführen.

Man hat der Naht vorgeworfen, dass sie die Wundlippen zerreisse und mithin mangelhafte Narben bewirke. Wenn man die Wunde aufmerksam beobachtet, wenn bloss die Haut und eine kleine Quantität subcutanes Zellgewebe von den Nadeln oder Fäden eingeschlossen werden, wenn die Wundränder nicht zu dick und die Muskeln nur oberflächlich perforirt sind, so stellt sich dieser Vorwurf als unbegründet dar, denn ein ausgedehnteres Durchschneiden des Fleisches kommt selten vor und wenn dies auch wirklich zu erfolgen beginnt, so beeilt man sich, das Contentivmittel zu entfernen; es hat nun schon viel zur unmittelbaren Vereinigung beigetragen und die Binden oder

Heftpflasterstreifen, bisweilen auch diese beiden Kräfte zusammen vollenden fast immer das sehr glückliche Resultat, das überhaupt der Erfahrung zufolge bei Gesichtswunden demjenigen, welches durch die blosse ausschliessliche Anwendung der Heftpflasterstreifen erzielt wird, noch voranzustellen ist.

Man hat vorgegeben, die Stichkanäle veranlassten schlechte Narben; wenn man aber nach unserer Angabe die Granulation sorgfältig niederhält und sich an gewöhnlich bloss getragenen Körpertheilen nicht zu starker Nadeln und Fäden bedient, so wird dieser Einwurf so schwach, dass er nach unserer Ansicht keine weitere Beachtung verdient.

Wenn aber, mit Ausnahme der penetrirenden Bauchwunden, die Lippen der Continuitätslösung dick sind, wenn die Verletzung sich in die Tiefe erstreckt, wenn man, damit die Naht nicht zu oberflächlich einwirke, gezwungen ist, die Muskeln in einer ziemlich beträchtlichen Dicke einzuschliessen und wenn endlich sich die Continuitätslösung an einer gewöhnlich bedeckten Körperstelle befindet, wo man nicht auf eine so schöne Narbe zu sehen hat, so darf man nach unserer Meinung die Naht nicht in Anwendung bringen. Ohne Zweifel wird man mir einwerfen, dass sie dann bloss die Haut durchdringen müsse: darauf entgegne ich aber, dass sie in solcher Weise nur die Oberfläche der Wunde vereinigen werde, man gleichzeitig zur Binde greifen müsse und dass ich dann die Binde allein vorziehe, weil ich dadurch die Schmerzen und sonstigen Nachtheile vermeide, welche so schlimme Folgen haben, dass dagegen eine etwas sichtbarere Narbe, noch dazu an einer Stelle, die gewöhnlich von den Kleidern verdeckt ist, wie ein bedeutender Vortheil erscheint. Uebrigens können in vielen Fällen die Lage und die Heftpflasterstreifen allein schon die Wundränder in ihrem ganzen Umfange in sehr genauem gegenseitigem Contacte erhalten.

Die Anhänger der Naht haben übrigens mit Recht behauptet, dass sie allein hinreiche, die Wundlippen in unmittelbarem Contacte zu erhalten und dass dadurch die Continuitätslösung dem schmerzhaften Drucke, der Zufälle hervorzurufen vermag, entzogen werde, dass es mit andern Worten gestattet ist, so weich als es die Indication verlangt zu verbinden; aber ich frage, ob die, wenn auch nicht zu starke, Compression, falls sich noch keine Entzündung entwickelt hat, nicht im Stande ist, letztere zu verhindern, denn bekanntlich werden die beginnenden und leichten Phlegmasien, die von keiner innern Ursache abhängen, sehr oft durch die Compressivmittel unterdrückt.

Ich glaube, die Anwendung der Binde erzeugt nicht seltener eine Entzündung als die in den Geweben vorhandenen Fäden oder Nadeln.

Wenn die Heftpflaster gut zubereitet und in der Apotheke noch nicht veraltet sind, so wird man danach äusserst selten eine Entzündung der Haut in die Erscheinung treten sehen. Der Status praesens kann ihre gänzliche Verwerfung bedingen.

Es ist gewiss, dass bei einer nicht zu tief gehenden Wunde die Knopf-, umwundene und Rigal'sche Naht die Ränder der Continuitätslösung weit besser in gegenseitigem Contacte erhalten.

Ist die Haut dünn, weich, abgelöst, so könnte sie zusammenschrumpfen, wenn man Heftpflaster oder eine Binde oder auch beide zugleich anwendet; hier sind die Nahthefte vorzuziehen.

Wenn sich die Wunde an einem Orte befindet, wo theils unfreiwillige, theils unerlässliche Bewegungen nothwendig statthaben müssen, so können sich möglicher Weise die Pflasterstreifen verschieben und die Indication nicht erfüllen. Eher noch könnte die Binde Erfolg haben. Auch hier muss man der unmittelbaren Vereinigung durch die Naht den Vorzug einräumen.

Wir haben an einer andern Stelle bemerkt, dass wenn man einen Knoten und eine Schleife macht, die Naht erforderlichen Falles gelockert werden könne; mithin besitzen die Pflasterstreifen und Binden diesen wichtigen Vortheil nicht allein.

Nach dem eben Gegebenen sind folgende fast alle die Fälle, in denen die Naht angewendet werden kann: Bei einem schwer festzuhaltenden Lappen und wenn namentlich der Druck der Pflasterstreifen oder Binde ihn mortificiren könnte, weil er vielleicht nur noch durch einen schmalen Stiel mit dem Organismus zusammenhängt, starke Ecchymosen oder Infiltration hat, die seine Lebensthätigkeit verlangsamen, und weil endlich eine heftige Entzündung darin ausgebrochen ist; bei Wunden des Gesichts, der Augenlider, der Nase, der Ohren, der Lippen, bei gewissen anomalen Aftern, bei dem künstlichen Wiederersatze von Substanzverlust ist die Naht erforderlich. Man vollführt sie an den Därmen, bei etwas ausgedehntern Bauchwunden, bei Wunden der Zunge, des Dammes, des Gaumensegels, wenn die Haut die Heftpflasterstreifen nicht verträgt und wenn sie nicht durch Binden ausgiebig ersetzt zu werden vermögen; ferner wenn die Tegumente schlaff, weich sind, keinen festen Stützpunct darbieten, zusammenschrumpfen könnten und wenn unfreiwillige oder unerlässliche Bewegungen die Pflasterstreifen und Binden verschieben dürften. Dupuytren brachte mittelst der Naht die Enden der Luft- und Speiseröhre bei einem Individuum, das sich den Hals durchgeschnitten hatte, in gegenseitigen Contact.

Unter den sehr zahlreichen Erfolgen, welche ich erlangt habe, ohne die Naht anzuwenden, weil die Wunden sich an Stellen befanden, die gewöhnlich von Kleidern verdeckt sind, wähle ich folgende aus.

Ein fünf und vierzigjähriger Mensch, der erst vor Kurzem in den St. Antons-Saal des Pitié-Hospitales gebracht worden war, hatte ein drei Pfund schweres Lipom an der mittlern, vordern und innern Parthie des Oberschenkels. Ich entfernte es mittelst der Auschälung, wodurch es fast vollständig von den mit ihm verbundenen Geweben abgelöst zu werden vermochte.

Ich vereinigte per primam intentionem und applicirte nach den bei den Nähten und in dem betreffenden Abschnitte (S. 159) erörterten Prinzipien Heftpflasterstreifen. Ich habe in meiner Klinik gezeigt, dass das Contentivmittel, welchem ich hier den Vorzug gab, sich durchaus nicht verschob, die Wundränder fast ganz regelmässig in gegenseitigem Contacte erhielt und der Kranke mit einer schönen Narbe geheilt entlassen wurde. Wir vermieden bei diesem Individuum die heftigen Schmerzen, welche die Nahthefte verursacht hätten, da wegen der Länge der Wunde sehr viele hätten angelegt werden müssen. Uebrigens ist es ja bekannt, dass etwa mit Ausnahme der Gesichtswunden die Nadeln oder Fäden selten ein besseres Resultat zu Stande bringen, als die hier gebrauchten Heftpflasterstreifen. Das Lipom lag in dem subcutanen Zellgewebe, was durch den Druck, den es durch die Geschwulst erleiden musste, in zufälliges fibröses Gewebe verwandelt worden war.

Wir haben im Pitié-Hospitale eine Frau behandelt, die an der Brustdrüse einen voluminösen Krebs hatte. Die Hälfte desselben wurde zertheilt, weil das Uebel nicht in seinem ganzen Umfange carcinomatös war. Das Carcinom selbst aber exstirpirten wir. Wir beseitigten viele angeschwollene lymphatische Ganglien, die hinter dem grossen und kleinen Brustmuskel sassen und sich bis zum Schlüsselbeine, Kopfe des Humerus, Subclavius und Serratus magnus erstreckten. Wir legten den Plexus brachialis und die Achselgefässe in einer Länge von zwei Zoll bloss. Der in die von uns bewirkte Tiefe geführte Zeige- und Mittelfinger fühlten die Arterie völlig freigelegt. Die blosse Ausschälung wurde nach den im Kapitel über die Exstirpation und Amputation der Geschwülste S. 434 aufgestellten Prinzipien vollführt.

Zur Vereinigung der Wundränder griffen wir zu den Heftpflasterstreifen ganz so wie in dem vorigen Falle. Die Wundlippen blieben acht und vierzig Stunden lang in sehr innigem Contacte, nach diesem Zeitraum wurde dieser an einigen Puncten ein wenig unregelmässig. Auch hier kam, wie dies fast stets der Fall ist, welche Mittel auch angewendet werden, wenn es nicht etwa eine Gesichtswunde betrifft, die unmittelbare Vereinigung nur unvollkommen zu Stande. Nichts desto weniger erhielten wir nach Verlauf von drei Wochen eine ziemlich gute Narbe. Die am Schlusse des vorigen Falles angegebenen Ideen finden auch hier Geltung. Wir bemerken übrigens noch, dass die zum Ausziehen der angeschwollenen lymphatischen Drüsen bewirkte tiefe und breite Excavation sich binnen fünf Tagen vernarbte, obschon die Nachbargebilde gezerrt, gedreht und zerrissen worden waren. Eine solche schnelle Heilung dieses Wundtheiles wird fast immer beobachtet; sie scheint mir sehr schwer zu erklären zu sein. Ich habe eine sehr grosse Anzahl von Thatsachen dieser Art in meiner Klinik im Pitié-Hospitale vorgezeigt.

In der zweiten Reihe des St. Augustins-Saales liegen in diesem Augenblicke zwei Frauen, denen die Brustdrüse exstirpirt worden ist. Bei der einen wog die Geschwulst sieben Pfund, bei der andern noch einmal so viel und bei dieser mussten wir viele angeschwollene lymphatische Drüsen, die sich eben so weit wie in dem vorigen Falle erstreckten, extrahiren.

Die beiden sehr langen und sehr breiten Wunden wurden auf die bereits mehrmals angegebene Weise vereinigt und in gegenseitigem Contacte erhalten, ohne dass sich eine bemerkliche Unregelmässigkeit einstellte. Die Continuitätslösungen eitern noch; drei Viertel ihrer Ränder sind gänzlich vernarbt; die andern Stellen trotzen gleichsam noch, aber Alles deutet auf ein baldiges erwünschtes Resultat hin. Die Operationen wurden vor zwanzig Tagen unternommen.

Ein Kranker im Pitié-Hospitale hatte ein Lipom von der Grösse einer halben Faust, das an der hintern und äussern Parthie des Armes, unterhalb der Schulterhöhe, lag. Wir exstirpirten es, applicirten Heftpflaster und erlangten die primitive unmittelbare Vereinigung, sowie eine eben so schöne Narbe als wenn die Naht angelegt worden wäre.

Ich habe im Pitié-Hospitale sehr viele Frauen vorgeführt, bei denen ich unter weit minder schweren Umständen als die oben erwähnten die Brustdrüse exstirpirt hatte; die Studirenden sind Zeugen der heftigen Schmerzen gewesen, welche die Naht verursachte, und waren wie ich überzeugt, dass die danach entstandenen Narben nur unbedeutend besser ausgefallen waren als bei den Kranken, wo wir nach den nämlichen Operationen Heftpflasterstreifen angewendet hatten.

Indessen wollen wir noch bemerken, dass wenn sich die Continuitätslösung an einer Stelle befindet, an welcher unfreiwillige oder unerlässliche Bewegungen statthaben müssen, wodurch die Heftpflaster verschoben werden können, auf letztere unbedingt verzichtet werden muss.

Gestattet übrigens die Lage der Wunden die Heftpflasterstreifen noch durch Binden zu unterstützen, so erhält man ein ungleich schöneres Narbengewebe.

Unterbindung ganzer Parthien.

Die Alten unterbanden gestielte Geschwülste und gewisse Fisteln. Levret und Herbiniaux erweiterten die Anwendung dieses Mittels und vervollkommneten es. Matthias Mayor beschäftigte sich specieller damit und machte es allgemeiner. Die Ligatur ist bestimmt, die Gewebe einzuschnüren, um sie entweder langsam durchzuschneiden oder die Circulation darin zu hemmen und durch Gangrän die Losstossung zu bewirken. Die Fäden, welche man meistens gebraucht, sind von Seide, Hanf, Bindfaden oder Metall, namentlich von Blei oder ausgeglühtem Silber. Die Wahl der Stoffe zu diesen Fäden richtet sich nach der Indication. Werden sie aus dem Pflanzen- oder Thierreiche genommen, so bestreicht man sie zuvor mit Seife, damit sie besser auf den Geweben hingleiten.

Die Anwendung der Ligatur geschieht nach drei Methoden:

1. Die gewöhnliche Methode.

2. Die subcutane Methode.

3. Die Methode, bei welcher der Faden mehr oder minder tief in eine Höhle gebracht wird.

Die allgemeinen Regeln für die Unterbindung, um damit einen der angegebenen Zwecke zu erreichen, sind folgende:

Es ist sehr wichtig, dass die Stärke der Ligatur in Verhältniss zu dem Volumen und der Resistenz der einzuschnürenden Parthien steht. Die Ligatur muss überall gleich dick sein.

Es darf nur ein kleiner Gewebsbündel umfasst werden.

Wenn der Stiel der Geschwulst nicht schmal, die Haut von keiner Ulceration zerstört, nicht in einem solchen Grade entartet ist, dass ihre Sensibilität zu Grunde gegangen, so muss man vor der Anlegung der Ligatur einschneiden und sogar manchmal die Geschwulst trennen, wodurch dann die Tegumente, indem die Unterbindung auf der Wunde selbst geschieht, geschont werden. Die Geschwülste im Munde, in der Scheide, im Uterus und Mastdarme werden ohne vorherigen Einschnitt unterbunden. Wir brauchen wohl hier nicht zu bemerken, dass bei der subcutanen Methode die Haut völlig unversehrt bleibt.

Die Ligatur muss langsam zusammengezogen werden. Wenn möglich sind die durch sie in den betreffenden Geweben stattfindenden Erscheinungen aufmerksam zu beobachten. Ferner muss die Kraft der an der Ligatur vorgenommenen Tractionen mit dem Grade des ihr entgegen stehenden Widerstandes in Verhältniss stehen. Dadurch wird man meistens eine Zerreissung des Fadens vermeiden.

Bei einer weichen, leicht zerreissbaren Geschwulst räth man, Anfangs eine leichte Einschnürung zu bewirken, weil ohne diese Vorsicht die eingeschnürten Theile zu schnell getrennt werden würden und danach eine bisweilen schwer zu hemmende und manchmal bedenkliche Blutung entstehen könnte. In solchen Fällen ist es namentlich ganz besonders nothwendig, die Ligatur täglich ein oder zwei Mal anzuziehen.

Sind die Gewebe hart, nicht leicht einzuschnüren und zu trennen, so zieht man sie zuerst sehr stark zusammen, ohne jedoch, wir wiederholen es, sich der Gefahr auszusetzen, den Faden zu zerreissen. Hat man keinen zu grossen Bündel Weichtheile umfasst, so gewährt ein solches Verfahren oft den erheblichen Nutzen, die betreffenden Gewebe unmittelbar zu desorganisiren; in andern Fällen zerstört es auf der Stelle die Sensibilität, ist mithin bei Weitem minder schmerzhaft. Ich weiss nicht, ob die massenweise Ligatur des Netzes und des Samenstranges jemals die von den Autoren erwähnten schlimmen Zufälle zur Folge gehabt hätte, wenn man die eben bezeichneten Grundsätze, auf denen Richerand zuerst bestand, streng befolgt hätte. Ich habe diesen Chirurgen mehrmals im St. Louis-Hospitale ziemlich beträchtliche Massen Netz unterbinden sehen, ohne dass danach irgend ein Zufall eintrat, und ich selbst habe dieses Mittel mit vielem Erfolge in Anwendung gebracht. Es giebt andere Fälle, in denen, wenn man zum Ziele kommen will, die Einschnürung zwei, drei Mal des Tages erneuert werden muss, trotzdem sie gleich Anfangs ziemlich stark angezogen worden ist.

In Folge der Unterbindung können entweder Entzündungen oder heftige Schmerzen oder sehr ausgesprochene nervöse Erscheinungen eintreten. Ich habe Kranke beobachtet, bei denen nach verstärkterer Einschnürung die bis dahin gesteigerte Innervation erlosch, die Schmerzen sich theils um Vieles verringerten, theils sehr schnell vollständig aufhörten. Diese Erfolge hängen offenbar, wie wir schon gesagt haben, von dem Vernichten der Lebensthätigkeit oder von der Desorganisation der Gewebe durch die Ligatur ab, welche trotz der starken Einschnürung Anfangs doch nicht tief genug eingewirkt hatte, um die eben erwähnten glücklichen Resultate herbeizuführen. Es darf aber in dem in Rede stehenden Falle diese Vorschrift, auf der wir bestehen, nur befolgt werden, wenn die von der Ligatur umgebenen Parthien nicht sehr dick sind, denn wie leicht zu begreifen kann bei beträchtlich dicken Theilen die aufs Neue angezogene Ligatur die Sensibilität nicht aufheben; sie würde vielmehr dann gefährlicher werden, weil sie mehr Schmerzen veranlassen dürfte; und wenn man im letztern oder auch wohl im erstern Falle nicht so zu sagen unmittelbar zum Ziele gekommen ist, so muss die Ligatur gelockert und oft sogar entfernt werden. Wenn ein längeres Liegenbleiben der Ligatur gefährlich ist und man nicht zu tief operirt hat oder durch Tractionen an der Geschwulst diese nicht nach aussen schaffen kann, so hat man vorgeschlagen, auf folgende Weise zu verfahren, wenn sie z. B. am Schenkel sässe.

Man schnürt die Gewebe möglichst ein und schneidet sie diesseits der Ligatur in ihrer ganzen Dicke und in ihrem ganzen Umfange ab; dann unterbindet man die Arterien und nimmt das Band weg. Aber man trifft nicht selten Individuen, bei denen diese Gefässe nicht zu sehen sind; dann soll man den Faden abwechselnd locker machen und zusammenziehen, um diese zu ermitteln und einen zu grossen Blutverlust zu verhindern. Wir bemerken jedoch, dass diese Ideen sich allerdings in der Theorie sehr schön ausnehmen, aber in der Praxis gar oftmals verworfen werden müssen. Verweilen wir noch einen Augenblick bei diesem wichtigen Gegenstande der operativen Medizin.

Wenn die Geschwulst einen kurzen Stiel hat, so wird man gezwungen sein, die Trennung dicht oder doch ganz in der Nähe des Fadens vorzunehmen; letzterer wird sich verschieben, wenn die Theile dick sind und wird also nicht mehr als hämostatisches Mittel wirken, auch möchte er nur unter grossen Schwierigkeiten oder absolut gar nicht wieder zurecht gelegt werden können, namentlich wenn man an den Längenfasern der Gebärmutter operirt hat, welche, wie ich bewiesen, sich erstaunlich weithin zurückziehen. Uebrigens ist das Zusammenschnüren und Lockermachen der Ligatur an der mehr oder minder kurzen nach der Abtrennung der Geschwulst zurückbleibenden Verlängerung nicht immer leicht und geht langsam vor sich. Besser möchte es in solchen Fällen sein, sich einer Ringpinzette mit schmalen Branchen zu bedienen; sie wird recht vortheilhaft die Gewebe comprimiren oder erschlaffen. Wenn der Durchmesser dieser von der Ligatur eingeschlossenen Gewebe sehr beträchtlich ist, so wird das erwähnte Instrument ebenfalls nicht im Stande sein, die Blutung zu hemmen. Hat man mehrere Ligaturen um eine Geschwulst mit sehr breiter Basis gelegt und hat man mit jeder derselben einen nicht zu dicken Theil eingeschlossen, so kann die Pinzette nicht gebraucht werden.

Beginnen sich Entzündung und nervöse Symptome zu entwickeln, so sind diese zuweilen durch Antiphlogistica und Narcotica zu beseitigen. Wir lassen zur Unterstützung der eben ertheilten Vorschriften einige Thatsachen folgen.

Eine äusserst schwache Frau hatte an der Gebärmutter einen Polypen, der so bald als möglich entfernt werden musste. Ich nahm meine Zuflucht zu der Ligatur. Einige Stunden nach ihrer Application traten heftige Schmerzen ein, denen ein sehr ausgesprochener nervöser Zustand folgte. Ich schnürte die Ligatur möglichst zusammen, was ausserordentlich schmerzhaft war. Aber kaum waren zehn Minuten verflossen, so verlor sich fast jedwede Empfindung. Noch an demselben Abende war die gesteigerte Innervation völlig herabgestimmt. Es zeigte sich bis zur Heilung kein weiterer Zufall.

Bei einem Polypen an der äussern Fläche des Gebärmutterhalses wurde die Ligatur angewendet, da die Excision allein nicht günstig erschien. Die Geschwulst ging von einem starken und kurzen Stiele aus; es entwickelten sich heftige Zufälle; man erfasste die Geschwulst mit einem Museux'schen Haken, führte das untere Ende der Gebärmutter nach der Vulva und schnitt jene dicht an der Ligatur ab, die man möglichst stark zusammengezogen hatte. Sie verschob sich gleich nachher und glitt von den Theilen ab, die sie umgeben sollte und die sich auf der Stelle dermaassen zurückzogen, dass sie eigentlich gar keinen Vorsprung mehr bildeten. Es war unmöglich, sie mit einer Sectionspinzette gehörig zu erfassen. Eine Blutung erfolgte nicht. Ich habe absichtlich die nahe an der Geschwulst sitzenden Stiele der Uterinpolypen abgeschnitten und mich überzeugt, dass einen Augenblick nach der geschehenen Trennung die verlängerten und von der Operation geschonten Gewebe schon drei Viertel und darüber von ihrer Länge verloren hatten. Oft betrug dieser Verlust einen und einen drittel Zoll. Nach fünf Minuten hätte man behaupten mögen, die Excision sei fast auf der Fläche der Gebärmutter vorgenommen worden.

Allein die Fälle, in denen man jetzt die Ligatur anwendet, sind bei weitem seltener als in frühern Zeiten. Bei den Uterinpolypen haben wir bewiesen, dass die Excision fast durchgängig den Vorzug verdient (vergl. Clinique chirurgicale etc.). Wir werden auf diesen therapeutischen Gegenstand nochmals bei der Erörterung der Polypengeschwülste zurückkommen.

Falls die Krankheiten des Mastdarmes, gegen welche man die Unterbindung vorgeschlagen hat, nicht ziemlich schmale Basen darbieten, diese sich nicht über die Schleimhaut erstrecken und nicht zu hoch liegen, so verbietet die rationelle Chirurgie deren Unterbindung, weil ihr Wiedererscheinen fast unausbleiblich ist. Ausserdem werden dadurch auch sehr häufig schlimme Zufälle in die Erscheinung treten, die, wie die Erfahrung gelehrt hat, tödtlich ablaufen können. Man weiss, wie höchst selten man in der Nasen- und Schlundhöhle entsprechend gestielte Polypen antrifft, man kennt ferner die Schwierigkeiten, welche sich im Allgemeinen bei der Unterbindung dieser so oft recidivirenden Geschwülste darbietet. Ich habe mich davon überzeugt, als ich von Dupuytren den Auftrag erhielt, in der Stadt die Kranken zu besuchen, die im Hôtel-Dieu operirt worden waren. Nichts desto weniger erinnern wir, dass in manchen Fällen das Pseudogebilde, obwohl es von der Ligatur nicht vollständig eingeschlossen worden, dennoch in seinem ganzen Umfange mortificirt wird. Die Kranken genesen, weil manche Polypen, wir wiederholen es, Pflanzen gleichen, die absterben, wenn sie in einiger Entfernung vom Boden abgeschnitten worden sind.

Wir haben bereits erwähnt, dass bei manchen Individuen die vollständige Exstirpation einer Geschwulst, die in der Nähe von grössern Nerven und Blutgefässen liegt oder solche einschliesst, nicht unternommen werden darf. Die Indurationen, welche mit dem Bistouri nicht entfernt werden dürfen, fallen der Ligatur anheim, die sie theilweise gangränescirt, oft auch den Rest in Entzündung versetzt und ihn durch Zertheilung beseitigt. Die nachherige Cauterisation unterstützt bisweilen deren Einwirkung in nachhaltiger Weise.

Welche Geschicklichkeit der Chirurg auch haben mag, so trennt die Ligatur doch manchmal in einem und demselben Momente die ganze Dicke der von ihr eingeschlossenen Gewebe. Sind die Kranken sehr schwach, so kann ein Blutfluss, wenn er auch noch so unbedeutend ist, sehr grosse Nachtheile herbeiführen. In manchen Fällen geschieht die Trennnng nur unvollständig.

Wenn die Ligatur während ihrer stufenweisen festern Zusammenziehung und der dabei eintretenden Zwischenpausen die Geschwülste durchschneidet und eine ziemlich beträchtliche Masse eingeschnürt hat, so können die Ränder der durch den Faden bewirkten Trennung sich von der Peripherie nach dem Centrum hin vernarben, welche Vernarbung dadurch verhindert wird, dass man von Zeit zu Zeit das Ende eines Spatels zwischen die Wundlippen bringt.

Aber abgesehen von dem Orte, an dem sich die Geschwulst

befindet, so wird sie durch die Unterbindung nicht immer vollkommen zerstört, wodurch eine um so bedenklichere Rückkehr entsteht, als die Krankheit häufig unterdess tiefere Wurzeln schlägt. Man muss daher so viel als möglich zu ermitteln suchen, ob die krankhafte Masse oberflächlich mit gesunden Geweben zusammenhängt oder ob von ihr nicht mehr oder minder tiefe Verlängerungen ausgehen. Macht man an dem kranken Gewebe Tractionen nach verschiedenen Richtungen hin, so sieht man jene Verlängerungen sich unter der Haut erheben, man fühlt sie mit den über sie hingeführten Fingern und da sie gespannt sind, so kann man sie oft ziemlich tief verfolgen. In solchen Fällen muss man dem Bistouri den Vorzug geben. Ich habe in meiner Jugend durch eine Nichtbeachtung dieser Vorschriften grosses Unheil anrichten sehen. Befinden sich am Rande des Afters äusserlich hervorragende Vegetationen oder Verhärtungen, vergisst man den Zeigefinger in den Mastdarm einzuführen, um sich von der Tiefe zu überzeugen, bis zu welcher sie entweder in den Darm oder nach aussen und ohne ihn zu berühren gehen, unterbindet man dann jene Geschwülste, doch nicht in ihrem ganzen Umfange, so werden zwar die diesseits der Ligatur liegenden Gewebe mortificirt werden, aber die jenseitigen werden noch ferner fortleben, ihre Vitalität wird durch die Einwirkung der Ligatur um Vieles gesteigert werden, das Uebel weit rascher um sich greifen und der Kranke zu Grunde gehen.

Habe ich noch zu bemerken nöthig, dass wenn die Ligatur die Gewebe nicht ganz eingeschlossen hat und wenn nach deren Abstossung diejenigen, welche von ihr verschont worden sind, noch ferner Leben zeigen, man sich beeilen muss, sie wenn möglich mit dem Messer zu entfernen? Falls die Tiefe und Oertlichkeit seine Anwendung nicht zulassen, muss man die Cauterisation versuchen, wofern sie nicht durch in der Nähe befindliche wichtige Organe verboten wird.

Anlegung der Ligatur.

Ist der Stiel der Geschwulst schmal, so erfasst sie ein Gehülfe je nach ihrem Umfange entweder mit den Fingern oder mit einer Sectionspinzette, um sie emporzuheben und festzuhalten. Auf diese Weise kann man sie besser einschnüren. Wenn es der Zustand der Theile gestattet, so macht man um die gesunden Gewebe, jenseits des Stieles, eine Schlinge, die oft den Stiel selbst dicht an der Stelle, auf der er sitzt, umfassen muss. Dann macht man einen Knoten und eine Schleife. Damit d'e Ligatur an dem entsprechenden Orte bleibe, ist es sehr nützlich, sie dadurch festzuhalten, dass man auf sie den Ausschnitt eines Wiekenträgers*) applicirt, während man sie zusammenzieht. Das genannte Instrument kommt dem Puncte gerade gegenüber zu liegen, wo sich die Fäden durchkreuzen.

Will man eine konische Geschwulst mit aufsitzender Basis unterbinden und gleitet der Faden ab, so fixire man ihn an dem Theile, wo er liegen soll, entweder mit den Fingern oder mit Haken. Man giebt im Allgemeinen dem Museux'schen Haken den Vorzug. Ist das Verfahren beendet und die Ligatur gehörig an ihrem Orte, so nimmt man das zu ihrer Fixirung verwendete Instrument wieder weg, aber oft verschiebt sie sich dann wieder.

Ist der Stiel der zu zerstörenden Geschwulst voluminös, so zieht man durch das Oehr einer Nadel die zwei Enden eines doppelten Fadens. Hat man nun das also bewaffnete Instrument mitten durch die Gewebe geführt, so durchschneidet man die von dem Faden gebildete Schlinge, wodurch zwei Ligaturen entstehen, wovon die eine die rechte, die andere die linke Hälfte der einzuschnürenden Gewebe unterbindet. Vergessen wir nicht zu bemerken, dass die Nadel, um die Operation sicherer zu machen, wenn möglich die Weichtheile hinter der Wurzel des Uebels durchdringen muss.

Will man eine Geschwulst mit breiter Basis in mehrern Portionen unterbinden, so bediene man sich grosser Nadeln aus nicht gehärtetem Stahle, damit man ihnen die passende Krümmung geben kann und sie weniger leicht zerbrechen. Ihre

*) Er besteht aus einem vier bis fünf Zoll langen Silber- oder Stahlstabe, der sich einerseits in einen runden Knopf, andererseits abgeplattet und in eine leichte Bifurcation (Ausschnitt) endet.

D. d. B.

Länge und Dicke muss mit dem Faden und den zu perforirenden Theilen in Verhältniss stehen. Ihre Oeffnung (Oehr) muss nahe an ihrer Ferse (ihrem Kopfe) oder ihrer Spitze liegen.

Nehmen wir an, man wolle eine Geschwulst in drei Theile theilen, so legt man einen sehr langen Faden vierfach zusammen, wodurch drei Schlingen entstehen; die eine begleitet die beiden Enden dieses Fadens, die beiden andern befinden sich an den gegenüber liegenden Enden, die sie bilden. Jede von diesen letztern Schlingen wird durch eine besondere Nadel gezogen. Man theilt die Seite der Geschwulst, unter welcher die Nadeln hindurchgehen sollen, in drei Theile und sticht die erste auf dem rechten Drittel und die zweite auf dem linken Drittel dieser Seite ein. Haben beide Nadeln nun unterhalb der krankhaften Masse die Weichtheile völlig in ihrem kleinsten Durchmesser durchstochen, so müssen sie, wenn das Oehr an dem Kopfe ist, dem Einstichspuncte gegenüber herausgezogen werden, ist aber das Oehr an der Spitze, so reicht es hin, den Faden zu fassen und die Nadel auf demselben Wege, durch den sie eingedrungen, zurückzuziehen oder selbst zu warten, bis sie durchgedrungen ist, um einen neuen Faden einzulegen, den man mit ihr zurückzieht. Wir brauchen wohl kaum anzudeuten, dass man bei den Nadeln die vorhin gegebenen Vorschriften ebenfalls befolgen kann.

Man durchschneidet nun die von dem vierfach zusammengelegten Faden gebildeten drei Schlingen und erhält so auf jeder Seite vier Enden. Angenommen, der grosse Durchmesser der Geschwulst ist perpendiculär mit der Achse des Rumpfes, so macht man mit den zwei obern mittlern Fäden einen Knoten und eine Schleife, ebenso mit den zwei untern mittlern und endlich umfasst man das rechte und das linke Ende der Geschwulst mit den entsprechenden Fäden. Oft wird hiezu auch ein Knotenschnürer verwendet.

Verlangen es die pathologischen Umstände, so kann man die Schlingen dadurch vermehren, dass man die Fäden in drei, vier oder fünf Nadeln einfädelt.

Das Durchstechen der Nadeln muss mit einer gewissen

Langsamkeit geschehen, denn sonst könnte sie leicht einen falschen Weg einschlagen. Man räth, mit dem Instrumente beim Einstechen einen Stützpunct auf dem linken Zeigefinger zu nehmen. Später dient dieser Finger zur Ermittelung der Nadel unter der Haut derjenigen Stelle, wo sie heraustreten soll.

Fürchtet man die Verletzung wichtiger Nerven oder Gefässe oder auch irgend eines andern zu schonenden Organes, so führt man die Nadel anstatt unter in die krankhafte Masse und zwar etwas von den gesunden Geweben entfernt.

Man vermeidet die zu schonenden Parthien weit leichter, wenn man an der Seite die Operation beginnt, wo diese sich befinden.

Träte ungeachtet der angegebenen Vorsichtsmaassregeln eine Hämorrhagie ein, so soll man die Nadel liegen lassen, indem sie angeblich zur Hemmung der Blutung mit beiträgt. Aber man wird letztere völlig bewältigen, wenn man hinter derselben einen starken Faden umlegt, der die benachbarten Weichtheile einschliesst und äusserlich zu verknüpfen ist.

Manec bringt unter die Geschwulst eine lange, starke, in der Mitte gefensterte Nadel; die Gewebe werden ganz durchstochen; dann bringt er quer eine zweite ein, die perpendiculär auf der ersten durch das erwähnte Fenster hindurchgeht. Diese zweite Nadel ist mit einem langen doppelten Faden versehen und tritt ihrem Einstichspuncte gerade gegenüber wieder heraus. Ist dies geschehen, so durchschneidet man die Schlinge des Fadens. Nun stösst man auch die andere Nadel in der ihr Anfangs gegebenen Richtung heraus; der in ihrem Fenster befindliche Faden bildet zwei Schlingen, von denen eine bloss durchschnitten wird und liegen bleibt, während die andere unversehrte der Nadel aufs Neue folgt, die, wo sie eingestochen worden, wieder herausgezogen und dann die Schlinge durchgeschnitten wird. Auf diese Weise entstehen acht Ligaturfäden, von welchen die in ihrem ganzen Umfange eingeschlossene Geschwulst in vier Portionen getheilt wird. Es werden immer die zu einander gehörenden Fadenenden mit einander verknüpft.

Ballard und Rigal haben die Unterbindung verrichtet, ohne die Haut einzuschliessen. Ihr Verfahren ist folgendes, wenn wir es richtig aufgefasst haben: Zwei lange gewichste Fäden werden jeder mit drei Nadeln versehen. Das eine Fadenende wird in die erste ge rade und schneidende Nadel geführt; die zweite stechende und runde geht bis zur Mitte des Fadens, den sie doppelt unter der Geschwulst einführen soll; die dritte krumme und schneidende Nadel wird an das andere Ende der Ligatur angebracht. Man bildet am obern Drittel der Geschwulst mit der Haut eine mit der Achse der krankhaften Masse parallele Falte und zieht diese stark nach oben; dann durchsticht man sie an ihrer Basis von rechts nach links mit der geraden und schneidenden Nadel, die ein Fadenende mit hindurchzieht. Ist dies geschehen, so lässt man die Falte fahren, die nun verschwindet. Der Faden beschreibt dann um die obere Parthie der Geschwulst eine Krümmung und seine zwei Enden werden durch zwei Seitenstiche im Niveau des obern Drittels der Geschwulst eingeführt. Durch dieselben Stiche aber unter der Geschwulst lässt man die runde und stechende Nadel gehen, die die Mittelschlinge des Fadens mit sich führt und die, wenn sie durchgegangen ist, in der Mitte zerschnitten wird. Auf diese Weise ist die obere Parthie der Geschwulst von einer Schlinge umgeben, eine zweite liegt unter ihrer Basis, ein dritter Faden geht rechts und links um den mittlern Theil der kranken Masse und bildet mit den beiden ersten unter der Geschwulst weggeführten Fäden eine Schlinge.

Mittelst des zweiten, ebenfalls mit drei Nadeln versehenen Hauptfadens, der noch nicht verwendet worden, verfährt man in derselben Weise an dem untern Drittel der Geschwulst, nur mit dem Unterschiede, dass die erste Nadel von rechts nach links geführt wird. Man erhält die nämlichen Resultate. Hat man die beiden obern linken und dann die beiden untern rechten Enden zusammengebunden, so bleiben noch vier mittlere Enden übrig, wovon das linke obere und das rechte untere in den krummen und schneidenden Nadeln liegen geblieben sind; das obere dringt in den obern rechten Einstich und tritt an dem untern derselben Seite wieder heraus, indem es die Seitenfläche der Geschwulst umschlingt; auf diese Weise treffen die beiden mittlern Enden der rechten Seite zusammen und werden mit einander verbunden. Man verfährt eben so an der andern Seite, operirt aber von unten nach oben. So ist demnach die krankhafte Masse in drei Theile getheilt, ohne dass die Ligaturen die Haut in Anspruch genommen. Es ist gerathener, die beiden Enden jeder Schlinge in einen Knotenschnürer nach Art eines Rosenkranzes zu bringen und sie auf einem Tourniquet zu verhnüpfen.

Ballard und Rigal haben diese Methode bei einem Kropfe angewendet. Es trat ein traumatisches Fieber auf, das durch Blutentleerungen bekämpft wurde. Den fünften Tag wurde ein Einstich mit der Lanzette nöthig, um einigem unter der Haut angesammelten Eiter und Gas Ausgang zu verschaffen; es kam kein anderer Zufall hinzu, die nach und nach mehr zugeschnürten Ligaturen fielen ab, die mittlere den zwanzigsten, die untere den fünf und zwanzigsten und die andere einige Tage später. Der Kropf war fast gänzlich verschwunden, die Haut bloss an den Stellen, wo die Rosenkränze gedrückt hatten, ulcerirt.

Das eben angegebene Verfahren verdient die Aufmerksamkeit der Practiker; der durch dasselbe erlangte Erfolg muss zu den sehr günstigen gezählt werden. Aber unsere Wissenschaft verlangt sehr viele Thatsachen, ehe sie die definitive Annahme einer, wenn auch noch so wichtig erscheinenden Idee rechtfertigt. Wenn wir also den scharfsinnigen Bestrebungen unserer beiden hochachtbaren Berufsgenossen allen Beifall zollen, so fragen wir doch auch, ob sie im Allgemeinen immer so günstig ausfallen werden? Kann die fieberhafte Reaction sich nicht stärker entwickeln? Wird sie immer zu bewältigen sein? Werden die Eiteransammlungen, welche wohl nur, wenn sie sehr beträchtlich sind, ermittelt werden können, gar keine Gefahr darbieten? Kann sich keine sehr heftige Entzündung entwickeln? Wird sie die Luftwege, wenn man am Halse operirt, nicht sehr gefährden? Kann sich nicht der Geschwulst und der darauf liegenden Haut Brand bemächtigen? Auf Grund dieser Einwürfe glaube ich, dass wenn es die Localität gestattet, das schneidende Instrument den Vorzug verdient, und handelt es sich etwa um einen aus festem Gewebe gebildeten Kropf, der den gewöhnlichen Mitteln widerstanden hat, so würde ich ihn nur mit der subcutanen Unterbindung angreifen, wenn das Leben des Kranken wesentlich bedroht ist. Diese Prinzipien sind wahrscheinlich auch diejenigen, welche Ballard und Rigal geleitet haben; sie scheinen mir noch so lange befolgt werden zu müssen, bis eine grosse Anzahl von Thatsachen die Methode dieser beiden Chirurgen sanctionirt hat.

Bei der speciellen Erörterung des Kropfes werden wir noch die zahlreichen Erfolge anführen, welche wir bei diesem Uebel durch die innerliche Anwendung des Jodkali und durch Einreibungen mit Jodbleisalbe erhalten haben.

Wir brauchen wohl nicht noch zu bemerken, dass die Ligatur von Ballard und Rigal nicht bloss bei der Struma, sondern auch bei andern Geschwülsten in Anwendung gebracht werden kann.

Die Ricord'sche Unterbindungsmethode für die Varicocele soll bei der Erörterung dieser Krankheit noch zur Sprache kommen.

Mittel die Ligaturen zusammenzuschnüren.

Die beiden Fadenenden knüpft man in einem ersten Knoten möglichst fest zusammen; ein Gehülfe hält ihn mit dem Zeigefinger; dann macht man einen zweiten. Wenn die von dem Faden eingeschlossenen Gewebe nicht sehr breit und ziemlich resistent sind, so fangen sie nach etwa vier bis fünf Tagen an sich zu trennen; man begreift, dass dann die Einschnürung aufgehoben und es daher nothwendig wird, die erste Ligatur wegzunehmen und eine zweite anzulegen und mit der Erneuerung der Fäden so lange fortzufahren, bis der beabsichtigte Zweck erreicht ist. Aber nach meinem Dafürhalten ist es vorzuziehen, einen Knoten und eine Schleife zu machen, denn dadurch wird man in den Stand gesetzt, je nach Erforderniss die Ligatur aufzulösen und dann aufs Neue angemessen zusammenzuschnüren. Indessen rathe ich, trotz der eben erwähnten Modification das in Rede stehende Verfahren nur bei einer Geschwulst mit sehr schmalem Stiele in Anwendung zu bringen.

Man hat versucht die Ligatur mit einem federnden Instrumente zusammenzuschnüren, das, wenn es einmal mit dem Faden verbunden ist, ohne Hülfe der Hand fortwirkt. Dieses Instrument ist verworfen worden, weil man auf seine Festigkeit und auf den von ihm bewirkten Einschnürungsgrad nicht hinlänglich rechnen kann.

Oft werden Instrumente angewendet, mit welchen man die Ligatur lockern und zusammenziehen kann, ohne sie zu wechseln. Man bedient sich dann des Knebels, einer kleinen Walze, der verschiedenen Knotenschnürer; die von Levret und Desault sind für die Höhlen bestimmt, wo mehr oder minder tief eine Geschwulst unterbunden werden soll, z. B. bei Polypen im Innern der Scheide.

Gebraucht man einen Metallfaden, so werden seine beiden Enden so um die Geschwulst geschlungen, dass sie sich kreuzen und man hält die dadurch gebildete Schlinge entweder mit dem Zeigefinger oder mit dem Ausschnitte eines Wiekenträgers fest. Dann dreht man die beiden Fadenenden so zusammen, dass sie eine hinreichende Einschnürung bewirken, die man nach Belieben alle zwei bis drei Tage auf dieselbe Weise verstärkt.

Es hat dieses Verfahren den Nachtheil, dass sich sowohl der Faden leicht verschiebt, als auch dass häufig keine hinreichende Compression zu Stande kommt und dass nicht selten sogar der Faden zerreisst. Man wendet es fast nur mit dem doppelten Cylinder von Levret an, der aus zwei parallel an einander gelötheten Röhren besteht, wovon durch jede ein Fadenende gezogen wird, so dass auf der einen Seite des Cylinders eine Schlinge und auf der andern sich zwei Enden befinden. Das eine Ende wird an einen kleinen Ring befestigt, das andere bleibt frei. Indem man nun zieht oder nachlässt, erweitert oder verengert man jene Art von Kreis, welche die Ligatur am entgegengesetzten Ende des doppelten Cylinders bildet. Hat man die Geschwulst mit dieser Schlinge versehen und ist sie namentlich so viel als möglich auf die Wurzel der Krankheit gebracht worden, so wiederholt man jenes Anziehen und befestigt, nachdem die erforderliche Einschnürung zu Stande gekommen ist, das frei gebliebene Ligaturende an einen zweiten ähnlichen Ring. Alle zwei bis drei Tage nimmt man nun mit dem Levret'schen Instrumente rotirende Bewegungen um seine Achse vor,

mittelst welcher man die beiden Fäden stärker zusammendreht
und die Einschnürung in erforderlicher Weise steigert.

Gräfe hat einen sehr vortheilhaften Knotenschnürer angegeben. Er vereinigt Einfachheit mit Kraft und Solidität. Dieses
Instrument besteht aus einem Metallstabe, der an einem seiner
etwas bauchigen Enden ein Loch hat, durch das die zwei Enden
der schon angelegten Schlinge gebracht werden. Am andern
Ende ist eine Schraube, die je nach der Seite, nach der sie sich
bewegt, eine bewegliche Schraubenmutter, an die die Enden
der Ligatur befestigt sind, auf- oder abwärts führt. Eine einzige Umdrehung reicht oft hin, die Einschnürung so viel als
man will zu steigern oder zu vermindern.

Dieser Knotenschnürer wird häufig angewendet und wenn
wir ihn den Practikern empfehlen, so können wir doch nicht zu
bemerken unterlassen, dass der Metallstab sehr oft nicht lang
genug ist, um damit in tiefen Höhlen leicht operiren zu können;
bisweilen ist auch der Raum, in dem sich die Schraubenmutter
bewegt, zu kurz. Dies ist namentlich der Fall, wenn die Ligatur
dicke Gewebe trennen soll. Man wird sich erinnern, dass ich in
der Clinique chirurgicale de l'hôpital de la Pitié Fälle mitgetheilt habe, in welchen die Tiefe der Scheide sieben Zoll betrug; nach der Veröffentlichung dieses Werkes habe ich aber
eine Frau angetroffen, bei der der Utero-Vulvarkanal sieben und
zwei Drittel Zoll lang war.

Der von Mathias Mayor modificirte Knotenschnürer von Roderic.

Das Instrument des letztgenannten Autors besteht aus kleinen Kugeln von Holz, Knochen, Horn oder Elfenbein, die zwei
und eine drittel Linie dick und in ihrer Mitte von einem Kanale
durchbrochen sind. Man nimmt deren eine grössere oder kleinere Anzahl, je nach der Indication, und steckt durch ihre Kanäle die zwei Fadenenden, so dass sie wie an einen Rosenkranz
angereiht sind und eine biegsame Röhre darstellen; nur die
erste hat zwei Löcher, damit, wenn die Ligatur die eingeschnürten Parthien durchschnitten hat, sie nicht die kleinen Kugeln
ablaufen lässt; die letzte ist ebenso geformt, um den Knoten

der Ligatur auf den Zwischenraum der beiden Löcher anzubringen.

Mayor glaubt, diese Röhre sei zu biegsam und könne sich nach allen Seiten drehen und wenden, wenn man eine sehr feste Einschnürung beabsichtige. Er bildet aus den kleinen Kugeln nur die halbe Länge des Knotenschnürers und ergänzt die andere Hälfte durch eine Metallröhre. Das äussere Ende dieser Röhre ist mit einer Querplatte versehen, auf die man eine kleine Welle stützt, die auf einer Kupferplatte angebracht und eine Nachahmung des Percy'schen Tourniquets ist. Man befestigt die zwei Enden der Ligatur an diese Welle und durch eine oder mehrere Drehungen kann man der Einschnürung den erforderlichen Grad der Stärke geben. Endlich hat Mayor die untere Parthie der letzten Kugel fast schneidend gemacht, damit sie auch auf diese Weise auf die einzuschnürenden Gewebe einwirke.

Wiederholen wir, dass der Faden zur Unterbindung nur für solche Fälle passe, wo ein ziemlich dünner Stiel eingeschnürt werden soll. Wie bereits gesagt worden, wendet man bisweilen bei den Gebärmutterpolypen den Metallfaden an. Man kann auch damit die Fisteln des Afters trennen, wenn es unmöglich ist, ein anderweites Verfahren einzuschlagen. Stets wird aber bei dicken und resistenten Geweben der von Mayor veränderte Roderic'sche Knotenschnürer den Vorzug haben müssen; der von Gräfe möchte noch besser sein, besonders wenn ein sehr beträchtlicher Einschnürungsgrad erforderlich ist.

Noch ist anzuführen, dass der Kranke in dem Augenblicke, wo die Ligatur zusammengezogen wird, gewöhnlich sehr heftige Schmerzen empfindet, welche aber gemeiniglich sofort wieder aufhören, indem die Theile ihre Empfindlichkeit verlieren. Mitunter bleiben die Empfindungen einige Minuten, eine Viertel- oder auch eine halbe Stunde bestehen, ja bei manchen Kranken gehen Tage darüber hin, dann erst fühlen sie sich befreit davon. Nicht selten halten die Schmerzen in einem und demselben Grade an, steigern sich später und werden endlich so unerträglich, dass die Ligatur, wie wir schon gesagt haben, abgenommen werden muss.

Wenn die Ligatur in den eingeschnürten Geweben die Circulation unterbricht, so bekommen diese Gewebe gewöhnlich sogleich eine livide Farbe und schwellen auch etwas an. Manche Geschwülste verändern Anfangs die Farbe nicht, werden jedoch bald darauf schwarz, brandig und meistens erweicht. Geht die durch die Ligatur bewirkte Trennung langsam vor sich, so kann, wir wiederholen es nochmals, die Vernarbung der Wunde in dem Maasse als die Continuitätslösung weiter schreitet statthaben, aber man vergesse nicht, dass bei der Entfernung eines Polypen mittelst des Messers oder der Ligatur u. s. w. die dadurch entstandene entblösste Fläche nicht immer heilt, besonders wenn sich die letztere auf der Scheide, der äussern Seite des Gebärmutterhalses oder an dem Umfange der untern Mündung der Gebärmutter befindet. In der That ist das Gewebe dieses Organes so beschaffen, solchen Bewegungen und Reibungen unterworfen und wird von gewöhnlich mehr oder minder reizenden Secreten aus den Genitalien berührt, dass meistens eine Verheilung schwer oder gar nicht zu Stande kommt. Dadurch entsteht die Nothwendigkeit, die Kranken genau zu überwachen, sie von Zeit zu Zeit mit dem Speculum zu untersuchen und nöthigenfalls zu cauterisiren. Ich habe auf diesen wichtigen therapeutischen Gegenstand in der Clinique chirurgicale de l'hôpital de la Pitié im Kapitel von den Polypen der Gebärmutter ganz besonders aufmerksam gemacht.

Von den Wunden im Allgemeinen.

Bei der Erörterung der Cauterisation haben wir die Cauterien angezeigt, welche man gegen vergiftete Wunden anwendet. Wir haben auf den Applicationsweisen dieser Mittel, welche dem Auswaschen der Continuitätslösung, dem Aufsetzen von Schröpfköpfen, der Anlegung einer Ligatur zwischen der verletzten Parthie und dem Herzen und der Eröffnung von Venen in der Nähe der Wunde bei weitem vorzuziehen sind, bestanden. Hier bemerken wir noch beiläufig, dass man selten den Biss von der Viper cauterisirt. Jussieux gebrauchte die Aqua Luciae *) (Eau de Luce); Fontana empfiehlt das Aetzkali; Andere nehmen zu einer Baumwollenkugel ihre Zuflucht, die sie mit Alkohol tränken und auf der Wunde anzünden.

Bei den Verbänden und den Vereinigungsmitteln haben wir uns schon mit den Continuitätslösungen beschäftigt, welche

---

*) Eine milchige nicht sehr dicke Flüssigkeit von starkem durchdringendem Geruche und scharfem caustischem Geschmacke, die man dadurch erhält, dass man Ammoniac mit dem flüchtigen rectificirten Bernsteinöle vermischt, worin das Oel sich nur in Suspension zu befinden scheint. — Die Aqua Luciae ist um so geschätzter, je länger sie ihr milchiges Aussehen beibehält, wesshalb man bei ihrer Bereitung oft folgendes Verfahren anwendet: Man löst 10—12 Gran weisse Seife in 4 Unzen Alkohol zu 40° auf, setzt eine Drachme rectificirtes Bernsteinöl hinzu, filtrirt und schüttelt das Gemisch stark mit sehr concentrirtem flüssigem Ammoniac und verschliesst gehörig die Fläschchen, worin man es aufbewahren will. Wenn das Milchige sich sondert und als Crême an der Oberfläche erscheint, so muss man etwas concentrirten Alkohol hinzusetzen. Die Aqua Luciae ist stimulirend und wird im Allgemeinen, wo das Ammoniac angezeigt ist, ebenfalls angewendet.   D. d. B.

durch schneidende Instrumente erzeugt werden, und bei der Auto-
plastik soll noch die Angabe der Verfahrungsarten erfolgen, die
anzuwenden sind, wenn jene Wunden mit einem solchen bedeutenden Substanzverluste verbunden sind, dass ihre Ränder in
keinen genauen Contact gebracht werden können, ohne die Bewegungen der Theile zu verhindern oder eine zu grosse Miss-
bildung zu veranlassen.

Wir müssen bekennen, dass man die Aufmerksamkeit der
angehenden Chirurgen noch keineswegs hinreichend auf die
verschiedenen Arten der stechenden Instrumente hingelenkt hat,
die in unsere Gewebe dringen und nothwendig Verletzungen bewirken müssen, deren Beschaffenheit nicht immer die nämliche
ist. Sind in der That diese Instrumente wenig spitz, nehmen sie
von ihrer Spitze an allmälig an Volumen zu, zeigen ihre Körper
mehr oder minder hervorspringende Winkel oder auch Rauhheiten, so werden sie eine weit stärkere Reizung verursachen und
die Weichtheile mehr zerreissen als ein Messer, dessen Klinge
blos an dem einen Rande schneidend ist und dessen sehr scharfe
Spitze ziemlich dünn ausläuft. Ist dieses Messer zweischneidig,
wird dessen Klinge nach dem Griffe zu breiter, so senkt es sich
noch leichter in die Weichtheile ein. Es wirkt dann mehr
sägend als drückend; es veranlasst dann solche Wunden, wie
die schneidenden Instrumente. In der That, bildet man, nachdem man das Glied mit einem zweischneidigen Messer (couteau
inter-osseux) ganz durchdrungen hat, Lappen, so lehrt die Erfahrung, dass die Wunde allenthalben ein gleiches Aussehen
hat; darf man daher nicht den Schluss ziehen, dass die Continuitätslösung, wenn sie von einem Instrumente bewirkt worden ist,
welches die zwei letztgenannten Bedingungen darbietet, nicht
schlimmer sein wird, weil die Gewebe gequetscht, zerrissen
worden sind und weil wegen ihrer engen Beschaffenheit sich
Blut, Eiter, sowie die durch reizende fremde Körper bedingte
Absonderungen darin anhäufen und gefährliche Folgen herbeiführen können? Brauchen wir wohl nun noch zu bemerken,
dass wenn die Wunden nicht bloss tegumentös sind, wenn sie
mit andern Worten eine gewisse Tiefe haben, sie nicht vereinigt werden dürfen, ausgenommen, dass sie sich im Ge-

44*

Gesichte befinden. Man begeht fast immer die Fehler, sie mit Diachylonpflaster oder mit einer mit Cerat bestrichenen gefensterten Compresse und darüber mit Charpie zu bedecken, die eben so wie das erstere Mittel den Nachtheil hat, den Abgang der in der Wunde etwa eingeschlossenen Materien zu verhindern. Weit besser passt hier ein erweichender Breiumschlag.

Es hat z. B. eine Quetschwunde die ganze Dicke der Oberlippe in Anspruch genommen, sie erstreckt sich von ihrem freien bis zu ihrem adhärenten Rande und bietet Bedingungen dar, die den Erfolg der unmittelbaren Vereinigung vereiteln würden. Wenn die sehr entwickelten Wirkungen der Quetschung sich nicht zu weit erstrecken, so muss man die gequetschten und zerrissenen Parthien mit der Scheere abtragen, indem man dabei gerade so verfährt, wie wir es noch bei der Hasenscharte angeben werden. Auf diese Weise erhält man eine von einem schneidenden Instrumente bewirkte Continuitätslösung, in Folge deren eine sehr schöne Narbe entsteht, wofern nicht etwa unvermuthete Zufälle hinzutreten. Häufig habe ich die eben ertheilten Vorschriften befolgt und Glück damit gehabt.

Ein Wort über die Quetschungen. — Sie können die Gewebe bloss reizen oder entzünden, oft auch bewirken sie Ecchymosen, die bisweilen so tief liegen, dass man sie nicht wahrnehmen kann und sie häufig erst nach fünf bis sechs Tagen, bald früher, bald später, sichtbar werden. In diesem Falle zeigt sich das tief in die Gewebe ergossene Blut erst nach der stattgefundenen Absorption.

Die Quetschung kann beträchtliche Arterien zerreissen, wodurch diffuse Anevrysmen entstehen; sie kann ferner Blutbeulen (Blutgeschwülste) veranlassen, d. h. eine Anhäufung des Blutes entweder in den Muskelinterstitien oder in dem subaponevrotischen oder subcutanen Zellgewebe oder auch in den Muskeln selbst.

Fast alle Chirurgen wenden die zertheilenden Mittel an, die nach ihrer Meinung die Resorption des ergossenen Blutes befördern; aber in den meisten Fällen besteht ein hoher Grad von Irritation und sogar von Entzündung, welche sich der Zertheilung der Geschwulst entgegenstellen. Es haben daher die genannten Mittel unbedingt den Nachtheil, die beiden erwähnten Zufälle zu steigern, sie sind mithin statt nützlich höchst schädlich. Die gediegene Therapie, diejenige, welche sich befreit hat von den Banden einer blinden Routine und einer mörderischen Empirie, verlangt im Gegentheile, dass man zu den örtlichen Emollientien greife. Die Erfahrung hat diese Prinzipien in meiner Klinik im Pitié-Hospitale bestätigt. Ist jedoch die Phlegmasie verschwunden, so erfordert die Indication den Gebrauch des Kampherspiritus, der Aqua vegeto-mineralis etc. Die Wundinfusa und Decocte, die man so viel gerühmt hat, sind nicht zweckmässig, wenn traumatisches Fieber besteht; die erweichenden Getränke sind ihnen vorzuziehen. Oft gewähren auch die Diuretica den Vortheil, das sogar reichliche Serum in den grossen serösen Höhlen absorbiren zu helfen. Warum sollten sie diese Eigenschaft nicht auch bei der Beseitigung der Blutergüsse entfalten? Ich habe häufig im Pitié-Hospitale nachgewiesen, welche grosse Dienste sie leisten. Blutanschwellungen, die durch die anderen Mittel nur langsam verscheucht werden, verschwinden schnell unter ihrem Einflusse. Wohl zu beachten ist aber, dass sie bei obwaltendem Fieber nicht angewendet werden dürfen und eben so wenig bei schlechter Beschaffenheit des Magens, wenn sie energisch sind. Auch den Aderlass müssen wir noch empfehlen, der trotz unserer physiologischen Kenntniss so wenig in Anwendung kommt. Weiss man denn in der That nicht, dass die Venen viel Aufsaugungsvermögen besitzen und dass je blutleerer sie gemacht werden, desto mehr ihre Absorption gesteigert wird? Wir haben im Pitié-Hospitale voluminöse Blutanschwellungen nach drei oder vier Tagen verschwinden sehen, trotzdem sie vorher Wochenlang in einem und demselben Zustande beharrt hatten. Die Versuche, welche wir über diesen wichtigen therapeutischen Gegenstand unternommen haben, sind um so schlussreicher, als wir oft nur allgemeine Blutentziehungen zu Hülfe riefen.

Wenn die Contusion die Haut von ihrem Zellgewebe abgelöst hat, wenn mit andern Worten die Ansammlung des ergossenen Blutes sich über die Innenfläche der Tegumente erstreckt, so ist die Fluctuation ungemein leicht zu erkennen, die Finger verspüren sie fast unmittelbar, besonders wenn das Corion nicht sehr dick ist; welche Therapie man dann auch anwendet, die Resorption geht im Allgemeinen sehr langsam vor sich. Es lässt sich in der That leicht begreifen, dass da der grösste Theil des Heerdes, der das Liquidum enthält, von einer nur mit geringer Lebensthätigkeit begabten Wand gebildet wird, daselbst die Absorption nur höchst schwierig zu Stande kommen kann. Noch in diesem Augenblicke befindet sich im Pitié-Hospitale ein Mensch mit guter Constitution, der eine heftige Quetschung an der obern äussern und vordern Seite des Unterschenkels erlitten hatte, in Folge deren eine Blutbeule, die ohngefähr ein halbes Glas Blut enthielt, entstanden war. Alle oben angegebenen Mittel wurden indicationsgemäss in Gebrauch gezogen und doch hat sich die Geschwulst seit zwei Monaten nur erst um die Hälfte vermindert. Die sie bedeckende Haut ist von ihrem Zellgewebe in ihrem ganzen Umfange entblösst. Ich könnte noch eine grosse Reihe ähnlicher Fälle vorführen. Die fast rothbraun aussehende Haut hat zum Theil ihre Wärme verloren.

Untersuchen wir nun aber die Frage bezüglich der Eröffnung solcher Blutbeulen (Blutanschwellungen). Die Erfahrung lehrt, dass diese Blutheerde vermöge einer richtig geleiteten Therapie binnen vier, sechs oder fünfzehn Tagen ohngefähr fast immer absorbirt werden. Auf diese Weise bleiben die Kranken vor den Schmerzen eines Einschnittes und einer hässlichen Narbe, die noch ausserdem zerreissen kann, wenn sie sich am untern Drittel des Unterschenkels befindet, bewahrt. Ferner: öffnet man einen breiten Heerd, so kann eine heftige Entzündung ausbrechen und bedenkliche Zufälle veranlassen; auch ist noch schliesslich zu bemerken, dass durch solch eine Oeffnung mehr oder minder reichliche Secretionsstoffe abgehen, wodurch fast immer die Heilung verzögert wird.

Die Fälle, in welchen man die in der Geschwulst enthaltene Flüssigkeit entleeren muss, sind demnach ziemlich selten; es sind diejenigen, wo eine inflammatorische Bewegung sich der Geschwulst bemächtigen will, denn wenn man dann die von uns ertheilte Vorschrift nicht befolgen wollte, so würde sich die Phlegmasie in einem sehr hohen Grade entwickeln und auf die

gesammten Functionen, besonders aber auf den Darmkanal einwirken, wodurch sogar das Leben selbst in Gefahr gebracht
werden möchte. Man hat auch die Haut in einer grossen Strecke
brandig werden nnd den Eiter sich weithin verbreiten sehen.
Man räth noch, die in Rede stehenden Geschwülste zu öffnen,
wenn die Absorption der ergossenen Flüssigkeit schon zwanzig
und noch mehr Tage vergeblich auf sich warten lässt. Dieser
Rath kann jedoch unbeachtet bleiben, wenn die Bluttasche keinen grossen Umfang hat und wenn die Entblössung der Tegumente von ihrem Zellgewebe nicht zu fürchten ist. Nichts desto
weniger verschafft man aber dem Liquidum einen Ausweg, wenn
die Resorption zu langsam von Statten geht. Man öffnet die in
dem Gesichte, am Halse, am untern Drittel des Unterschenkels
und an andern gewöhnlich bloss getragenen Körperstellen befindlichen Blutbeulen nur dann, wenn in ihnen eine inflammatorische Bewegung stattfindet, weil man auf solche Weise —
wir wiederholen es — einer hässlichen Narbenbildung vorbeugt.

In einigen Fällen besteht Gas in der Geschwulst; verursacht
es keine zu starke Excitation, so lässt man es darin, die Absorption beseitigt es zuweilen mit.

Das Blut kann sich sofort und fast ganz in ein voluminöses
Coagulum verwandeln, wonach gemeiniglich sehr bald eine Entzündung einzutreten pflegt. Es muss sogleich entleert werden.
Man verspürt beim Zufühlen einen weichen, schwammigen,
pastenartigen Körper und manchmal in etwas späterer Zeit eine
Art Crepitation, welche entweder durch vorhandene Gase oder
durch kleine sich aneinander reibende verhärtete Blutgerinnsel,
welche vor dem Finger fliehen, entsteht. Zuweilen veranlassen
die letztern auch wohl eine Art Ausgleiten, wie wenn man es
mit Hydatiden zu thun hätte, ähnlich den Birn- oder Melonen-
kernen.

Ich habe Individuen beobachtet, wo das Blutcoagulum nicht
extrahirt worden war und dasselbe allmälig an Volumen abnahm
und häufig ganz verschwand. Allein dies ist nicht immer so der
Fall, das coagulirte Blut kann wenigstens grösstentheils den
inhalirenden Mündungen Widerstand leisten und sich sogar vollkommen organisiren, worauf es dann entweder stationär bleibt

oder sich auch vermehrt, was nicht immer ohne üble Folgen ist.

Ein Kranker im Pitié-Hospitale hatte am mittlern und vordern Theile des Oberschenkels eine Blutbeule. Anfangs bestanden alle Zeichen der Fluctuation, aber als sich allmälig eine ziemlich grosse Menge des ergossenen Blutes absorbirt hatte, gewahrten wir bald ein offenbar bewegliches Coagulum, das an Consistenz zunahm und an Umfang sich um ein Weniges verringerte; es hatte etwa die Grösse eines Taubeneies. Wurde die Tasche, in der es enthalten war, verengert, so ward es unbeweglich. Da das Individuum dadurch keine Schmerzen erlitt und das Glied wie gewöhnlich gebrauchen konnte, so verliess es die Anstalt, kam aber nach ohngefähr einem Jahre wieder zurück und nun hatte sich der Umfang der Geschwulst wohl um das Doppelte vergrössert und war der Sitz von lancinirenden Schmerzen geworden. Wir exstirpirten sie und trafen skirrhöses Gewebe an.

Hat sich einmal die skirrhöse oder carcinomatöse Entartung entwickelt, so kann eine allgemeine Infection stattfinden. Wenn also ein solches Coagulum an Umfang zunimmt, schmerzhaft wird, die gewöhnlichen therapeutischen Mittel den Schmerz nicht verscheuchen und den Krankheitsprozess im Weiterschreiten nicht aufhalten, so muss man es nothwendig entfernen, ehe es sich auf die angegebene Weise entartet, denn wir haben dargethan, dass dies zuweilen der Fall sein kann. Beiläufig bemerken wir noch, dass eine Quetschung, ohne irgend eine Spur auf der Haut zurückzulassen, dennoch heftig in die Tiefe einwirken und den Tod herbeiführen kann.

Ein Mensch von siebenzehn Jahren empfing von einem Pferde einen Fusstritt auf die vordere Seite des Unterleibes und wurde in die Abtheilung von Pelletan im Hôtel-Dieu aufgenommen. Es waren seit dem Zufalle etwa zwei Stunden vergangen. Man bemerkte an den Bauchwandungen weder eine Röthe noch Excoriation oder irgend eine sichtbare Spur von Ecchymose, aber es entfalteten sich die heftigsten Symptome einer Peritonitis, die allen energisch angewandten Kunstmitteln Trotz bot. Am andern Morgen trat der Tod ein.

Autopsie: Die Hautdecken waren nicht ecchymosirt, vom Peritoneum bis zu dem intermuskulären Zellgewebe erstreckte sich eine grosse Ecchymose; das Ileum war an der obern Parthie zerrissen; diese Zerreissung trug alle Zeichen einer frischen Wunde an sich und nahm ohngefähr die Hälfte des im Zickzack getrennten Darmes ein. Alle andern Theile des Intestinaltractus waren gesund. Erguss der Stercoralmassen, heftige und frische Entzündung der Bauchserosa.

Bisweilen ist der verwundende Körper mit einer so grossen Kraft begabt, dass er einen Theil der Weichgebilde, auf die er einwirkt, zu einer Art Brei umwandelt, woneben aber höchst merkwürdiger Weise nicht selten die Haut ihre Organisation beibehält und bloss eine Ecchymose nachweist. Es scheint die Kanonenkugel, fast am Ende ihrer Laufbahn, die Ursache des in Rede stehenden bedenklichen Zustandes zu sein. Der Status praesens muss hier viel zur Aufhellung der Diagnose beitragen. Die Geschwulst bietet eine Art Fluctuation, eine teigähnliche Beschaffenheit dar, sie liefert beim Touchiren das Gefühl eines weichen spongiösen Gewebes. Zu bemerken ist noch, dass alle diese Phänomene gleich nachdem die Verletzung stattgefunden hat, bestehen. Es ist wichtig, sie gehörig zu ermitteln, denn würden sie verkannt, so würde man nicht sofort das Bistouri anwenden; man würde sich nur erst dazu entschliessen, wenn sich schon inflammatorische Symptome eingestellt haben, und ich kenne keine Fälle, wo solche nicht eingetreten wären. Es scheint mir aber gefährlich, sie abzuwarten, weil sie mit grosser Heftigkeit und sehr schnell um sich greifen. Bis auf den heutigen Tag habe ich die Phlegmasie stets heftiger werden sehen, als wenn man im Anfange die ergossenen Flüssigkeiten und die zerquetschten und abgestossenen Weichtheile entfernt hatte.

Schusswunden.

Beschäftigen wir uns mit der (blutigen) Erweiterung dieser Wunden. Sie hat den Zweck, die Kranken theils vor der inflammatorischen Einklemmung sicher zu stellen, theils auch diese Einklemmung selbst zu heben. Im Allgemeinen sind die französischen Wundärzte der Ansicht, die in Rede stehenden Verletzungen müssten, und zwar so früh als möglich, erweitert werden. Manche wollen, dass die Einschnitte sich bis auf den Grund des Wundkanales erstrecken. Die englischen Practiker theilen diese Ansicht nicht. Hunter sagt, er habe bemerkt, dass diese Verletzungen weit schneller heilen, wenn sie von dem Bistouri nicht in Angriff genommen würden; er glaubt, die Erweiterung steigere die Phlegmasie. Diese letztere Meinung scheint mir zum Mindesten übertrieben. Ich habe in der Armee bei sehr vielen Blessirten Schusswunden erweitern und auch wiederum bei einer grossen Menge diese Continuitätslösungen nicht einschneiden sehen, wegen Umständen, die nicht näher bezeichnet zu werden brauchen. Bei beiden waren die Entzündungszufälle in gleicher Weise vorhanden. Sie zeigten sich jedoch minder häufig bei den erstern, woraus ich schliesse, dass wenn es im Felde, was nicht selten der Fall zu sein pflegt, an den nothwendigen Mitteln zur Verhütung oder Unterbrechung der inflammatorischen Einklemmung gebricht, das erweiternde Einschneiden zu Hülfe genommen werden muss; wenn aber dagegen dem Chirurgen die entsprechenden therapeutischen Mittel zu Gebote stehen, so verwerfe ich gewöhnlich diese Operation, denn ich habe durch Thatsachen nachgewiesen, dass sie in Folge der glücklichen Verbindung der Medizin mit der Chirurgie — was ich nicht oft genug wiederholen kann — unterlassen werden muss.

Ich habe in meiner Klinik im Pitié- und im provisorischen Hospitale von Grenier d'Abondance eine sehr bedeutende Anzahl von Individuen vorgeführt, bei welchen ich ohne Hülfe des Messers die entzündliche Einklemmung durch die schon angezeigte Heilmethode, nämlich durch Blutentziehungen und Diät, vermied. Ich füge hinzu, dass sich sehr tiefe Wunden oder sogar solche, die durch den Arm, Vorderarm, Ober- oder Unterschenkel gingen, sehr schnell vernarbt haben, ohne zu eitern. Diese Wunden hatten weder die Gelenke berührt noch waren sie mit Fracturen verbunden gewesen.

Dringt aber eine mehr oder minder enge Continuitätslösung in ein Gelenk, hat sie keine für den Abgang der purulenten Masse günstige Lage, stagnirt der Eiter, bleiben die entzündlichen Zufälle bestehen, steigern sie sich, ist intensives Fieber vorhanden, droht dieses sehr schlimm zu werden, so würde der Kranke fast immer unterliegen, wenn ihm nicht die operative Medizin zu Hülfe käme. Unter solchen Umständen öffnete Larrey das Gelenk in einer grössern Strecke und entleerte dadurch vollständig die Flüssigkeiten. Wenn die örtlichen und allgemeinen Krankheitserscheinungen noch nicht zu sehr überhand genommen hatten, so erlangte er gewöhnlich glänzende Resultate. War die Entzündung gehoben, und hatten sich gutartige Granulationen entwickelt, so näherte er die Gelenkflächen und es bildete sich eine wahre Ankylose. In den sehr seltenen Fällen, wo man ohne Hülfe der eben erwähnten Operation die Heilung erzielte, war die Verheilung der Knochenenden durchgehend zu bemerken.

Manche Practiker warten mit der Erweiterung so lange, bis sich entzündliche Zufälle einstellen, und nehmen sie nun erst vor. Ich glaube, wenn noch keine Eiterabsonderung besteht, so verdienen die absolute Diät und die allgemeinen, je nach der Indication bald entleerenden, bald ableitenden Blutentziehungen den Vorzug. Ich habe hiervon den Beweis im Pitié-Hospitale geliefert. Das nach der Formel vou Serres in Uzès angewendete Unguentum mercuriale möchte in allen Fällen sehr treffliche Dienste leisten.

Die Unterbindung der Gefässe erfordert bisweilen die Erweiterung der Schusswunden; ferner geschieht dies auch, wenn die Continuitätslösung zu enge ist, um die fremden Körper oder Knochensplitter herauszuziehen. Erinnern wir, dass letztere in ziemlich vielen Fällen mit den Weichtheilen verbunden sind, noch Leben haben und mit dem Reste des Knochenkörpers verheilen können. Paré hat schon diese schöne Thatsache beobachtet. Wir haben der Académie royale de medecine ein dahin einschlägiges pathologisch-anatomisches Präparat vorgelegt. Ich denke, dass wenn solche Knochensplitter nicht sehr beweglich sind, sich nicht äusserlich zeigen und keine Zufälle veranlassen, man sie liegen lassen muss, weil man dadurch eine häufig höchst schmerzhafte und nicht immer ungefährliche Operation vermeidet. Uebrigens lässt sich leicht begreifen, dass solche Knochenfragmente zur Consolidation der Fractur sehr vortheilhaft beitragen.

Unternimmt man behufs der Unterbindung eines Gefässes eine Erweiterung, so muss sich der Einschnitt bis zu ihm erstrecken. Ebenso muss er bis auf den zu entfernenden fremden Körper oder Knochensplitter gehen. Soll aber dadurch bloss die beginnende entzündliche Einklemmung verhütet oder bekämpft werden, so schneidet man nur die fibrösen Gewebe, die sie veranlassen, ein.

Wir wollen nun die Regeln angeben, die bei der Erweiterung in den gewöhnlichen Fällen von denjenigen Wundärzten beobachtet werden, welche sie am meisten anempfohlen haben. Zuvörderst muss bemerkt werden, dass die Mehrzahl derselben nur bei Verletzungen am Ober- und Vorderarme, am Ober- und Unterschenkel, sowie an der behaarten Schädelparthie davon Gebrauch macht. Ich habe sie nur den Wundkanal an dem ersten der genannten Gliedmaassen bei Individuen erweitern sehen, bei denen die grossen Brustmuskeln und das darauf befindliche Zellgewebe sehr entwickelt und von der nämlichen Kugel ganz und gar durchdrungen worden war, so dass der Schusskanal sechs Oeffnungen hatte, zwei an der mittleren Parthie des Humerus und zwei an jeder Mammargegend. Die Haut vor dem Brustbeine war verschont geblieben wegen der hier auf der vordern Brustfläche bestehenden Depression. Braucht noch bemerkt zu werden, dass die Wunde anstatt sechs acht Mündungen darbieten kann? Dies geschieht nämlich, wenn sie die ganze Dicke der beiden Arme in Anspruch nimmt.

Man schneidet parallel mit der Achse des Gliedes ein und vermeidet dabei hauptsächlich grössere Nerven und Blutgefässe.

Wenn es der Raum der Continuitätslösung gestattet, so führt man das geknöpfte Bistouri auf dem Zeigefinger, ist die Wunde aber zu eng, auf der Hohlsonde ein. In allen Fällen sei die Klinge des Instrumentes schmal; in den letztern braucht sie nicht mit einem Knopfe versehen zu sein. Man spaltet die Gewebe von innen nach aussen.

Verhindern es keine wichtigen Organe, so schneidet man die Wunde nach der abhängigsten Seite hin ein, um das Ausfliessen des Eiters zu begünstigen; aber der Chirurg übersehe hiebei die Lage nicht, die das Glied während des Heilungsprocesses annehmen und behalten muss. Ich bestehe auf dieser sehr oft vernachlässigten Vorschrift, die freilich nicht immer wegen organischer Eigenthümlichkeiten befolgt werden kann. Man muss die Brücken in den Continuitätslösungen berücksichtigen, denn oft bestehen sie aus Nervenästen oder Arterien, die nothwendig die Vernarbung begünstigen werden. Wollte man dieselben unter solchen Umständen durchschneiden, so würde man die Naturbestrebungen schwächen; handelt es sich jedoch um aponevrotische Streifen, so müssen diese, da sie dem Eiter den Abgang versperren, getrennt werden.

Wird die Einklemmung durch Aponevrosen bewirkt, so macht man entweder einen T-förmigen oder einen kreuz- und manchmal auch wohl einen sternförmigen Einschnitt.

Wenn bereits Einklemmung besteht, so muss das Bistouri einige Linien über den Umfang derselben hinausgeführt werden. Wir bemerken, dass es sich dann hier um eine beginnende und noch nicht sehr umfängliche Entzündung handelt, denn läge eine beträchtliche inflammatorische Einschnürung vor, so müsste man, nachdem sich die Blutentziehungen und die Diät in der von uns angegebenen Anwendungsweise und das Unguentum mercuriale in hoher Dosis fruchtlos gezeigt haben, die Wunde nicht nur erweitern, sondern auch das subaponevrotische Zellgewebe an mehrern Stellen des Gliedes einschneiden. Jeder solcher Einschnitt muss zwei bis drei Zoll entfernt sein.

Man räth einfach zu verbinden und diejenigen Mittel anzuwenden, welche eine unmittelbare Vereinigung der Continuitätslösung verhindern. Man muss sich wohl hüten, in die Wunde Wieken oder Bourdonnets einzulegen, die zwischen jedem Verbande den Abgang der Wundsecrete hemmen würden, deren Zurückhaltung so gefährlich ist. Ferner muss die äusserst schädliche Compression vermieden werden, die durch die Verbandstücke entstehen könnte. Man lege demnach, gerade so wie wenn man einen gutartigen Anthrax eingeschnitten hätte, einige Charpiefäden zwischen die Wundränder, um deren gegenseitigen Contact ohne Hervorrufung einer Irritation zu verhindern. Möchte es nicht gerathener erscheinen, auf dieses letztere Mittel zu verzichten und lieber den Verband ein oder zwei Mal binnen der ersten vier und zwanzig Stunden abzunehmen und nöthigenfalls die frischen Narben, die sich etwa gebildet haben, mittelst einer gerinnten Sonde zu zerstören?

Von den fremden Körpern, welche die Wunden theils vor theils nach der Vernarbung compliciren.

Diese fremden Körper sind hauptsächlich ihrer Form, Grösse und Beschaffenheit nach verschieden. In dieser Beziehung gehören sie eigentlich mehr dem Bereiche der äussern Pathologie an. Sie sind Schrotkörner von verschiedenen Nummern, runde, zackige, längliche, gefurchte Flintenkugeln, gehacktes Blei, sehr kleine Kanonenkugeln, Granaten, Stücke von Bomben, von Haubitzkugeln, vom Propfe oder Ladestocke des Schiessgewehres, von den Kleidern, Geldstücke, welche durch die Wurfkraft des Geschosses in unsere Gewebe eingeführt worden sind. Ferner können darin Kieselsteine, Nägel, Stücken Eisen, Glas, Holz, Dornen, Fragmente von Florets, Degen, Messerklingen, Pulverkörner u. s. w. u. s. w. befindlich sein. Wenn die Kugeln auf Knochen stossen, so platten sie sich in manchen Fällen beim Anprallen auf diese ab und verursachen oft gar keine Trennung des Zusammenhanges an diesen. Ich habe Thatsachen dieser Art am Schädel, an der Fossa iliaca externa, am Humerus beobachtet; man hat sie aber auch noch an andern Stellen sich ereignen sehen.

Ein Kranker hatte an der obern und äussern Parthie des Schenkels eine Flintenkugel erhalten. Die Wunde vernarbte. Später entwickelten sich Zufälle. Ich unternahm die Ausziehung des fremden Körpers. Er war fast ganz abgeplattet. Das Glied hatte keine Fractur erlitten. Ein grosser Abscess, welcher den Knochen weithin blossgelegt hatte, wurde geöffnet; ich drang mit meinem Zeigefinger in den Eiterheerd ein und erkannte keine Knochenrauhheiten. Ich könnte noch mehrere solcher Fälle mittheilen.

Manchmal schlägt die Kugel auf den Kamm eines Knochens

auf, z. B. auf den vordern Rand des Schienbeines, und theilt sich
dann in zwei beinahe gleiche Hälften. Unter solchen Umständen
wird der Knochen nicht zerbrochen. Es ist bloss eine oberflächliche Wunde vorhanden.

Einem Soldaten mit einer Schusswunde an der Crista tibiae
war auch eine Kugel in den Unterleib gedrungen und er wurde
sterbend in das Pitié-Hospital gebracht. Die Autopsie ergab,
dass der Schusskörper in dem Bauchfelle war, das Ileum und
die Arteria mesenterica inferior geöffnet hatte. Es bestand ein
Erguss von Koth und Blut, eine leichte Peritonitis. Am Unterschenkel fanden wir den Knochen etwas verschoben, die Hälfte
einer Kugel in dem Zwischenknochenraume, die andere Hälfte
an der hintern Parthie der Innenfläche des Schienbeines. In der
Haut war bloss eine einzige Oeffnung vorhanden, von der zwei
Kanäle nach den beiden fremden Körpern hingingen. Dupuytren hat einen ähnlichen Fall im Hôtel-Dieu vorgezeigt.

Bisweilen gehen sogar die Kugeln durch die langen Knochen durch, ohne sie zu zerbrechen, wie die pathologische Anatomie dargethan hat. Man hat behauptet, dann beständen keine
Splitter. Diesen Punct möchte nur allein die Autopsie entscheiden können, denn bekanntlich werden diese Splitter bisweilen
absorbirt oder von Callus eingeschlossen. Oft kapseln sie sich
in den Geweben ein, wo sie dann, ohne irgendwie Zufälle zu
erregen, liegen bleiben können und ohne dass man meistens bei
Lebzeiten des Individuums im Stande wäre, ihre Existenz zu ermitteln.

Der durch das Pulver fortgeschleuderte Schusskörper
nimmt in manchen Fällen eine Portion eines langen und selbst
flachen Knochens mit fort, ohne eine Fractur zu veranlassen.
Boyer theilte in seinen Vorlesungen über Chirurgie die Geschichte eines Uhrmachers mit, welcher in der Revolution
eine Wunde erhielt, wobei ein Stück von der Tibia abgerissen
worden war, ohne dass letztere eine Fractur erlitten hatte. Ich
habe Individuen gesehen, bei welchen die äussere Tafel des
Stirnbeines durch eine Kugel in einer ziemlich grossen Strecke
zerstört worden war, während die innere sich unversehrt erhalten hatte. Mir sind ferner Fälle vorgekommen, wo die letztere

nach innen geschoben worden war und einen sehr merklichen Vorsprung bildete. Man erkannte keine Continuitätslösung daselbst. Oft werden die flachen Knochen sternförmig zerbrochen.

Die in Rede stehenden Schusskörper können sich auch zwischen die Knochen legen; sie werden daselbst bisweilen so fest gehalten, dass sie nur mit grosser Mühe auszuziehen sind. Ravaton theilt einen Fall von einem Soldaten mit, bei dem ein Bombenstück zwischen das Schien- und Wadenbein eingedrungen war und erst nach einer halbstündigen Bemühung entfernt zu werden vermochte.

Wenn eine durch eine Kugel bewirkte Wunde bloss eine Mündung hat, so ist es nicht ausgemacht, dass der fremde Körper in dem Organismus zurückgeblieben sei; bisweilen wird er durch die Muskelthätigkeit ausgetrieben. Sein Heraustreten kann durch die Schiefheit der Continuitätslösung, durch eine günstige Lage und durch Tractionen, welche man an den in Form eines umgestülpten Handschuhfingers mit eingeführten Kleidungsstücken macht, befördert werden. Schon Paré hat diese Thatsache beobachtet.

Man brachte in das Hôtel-Dieu einen Militär, der eine Wunde an der äussern und vordern Gegend des Unterschenkels hatte. Als man dem Menschen die Kamasche abziehen wollte, bemerkte man, dass sie an der Stelle, wo die Wunde war, festhielt, und sah nun, dass sie durch eine Kugel in die Weichtheile eingekeilt worden war. In Fällen dieser Art ist entweder der Stoff des Kleidungsstückes zerrissen oder ganz geblieben. Man machte leichte Tractionen und sehr bald kam mit dem Stücke der Kamasche auch der Schusskörper heraus. Dupuytren zog aus dem Unterleibe eines Soldaten eine Kugel heraus, welche ein Stück Hemd vor sich hergetrieben und mit eingeführt hatte, ohne es zu zerreissen. Bei einem Individuum blieb, als ich eine solche Art Handschuhfinger extrahirte, die Kugel in dem Bauche zurück, weil sie das Zeug zerrissen hatte. Es trat eine allen Mitteln trotzende Peritonitis und dieser zufolge der Tod ein. Die Kugel wurde in dem Peritoneum vorgefunden. Es giebt demnach Fälle, wo, wie schon gesagt, das Zeug entweder zerrissen oder ganz geblieben ist.

Hat eine Wunde zwei Mündungen, so liegt es klar am Tage, dass die Kugel aus dem Körper wieder herausgekommen ist, aber man hat doch keine völlige Gewissheit, ob nicht noch ein anderer Schussgegenstand in der Wunde befindlich ist. Schuhmacher (Schoumaker) theilt die Beobachtung eines Militärs mit, dessen Schenkel von einem Flintenschuss durchdrungen worden war. Fünfzehn Tage nach der Vernarbung der Continuitätslösung entwickelten sich entzündliche Erscheinungen, es trat ein Abscess ein, durch dessen Eröffnung eine zweite Kugel herausgeschafft wurde, die von Eisen war. Ledran und J. L. Petit führen ähnliche Fälle an.

Wenn die Kugeln durch unsere Gewebe hindurchgehen, so können sie durch die Knochen, Sehnen, Aponevrosen und sogar durch die Muskeln u. s. w. in eine andere Richtung verschlagen werden. Ich habe mehrmals die Wunde an der untern Parthie des Schenkels sich befinden und später durch den Schusskörper eine Entzündung an der obern Gegend dieses Gliedes, wo er vorgefunden ward, eintreten sehen. Percy erzählt einen Fall, wo die Kugel in die rechte Schläfe eingedrungen war, das Stirnbein umlief und sich auf der andern Seite von den Weichtheilen losmachte. Lautey hat ein Individuum beobachtet, bei dem eine Kugel rechts in den Panniculus adiposus der Abdominalwandungen eingedrungen war, durch die Muskeln eine andere Richtung erhalten hatte und links wieder herausgekommen war, ohne das Bauchfell zu verletzen. Percy erzählt, dem Prinzen von Rohan sei nahe am Knie eine Kugel eingedrungen, die an der Spina anterior superior ossis ilei viele Schmerzen verursachte und hier eine Entzündung hervorrief. Nachdem man einen Einschnitt gemacht hatte, fand man den fremden Körper vor. Ein junger Mensch wurde in einem Duell von einer Kugel getroffen, die hinter dem grossen Trochanter eindrang. Dubois zog sie an der Hinterbacke der andern Seite heraus. Es trat kein Zufall ein. Beim Drücken auf die Hautdecken der Kreuzgegend verursachte man viele Schmerzen; man fühlte eine Anschwellung, welche den Gang, den der fremde Körper genommen hatte, anzeigte. Nichts ist gewöhnlicher als Kugeln anzutreffen, welche in einer grössern oder geringern Strecke das Knochengerüst der Brust umlaufen haben. Die Form der Seiten - und hintern Wandungen des Thorax, sowie die Gegenwart der Rippen erklären das häufige Vorkommen dieses Phänomens.

Die Schrotkörner von verschiedenen Nummern zeigen dieselben Abweichungen (Richtungsveränderungen) wie die Kugeln. Sie kapseln sich sehr leicht in die Gewebe ein. Sie können darin fast immer bis an das Lebensende unbeweglich liegen bleiben. Selten verursachen sie eine solche Entzündung, die im Stande wäre ihre Gegenwart zu offenbaren. In manchen Fällen gehen sie, wenn sie sich noch nicht lange im Körper befinden, weit in den Geweben fort. Nur schwer dringen sie in die Gefässe, deren Wandungen durch Blut ausgedehnt sind. Ich könnte ziemlich viele Thatsachen anführen, die das eben Gesagte unterstützen; ich will hier jedoch nur zwei höchst merkwürdige Fälle folgen lassen.

Die Frau eines Restaurateurs in Pantin erhielt in dem Augenblicke, als sie ihm Geld wiedergeben wollte, von einem Chasseur einen Flintenschuss an der obern vordern und innern Parthie des Oberschenkels. Das Feuergewehr war mit Schrot No. 7 geladen gewesen. Ich wurde sofort gerufen. Es bestand eine Wunde mit beträchtlichem Substanzverlust. Die Schenkelarterie, Vene und Nerven lagen unterhalb des Ligamentum Fallopii ohngefähr in einer Strecke von zwei Zoll völlig bloss und bildeten in der Mitte der Continuitätslösung eine sehr beträchtliche Erhabenheit. Wenn man das Glied in verschiedenen Richtungen bewegte, sah man sogar den leeren Raum hinter ihnen. Ich untersuchte besonders die Arterie mit der strengsten Sorgfalt, vermochte aber an ihrer äussern Membran sowie an der Vene und an dem neben verlaufenden Nervenstamm keine Verletzung zu bemerken. Ich verhehlte jedoch der Familie meine Besorgnisse nicht und liess zwei Assistenten bei der Kranken. Ich behandelte die Verletzung mit den gewöhnlichen Mitteln; ihre Tiefe betrug etwa einen Zoll. Die Entzündung war mässig. Ich entfernte viele an der Wundfläche frei liegende und einige nur wenig festsitzende Schrotkörner; es stiessen sich ziemlich oberflächliche Schorfe ab und nahmen noch einige solcher Körner mit fort; dann entwickelte sich eine gutartige Granulation, die sehr bald die Basis einer Narbe bildete, welche, von der Peripherie nach dem Centrum vorschreitend, die Wundränder besonders einander näher brachte. Nach zwei Monaten war sie vollständig zu Stande gekommen. Sie bedeckte völlig die Nerven und Blutgefässe des Schenkels. Das Glied konnte seine Functionen wieder ganz leicht versehen. Die Vene und Arterie waren nicht obliterirt worden. Lange Zeit nach der Heilung sah ich die Kranke wieder und überzeugte mich, dass keinerlei Zufall bestand.

Ein Chasseur hatte das Unglück, dass beim Besteigen eines Baumes sein Gewehr losging und er einen Schuss mit Schrot No. 5 in die rechte Achselhöhle erhielt. Der Plexus brachialis war theilweise blossgelegt, ebenso die Achselgefässe, wovon man sich leicht durch Gesicht und Gefühl überzeugen konnte. Der Ladepfropf des Gewehrs befand sich in der Wunde, deren Mündung über und hinter dem Kopfe des Humerus lag. Dieser Knochen und das Schulter-Armgelenk schienen verschont geblieben zu sein. Einige Schrotkörner wurden unmittelbar nachher herausgezogen, mehrere andere schaffte die Eiterung heraus. Die Bewegungsfähigkeit der Extremität an der kranken Seite war vollständig aufgehoben (paralysirt); es bestand Gefühllosigkeit in einem grossen Umfange und unvollständig nach oben, wo auch Substanzverlust zu bemerken war. Gewöhnliche Behandlung; leichte Entzündung; Abfall der Schorfe. Es ward kein Schrot weder in noch auf der Wunde mehr gefunden. Allmälig kehrten die Myotilität und Empfindung wieder zurück. Die Heilung der Wunde war nach Verlauf von fünf Monaten beendet. Die Gefässe hatten fortwährend ihre Functionen erfüllt. Nur schwierig konnte der Kranke den Arm bewegen; er musste Schwefelbäder gebrauchen und erst nach drei Jahren verlor sich dieses Uebel vollständig.

Die Kugeln berühren bisweilen theilweise den Umfang der Arterien, ohne, wenigstens bemerkbar, deren Wandungen zu verletzen und ohne ihre Functionen weder zu beeinträchtigen, noch zu verändern oder zu unterbrechen. Allein es kommen doch auch Fälle vor, wo die Arterienhäute sich entzünden und dadurch fähig werden zu bersten oder später sich zu erweitern. Ich habe sogar Personen angetroffen, bei welchen in einer grössern oder geringern Strecke die Membranen der Schlagadern durch den verwundenden Körper in Schorfe verwandelt worden waren. Fielen nach einigen Tagen diese Schorfe nicht ab, so traten heftige Blutungen ein, in Folge deren die Kranken oft zu Grunde gingen.

Die Kugeln können sich auch in den Geweben einkapseln und daselbst unbeweglich liegen bleiben. Manchmal gehen sie aber auch nach einiger Zeit der Ruhe weiter fort. So habe ich welche von der obern Parthie des Armes, des Schenkels und Unterschenkels bis nach dem untern Theile dieser Gliedmaassen herabsteigen sehen. Dasselbe findet auch zuweilen längs der Brust- und Bauchwandungen statt. Bei manchen Personen veranlassen die Kugeln, nachdem sie an einem Orte sehr lange, ohne irgend einen Zufall zu bedingen, liegen geblieben sind, auf einmal einen Abscess, in dessen Grunde man sie dann nach der Eröffnung desselben vorfindet. Bei der Einübung der Operationen an Leichen traf ich in den Geweben Kugeln an, die in Kysten eingeschlossen waren, deren Innenfläche ein seröses Ansehen hatte. Sie schienen kein entzündliches Phänomen veranlasst zu haben. Nicht selten sieht man sie wie die Knochensplitter oft unversiegbare Fisteln erzeugen; manchmal schliessen und öffnen sich auch die Fistelgänge abwechselnd nach längerer oder kürzerer Zeit.

Ravaton und Bagieu extrahirten neun bis zwölf Unzen schwere (biscaische) Kugeln, welche lange Zeit im Körper gesessen und vielerlei Zufälle erregt hatten.

Man sagt, die Kugeln können in der Hand-, in der Fusswurzel, zwischen den Knochen des Metatarsus und Metacarpus eingekapselt liegen bleiben und es wäre die Vernarbung der Wunde möglich. Desport unternahm mit Erfolg das Herausziehen einer Kugel, die zwischen der Kniescheibe und dem Oberschenkel lag und durch die hintere Parthie des Gelenkes eingedrungen war. Morand, Thomassin sind in ähnlichen Fällen ebenfalls glücklich gewesen. Sie zogen ein Haarseil in Gebrauch.

Ich habe bei einem Kranken im Pitié-Hospitale ein Stück eines zerplatzten Zündhütchens, das mehrere Monate liegen geblieben war und im Munde eine Hervorragung gebildet hatte, entfernt. Man hat fremde Körper durch das Gaumengewölbe, den Sinus maxillaris hindurchgehen und in dem Zellgewebe in der Nähe des Ohres liegen bleiben sehen, wo sie entweder sogleich oder fünf, sechs Monate nachher Entzündungen und Abscesse hervorriefen, deren Eröffnung ihre Entfernung ermöglichte. Percy theilt Fälle mit, in welchen stechende Werkzeuge in die Schädelknochen eingedrungen waren. Courgeolles spricht von einem Holzstücke, das nahe am Foramen supraorbitale in den Knochen gedrungen und vierzehn Jahre liegen geblieben war. Es hatte eine warzenförmige Excrescenz gebildet, die abwechselnd verschwand und wiederkehrte. Morand und Larrey haben Kugeln Monate lang zwischen dem Schädel und der Dura mater verweilen sehen. Der letztgenannte Autor fand Stücken Ladestöcke in dem Gehirne, die keinen sofortigen Tod verursacht hatten. Zedleg erzählt, dass eine Kugel achtzehn Monate lang in dem Stirnbeine oberhalb der Orbita gelegen hatte, ohne irgend einen Zufall zu erregen, bis endlich eine lethal ausgehende Apoplexie hinzutrat. Majault heilte ein Individuum, das vier Monate lang eine Kugel im Gehirne gehabt hatte. Solingen zog mit Erfolg eine Degenspitze an dem grossen Augenwinkel aus dem Gehirne heraus.

Die Erfahrung hat gelehrt, dass die Entfernung dieser fremden Körper aus dem Innern des Schädels fast immer schlimm ausgeht. Sehr oft werden die Extractionsversuche von epileptischen Erscheinungen begleitet, die eine Einstellung des Verfahrens nothwendig machen.

In der Praxis hat man häufig Gelegenheit, ganze oder Stücke von Nadeln in den Geweben anzutreffen, besonders bei Schneidern, Näherinnen und Wäscherinnen. In den meisten Fällen entsteht darnach eigentlich keine Entzündung, sondern eine leichte Reizung in der Umgegend des fremden Körpers und der Kranke hat nur beim Drucke eine mässige Empfindung. Im Allgemeinen vernarbt die Wunde schnell.

Es ist nicht immer leicht zu erfahren, ob der fremde Körper

theilweise oder ganz zurückgeblieben ist. Im erstern Falle sucht ihn der Wundarzt wenn möglich durch den etwa bewirkten Substanzverlust und nimmt das Zufühlen an den Weichtheilen zu Hülfe; wird er nicht bemerkt, so drücke man auf ihn, wodurch ein ziemlich heftiger Schmerz entsteht, der zur Ermittelung seiner Gegenwart viel beiträgt, denn es ist äusserst selten, dass man bei dem nunmehrigen Einschneiden den Metallstift nicht vorfindet. Die Nadel bleibt selten an dem Orte liegen, an welchem sie eingedrungen ist; gewöhnlich geht sie weiter fort und macht dem Kranken fast immer lange Zeit viel zu schaffen. Wenn wir von den in die Verdauungswege eingeführten fremden Körpern handeln, werden wir in dieser Beziehung höchst merkwürdige Thatsachen mittheilen.

Wenn man die Nadel in den Geweben nicht verspürt, beim Drücken darauf keine Stelle antrifft, die mehr als die übrigen schmerzhaft ist, so stehe man von operativen Eingriffen ab. Im entgegengesetzten Falle aber schneide man hinreichend weit ein, so dass die Finger oder Pinzette, wobei die für Nasenpolypen am zweckmässigsten erscheint, ohne grosse Mühe eingebracht werden können.

Als ein Mann einen Getreidesack, um ihn auf den Wagen zu schaffen, sich vorn auf die Brust legte, stiess er sich zwei in der Weste steckende Nadeln in die rechte Brustdrüse, die dicht auf der Haut abbrachen. Man schnitt so weit ein, dass man die Fragmente ausziehen konnte, wobei der Operateur grosse Schwierigkeiten zu überwinden und fünf und zwanzig Minuten Zeit nöthig hatte.

Wir brauchen wohl nicht zu bemerken, dass man beim Einschneiden die grössern Nerven und Gefässe, sowie die Sehnen, Gelenke u. dergl. zu schonen habe. Man suche die Muskeln quer zu trennen.

Wenn den Stecknadeln der Kopf fehlt, so wirken sie gerade sowie die Nadeln in unsern Geweben ein. Anstatt zu zerbrechen, verbiegen sie sich. Ich habe derlei fremde Körper oft aus der Dicke der Hohlhand entfernt, bin aber immer dabei so glücklich gewesen, keine hier liegenden wichtigen Gebilde zu verletzen. Hier ist ganz besonders eine genaue anatomische Kenntniss nöthig.

Die Individuen, welche sich mit Ackerbau beschäftigen, stossen sich öfter Dornen in die Finger und besonders unter die Nägel, eben sowohl auch in die Füsse. Gewöhnlich brechen solche fremde Körper dicht auf der Haut oder in den Weichtheilen ab. Sind sie von grünem Holze, so werden sie meisthin von der Pinzette, die man zu ihrer Extraction gebraucht, zerrissen, man müsste sie denn in einem gewissen Umfange damit fassen können. Dadurch entstehen dann noch grössere Schwierigkeiten. Es ist daher unter solchen Umständen nothwendig, so breit einzuschneiden, dass der eben erwähnte Uebelstand vermieden wird. Befindet sich der fremde Körper unter dem Nagel, so wird der Einschnitt sehr schmerzhaft, der Nagel ist sehr hinderlich und wird nicht immer zu schonen sein, wenn man der Continuitätslösung die erforderliche Richtung geben will.

Liegt der Dorn unmittelbar unter dem Nagel, so entfernt man die ganze Dicke des letztern, indem man ihn mit einem Bistouri oder auch mit einem Stücke Glas u. dergl. so lange abschabt, bis man auf den fremden Körper gelangt ist, den man hinreichend weit blosslegt, ihn dann erfasst und nun leicht ausziehen kann.

Befindet sich aber der Dorn tiefer, liegen mit andern Worten zwischen ihm und dem Nagel Weichtheile, so schabe man zuvörderst den Nagel ab; sobald man aber auf das Fleisch gekommen ist, so mache man bis auf den fremden Körper und parallel mit dessen Achse einen Einschnitt, worauf die Extraction ohne weitere Mühe zu bewerkstelligen sein wird. Noch ist zu bemerken, dass der Nagel in allen Fällen so kurz als möglich vorher abgeschnitten werden muss.

Wenn quetschende Körper heftig auf den Nagel eingewirkt haben, so sammelt sich oft Blut, Serum, Eiter unter ihm an. Die beiden erstern Flüssigkeiten werden nicht immer gänzlich absorbirt, sie können fest werden und an der Innenfläche des Nagels einen mehr oder minder runden fremden Körper bilden, der durch den Druck der Fussbekleidung bedeutende das Gehen behindernde Schmerzen verursacht. Im Allgemeinen ist der

Nagel dünn und an dem Orte, wo der fremde Körper liegt, etwas erhaben und in der Farbe verändert, bald gelb, bald braun, blau, perlenmutterweiss. Legt man ihn nach den eben angegebenen Prinzipien bloss, so verursacht man kaum Schmerzen und nimmt die Ursache des Uebels leicht hinweg. Der Dr. Fournier, der die Füsse beim Rückzuge von Moskau erfroren hatte, lieferte uns den Beweis von der Wirksamkeit des oben erwähnten Verfahrens. Er hatte eine linsengrosse Concretion unter dem Nagel der einen grossen Zehe.

Was die vom Nagel bedeckten purulenten Materien betrifft, so entleert man sie durch Verdünnung und Zerstörung des Nagels.

Bisweilen dringen Holzsplitter in die Weichtheile. Sind sie etwas voluminös, so ist ihr Vorhandensein gewöhnlich leicht zu constatiren; sind sie klein und von länglicher Gestalt, so sucht man sie wie wenn es sich um eine Nadel handelte und extrahirt sie auf die angegebene Weise. Bei der Explosion der Pulverfabrik von Ivry wurde ein Kranker, der ausserdem sehr grosse und tiefe Verbrennungen erlitten hatte, in das Pitié-Hospital aufgenommen; die bedeutende Anschwellung des Gesichtes verhinderte uns, einen ziemlich starken Holzsplitter in der Fossa canina wahrzunehmen; als sich aber jene Anschwellung verloren hatte, bemerkten wir das eine Ende dieses fremden Körpers, das über der Haut hervorragte, ergriffen es mit der Sectionspinzette und entfernten es mit Hülfe weniger Tractionen. — Ein Bauer pflückte Kirschen ab, da brach der Zweig, auf dem er sass, und er fiel auf einen in den Boden gepflanzten Pfahl, wodurch er sich den Schenkel verwundete. Dieser Pfahl war in einer Länge von vier Zoll an der hintern und äussern Seite des Gliedes eingedrungen und acht Linien tief unter der Haut abgebrochen. Man überzeugte sich hiervon mittelst einer Hohlsonde. Uebrigens war der genannte Körper fast parallel mit der Achse des Schenkels weiter fortgegangen und wurde in den Weichtheilen wahrgenommen. Ich legte sein unteres Ende bloss, zog stark daran und erwirkte einen vollständigen Erfolg.

Wir brauchen wohl die Umstände nicht anzuzeigen, unter welchen Glasstücke in die Gewebe dringen; die dadurch bewirkten Wunden sind fast immer ziemlich breit. Ein umsichtiger Chirurg wird gewöhnlich leicht das Vorhandensein solcher fremden Körper ermitteln und die Kranken davon befreien. Oft aber werden die nothwendigen Erforschungsmittel unbenützt gelassen. Uebrigens wird die Verletzung in der entsprechenden Weise behandelt. Bisweilen gelingt sogar die unmittelbare Vereinigung, manchmal hat aber eine mehr oder minder langsame Vernarbung statt oder es bildet sich wohl auch eine Fistel. Man hat sich grosse Mühe gegeben zu erklären, warum die in den Weichtheilen verbleibenden Stücke Glas, Messer-, Scheerenklingen u. s. w. daselbst nicht immer eine Reizung, eine Entzündung veranlassen, die nicht nur die Narbenbildung verhindern, sondern auch eine Eiteransammlung bedingen würden. Alles, was hierüber gesagt worden, gehört in das Gebiet der flüchtigen Hypothesen, bei denen wir uns nicht aufhalten wollen; uns genügt es, die von der Erfahrung bestätigten unbestreitbaren Thatsachen angeführt zu haben.

Noch wollen wir erinnern, dass die im Körper befindlichen Stücke Glas oder schneidender Instrumente in der Regel weit eher und häufiger als andere fremde Körper Zufälle hervorrufen. Es ist wohl leicht einzusehen, dass der geringste Druck auf die schneidenden Ränder oder spitzigen Puncte sofort heftige Schmerzen erzeugt und dass die Functionen des verletzten Theils nur schwierig und meistens höchst schmerzhaft von Statten gehen. Es giebt, glaube ich, nur wenig Practiker, die nicht schon einmal aus der Hohlhand oder dem untern Ende des Vorderarmes Stücke von einem Glase oder einer Flasche, die da in verschiedener Länge eingestossen worden waren, herausgezogen haben. Mir sind Personen zu Gesichte gekommen, welche derlei Fragmente mehrere Jahre, ohne dass sich irgendwo eine Entzündung oder ein Abscess gebildet hätte, mit sich herumgetragen haben.

Die fremden Körper, welche mit dem Unterleibe in Berührung treten, können entweder bloss bis in die Dicke der Wandungen dieser Höhle gelangen oder auch in das Bauchfell dringen und je nach der Verletzung der grossen Blutgefässe oder Gedärme verschiedene Zufälle hervorrufen. In dem ersten Falle muss man diese fremden Körper gleich nach ihrer Ermittelung entfernen und, um so viel als möglich einer consecutiven Hernie vorzubeugen, nur in einem geringen Umfange einschneiden. Man handhabe die zum Herausziehen der Kugeln bestimmten Instrumente mit der grössten Umsicht, *damit die hinter ihnen gelegenen Gewebe nicht zerrissen* und dem Schusskörper keine Gelegenheit zum Tiefereinsinken gegeben werde. Theden erwähnt einen Wundarzt, dem dieses Unglück begegnete.

Sitzt der fremde Körper in der Peritonealhöhle, so entsteht die Frage, wie der Practiker zu verfahren habe. Im Allgemeinen ist man der Ansicht, es dürfe keine Operation versucht werden. Offenbar wird eine solche nicht zulässig sein, wenn eine Verletzung der Eingeweide oder grossen Gefässe besteht. Allein diese Eingeweide und Gefässe sind nicht immer verletzt. Velpeau behauptet, dass die Verletzungen, die er (der fremde Körper) verursacht hat, und nicht seine Gegenwart Gefahren brächten. Nach dieser Behauptung ist somit eine im Bauchfelle befindliche Kugel an sich nicht gefährlich. Jeder Commentar hierzu möchte unnütz sein, denn diese Behauptung ist mehr als aussergewöhnlich. Dieser Schriftsteller fügt noch hinzu, dass die Bleikugeln, dass Rehschrot (Rehposten) sich in den Geweben einkapselten und daselbst oft sehr lange liegen blieben, ohne im eigentlichen *Sinne die Functionen dieser Gewebe zu verändern.* Als ob in der hier in Rede stehenden Beziehung kein Unterschied zwischen den Weichtheilen der Brust oder des Unterleibes und dem Bauchfelle bestände! Man verspürt hierbei zum Mindesten so etwas von der *Physiologie des elften Jahrhunderts.* Ich kenne keinen einzigen Fall, in welchem ein in dem Bauchfelle verbliebener Schusskörper nicht den Tod zur Folge gehabt hätte, ich bin daher der Meinung, dass in dem Falle, wo es möglich ist sich zu überzeugen, dass er mit dem Zeuge, welches er in den Schusskanal mit hineingezogen hat, nicht herausgeschafft worden ist, noch keine schlimmen Zufälle verursacht hat und erst seit kurzer Zeit darin verweilt, man die Abdominalwandung vielleicht spalten müsste, um ihn aufzusuchen und dann zu extrahiren. Zweifelsohne ist diese Operation eine sehr gewagte; aber muss der Kranke nicht

unbedingt sterben, wenn sie nicht unternommen wird? Man hat
viele Soldaten wieder herstellen sehen, bei welchen die vordere
und Seitenwand des Bauches durch und durch schief getrennt
worden und trotzdem dass der grösste Theil des Darmkanales aus
dem Unterleibe getreten und längere Zeit mit der Luft und den
Kleidern u. s. w. in Berührung geblieben war. Die hier statt-
gehabte Reizung kann mit der verglichen werden, welche die
Operation und die Kugeln erzeugen dürften. Gewiss wird man
uns einwenden, dass es schwierig und selbst unmöglich sei, die
durch die Verletzung der Eingeweide bewirkten Krankheitserscheinungen von denen zu unterscheiden, welche, falls solche
nicht vorhanden, durch die Gegenwart des fremden Körpers
hervorgebracht werden. Darauf erwiedere ich, dass ein solcher
Unterschied oft vorhanden ist und dass in Fällen, wo er nicht
sehr wahrgenommen werden kann, man vielleicht auch bei vorhandenen Zweifeln operiren könnte, denn, ich wiederhole es,
ohne die Operation geht die Verletzung unbedingt lethal aus.
Ich hoffe, dass die Militärchirurgie, welche sich bereits so
grosse Verdienste um die Wissenschaft und Menschheit erworben hat und welche so oft von der Unerfahrenheit angegriffen
worden ist, die eben-erwähnten Ideen practisch ausführen möge
und glaube, dass sie einst von der Erfahrung ihre Bestätigung
erhalten wird.

Noch wollen wir erinnern, dass Larrey Militärpersonen
beobachtet hat, bei denen die Blase, das Becken und der Mastdarm durchschossen worden waren und die von diesen Verletzungen dennoch geheilt wurden.

Desport, Terrin und einige andere Chirurgen haben
zwischen den Rippen Kugeln angetroffen und herausgezogen,
die entweder bis zu den Lungen gekommen und daselbst liegen
geblieben oder auch gar nicht bis in das Innere der Brusthöhle
eingedrungen waren. Gérard erzählt einen Fall, wo bei einer
Person eine Messerklinge an der Rippe eingedrungen war und
in dem Thorax eine grössere Hervorragung als äusserlich bildete. Broussais hat eine Kugel vorgezeigt, die fünfzehn bis
zwanzig Jahre in den Lungen gelegen hatte, ohne dass sie daselbst vermuthet worden war. Cayol theilt einen ähnlichen

Fall mit; das Vorhandensein des fremden Körpers wurde durch die Section constatirt. Thomassin traf eine Kugel in der Brust an, die hier drei Monate lang gelegen hatte; der Kranke starb an einer andern Verletzung. Piorry und ich haben einen jungen Menschen behandelt, dem bei einem Duelle eine Kugel in den Arm geschossen wurde und ihre Richtung längs der obern Parthie dieses Gliedes und der vordern und innern Gegend des Scapulo-Humeralgelenkes genommen hatte. Ein sanft in den Wundkanal eingeführter weiblicher Katheter gelangte bis auf die Brustwandungen ungefähr vier Zoll unterhalb des Schlüsselbeines. Das Individuum spie kein Blut aus, obschon Symptome einer Lungenverletzung bestanden. Ich füge noch hinzu, dass alle Zeichen eines sehr beträchtlichen Ergusses in den Thorax sich von Seiten der Verletzung einstellten. Da der Kranke robust war, so bestanden wir sehr auf dem Aderlass am Arme. Nach einigen Tagen war die ergossene Flüssigkeit vollständig verschwunden und der Kranke heilte, nachdem wir die eingetretenen Blutungen aus der Wunde durch Verstopfung der äussern Mündung des Wundkanales gehemmt hatten. Ich habe dieses letztere merkwürdige Factum schon in meiner Clinique chirurgicale etc. in dem Kapitel: Ueber das primitive falsche Anevrysma, und auch in diesem Werke S. 188 erwähnt. Wir haben den Verwundeten mehrmals und längere Zeit nach seiner Genesung gesehen und die Heilung vollständig anhaltend gefunden. Es würde somit unnöthig zu bemerken sein, dass die Respiration ganz frei geworden und geblieben ist. Ist der fremde Körper wirklich in dem Thorax geblieben? Die von Piorry und mir beobachteten Krankheitserscheinungen geben hierüber keine Gewissheit.

In dem Werke von Larrey liest man die Krankengeschichte eines Individuums, bei dem eine sechs Drachmen schwere Kugel zwischen der neunten und achten Rippe eingedrungen war, zu deren Ausziehung man sich eines stumpfspitzigen Bistouri bedienen musste, womit man an der letztern Rippe bis zwei Linien von ihrem untern Rande einen Ausschnitt machte. Der Kranke bog den Rumpf mit Ungestüm, zerbrach diese Rippe vollständig und es ward die Intercostalarterie geöffnet. Die dadurch entstandene Blutung wurde nur mit grosser Mühe durch Anwendung der Desault'schen Methode gehemmt. Die Fractur der Knochen erleichtert gewöhnlich das Herausziehen der Kugel. In manchen Fällen muss man gleichzeitig auch mehr oder weniger grosse Knochensplitter mit entfernen. Die in den Intercostalräumen befindlichen Kugeln erfordern nicht immer zu ihrer Entfernung einen operativen Eingriff in die Rippen. Larrey erzählt einen höchst merkwürdigen Fall dieser Art, wo die Kugel sechs Drachmen wog. Recamier und ich haben eine berühmte Frau behandelt, bei der sich eine gewöhnliche Pistolenkugel in die Dicke der Brustwandungen verloren hatte, und diese Dame erfreute sich noch mehrere Jahre der vollkommensten Gesundheit. Biot sagt, er habe eine Kugel zwischen zwei Rippen liegen sehen, die durch das Schulterblatt eingedrungen war. Er erweiterte die Continuitätslösung und brachte einen Spatel unter den Schusskörper, worauf er während einer Inspiration heraustrat.

Ein Student der Medizin wurde bei einem Duell von einer Kugel getroffen, die den Körper des ersten Lendenwirbels zerbrach, das Rückenmark theilweise zerriss und zwischen den Knochenfragmenten liegen blieb. Es erfolgte eine Paraplegie und nach einigen Tagen der Tod. Die Section zeigte uns die eben angegebenen pathologisch-anatomischen Facta. Ich habe auf den Schlachtfeldern Todte gesehen, bei denen die Kugeln in die Körper der Wirbelbeine eingedrungen und liegen geblieben waren, ohne eine Fractur zu bewirken. Aehnliche Fälle traf ich am Kreuzbeine an. Ich besitze mehrere Brustbeine, welche von Kugeln durch und durch perforirt worden sind, ohne dass im Umfange der Perforation die mindeste Spur einer Fractur oder Spaltung wahrzunehmen ist. Es wird dieses Phänomen Diejenigen nicht überraschen, welche wie wir durch Dörfer gekommen sind, wo man sich geschlagen hat und in denen man von Kugeln durchbohrte Glasscheiben sehen konnte, ohne dass um das Loch in der Scheibe irgend ein Sprung oder Bruch zu bemerken war. Nicht selten findet man Kugeln in dem Innern des Brustbeines vor.

Bei einem Streite in einem Dorfe des Südens erhielt ein

Landmann auf dem mittlern Theile des Sternum einen Stich mit einem Messer, dessen Spitze dicht auf der vordern Fläche des genannten Knochens abbrach. Ein mit vieler Sorgfalt in den Wundkanal eingeführtes Stilet verhalf zu der Ermittelung des fremden Körpers. Mein Vater machte einen T-förmigen Einschnitt und nachdem er die Lappen entsprechend zurückgeschlagen hatte, bediente er sich der schneidenden Spitze eines starken Scalpells und bewirkte damit rings um den verwundenden Gegenstand einen ziemlich beträchtlichen Substanzverlust; hierauf erfasste er mit einer Sectionspinzette diesen Gegenstand, aber ohne Erfolg. Nun nahm er die Pinzette für die Schleimpolypen der Nase zu Hülfe und hiermit gelang ihm die Extraction.

Fünfzehn Jahre vor seinem Tode zog sich ein Galeerensklave eine Brustwunde zu, die geheilt ward. Als dieses Individuum an einer Visceralkrankheit in dem Hospitale zu Rochefort gestorben war, fand man bei der Section in dem Thorax ein Stück eines Florets, dessen eines Ende in einer Rippe und das andere in einem Wirbel befindlich war. Dieser fremde Körper, welcher durch die Brust gegangen und von kalkigen Concretionen (Stalactiten) bedeckt war, nahm den ganzen Umfang des vordern-hintern Durchmessers der Lunge ein. Bei Lebzeiten des Kranken hatte man nicht im Mindesten die Existenz des genannten sehr aussergewöhnlichen Phänomens vermuthet. Diese höchst merkwürdige Thatsache ist von Guillon mitgetheilt worden. Velpeau erwähnt den Fall eines Offiziers der Pariser Nationalgarde, bei welchem ein Ladestock schief von hinten nach vorn in den Brustkasten drang. Mehrere Chirurgen und einige sehr starke Menschen versuchten vergeblich diesen fremden Körper auszuziehen, der ungefähr fünf Zoll an der Rückengegend hervorragte. Am Abend desselben Tages, an welchem die Verletzung stattgefunden, wurde der Verletzte in das Charité-Hospital gebracht und von Velpeau untersucht. Noch hatte sich kein schlimmer Zufall eingestellt; es bestanden bloss einige Schmerzen. Am vierten Tage starb der Kranke. Autopsie: Der Ladestock befand sich in einem der Rückenwirbel, den er bis etwa eine Linie vor dem Rückenmarkskanale durchdrungen hatte, und ging unter der Basis des Herzens weg durch die Lunge bis unter die rechte Brustdrüse. Die Lunge war bloss etwas angeschoppt, sie zeigte keine Spur von Entzündung. Die grossen Gefässe und das Herz waren nicht verletzt. Man war der Meinung es sei der Tod durch den Erguss einer gewissen Menge Blut in die geöffneten Bronchien, die auf dem von dem Ladestock genommenen Wege lagen, herbeigeführt worden. Uebrigens überzeugte man sich, dass das Instrument von Charrière, welches wir sehr bald beschreiben werden, die Indication vollkommen erfüllte. Nachdem Velpeau seine schöne Beobachtung mitgetheilt hat, bemerkt er noch: „Wenn ich dieses Instrument (von Charrière) eher als an dem Tage, da der Verwundete starb, es vielmehr ganz im Anfange angewendet hätte, würde dann der Kranke gerettet worden sein? Diese Frage werden gewiss die meisten Chirurgen in ähnlichen Fallen aufwerfen; ich bemerke noch, dass ich trotz der von Guillon veröffentlichten Thatsache und der Vertheidigung Larrey's dennoch ferner der Ansicht bleiben werde, den fremden Körper früher zu entfernen, als bis ihn die Naturbestrebungen des Organismus etwa locker gemacht haben.“

Ich theile bis zu einem gewissen Grade Larrey's Ansicht, sie stützt sich auf eine lange Erfahrung; er hat den grössten Theil seines Lebens auf den Schlachtfeldern, in den Lagern zugebracht, aber als er schrieb, hatte Charrière noch nicht die Extractionswerkzeuge erfunden, deren Beschreibung wir versprochen haben. Es will mich bedünken, wenn man sich mit dem Herausziehen eines etwas grössern fremden Körpers beeilt, man sich der Gefahr sehr aussetze, bedenkliche Blutungen herbeizuführen. Die Entzündung, die sich entwickeln kann, wenn man wartet, scheint mir minder Besorgniss erregend zu sein. Ist der fremde Körper schmal und hat er keine schneidenden Ränder, so muss er nach meinem Dafürhalten sofort mittelst der Charrièr'schen Instrumente, die die Extraction ungemein leicht und ohne Erschütterung bewirken, entfernt werden. Es lässt sich denken, dass ein minder dicker und umfänglicher fremder Körper wenigstens für gewöhnlich nicht einmal einen Blutfluss erzeugt.

Um das, was wir in diesem Kapitel über die fremden Körper gesagt haben, zu vervollständigen, bleibt uns nun noch die Aufgabe übrig, die Regeln anzugeben, wie sie herauszuziehen sind, indem entweder gleichzeitig eine Wunde besteht — was am gewöhnlichsten der Fall — oder selbige schon vernarbt ist.

Allgemeine Regeln zum Ausziehen der Kugeln.

Bisweilen reichen hiezu die Finger aus und zwar wenn die Wunde ziemlich breit ist und der fremde Körper nicht zu tief liegt und nicht zu fest steckt; gewöhnlich bedient man sich aber Instrumente als: der Zangen, des Kugellöffels, des Zugbohrers (Tire-fond), die Percy alle in ein einziges Instrument, in den Tribulcon vereinigt.

Als die vortheilhaftesten Zangen stellen sich diejenigen dar, welche man im Allgemeinen zum Ausziehen der mucösen Polypen in den Nasenhöhlen gebraucht. Charrière hat sie so angefertigt, dass das Gelenk der Branchen beim Oeffnen fast gar nicht auseinander weicht und letztere ein ziemlich beträchtliches Gebiss darbieten. Sie verdienen unbedingt den Vorzug. Um sich von der Gegenwart des fremden Körpers zu überzeugen, sondirt man die Wunde sorgfältig und mit der grössten Vorsicht; man sucht zu erfahren, welche Stellung das Individuum, als es verwundet wurde, hatte, und wenn es etwa im Felde ist, ob man sich auf einer flachen oder geneigten Ebene geschlagen hat. Man muss alle Stellen betasten, wo die Kugel etwa vermuthet werden darf. Es ist wichtig, die Art, Form des Schusskörpers und die Entfernung, die er durchlaufen hat, zu ermitteln. Paré bedeckte sich mit Ruhm, als er dem Grossmeister der Artillerie, Herrn von Brissac, eine Kugel auszog, die mehrere Chirurgen vergebens gesucht hatten. Paré veranlasste nämlich den Verletzten, zu Pferde zu steigen und die Stellung einzunehmen, die er in dem Augenblicke des Zufalles gehabt hatte, und so wurde der fremde Körper ermittelt und unmittelbar darauf entfernt.

Die eben erwähnte Stellung genügt nicht nur nicht immer,

sondern sie kann sogar verhindern, die Gegenwart der Kugel zu erfahren, weil sie in eine andere Richtung gekommen sein konnte und weil der Parallelismus der durch sie in den Geweben bewirkten Oeffnungen nicht mehr besteht, besonders wenn letztere etwas tief gehen. Man hat dann empfohlen, das Glied je nach Erforderniss bald in Adduction, bald in Abduction oder in Flexion und Extension zu bringen. Die Hohlsonde verwerfe ich, sie setzt der Gefahr aus, falsche Wege zu bahnen. Ledran wandte einen dicken weiblichen Katheter an, der, wenn er auf Widerstand stiess, verschiedentlich geneigt wurde; um ihn in den mehr oder minder gewundenen Schusskanal einbringen zu können, giebt man ihm sogar verschiedene Krümmungen, damit er die Kugel erreiche. Wenn die Wunde tief ist, so muss man auch auf die entgegengesetzte Seite des Gliedes einen Druck ausüben, um dadurch so viel als möglich die Kugel nach der Mündung der Continuitätslösung hinzuschaffen. Wenn das Gefühl und Geräusch, welche durch das Anschlagen des Instrumentes auf den fremden Körper entstehen, den Operateur in Zweifel lassen, so ziehe er das Stethoscop in Gebrauch.

Allein es ist sehr schwierig die Grenze der Versuche anzugeben, bis zu welcher der Chirurg gehen darf, um den Schusskörper zu ermitteln; man vergesse nicht, dass wenn solche Versuche zu weit getrieben werden, sie eine sehr bedeutende Reizung verursachen und ausserordentlich schlimme Entzündungszufälle zur Folge haben können. Man wird sie daher rechtzeitig einzustellen wissen und bedenken, dass in vielen Fällen der fremde Körper nach einigen Tagen Schmerzen und Entzündung bedingt, die seinen Sitz sehr bald anzeigen.

Bedient man sich namentlich der von Charrière angefertigten Zange für die Polypen der Nasenhöhle, so erreicht man in den meisten Fällen das Herausziehen der Kugeln, ohne zum Einschneiden seine Zuflucht nehmen zu müssen, selbst wenn sie auch ziemlich tief liegen.

Ist man gezwungen, die Wunde durch den Schnitt zu erweitern, so suche man die wichtigern Nerven, Blutgefässe und Sehnen zu vermeiden, hüte sich in die Gelenke einzudringen u. s. w.

Wenn der fremde Körper, welcher mehr oder weniger der Richtung des vordern-hintern Durchmessers gefolgt ist, die zwei vordern Drittel dieses Durchmessers durchlaufen hat, so ist es besser, eine Gegenöffnung zu machen und ihn durch diese zu extrahiren. Dies wird auch noch den Vortheil haben, den Abfluss des Eiters zu erleichtern.

Auch wenn, wie ich es gesehen habe, die Kugel in die Achselhöhle zwischen die daselbst befindlichen grössern Nerven und Gefässe eingedrungen ist und selbst wenn sie nicht zu tief liegt, gebe ich der Gegenöffnung den Vorzug; denn wenn sowohl am Cadaver als am lebenden und gesunden Menschen die genauen anatomischen Kenntnisse es gestatten, jene Nerven und Gefässe so weit aus einander zu bringen, dass man sich einen Durchgang bahnen kann, so ist es offenbar, dass bei einer Schusswunde, welche gar bald eine Entzündung setzen wird, die Erweiterung durch den Schnitt grosse Gefahren hat. Dass die eben ertheilte Regel auch auf andere Körperstellen Anwendung findet, braucht wohl kaum erwähnt zu werden.

Liegt die Kugel sehr dicht unter der Haut oder den Tegumenten und auf dem entgegengesetzten Puncte, wo sie eingedrungen ist, so ist eine Gegenöffnung durchaus nothwendig. Man sucht die Kugel mit dem Daumen und Zeigefinger, die zu beiden Seiten derselben aufgelegt sind, festzuhalten, damit sie nicht durch den vom Bistouri bewirkten Druck in den Schusskanal wieder zurückgedrängt werde. Auch müssen die Weichtheile mit einer gewissen Langsamkeit und ohne viele Kraftäusserung gespalten werden, wodurch man ebenfalls den eben bezeichneten Uebelstand vermeidet. Bisweilen schneidet man auch an der Seite ein.

Um die Bauchwandungen nicht zu schwächen (affaiblir), wird man sich nur schwer bestimmen lassen, daselbst erweiternd einzuschneiden.

Vor dem Ausziehen muss man so viel als möglich die Kugel von dem Zellgewebe entblössen, welches sie ziemlich oft bedeckt, oder von der Kyste, worin sie eingeschlossen ist.

In der Regel unterbleibt das Ausziehen des fremden Körpers, wenn man zu tiefe und zu grosse Einschnitte machen müsste. Jedoch wird diese Vorschrift zu übertreten sein, wenn schlimme Zufälle zu besorgen sind.

Wir theilen die Ansicht derjenigen Chirurgen nicht, welche, wenn die Kugel zwischen zwei Sehnen sitzt, haben wollen, dass man bisweilen eine davon quer durchschneiden müsse; wir glauben vielmehr, wenn es möglich und nöthig ist, jene Sehnen mit einem Spatel zu verdrängen, diese hinter oder zwischen sie zu bringen, was mir nicht sehr schwierig bewerkstelligt werden zu können scheint. Eine sorgfältige Lostrennung und passend angewendete Zangen möchten ebenfalls genügen. Dem Gliede muss eine günstige Lage gegeben werden.

Fürchtet man die Verletzung eines grössern Gefässes, so empfiehlt man während des Einschneidens die Compression anzuwenden.

Wie die zwischen den Rippen liegenden Kugeln zu extrahiren sind, haben wir bereits angegeben.

Ist die Kugel zwischen einem Knochen des Unterschenkels, Vorderarmes, Metacarpus oder Metatarsus eingekeilt und widersteht sie der Zange, so bediene man sich des Spatels oder des Kugellöffels, um sie locker zu machen und dann zu entfernen.

Wie wir schon gesagt befindet sich die Kugel manchmal in der Dicke des Knochengewebes, ohne einen Zufall zu veranlassen; dann muss man sie daselbst liegen lassen. Die Erfahrung hat gelehrt, dass die Heilung unter solchen Umständen stattfinden kann. Sollte jedoch der fremde Körper Schmerzen, Entzündung verursachen, so muss er extrahirt werden. Wir werden sehr bald für den in Rede stehenden Fall ein Instrument von Charrière beschreiben, das sehr vortheilhaft ist, wofern die Kugel nicht von Eisen ist oder zu befürchten steht, dass sie durch den auf sie bewirkten Druck in eine Höhle gedrängt werde.

Man räth auch zur Exstirpation der zwischen den Knochen oder in der Dicke des Knochengewebes befindlichen Kugeln den Trepan, Hohlmeissel, Klöpfel oder Zugbohrer anzuwenden. Ist der Knochen nicht sehr voluminös und von untergeordneter Wichtigkeit, wie z. B. an der Hand- oder Fusswurzel, und wurden die minder nachtheiligen Mittel vergebens gebraucht, so schneide man ihn mit einem Osteotome aus.

Liegt die Kugel in den Schädelknochen, im Calcaneus, Olecranon, in dem Körper oder dem obern Ende des Schienbeines, in den Condylen des Schenkels, dem grossen Trochanter u. s. w., so bedient man sich in der Regel, je nach den Indicationen, bald des Trepans bald der Resection. Die concaven Hakenspindeln von Martin können gute Dienste leisten; auch kann man den Hohlmeissel und Klöpfel in Gebrauch ziehen, wenn der Knochen umfänglich ist. Wenn es den Schädel betrifft, so können diese Instrumente gefährlich sein.

Bisweilen genügen die verschiedenen Arten von Hebeln und der Zugbohrer.

Wendet man den Trepan an, so setzt man ihn entweder gerade auf die Kugel auf und entfernt diese mit der sie umgebenden Knochenportion, oder fürchtet man den fremden Körper durch den Druck in die Gehirnhäute zu drängen, den man auf ihn durch die Pyramide der Krone bewirkt, so räth man, letztere zur Seite der Kugel zu appliciren. Allein ich habe in meinen Kursen über operative Medizin nachgewiesen, dass wenn man das in Rede stehende Instrument zu handhaben weiss, sich einige Zeit lässt und Geduld hat, die Krone nicht unerlässlich sei. Könnte man überhaupt nicht rings um den fremden Körper mit einem Schabeisen (Rugine) eine zirkuläre Rinne bewirken, die, wenn sie die Kugel entsprechend umgiebt, die Trepankrone festhalten würde?

Wie wiederholen, dass wir sogleich die Instrumente von Charrière beschreiben und deren sehr nützliche Anwendung hervorheben werden.

Vom Ausziehen einiger anderer fremder Körper.

Die (biscaischen) Flintenkugeln werden nach den oben angegebenen Regeln entfernt. Die Fragmente von Bomben - und Haubitzkugeln können eine blutige Erweiterung nothwendig machen; wenn sie sehr fest eingekeilt sind, so können auch wohl die Zangen der Thierärzte und die Charrièr'schen Instrumente in Anwendung kommen. Damit alle diese Instrumente nicht ausgleiten, werden sie oder auch wohl der fremde Körper mit Leinwand garnirt.

Das Ausziehen minder umfänglicher fremder Körper.

Kleine Steine, feines Schrot, Sand, Pulverkörner u. s. w., die in die Haut eingedrungen sind, werden entweder mit einer Näh- oder Stecknadel oder mit einer Lanzette oder Staarnadel entfernt. Man vergesse nicht die Gewebe abzuschaben, damit sie ihre Farbe nicht verändern, was der Fall sein kann.

Wie man Nadeln, Glasstücke u. dergl. zu entfernen habe, haben wir bereits angegeben. Brauchen wir hier noch darauf aufmerksam zu machen, dass die letztgenannten fremden Körper sehr zerbrechlich sind und mithin ihre Extraction eine grosse Behutsamkeit erfordert?

Um Kleidungsstücke oder Holzsplitter herauszuziehen, kann man sich der Finger oder Zangen bedienen. In schwierigen Fällen entfernt man die letztern fremden Körper mit den Charrièr'schen Instrumenten. Dass hier je nach den Indicationen eine Erweiterung der Wunde nöthig werden kann, braucht wohl nicht angedeutet zu werden.

Die Extraction von Knochensplittern erfordert sehr oft die Vergrösserung der Wunde.

Wenn die durch den fremden Körper bewirkte Continuitätslösung vernarbt, dieser Körper im Organismus, ohne weitere Zufälle zu erregen oder sich zu verrücken, zurückgeblieben ist, so überlasse man ihn den Naturbestrebungen; geht er aber in den Geweben weiter fort, steht zu befürchten, dass er auf wichtige Organe geräth, wo er sich fixiren und üble Zufälle bedingen könnte, die dann sein mehr oder minder schwieriges und gefährliches Herausschaffen durchaus nöthig machen würden, so muss man ihn so eilends als möglich zu entfernen suchen.

Hat man das Vorhandensein des fremden Körpers genau ermittelt, so schneidet man auf ihn oder ihm zur Seite nach den oben ertheilten Regeln in entsprechender Weise ein.

Das Ausziehen von Messer-, Säbelklingen, Stücken Florets u. s. w.

Bilden diese fremden Körper äusserlich eine genügende Hervorragung und namentlich einen hinlänglichen Anhaltepunct, so reichen gewöhnlich die Hände zu deren Extraction aus. Letztere ist jedoch nicht immer möglich, wenn derlei Gegenstände zwischen die Knochen oder in die Dicke des Knochengewebes eingeschoben sind; zeigt sich in solchen Fällen das verletzende Instrument äusserlich nicht in einer genügenden Ausdehnung, so bediene man sich der thierärztlichen Zange; man umwickle diese sowohl als den fremden Körper mit Linnen, um ein Abgleiten zu verhüten. Aber wenn, wie schon gesagt, der letztere sehr fest steckt, so muss man einen hohen Grad von Kraft anwenden; man ist sogar so weit gegangen, das betreffende Individuum mit dem Fusse festzuhalten, während man mit aller Gewalt extrahirte und dennoch nicht immer zum Ziele kam. Die Instrumente von Charrière leisten hier weit bessere Dienste.

Nicht selten sieht man das verwundende Instrument auf dem Niveau der Knochensubstanz, in die es eingedrungen ist, abbrechen, ja es giebt Fälle, wo es mehr oder minder tief in dem Knochen selbst abbricht, wie wir schon gesagt haben. Bildet es dann in der Brust einen Vorsprung, so versieht man den Finger mit einem Fingerhut, bringt ihn in die Brusthöhle und sucht den fremden Körper von innen nach aussen zu drängen. Auf diese Weise hat zuerst Gerard und nach ihm Champion mit Erfolg verfahren. Hiebei ist jedoch wohl zu beachten, dass ein solches Verfahren eine penetrirende Brustwunde voraussetzt. In derselben Weise würde man einzuschreiten haben, wenn z. B. eine Messerklinge in dem Munde, dem Pharynx, der Scheide oder dem Mastdarme eine Hervorragung bildete. Damit das metallische Repussorium, dessen man sich bedient, nicht von dem Finger abgleite, rathe ich, selbiges mit zwei Bändern zu befestigen, die nahe an der Mündung von Löchern ausgingen und an den untern Theil des Vorderarmes befestigt würden. Es scheint mir eine solche Vorsichtsmaassregel um so wichtiger, als die Perforation der Brust gewöhnlich nicht sehr gross und der Intercostalraum ziemlich enge ist und also ohne diese Vorsicht der Fingerhut leicht in den Thorax fallen und bedenkliche Zufälle hervorrufen könnte. Beiläufig wollen wir noch bemerken, auf welche Weise manchmal die Naturbestrebungen allein hinreichen, sich eines in der Brust befindlichen fremden Körpers zu entledigen. Ein ausserhalb der Anstalt wohnender Student (Elève externe) hatte ein Stilet in eine Fistel geschoben, welche sich durch die vordere und seitliche Wandung der Brusthöhle erstreckte: das Instrument entschlüpfte ihm und fiel in den Thorax. Sehr bald entwickelte sich eine Phlegmasie, die durch die geeigneten Mittel erfolgreich bekämpft wurde. Hierauf verstrichen einige Wochen ohne weitere Zufälle; nun bildete sich aber ein kleiner Abscess aus, der sich öffnete und das Stilet zum Vorschein brachte. Es versteht sich von selbst, dass es jetzt leicht extrahirt wurde und gar bald völlige Heilung eintrat.

Der durch den aufgesetzten Fingerhut an Volumen vermehrte Zeigefinger dürfte nicht immer leicht in die Nasenhöhle eingeführt werden können; hier möchte eine Cürette oder jedes andere Instrument dieser Art eher am Platze sein. Ebenso wie bei der Extraction gewisser Polypen könnte auch hier ein Einschneiden der Nasenflügel gute Dienste leisten.

Wenn die Klinge des verwundenden Instrumentes weder innen noch aussen an einer Höhle einen Vorsprung bildet, so trepanirt man auf den Knochen in der Umgebung des fremden Körpers, um diesem äusserlich einen Spielraum zu gewähren und ihn fassen zu können. Oft wird das Einschneiden der Weichtheile unerlässlich. Bestehen aber in den in Rede stehenden Fällen nur leichte Zufälle, so temporisire man. Es entwickelt sich dann eine Entzündung und Eiterung, welche die Gewebe erweichen und das Festsitzen des fremden Körpers vermindern, ihn also locker machen. Wie zu verfahren, wenn letzterer tief in die Brusthöhle gedrungen und daselbst verblieben ist, ob dann nämlich derselbe sogleich oder später ausgezogen werden soll, haben wir schon angegeben.

Instrumente von Charrière zum Ausziehen der in den Weichtheilen oder in oder zwischen den Knochen befindlichen fremden Körper.

Bildet der fremde Körper eine Hervorragung nach aussen, so bringt man sein äusseres Ende in eine Oeffnung, welche sich in der Mitte einer Platte befindet, die z. B. auf den Brustwandungen ruht. Diese Platte ist auf der einen Seite leicht convex und auf der andern leicht concav, damit sie der Beschaffenheit der Gegend, in welcher man operirt, angemessen sei. Auf ihr nun nimmt das Instrument, das wir sogleich beschreiben wollen, seinen Stützpunct. Es besteht aus einem ungefähr vier Zoll hohen und zwei Drittelzoll starken Metallstabe, der seiner ganzen Länge nach hohl ist; er enthält eine in derselben Weise hohle Schraube, in deren Inneres eben der fremde Körper eingebracht wird, so dass er mehr oder weniger über das obere Ende des Instrumentes hervorragt. Man leitet das hervorspringende Ende des fremden Körpers in das Loch, welches in seiner Mitte einen Zapfen hat, der auf einer Metallbranche ruht, die ebenfalls mit einer Oeffnung versehen ist, in welcher das obere Ende der erwähnten Schraube steckt und befestigt ist. Mittelst eines passenden Schlüssels schraubt man drei Druckschrauben zusammen, die perpendiculär mit der Achse des Zapfens angebracht sind, durch diesen quer hindurchgehen und sich mit Kraft auf den fremden Körper appliciren. Sie wirken in drei verschiedenen Richtungen ein; die Zwischenräume, welche sie von einander sondern, sind sich gleich. Während ein Gehülfe das Instrument dadurch festhält, dass er es an den zwei Handgriffen erfasst, welche sich in der Mitte seiner Länge befinden, und während dieses Instrument auf einer ziemlich schmalen, an der schon erwähnten Platte angebrachten Basis ruht, muss der Chirurg die ebenfalls schon genannte quere Branche von rechts nach links drehen; auf diese Weise steigt die Schraube mit dem Zapfen in die Höhe und der fremde Körper, der an dem letztern befestigt ist, wird mit diesem fortgezogen.

Ist der fremde Körper in einer gewissen Länge herausgezogen worden und hat die Schraube den ganzen ihr zu Gebote stehenden Raum durchlaufen, so nimmt man den Zapfen weg, lässt sie wieder heruntersteigen und wiederholt dann das ganze Manöver noch so oft als es nöthig ist.

Zweites Instrument von Charrière.

Es bietet zwei Metallstäbe in Form eines S dar, die ihren Stützpunct auf dem Kranken nehmen müssen und von denen jedes Ende auf einem Polsterchen ruht, das mit einer kleinen Platte bedeckt ist, mit dem sie (die Enden) in Verbindung stehen Diese beiden Stäbe lassen einen Raum von ungefähr vier Zoll zwischen sich; ihre beiden andern Enden sind an einem kupfernen Oval befestigt, welches mit einer Oeffnung versehen ist, in die eine durchgehends hohle, einen Zoll starke und drei Zoll lange Schraube angebracht ist; an deren oberer Parthie befindet sich ein anderes ebenfalls durchbohrtes Metallstück, das an zwei diametral gegenüber liegenden Seiten einen Ring besitzt, in den ein Hebel zum Auf- und Abwärtssteigen der Schraube gebracht wird.

Wie bei dem ersten Instrumente bedient man sich auch hier eines Zapfens mit drei Druckschrauben, welche man auf einen Metallstab schraubt, nachdem man ihn in die Schraube des Instrumentes gebracht hat. Will man eine Kugel ausziehen, so bildet dieser in den fremden Körper eingeführte Stab einen Zugbohrer (Tire-fond); handelt es sich um eine Messer-, Degenspitze, einen Holzsplitter u. s. w., so wendet man einen andern in eine krumme oder gerade Zange auslaufenden Stab an; sie hat zwei Branchen und wird von einer kupfernen Scheide umfasst, mit welcher man im Stande ist die Zangenbranchen fest zu schliessen und an welche eine Schraubenmutter angebracht ist, die mit einem Schlüssel bewegt wird. Bedient man sich des Zugbohrers, so bringt man einen Hebel in eines der Löcher, welche quer durch den Zapfen gehen und schon erwähnt worden sind; dann erhebt man, während die Schraube am Platze verbleibt, den Zapfen in einer erforderlichen Höhe und hält ihn hier mit dem halb gebogenen Daumen und Zeigefinger fest. In dem Grade nun, als man mit dem Hebel den Zapfen von rechts nach links um seine Achse dreht, gehen die genannten Finger langsam herab, damit er sich senken kann, und der Zugbohrer dringt in die Kugel ein.

Um mit dem in Rede stehenden Instrumente den fremden

Körper, welcher Art er auch sei, auszuziehen, bringt man einen Hebel in einen der schon erwähnten Ringe an den Seiten des Metallstückes, das sich unmittelbar über der Schraube befindet, und dreht diese von rechts nach links; sie steigt nun wie bei dem ersten Instrumente in die Höhe und nimmt den fremden Körper ohne Erschütterung und mit einer ungemeinen Kraft mit hinweg, gewährt also unter gewissen Umständen bedeutende und unvergleichliche Vortheile.

Das Instrument von Leroy d'Etiolles zum Ausziehen der in den Weichtheilen mehr oder minder tief liegenden Kugeln.

Dieses Instrument besteht aus einem hohlen Stabe, der ungefähr vier Fünftel seiner Länge an der einen Seite abgeplattet und an der andern concav ist, dann rund wird und hier zwei diametral gegenüber befindliche Ringe hat. Das Ende, welches in den Wundkanal eindringen soll, ist mit einem kleinen Löffel versehen, welcher mit dem an einer Curette befindlichen Aehnlichkeit hat und dessen Concavität der platten Seite des Instrumentes entspricht. Er ist mit einem zweiten in dem ersten befindlichen Stabe durch ein Gelenk verbunden, welcher zweite Stab auf einem Knopfe ruht. Dreht man diesen Knopf nun von rechts nach links um seine Achse, so bildet der möglichst tief in die Wunde und zwar zwischen die Wände derselben und die Kugel, an die sich seine Concavität legt, eingebrachte Löffel mit dem Reste des Intrumentes einen rechten Winkel und placirt sich so hinter den fremden Körper, den er in dem Maasse nach aussen führt, als das Instrument aus der Wunde zurückgezogen wird. Bewegt man dagegen den Knopf von links nach rechts, so kommt der Löffel wieder in eine parallele Richtung mit der Achse des Kugelziehers von Leroy d'Etiolles, welchem die Wissenschaft überhaupt viele solche Erfindungen verdankt und der durch seine Arbeiten bewiesen hat, dass ihm die andern Zweige der medizinisch-chirurgischen Wissenschaften nicht fremd sind.

Wir halten es für unnütz, die geeigneten Mittel nicht nur zur Bekämpfung, sondern auch zur Verhütung derjenigen Zufälle, welche bei dem verschiedenen Verfahren zur Entfernung der fremden Körper in die Erscheinung treten können, hier näher anzugeben.

Von den fremden Körpern, die in das Ohr, in die Sinus frontales, in das Auge, die Fossae nasales, den Mund, Pharynx, Oesophagus, den Darmkanal, den Sinus maxillaris, in die Luftwege, die Urethra, Blase, Scheide, Gebärmutter gerathen sind, sowie von den Knochensequestern und den Schorfen inmitten der Weichtheile, von einigen Pseudogebilden, den Steinen, den fremden Körpern in den Gelenken und von den todten Fötus innerhalb oder ausserhalb des Uterus u. s. w. soll noch an andern Orten näher gesprochen werden.

Aber es giebt noch andere fremde Körper in flüssigem oder gasartigem Zustande, die entweder aus dem Innern oder von Aussen kommen. Mit den erstern werden wir uns bei den Krankheiten der Organe oder Gewebe, in denen sie verweilen, beschäftigen, die zweiten wollen wir bloss bezüglich der Wunden in Kürze berühren, indem wir diejenigen, welche giftig sind und dem Bereiche der Toxicologie angehören, bei Seite lassen.

Die atmosphärische Luft kann durch eine Wundfläche in den Organismus eintreten. Wir haben in diesem Bande schon bei der Exstirpation und Amputation der Geschwülste (S. 434) gesagt, dass die Ausschälung dieser krankhaften Massen einen solchen Zufall veranlassen könnte. J. L. Petit erzählt die Krankengeschichte zweier Soldaten, welche sich, da sie keine Waffen hatten, mit spitzen Stöcken schlugen, wobei der eine drei Finger von der Achselhöhle verwundet ward. Die auf diese Weise entstandene Verletzung war mit Emphysem complicirt, es existirten bedeutende Athmungsbeschwerden und Blutspeien. Es bleibt demnach ungewiss, wie auch Petit meint, dass die Lunge nicht zerrissen worden ist. Mit dem Lufteintritte in die Venen haben wir uns schon S. 66 beschäftigt. Die Luft kann durch ein geeignetes Instrument in unsere Gewebe eingeblasen werden. Zuweilen wird sie in die Gebärmutter und Scheide eingeschlossen. Sie kann leicht in andere hohle Organe und Cavitäten eindringen. Von dem Emphysem

und der Einschliessung des atmosphärischen Gases in jene Cavitäten und hohlen Organe soll noch später die Rede sein. Beiläufig wollen wir bemerken, dass die Luft sehr oft mit den Flüssigkeiten eingeführt wird, die man in Fistelgänge, in vorher
entleerte Kysten oder in eine seröse Membran, welche Sitz
eines Hydrops geworden, einspritzt und zwar geschieht dies,
wenn man die Vorsichtsmaassregel ausser Acht lässt, die Luft
vorher vollständig aus der Spritze zu treiben, namentlich wenn
die Canüle des Instrumentes lang ist und ganz besonders wenn
man sich zur Injection einer kleinen Pumpmaschine mit einer Saug-
und Druckvorrichtung bedient, von der ein sehr langer Conductor ausgeht, der sich in ein dünnes Metallende endet, das in die
Canüle eines zum Durchbohren der Wandung einer Höhle verwendeten Trokars gesteckt wird. Um diesem Uebelstande zu
begegnen, muss man das Instrument in Thätigkeit setzen und
während man die Flüssigkeit ausspritzt, die Röhre der Pumpmaschine in die Canüle des Trokars bringen, wodurch die Luft
vollständig ausgetrieben wird.

Gebraucht man die eben angegebene Vorsichtsmaassregel
nicht, wenn man z. B. in die Tunica vaginalis eine Einspritzung
macht, so wird daselbst viel Luft verbleiben, die Anfangs einen
gewissen Raum von der serösen Fläche einnimmt, welche mit
dem weinigen Decocte der Rosa gallica (Zuckerrose) nicht in
Contact gekommen ist; später kann, wie ich es beobachtet, die
durch das fortgesetzte Verfahren stark comprimirte Luft zwischen die Wandungen der Canüle und die der Wunde gelangen
und in dem Hodensacke ein Emphysem bilden; auch kann sie
von einigen Tropfen Flüssigkeit begleitet werden, die eine heftige Entzündung und sogar einen kleinen Schorf erzeugen können. Wenn die in die Tunica vaginalis eingespritzte Luft sich
bloss allein in die Umhüllungen der Testikel begiebt, so reichen
einige Tage hin, sie zu absorbiren. Ich habe nicht den geringsten Zufall darnach eintreten sehen. Wir werden auf diese wichtigen Thatsachen der operativen Medizin bei der Behandlung
der Hydrocele zurückkommen und angeben, warum es durchaus
nothwendig ist, um die Flüssigkeit, welche die Gewebe, in die
sie sich infiltrirt hat, reizt, so viel als möglich zu entleeren,

sofort zahlreiche und lange Einschnitte zu machen und einen vermehrten Druck mit Vermeidung der empfindlichen Organe anzuwenden.

Die Flüssigkeiten, welche von aussen in unsere Gewebe dringen, sind entweder erweichend oder reizend; in eine Kyste oder irgend eine Höhle gelangt, können sie daselbst auf eine durch Ulceration entstandene Oeffnung stossen; bisweilen hat auch wohl der Trokar die seinem Einstichspuncte gegenüber liegende Wand verletzt; oft entweicht dann die Injectionsmasse und dehnt sich weithin aus. Um die heftige Entzündung und Brand zu vermeiden, beeile man sich, sie nach den angegebenen Prinzipien zu entleeren.

Ich habe ein Individuum beobachtet, bei welchem die mit zu grosser Gewalt in die Tunica vaginalis gemachte Einspritzung diese Membran zerriss. Denselben Fehler beging man, indem man eine reizende Flüssigkeit in einen noch ziemlich frischen Fistelgang injicirte. Die irritirende Masse infiltrirte sich weithin und der Kranke wäre wahrscheinlich gestorben. Man wollte das Glied amputiren; lange und tiefe Einschnitte in Verbindung mit einem vermehrten Druck retteten ihn.

Die Zeichen der Infiltration von Flüssigkeiten sind die des Oedems. Fehlt das Liquidum in der Höhle, wo es eindringen soll, oder ist es daselbst in Verhältniss zu der eingespritzten Masse in zu kleiner Menge vorhanden, so kann hieraus ebenfalls eine diagnostische Bestimmung hergeleitet werden.

Man vergesse nicht, dass die erweichenden Flüssigkeiten, wenn sie sich in unsere Organe infiltrirt haben, entzündliche Zufälle erzeugen können, denen vielleicht eine mechanische Einwirkung derselben auf die betreffenden Weichtheile zu Grunde liegt. Diese Liquida können in der That durch ihre Gegenwart die Parthien comprimiren, ausdehnen oder zerreissen. Auf diese Weise erklärt es sich, warum eine Eitertasche, die man mit Althäawasser angefüllt hat, bisweilen in Entzündung geräth. Ich habe Fälle angetroffen, in welchen es in den Geweben die nämliche Wirkung erzeugt hatte. Dann müssen die Antiphlogistica und Diuretica in Anwendung kommen. Boyer sagte in seinen Vorlesungen über äussere Pathologie im Charité-

Hospitale, dass ihm Individuen vorgekommen wären, bei denen die Infiltration eines einfachen Serums in das Zellgewebe Brand verursacht habe. Diese Thatsachen bestätigen das eben Gesagte.

Ich habe mit erweichenden Einspritzungen ziemlich alte Fistelgänge geheilt, welche nach Amputationen in den Gelenken entstanden waren. Ich glaubte ein eben solch glückliches Resultat vielleicht bei einem Mädchen zu erlangen, das am Halse eine nach einem heissen Abscesse unter dem linken Sterno-cleido-mastoideus entstandene Fistel hatte. Ich rieth lauwarmes Althäwasser in die übrigens nicht mit einer Phlegmasie complicirte Fistel einzuspritzen. Nach vier Tagen besuchte ich die Kranke wieder; sie sagte mir, dass die Flüssigkeit beim Einspritzen ihr in der Wunde Schmerzen verursache und sich die letztern noch steigerten, wenn diese Wunde recht davon angefüllt wäre. Ich fand keine Spur von Oedem vor, wohl aber bestand seit etwa acht und vierzig Stunden eine heftige Entzündung, die durch antiphlogistische Mittel beseitigt wurde. Ich schrieb sie der starken Ausdehnung des Eiterheerdes durch die Injectionsmasse zu. Wir schliessen demnach aus diesem Falle (ich könnte noch mehrere citiren), dass wenn eine Eitertasche, selbst beim Einspritzen eines Leinsaamendecoctes, entzündet ist, man sie nur zur Hälfte anfüllen darf, damit keine Irritation entstehe. Wir bemerken noch, wenn eine solche Eitertasche zwar von Entzündung frei, diese jedoch zu befürchten ist, so muss man die Flüssigkeit nicht mit grosser Gewalt einspritzen; ebenso hüte man sich eine zu grosse Menge davon einzubringen, weil durch die zu starke Ausdehnung der Gewebe sich heftige entzündliche Erscheinungen entwickeln könnten. Mit Hülfe der eben geäusserten Ansichten lässt es sich begreifen, warum die Emollientia durch die dadurch in entsprechender Weise hervorgerufene Reizung oft Fistelgänge und Eiterheerde geheilt haben.

Ein Kranker ward an einer Fistula ani operirt; man nahm zum Einschnitte seine Zuflucht; es zeigte sich keine Complication. Man legte einen gewöhnlichen Verband an, mit andern Worten, man gebrauchte eine Wieke. Schon waren fünfzehn Tage verflossen, Alles deutete auf eine nahe Heilung hin. Da trat eine Verstopfung ein; man vertraute sich einem Laien an, der ein Klystier aus einer Abkochung von Althäwurzel geben sollte; die metallene Spritzenkanüle wurde aber auf die Continuitäts- lösung am Rectum und dessen Nachbartheile eingebracht und drang in das Fleisch ein. Die Flüssigkeit gerieth nun statt in den Darmkanal in das Zellgewebe, wodurch heftige Schmerzen entstanden. Der Kranke verspürte in der Beckenhöhle und im ganzen Unterleibe ein sehr entwickeltes Wärmegefühl; der Schmerz, der anfänglich bloss an dem untern Ende des Rectum bestanden hatte, verbreitete sich weiter; es erschien ein starkes Fieber, die Entzündung reagirte unmittelbar namentlich auf den Intestinaltractus und ergriff eben so schnell einen grossen Theil des in dem Becken gelegenen Zellgewebes; sie erzeugte eine Harnverhaltung, man musste zum Katheter greifen; sie wider- stand dem ganzen antiphlogistischen Heilapparate. Man be- merkte kein Symptom einer Peritonitis. Es bestand eine hart- näckige Constipation. Klystiere wurden nicht vertragen. Der Kranke starb. Autopsie: Ein in dem obern Ende des Mast- darmes zurückgehaltener beträchtlicher Fäcalklumpen; dieser Darm zeigte über der Operationswunde keine Spur von Ent- zündung. Die untere Mündung der durch die Spritzenröhre bewirkten Continuitätslösung befand sich ungefähr zwei Drittel- zoll vom After; die Länge derselben betrug einen Drittelzoll. Diese Art Fistelgang führte zu einem durch den Fortstrom der Flüssigkeit bewirkten taubeneigrossen Einriss. Die Phlegmasie hatte sich des ganzen Beckenzellgewebes bemächtigt; sie er- streckte sich vorn bis hinter die Symphysis pubis, hinten unter dem Peritoneum bis zur Vereinigung des zweiten mit dem drit- ten Lendenwirbel; an den Seiten sah man sie fast bis zu dem untern Theile der Nieren gehen. Hie und da waren isolirte Eiteransammlungen vorhanden, an manchen Stellen war der Eiter infiltrirt oder das Gewebe in eine Art Paste oder Brei umgewandelt.

Ich glaube diesen Fall hier anführen zu müssen, weil er höchst merkwürdig ist und weil sich aus ihm sehr nützliche practische Folgerungen ergeben, die so leicht begreiflich sind, dass wir sie näher anzugeben wohl füglich unterlassen können.

Wir beginnen nun im nächsten Bande mit den Amputationen und zwar werden wir zuerst im Allgemeinen von ihnen handeln, dann aber in angemessener Kürze die gebräuchlichsten besondern Operationsverfahren angeben. Da das Generelle der operativen Medizin hier nunmehr ziemlich überwunden worden, so wird sich der weitere Stoff derselben künftig durchweg in einer gedrängtern Form darstellen lassen.